NAHRUNG
die
SCHADET

—

NAHRUNG
die
HEILT

Titel der amerikanischen Originalausgabe
Foods That Harm Foods That Heal

Deutsche Ausgabe
Übersetzung: Dr. med. Sibylle Tönjes, Andreas Held
Redaktion und Satz: Redaktionsbüro Cornelia Klaeger,
München

Reader's Digest
Projektleitung: Joachim Wahnschaffe
Grafik: Roland Sazinger
Bildredaktion: Christina Horut
Prepress: Andreas Engländer
Produktion: Thomas Kurz

Ressort Buch
Redaktionsdirektorin: Suzanne Koranyi-Esser
Redaktionsleiterin: Dr. Renate Mangold
Art Director: Susanne Hauser

Operations
Leitung Produktion Buch: Norbert Baier

Satz und Reproduktion
Colour Systems Ltd., London
Druck und Bindung
Mohn media Mohndruck GmbH, Gütersloh

© der amerikanischen Originalausgabe 2004
The Reader's Digest Association Ltd.

Zweite Auflage 2009 der überarbeiteten Neuauflage 2009
© der deutschsprachigen Ausgabe 1997, 2005, 2007
Reader's Digest – Deutschland, Schweiz, Österreich
Verlag Das Beste GmbH – Stuttgart, Zürich, Wien

SA 0200/IC

Printed in Germany

ISBN 978-3-89915-521-1

Besuchen Sie uns im Internet
www.readersdigest.de

NAHRUNG
die
SCHADET

NAHRUNG
die
HEILT

Der unentbehrliche Ratgeber von A-Z

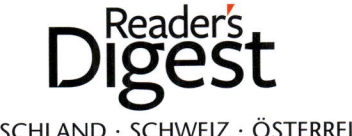

Reader's Digest

DEUTSCHLAND · SCHWEIZ · ÖSTERREICH

INHALT

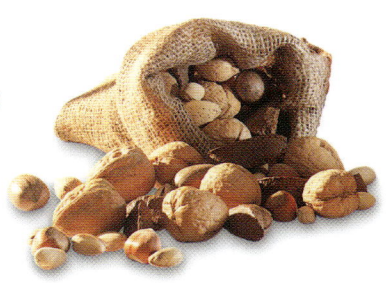

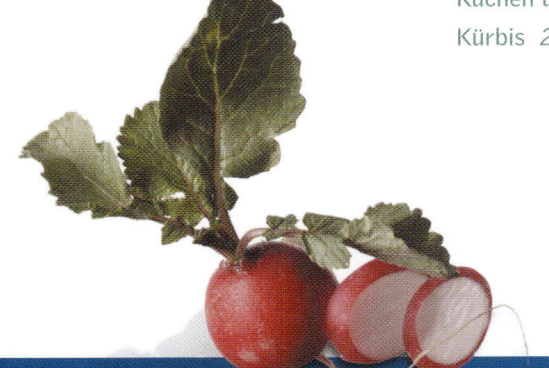

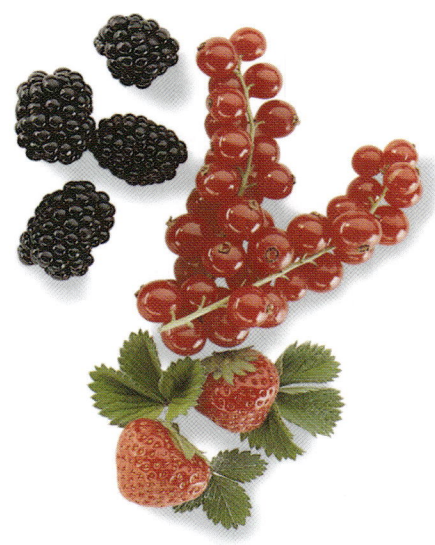

SONDERARTIKEL

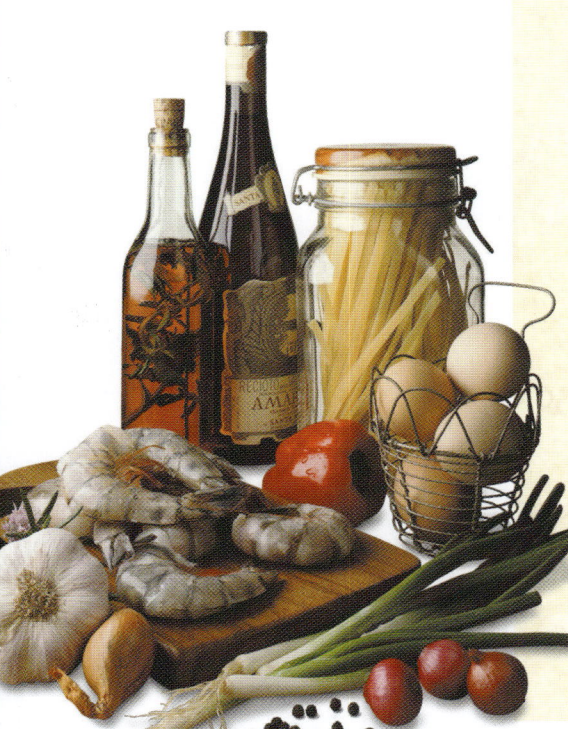

VORWORT

„Lass Nahrung deine Medizin und Medizin deine Nahrung sein", riet schon Hippokrates vor mehr als 2000 Jahren. Eine sicherlich verlockende Aussage. Und auch eine vernünftige, wenn man bedenkt, dass Nahrungsmittel die Quelle aller Substanzen sind, aus denen der menschliche Körper besteht. Allerdings konnte Hippokrates damals noch nicht die chemische Zusammensetzung von Nahrungsmitteln und das komplexe menschliche Körpergeschehen erahnen.

Im Lauf der Zeit wurde oft nur zufällig entdeckt, wie Ernährung bzw. Nahrung und Gesundheit miteinander verknüpft sind. Ein berühmtes Beispiel ist Jacques Cartiers zweite Reise in die Neue Welt im Jahr 1535. Viele seiner Männer erkrankten an Skorbut, einer damals unerklärbaren Krankheit, die das Leben etlicher Seeleute kostete. Den Ureinwohnern Nordamerikas, den Irokesen, war diese Krankheit jedoch bekannt. Sie zeigten den Seeleuten, wie man aus Blättern einer Thujenart, auch Lebensbaum genannt, einen Vitamin-C-reichen Tee zubreitete, um Skorbut zu heilen.

Mit Beginn des 20. Jh. konnte die Wissenschaft zahlreiche Zusammenhänge zwischen Ernährung und Gesundheit aufdecken. So erkannten Forscher, dass neben Vitamin C noch zwölf weitere Vitamine, zahlreiche Mineralstoffe sowie Kohlenhydrate, Fett und Eiweiß für eine Ernährung erforderlich sind, die vor Mangelerscheinungen schützt. Seit den letzten Jahrzehnten konzentriert sich die Wissenschaft mehr und mehr auf die Erforschung der Zivilisationskrankheiten wie Herz- und Krebs-

erkrankungen sowie Fettsucht. Die Erkenntnisse dazu wachsen ständig. Die erste Ausgabe von „Nahrung, die schadet – Nahrung, die heilt", die 1997 erschien, konnte seinerzeit Empfehlungen geben, welche Nahrungsmittel verzehrt werden sollten und welche besser nicht. Seitdem gibt es viele neue Erkenntnisse, weshalb wir unsere Empfehlungen weiter spezifizieren können.

In den Industrienationen nehmen die Menschen seit Jahren zum Teil dramatisch an Gewicht zu. Eine genauere Betrachtung verschiedener Diäten erscheint deshalb ratsam. In diesem Buch informieren wir Sie u. a.

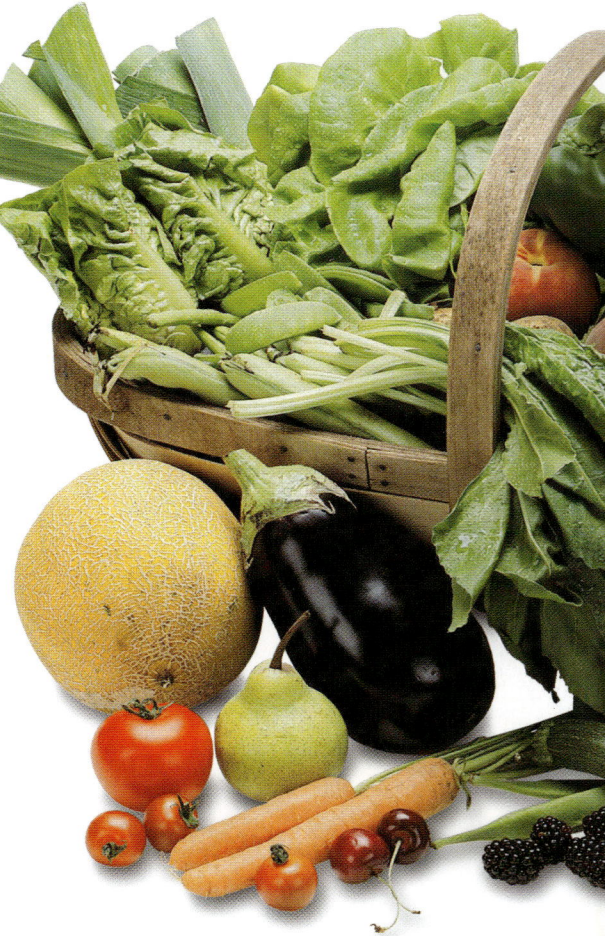

über kohlenhydratarme Diäten und den glykämischen Index von Nahrungsmitteln.

Inzwischen wurden und werden groß angelegte Studien und Laboruntersuchungen durchgeführt, um mehr über bestimmte Substanzen in Lebensmitteln und deren Wirkung bei Krankheiten zu erfahren. So wurde entdeckt, dass Lignane in Leinsamen das Risiko für bestimmte Krebsarten vermindern, dass Beta-Glukan im Hafer den Cholesterinspiegel senkt und dass Omega-3-Fettsäuren in Fisch vor Herzerkrankungen und vermutlich sogar vor Depressionen schützen können; sie tragen eventuell sogar dazu bei, die Symptome von Allergien und entzündungsbedingten Arthritisschmerzen zu lindern. Lykopin, der rote Farbstoff in Tomaten, vermindert das Risiko für Prostatakrebs, und auch das Sulforaphan in Brokkoli schützt nachgewiesenermaßen vor Krebs.

Unter Berücksichtigung aktueller Forschungsergebnisse wurden von der Nahrungsmittelindustrie neue Produkte entwickelt, die einen gezielten gesundheitlichen Nutzen stiften sollen. So werden die aus Pinien isolierten Stanole bestimmten Margarinen zugesetzt, um den Cholesterinspiegel zu senken; Joghurt wird gelegentlich mit Inulin aus Chicorée angereichert, das das Wachstum nützlicher Bakterien im Verdauungstrakt begünstigt, und manche Eier enthalten Omega-3-Fettsäuren.

Täglich ergeben sich neue Fragen in Bezug auf Ernährung und Gesundheit, und die verfügbaren Informationen sind oft verwirrend. Sind künstliche Süßstoffe unbedenklich? Können bestimmte Nahrungsmittel gegen Wechseljahresbeschwerden helfen? Werden Kinder durch Zucker hyperaktiv? Ist es gesund, täglich ein Glas Rotwein zu trinken? Dieses Buch versucht, diese und viele andere Fragen zu beantworten, unter Berücksichtigung der neuesten Forschungsergebnisse sowie praktischer Ernährungsempfehlungen. Da wir immer älter werden und die Gesundheitskosten explodieren, ist es wichtiger als jemals zuvor, sich mit den Möglichkeiten auseinander zu setzen, die die Ernährung zur Gesunderhaltung bietet. Wir haben zahlreiche Expertenmeinungen zusammengetragen, um Sie über Nahrung, die schadet, und Nahrung, die heilt, aktuell informieren zu können.

Die Redaktion

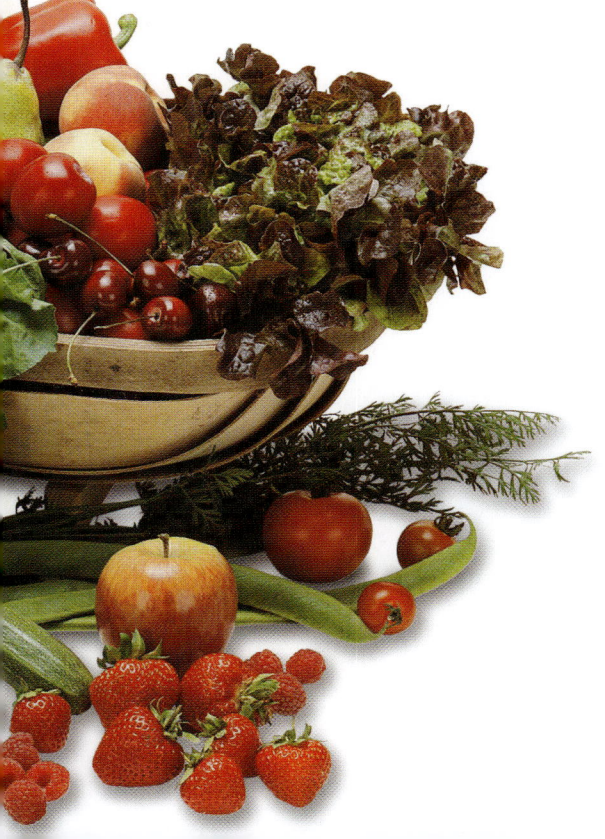

ÜBER DIESES BUCH

Kommt Ihnen das bekannt vor? Endlich gewöhnen Sie sich an den Gedanken, dass Margarine gesünder ist als Butter, und dann hören oder lesen Sie plötzlich, dass manche Margarinesorten sogar ungesünder als Butter sind. Oder Sie sind durch gegensätzliche Empfehlungen von Ernährungsexperten irritiert – die einen fordern, nur wenig Fleisch zu essen, die anderen halten es für das wichtigste Nahrungsmittel überhaupt.

Die Sache mit der Ernährung ist verworrener als ein Teller voll Spaghetti. Trotzdem möchten Sie nicht den ganzen Tag damit zubringen, sie zu entwirren. Sie wollen einfach mit der Gewissheit leben, dass das, was Sie essen, gesund für Sie ist – vielleicht sogar so gesund, dass Arztbesuche überflüssig werden. „Nahrung, die schadet – Nahrung, die heilt" will Ihnen dabei helfen.

Mehr als 150 Nahrungsmitteleinträge von A bis Z – von Ananas bis Zwiebeln – informieren Sie über die Inhaltsstoffe und deren Wirkungen. Lesen Sie z. B. unter dem Stichwort Schokolade, warum dunkle Schokolade gesünder ist als Vollmilchschokolade. Die Wirkung von Tomaten gegen Krebs ist so überzeugend, dass Sie am liebsten gleich Spaghetti mit Tomatensauce essen werden wollen. An anderer Stelle wird auf den neu entdeckten Nutzen von Kaffee und Bier eingegangen.

Ernährung kann mehr als nur die Gesundheit bewahren. Sie kann Ihre Leiden lindern! Für bestimmte Krankheitsbilder, wie Arthritis oder Diabetes, finden Sie in diesem Buch Empfehlungen für eine geeignete Ernährung. Mehr als 80 Krankheitsbilder werden auf diese Art beleuchtet, außerdem wird u. a. angegeben, welche Nahrungsmittel Entzündungen

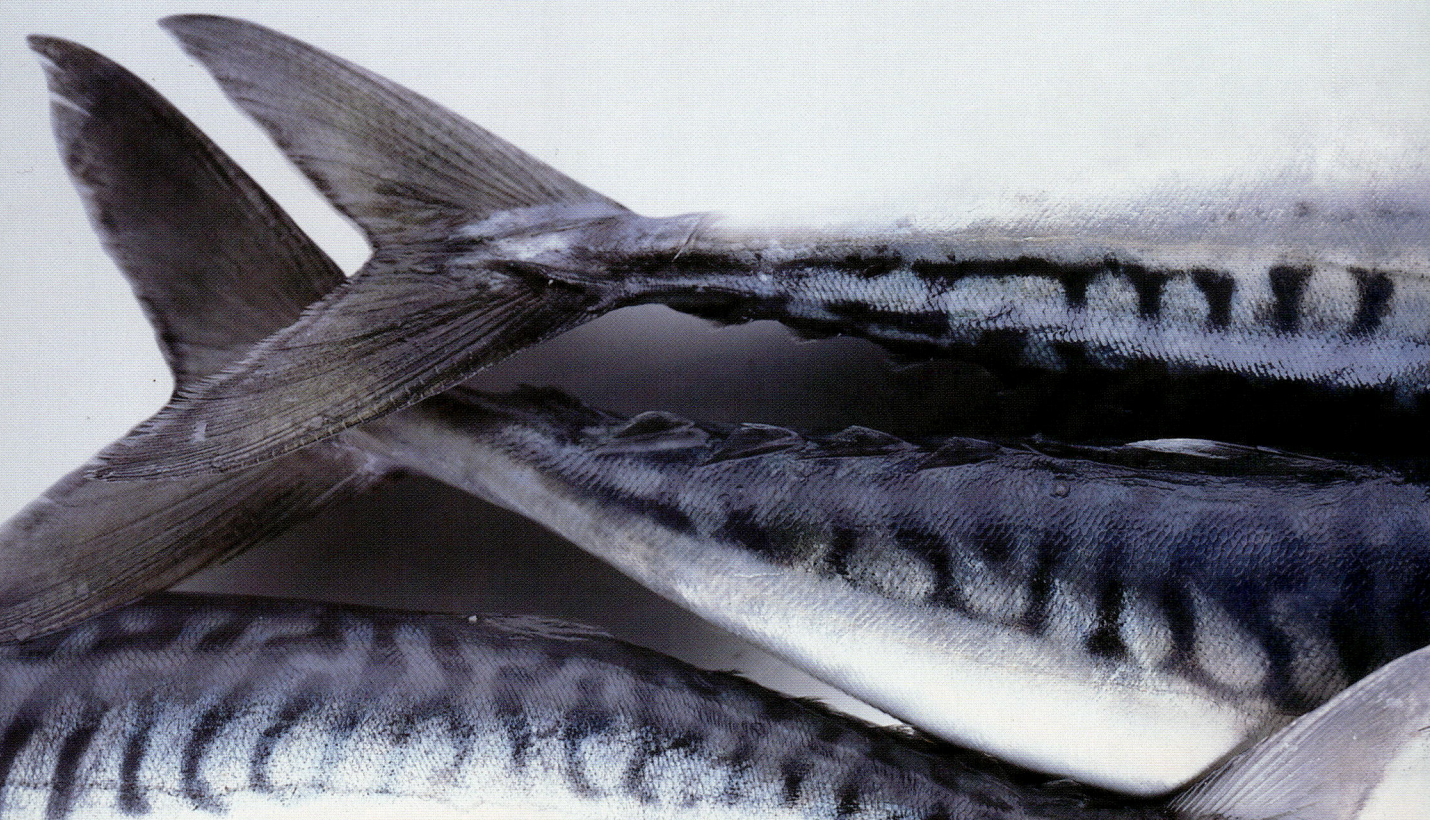

hemmen, Asthmaanfälle stoppen, Arterien reinigen und sogar vor der Alzheimer-Krankheit, Schlaganfällen und Krebs schützen können. Lesen Sie unter Depression, warum Sie mehr Fisch essen sollten, und unter Heuschnupfen, welche pflanzlichen Nahrungsmittel die Symptome auslösen können.

Neben den Einträgen zu Nahrungsmitteln und Krankheitsbildern enthält dieses Buch auch Sonderartikel zu aktuellen Themen, wie zu Allergien, Cholesterin, Diäten, gentechnisch veränderten Lebensmitteln, probiotischen Bakterien und vielen anderen. Auf diesen Seiten finden Sie auch Antworten auf Fragen wie: Sind biologisch angebaute Nahrungsmittel wirklich besser als andere? Verursacht Grillgut Krebs? Lesen Sie unter Diäten, welche Mineralstoffe beim Abnehmen helfen, und entdecken Sie, warum Omega-3- und Omega-6-Fettsäuren, bei Arthritis, Diabetes und Herzkrankheiten helfen und wie man sie zu sich nimmt.

Um die Irrtümer von den Fakten zu trennen, hat ein Team aus Medizinern und Ernährungswissenschaftlern neueste wissenschaftliche Untersuchungen und Berichte studiert und dafür gesorgt, möglichst genaue, aktuelle Empfehlungen zu geben. Befolgen Sie die praktischen Ratschläge zum Einkauf und zur Zubereitung der Nahrungsmittel. Ändern Sie Ihre Gewohnheiten allmählich, damit Sie in den Genuss der Vorzüge einer gesunden Ernährung kommen.

Es gibt keinen Zweifel daran, dass die Ernährung der beste Ansatz ist, um gesund zu bleiben. Und inzwischen wissen wir mehr denn je über die Wirksamkeit von Nahrungsmitteln bei der Vorbeugung, Behandlung und sogar Heilung größerer und kleinerer Leiden. Durch „Nahrung, die schadet – Nahrung, die heilt" erhalten Sie zahllose Informationen, um gesünder und leistungsstärker zu werden, sich besser zu fühlen – und sich über viele weitere Jahre gesund zu ernähren.

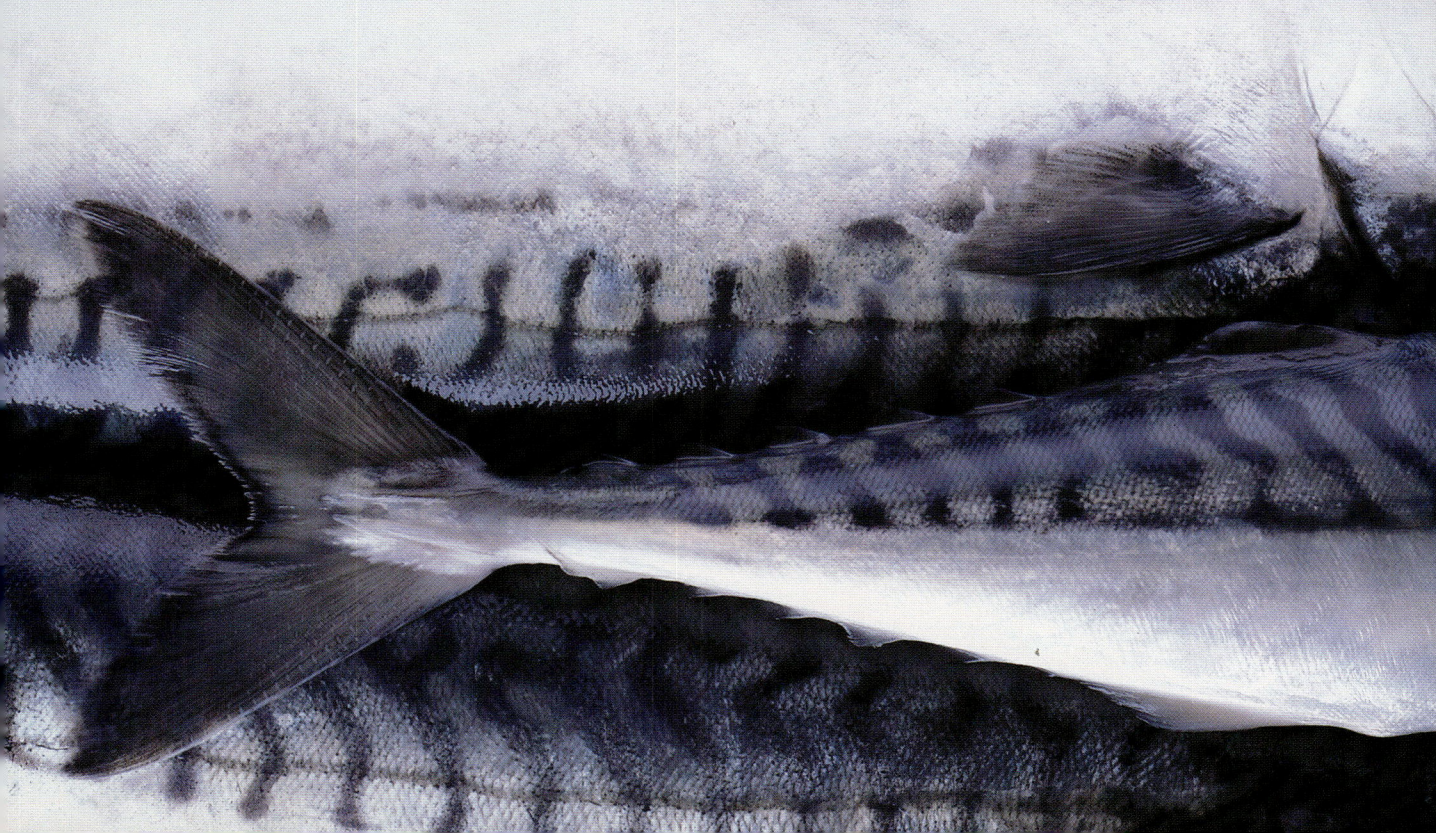

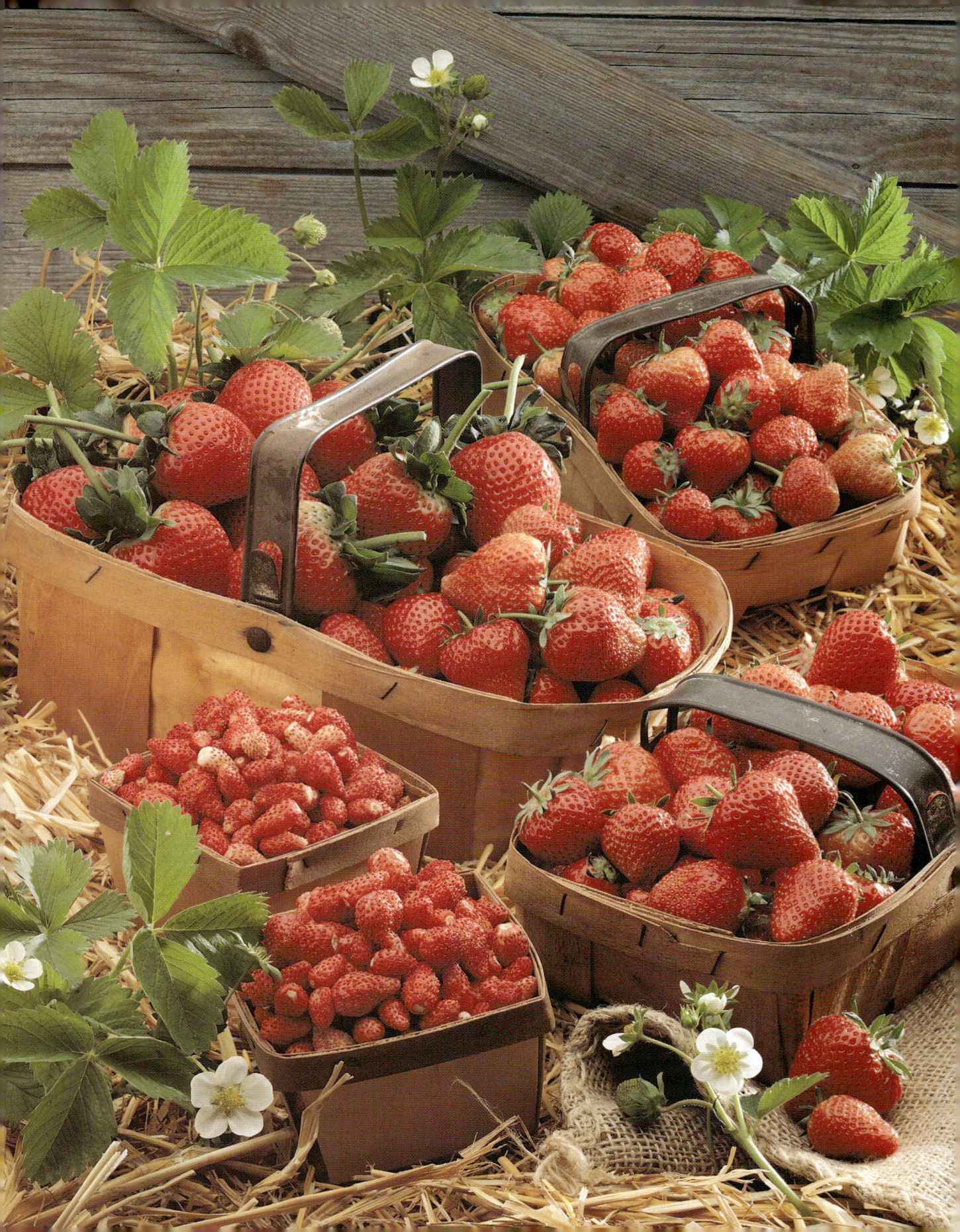

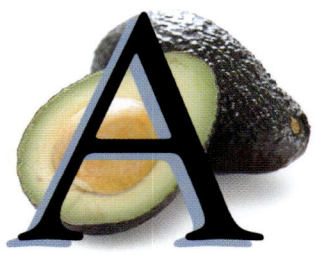

ADIPOSITAS

Siehe Fettsucht

AIDS UND HIV-INFEKTION

Empfehlenswert

- Fleisch, Geflügel, Leber, Eier, Milch, Nüsse und andere kalorien- und eiweißreiche Nahrungsmittel, um Gewichts- und Muskelverlust zu verhindern
- Nudeln, Reis, Brot sowie andere stärkehaltige Nahrungsmittel, gegartes Gemüse, Obstsäfte sowie Kompott, gedünstetes und eingemachtes Obst zur Versorgung mit essenziellen Vitaminen und Mineralstoffen
- Kleine Mahlzeiten und Zwischenmahlzeiten im Laufe des Tages

Bedenklich

- Fetthaltige Nahrungsmittel und Vollkornprodukte, sofern diese Durchfall verursachen
- Kaffee, Tee und andere koffeinhaltige Getränke, die Durchfall verursachen können und die Aufnahme bestimmter Nährstoffe behindern

Zu meiden

- Rohe und ungekochte Lebensmittel, insbesondere Meeresfrüchte, Eier und Fleisch
- Alkohol, da er Durchfall fördert und die Wirksamkeit von Aids-Medikamenten beeinflusst

Bislang kann **Aids** (**a**cquired **i**mmune **d**eficiency **s**yndrome = erworbenes Immunschwäche-Syndrom) nicht geheilt werden. Es gibt auch keine spezielle Diät für Menschen, die mit dem HIV (Human-Immunodeficiency-Virus) infiziert sind, das die Erkrankung verursacht. Mit einer gesunden Ernährung lassen sich jedoch der Gewichtsverlust und andere Komplikationen verzögern oder verhindern.

Für asymptomatische Träger des HI-Virus gelten dieselben Ernährungsempfehlungen wie für Gesunde, wobei bestimmte Vorsichtsmaßnahmen eingehalten werden sollten. Da das HI-Virus das Immunsystem angreift, sind die Betroffenen anfälliger für Infektionen, einschließlich Lebensmittelvergiftungen mit Salmonellen, Shigellen, Campylobacter und anderen Bakterien.

Essen Sie ausreichend viel. Aids ist eine Krankheit, bei der der Tod oft eher infolge einer Auszehrung als aufgrund anderer Aids-Komplikationen eintritt. Ein Patient sollte möglichst viel essen und sich – außer bei deutlichem Übergewicht – keine Gedanken über eine etwaige Gewichtszunahme machen. Zusätzliches Gewicht kann entscheidend zum Überstehen einer Krise beitragen, während der nichts gegessen werden kann.

Leider ist ein optimaler Ernährungszustand bei Aids nur schwer aufrecht zu erhalten, da die Krankheit das Verdauungssystem beeinträchtigt. So ist beispielsweise die Aufnahme bestimmter Nährstoffe wie Folsäure, Riboflavin, Thiamin sowie der Vitamine B_6 und B_{12} eingeschränkt. Oft liegt auch ein unbehandelbarer Durchfall vor, der zu weiteren Nährstoffverlusten führt. Außerdem ist das Risiko für Magen-Darm-Infektionen erhöht. Viele Aids-Patienten leiden infolge der Krankheit oder wegen der Medikamente zudem unter Appetitlosigkeit und Übelkeit.

Bei raschem und starkem Gewichtsverlust kann eine künstliche (Zusatz-)Ernährung über eine Magensonde oder intravenös erforderlich sein. Manche Experten empfehlen eine künstliche Ernährung, sobald die Nährstoffaufnahme über die normale Ernährung nicht mehr ausreichend gewährleistet ist.

TIPPS ZUR ERNÄHRUNG BEI HIV-INFEKTION

Wenn die Nahrungsaufnahme durch Mund- oder Racheninfektionen, wie Soor oder Geschwüre, erschwert wird: Versuchen Sie Speisen zu sich zu nehmen, die leicht zu schlucken sind, wie Kartoffelbrei und Bratensauce. Trinken Sie mithilfe eines Strohhalms. Essen Sie die Speisen lauwarm, da zu heißes Essen die Beschwerden verstärken kann. Trinken Sie säurearme Getränke, wie Milch oder Apfelsaft. Meiden Sie Speisen und Säfte mit hohem Säuregehalt.

Wenn Sie unter Übelkeit und Durchfall leiden – häufige Nebenwirkungen vieler Aids-Medikamente: Trinken Sie reichlich, um Flüssigkeits- und Mineralstoffverluste auszugleichen, bevorzugen Sie beispielsweise Mineralwasser, Saftschorle, Bouillon oder Gemüsebrühe. Sobald Sie wieder essen können, beginnen Sie mit Schonkost wie Weißbrot oder Zwieback. Essen Sie viele kleine Mahlzeiten am Tag, essen Sie langsam, und kauen Sie gut. Bitten Sie jemanden, Ihnen die Speisen zuzubereiten, und meiden Sie die Küche, wenn Sie der Essensgeruch stört. Sobald der Durchfall besser wird, sollten Sie leicht verdauliche Lebensmittel zu sich nehmen, wie beispielsweise Geflügel, Eier, Fisch, Apfelmus.

Wenn Sie häufig unter Durchfällen leiden: Essen Sie möglichst kein rohes Obst und Gemüse sowie keine ballaststoffreiche Kost wie Vollkornbrot und Getreideflocken. Verzichten Sie auf blähende Lebensmittel wie Zwiebeln, Bohnen und Kohl sowie auf stark gewürzte Gerichte und kohlensäurehaltige Getränke. Meiden Sie fettreiche Gerichte, koffein- und alkoholhaltige Getränke und Schokolade.

NAHRUNGSMITTELSICHERHEIT

Jeder HIV-Positive und jeder, der Essen für einen Aids-Patienten zubereitet, muss sein besonderes Augenmerk auf die Hygiene richten: Vor dem Umgang mit den Lebensmitteln müssen die Hände gewaschen werden, ebenso während und nach der Zubereitung.

Heiße Speisen müssen heiß und Kaltspeisen kalt gehalten werden, rohe Speisen dürfen keinen Kontakt mit gekochten haben. Eier sollten mindestens 7 Minuten gekocht werden. Fleisch und Fisch müssen durchgegart sein, also eine Kerntemperatur von 75–100 °C erreichen. Rohe Meeresfrüchte, roher Fisch (z. B. Sushi), jede Art von rohem und nicht vollständig durchgebratenem Hackfleisch sowie mit rohen Eiern selbst zubereitete Mayonnaise und selbst gemachtes Speiseeis mit rohem Eigelb müssen gemieden werden. Handelsübliche Mayonnaisen und Speiseeis sind unbedenklich.

Waschen Sie Obst und Gemüse gründlich. Viele Ärzte empfehlen für diese Lebensmittel dieselben Vorsichtsmaßnahmen wie bei Fernreisen: ausschließlich gekochtes Gemüse und geschältes, gedämpftes oder eingemachtes Obst essen. Andere vertreten dagegen die Meinung, dass Salate sowie rohes Obst und Gemüse zwar ungefährlich, aber schwer verdaulich seien.

NÄHRSTOFFERGÄNZUNGEN

Experten empfehlen HIV-Positiven oft Multivitamin- und Mineralstoffpräparate, um Mangelerscheinungen zu verhindern. Doch sollten Nährstoffergänzungsmittel, die mehr als 100 % der empfohlenen Tagesdosis enthalten, grundsätzlich nur von einem Arzt verordnet werden. Viele Patienten behandeln sich selbst mit hoch dosierten Ergänzungspräparaten, was schnell ernsthafte Beschwerden verursachen kann. So kann zu viel Vitamin C den Durchfall verstärken.

Keine Ernährungsexperimente! Manche Selbsthilfegruppen empfehlen die hoch dosierte Einnahme von Zink und Selen, um das Immunsystem zu unterstützen. Es gibt jedoch keine Beweise dafür, dass dies vor Aids-bedingten Infektionen schützt, wohl aber Studien, die belegen, dass die tägliche Einnahme von 200–300 mg Zink über einen Zeitraum von 6 Wochen das Immunsystem schwächt. Überdosiertes Selen kann außerdem zu Erbrechen und Durchfall führen.

Ebenfalls gefährlich ist die makrobiotische Ernährung, insbesondere wenn dabei ungeschälter Reis und nur wenig Gemüse verzehrt werden. Eine derartige Ernährung kann Aids sogar verschlimmern, weil eine ausreichende Versorgung mit Nährstoffen nicht mehr sichergestellt ist.

ANTI-INFEKTIÖSE PILZE KÖNNEN BEI AIDS NÜTZLICH SEIN

Viele Experten betrachten Pilze als hochwirksam beim Kampf gegen Aids. Insbesondere Shiitake-Pilze sind dafür bekannt, dass sie Infektionen fern halten können. Der in ihnen enthaltene Stoff Lentinan soll immunstärkende Eigenschaften haben.

Außerdem kann der Durchfall durch die Aufnahme großer Mengen an Ballaststoffen verschlimmert werden.

Die Naturheilkunde erfreut sich bei der Selbstbehandlung großer Beliebtheit, obwohl ihre Wirksamkeit nicht belegt ist. Vorsicht ist auch deshalb angebracht, weil einige Pflanzenpräparate Stoffe enthalten, die schwere Nebenwirkungen oder Wechselwirkungen mit den Medikamenten haben können. Sprechen Sie mit Ihrem Arzt, bevor Sie pflanzliche oder andere Präparate einnehmen oder sich mit alternativen Verfahren behandeln lassen wollen. ❖

AKNE

Empfehlenswert

- Frisches Obst und Gemüse zur Versorgung mit Beta-Karotin und Vitamin C
- Meeresfrüchte, mageres Fleisch, Geflügel, Joghurt und Vollkornprodukte; sie liefern reichlich Zink und Vitamin B_6

Zu meiden

- Jodhaltige Nahrungsergänzungsmittel (z. B. auf Algenbasis)
- Jodiertes Speisesalz
- Hoch dosiertes Vitamin B_6 und B_{12}

Bei fast allen Menschen kommt es immer wieder zu Akneschüben. Am häufigsten tritt Akne während der Pubertät auf, allerdings in individuell sehr unterschiedlichem Ausmaß. In den meisten Fällen sind Hormone dafür verantwortlich. Die Ernährung oder andere Faktoren der Lebensführung, wie etwa die Körperhygiene, verursachen in der Regel keine Akne.

In seltenen Fällen kann eine vorhandene Akne durch eine Nahrungsmittelüberempfindlichkeit verstärkt, nicht aber ausgelöst werden. Eine Ausnahme sind bestimmte sehr jodreiche Algenarten (Braunalgen, Kelp), die unter anderem als Nahrungsergänzungsmittel verkauft werden. Sie können zu einer schweren Akne führen. Auch jodiertes Speisesalz kann eine Akne auslösen. Wenn Sie vermuten, dass Ihre Akne die Folge einer Lebensmittelunverträglichkeit ist, sollten Sie die verdächtigten Nahrungsmittel zunächst für mehrere Wochen nicht mehr essen. Wenn Sie sie danach wieder auf Ihren Speiseplan setzen, können Sie beobachten, wie Ihre

Haut darauf reagiert. In einigen Fällen von schwerer Akne werden erbliche Faktoren vermutet. Auch bestimmte Medikamente können Akne auslösen, vor allem Kortikoide und andere Hormonpräparate sowie Jodpräparate, Lithium und Antiepileptika. Stress kann eine Akne akut verschlimmern, vermutlich über eine Veränderung der Hormonspiegel.

WIE DIE ERNÄHRUNG HELFEN KANN

Die besten Voraussetzungen für eine glatte, strahlende Haut sind regelmäßiger Sport, ausreichend Schlaf, keine (oder zumindest wenig) Zigaretten, moderate Sonnenbestrahlung und eine Ernährung, die reich an bestimmten Nährstoffen ist.

Essen Sie Nahrungsmittel, die reich an Beta-Karotin und Vitamin C sind. Sie tragen dazu bei, dass die Haut gesund wird und bleibt. Es gibt Belege dafür, dass Beta-Karotin, das im Körper zu Vitamin A umgewandelt wird, die Talgproduktion vermindern kann. Beta-Karotin ist vor allem in gelb- und orangefleischigem Obst sowie in dunkelgrünem und orangefarbenem Gemüse enthalten. Zitrusfrüchte, Beeren, Kiwis, Melonen, Paprikaschoten, Brokkoli, Kohl und Kartoffeln sind besonders Vitamin-C-haltig.

Nehmen Sie Vitamin B6 zu sich. Es kommt in Fleisch, Fisch, Kohl, Vollkorn, Bohnen, Linsen, Avocados, Nüssen, Kartoffeln, Bananen und Blattgemüse vor. Vitamin B6 kann Akne vermindern, da es Einfluss auf diejenigen Hormone hat, die an der Entwicklung der Aknepickel beteiligt sind.

SCHON GEWUSST?

Akne wird nicht durch Schokolade verursacht

Wer an Akne leidet, bekommt oft den „guten" Rat, Schokolade, Pommes frites und andere fettreiche Speisen zu meiden. Dermatologen betonen, dass Lebensmittel keine Akne verursachen, wobei eine gesunde, ausgewogene Ernährung entscheidend zu einem klaren Teint beiträgt.

Vergessen Sie Zink nicht. Einige Studien haben einen Zusammenhang zwischen diesem Spurenelement und einer gesunden Haut aufgezeigt. Zink sorgt für ausgewogene Hormonspiegel und fördert die Wundheilung. Meeresfrüchte – insbesondere Austern –, rotes Fleisch – wie Rind- und Schweinefleisch –, Geflügelfleisch, Joghurt, Milch und Vollkorn sind ausgesprochen zinkhaltig.

Versuchen Sie keinesfalls, eine Akne mit hoch dosierten Vitamin- und Mineralstoffpräparaten selbst zu behandeln, da sich die Krankheit dadurch verschlimmern kann. Einige Studien haben dies insbesondere in Bezug auf die Vitamine B6 und B12 gezeigt. Hoch dosiertes Vitamin A kann darüber hinaus zu trockener, schuppender Haut und Haarausfall führen.

Eine gesunde Ernährung ist die wichtigste Vorsorge. Meist kann eine dauerhafte leichte bis mäßige Akne mit geeigneter Hautpflege, gesunder Ernährung und rezeptfreien Medikamenten, wie 2,5- bis 10%igem Benzoylperoxidgel, -salbe oder -lotion geheilt werden. In schwereren Fällen ist allerdings der Gang zum Hautarzt unerlässlich. ❖

ALGEN

Siehe Meeresgemüse

ALKOHOL

Pluspunkte

- Bei mäßigem Konsum abnehmende Häufigkeit von Herzinfarkten durch höhere HDL-Cholesterinwerte und geringere Gefahr der Blutgerinnselbildung
- Vermutlich Schutz des Gehirns vor altersbedingter Demenz
- In kleinen Mengen Appetitanregung und Verdauungsunterstützung
- Stimmungsaufhellende Wirkung

Minuspunkte

- Kann zu Stimmungsschwankungen und Aggressivität führen, besitzt Suchtpotenzial
- Wechselwirkungen mit zahlreichen Medikamenten
- Langfristig erhöht mäßiger bis starker Alkoholkonsum das Krebsrisiko sowie das Risiko für Leber- und Herzerkrankungen

Alkohol spielt seit dem Altertum eine Rolle im Leben des Menschen. Er wird vornehmlich wegen seiner stimmungsaufhellenden Wirkung genossen. Neuere Studien legen aber nahe, dass mäßiger Alkoholkonsum auch andere positive Effekte hat. (Von „mäßigem Alkoholkonsum" ist die Rede bei bis zu 0,2 Promille Blutalkohol, das entspricht – bei einem Mann von 75 kg Körper-

CHEMIKALIEN UND DROGEN ALS AKNE-AUSLÖSER

Akne ist auch ein charakteristisches Symptom, das nach Kontakt mit bestimmten Chemikalien, z. B. mit Chlor, Öl, Dioxin, auftritt (so etwa beobachtet bei von der Seveso-Katastrophe Betroffenen). Auch Kortikoide und die Droge Ecstasy werden mit akneartigen Ausschlägen in Verbindung gebracht.

ZUM WOHL!
Mäßiger Genuss von Alkohol wirkt appetit- und verdauungsanregend.

gewicht – etwa 400 ml Bier, 100 ml Wein oder einem Gläschen hochprozentigen Schnaps.)

WAS IST ALKOHOL?

Ethylalkohol (Ethanol) ist der wichtigste wirksame Bestandteil alkoholischer Getränke. Er entsteht durch die Hefegärung von Stärke oder Zucker. Fast jedes süße oder stärkehaltige Lebensmittel kann alkoholisch vergoren werden, so z. B. Kartoffeln, Getreide, Honig, Trauben und anderes Obst.

Alkohol wird nicht verdaut, sondern zu 95 % innerhalb von einer Stunde aus Magen und Dünndarm ins Blut aufgenommen. (Die übrigen 5 % werden über Nieren, Lungen und Haut ausgeschieden.) Dann wird Alkohol in der Leber abgebaut. Die dafür benötigte Zeit ist abhängig von Geschlecht,

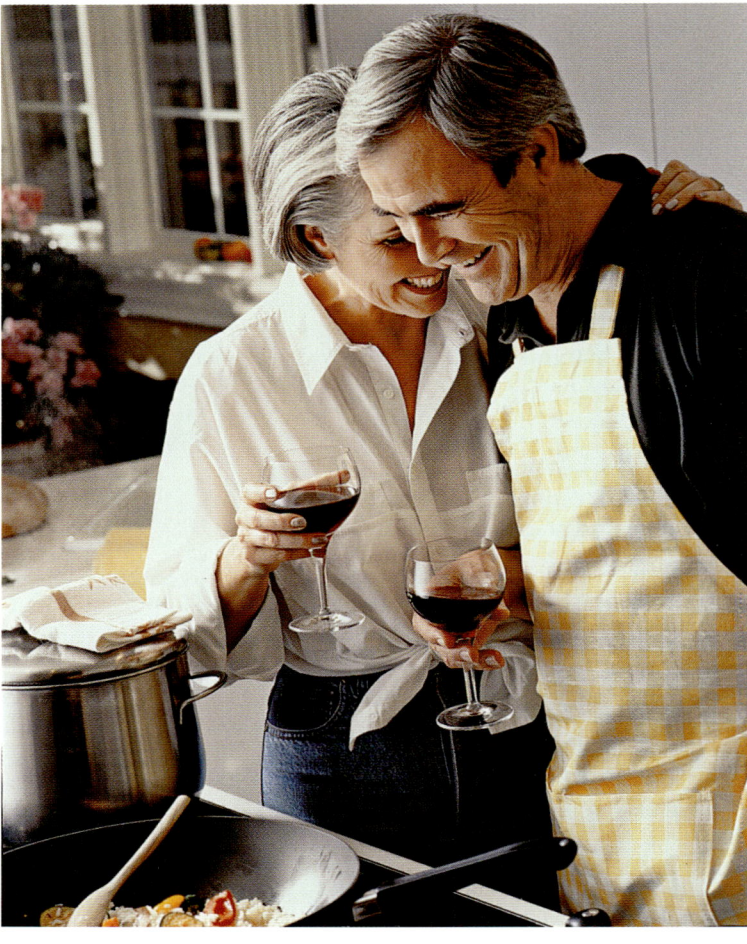

Körpergewicht, Körpertyp und dem individuellen Toleranzspiegel, der im Lauf der Zeit und bei häufigerem Konsum ansteigt. Die Leber benötigt durchschnittlich 3–5 Stunden, um 30 ml Alkohol vollständig abzubauen.

NEUESTE MEDIZINISCHE FORSCHUNGSERGEBNISSE

Neuere medizinische Studien belegen, dass Alkohol, insbesondere Rotwein, das Herzinfarktrisiko senkt. Doch diese Nachricht wirft auch Fragen auf: Hat Alkohol noch andere Vorteile für die Gesundheit? Und schützt nur Rotwein?

Eine weitere Studie zeigte, dass der tägliche Genuss von 20–40 g Ethanol bei Männern bzw. 10–20 g bei Frauen langfristig doppelt so gut vor koronarer Herzkrankheit schützt wie nur ein Drink (Senkung des Erkrankungsrisikos um 10–13 % gegenüber 5 %).

Das Risiko für Herzinfarkte sinkt, weil Alkohol Schäden durch einen hohen Blutcholesterinspiegel sowie die Gerinnselbildung

---

WIE ENTSTEHT EIN KATER?

Übermäßiger Alkoholkonsum führt unausweichlich zu einem Kater. Wie viel Alkohol dafür erforderlich ist, hängt von der biochemischen Ausstattung des Betroffenen ab sowie von der Art des getrunkenen Alkohols. Spirituosen wie Whisky oder Rum wirken unmittelbarer als Wein oder Bier. Alkohol wird zudem grundsätzlich schneller vom Körper aufgenommen, wenn er mit einem kohlensäurehaltigen Getränk gemixt wird. Einmal im Blut angekommen, erreicht der Alkohol innerhalb weniger Minuten das Gehirn. Zunächst wirkt er dort stimulierend und erzeugt Euphorie. Mit zunehmendem Blutalkoholgehalt nehmen die zentralnervösen Funktionen ab, es stellt sich ein Gefühl der Betäubtheit ein, schließlich Schlaf oder Bewusstlosigkeit. Die schnelle Aufnahme großer Alkoholmengen kann tödlich sein. Die Schwere eines Katers wird zum Teil von Fuselölen beeinflusst, Nebenprodukten des Gärungsvorgangs, die zu Geschmack und Aroma eines alkoholischen Getränks beitragen. Ein Kater ist umso stärker, je mehr Fuselöle ein Getränk enthält. In Brandy kommen die meisten Fuselöle vor, gefolgt von Rotwein, Rum, Whisky, Weißwein, Gin und Wodka.

VIELE LEERE KALORIEN

Alkohol enthält 7 kcal pro Gramm im Vergleich zu 4 kcal in 1 g Eiweiß oder Kohlenhydraten oder 9 kcal pro Gramm Fett. Einige Weine enthalten geringfügige Mengen von Eisen und Kalium, Bier enthält Niazin, Vitamin B_6, Chrom und Phosphor. Doch damit diese Mineralstoffe und Vitamine positiv auf den Körper wirken, müsste man viel mehr als die empfohlenen höchstens 40 g Alkohol pro Tag für Männer bzw. höchstens 20 g Alkohol für Frauen täglich zu sich nehmen. Und so liefert Alkohol vor allem eines: viele Kalorien! Bei den nachfolgend aufgelisteten Getränken enthält die genannte Menge etwa 15 g Alkohol.

GETRÄNK	ALKOHOL-GEHALT	MENGE, die etwa 15 g Alkohol entspricht	KALORIEN pro vorgenannter Menge
BIER			
Vollbier	5 %	300 ml	140 kcal
Leichtbier	3 %	500 ml	135 kcal
Starkbier	8 %	200 ml	138 kcal
WEIN UND WEINHALTIGE PRODUKTE			
Rotwein, trocken	10–12 %	150–125 ml	ca. 120 kcal
Weißwein, trocken	8–10 %	200–150 ml	ca. 125 kcal
Sekt	11–12 %	125 ml	105 kcal
Portwein	19 %	120 ml	185 kcal
Sherry medium	19 %	90 ml	107 kcal
SPIRITUOSEN			
Likör	30 %	50 ml	85 kcal
Schnaps (Branntwein)	durchschnittlich 40 %	40 ml	85 kcal
COCKTAILS MIT SPIRITUOSEN			
Bloody Mary	12 %	150 ml	115 kcal
Daiquiri	28 %	60 ml	110 kcal
Gin Tonic	9 %	220 ml	170 kcal
Manhattan	37 %	60 ml	128 kcal
Martini	38 %	75 ml	155 kcal
Piña colada	12 %	130 ml	262 kcal
Screwdriver	8 %	200 ml	175 kcal
Tequila Sunrise	14 %	160 ml	190 kcal
Whiskey Sour	17 %	100 ml	160 kcal

FAKTEN ZUM
ALKOHOL

• Hopfen, der dem Bier
sein charakteristisches
Aroma gibt, ist mit
Cannabis verwandt.

• Eine kalte Dusche,
starker Kaffee und
ähnliche Empfehlungen
helfen niemandem da-
bei, schneller wieder
nüchtern zu werden.
Der Körper braucht
einfach Zeit, um den
Alkohol abzubauen.

• Große Alkohol-
mengen beeinträchti-
gen die sexuelle Leis-
tungsfähigkeit von
Männern. Alkohol
senkt den Spiegel von
Testosteron, dem
männlichen
Geschlechtshormon,
und erhöht den Östro-
genspiegel, was zu Im-
potenz, Hoden-
verkleinerung und
Brustwachstum beim
Mann führen kann.

• Frauen nehmen
Alkohol besser ins Blut
auf als Männer.

vermindert. Im Rahmen der Studie sanken die Spiegel des schädlichen LDL-Cholesterins (LDL = **L**ow **D**ensity **L**ipoprotein) ebenso wie die Triglyzeridspiegel: Beide Spiegel führen, wenn sie erhöht sind, zu einem stärkeren Risiko für Herzerkrankungen. Andere Studien belegen, dass mäßiger Alkoholkonsum die Spiegel des schützenden HDL-Cholesterins (HDL = **H**igh **D**ensity **L**ipoprotein) erhöhen kann.

Diese Ergebnisse sind insbesondere für Frauen, die älter als 50 Jahre sind, interessant. Denn ihr Risiko für Herzerkrankungen steigt nach der Menopause hormonell bedingt drastisch an.

Die genauen biochemischen Abläufe, die die schützenden Wirkungen von Alkohol bedingen, sind noch unbekannt. Einige Wissenschaftler etwa führen an, dass Rotwein bestimmte sekundäre Pflanzenstoffe (Polyphenole) enthält, die antioxidativ wirken. Diese Stoffe können die Zellen vor den Schäden schützen, die ständig und ganz physiologisch dadurch auftreten, dass der Körper Sauerstoff verbraucht. Man geht beispielsweise davon aus, dass die Oxidation von LDL-Cholesterin zum Verstopfen der Blutgefäße führt, und vermutlich schützen Polyphenole LDL-Cholesterin vor Oxidation.

Doch nicht nur Rotwein hat schützende Effekte. Mehrere Studien bringen einen mäßigen Alkoholkonsum mit einem um 32 % verminderten Herzinfarktrisiko sowie einem um 20–28 % verminderten Risiko für Schlaganfall in Verbindung. Außerdem weisen die Ergebnisse anderer Studien darauf hin, dass Menschen, die täglich wenig bis mäßig viel Alkohol trinken, ihr Risiko, an Diabetes zu erkranken, deutlich senken.

ALKOHOL SCHÜTZT DAS GEHIRN

Eine Studie aus dem Jahr 2002 ergab, dass Menschen, die täglich mäßig Alkohol genießen, mit einer um 70 % geringeren Wahrscheinlichkeit an Altersdemenz, der altersbedingten Abnahme der geistigen Fähigkeiten, erkranken, und mit einer um 30 % geringeren Wahrscheinlichkeit an Alzheimer. Alkohol hat vermutlich verschiedene für das Gehirn positive Auswirkungen. So verdünnt er das Blut und verhindert, dass Blutgerinnsel die feinen Gehirngefäße verlegen. Außerdem scheint er die Freisetzung von Acetylcholin zu fördern, einem Botenstoff des Gehirns, der an der Lern- und Gedächtnisfunktion beteiligt ist.

Dennoch: Trinken Sie nicht mehr als 125 ml Wein/Sekt bzw. 0,3 l Bier (Frauen) bzw. 250 ml Wein bzw. 0,6 l Bier (Männer) am Tag! Die schützenden Wirkungen von Alkohol sind zwar beeindruckend, aber es gibt auch Studien, die belegen, dass ein übermäßiger Konsum das

Risiko für zahlreiche Herzkrankheiten erhöht, einschließlich Bluthochdruck und Herzrhythmusstörungen. Außerdem nimmt das Risiko für Leberkrankheiten, Schlaganfälle, Demenz sowie zahlreiche Krebserkrankungen, etwa von Leber, Bauchspeicheldrüse, Speiseröhre und Mund, zu. Ein weiteres Problem ist, dass Alkohol süchtig machen kann (siehe das folgende Stichwort). Schon nach einem Wochenende mit exzessivem Alkoholgenuss reichern sich in der Leber Fettzellen an. Und obwohl dieses Organ über erstaunliche Selbstheilungskräfte verfügt, kann ein anhaltend übermäßiger Alkoholgenuss zu dauerhaften Leberschäden und Störungen des Glukosestoffwechsels führen und im schlimmsten Fall eine Vernarbung (Zirrhose) der Leber zur Folge haben.

Darüber hinaus beeinträchtigt Alkohol den Körperstoffwechsel zahlreicher Vitamine und Mineralstoffe. Frauen mit erhöhtem Brustkrebsrisiko sollten ihren Alkoholkonsum drosseln. Es ist nachgewiesen, dass Frauen, die täglich Alkohol trinken, ein höheres Brustkrebsrisiko haben als solche, die weniger trinken.

Bei übermäßigem Alkoholgenuss kehren sich die Vorteile rasch ins Gegenteil um. Schützend auf das Herz wirkt Alkohol nur, wenn er in nicht zu hohen Mengen getrunken wird . Ein zweites Glas Wein, ein zweites Bier schadet mehr, als es nutzt, da diese Alkoholmengen den Triglyzeridspiegel erhöhen, ohne die LDL-Cholesterinwerte zu senken. Wie bei allem im Leben, so ist auch hier das richtige Maß der Schlüssel. ❖

ALKOHOLISMUS

Empfehlenswert

• Meeresfrüchte, mageres Schweinefleisch, Vollkornprodukte, mit Thiamin angereicherte Frühstückszerealien

• Dunkelgrünes Blattgemüse, Orangensaft, Leber, Linsen, mit Folsäure angereicherte Frühstückszerealien, Speisesalz mit Folsäure

• Hülsenfrüchte, Nudeln, Reis und andere stärkehaltigen Lebensmittel zur Versorgung mit Kohlenhydraten

Zu meiden

• Alkohol jeder Form

Es gibt keinen typischen Alkoholiker. Nach dem Amerikaner E. M. Jellinek unterscheidet man fünf Formen des Alkoholismus, wobei sich bei jedem Menschen zwei oder mehrere Formen gleichzeitig bemerkbar machen können.

Form 1: Alpha-Alkoholismus. Der Trinker versucht, psychische Probleme, wie Depressionen oder Ängste durch übermäßigen Alkoholgenuss zu verdrängen oder zu überwinden. Bei diesen Menschen handelt es sich um die so genannten Problem- oder Erleichterungstrinker. Die Selbstkontrolle bleibt meist erhalten, doch kann sich eine psychische Abhängigkeit bilden.

Form 2: Beta-Alkoholismus. Der Trinker ist nicht völlig alkoholabhängig, aber sein fortgesetztes Trinken führt zu körperlichem und geistigem Verfall, z. B. zur irreversiblen Schädigung der Leber, zu Nervenentzündungen oder Schwachsinn. Insgesamt handelt es sich hier um den Gelegenheitstrinker, bei dem die Abhängigkeit relativ spät auftritt.

Form 3: Gamma-Alkoholismus. Auffallend hierbei ist, dass der Trinker sehr lange Zeit ohne Alkohol auskommen kann. Fängt er aber in Gesellschaft an zu trinken, kann er nur sehr schwer oder gar nicht aufhören. Außerdem werden die Abstinenzzeiten immer seltener und kürzer. Hier liegt bereits ein süchtiges Verhalten mit psychischer und körperlicher Abhängigkeit vor, ebenso der Verlust der Selbstkontrolle

Form 4: Delta-Alkoholismus. Der Trinker ist nie richtig betrunken, da er über den Tag verteilt stets kleine Mengen Alkohol zu sich nimmt. Hier handelt es sich um den Gewohnheitstrinker oder Pegeltrinker, mit sehr starker psychischer und körperlicher Abhängigkeit vom Alkohol.

Form 5: Epsilon-Alkoholismus. An dieser Form des Alkoholismus leidet ein Trinker, der nur in zeitlichen Abständen Alkohol konsumiert. Seine Trinksucht ist erst befriedigt, wenn er die Kontrolle über sich verliert und sogar bewusstlos wird. Der Epsilon-Alkoholiker ist über lange Zeiten (Wochen bis Monate) hinweg nüchtern, im Gegensatz zum Gamma-Alkoholiker, der die meiste Zeit betrunken ist. Im Volksmund heißt er Quartalssäufer.

Obwohl gelegentlicher Alkoholkonsum ungefährlich ist, besteht immer die Gefahr, dass sich daraus ein Alkoholmissbrauch entwickelt. Verschiedene Faktoren begünstigen den Alkoholismus. Genetische Faktoren, erlerntes Verhalten und Kindheitserfahrungen wie Missbrauch begünstigen die Entstehung des Alkoholismus. Die Krankheit entwickelt sich von Mensch zu Mensch unterschiedlich. Bei manchen beginnt sie, sobald sie das erste Mal Alkohol konsumiert haben, bei den meisten entwickelt sie sich jedoch langsam, angefangen von gelegentlichem Genuss von alkoholischen Getränken in Gesellschaft über häufigeren Konsum bis hin zur Abhängigkeit.

Chronischer Alkoholmissbrauch fordert seinen körperlichen und seelischen Tribut. Alkoholiker wirken oft gar nicht betrunken, ihre Arbeitsleistung und die Bewältigung der alltäglichen Aufgaben sind jedoch zunehmend beeinträchtigt. Diese Menschen werden schnell depressiv, leiden unter Stimmungsschwankungen und sogar unter Gewaltausbrüchen. Die Selbstmordrate bei den Alkoholkranken ist höher als im Rest der Bevölkerung. Alkoholismus verkürzt die durchschnittliche Lebenserwartung auch, weil er das Risiko für lebensbedrohliche Erkrankungen erhöht, so z. B. für Bauchspeicheldrüsen-, Leber- und Speiseröhrenkrebs. Trinken Frauen während der Schwangerschaft Alkohol, ist für ihre ungeborenen Kinder das Risiko hoch, eine Alkoholembryopathie zu entwickeln. Die Kinder bleiben bereits im Mutterleib im körperlichen und geistigen Wachstum zurück und kommen zum Teil mit schweren Fehlbildungen zur Welt.

AUSWIRKUNGEN AUF DIE ERNÄHRUNG

Alkoholismus führt nicht nur deshalb zu einer Mangelernährung, weil sich Alkoholkranke meist schlecht ernähren, sondern auch, weil Alkohol die Verdauung und Verstoffwechslung der meisten Nährstoffe beeinflusst. Ausgesprochen häufig tritt ein Thiaminmangel auf (mit Muskelkrämpfen, Auszehrung, Übelkeit, Appetitverlust, Nervenerkrankungen und Depression), ebenso ein Mangel an Folsäure, Riboflavin, Vitamin B_6 und Selen. Da viele Alkoholiker darüber hinaus auch an einem Mangel an Vitamin D leiden, das der Körper unter anderem für die Kalziumaufnahme benötigt, kommt es häufiger zu Knochenbrüchen und Osteoporose. Die gestörte Funktion von Bauchspeicheldrüse und Leber beeinträchtigt die Fettverdauung. Da Alkohol außerdem die Insulinproduktion anregt, wird der Glukosestoffwechsel beschleunigt und der Blutzucker kann sinken.

Abhilfe durch Ernährung und Ersatzstoffe. Sobald ein Alkoholiker abstinent ist, können seine gesundheitlichen Probleme angegangen werden. Um Mangelzustände zu beheben, helfen Nährstoffpräparate. Die Ernährung an sich ist individuell verschieden: Wer übergewichtig ist, muss Mangelzustände ausgleichen, ohne noch mehr an Gewicht zuzunehmen. ❖

ALLERGIEN

■ WENN ESSEN KRANK MACHT ■

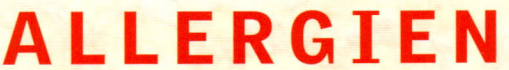

Jeder vierte Deutsche glaubt, an einer Nahrungsmittelallergie zu leiden. In Wirklichkeit sind von echten allergischen Reaktionen auf Nahrungsmittel nur etwa 3–10 % der Kinder und nur 1–2 % der Erwachsenen betroffen. Die unterschiedlichen Zahlen sind darauf zurückzuführen, dass oft nicht eindeutig zwischen einer Nahrungsmittelallergie und einer Nahrungsmittelunverträglichkeit unterschieden wird. Echte Nahrungsmittelallergien entstehen durch eine Reaktion des Immunsystems, während eine Nahrungsmittelunverträglichkeit auf der Unfähigkeit des Verdauungstraktes beruht, bestimmte Substanzen aus der Nahrung zu verdauen oder aufzunehmen. Bislang ist nur unzureichend geklärt, warum derart viele Menschen an einer Allergie leiden, wobei ein erblicher Aspekt angenommen wird. Sofern beide Eltern unter Allergien leiden, werden diese fast unweigerlich auch bei ihren Kindern auftreten, obwohl die Symptome und die Art der Allergie abweichen können. Nahrungsmittelallergien schwächen sich bei Säuglingen und Kleinkindern mit zunehmendem Alter ab und sind oft bis zum Erreichen des Schulalters verschwunden. Stillen und ein späterer Beginn mit der Beikost tragen entscheidend dazu bei, das Allergierisiko für Kinder zu senken. Allergien entstehen in mehreren Schritten. Wenn das Immunsystem erstmals Kontakt mit einem Allergen hat – einer Substanz, die der Körper fälschlicherweise als gefährliches, fremdes Antigen identifiziert –, bilden spezialisierte Zellen Antikörper (Immunglobuline) dagegen. Bei diesem Erstkontakt, der Sensibilisierung, findet noch keine allergische Reaktion statt. Erst wenn die Substanz ein zweites Mal in den Körper gelangt, werden die dagegen gebildeten Antikörper aktiv. Auch dies geht nicht unbedingt mit Symptomen einher, aber nun besteht die prinzipielle Möglichkeit für spätere allergische Reaktionen mit Antigen-Antikörper-Reaktion.

Häufige Symptome

Nahrungsmittelallergien äußern sich durch Symptome wie Übelkeit, Erbrechen, Durchfall, Verstopfung, Verdauungsstörungen, Kopfschmerzen, Hautausschläge und Nesselsucht, Hautjucken, Kurzatmigkeit (einschließlich Asthmaanfälle) sowie in schweren Fällen einer ausgedehnten Schwellung von Haut und Schleimhäuten. Insbesondere das Anschwellen der Rachenschleimhaut ist gefährlich, da dies die Atemwege verlegen und zum Erstickungstod führen kann. Im schlimmsten Fall kann ein anaphylaktischer Schock – ein lebensgefährlicher Zusammenbruch von Atmungs- und Kreislaufsystem – entstehen.

Meistens lösen Allergene bei jedem Kontakt dieselben Symptome aus. Allerdings wird die Ausprägung von vielen Faktoren beeinflusst, wie der verzehrten Menge und der Art der Nahrungszubereitung. Einige Menschen vertragen kleine Mengen des auslösenden Nahrungsmittels, andere sind so überempfindlich, dass sie selbst auf kleinste Mengen allergisch reagieren.

Erdnussallergie: die neusten Erkenntnisse

Die Überempfindlichkeit gegenüber Erdnüssen ist eine der gefährlichsten Nahrungsmittelallergien, da Erdnüsse oft in Lebensmitteln verarbeitet werden und selbst kleinste Mengen des Erdnusseiweißes einen tödlichen anaphylaktischen Schock auslösen können.

Forscher haben ermittelt, dass eine Erdnussallergie nicht unbedingt lebenslang bestehen muss. Mittels einer Bestimmung der Erdnussantikörper können Kinder identifiziert werden, deren Allergie sich verwachsen hat. Sie können dazu auch kontrolliert getestet werden, wobei ihnen geringste Mengen des Erdnusseiweißes verabreicht werden und eine allergische Reaktion abgewartet wird. Kinder mit Erdnussallergie sollten alle paar Jahre erneut getestet werden.

ZWEI AKTUELLE FORSCHUNGSGEBIETE:
✔ Entwicklung eines Impfstoffes, der die Überreaktion des Körpers auf Erdnüsse dämpft.
✔ Einnahme von Aktivkohle, die die Allergie auslösenden Eiweiße bindet, sobald dem Betroffenen bewusst wird, dass er versehentlich Erdnüsse zu sich genommen hat.

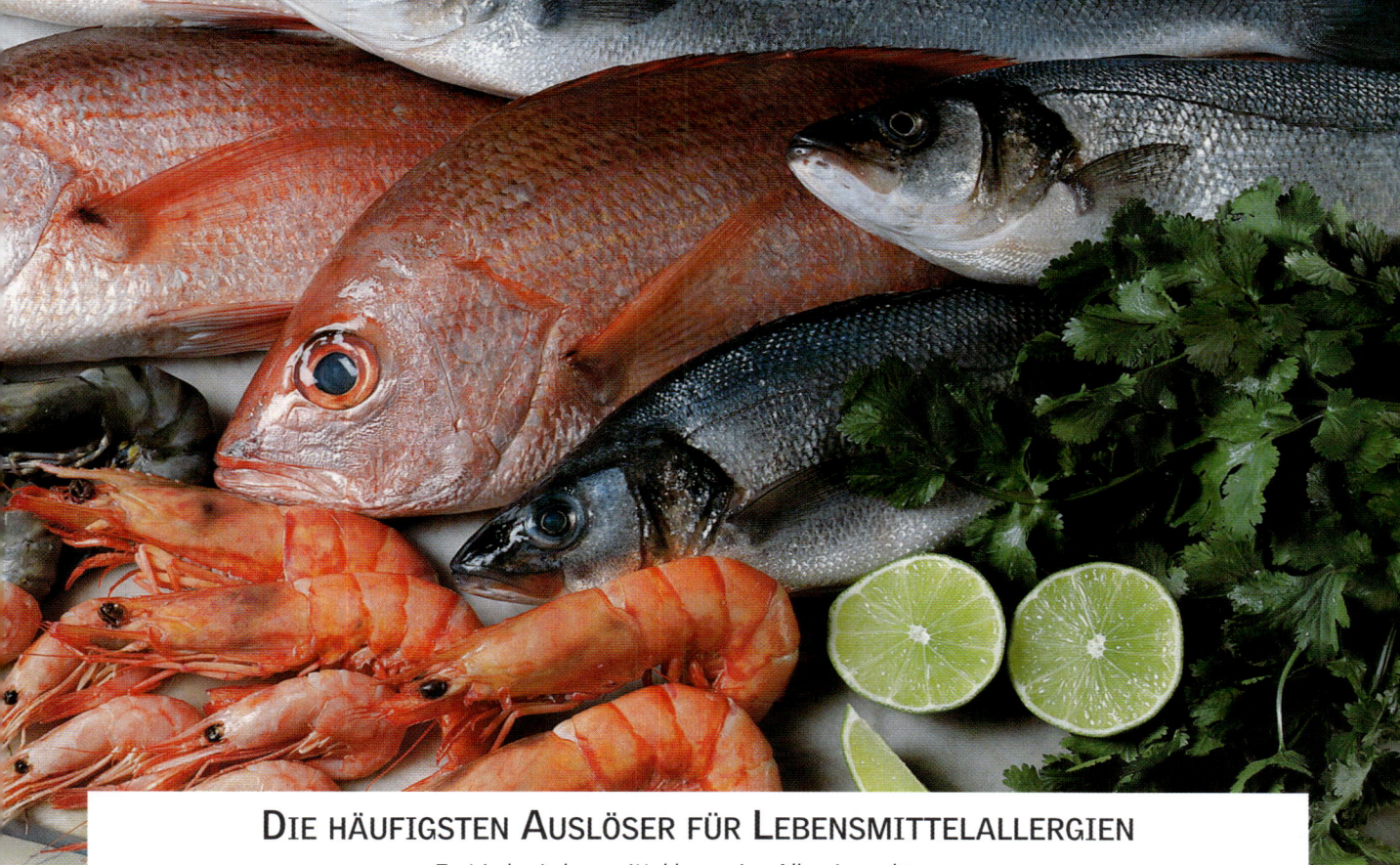

DIE HÄUFIGSTEN AUSLÖSER FÜR LEBENSMITTELALLERGIEN

Fast jedes Lebensmittel kann eine Allergie auslösen.
Doch nur acht Nahrungsmittel bzw. -gruppen sind für 90 % aller Lebensmittelallergien verantwortlich.

Lebensmittelgruppe	Lebensmittel	Versteckte Gefahren
Milch und Milchprodukte	Milch, Käse, Joghurt, Sahne, Milch- und Sahnespeiseeis, Cremesuppen; bestimmte Backwaren und Süßspeisen	Aufgeschnittene Wurst, die auf derselben Maschine geschnitten wurde wie Käse
Eier (insbesondere Eiklar)	Kuchen, Mousse, Milch- und Sahnespeiseeis, Baisers, Desserts, Mayonnaise, Salatdressings, Waffeln, Pfannkuchen, Omeletts	Eiernudeln, Fertigdesserts mit Schlagschaum im Becher oder aus der Tüte
Soja und Sojaprodukte	Soja, Sojabohnen, Tofu, texturiertes pflanzliches Eiweiß, hydrolisiertes Eiweiß, Miso, Sojasauce, Tamari, Tempeh, Aromastoffe, Gemüsebrühe, pflanzliche Verdickungsmittel	In vielen Fertiggerichten
Weizen und Weizenprodukte	Zerealien, Brot und Brotbackwaren, Kuchen, Nudeln, Bratensaucen, Klöße; alle Produkte, die Mehl enthalten; Weizenbier	Wurst, Fertiggerichte
Erdnüsse	Erdnüsse und Erdnussöl, Erdnussbutter, Backwaren und Süßigkeiten mit Erdnüssen; können in allen Produkten stecken, die Nüsse enthalten	Zahlreiche Süßigkeiten, Sonnenblumenkerne, afrikanische, mexikanische und asiatische Gerichte
Nüsse und Mandeln	Süßigkeiten und Backwaren, die Walnüsse, Cashewkerne und Pekannüsse, Haselnüsse, Pistazien und Mandeln enthalten; Nussöle	Natürliche und künstliche Aromastoffe, Grillsaucen, einige Frühstückszerealien, Kräcker und Eiscreme
Fisch	Frischer Fisch, Fisch aus Konserven, geräucherter und eingelegter Fisch, Fischöle; alle Gerichte, die Fisch enthalten; Kaviar	Salatdressings mit Anchovis, Surimi (Krebsfleischimitat)
Meeresfrüchte	Krustentiere (Hummer, Langusten, Krabben, Garnelen) und alle Muschelarten	Asiatische Gerichte, Surimi

Versteckte Allergene meiden

Trotz größter Vorsicht können bei Betroffenen allergische Reaktionen nach dem Essen auftreten, weil …
✔ Lebensmittel mit Allergenen in Berührung kommen;
✔ die Kennzeichnung irreführend ist;
✔ Zutaten ausgetauscht wurden, beispielsweise statt Pflanzenöl ein Nussöl verwendet wurde.

DAS SOLLTEN SIE TUN

✔ Lesen Sie sorgfältig das Etikett auf der Verpackung von Lebensmitteln.
✔ Informieren Sie sich beim Essen außer Haus über die verwendeten Zutaten.
✔ Meiden Sie Fertig- und Teilfertiggerichte.
✔ Haben Sie für den Notfall einen Epi-Pen bei sich.

Müsli

Nährwertinformation
100g enthalten durchschnittlich:

Energie	1551 kJ/369 kcal
Eiweiß	13,0 g
Kohlenhydrate	51,7 g
Fett	12,2 g
Cholesterin	<2,0 mg
Ballaststoffe	11,3 g
Natrium	0,03 g
1 BE = 23 g	

Natürlich enthaltene Vitamine + Mineralstoffe

Vitamin E	4,4 mg
Niacin	1,2 mg
Vitamin B$_1$	0,26 mg
Phosphor	290 mg
Magnesium	100 mg
Eisen	2,8 mg
Zink	2,4 mg

Was ist ein anaphylaktischer Schock?

Eine starke allergische Reaktion auf Nahrungsmittel kann zu einem anaphylaktischen Schock führen, einem lebensgefährlichen Versagen von Atmung und Kreislauf. Menschen, bei denen die Gefahr für eine derartige Reaktion besteht, tragen meistens ein vom Arzt verordnetes Notfallmedikament (Adrenalin-Minijet®) bei sich sowie einen entsprechenden Allergieausweis.

Identifikation von Allergenen

Manche Allergene sind leicht aufzuspüren, da die Symptome unmittelbar nach dem Verzehr der auslösenden Nahrungsmittel auftreten. Bei Kindern führen meistens Eier, Milch, Erdnüsse, Weizen und Soja zu Allergien (etwa 85 % der Kinder sind nach 3–5 Jahren nicht mehr allergisch), bei älteren Kindern und Erwachsenen sind es vor allem Nüsse und Meeresfrüchte, die zu schweren Reaktionen führen. Viele Menschen leiden unter leichten Allergien gegen bestimmte Obst- und Gemüsearten. Oft kann das allergische Potenzial durch Kochen vermindert werden, da die Allergie auslösenden Eiweiße durch das Erhitzen zerstört werden, was jedoch nicht immer zuverlässig geschieht: Werden Erdnüsse geröstet, steigt ihr allergisches Potenzial.

Allergene sind nicht immer einfach auszumachen. Manchmal muss sorgfältig Tagebuch geführt werden, wobei Uhrzeit und Zusammensetzung von Mahlzeiten sowie das Auftreten und die Art der nachfolgenden Symptome vermerkt werden. Nach 1–2 Wochen ist meistens ein Muster zu erkennen. In diesem Fall sollte das verdächtigte Nahrungsmittel für mindestens eine Woche vom Speiseplan gestrichen und anschließend wieder zugeführt werden. Treten erneut Symptome auf, wurde der Auslöser vermutlich gefunden. In komplizierteren Fällen sind Allergietests erforderlich. Dafür gibt es mehrere Verfahren, die im folgenden aufgeführt sind.

Pricktest: Bei diesem Test werden Lösungen mit Nahrungsmittelauszügen auf die Haut gegeben, anschließend wird die Haut unter dem Tropfen so eingeritzt, dass ein wenig Lösung eindringen kann. Tritt nach 24–48 Stunden eine Schwellung mit Juckreiz auf, ist die Allergie nachgewiesen.

RAST (Radioallergosorbenttest): Eine kleine Menge Patientenblut wird mit Nahrungsmittelauszügen vermischt und auf Zeichen einer Antikörperreaktion untersucht. Diese Testung ist für überempfindliche Menschen sicherer, bei denen der Pricktest schwere Reaktionen auslösen kann.

Ärztlich überwachte Eliminationsdiät und Expositionsversuch: Der Patient erhält 7–10 Tage lang eine hypoallergene Nahrung, die nicht zu Allergien führt, so dass die allergischen Symptome vollständig abklingen können. (Geschieht dies nicht, besteht der Verdacht auf eine andere Allergieform.) Anschließend verabreicht der Arzt kleine Mengen von Nahrungsmitteln oder Extrakten, um allergische Reaktionen zu provozieren.

Ein Leben mit Nahrungsmittelallergien

Sobald die Allergene identifiziert wurden, lassen sich die Beschwerden umgehen, indem die Nahrungsmittel konsequent gemieden werden. Dies kann jedoch schwieriger sein, als man denkt. Einige der häufigsten Nahrungsmittelallergene (siehe S. 21) werden in zahlreichen Lebensmitteln verarbeitet. Außerdem sind viele Nahrungsmittel miteinander verwandt: Wer gegen Zitronen allergisch ist, kann auch gegen Orangen und andere Zitrusfrüchte allergisch sein. Manchmal ist tatsächlich eine Verunreinigung der Auslöser. Weil während des Auspressens Limonen, das Öl in der Fruchtschale von Zitrusfrüchten, in den Saft geraten kann, vertragen manche Menschen Zitrussaft nicht. Denn Limonen ist meist der eigentliche Auslöser der Allergie. Geschälte Zitrusfrüchte verursachen demgegenüber keine Allergie.

Die gentechnische Veränderung von Nahrungsmitteln wirft für Allergiker neue Probleme auf. So wurde untersucht, ob Gene der Polarflunder in Tomaten eingeführt werden können, um deren Erfrieren zu verhindern. Dadurch könnte jemand mit einer Fischallergie auch gegen Tomaten allergisch werden. Bislang sind keine derartigen Tomaten im Handel.

ALZHEIMER-KRANKHEIT

Empfehlenswert

- Grünes Blattgemüse, Orangensaft, gekochte Bohnen und Linsen, Mais, Spargel, Erbsen, Nüsse, mit Folsäure angereicherte Frühstückszerealien, Speisesalz mit Folsäure
- Mageres Fleisch, Fisch und Geflügel sowie Milch und Milchprodukte zur Versorgung mit Vitamin B_{12}
- Fleisch, Fisch, Geflügel, Vollkorn, Bohnen, Linsen, Avocados, Nüsse, Kartoffeln, Blattgemüse und Bananen zur Versorgung mit Vitamin B_6
- Fettreiche (Meeres-)Fische wie Lachs, Hering, Sardinen und Makrele zur Versorgung mit Omega-3-Fettsäuren
- Eier, Leber, Sojabohnen und Sojaprodukte, Bierhefe und Weizenkeime – gute Quellen für Lezithin und Cholin

Zu meiden

- Aluminiumhaltige Medikamente zum Neutralisieren der Magensalzsäure (Antazida)
- Küchengeräte aus Aluminium

Die Alzheimer-Krankheit ist eine Gehirnleistungsstörung und die Hauptursache für Demenz bei Menschen über 65 Jahre. Sie betrifft etwa eine Million Deutsche – Tendenz steigend. Zur Diagnose sind zahlreiche Untersuchungen erforderlich, um einen Schlaganfall, Gehirntumoren und andere Auslöser für Demenz auszuschließen.

Die genaue Ursache der Alzheimer-Krankheit ist weiterhin unbekannt. Das Alter ist auf jeden Fall der größte Risikofaktor für die Krankheit. In 90 % der Fälle wirken bei der Entstehung der Krankheit erbliche Faktoren, Alterungsprozesse des Gehirns, Vorerkrankungen des Gehirns und Umwelteinflüsse zusammen.

Inzwischen wurde ein genetischer Marker, Apolipoprotein E, entdeckt. Er kann im Blut von Menschen nachgewiesen werden, die mit einer gewissen Wahrscheinlichkeit erkranken werden. Etwa 40 % der Betroffenen besitzen das für die Produktion dieses Eiweißes erforderliche Gen.

Mehr als 20 Studien haben gezeigt, dass die Zahl der Alzheimer-Neuerkrankungen bei älteren Frauen insgesamt etwas höher ist als bei Männern. Möglicherweise hängt dies damit zusammen, dass Frauen mit der Alzheimer-Krankheit länger überleben können als alzheimer-kranke Männer. Männer haben im allgemeinen eine kürzere Lebenserwartung und sterben häufiger und früher an anderen Erkrankungen. Ein Östrogen-Einfluss auf die Entstehung von Alzheimer konnte bislang nicht bestätigt werden.

Auch Schilddrüsenerkrankungen hängen mit dieser Krankheit zusammen, während die Langzeiteinnahme von nicht steroidalen Antiphlogistika (NSAID) mit einem verminderten Erkrankungsrisiko in Verbindung gebracht wurde. Diese Substanzen scheinen die bei der Alzheimer-Krankheit im Gehirn auftretende Entzündungsreaktion zu vermindern, trotzdem reichen diese Befunde nicht für eine allgemeine Empfehlung zur prophylaktischen Einnahme dieser Medikamente aus.

GEFAHR ALUMINIUM?

Es gibt weitere interessante Hinweise darauf, was das Risiko für eine Alzheimer-Krankheit erhöht oder sie verhindert. Einige Forscher sehen Aluminium als Risikofaktor, das in den anormalen spiraligen Gehirnzellformationen mancher Alzheimer-Patienten gefunden wurde. Bislang konnte jedoch keine der groß angelegten Studien beweisen, dass Aluminium die Krankheit tatsächlich verursacht. Es scheint vielmehr wahrscheinlicher, dass Aluminium von dem erkrankten Gehirn angereichert wird.

Daher wird vorgeschlagen, dass Patienten keine Antazida mit hohem Aluminiumgehalt einnehmen und keine Küchenutensilien aus Aluminium, die dieses Metall in die Nahrung abgeben, verwenden sollten.

ERNÄHRUNG UND ALZHEIMER

Das B-Vitamin Folsäure scheint, das Risiko an Alzheimer zu erkranken, senken zu können. Dieses Vitamin ist an der Steuerung des Homocysteinspiegels im Blut beteiligt. Studien haben gezeigt, dass Menschen mit Alzheimer-Krankheit erhöhte Homocysteinspiegel aufweisen, und es gibt Hinweise darauf, dass hohe Homocysteinkonzentrationen bei gesunden Erwachsenen zu Alzheimer-Krankheit führen können. Neben Folsäure beeinflussen auch die Vitamine B_6 und B_{12} den Homocysteinspiegel. Auch Menschen mit hohen Cholesterinwerten und mit Bluthochdruck haben ein erhöhtes Erkrankungsrisiko, während die Einnahme von Cholesterinsenkern – insbesondere Statinen – das Risiko vermindert. Grundsätzlich scheint alles, was gut für das Herz ist, auch gut für das Gehirn zu sein.

Das Gehirn enthält viel DHA (Docosahexaensäure). Diese Omega-3-Fettsäure kommt hoch konzentriert in fettreichem Fisch wie Lachs, Ma-

LEBENSMITTEL, DIE SCHÜTZEN

Es werden zunehmend Zusammenhänge zwischen Ernährung und Demenz entdeckt, und es gibt Belege dafür, dass einige Nahrungsmittel wichtige Verbündete im Kampf gegen die Alzheimer-Krankheit sind.

FISCH, vor allem fetter Fisch, wie Lachs, Makrele, Hering und Sardinen, enthält viel Omega-3-Fettsäuren und sollte mindestens dreimal wöchentlich verzehrt werden.

EIER sind eine gute Nahrungsquelle von Cholin, einem Bestandteil von Lezithin. Außerdem enthalten sie viel Eisen, Vitamin B12 und andere B-Vitamine, sind eine ausgezeichnete Eiweißquelle und leicht verdaulich.

WEIZENKEIME UND VOLLKORN enthalten viel Lezithin und Cholin, Kohlenhydrate, Vitamin E, B-Vitamine sowie zahlreiche Mineralstoffe und tragen damit zum Schutz vor Alzheimer-Krankheit bei.

SOJA und aus Soja hergestellte Produkte wie Tofu sind cholinhaltig und enthalten Eiweiß, Kohlenhydrate, Kalzium sowie Ballaststoffe. Sie sind eine ausgezeichnete Folsäurequelle und senken die Blutspiegel von Homocystein.

DAS RISIKO EINER ERKRANKUNG KANN DURCH DIE ERNÄHRUNG UM 50 % GESENKT WERDEN

Forscher des *St. Luke's Medical Center* in Chicago stellten fest, dass über 65-jährige, die einmal wöchentlich Fisch essen, mit einer 60 % geringeren Wahrscheinlichkeit an Alzheimer erkranken als solche, die keinen Fisch essen.

krele, Heilbutt, Hering und Sardinen vor. Niedrige Spiegel dieser Fettsäure wurden mit altersbedingter Demenz, einschließlich der Alzheimer-Krankheit, in Verbindung gebracht.

Antioxidanzien können schützen. Sie können freie Radikale unschädlich machen und wurden als mögliche Präventiva bei der Alzheimer-Krankheit benannt. Denn die Fähigkeit des Körpers, freie Radikale zu neutralisieren, nimmt mit dem Alter ab. Die neuesten Studien unterstützen diese These jedoch nicht.

Menschen mit Alzheimer-Krankheit haben anormal niedrige Spiegel des Enzyms Acetylcholintransferase, das zur Herstellung von Acetylcholin erforderlich ist. Dieser Botenstoff des Gehirns ist entscheidend an Lern- und Gedächtnisvorgängen beteiligt. Diejenigen Gehirnzellen, die am stärksten auf Acetylcholin ansprechen, sind am stärksten von der Alzheimer-Krankheit betroffen. Tacrin (Cognex®), ein Medikament, das die Gedächtnisfunktion bei einigen Alzheimer-Patienten zu verbessern scheint, erhöht die Acetylcholinspiegel. Einige Ernährungswissenschaftler haben die Theorie aufgestellt, dass lezithin- und cholinhaltige Nahrungsmittel (Cholin ist der Hauptbestandteil von Acetylcholin) das Fortschreiten der Alzheimer-Krankheit aufhalten können, indem sie die Acetylcholinproduktion ankurbeln. Dazu gehören Eigelb, Innereien, Sojaprodukte, Erdnüsse, Weizenkeime und Vollkorn. Bislang konnte dies wissenschaftlich nicht belegt werden.

Achten Sie besonders auf die Ernährung. Während die Krankheit weiter fortschreitet, vergessen die Betroffenen zu essen, oder sie essen nur noch sehr einseitig. Patienten sollten dazu angehalten werden, sich ausgewogen zu ernähren. Sie müssen eventuell gefüttert werden. Multivitaminpräparate können nützlich sein. Hoch dosierte Nährstoffergänzungsmittel sollten nur gegeben werden, wenn sie vom Arzt verordnet wurden.

Alkohol zerstört selbst in kleinen Mengen Gehirnzellen, was ein gesunder Mensch ausgleichen kann, bei einem Alzheimer-Patienten lässt er jedoch die Krankheit schneller fortschreiten. Alkohol hat außerdem Wechselwirkungen mit Antidepressiva, Beruhigungsmitteln und anderen den Alzheimer-Patienten verordneten Medikamenten. Alkoholgenuss sollte daher möglichst vermieden werden.

Menschen, die ihr Gehirn ständig mit neuen Eindrücken und Anforderungen konfrontieren, (z. B. Sprachen lernen, Puzzeln, musische Beschäftigungen) haben ein geringeres Alzheimer-Risiko als Menschen, die geistig träge sind. ❖

ANÄMIE

Empfehlenswert

- Innereien, Rindfleisch und anderes Fleisch, Geflügel, Fisch und Eigelb zur Versorgung mit Eisen und Vitamin B_{12}
- Hülsenfrüchte, Trockenfrüchte, Nüsse und Samen sind gute pflanzliche Eisenquellen
- Mit Eisen angereicherte Frühstückszerealien
- Zitrusfrüchte, Zitrusfruchtsäfte und andere Vitamin-C-reiche Lebensmittel; sie verbessern die Eisenaufnahme im Körper
- Blattgemüse, Hülsenfrüchte, Spargel und Mais als Folsäurequellen, auch mit Folsäure angereicherte Frühstückszerealien und Speisesalz mit Folsäure

Bedenklich

- Kleie, Spinat, Rhabarber, Mangold, Schokolade und Tee, da diese Lebensmittel Stoffe enthalten, die die Eisenaufnahme behindern

Zu meiden

- Eisenersatzpräparate, sofern sie nicht vom Arzt verordnet wurden

Unter dem Begriff Anämie werden zahlreiche Krankheiten zusammengefasst, bei denen die roten Blutkörperchen nicht mehr ausreichend Sauerstoff transportieren. Schuld daran kann ein verminderter Gehalt von Hämoglobin, dem roten Blutfarbstoff, sein. Dieses Molekül aus Eisen und Eiweiß transportiert den Sauerstoff aus den Lungen zu den Körperzellen. Die Symptome der Anämie entsprechen denen eines Sauerstoffmangels. Bei einer leichten Anämie gehören dazu ein allgemeines Schwächegefühl, Blässe, Müdigkeit und brüchige Nägel. In schwereren Fällen kommen Atemnot, Ohnmachtsanfälle und Herzrhythmusstörungen hinzu.

EISENMANGELANÄMIE

In Deutschland ist die häufigste Form der Anämie die Eisenmangelanämie, die meist durch Blutverluste entsteht. Operierte Patienten, Unfallopfer, Menschen mit blutenden Magengeschwüren oder bestimmten Krebserkrankungen sowie solche mit chronischen oder wiederholten Blutungen, z. B. Nasenbluten, leiden oft an einer Eisenmangelanämie. So klärt ein Arzt bei Vorliegen eines Eisenmangels oft zunächst einen eventuellen Dickdarmkrebs ab. Frauen mit starken Regelblutungen, insbesondere sehr junge Frauen, sind ebenso gefährdet wie Kleinkinder, Schlank-

heitsfanatiker, Sportlerinnen (insbesondere Langstreckenläuferinnen) oder Vegetarier. Schwangere Frauen entwickeln leicht eine Anämie, weil das wachsende Kind und die Plazenta Eisen aus dem Körper der Mutter abziehen.

GANZ EINFACH!

Kochen Sie in Eisentöpfen

Eiserne Töpfe geben große Mengen an Eisen an säurehaltige Lebensmittel ab. Kocht man 120 ml Tomatensaft in einem normalen Topf, enthält er 0,7 mg Eisen. Kocht man den Saft in einem Eisentopf, sind es 5 mg. Eisernes Kochgeschirr verfärbt die Speisen zwar, beeinträchtigt aber nicht den Geschmack.

ANDERE FORMEN VON ANÄMIE

Wenn die roten Blutzellen schneller als normal zerstört werden, spricht man von einer hämolytischen Anämie. Sie kann erblich bedingt sein oder Folge zahlreicher Erkrankungen, etwa von Leukämie oder anderen Krebsformen, Milzfunktionsstörungen, Autoimmunerkrankungen und schwerem Bluthochdruck.

Die perniziöse oder Megaloblastenanämie kann als Folge eines Mangels an Vitamin B_{12}, das zur Herstellung der roten Blutzellen benötigt wird, entstehen. Im Magen wird Vitamin B_{12} durch die Magensäure aus den Nahrungseiweißen freigesetzt und an den so genannten Intrinsic Factor gebunden, mit dessen Hilfe das Vitamin ins Blut gelangen kann. Daher kann ein Vitamin-B_{12}-Mangel auftreten, wenn der Magen zu wenig Säure produziert.

Ältere Menschen benötigen Ersatz. Bis zu einem Drittel der älteren Menschen produziert zu wenig Magensäure, weshalb keine ausreichende Aufnahme von Vitamin B_{12} aus der Nahrung gewährleistet ist. Über 50-Jährige müssen ihren Vitamin-B_{12}-Bedarf daher eventuell mit Ergänzungspräparaten decken. Vitamin B_{12} kommt fast ausschließlich in tierischen Lebensmitteln vor, Vegetarier sollten deshalb ebenfalls Ergänzungspräparate einnehmen.

Bei Schwangeren kann eine Anämie auch durch einen Mangel an Folsäure, ein B-Vitamin, entstehen (der Bedarf ist wegen des wachsenden Kindes erhöht), ebenso bei Alkoholikern und älteren Menschen. Zu den selteneren Anämieformen gehören die Thalassämie, eine Erbkrankheit, und die aplastische Anämie, die durch Infektionen, giftige Chemikalien und Strahlung entstehen oder genetisch bedingt sein kann.

VORSICHT!

Nehmen Sie Eisenpräparate nur dann ein, wenn über eine Blutuntersuchung ein Eisenmangel bestätigt wurde. Zu viel Eisen kann nämlich gefährlich sein. Man vermutet, dass etwa 10 % der Bevölkerung an einer nicht diagnostizierten Hämochromatose (Eisenspeicherkrankheit) leiden. In diesen Fällen haben Eisenpräparate eine verheerende Wirkung.

SO VIEL EISEN BRAUCHT MAN

Zur Herstellung von roten Blutkörperchen verwertet der Körper das Eisen von zugrunde gegangenen Zellen wieder. Trotzdem werden in den fortpflanzungsfähigen Jahren täglich durchschnittlich 1 mg Eisen bei Männern und 1,5 mg bei Frauen ausgeschieden. Hinzu kommt, dass nur ein kleiner Anteil des mit der Nahrung zugeführten Eisens in den Körper aufgenommen wird. Daher empfiehlt die Deutsche Gesellschaft für Ernährung (DGE) die tägliche Aufnahme von 10–12 mg Eisen ab dem 8. Lebensjahr, von 15 mg für Frauen in der Menopause. 30 mg Eisen pro Tag werden für Schwangere und 20 mg für Stillende empfohlen. Die besten Eisenquellen sind tierische Produkte – Fleisch, Fisch, Geflügel und Eigelb. Der Körper nimmt das Eisen (so genanntes Häm-Eisen) daraus zu einem viel höheren Prozentsatz auf als das Eisen aus pflanzlichen Lebensmitteln (so genanntes Nicht-Häm-Eisen) wie Blattgemüse, Trockenobst, Hülsenfrüchten, Nüssen und Samen. Strenge Vegetarier müssen deshalb entsprechend mehr an pflanzlichem Eisen zu sich nehmen. Die Aufnahme von Eisen aus pflanzlichen Quellen wird durch den gleichzeitigen Verzehr Vitamin-C-reicher Lebensmittel verbessert, beispielsweise durch das Trinken von Orangensaft zum Spinat. Außerdem fördert Häm-Eisen die Aufnahme von Nicht-Häm-Eisen aus anderen Lebensmitteln, wenn beide gleichzeitig gegessen werden.

Achten Sie auf Tannine in schwarzem Tee. Diese sekundären Pflanzenstoffe können wertvolles Eisen binden und so dessen Aufnahme in den Körper verhindern. Tee sollte aus diesem Grund am besten zwischen und nicht zu den Mahlzeiten getrunken werden. Auch Oxalate in Spinat, Rhabarber, Mangold und Schokolade können Eisen binden. ❖

LÄUFERINNEN, AUFGEPASST. *Sportlerinnen, insbesondere Langstreckenläuferinnen, sollten zusätzlich Eisenpräparate einnehmen.*

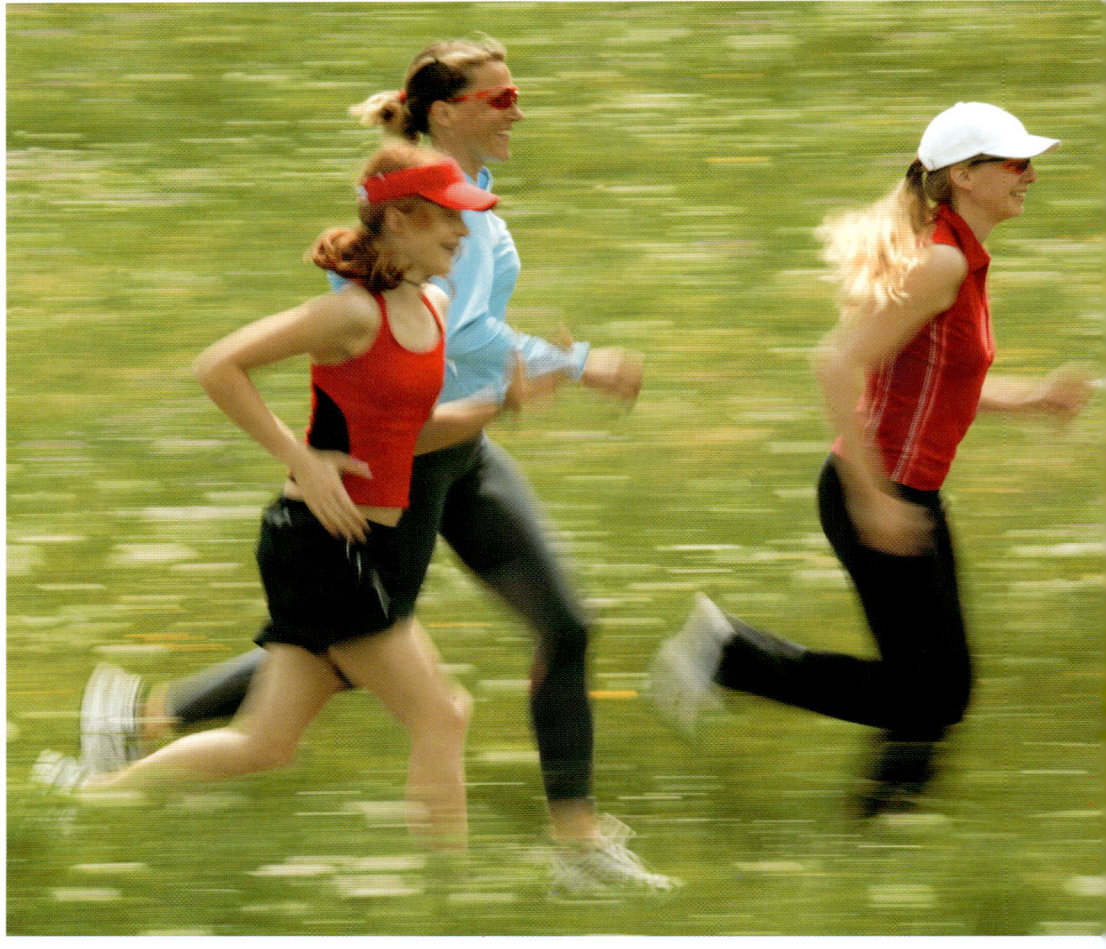

ANANAS

Pluspunkte

- Gute Vitamin-C-Quelle, enthält viel Vitamin B6, Folsäure, Thiamin, Eisen und Mangan

Minuspunkte

- Kann bei Menschen mit Überempfindlichkeit gegen Bromelain, einem Enzym im Ananassaft, eine Dermatitis auslösen

Die ursprünglich aus Südamerika stammenden Ananas werden inzwischen überall in den Tropen angebaut. Sie sind gefroren und getrocknet im Handel erhältlich. Der größte Teil der Ernte wird jedoch zu Konserven oder Säften verarbeitet oder frisch verzehrt. Obwohl ihre Haupterntezeit im Juni und Juli ist, sind Ananas ganzjährig erhältlich.

Aufgrund ihres scharfsüßen Geschmacks sind frische Ananas ausgesprochen köstlich. Sie bilden einen idealen Bestandteil von Obstsalaten und harmonieren wunderbar mit Meeresfrüchten, Rindfleisch, Gemüse oder anderem Fleisch. Gekochte Ananas ist weicher als rohe, weil durch den Garprozess die Zellulose, eine unverdauliche Faser in ihren Wänden, zerstört wird.

Frische Ananas enthält das Eiweiß abbauende Enzym Bromelain, das als natürlicher Zartmacher für Fleisch und Geflügel eingesetzt werden kann. Man verwendet es auch in der Medizin, z. B. bei traumatischen Schwellungen, vor allem im Nasenbereich. Sofern Ananas in gelierenden Massen verarbeitet werden soll, muss das Fruchtfleisch vorher gekocht werden, um das hitzeempfindliche Bromelain zu inaktivieren. Die Gelatine (ein Eiweiß) kann ansonsten ihre bindende (vernetzende) Wirkung nicht entfalten.

Bei der Herstellung von Konserven wird das Fruchtfleisch ausreichend erhitzt, so dass das hitzeempfindliche Bromelain zerstört ist. Für Ananas-Desssers oder -Cremes mit Gelatine eignet sich deshalb konserviertes Ananasfleisch.

SCHON GEWUSST?

Ananas enthält ein entzündungshemmendes Enzym

Ananas enthält Bromelain, das die Entzündungsreaktion bei Arthritis und anderen Krankheiten lindern soll. Erste Forschungsergebnisse belegen, dass Bromelain auch die Blutgerinnselbildung hemmt, wodurch das Risiko für Herzinfarkte und Schlaganfälle abnimmt.

HEILENDE EIGENSCHAFTEN

Bromelain ist ein antientzündliches Enzym. Erste Forschungen weisen darauf hin, dass es das Risiko der Blutgerinnselbildung und damit die Gefahr für Herzinfarkte und Schlaganfälle vermindern kann. Direkt aufgetragen, dämmt Bromelain Schwellung und Entzündung des Gewebes ein, etwa bei Arthritis oder Verstauchungen. Bei überempfindlichen Menschen kann es allerdings zu Hautreizungen und einer allergischen Dermatitis führen.

Die Ananas ist auch als Konserve ein hervorragender Vitamin-C-Lieferant. Weiter enthält die Frucht Thiamin, Folsäure, Vitamin B6, Eisen und Mangan. Ananas ist darüber hinaus reich an löslichen Ballaststoffen, die positiv auf den Cholesterinspiegel wirken. Außerdem ist die Ananas eine gute Quelle für Ferulasäure, einen sekundären Pflanzenstoff, der die Bildung krebserregender Verbindungen im Körper verhindert. Normalerweise wird Ananas in Zuckersirup konserviert, was den Kaloriengehalt der eingemachten Frucht erhöht.

Einmal gepflückt, reifen Ananas nicht mehr nach. Beim Kauf sollte generell auf einen angenehm zarten ausströmenden Duft der Schale und auf hellgelbes bis weißes Fruchtfleisch geachtet werden. Braune Flecken auf der Schale weisen darauf hin, dass die Frucht verdorben ist. Wenn Sie die Frucht im Ganzen kaufen, muss sie fest und schwer für ihre Größe sein und grüne Schopfblätter haben, die sich auf keinen Fall herauszupfen lassen. ❖

ANOREXIA NERVOSA

Siehe Magersucht

ANTIAGING
■ GESUND IM ALTER ■

Mit zunehmendem Alter sinkt der Energiebedarf des Körpers, gleichzeitig steigt der Bedarf an bestimmten Nährstoffen, von denen einige den Alterungsprozess verlangsamen können, wie neuere Untersuchungen belegen. Das Altern an sich lässt sich zwar nicht verhindern, jedoch viele der degenerativen Veränderungen, (die jenseits des mittleren Lebensalters auftreten), sofern Sie rechtzeitig vorbeugen. Neuere medizinische Untersuchungen bestätigen, dass eine gesunde Ernährung Krankheiten wie Osteoporose, Diabetes und Herzkrankheiten verhindern oder zumindest deren Auftreten hinauszögern kann. Dabei wird in einer Studie sogar angegeben, dass ein Drittel der Gesundheitsbeschwerden, die ab 65 Jahren auftreten, ernährungsbedingt sind.

Eine angemessene Ernährung ist wichtig, wenn man gesund älter werden will. Gleichzeitig zählen die Senioren zur am schlechtesten ernährten Bevölkerungsgruppe. Dafür gibt es viele Gründe: Mit steigendem Alter nehmen der Appetit, der Geschmackssinn und der Geruchssinn ab. Viele ältere Menschen haben außerdem Probleme beim Kauen, daneben treten oft Sodbrenner, Verstopfung, Laktoseunverträglichkeit und andere Verdauungsstörungen auf. Auch der Säuregehalt im Magen nimmt mit dem Alter ab, wodurch die Nährstoffaufnahme behindert wird. Der Verlust des Partners sowie das Einkaufen oder die Essenszubereitung können dazu beitragen, dass im Alter Lebensmittel mit niedrigem Nährwert wie Dosensuppen und andere Fertiggerichte bevorzugt werden.

Fakten über eine hohe Lebenserwartung

- Japaner haben die weltweit höchste Lebenserwartung, wobei die Bewohner der Okinawa-Inseln in Südjapan am ältesten werden. Das Ernährungsgeheimnis? Viel Getreide, Gemüse, Soja und Fisch, wenig Fleisch, Geflügel sowie Milch und Milchprodukte. Es gibt zwar keinen wissenschaftlichen Beleg für die Wirksamkeit, dennoch bieten mehrere Hersteller Ergänzungspräparate mit „Korallenkalzium" an und behaupten, es sei für die hohe Lebenserwartung der Bewohner von Okinawa verantwortlich.
- Zahlreiche Studien an Mormonen, Siebenten-Tags-Adventisten und Trappistenmönchen, die sich allesamt vegetarisch ernähren und geregelt leben, haben gezeigt, dass auch sie eine höhere Lebenserwartung haben.

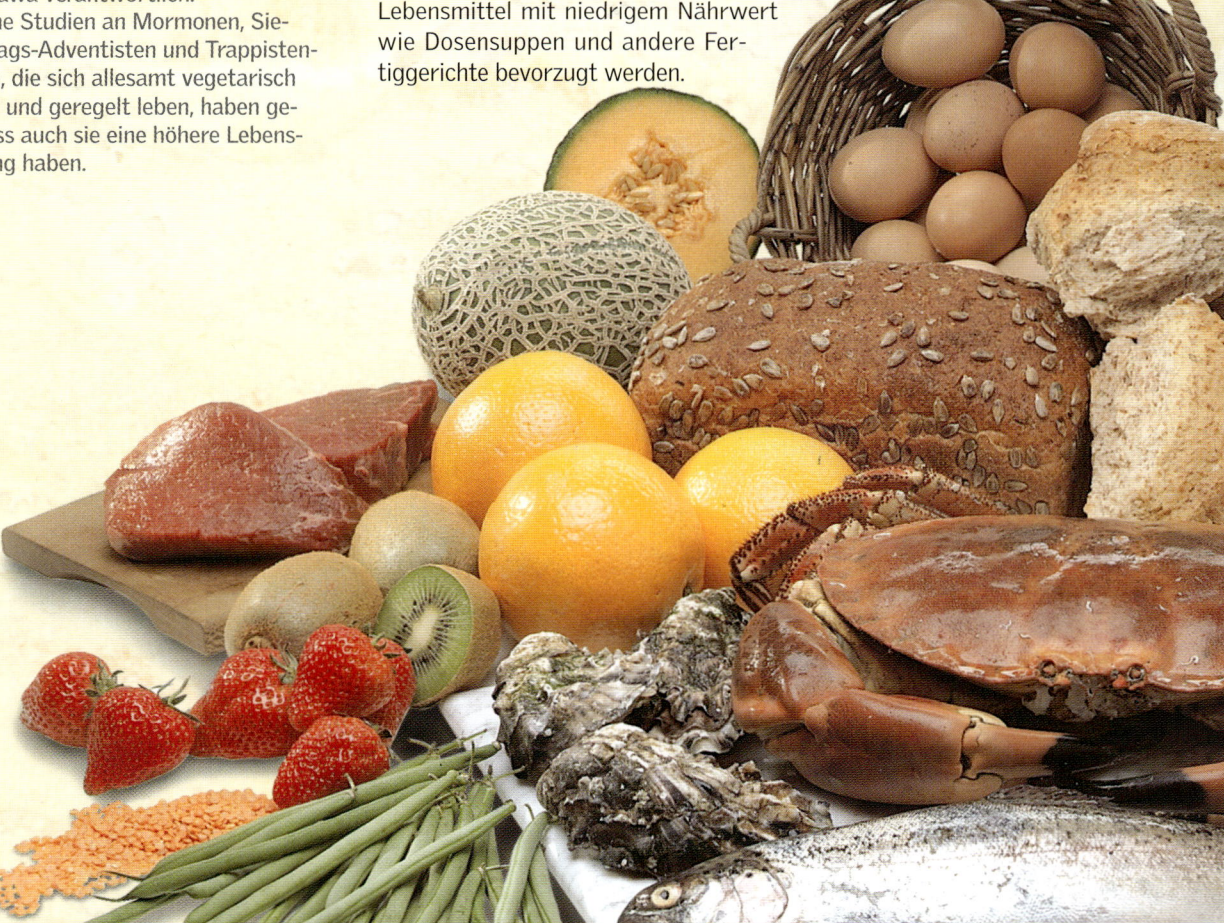

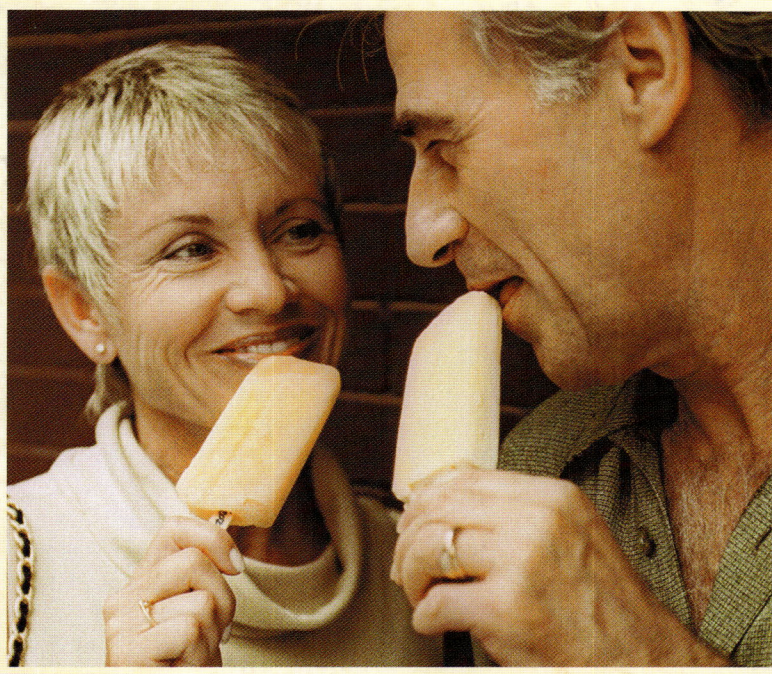

Veränderte Bedürfnisse

Die Zusammensetzung des Körpers ändert sich mit dem Alter. Die Muskelmasse nimmt ab, und der Anteil des Fettgewebes steigt. Aufgrund des langsameren Stoffwechsels sind weniger Kalorien erforderlich. Schätzungsweise benötigt der Körper jenseits der 50 etwa 10 % weniger Kalorien pro Dekade als vorher. Wer also mit 50 Jahren noch einen täglichen Kalorienbedarf von 1800 Kalorien hatte, braucht mit 70 Jahren nur noch 1440 – wer sich kaum bewegt, sogar noch weniger. Wer nicht rechtzeitig auf den niedrigeren Energiebedarf seines Körpers achtet, nimmt unweigerlich zu. Damit steigt die Gefahr für Herzkrankheiten, Diabetes und Osteoarthritis.

Mit zunehmendem Alter kann der Körper Nährstoffe schlechter aufnehmen und verwerten, außerdem verändern Osteoporose und andere Krankheitsbilder den Nährstoffbedarf. So steigt im Alter der Bedarf für folgende Nährstoffe zum Teil erheblich:

- Kalzium für gesunde Knochen, um Osteoporose zu verhindern
- Vitamin D, das für die Kalziumaufnahme unentbehrlich ist
- Vitamin B_{12} für die Bildung roter Blutkörperchen und für gesunde Nerven
- Zink, um das schwächere Immunsystem zu stärken
- Kalium, insbesondere bei Bluthochdruck oder Einnahme von Entwässerungsmitteln
- Folsäure, ein B-Vitamin, mit dessen Hilfe der Körper DNS und rote Blutkörperchen herstellt; es senkt auch den Blutspiegel von Homocystein, das das Risiko für Herzkrankheiten erhöht
- Ballaststoffe gegen Verstopfung

Nährstoffergänzungsmittel

Eine vor kurzem im *Journal of the American Medical Association* veröffentliche Studie belegt, dass für Senioren auch bei ge-

Belege für die Wirksamkeit der Ernährung

Gemäß einer Studie aus dem Jahr 2003 schützen Omega-3-Fettsäuren vor dem plötzlichen Herztod, indem sie tödliche Herzrhythmusstörungen verhindern. Der plötzliche Herztod ist für fast die Hälfte aller Todesfälle durch Herzkrankheiten verantwortlich. Insbesondere fette Fischsorten, wie Lachs, Forelle, Makrele, Hering und Sardinen, stehen schon lange in dem Ruf, die Gefahr für Herzerkrankungen senken zu können. Der Grund: Omega-3-Fettsäuren halten Arterien gesund und verhindern das Verkleben der Blutplättchen.

Darüber hinaus wird das Risiko gesenkt, eine Makuladegeneration, eine chronische Augenerkrankung, zu erleiden. Sie ist für ein Drittel der Erblindungen verantwortlich und kann bei älteren Menschen durch den Verzehr von mehr als einer Fischmahlzeit in der Woche um 50 % vermindert werden. Außerdem konnte belegt werden, dass Fischöle vor der Alzheimer-Krankheit schützen.

Essen Sie mehrmals in der Woche Fisch, um sich ausreichend mit den schützenden Fischölen zu versorgen.

Wer Fisch nicht mag oder allergisch darauf reagiert, kann den Bedarf an Omega-3-Fettsäuren mit Lein- oder Rapsöl decken.

GANZ EINFACH!

Trinken Sie jeden Tag reichlich Wasser

Trinken Sie 2 l täglich! Wasser ist ein ebenso essenzieller Nährstoff wie Vitamine und Mineralstoffe, da der Körper selbst nicht genug davon produzieren kann. Wasser ist entscheidend an der Einstellung der Körpertemperatur beteiligt, transportiert Nährstoffe in die Körperzellen und hilft bei der Abfallbeseitigung. Da das Durstempfinden mit dem Alter abnimmt, ist die Gefahr für ältere Menschen besonders groß, regelrecht auszutrocknen, was sich durch Verwirrtheit, Müdigkeit, Kopfschmerzen und andere Symptome äußert.

sunder Ernährung die Gefahr von Vitaminmangelzuständen besteht. Manche Ärzte empfehlen älteren Menschen deshalb die tägliche Einnahme von Vitaminpräparaten. Ein Multivitaminpräparat ist jedoch kein Ersatz für eine ausgewogene Ernährung, da Nahrungsmittel noch weitere Inhaltsstoffe wie Ballaststoffe, sekundäre Pflanzenstoffe und essenzielle Fettsäuren enthalten. Sofern nicht vom Arzt verordnet, sollten keine hoch dosierten Nährstoffpräparate eingenommen werden, denn sie können ein Ungleichgewicht der Nährstoffe verursachen. So beeinträchtigen Zinkpräparate die Verwertung von Folsäure, und Eisen behindert die Aufnahme von Kalzium und Zink.

Guten Appetit!

Obwohl die Ernährung wichtig für ein gesundes Altern ist, bedeutet sie nicht nur die Aufnahme von Nährstoffen. Das gemeinsame Essen im Familien- und Freundeskreis birgt weitaus mehr Vorteile als nur den Nährwert. Sofern der Gedanke an die Zubereitung und den Genuss von Speisen für Sie wenig reizvoll ist, können Sie einen der folgenden Tricks ausprobieren:

✔ Schaffen Sie sich eine angenehme Atmosphäre, auch wenn Sie alleine speisen. Decken Sie den Tisch oder ein Tablett. Legen Sie Musik auf, um Ihre Laune zu verbessern.

✔ Sofern Sie nicht gern allein essen, sollten Sie regelmäßige Essen mit Freunden und Nachbarn organisieren. Oder treten Sie einem Verein bei, wo Sie mit anderen speisen können.

✔ Wählen Sie Nahrungsmittel, die sich in Farbe, Geschmack und Konsistenz unterscheiden. Würzen Sie mit Gewürzen und Kräutern und salzen Sie sparsam. Eine Prise Muskat oder Zimt regen den Appetit an.

✔ Essen Sie mindestens fünfmal täglich Obst und Gemüse und auch zu jeder Mahlzeit. Sie enthalten viele Substanzen, die vor Alterskrankheiten schützen, wie Herz- und Krebserkrankungen. Kaufen Sie kräftig gefärbte Sorten, wie Kürbis, Möhren, Paprikaschoten, Melonen und Beeren.

✔ Ein kleines Glas Bier oder Wein zu den Mahlzeiten regt die Verdauung an und steigert den Genuss. Ersetzen Sie Nahrungsmittel aber nicht durch Alkohol und fragen Sie Ihren Arzt, ob Alkohol von Ihnen eingenommene Medikamente beeinflusst.

✔ Trinken Sie unbedingt etwa 2 l Wasser, Saft oder andere alkoholfreie Getränke täglich.

✔ Bei Kauproblemen ist nicht ausschließlich flüssige Nahrung erforderlich. Sie führt häufig zu Verstopfung und oft sogar zu Mangelernährung. Essen Sie stattdessen Fisch, Hackfleisch, püriertes Gemüse, Suppen und andere nahrhafte Speisen.

✔ Gehen Sie täglich spazieren oder treiben Sie Sport. Fragen Sie Ihren Arzt, welcher Sport für Sie geeignet ist. Sport bewahrt nicht nur die Muskelkraft, sondern steigert auch Ihre Stimmung und Ihren Appetit.

✔ Wenn Sie nur wenig Geld zur Verfügung haben, sollten Sie sich mit anderen Gleichgesinnten zusammentun. Der Einkauf in größeren Mengen ist billiger. Teilen Sie mit anderen oder frieren Sie den Einkauf portionsweise ein.

✔ Studieren Sie beim Einkauf die Packungsetiketten, selbst wenn Sie dafür eine Lupe mitnehmen müssen. Denn nur wenn Sie wissen, wie der Nährstoffgehalt eines Produktes ist, können Sie gesündere Nahrungsmittel auswählen und kombinieren.

Weniger essen, um länger zu leben?

Lässt sich der Alterungsprozess verlangsamen, wenn man weniger Kalorien zu sich nimmt, wodurch auch die Taille schmaler wird? Seit den 1930er-Jahren ist bekannt, dass eine verminderte Kalorienzufuhr bei Laborratten und -mäusen nicht nur den Alterungsprozess verlangsamt, sondern auch einige altersbedingte Veränderungen umkehrt. In Versuchen konnte durch eine kalorienreduzierte Ernährung mit 30–50 % des normalen Bedarfs nicht nur die Lebenserwartung von Mäusen, sondern auch von Fruchtfliegen erhöht werden.

Im Rahmen einer Studie sollte ermittelt werden, ob auch die Lebenserwartung von Affen steigt, wenn sie alle erforderlichen Nährstoffe, aber nur zwei Drittel der normalerweise zugeführten Kalorien erhalten. Die Daten lassen vermuten, dass Primaten, die sich magerer ernährten als jene, die weiterhin alles fraßen, seltener an Herzkrankheiten, Diabetes und Krebs erkrankten. Eine Theorie über diesen Zusammenhang zwischen geringerer Essmenge (und damit verbunden niedrigerer Kalorienzufuhr) und erhöhter Lebenswartung geht davon aus, dass durch die Nährstoffverwertung im Körper freie Radikale entstehen. Je weniger gegessen wird, desto weniger Schaden entsteht durch derartige Radikale.

Ratten und Affen sind jedoch nicht mit Menschen vergleichbar. Bevor man als Strategie gegen das Altern eine kalorienarme Ernährung empfehlen kann, müssen noch sorgfältig überwachte Studien am Menschen durchgeführt werden wie jene, die derzeit mit Unterstützung des U.S. National Institute of Aging läuft. Eine eigenständig durchgeführte Kalorienbegrenzung ist nicht ungefährlich: Zwar ist allgemein bekannt, dass der Kalorienbedarf mit dem Alter abnimmt, gleichzeitig kann der Körper jedoch bestimmte Nährstoffe schlechter aufnehmen und verwerten. Es ist schwierig, die Kalorienzufuhr zu reduzieren und weiterhin ausreichend Nährstoffe zuzuführen. Und eine dadurch bedingte Unterernährung würde alle Vorteile einer derartigen Ernährung zunichte machen – sofern es überhaupt welche gibt. Eine kalorienarme Ernährung führt meistens zu einer Mangelversorgung mit einigen Nährstoffen, weshalb vermutlich eine entsprechende Einnahme von Ersatzpräparaten erforderlich sein wird.

VORSICHT!

Sofern Sie sich nicht ausreichend im Freien bewegen, kann ein Mangel an Vitamin D auftreten, das wichtig für die Kalziumaufnahme ist. Das Vitamin entsteht überwiegend in der Haut bei UV-Einstrahlung. Dazu reicht es aus, normal bekleidet im Sommer wie im Winter draußen spazieren zu gehen – ausgedehnte Sonnenbäder und Sonnenbankbesuche sind zu viel des Guten, da sie zu Hautkrebs und vorzeitiger Hautalterung führen können. Vitamin D ist wichtig, damit der Körper Kalzium in die Knochen einbauen kann, was eine Osteoporose verhindert. Älteren Menschen wird die tägliche Aufnahme von 5 Mikrogramm oder 200 Internationale Einheiten (IE oder IU) Vitamin D empfohlen. Manche Experten empfehlen sogar das Doppelte. Besonders reich an Vitamin D ist Hering: in 100 g stecken 27 Mikrogramm, zum Vergleich: in 1 l Milch sind 0,6 Mikrogramm Vitamin D enthalten. Angereicherte Säfte sind nur sinnvoll, wenn etwas Fett mitaufgenommen wird, weil Vitamin D nur so löslich ist.

SCHON GEWUSST?

Eventuell ist ein B12-Präparat erforderlich

Sofern Sie 50 Jahre oder älter sind, sollten Sie ein Vitamin-B12-Präparat einnehmen. Dieses Vitamin ist für die Zellteilung und die Produktion von roten Blutkörperchen erforderlich. Vitamin B12 wird durch die Magensäure aus Fleisch freigesetzt und bindet sich anschließend an den so genannten Intrinsic Factor, mit dessen Hilfe es ins Blut gelangen kann. Bis zu einem Drittel der älteren Menschen produziert zu wenig Magensäure und kann Vitamin B12 daher nicht mehr in ausreichender Menge aufnehmen.

ANTIOXIDANZIEN

■ MÄRCHEN UND WAHRHEIT ■

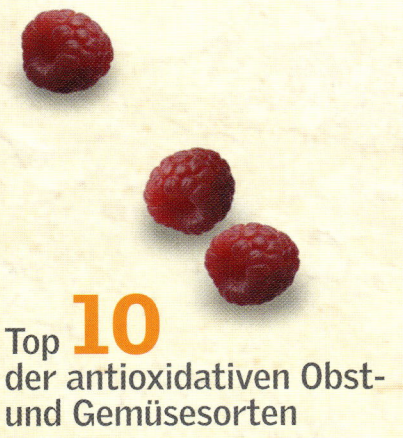

Neuere Untersuchungen zu Antioxidanzienpräparaten haben zu unterschiedlichen Ergebnissen geführt. Eines steht jedoch zweifelsfrei fest – eine Ernährung mit hohem Gehalt an Antioxidanzien ist gesund. Es gibt hunderte Studien, die antioxidanzienreiches Obst und Gemüse mit einem geringeren Risiko für Herzkrankheiten, Krebs und vielen anderen Krankheiten in Verbindung bringen. Aber warum ist der Verzehr von Obst und Gemüse so gesund? Aufgrund von bestimmten Substanzen, die nur in Pflanzenprodukten vorkommen, oder wegen einer bestimmten Nährstoffkombination? Oder nehmen diejenigen, die viel Obst und Gemüse essen, weniger Fleisch zu sich oder insgesamt weniger Kalorien? In jedem Fall muss die Theorie mit den Antioxidanzien weiter untersucht werden.

Ebenso wie Feuer Sauerstoff zum Brennen benötigt, müssen auch die Körperzellen konstant mit Sauerstoff versorgt werden, um aus Nahrungsmitteln Energie zu gewinnen. Aber der Sauerstoffverbrauch fordert seinen Tribut: Dabei entstehen freie Radikale, instabile Moleküle, die gefährliche Zellschäden verursachen können. Freie Radikale sind so reaktionsfreudig, weil sie ein ungepaartes Elektron enthalten – und Elektronen sind immer bestrebt, Paare zu bilden. Daher suchen sie nach einem Molekül, dem sie ein Elektron stehlen können. Anschließend begibt sich das Opfermolekül auf die Suche nach einem Elektron, um seinen Mangel auszugleichen. Das löst eine Kettenreaktion im Körper aus, die zur Bildung von noch mehr freien Radikalen führt. Ein Molekül, das auf diese Weise ein Elektron verloren hat, wird als „oxidiert" bezeichnet.

Alle gesunden Zellen erzeugen kleine Mengen freier Radikale, daneben gibt es noch zahlreiche weitere Faktoren, die die Bildung freier Radikale in unserem Körper begünstigen, wie UV-Strahlung, Tabakrauch, Alkohol und Umweltschadstoffe. Zu viele freie Radikalen kann die DNS und anderes genetisches Material schädigen. Das Immunsystem des Körpers wird daher aktiv und zestört diese mutierten Zellen auf ähnliche Weise wie eindringende Bakterien oder andere fremde Organismen. Dieser Abwehrmechanismus wird mit dem Alter schwächer, weshalb man anfälliger für Schäden durch freie Radikale wird.

Antioxidanzien sind Moleküle, die mit freien Radikalen reagieren, sie stabilisieren und so verhindern, dass freie Radikale dem Körper schaden. In unserer Nahrung wurden bislang mehrere hundert Antioxidanzien nachgewiesen, einschließlich Vitamin C und E, Selen und Karotinoide, wie Beta-Karotin und Lykopen. Außerdem gibt es zahlreiche andere sekundäre Pflanzenstoffe, wie die Polyphenole in Tee und Wein, die ebenfalls antioxidativ wirken.

Im Lauf der Zeit und ohne die neutralisierende Wirkung der Antioxidanzien werden Zellschäden durch freie Radikale unumkehrbar und können Krebs auslösen. Antioxidanzien schützen zudem vor Herzkrankheiten, indem sie die Oxidation von LDL (Low-Density-Lipoprotein) verhindern, dem schädlichen Cholesterin. Tatsächlich führt das oxidierte Cholesterin zu Arterienschäden. Es gibt mehrere hundert Studien, die einen Zusammenhang zwischen einer Ernährung mit hohem Gehalt an Antioxidanzien und einem verminderten Risiko für Krebs und Herzkrankheiten sowie anderen degenerativen Erkrankungen herstellen.

Top 10 der antioxidativen Obst- und Gemüsesorten

Grundlage bildet der ORAC-Wert (Oxygen Radical Absorbance Capacity). Um ihn zu ermitteln, wird die antioxidative Potenz von Nahrungsmitteln und anderen chemischen Substanzen gemessen. Je höher der ORAC-Wert ist, desto höher ist die antioxidative Potenz. Allerdings handelt es sich um ein Laborverfahren, dessen Bedeutung für die Ernährung noch unklar ist: Es ist eine Sache nachzuweisen, dass eine Substanz Radikale in einem Reagenzglas neutralisiert, eine andere, zu belegen, dass sie bestimmte Krankheiten verhindern kann.

ORAC-Werte bezogen auf 100 ml

Trockenpflaumen	5770	Grünkohl	1770
Rosinen	2830	Spinat	1260
Heidelbeeren	2400	Rosenkohl	980
Erdbeeren	1540	Brokkoli	890
Himbeeren	1220	Rote Bete	840
Pflaumen	949	Rote Paprikaschote	710
Orangen	750	Zwiebeln	450
Grapefruit	739	Maiskörner	400
Kirschen	670	Auberginen	390
Kiwi	602	Möhren	210

Antioxidanzienpräparate

Weniger gesichert ist die Wirkung von Antioxidanzienpräparaten auf den Körper. Die Ergebnisse von fünf klinischen Studien, die im letzten Jahrzehnt zur Wirksamkeit von Antioxidanzienpräparaten bei Krebs durchgeführt wurden, reichten vom selteneren Auftreten von Magenkrebs bis zu einer möglichen Zunahme von Lungenkrebs bei Einnahme von Antioxidanzien.

Ergebnisse von Studien brachten Forscher zu dem Schluss, dass diejenigen, die Antioxidanzienpräparate zur Vorbeugung von Herzkrankheiten oder Krebs einnehmen, „nur teuren Urin produzieren". Die Cleveland Clinic Foundation betrachtete mehrere Studien, die den Zusammenhang zwischen Herz-Gefäß-Erkrankungen und antioxidativen Vitaminen untersucht hatten. Heraus kam, dass Vitamin E für Menschen, die unter Herz-Gefäß-Erkrankungen leiden, nutzlos ist und dass Beta-Karotin-Präparate das Erkrankungsrisiko sogar geringfügig erhöhen.

Aktuelle Forschung

Möglicherweise zeigt sich der Nutzen von Ersatzpräparaten erst nach mehrjähriger Einnahme. Es könnte sein, dass Vitamin E zwar bei bestehender Herz-Gefäß-Erkrankung nicht mehr hilft, wohl aber zu deren Vorbeugung beiträgt. Derzeit laufen viele Untersuchungen zur Wirksamkeit von Antioxidanzienpräparaten bei degenerativen Erkrankungen. Wahrscheinlich sind die Effekte von Antioxidanzien bei anderen Krankheitsbildern aber ausgeprägter. Bei Makuladegeneration helfen vermutlich Ersatzpräparate mit Vitamin C (500 mg), Vitamin E (400 IU) und Beta-Karotin (25 000 IU) sowie 80 mg Zink und 2 mg Kupfer täglich.

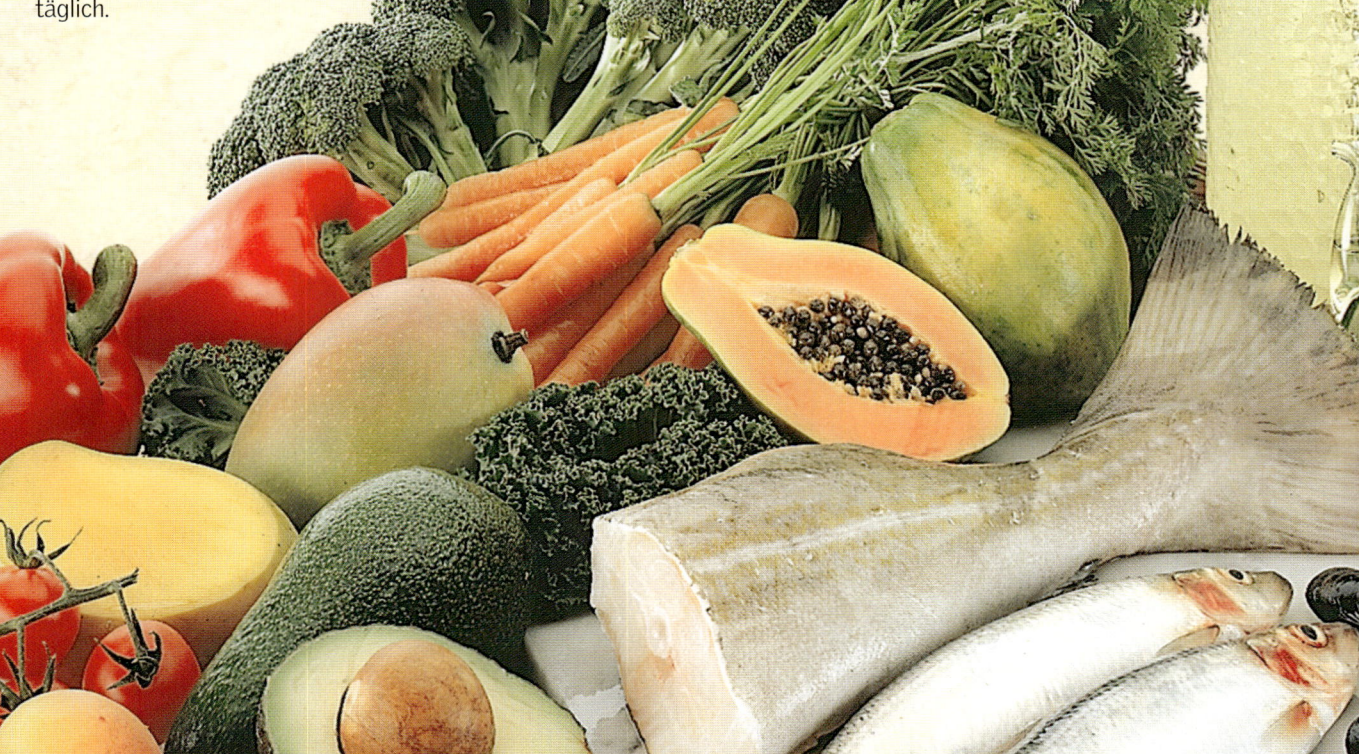

Warum Antioxidanzien aus der Nahrung besser sind

Wer Ergänzungspräparate einnimmt, deren Dosis über der empfohlenen Tagesmenge liegt, sollte dies mit seinem Arzt besprechen, insbesondere wenn gleichzeitig verordungspflichtige Medikamente eingenommen werden. So kann hoch dosiertes Vitamin E die Blutgerinnung beeinträchtigen und das Risiko für Blutungsnotfälle erhöhen. Einige Antioxidanzien vermindern die Wirksamkeit von Statinen, die zur Senkung des Cholesterinspiegels eingenommen werden. Nahrungsmittel sind nach bisherigem Wissen die beste Quelle für Antioxidanzien.

VORSICHT!

Raucher, die hoch dosierte Beta-Karotin-Präparate einnehmen, erhöhen ihr Lungenkrebsrisiko, wie zwei groß angelegte medizinische Studien belegen. Derzeit laufende Studien betonen, dass Antioxidanzien am besten auf die althergebrachte Weise – mit dem Verzehr von Obst und Gemüse– zugeführt werden sollten.

ANTIOXIDATIVER SCHUTZ

Wissenschaftler haben hunderte Pflanzenstoffe in unseren Lebensmiteln entdeckt, die antioxidativ wirken. Von Vitaminen bis zu Farbstoffen – sie alle schützen uns vor Krankheiten. Täglich wird die Liste der schützenden Stoffe länger. Hier sind die wichtigsten:

Antioxidant	Funktion	Steckt in
Vitamin C	Schützt vor Herzkrankheiten, Katarakten, Makuladegeneration und einigen Krebsformen	Zitrusfrüchten, Tomaten, Melonen, Erdbeeren, Kiwis, roten Paprikaschoten, Brokkoli
Vitamin E	Schützt vermutlich vor Herzkrankheiten und Prostatakrebs und verlangsamt die Alzheimer-Krankheit	Nüssen und Samen, Pflanzenölen, Obst und Gemüse
Karotinoide Beta-Karotin	Schützt vor Krebs, insbesondere Lungenkrebs, und Herzkrankheiten	Orangen und dunkelgrünen Gemüse- und Obstsorten wie Möhren, Süßkartoffeln, Kürbis, Brokkoli, Grünkohl, Spinat, Mangos, Aprikosen, Pfirsichen
Lutein, Zeaxanthin	Schützt vor Makuladegeneration	Dunkelgrünen Blattgemüsen, Mais, Paprikaschoten, Orangen
Lykopen	Schützt vermutlich vor Prostatakrebs, Lungenkrebs und Herzkrankheiten	Tomaten, rosa Grapefruit, Wassermelonen
Flavonoide Anthozyanidine	Schützen vor Krebs.	Heidelbeeren, Kirschen, Cranberries, Brombeeren, schwarzen Johannisbeeren, Pflaumen
Hesperidin	Schützt vor Herzkrankheiten und Krebs	Zitrusfrüchten und Zitrusfruchtsäften
Isoflavonoide	Schützen vor Herzkrankheiten und Krebs	Hülsenfrüchten wie Soja und Erdnüssen
Quercetin	Schützt vor Herzkrankheiten und Krebs	Zwiebeln, Äpfeln, Beeren, roten Weintrauben, Grünkohl, Brokkoli, Rotwein
Selen	Schützt vermutlich vor Prostata-, Dickdarm- und Lungenkrebs	Vollkorn, Nüssen, Zwiebeln, Knoblauch, Geflügel, Fisch, Meeresfrüchten, Fleisch
Co-Enzym Q_{10}	Vermindert vermutlich das Risiko für Herzkrankheiten, wirkt gemeinsam mit Vitamin E	allen pflanzlichen und tierischen Lebensmitteln

ÄPFEL

Pluspunkte

- Wenig Kalorien und reichlich lösliche Ballaststoffe, die den Cholesterinspiegel senken
- Reich an sekundären Pflanzenstoffen wie Quercetin, das vermutlich Herzkrankungen und Krebs verhindert
- Äpfel verbessern die Zahnhygiene

Minuspunkte

- Eher niedriger Nährstoffgehalt
- Die Schale kann Pestizidreste enthalten

Ein frischer Apfel ist eine ideale Zwischenmahlzeit. Er eignet sich gut als Imbiss für unterwegs, stillt den Hunger zwischendurch für relativ lange Zeit, löscht gleichzeitig den Durst und enthält nur wenig Kalorien (ein mittelgroßer Apfel von 125 g liefert etwa 60 kcal). Äpfel schmecken roh und gegart – im Kuchen, in süßen und pikanten Füllungen wie Geflügelfüllungen, als Gelee, Konfitüre, Mus und Kompott. Apfelessig ist eine mildsaure Zutat zu Salatsaucen. Und Apfelsaft ist zweifellos das bekannteste aus Äpfeln hergestellte Getränk, doch werden Apfelwein und Cidre immer beliebter.

Apfelbäume gedeihen in vielen Klimazonen. Sie sind aber überall anfällig für Schädlinge und werden daher im konventionellen Anbau mehrfach mit Pflanzenschutzmitteln (Pestiziden) besprüht. Solche Äpfel müssen vor dem Verzehr immer sorgfältig, am besten heiß, gewaschen und gründlich trockengerieben werden. Manche Experten empfehlen sogar, die Früchte grundsätzlich zu schälen, insbesondere wenn die Äpfel, um sie länger haltbar zu machen, gewachst wurden. Das Wachs selbst ist dabei unproblematisch, es kann aber verhindern, dass schädliche Stoffe abgewaschen werden können.

NÄHRWERT

Eine mittelgroße Frucht enthält durchschnittlich nur 15 mg Vitamin C (zum Vergleich: eine kleine Orange von 150 g liefert 75 mg Vitamin C).

Der einzigartige gesundheitliche Wert von Äpfeln liegt vielmehr in ihrem hohen Gehalt an Pektin. Pektine sind lösliche Ballaststoffe, die nicht nur bewirken, dass Konfitüren und Gelees eindicken, sondern auch, dass im menschlichen Körper der Blutspiegel des arterienschädigenden LDL-Cholesterins sinkt.

Gesundheitsfördernd ist aber insbesondere die Mischung aus Antioxidanzien, die in Äpfeln steckt: Flavonoide wie z. B. Quercetin schützen das LDL-Cholesterin im Blut vor Oxidation und verhindern so, dass es sich an den Innenwänden der Adern ablagert. Forscher haben belegt, dass bereits etwa 300 ml (1,5 Gläser) Apfelsaft täglich die Oxidation von LDL-Cholesterin deutlich verringern können. In einer weiteren Studie wurde ermittelt, dass 100 g Apfel mit Schale eine ebenso hohe antioxidative und antikanzerogene (krebsvorbeugende) Wirkung haben wie 1500 mg Vitamin C.

Äpfel dienten schon immer als eine Art natürliche Zahnpflege. Auch wenn sie die Zähne nicht im Sinne einer Zahnbürste putzen, verbessern sie die Dentalhygiene: Das Abbeißen und Kauen eines Apfels regt die Durchblutung des Zahnfleischs an, und die Süße des Fruchtfleischs fördert den Speichelfluss, wodurch die Bakterienzahl im Mund vermindert und Zahnfäule verhindert wird.

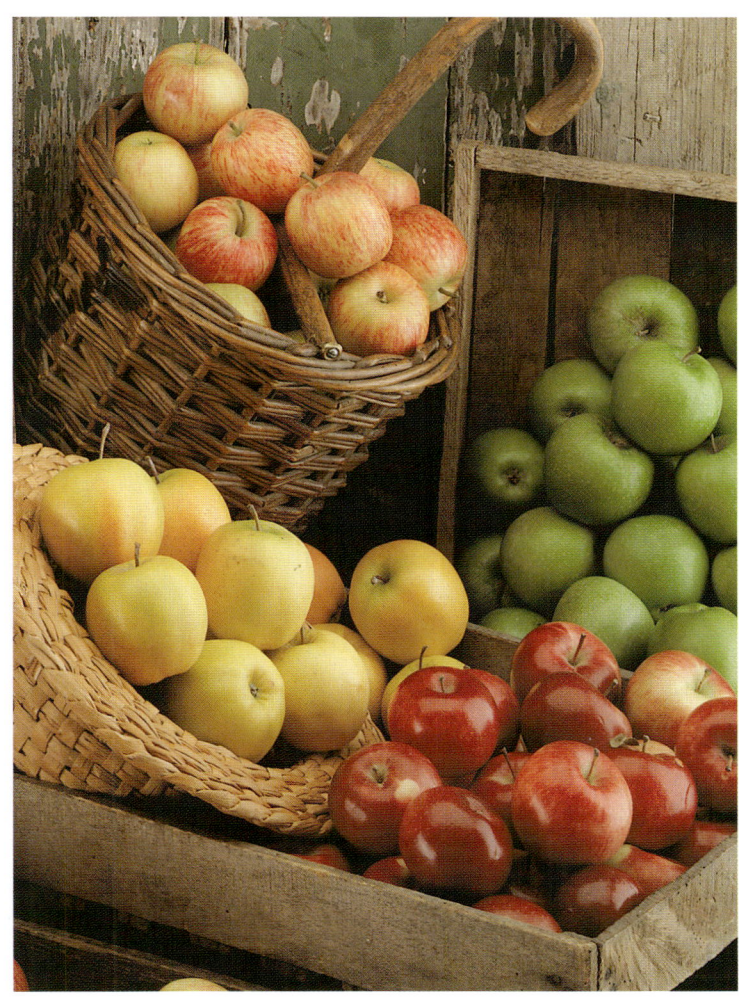

APFELERNTE. *In Europa werden mehr als 30 Hauptapfelsorten angebaut. Dazu gehören Gala (oben links), Granny Smith (oben rechts) und Golden Delicious (unten links).*

GETROCKNETE ÄPFEL

Man benötigt etwa 2,7 kg frische Äpfel, um 500 g getrocknete Apfelringe herzustellen. Entsprechend ist das Trockenobst eine hoch konzentrierter Energielieferant: 100 g enthalten etwa 255 kcal. Abgesehen von den Ballast- und Mineralstoffen (Eisen!) gehen die meisten Nährstoffe beim Trocknungsvorgang verloren.

Oft werden getrocknete Äpfel geschwefelt, um die Saftigkeit und Farbe zu erhalten. Das Schwefeloxid kann allerdings bei einer Überempfindlichkeit allergische Reaktionen hervorrufen. ❖

APHTEN

Empfehlenswert

- Mageres Fleisch, Hülsenfrüchte, Trockenobst, angereicherte Zerealien und andere eisenhaltige Nahrungsmittel
- Dunkelgrünes Blattgemüse, Weizenkeime und Hülsenfrüchte wegen der Folsäure
- Magere tierische Produkte wegen des Gehalts an Vitamin B_{12}
- Weiche, milde Kost im Akutzustand

Zu meiden

- Salzige und stark gewürzte Speisen. Sie können die Symptome verschlimmern
- Alkohol und sehr heiße Getränke

Als Aphten werden schmerzhafte weiße oder gelbliche Schwellungen auf der Mundschleimhaut bezeichnet. In schweren Fällen können ein Dutzend oder mehr dieser Bläschen gleichzeitig auftreten, einzeln im Mund verteilt oder auch in größeren Ansammlungen. Aphten bleiben in der Regel 1–2 Wochen bestehen. In den ersten Tagen sind sie sehr schmerzhaft, heilen letztendlich aber folgenlos wieder ab. Größere Geschwüre können sich über Wochen oder manchmal sogar Monate halten und sind dann in vielen Fällen begleitet von Müdigkeit, Fieber und geschwollenen Lymphknoten.

Die Ursache für Aphten ist nicht bekannt. Experten vermuten, dass die unangenehmen Bläschen möglicherweise durch eine abnorme Immunantwort oder eine Virusinfektion bedingt sein können. Stress kann genauso Auslöser sein wie eine lokale Verletzung, beispielsweise eine schlecht sitzende Zahnprothese.

In seltenen Fällen können Aphten auch Anzeichen für eine systemische Erkrankung sein, etwa eine Allergie gegen bestimmte Nahrungsmittel, Anämie, Zöliakie, Crohn-Krankheit oder Lupus erythematodes. Bei Eisen-, Vitamin B_{12}- und Folsäuremangel ist das Risiko, an Aphten zu erkranken, nachweislich erhöht. Daher kann man der Erkrankung mit Nahrungsmitteln, die reich an diesen Nährstoffen sind, unter Umständen vorbeugen.

ERNÄHRUNG BEI APHTEN

Während des Akutzustands sollten Sie alle Nahrungsmittel und Getränke meiden, die die entzündliche Stelle reizen könnten. Dies sind insbesondere heiße Getränke, Alkohol, salzige oder stark gewürzte Speisen und alles Saure.

Essen Sie weiche, milde Speisen. Wenn aufgrund der schmerzhaften Entzündungen beim Essen Schmerzen auftreten, können Sie flüssige oder pürierte Nahrungsmittel schluckweise durch einen Trinkhalm zu sich nehmen. Erfahrungsgemäß bereiten Joghurt, Pudding, Reis und gekochtes Huhn am wenigsten Schmerzen.

Handelt es sich um hartnäckige Geschwüre oder treten immer wieder Aphten auf, kann Ihnen der Zahnarzt gegebenenfalls eine Salbe verschreiben, um die Heilung zu beschleunigen. ❖

APPETITLOSIGKEIT

Empfehlenswert

- Frisches Obst und Gemüse wegen des Vitamin-C-Gehalts
- Mageres Fleisch, Meeresfrüchte, Nüsse, Samen und Vollkorn für die Versorgung mit Zink und B-Vitaminen

Zu meiden

- Rauchen und Alkoholexzesse, die den Appetit mindern
- Trinken kurz vor den Mahlzeiten
- Isolierte Ballaststoffe wie Kleie

Die Vorfreude auf das Essen, die wir als Appetit bezeichnen, wird von zwei Zentren im Gehirn gesteuert: vom Hypothalamus, der die Freisetzung appetitstimulierender Hormone fördert, bis der Hunger gestillt ist, und von der Großhirnrinde. Sie ist sowohl das Zentrum des Intellekts als auch des Geschmacks. Von daher spiegelt ein gesunder Appetit erlerntes Verhalten wider.

Appetitverlust kann die Folge vieler Krankheiten und äußerer Umstände. Meistens tritt er nur vorübergehend auf, beispielsweise im Zusammenhang mit einer Erkältung, bei Magenverstimmung, Zahnbeschwerden oder Stress. Ein dauerhafter Appetitverlust kann jedoch auf eine schwerere Krankheit hinweisen, etwa auf eine Depression, auf Anämie, eine Nierenerkrankung, Aids oder Krebs.

In seltenen Fällen kann Appetitverlust die Folge eines Nährstoffmangels sein, beispielsweise an Vitamin C, Thiamin, Niazin, Biotin oder Zink. Exzessiver Alkoholkonsum reduziert nicht nur an sich den Appetit, sondern verursacht auch solche oben genannten appetitmindernden Mangelzustände. Auch Rauchen verringert auf diese zweifache Weise den Appetit. Ballaststoffreiche Substanzen wie Kleie behindern im Darm die Aufnahme von Zink und von anderen Mineralstoffen in den Körper.

Geht der Appetit im Rahmen einer Krankheit verloren, kehrt er meist zurück, wenn die Krankheit vorbei ist. Allerdings gibt es einige Tricks, wie sich der Appetit anregen lässt, wenn er dauerhaft vermindert ist.

DAS MACHT APPETIT

Essen Sie viele kleine statt drei großer Mahlzeiten. Sorgen Sie dafür, dass kleine Mahlzeiten jederzeit verfügbar sind.

Trinken Sie nicht kurz vor den Mahlzeiten. Wer vor dem Essen viel trinkt, vermindert dadurch automatisch seinen Appetit. Der Magen wird nämlich bereits gefüllt, ohne dass man vorher gegessen hätte.

Schaffen Sie eine gemütliche Atmosphäre beim Essen. Stellen Sie beispielsweise Blumen auf den Tisch, legen Sie Musik auf, dimmen Sie das Licht – was auch immer für Sie angenehm ist. Umgeben Sie sich mit appetitanregenden Düften, etwa mit Gewürzen wie Zimt oder denen ihrer Lieblingsspeisen.

Treiben Sie Sport. Es muss ja nicht gleich ein Marathon sein! Es genügt schon, wenn Sie vor den Mahlzeiten spazieren gehen – viele Menschen bekommen von körperlicher Bewegung Appetit.

Ein wenig Alkohol kann helfen. Trinken Sie ein Glas Wein oder Bier zum Essen – es kann den Appetit anregen. Dabei sollten Sie es dann aber auch schon belassen. ❖

APRIKOSEN

Pluspunkte

- Reichhaltige Quelle von Beta-Karotin, Eisen und Kalium
- Enthalten reichlich Ballaststoffe und wenig Kalorien
- Getrocknete Aprikosen sind ein Nahrungsmittel mit hoher Nährstoffdichte

Minuspunkte

- Mit Schwefel konservierte getrocknete Aprikosen können zu Überempfindlichkeitsreaktionen führen
- Getrocknete Aprikosen hinterlassen einen Belag auf den Zähnen, der Karies fördert
- Ein natürlicherweise in Aprikosen enthaltenes Salicylat kann bei Menschen mit Überempfindlichkeit gegen Acetylsalicylsäure eine allergische Reaktion auslösen

Aprikosen sind ideal als Zwischenmahlzeit und Nachtisch. Sie sind aromatisch, leicht verdaulich, ballaststoffreich und kalorienarm (3 frische Aprikosen enthalten etwa 60 kcal). Darüber hinaus enthalten sie viele wichtige Nährstoffe.

Die gelborange Farbe von Aprikosen gibt bereits einen Hinweis auf ihren Gehalt an Karotinen. Die Früchte sind vor allem reich an Beta-Karotin, einem wichtigen Antioxidans, das eine Rolle bei der Krebsvorbeugung spielt. Außerdem enthalten Aprikosen den löslichen Ballaststoff Pektin, der zur Senkung des LDL-Cholesterins beiträgt.

Wenn auch das Vitamin C in Aprikosen, von dem die frische Frucht reichlich enthält, durch Hitze zerstört wird, sind Beta-Karotin und auch Pektin besser verfügbar, wenn die Früchte gegart wurden. Unabhängig von der Zubereitung oder der Verarbeitung enthalten Aprikosen jedoch immer reichlich Eisen und Kalium. Letzteres ist ein essenzieller Mineralstoff für Nerven und Muskeln. Kalium ist darüber hinaus an der Regulation von Blutdruck und Flüssigkeitshaushalt entscheidend beteiligt.

In diesem Zusammenhang ist es interessant zu wissen, dass getrocknete Aprikosen ein wichtiges Nahrungsmittel bei den Bewohnern des Hunza-Tals in Pakistan sind. Sie behaupten von sich, eine extrem hohe Lebenserwartung zu haben.

Aprikosen enthalten natürlicherweise ein Salizylat, eine Substanz, die dem Wirkstoff von (Kopf-)Schmerzmitteln und Blutgerinnungshemmern, der Acetylsalicylsäure, ähnelt. Men-

AMYGDALIN ALS KREBSTHERAPIE?

Amygdalin ist eine Substanz, die aus Aprikosenkernen gewonnen wird. Der unter anderem auch in Bittermandeln vorkommende Stoff wird oft als Vitamin B$_6$ bezeichnet und als alternative Therapie-Option bei Krebs, Herzerkrankungen und anderen Leiden angepriesen. Die Wirksamkeit von Amygdalin konnte bislang nicht in Studien bestätigt werden. Dagegen besteht die Gefahr einer Blausäurevergiftung, da aus Amygdalin im Körper Blausäure freigesetzt wird. Viele Ärzte warnen daher vor einer Therapie mit dieser Substanz.

schen mit einer Überempfindlichkeit für Acetylsalicylsäure können daher allergisch auf Aprikosen reagieren.

GETROCKNETE APRIKOSEN

Aprikosen haben eine höhere Nährstoffdichte, wenn sie getrocknet wurden. Der Grund: Getrocknete Aprikosen enthalten nur zu 32 % Wasser, im Vergleich zu 85 % in frischen Früchten. Sie liefern daher konzentrierte Energie: 100 g frische Aprikosen enthalten nur 43 kcal im Vergleich zu 240 kcal in 100 g getrockneten Aprikosen (etwa 20 Hälften). In Maßen konsumiert, sind getrocknete Aprikosen aber ein praktischer und gesunder Snack.

Aprikosen werden oft vor dem Trocknen mit Schwefeldioxid behandelt, das erhält die Farbe, Konsistenz und bestimmte Nährstoffe. Der Schwefel kann aber bei überempfindlichen Personen Asthmaanfälle oder allergische Reaktionen auslösen. Asthmatiker sollten daher nur ausdrücklich als ungeschwefelt gekennzeichnete Aprikosen kaufen. ❖

ARTERIOSKLEROSE

Empfehlenswert
- Frisches Obst und Gemüse wegen des Gehalts an Vitamin C, Betakarotin und Folsäure
- Weizenkeime, Nüsse, Samen und Pflanzenöle für die Versorgung mit Vitamin E
- Lachs, Sardinen und andere Kaltwasserfische wegen ihres hohen Gehalts an wertvollen Omega-3-Fettsäuren
- Äpfel, Haferflocken und Hülsenfrüchte wegen der löslichen Ballaststoffe
- Sojaprodukte (Sojabohnen, Tofu, Sojagetränke)

Bedenklich
- Fette, insbesondere gesättigte Fette
- Kekse, Torten und Chips, die reich an trans-gesättigten Fettsäuren sind
- Lebensmittel mit hohem Cholesteringehalt

Zu meiden
- Rauchen, Übergewicht, Alkoholexzesse und körperliche Inaktivität

Mit zunehmendem Alter verlieren unsere Arterien mehr und mehr ihre Elastizität und versteifen. Dies wird als Arteriosklerose bezeichnet, was der medizinische Begriff für die Verhärtung (Sklerose) der Arterien ist.

GANZ EINFACH!

Essen Sie mehr Soja

Ergänzen Sie Ihre tägliche Ernährung um 25 g Soja. Versuchen Sie es mit Tofu, Sojajoghurt oder Sojabohnen. Zahlreiche Studien haben belegt, dass der Verzehr dieser Menge erhöhte Cholesterinwerte um etwa 9 % senkt, das LDL-Cholesterin sogar um 15 %.

Ein gewisses Maß an Arteriosklerose gehört zum Alterungsvorgang. Die Arterienverhärtung schreitet normalerweise langsam über viele Jahre ohne spürbare Symptome fort. Ernste Probleme entstehen allerdings, wenn die bereits unelastischen Gefäße zusätzlich von so genannten Plaques verschlossen werden. Die zunehmende Einengung und schließliche Verstopfung durch Anlagerung von Fettmolekülen und andern Teilchen aus dem Blut an den Arterieninnenwänden ist das Hauptmerkmal einer Arteriosklerose mit Folgekrankheiten.

Zu ihnen gehören vor allem Herz-Kreislauf-Erkrankungen, insbesondere die verminderte Durchblutung der Beine und Arme, Angina pectoris, der Brustschmerz, der durch unzureichende Sauerstoffversorgung des Herzmuskels entsteht, Herzinfarkte und Schlaganfälle.

Arterien können zu 85 % (oder mehr) verengt sein, ohne dass Symptome auftreten. Trotzdem besteht für die Betroffenen ein erhöhtes Risiko für Herzinfarkte oder Schlaganfälle, da sich im Bereich der einengenden Plaques besonders leicht Blutgerinsel bilden. Die meisten Herzfarkte entstehen durch ein solches, irgendwo in einer verengten Arterie entstandenes Blutgerinnsel, das schließlich in einer Herzarterie stecken bleibt und sie verschließt (Koronarthrombose). Oder das Gerinnsel unterbricht die Blutversorgung des Gehirns (zerebrale Thrombose), die häufigste Form des Schlaganfalls.

Die meisten Männer in der westlichen Welt weisen bereits in den späten Vierzigern erste Stadien von Arteriosklerose auf. Bei Frauen tritt diese Entwicklung aufgrund der Schutzfunktion der Östrogene verzögert ein. Nach der Menopause schreitet die Verhärtung ihrer Arterien aber rasch voran, und so sind im sechsten Lebensjahrzehnt bei Frauen genauso häufig verstopfte Arterien festzustellen wie bei Männern.

URSACHEN

Was genau die Arteriosklerose auslöst, ist nach wie vor nicht letztlich wissenschaftlich geklärt. Die meisten Experten stimmen jedoch dahin-

10 TIPPS ZUR REDUKTION GESÄTTIGTER FETTE

1. Wählen Sie magere Fleischstücke, und entfernen Sie möglichst alles sichtbare Fett. Bevorzugen Sie fettarme Wurst- und Käsesorten.

2. Essen Sie Fleisch, Wurst und Käse nur in Maßen.

3. Braten und backen Sie mit Pflanzenöl statt mit Margarine, gehärtetem Pflanzenfett oder Butter.

4. Verwenden Sie in gebratenen Gerichten Tofu oder Fisch statt Fleisch.

5. Belegen Sie Ihr Brot statt mit Käse mit einer dünnen Scheibe Avocado.

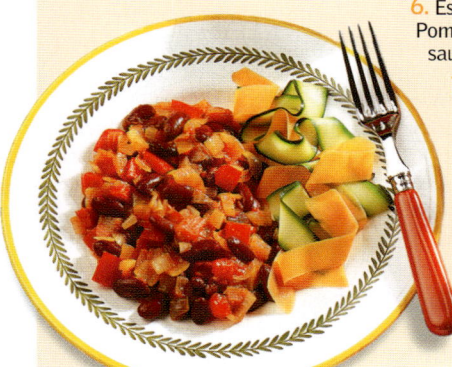

6. Essen Sie Ofenkartoffeln statt Pommes frites und verwenden Sie saure Sahne statt Crème fraîche.

7. Steigen Sie auf fettarme Milch und Milchprodukte um.

8. Geben Sie Joghurt statt Mayonnaise in Dressings.

9. Erhöhen Sie den Gemüse- und Hülsenfruchtanteil in Suppen und Eintöpfen.

10. Servieren Sie Obst mit Sorbet oder fettarmes Joghurteis anstelle von sahnigem Milchspeiseeis.

gehend überein, dass eine genetische Veranlagung sowie die Kombination von verschiedenen Faktoren der Lebensführung den Prozess beschleunigen. Dazu gehören eine fett- und cholesterinreiche Ernährung, übermäßiger Stress und mangelnde Bewegung. Ein schlecht eingestellter Diabetes sowie Bluthochdruck tragen ebenfalls zur Arteriosklerose bei.

DIE ROLLE DER ERNÄHRUNG

Experten stimmen darin überein, dass die Ernährung entscheidend zur Entwicklung und Behandlung der Arteriosklerose beiträgt. Cholesterin ist der Hauptbestandteil der arteriosklerotischen Plaques, und in zahlreichen Studien wurde ein Zusammenhang zwischen erhöhten Blutcholesterinwerten und Arteriosklerose belegt. Die wissenschaftlichen Forschungen legen nahe, dass die Arteriosklerose aufgehalten und bereits bestehende Schädigungen teils sogar wieder rückgängig gemacht werden können, wenn der Blutcholesterinspiegel gesenkt wird, insbesondere die Menge des LDL-Cholesterins (LDL = **L**ow **D**ensity **L**ipoprotein), des schädlichen Cholesterintyps.

Erhöhte Werte bei den Triglyzeriden, einer weiteren Fettart, die im Blut zirkuliert, können ebenfalls Arteriosklerose fördern. Diabetiker haben oft erhöhte Cholesterin- und Triglyzeridspiegel, was erklären könnte, warum Diabetiker häufig an Herzleiden erkranken.

Begrenzen Sie die Fettaufnahme. Zur Ernährung bei Arteriosklerose gehört die Begrenzung der Gesamtfettzufuhr auf 20–30 % der Kalorien. Gleichzeitig sollten nicht mehr als 10 % der pro Tag verzehrten Kalorien aus gesättigten Fetten stammen (die vor allem in tierischen Lebensmitteln sowie in Palmöl, Kokosfett und Palmfett vorkommen). Darüber hinaus empfehlen Ernährungsexperten gehärtete Fette möglichst zu meiden. Bei der Herstellung von gehärteten Fetten entstehen so genannte Trans-Fettsäuren, die nachweislich das LDL-Cholesterin erhöhen. Gehärtete Fette kommen vor allem in industriell gefertigten fetthaltigen Produkten vor, z. B. in Keksen, Schokoriegeln, Kuchen, Chips und Kräckern. Einige Experten fordern eine noch strengere Begrenzung der Fettaufnahme. Der Kardiologe Dr. Dean Ornish etwa hat eine ganzheitliche Methode der Behandlung von Herzkrankheiten entwickelt: eine Kombination von gesunder und fettarmer Ernährung mit Sport und Stressbewältigungsstrategien. Sein Arteriosklerose-Therapieprogramm begrenzt Kalorien aus Fetten auf 10 % der Tageskalorien und verbannt gesättigte Fette fast völlig vom Speiseplan.

Auch wenn dem Cholesterin eine nicht ganz so große Bedeutung wie den Fetten ganz allgemein zukommt, können die Blutfettwerte auch durch zu viel Nahrungscholesterin ansteigen. Experten empfehlen daher eine Begrenzung des Nahrungscholesterins auf 300 mg pro Tag.

Essen Sie die richtigen Fette. Die mehrfach ungesättigten Omega-3-Fettsäuren, die etwa in Lachs, Sardinen und anderen Kaltwasserfischen, aber auch z. B. in Raps-, Soja- und Leinöl enthalten sind, senken den Triglyzeridspiegel. Darüber hinaus verringern sie auch das Risiko der Bildung von Blutgerinnseln.

Essen Sie ballaststoffreich. Hafer, Gerste, Hülsenfrüchte und pektinhaltiges Obst (Äpfel, Aprikosen) tragen mit ihren löslichen Ballaststoffen dazu bei, das Blutcholesterin zu senken. Der regelmäßige Genuss von Soja(produkten) kann darüber hinaus das „gute" HDL-Cholesterin erhöhen.

Antioxidanzien können helfen. Studien zeigen, dass Beta-Karotin sowie die Vitamine C und E vor Arteriosklerose schützen, indem sie das LDL-Cholesterin daran hindern, sich in den atherosklerotischen Plaques abzulagern.

Zahlreiche Studien wurden dem Homocystein gewidmet, einer Aminosäure (Eiweißbaustein), von der einige Forscher behaupten, dass sie für die Arterien noch gefährlicher ist als Cholesterin. Es konnte gezeigt werden, dass hohe Spiegel dieser Aminosäure die normale Auskleidung der Arterienwände schädigen und so die Plaquebildung begünstigen. Folsäure und die Vitamine B_{12} und B_6 scheinen den Homocysteinspiegel senken zu können.

Die Ernährung ist nicht die einzige Möglichkeit, einer Arteriosklerose vorzubeugen und die Symptome zu lindern. Die Reduktion von Übergewicht bzw. das Halten des Normalgewichts, Nichtrauchen, viel Bewegung, das Vermeiden von Stress sowie normale Blutzucker- und Blutdruckwerte sind ebenfalls wichtig. ❖

ARTHRITIS

Empfehlenswert

- Lachs, Sardinen und andere fettreiche Fische gegen die Entzündungsreaktion.
- Ballaststoffreiche, kalorienarme Lebensmittel zur Gewichtskontrolle.

Zu meiden

- Alle Nahrungsmittel, die entzündungsfördernde Stoffe enthalten.

Etwa einer von sieben Deutschen leidet unter Arthritis – Gelenkentzündung, womit mehr als 100 Krankheiten bezeichnet werden, die mit Entzündungen, Steifigkeit, Schwellungen und Schmerzen der Gelenke einhergehen. Am häufigsten ist die Arthritis in Folge einer Arthrose (Erkrankung, bei der sich die Gelenkknorpel zunehmend auflösen) sowie die rheumatoide Arthritis, die Bindegewebe, Gelenke und Organe angreift. Noch ist unbekannt, warum manche Menschen eine Arthritis entwickeln und andere nicht. Man geht davon aus, dass zahlreiche Faktoren, unter anderem auch eine genetische Veranlagung, eine Rolle spielen.

ARTHRITIS UND FISCH

Einige Patienten können von einer Änderung ihrer Ernährungsgewohnheiten profitieren. Ernährungsmedizinische Studien haben belegt, dass Schwellung, Schmerzen und Rötung bei Patienten mit rheumatoider Arthritis deutlich zurückgehen, wenn sie mehr Omega-3-Fettsäuren zu sich nehmen. Diese sind z. B. in Lachs, Makrelen, Sardinen und anderen Kaltwasserfischen enthalten, aber auch in Raps-, Soja- und Leinöl. Die Omega-3-Fettsäuren haben entzündungshemmende Eigenschaften, während die bei unserer westlichen Ernährungsweise überwiegenden Omega-6-Fettsäuren, z. B. in Soja-, Mais-, Distel- und Sonnenblumenöl, Entzündungsreaktionen begünstigen.

Achten Sie auf Omega-6-Fettsäuren. Die besten Ergebnisse bezüglich der Linderung von Arthritis wurden erzielt, wenn vermehrt Omega-3-Fettsäuren zugeführt und gleichzeitig die Omega-6-Fettsäuren reduziert wurden, so dass beide Fettsäurearten in etwa gleichen Mengen aufgenommen wurden. Höhere Mengen an Omega-3-Fettsäuren müssen jedoch über mehrere Monate hinweg eingenommen werden – gegebenenfalls auch über Nahrungsergänzungsmittel –, bevor sich eine Besserung einstellt. Beachten Sie aber, dass eine erhöhte Zufuhr insbesondere von Fischöl blutverdünnend wirkt und die Gefahr für Blutungen erhöht.

Ernähren Sie sich Vitamin-C-reich. Vitamin C ist wichtig für die Produktion von Kollagen. Der Eiweißstoff ist Hauptbestandteil von Knorpel und hält die Gelenke beweglich. Somit kann das Fortschreiten der Arthritis durch eine vitamin-C-reiche Ernährung verlangsamt werden: Zitrusfrüchte, Beeren, Kiwis, Melonen, Brokkoli, Paprika, Kartoffeln und Kohl. Außerdem wirken Vitamin C, Beta-Karotin und Vitamin E antioxidativ, können also freie Radikale unschädlich machen. Diese entstehen bei Entzündungsprozessen und werden bei rheumatoider Arthritis für die Geweberschäden verantwortlich gemacht.

DIE BESTEN LEBENSMITTEL BEI ARTHRITIS

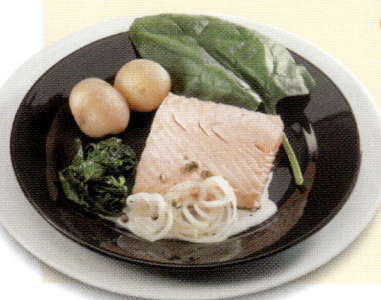

Fisch Essen Sie drei- oder viermal in der Woche Lachs, Sardinen und andere Kaltwasserfische, die viel Omega-3-Fettsäuren enthalten.

Gemüse Essen Sie fünf- bis zehnmal am Tag dunkelgrünes oder helloranges Gemüse (Beta-Karotin), Brokkoli, Paprika, Kohl und Rosenkohl (Vitamin C) und Avocados (Vitamin E).

Obst Essen Sie täglich: gelb-orange-farbene Früchte (Beta-Karotin), Zitrusfrüchte, Beeren, Melonen und Kiwi (Vitamin C).

Nüsse und Vollkorn Essen Sie regelmäßig Nüsse, Samen und Vollkorn (Vitamin E; hochwirksames Antioxidanz, das gegen die Entzündung und Steifigkeit hilft).

POPULÄRE IRRTÜMER

Irrtum: Nachtschattengewächse verstärken die Arthritis. Dazu gehören Auberginen, Paprikaschoten, Tomaten und Kartoffeln.

Tatsache: Diese Annahme wird durch keine wissenschaftliche Studie gestützt. Menschen mit Arthritis sollten viel von diesen gesunden Gemüsesorten essen.

NAHRUNGSMITTELALLERGIEN

Es gibt Hinweise darauf, dass bei einer Minderheit der Patienten mit Arthritis eine Nahrungsmittelallergie vorliegt, die die Gelenksymptome verschlimmert. Wissenschaftliche Untersuchungen ergaben, dass die Schmerzen bei diesen Menschen gelindert werden konnten, indem die allergieauslösenden Nahrungsmittel vom Speiseplan gestrichen wurden. Häufige Auslöser für eine Nahrungsmittelallergie sind Meeresfrüchte, Soja, Weizen, Mais, aber auch Alkohol und Kaffee sowie einige Lebensmittelzusatzstoffe. Wenn Sie den Verdacht haben, dass Ihre Schmerzen durch eine Nahrungsmittelallergie verstärkt werden, sollten Sie das vermutete Lebensmittel für 2 Wochen nicht zu sich nehmen und beobachten, ob sich Ihre Symptome verändern. Anschließend nehmen Sie es wieder auf Ihren Speiseplan und achten wiederum auf eine eventuelle Änderung der Symptome.

FAKTOR GEWICHT

Übergewicht erhöht das Risiko und die Schwere der Arthritis in Folge einer Arthrose deutlich. Selbst nur geringes Übergewicht belastet Hüft- und Kniegelenke zusätzlich. Gewichtsabnahme und vermehrte körperliche Tätigkeit bessern die Symptome oft entscheidend.

Patienten mit rheumatoider Arthritis sind dagegen aufgrund von Appetitlosigkeit, wegen chronischer Schmerzen und Depressionen oft zu dünn. In solchen Fällen kann es angebracht sein, dass der Arzt hochkalorische flüssige Zusatznahrung verordnet.

VEGETARISCHE ERNÄHRUNG

Wissenschaftler haben festgestellt, dass sich die Symptome einer Arthritis durch Fasten mit einer anschließenden mindestens dreimonatigen ausschließlich vegetarischen Ernährung deutlich bessern können. Sie führen das zum einen auf das bei dieser Ernährungsform reichlich verzehrte Obst, Gemüse und Vollkorn zurück – diese Lebensmittel sind reich an Antioxidanzien, die

Entzündungsreaktionen dämpfen. Zum anderen ist eine vegetarische Ernährung frei von tierischen Fetten oder enthält kaum tierische Fette, die die Produktion entzündungsfördernder Immunfaktoren begünstigen.

Die Umstellung auf eine strikte vegetarische Ernährung muss allerdings von ernährungsfachlicher Seite begleitet werden, um eine ausgewogene Nährstoffversorgung zu gewährleisten.

ALTERNATIVE THERAPIEN

Ein viel versprechender alternativer Behandlungsansatz ist das Einreiben der schmerzenden Gelenke mit einer capsaicinhaltigen Creme. Capsaicin, ein Inhaltsstoff von Chilischoten, verursacht zwar ein stechendes, brennendes Gefühl auf der Haut, scheint aber die Entzündung im Inneren des Gelenks zu vermindern.

Bei Arthritis in Folge von Arthrose zeigten Studien eine deutliche Besserung, wenn die Patienten dreimal täglich 500 mg Glukosaminsulfat einnahmen. Glukosaminsulfat ist eine körpereigene Substanz, die zum Aufbau und zur Erhaltung von Knorpelgewebe benötigt wird.

Hüten Sie sich vor alternativen Therapien. Da es für die Arthritis aus schulmedizinischer Sicht keine Heilung gibt, suchen Betroffene oft Zuflucht in alternativen Therapien. Einige davon lindern tatsächlich die Symptome, andere sind nutzlos, oft teuer und manchmal sogar gefährlich. Bienengiftinjektionen etwa sind bei Arthritis nutzlos.

Die Behandlung mit Chelatbildnern – chemische Verbindungen, mit denen giftige Metalle aus dem Körper entfernt werden können – wurde in einer Serie von 20–30 intravenösen Behandlungen als Mittel gegen rheumatoide Arthritis angepriesen. Wissenschaftliche Belege für eine Wirksamkeit existieren jedoch nicht. ❖

ARTISCHOCKEN

Pluspunkte
- Enthalten reichlich Kalium
- Sind kalorienarm und ballaststoffreich

Minuspunkte
- Können bei Menschen mit Allergie gegen Beifußpollen allergische Reaktionen auslösen

Artischocken kann man als Gemüse (ausschließlich gegart) warm oder kalt servieren. Sie schmecken aromatisch, sind kalorienarm und gleichzeitig reich an wertvollen Inhaltsstoffen. Artischocken sind die Blütenknospen einer hoch

HÜHNERSUPPE TUT NICHT NUR DER SEELE GUT

Die Berichte über eine „Hühnerknochenkur" bei rheumatoider Arthritis waren recht optimistisch, aber die Ergebnisse waren auch viel versprechend. Ziel dieser Therapie ist, das überaktive Immunsystem durch die Zufuhr großer Mengen einer Substanz zu beruhigen, die der angegriffenen entspricht, in diesem Fall durch das Kollagen aus Hühnerknochen. Bei allen Patienten dieser Studie besserten sich die Symptome, nachdem sie für einige Wochen eine Brühe, die Hühnerknochenkollagen enthielt, zu sich genommen hatten.

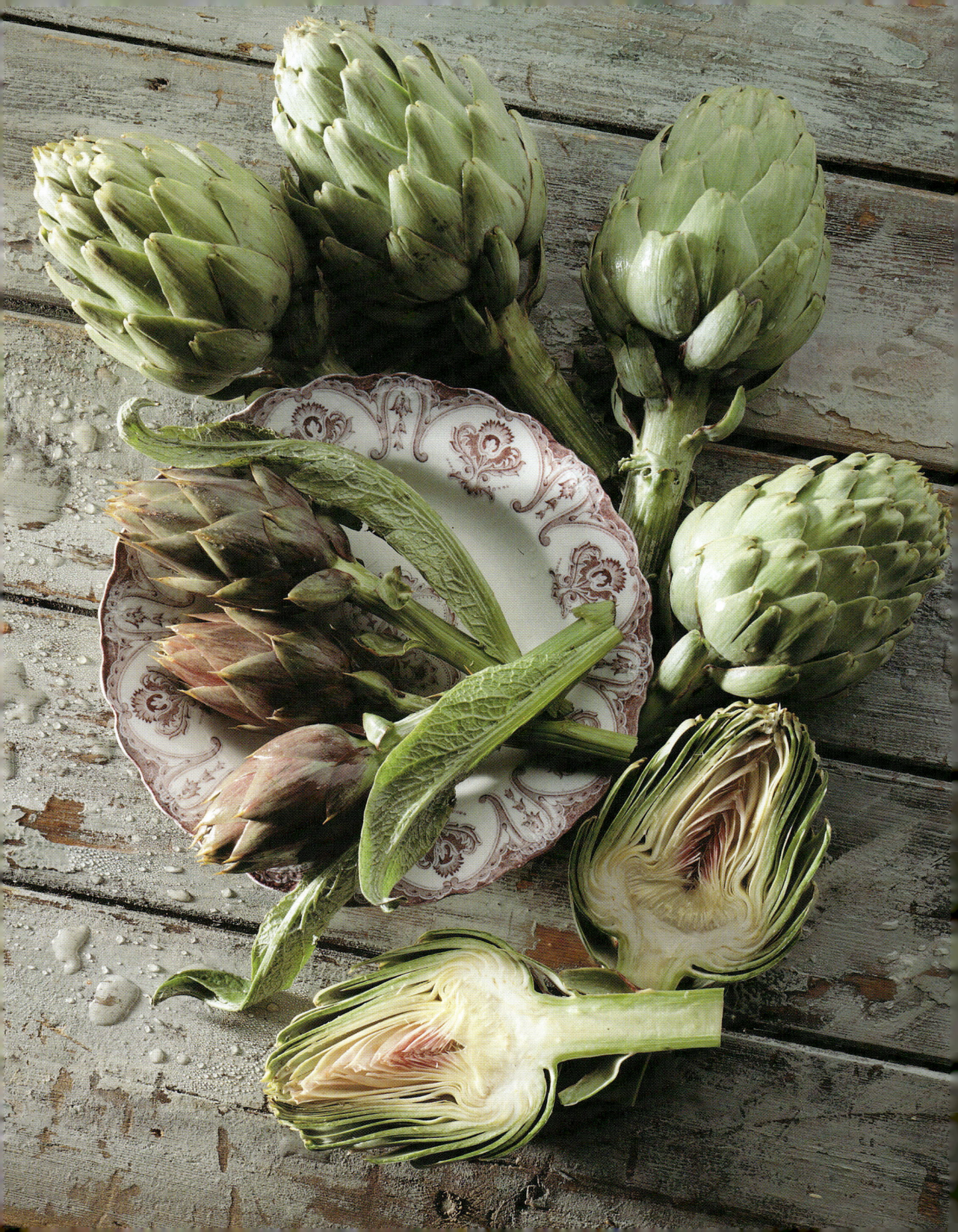

wachsenden Distelart. Zum Verzehr eignen sich der Blütenboden und die festen, fleischigen unteren Teile der Blütenblätter – insbesondere letztere enthalten wichtige sekundäre Pflanzenstoffe.

Artischocken werden gekocht oder gedämpft. Es gibt viele Möglichkeiten, sie zu verzehren; am beliebtesten ist das Eintauchen des essbaren Anteils der Blätter in eine Sauce. Diese Sauce entscheidet auch darüber, ob die Artischocke gesund oder eine Kalorienbombe ist. Fettreiche Saucen, wie die Sauce Hollandaise und geschmolzene Butter, werden traditionell bevorzugt, weitaus gesünder ist Zitronensaft mit einem Schuss Olivenöl.

100 g Artischocken (essbarer Anteil) liefern etwa 350 mg Kalium und 10 g Ballaststoffe, darüber hinaus nennenswerte Mengen an Folsäure und Vitamin C. Zudem enthalten Artischocken Cynarin, einen sekundären Pflanzenstoff, der wahrscheinlich positiv auf die Leberfunktion und den Blutcholesterinspiegel wirkt, was jedoch bislang nicht wissenschaftlich belegt werden konnte. Ebenfalls noch nicht wissenschaftlich untermauert ist die blutzuckersenkende und den Gallenfluss anregende Wirkung von Artischocken.

Artischocken gehören botanisch gesehen zu den Korbblütlern. Menschen mit einer Allergie gegen den zur selben Pflanzenfamilie gehörenden Beifuß reagieren daher eventuell auch auf Artischocken allergisch. ❖

ASTHMA

Empfehlenswert

- Obst und Gemüse (möglichst mindestens fünf Portionen täglich)
- Lebensmittel, die reich an Omega-3-Fettsäuren sind, gegen die Entzündungsreaktion

Zu meiden

- Alle Nahrungsmittel und Lebensmittelzusatzstoffe, die bereits Asthma ausgelöst haben
- Geschwefelte Lebensmittel und mit E 102 (Tartrazin) gelb gefärbte Lebensmittel
- Salicylate, die in Tee, Essig, vielen Früchten und einigen Gemüsesorten vorkommen sowie in Schmerzmitteln (Acetylsalicylsäure)

Asthma ist eine chronische Lungenerkrankung mit zunehmender Häufigkeit. Nach Schätzungen sind weltweit etwa 150 Millionen Menschen daran erkrankt, die meisten davon in Industrieländern. Unter anderem ist dies auf die steigende Belastung durch Umweltgifte zurückzuführen.

Keuchende Atemgeräusche, Brustenge, Atemnot und andere Asthmasymptome treten auf, wenn sich die feinen Muskeln, die die Weite der Atemwege steuern, krampfartig zusammenziehen. Normalerweise verengen sich die Atemwege geringfügig, wenn man Rauch, Staubpartikeln, sehr kalter Luft oder Atemreizgasen ausgesetzt ist. Bei Asthmatikern kommt es hierbei zu einer Überreaktion, die zudem oft durch eigentlich harmlose Substanzen oder Tätigkeiten ausgelöst wird, etwa durch Pollen und andere Allergene oder durch Sport.

Vererbung als möglicher Faktor. Warum manche Menschen hyperreaktive Atemwege besitzen, ist nicht bekannt. Es wird jedoch vermutet, dass genetische Faktoren eine Rolle spielen, da Asthma in bestimmten Familien gehäuft vorkommt. Viele Asthmatiker leiden gleichzeitig unter Heuschnupfen und anderen Allergien. Zwar können Stress und emotionale Belastung einen Asthmaanfall auslösen oder verstärken, trotzdem betonen Experten, dass es sich bei Asthma um eine Lungenkrankheit handelt und nicht um eine psychische Erkrankung.

Manche Asthmaanfälle lassen sich schnell stoppen. Medikamente, die entkrampfend wirken, lindern leichte Asthmasymptome rasch. Manchmal dauern Anfälle aber länger und verlaufen schwerer, und das Atmen ist durch die zunehmende Entzündungsreaktion und die Verlegung der Atemwege mit Schleim erschwert. In diesen Fällen kann die intravenöse Gabe von Adrenalin und einem Kortikoid erforderlich sein, um den Anfall zu beenden.

Obwohl es sich bei Asthma um eine chronische Krankheit handelt, sind die während eines Anfalls auftretenden Veränderungen vorübergehend, und die Lungen funktionieren ansonsten einwandfrei. Sofern Asthma bereits in der Kindheit beginnt, lassen Häufigkeit und Schwere der Anfälle meist mit zunehmendem Alter nach, und das Asthma kann nach der Pubertät verschwunden sein.

AUSLÖSER AUSSCHALTEN

Mediziner stimmen darin überein, dass die beste Asthmatherapie im Ausschalten

GANZ EINFACH!

Trinken Sie eine Tasse Kaffee

Kaffee und Tee können bei einem leichten Asthmaanfall helfen. Sie enthalten Theophyllin, ein Bronchialmuskelrelaxans, das bei Menschen ohne Salicylatüberempfindlichkeit als Medikament zur Asthmatherapie eingesetzt wird. Wer Theophyllin einnimmt, sollte jedoch nicht zu viel Tee oder Kaffee trinken.

von Auslösern liegt. Diese Auslöser sind gelegentlich offensichtlich, z. B. Tabakrauch und andere Reizgase, kalte Luft, Sport oder eine Tierhaarallergie. Saisonales Asthma wird z. B. durch verschiedene Pollen oder Schimmelsporen ausgelöst. Die verantwortlichen Allergene können durch Haut- und Bluttests aufgedeckt werden.

Auch Lebensmittel können Anfälle auslösen. Bei vielen Asthmatikern sind Lebensmittelallergien die Ursache der Krankheit. Hier ist es nicht immer einfach, die Auslöser zu identifizieren. Kinder bringen manchmal instinktiv ein bestimmtes Lebensmittel mit ihren Atembeschwerden in Verbindung, indem sie sich weigern, es zu essen. Oft kann man Asthma auslösende Nahrungsmittel identifizieren, indem die verzehrten Speisen und Getränke und das Auftreten von Asthmaanfällen genau protokolliert werden. Nach einigen Wochen lässt sich eventuell ein Muster erkennen.

Bei manchen Asthmatikern sind Umweltallergene für die Anfälle verantwortlich. So können Menschen mit einer Allergie gegen Beifuß auch auf Pyrethrum reagieren, ein natürliches Pestizid, das aus Chrysanthemen gewonnen wird. Ebenso können Menschen mit einer Allergie gegen Schimmelsporen allergisch auf Speisepilze und Pilze in Nahrungsmitteln reagieren, etwa in Käse oder in fermentierten Lebensmitteln wie Sojasauce, Bier, Wein und Essig.

ERNÄHRUNGSMASSNAHMEN

Es gibt keine Nahrungsmittel, die Asthmaanfälle verhindern, aber einige können die Beschwerden verringern. Omega-3-Fettsäuren, die in Kaltwasserfischen, in Raps-, Soja- und Leinöl vorkommen, können lindernd auf die Entzündung der Bronchien wirken.

Es gibt immer mehr wissenschaftliche Belege für eine lungenschützende Wirkung von Obst und Gemüse. Essen Sie daher mindestens fünfmal täglich eine Portion Obst- oder Gemüse. Diese Nahrungsmittel enthalten Vitamine, Mineralstoffe und Antioxidanzien, die für eine gesunde Lungenfunktion unabdingbar sind. Oft

GANZ EINFACH!
Aromatherapie kann die Symptome lindern

Eine Möglichkeit, Atembeschwerden abzuschwächen, besteht in der Inhalation ätherischer Öle. Bei Bronchitis wird oft die Kombination von Pfefferminze oder Eukalyptus mit Thymian, Pinie und Lavendel empfohlen.

bessern sich auch die Symptome, wenn übergewichtige Asthmatiker abnehmen.

MÖGLICHE PROBLEME

Wenn ganze Nahrungsmittelgruppen (wie Milch und Milchprodukte) wegen Allergien gemieden werden müssen, kann eine gesunde, ausgewogene Ernährung schwierig sein. Lassen Sie sich in einer Ernährungsberatung bei der Zusammenstellung eines optimalen Speiseplans helfen.

Auch die Asthmamedikamente können Mangelzustände verursachen. So führt die Langzeiteinnahme von Kortikoiden zu Knochenschwund, sodass gleichzeitig Vitamin-D- und Kalziumpräparate verabreicht werden müssen, um die Knochen zu kräftigen. Kaliummangel ist ein weiteres mögliches Problem. Essen Sie zur Vorbeugung reichlich Zitrusfrüchte, Bananen, Beeren, Trockenfrüchte, Rote Bete, Tomaten und grünes Blattgemüse. ❖

ATEMWEGS-ERKRANKUNGEN

Empfehlenswert
- Alkoholfreie Getränke, um den Schleim in den Atemwegen zu verdünnen
- Frisches Obst und Gemüse zur Versorgung mit Beta-Karotin, Vitamin C und anderen Antioxidanzien
- Mageres Fleisch, Austern, Joghurt und Vollkornprodukte zur Versorgung mit Zink

Bedenklich
- Blähende Speisen

Zu meiden
- Rauchen (und Passivrauchen) sowie der Aufenthalt in anderweitig verschmutzer Luft
- Alkohol

Atemwegserkrankungen reichen vom erkältungsbedingten Husten, dessen Ursache meist nur eine leichte Infektion ist, bis zu chronischen Krankheiten wie Asthma. Doch jede Erkrankung der Luftwege muss ernst genommen werden. Treten Atemwegssymptome auf, sollten Sie einen Arzt aufsuchen.

BRONCHITIS

Erschwerte Atmung, hartnäckiger Husten und zähflüssiger Schleim sind die charakteristischen Symptome einer Bronchitis. Ursache ist eine Entzündung der Bronchien, der verzweigten

Röhren, die Luft zu den Lungen und von ihnen weg leiten. Eine akute Bronchitis tritt oft als Komplikation einer schweren Erkältung oder anderer Infektionen der oberen Atemwege auf. Sie ist meist nach 1–2 Wochen von allein ausgeheilt, kann aber auch eine Behandlung mit Antibiotika erforderlich machen.

Eine chronische Bronchitis entwickelt sich durch eine ständige Reizung der Bronchialschleimhäute. Die weitaus häufigste Ursache ist Zigarettenrauchen, es können auch Luftverschmutzung und Staubbelastungen beteiligt sein. Die Schleimhäute der Bronchien schwellen an, es besteht fast ständig ein Husten mit Schleimauswurf. Man bekommt kaum Luft. Brutstätten für Infektionen, die den Weg für eine Zerstörung der Lunge bereiten, entstehen.

LUNGENEMPHYSEM

Bei Rauchern oder als Folge einer chronischen Bronchitis kann sich langfristig ein Lungenemphysem entwickeln. Dabei verlieren die Lungenbläschen ihre Elastizität, füllen sich mit eigentlich auszuatmender Luft und platzen dadurch. Die Lunge und der Brustkorb blähen sich auf, es kommt zu chronischer Atemnot.

LUNGENENTZÜNDUNG

Symptome einer Lungenentzündung sind allgemein Husten mit viel Auswurf, Fieber, Schüttelfrost und Brustschmerzen. Zu den Ursachen zählen Viren, Bakterien, Pilze, Parasiten sowie das Einwirken lungengiftiger Substanzen.

HILFREICHE LEBENSMITTEL

Eine gesunde, ausgewogene Ernährung kann die Schwere einer Bronchitis, Lungenentzündung und anderer Lungenkrankheiten mindern.

Flüssigkeit. Bei jeder Atemwegsinfektion ist eine ausreichende Flüssigkeitszufuhr entscheidend. Sie verflüssigt den Schleim und erleichtert das Atmen. Empfehlenswert sind Hühnerbrühe und warme Getränke, aber auch alkoholfreie kalte Getränke sind hilfreich.

Antioxidanzien. Sie schützen das Lungengewebe vor Zellschäden durch freie Radikale. Wichtige Antioxidanzien sind die Vitamine A, C und Beta-Karotin, die Vorstufe von Vitamin A.

Vitamine A und C. Sie helfen, das Gewebe, das die Lungen, die Bronchien und andere Atemwegsabschnitte auskleidet, aufzubauen und zu reparieren. Dieses Gewebe bildet eine Barriere gegen Bakterien. Außerdem stärken diese Vitamine das Immunsystem und damit den Schutz vor Erregern von Lungenkrankheiten. Eine ausgewogene Ernährung mit frischem Obst und Gemüse,

insbesondere von gelben, orangefarbenen oder dunkelgrünen Arten, liefert ausreichende Mengen der Vitamine A und C.

Zink. Das ebenfalls für die Stärkung des Immunsystems, insbesondere als Schutz gegen Infektionen der oberen Atemwege, wichtige Spurenelement Zink kommt in vielen Nahrungsmitteln vor. Besonders viel steckt in magerem Fleisch, Joghurt und Vollkornprodukten. Vorsicht mit zinkhaltigen Nahrungsergänzungsmitteln: mehr als 40 mg Zink täglich kann die Infektanfälligkeit erhöhen.

ERNÄHRUNGSTHERAPIE

Patienten mit Lungenemphysem sollten mehrere kleinere Mahlzeiten täglich zu sich nehmen. Zu große Mahlzeiten können das Magenvolumen so erhöhen, dass auf die bereits überblähten Lungen weiterer Druck ausgeübt wird. Essen Sie nicht zu fett. Fette werden nur langsam verdaut, weshalb fettreiche Speisen länger im Magen verbeiben und dieser damit die Lungen entsprechend länger beengt. Blähende Speisen wie Hülsenfrüchte, Kohl und Zwiebeln sollten gemieden werden. Das Nahrungsvolumen im Magen kann auch dadurch reduziert werden, dass maximal bis 1 Stunde vor den Mahlzeiten und erst 1 Stunde danach wieder getrunken wird und nicht während des Essens.

Einige Medikamente gegen Atemwegserkrankungen können zu Appetitverlust führen. Fragen Sie Ihren Arzt, ob Sie diese unmittelbar nach den Mahlzeiten einnehmen können.

Sofern Sie nur Schwierigkeiten mit der Aufnahme fester Nahrung haben, sollten Sie pürierte Gerichte sowie kalorien- und nährstoffreiche Getränke bevorzugen.

LEBENSGEWOHNHEITEN

Rauchen ist die mit Abstand häufigste Ursache für chronische Atemwegserkrankungen. Wer raucht, sollte sich bemühen aufzuhören. Meiden Sie auch Situationen, in denen Sie passiv rauchen müssen oder sonstiger Luftverschmutzung ausgesetzt sind. Weil Alkohol das Immunsystem schwächt und Patienten mit chronischer Bronchitis oder Emphysem anfälliger für Lungeninfektionen sind, sollten die Betroffenen nach Möglichkeit alkoholische Getränke meiden. ❖

ATKINS UND CO.
▪ BRINGEN DIESE DIÄTEN WAS? ▪

SCHON GEWUSST?

Ketogene Diäten stellen die traditionelle Ansicht infrage, wonach alle Kalorien gleich sind

Studien scheinen zu belegen, dass man bei einer kohlenhydratarmen, eiweißreichen Ernährung aus unbekannten Gründen mehr Kalorien zu sich nehmen kann als bei einer kalorienarmen, fettarmen Diät, und dass man dabei gleichzeitig besser abnimmt. Dies greift die Grundfesten der Ernährungswissenschaft an, wonach 1 Kalorie immer nur 1 Kalorie ist – egal, ob sie aus Fleisch oder Kartoffelbrei stammt. Und dies ist nur einer der Streitpunkte bei ketogenen Diäten.

Es gibt keinen Zweifel an der derzeitigen Beliebtheit von ketogenen oder anabolen Diäten, bei denen der Kohlenhydratanteil zugunsten des Eiweißanteils gesenkt wird. Egal ob Atkins, South Beach oder Protein Power – die Liste ist lang. Aber funktionieren sie auch? Und welche gesundheitlichen Langzeitfolgen haben diese Diäten?

Das Prinzip der Diät

Die Grundidee von ketogenen Diäten besteht darin, dass kohlenhydratreiche Nahrungsmittel die Produktion von Insulin anregen, einem Hormon, das Glukose in die Zellen transportiert. Aus Glukose wird in den Zellen dann Energie gewonnen, Überschüsse werden als Fett gespeichert. Da eiweißreiche Nahrung keine so ausgeprägte Insulinerhöhung verursacht, fördert der Ersatz kohlenhydratreicher Nahrungsmittel durch Eiweiße die Energiegewinnung aus Speicherfett, was zu einem Gewichtsverlust führt.

Es gibt mäßige und extreme ketogene Diäten. Einige der extremeren Ansätze, wie die Atkins- und South-Beach-Diät, empfehlen zu Beginn einen Kohlenhydratanteil der Nahrung von 20–30 g am Tag. Die derzeit empfohlene Tagesmenge liegt bei mindestens 130 g täglich, wobei die meisten Menschen weit mehr als 200 g täglich zu sich nehmen. Gemäßigtere Diäten, wie The Zone, schlagen einen Kohlenhydratgehalt der Nahrung von 40 % der Kalorien vor (die derzeitigen Empfehlungen liegen bei 45–65 %), die ausgewogen mit Fett und Eiweißen auf alle Mahlzeiten verteilt sein sollten. Viele ketogene Diäten erlauben den unbegrenzten Verzehr von Fleisch,

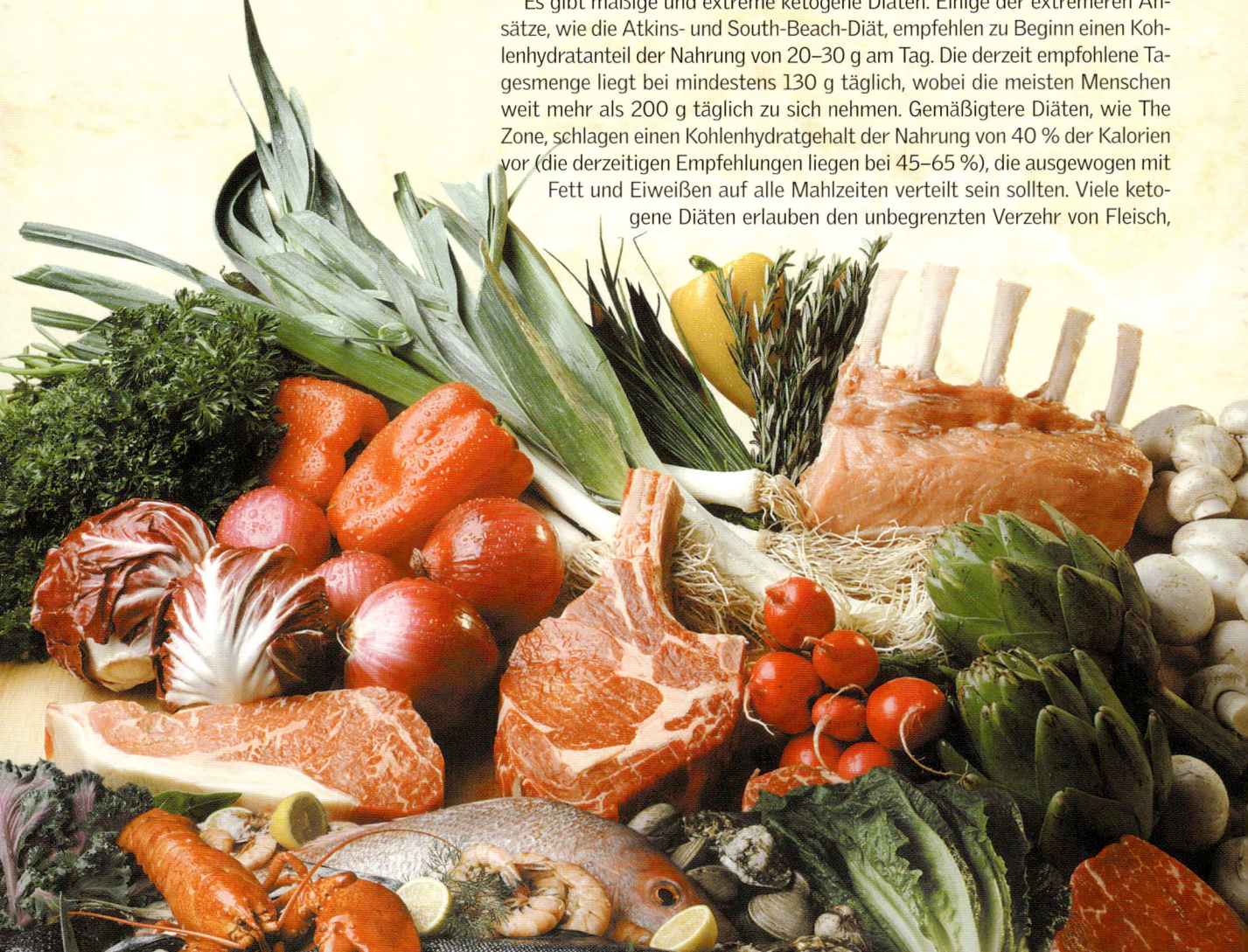

Geflügel, Fisch und Eiern, einigen nicht stärkehaltigen Gemüsesorten, Nüssen, Samen, Ölen und anderen Fetten. Andere erlauben etwas Obst, Milch- und Vollkornprodukten, Kohlenhydratreiche Produkte, wie Brote, Nudeln, Zerealien und Süßigkeiten, sind verboten. Obwohl unklar ist, welche Auswirkungen eine ketogene Ernährung hat, kristallisieren sich Vor- und Nachteile heraus.

Vorteile

Ketogene Diäten führen in den ersten 6 Monaten zu einem weitaus schnelleren Gewichtsverlust als konventionelle. Studien haben gezeigt, dass eine ketogene Diät zu einem bis zu doppelt so hohen Gewichtsverlust führt wie eine konventionelle. Ketogene Diäten sind anfangs leicht einzuhalten, da die hohen Eiweiß- und Fettmengen den Appetit drosseln und ein länger anhaltendes Sättigungsgefühl erzeugen.

Im Vergleich zu konventionellen Diäten haben ketogene kurzzeitig einen günstigeren Effekt auf die Spiegel von HDL-Cholesterin (dem „guten" Cholesterin) und Triglyzeriden, die beide für das Herz-Gefäß-System von Bedeutung sind. Im Rahmen einer sechsmonatigen Studie nahm das „schlechte" LDL-Cholesterin der Probanden unter einer ketogenen Diät um 10 Punkte ab, während das HDL um 10 Punkte zunahm. Unter fettarmer Diät nahm das Gesamtcholesterin ab, was aber überwiegend auf die Abnahme des HDL-Cholesterins zurückzuführen war.

Nachteile

Der anfänglich rasche Gewichtsverlust verlangsamt sich bei ketogenen Diäten im Lauf der Zeit. Nach etwa 12 Monaten gibt es keinen signifikanten Unterschied zwischen dem Gewichtsverlust unter einer ketogenen im Vergleich zu einer konventionellen kalorien- und fettarmen Diät.

Bei vielen der strikt ketogenen Diäten gelangt der Körper in eine Ketose. Dabei sammeln sich im Blut so genannte Ketonkörper an, Nebenprodukte des Fettabbaus. Die Ketose ist für den Körper kein Normalzustand und kann zu Übelkeit, Austrocknung, Benommenheit, Müdigkeit und Mundgeruch führen. Die Langzeitauswirkungen einer chronischen Ketose sind nicht bekannt.

Aufgrund des niedrigen Ballaststoffgehalts und hohen Fettgehalts vieler ketogener Diäten tritt oft als Nebenwirkung Verstopfung auf.

Durch die fehlende Abwechslung bei der Nahrungsmittelauswahl, insbesondere zu Beginn, fällt es oft schwer, die Diät über längere Zeiträume einzuhalten. Außerdem bedeutet die mangelnde Abwechslung, dass es zu einer unzureichenden Zufuhr zahlreicher Vitamine und Mineralstoffe kommen kann.

Es gibt keine Studien zu den Langzeitwirkungen ketogener Diäten auf die Gesundheit. Ketogene Diäten erlauben viel zu wenig Obst- und Gemüse. Außerdem wurde ein übermäßiger Fleischkonsum mit Dickdarm- und Prostatakrebs in Verbindung gebracht, eine hohe Eiweißzufuhr mit dem Verlust von Kalzium aus den Knochen.

Fazit

Es gibt überzeugende Beweise für die Kurzzeitwirksamkeit von ketogenen Diäten. Im Lauf der Zeit schwächt sich dieser Vorteil gegenüber kalorien- und fettarmen Diäten jedoch ab. Außerdem bestehen begründete Bedenken bezüglich der Langzeiteffekte auf die Gesundheit. Welches Ziel Sie sich auch bei der Gewichtsabnahme gesetzt haben sollten – bedenken Sie, dass Ihre Gesundheit wichtig ist. Studien zeigen, dass ein starker Zusammenhang zwischen einer Ernährung mit viel Obst und Gemüse, Vollkorn und mageren Eiweißquellen sowie geringem Gehalt an ungesättigten Fetten und dem selteneren Auftreten von Krankheiten besteht.

Aktuelle Forschung

- Eine kleine, sorgfältig durchgeführte Studie der *American Association for the Study of Obesity* aus dem Jahr 2003 erbrachte überraschende Ergebnisse: Menschen können unter kohlenhydratarmer, eiweiß- und fettreicher Ernährung mehr essen als jene unter kalorienarmen Diäten und trotzdem mehr abnehmen.

- Es gibt keine Studien zu den Langzeitauswirkungen (insbesondere auf Nieren, Knochen, Herz und Kreislauf) von fett- und eiweißreichen Diäten.

- Kurzzeitig wirkt eine ketogene Diät ausgeprägter positiv auf den Spiegel des HDL-Cholesterins und der Triglyzeride als eine konventionelle Diät. Ein Unterschied bezüglich der Gesamt- und LDL-Cholesterinwerte besteht zwischen den beiden Diätformen nicht.

- Viele ketogene Diäten sind außerdem kalorienreduziert, sei es, weil das Programm dies vorsieht oder weil der Betroffene es von sich aus so entscheidet. Daher ist unbekannt, inwieweit der Gewichtsverlust lediglich auf die verminderte Kalorienzufuhr zurückzuführen ist.

- Studien zu ketogenen Diäten sind von einer hohen Rate vorzeitiger Studienabbrecher belastet, weshalb nur Kurzzeiteffekte zuverlässig beurteilt werden können.

- Zahlreiche Studien haben gezeigt, dass ketogene Diäten in den ersten 6 Monaten zu einem schnelleren Gewichtsverlust führen als konventionelle kalorien- und fettarme Diäten. Dieser Unterschied verschwindet jedoch nach 12 Monaten.

AUBERGINEN

Pluspunkte
- Kalorienarm (sofern nicht in Fett gebraten)
- Ergänzen mit ihrer „fleischartigen" Konsistenz vegetarische Gerichte

Minuspunkte
- Nehmen beim Braten viel Fett auf
- Niedriger Nährstoffgehalt

Auberginen gehören zu den Nachtschattengewächsen, wie Tomaten, Kartoffeln und Paprika. Sie enthalten nicht besonders viele wertvolle Inhaltsstoffe, sind aber ein sehr vielseitiges Gemüse und damit Bestandteil vieler Landesküchen. Sie gehören in indische Currys, in griechische Moussaka, in Baba Ghanoush aus dem Nahen Osten und in die französische Ratatouille. Auberginen sind kalorienarm – 100 g enthalten nur 17 Kilokalorien – und dennoch sättigend. Aufgrund ihres schwammartigen Fruchtfleischs saugen sie jedoch viel Fett auf. In Fett ausgebackene Auberginen nehmen viermal so viel Fett auf wie Pommes frites. Glücklicherweise kann man die Früchte auch fettarm in kochendem Wasser oder im Backofen garen.

Auberginen von guter Qualität sind fest, haben eine glatte, glänzende, dünne Schale und einen dezenten Geschmack. Ihre Schalenfarbe reicht von dunkelviolett über grün bis weiß. Einige Sorten schmecken bitter, was durch Salzen vor dem Kochen leicht behoben werden kann. Schneiden Sie dafür die Aubergine in Scheiben oder Würfel, und bestreuen Sie diese mit Salz. 30 Minuten durchziehen lassen, anschließend gut trockentupfen. Das Salz zieht überschüssige Feuchtigkeit und einen Teil der Bitterstoffe aus der Aubergine. Auberginen können gefüllt und gebacken, gekocht, gebraten oder geschmort werden. Zum Braten sollten Sie eine beschichtete Pfanne und so wenig Öl wie nur möglich verwenden. ❖

AUGENKRANKHEITEN

Empfehlenswert
- Möhren für die Versorgung mit Beta-Karotin
- Zitrusfrüchte und Kohl wegen des Vitamins C
- Fettreicher Fisch und Milchprodukte für die Versorgung mit Vitamin A
- Pflanzenöle wegen des Vitamin-E-Gehalts
- Meeresfrüchte, Fleisch, Geflügel und Bohnen wegen des Zinkgehalts
- Blattgemüse, Erbsen, Mais, Paprika für die Versorgung mit Lutein und Zeaxanthin

Bedenklich
- Gesättigte Fette

Die Bedeutung von Antioxidanzien in der Nahrung bei degenerativen Altersbeschwerden wird immer deutlicher. Mit zunehmendem Alter produziert der Körper immer mehr Radikale, instabile Moleküle, die u. a. ähnliche Augenschäden verursachen wie Strahlen und auch zu Krankheiten wie Grauem Star beitragen.

ALTERSBEDINGTE ERKRANKUNGEN

Katarakt oder umgangssprachlich Grauer Star wird eine Trübung der Augenlinse genannt. Bleibt ein Katarakt unbehandelt, wird die Linse vollständig lichtundurchlässig, man ist blind.

Auch wenn sie im Alter am häufigsten vorkommen, können Katarakte in jedem Alter auftreten, selbst in der Kindheit. Rauchen und Diabetes können die Entwicklung beschleunigen. Eine Ernährung, die reich ist an Antioxidanzien – insbesondere an Vitamin C und E sowie an dem sekundären Pflanzenstoff Lutein – scheint nach momentanem wissenschaftlichem Stand das Fortschreiten zu verlangsamen. Die Vitamine C und E tragen dazu bei, den Schaden durch freie Radikale zu begrenzen.

Die Makuladegeneration ist die häufigste Ursache für die Erblindung älterer Menschen. Sie geht mit einer allmählichen, schmerzlosen Zerstörung des so genannten Gelben Flecks im Zentrum der Netzhaut einher. Erstes Symptom ist meist Verschwommensehen im Zentrum des Gesichtsfelds, schließlich wird auch das Sehen am Rand des Gesichtsfeldes beeinträchtigt. Die Ursache der Makuladegeneration ist unbekannt, neuere Forschungen legen jedoch nahe, dass eine Ernährung mit reichlich Antioxidanzien die Krankheit aufhalten oder verhindern kann. Eine besondere Rolle spielen in diesem Zusammenhang Lutein und Zeaxanthin. Diese beiden Karotinoide sind die Hauptpigmente der Makula des Auges. Man geht davon aus, dass sie teilweise das schädliche Licht herausfiltern, das die Netzhaut schädigen kann. Lutein kommt in grünem Blattgemüse wie Brokkoli, Grünkohl und Mangold sowie in Mais, Erbsen und Eigelb vor. Auch Zeaxanthin kommt in grünem Gemüse sowie roten Paprika und Mais vor.

Im Rahmen einer Studie wurden 3500 Personen untersucht, bei denen wenigstens ein Symptom der altersbedingten Makuladegeneration vorlag. Das geringste Risiko für die Entwicklung einer fortgeschrittenen Degeneration hatten Testpersonen, die die antoxidativen Vitamine E und C sowie Beta-Karotin und Zink erhielten.

Nach aktuellem Stand der Medizin erhöht eine Ernährung, in der viele gesättigte Fettsäuren vorkommen, das Risiko für eine altersbedingte Makuladegeneration. Man nimmt an, dass gesättigte Fette eine ähnliche artherosklerotische Wirkung auf die Netzhautarterien haben wie etwa auf die Herzkranzgefäße. Entsprechend gelten zur Vorbeugung vor Makuladegeneration dieselben Ernährungsempfehlungen wie bei Arteriosklerose (siehe S. 38–40).

DIABETISCHE RETINOPATHIE

Bei der diabetischen Retinopathie verliert die Netzhaut aufgrund von feinen gerissenen Blutgefäßen mehr und mehr ihre Funktion. Eine antioxidanzienreiche Ernährung tut gut, ansonsten hat die Ernährung eine besondere Bedeutung bei der guten Einstellung eines Diabetikers, wodurch auch das Risiko für eine diabetische Retinopathie vermindert wird.

NACHTBLINDHEIT

Die Augen benötigen Vitamin A oder seine Vorstufe Betakarotin sowie Bioflavonoide, eine Gruppe sekundärer Pflanzenstoffe, um Licht absorbierende Pigmente herzustellen. Ein Mangel an diesen Pigmenten beeinträchtigt die Fähigkeit des Auges, sich an Dunkelheit anzupassen und bei schlechtem Licht noch gut zu sehen.

In den westlichen Ländern ist Vitamin-A-Mangel eher selten, gute Lieferanten sind Innereien und Milchprodukte. Die Vorstufe Beta-Karotin liefern orangefarbenes Obst und Gemüse sowie dunkelgrünes Blattgemüse.

Eine sich verschlechternde Nachtsicht kann auch Folge einer Verdauungsstörung oder Malabsorption sein, durch die der Körper das Vitamin nicht verwerten kann. Die Behandlung der zugrunde liegenden Ursache behebt in der Regel auch die Nachtblindheit. ❖

AVOCADOS

Pluspunkte

- Reich an Folsäure, Vitamin A und Kalium.
- Nennenswerter Gehalt an Eisen, Magnesium, Vitamine C, E und B6.

Minuspunkte

- Sehr fett- und damit kalorienreich.

Der feine Buttergeschmack und die weiche Konsistenz machen Avocadofruchtfleisch zu einem beliebten Dip, geschätzten Brotbelag oder auch zur wertvollen Salatzutat. Püriert und gewürzt wird eine vollreife Avocado zum cremigen Dip (z. B. Guacamole). Avocados enthalten etwa 220 kcal pro 100 g und sind – im Gegensatz zu allen anderen Obstarten – ausgesprochen fettreich. Allerdings sind die im Avocadofett enthaltenen Fettsäuren zum größten Teil einfach ungesättigt und wirken damit nicht erhöhend auf den Cholesterinspiegel.

Im Rahmen einer ansonsten fettarmen Mahlzeit liefern Avocados wichtige Nährstoffe. So enthalten 100 g etwa 500 mg Kalium sowie nennenswerte Mengen an Eisen, Vitamin C, Vitamin E und B6. Avocados sind außerdem reich an den sekundären Pflanzenstoffen Beta-Sitosterol, das mit niedrigen Cholesterinspiegeln in Verbindung gebracht wird, und Glutathion, einem Antioxidanz mit vermuteter krebsvorbeugender Wirkung.

Avocados sollten immer roh serviert werden, da Garhitze das Fruchtfleisch bitter werden lässt. Sie können aber durchaus warmen Gerichten unmittelbar vor dem Servieren zugefügt werden, etwa als Zutat einer Suppe, einer würzigen Pastasauce oder auf gegrillter Hähnchenbrust. ❖

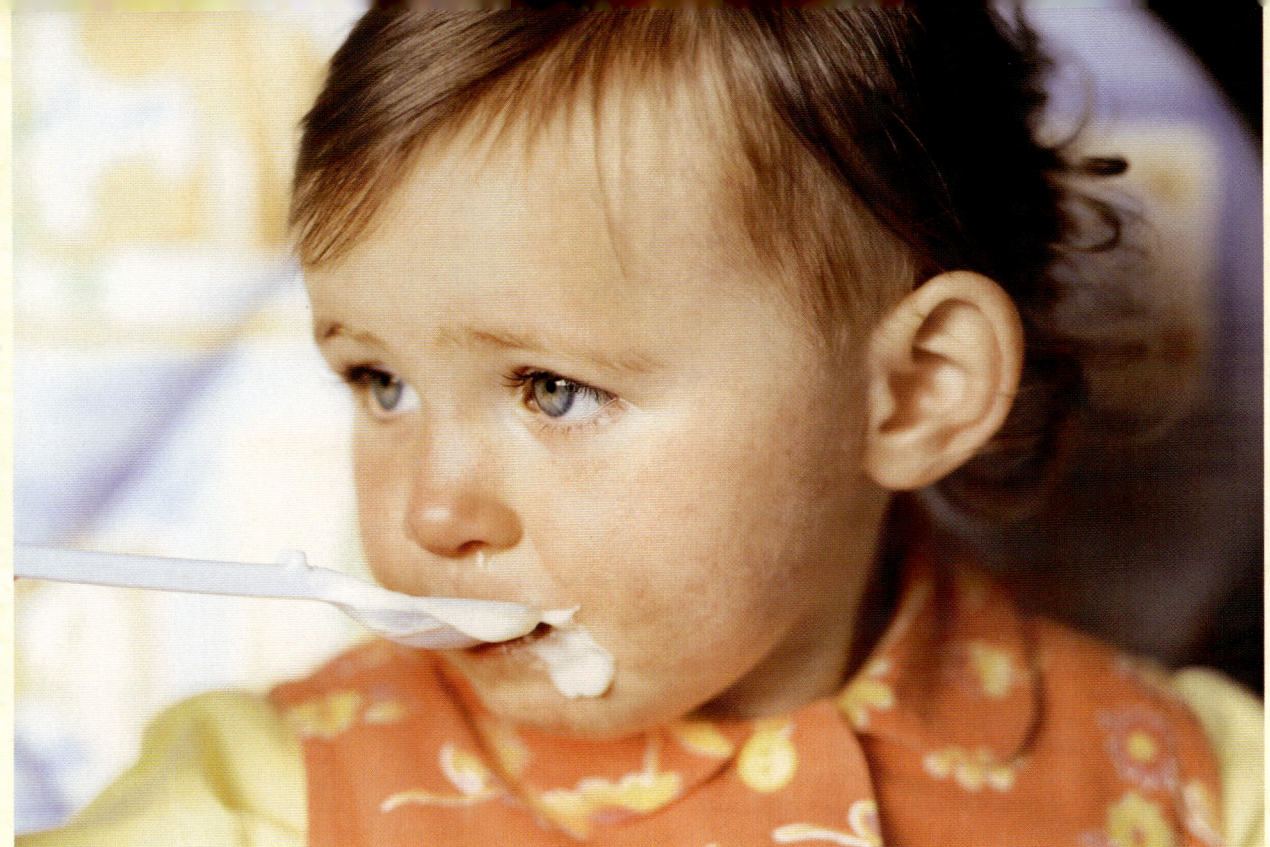

BABYNAHRUNG
■ GESUNDES FÜRS ERSTE JAHR ■

Die richtige Ernährung von Anfang an legt nicht nur für die Gesundheit Ihres Kindes den Grundstein, sondern auch für seine Vorlieben und Abneigungen bestimmten Nahrungsmitteln gegenüber – sie bestimmen im Prinzip entscheidend sein späteres Essverhalten.

Frisch gebackene Eltern machen sich zunächst vermutlich überwiegend Gedanken darüber, wie sie ihr Baby füttern sollen. Was soll ich tun, wenn ich mein Kind nicht stillen kann? Woher weiß ich, ob mein Kind genug oder zu viel getrunken hat? Sollte ich dem Baby zusätzlich Vitamine geben? Von welchem Alter an kann ich Beikost anbieten? Schnell erfahren junge Eltern, dass bei diesem Thema jeder mitredet: Großeltern, Nachbarn – sogar Fremde im Supermarkt. Wie nicht anders zu erwarten, widersprechen sich die wohl gemeinten Ratschläge und verwirren eher, als dass sie helfen. Verzweifeln Sie nicht: Mit den folgenden Tipps bekommen Sie die Situation in den Griff.

✔ Lernen Sie Ihr Baby kennen. Kein Säugling ist wie der andere. Einige kommen regelrecht ausgehungert zur Welt und wollen alle 1–2 Stunden gefüttert werden, andere schlafen rund um die Uhr und müssen sogar zum Füttern geweckt werden.

✔ Versuchen Sie zu entspannen. Es ist ganz normal, dass junge Eltern sich viele Gedanken über das Wohl ihres Babys machen.

✔ Vertrauen Sie Ihrem Gefühl: Wenn Ihr Kind gedeiht und sich im normalen Rahmen entwickelt, bekommt es auch genug zu essen!

✔ Geben Sie Essen den richtigen Stellenwert: Es liefert die notwendige Energie und die Nährstoffe, die Ihr Kind für seine Entwicklung und sein

POPULÄRE IRRTÜMER

Irrtum: Ein Glas Bier am Tag regt die Milchbildung an.

Tatsache: Es gibt keinen wissenschaftlichen Beweis dafür, der die Behauptung unterstützt, Biertrinken würde die Muttermilchbildung anregen oder verbessern. Allerdings wurde nachgewiesen, dass Bier die Produktion der Milchbildungshormone steigert.

Wachstum braucht. Essen sollte aber niemals ein Ersatz für Zuwendung sein oder als Belohnung für gutes Benehmen eingesetzt werden. Selbst kleine Kinder lernen schnell, Essen als Druckmittel zu verwenden – späteren Essproblemen kann so der Weg bereitet werden.

Am Anfang bekommt Ihr Baby, was Sie essen

Gute Babyernährung beginnt bereits im Mutterleib, denn mit dem, was die Mutter isst, bestimmt sie bereits über das, was ihr Kind bekommt. Eine Mutter, die sich ausgewogen ernährt, bietet ihrem Kind die Nährstoffe, die es für sein Wachstum und seine Entwicklung im Mutterleib benötigt. Wer in der Schwangerschaft hungert, um einer Gewichtszunahme vorzubeugen, gefährdet damit die Gesundheit seines ungeborenen Kindes. Eine Schwangere, die an Eisenmangel leidet, wird höchstwahrscheinlich ein Baby mit einem schwachen Eisenspeicher zur Welt bringen. Ist der Folsäurespiegel einer Schwangeren zu niedrig, kann dies beim Kind zu schweren neurologischen Beeinträchtigungen führen. Auch eine Vitamin-A-Überdosis vor oder während der frühen Schwangerschaft kann das Ungeborene stark schädigen.

Muttermilch – das erste Essen fürs Baby

Es gibt keinen Zweifel daran, dass Muttermilch optimal auf die Ernährungsbedürfnisse eines Babys abgestimmt ist. Die Weltgesundheitsorganisation empfiehlt, ein gesundes Kind in seinen ersten 6 Lebensmonaten voll zu stillen (Frühgeborene und Untergewichtige benötigen gegebenenfalls ergänzende Nahrungspräparate). Die einzige Alternative zur Muttermilch ist adaptierte Säuglings-Milchnahrung.

Nicht jede Mutter kann ihr Kind 6 Minate lang stillen – aus welchen Gründen auch immer. Ein Baby profitiert immer von Muttermilch, auch wenn es nur wenige Stillmahlzeiten sind. Colostrum, die Vormilch, die in den allerersten Tagen aus der Brust fließt, ist eiweißreicher sowie weniger süß und fett als die spätere Milch. Außerdem aktiviert sie die Darmfunktion des Babys und ist besonders reich an Antikörpern, die die Körperabwehr des Neugeborenen erhöhen. Das Saugen des Babys an der Brust regt die Milchbildungshormone an, was die Milchbildung fördert. Normalerweise fließt nach ein paar Tagen genug Milch für das Baby. Muttermilch ist leicht verdaulich und bietet alle Nährstoffe, die ein Baby in den ersten 4–6 Lebensmonaten benötigt. Muttermilch ist perfekt an die Bedürfnisse und das Verdauungssystem des Babys angepasst – in den ersten Wochen ist die Milch wässriger und süßer, mit zunehmendem Alter des Babys wird sie dicker und kalorienreicher.

Kinderärzte empfehlen die Gabe von Vitamin D im ersten Lebensjahr, um den Bedarf des Babys zu sichern und eventuellen Schäden, wie Rachitis, vorzubeugen. Vitamin-D-Präparate für Säuglinge gibt es auch mit Fluorid, das Knochen und Zähnen Stabilität verleiht.

Wie erkennt man, ob das Baby genug Milch bekommt?

Viele frisch gebackenen Mütter befürchten, ihr Baby bekäme nicht genug Milch. Falls Sie unsicher sind, sollten Sie die folgenden Fragen beantworten:

1. Wie oft sind die Windeln nass, und wie oft ist Stuhl darin?
2. Wächst mein Baby?
3. Wirkt mein Baby hungrig?

Wenn Ihr Baby einen zufriedenen Eindruck macht, ruhig schläft und nach fast jeder Mahlzeit eine nasse Windel und regelmäßig Stuhl in der Windel hat, wird es höchstwahrscheinlich genug Milch erhalten. Jedes Baby hat sein individuelles Trinkverhalten. Manche Babys trinken pro Mahlzeit viel und haben

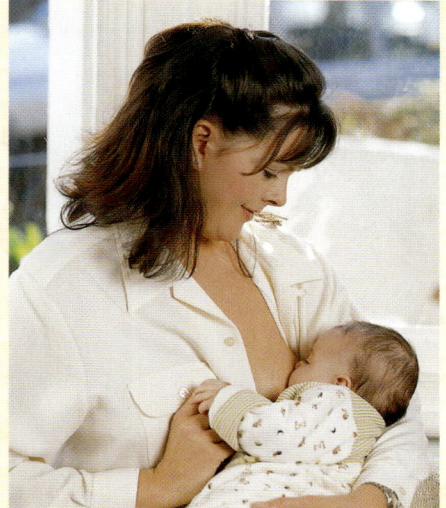

Die Vorteile des Stillens

- Stillen regt Gebärmutterkontraktionen an, die vor Blutungen schützen und die Gebärmutter wieder auf Normalgröße bringen.
- Muttermilch ist immer verfügbar, kostenlos, steril und richtig temperiert.
- Stillen fördert eine innige Mutter-Kind-Bindung.
- Gestillte Kinder bekommen seltener Infektionen. Der Vorteil geht weit über die Kindheit hinaus. Studien belegen, dass Menschen, die als Kinder gestillt wurden, auch seltener an Fettsucht, Diabetes, Asthma, Herzkrankheiten und einigen Krebsformen erkranken.
- Ausschließliches Stillen in den ersten Lebensmonaten kann das Kind vor Allergien schützen.
- Mütter, die gestillt haben, erkranken nach den Wechseljahren seltener an Brustkrebs und Osteoporose.

einen 4–5-Stunden-Rhythmus, andere wiederum brauchen alle 2–3 Stunden nur etwas Milch. Es gibt Kinder, die kein Interesse am Trinken haben oder schläfrig sind; falls Ihr Baby innerhalb eines Tages bzw. innerhalb von 24 Stunden weniger als sechs- bis achtmal trinkt, sollten Sie es durch wiederholtes Anlegen dazu motivieren, mehr bzw. öfter zu trinken.

Wachstum und Gewichtszunahme sind wichtige Indikatoren dafür, ob Ihr Kind genug zu essen bekommt. Denken Sie daran, dass Kinder in Schüben wachsen. Während eines Wachstumsschubs hat Ihr Baby mehr Hunger als sonst – es will auf einmal mehr und öfter trinken. Das verstärkte Trinken an der Brust stimuliert automatisch die Bildung von mehr Muttermilch, so dass das Baby bekommt, was es braucht. Seien Sie nicht beunruhigt, wenn Ihr Baby nach 1 oder 2 Wochen wieder weniger Interesse am Trinken zeigt.

Hungrige Babys signalisieren ihr Bedürfnis deutlich: Quengelt und schreit es stündlich und sucht die Brust, mag es daran liegen, dass Ihr Baby einen erhöhten Energiebedarf, also Hunger, hat. Schreien kann aber auch Langeweile, Bauchweh, erhöhte Körpertemperatur oder das Bedürfnis nach Zärtlichkeit bedeuten. Mit der Zeit werden Sie spüren, was Ihr Baby Ihnen mitteilen will.

Flaschenkost

Obwohl die meisten Mütter in Deutschland ihr Baby zumindest in den ersten Wochen nach seiner Geburt stillen, entscheiden sich später doch viele für Flaschenkost. Sie können sicher sein, dass Säuglings-Milchnahrung alle wichtigen Nährstoffe enthält – vorausgesetzt, sie wird gemäß der Packungsanweisung zubereitet! – und dass Ihr Kind gedeiht. Allgemein trinken Flaschenkinder mehr als gestillte, dadurch nehmen sie oft schneller zu, obwohl sie bald von den gestillten Kindern eingeholt werden. Im Durchschnitt ist das Geburtsgewicht nach 4–5 Monaten verdoppelt, am ersten Geburtstag meist verdreifacht.

Flaschenkinder machen mehr Arbeit, da Flaschen, Sauger und andere Gegenstände sterilisiert werden müssen. Einige Ersatzpräparate sind schon fertig gemischt, andere sind konzentriert oder liegen als Pulver vor und müssen mit sterilem Wasser vermengt werden. Im Voraus zubereitete Ersatzmilch sollte im Kühlschrank aufbewahrt werden, allerdings nur für 24 Stunden, anschließend sollte sie nicht mehr verwendet werden. In der Flasche nach dem Trinken verbliebene Reste sollten ebenfalls weggeschüttet werden, da sie durch die Saugeröffnung mit Bakterien verunreinigt sein können.

Beikost

Feste Nahrung sollte auf keinen Fall vor dem 4. Monat angeboten werden. Früheres Zufüttern kann schädlich sein, weil das noch unreife Verdauungssystem damit überfordert wäre. Außerdem wird dadurch das Auftreten von Lebensmittelallergien begünstigt. Bei voll gestillten Kindern hat das Zufüttern meist Zeit bis zum fünften oder sechsten Monat. Erst dann werden durch das Stillen allein nicht mehr ausreichend Kalorien und Nährstoffe zugeführt.

Die erste feste Nahrung sollte leicht zu verdauen sein und ein geringes allergisches Potenzial besitzen – Reisflocken für Kinder sind gut geeignet. Bei den ersten Füt-

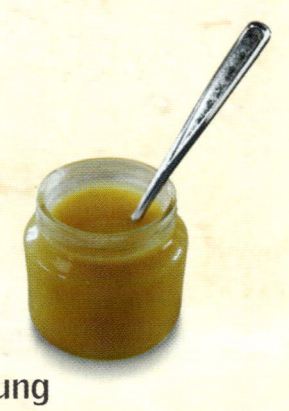

Baby-Fertignahrung

Die meisten Kinder werden mit püriertem Gemüse, Obst und Fleisch aus Gläschen an Beikost gewöhnt. Diese Beikost bietet für Säuglinge viele Vorteile – sie ist sicher und meist salz- und zuckerfrei. Für die Mutter ist sie vor allem praktisch. Bei Baby-Fertignahrung sind folgende Vorsichtsmaßnahmen erforderlich:

- Sie sollten nie Ihr Kind direkt aus dem Gläschen füttern und anschließend den Rest darin aufbewahren. Durch den Speichel am Löffel gelangen Bakterien ins Glas, die den Inhalt verderben lassen.

- Baby-Fertignahrung hat meist kaum Eigengeschmack. Salzen Sie trotzdem auf keinen Fall nach. Zu viel Salz während der Babyzeit kann im späteren Leben zu Gesundheitsstörungen führen.

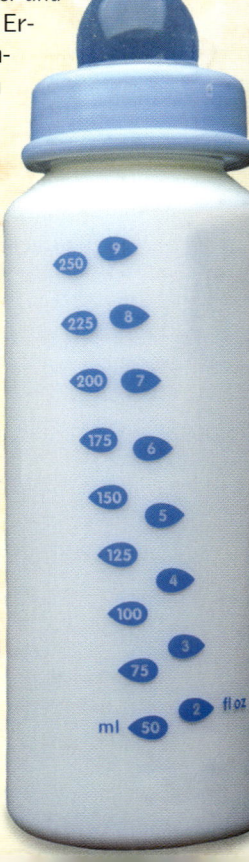

terungsversuchen füllen Sie nur wenig auf einen Teelöffel, berühren mit dem Löffel sanft die Lippen Ihres Kindes, damit es den Mund öffnet, und geben die Zerealien auf den hinteren Zungenbereich. Erwarten Sie allerdings nicht, dass dies reibungslos abläuft – normalerweise spucken, kleckern und protestieren Kinder viel.

Das Kind sollte zu den Mahlzeiten hungrig, aber nicht ausgehungert sein. Gelegentlich wird empfohlen, zunächst einige Minuten zu stillen oder die Flasche zu geben, dann eine kleine Menge der angerührten Flocken anzubieten – nicht mehr als 1 oder 2 Teelöffel voll – und wieder mit Milch weiterzumachen. Nach einigen Versuchen kann man erst die Zerealien geben, allmählich den Anteil der festen Nahrung erhöhen und den Milchanteil vermindern.

Fangen Sie langsam an, und führen Sie maximal ein bis zwei neue Nahrungsmittel wöchentlich ein. Wenn Sie Selbstgekochtes anbieten, achten Sie darauf, dass es ausreichend püriert ist. Neben Reiszerealien sind auch Hafer- und Gerstezerealien geeignet, klein geschnittenes Obst und Gemüse sowie püriertes Huhn und Rind. Etwa ab dem fünften Lebensmonat kann Fruchtsaft gegeben werden, anfangs Apfelsaft. Meiden Sie Orangensaft und andere Zitrusfruchtprodukte für mindestens 6 Monate, da sie zu allergischen Reaktionen führen können. Andere potenziell allergieauslösende Nahrungsmittel sollten frühestens im sechsten bis neunten Lebensmonat oder später gegeben werden, sofern in der Familie Allergien bekannt sind. Setzen Sie alle Lebensmittel ab, die zu Ausschlägen, laufender Nase, Unruhe, Durchfall oder anderen möglichen Symptomen einer Lebensmittelallergie führen.

Selber essen

Im Alter von 7 oder 8 Monaten haben die meisten Kinder eine ausreichende Auge-Hand-Koordination entwickelt, um allein zu essen. Auch die Zähne beginnen in diesem Alter durchzubrechen. Lebensmittel, die gut aus der Hand gegessen werden können, sind Zerealien, in mundgerechte Stücke geschnittene Bananen, Äpfel und Birnen, gegarte Erbsen und Möhrenstücke und kleine Stückchen weich gegartes Hühnerfleisch. Die Stücke sollten so groß sein, dass sie gegriffen werden können, aber klein genug, dass sie nicht im Hals stecken bleiben und zum Ersticken führen können.

Sobald das Kind aufrecht auf einem Stuhl sitzen kann, sollte es an den Familienmahlzeiten teilnehmen und das Gleiche essen wie die anderen, selbst wenn die Speisen dafür klein geschnitten oder püriert werden müssen. Achten Sie darauf, dass die Gerichte nur sehr schwach gesalzen sind – lassen Sie die Großen bei Tisch selbst nachsalzen. Ermuntern Sie Ihr Baby, einen Löffel zu benutzen; seien Sie aber nicht enttäuscht, wenn es lieber mit den Fingern isst. In diesem Alter ist es wichtiger für Ihr Kind, am Familienleben teilzunehmen und selber zu essen, als korrekte Tischmanieren zu erlernen. Diese stellen sich irgendwann von selber ein, vor allem wenn Eltern und Geschwister mit gutem Beispiel vorangehen.

Abstillen

Das Entwöhnen von Brust oder Flasche ist ein wichtiger Wendepunkt im Leben eines Kindes und sollte nicht übereilt erfolgen. Wann abgestillt wird, liegt meistens im Ermessen der Mutter. Manche stellen ihre Kinder bereits nach wenigen Wochen oder Monaten von der Brust auf die Flasche um, andere stillen weiter, obwohl ihr Kind inzwischen feste Nahrung zu sich nimmt. Manche Kinder beschließen mit 9–10 Monaten, dass sie die Flasche nicht mehr wollen – wieder andere verlangen danach, insbesondere beim Einschlafen. Kinder unter einem Jahr sollten jedoch weiterhin nur Säuglings-Milchnahrung erhalten.

Zahnpflege

Viele Eltern gehen irrtümlicherweise davon aus, dass die Milchzähne nicht so wichtig sind, weil sie sowieso irgendwann ausfallen und ersetzt werden. Tatsächlich gefährdet frühe Zahnkaries nicht nur die darunter liegenden zweiten Zähne, sondern verursacht auch stärkste Zahnschmerzen. Sobald die ersten Zähne durchbrechen, sollten die Eltern mit der Zahnpflege beginnen. Ein Schluck Wasser nach dem Stillen spült etwaige Milchreste aus dem Mund. Zahnfleisch und durchbrechende Zähne können vorsichtig mit einem um einen Finger gewickelten Tuch abgewischt werden. Kinder dürfen auch nicht während des Trinkens einschlafen, da sich Milchlachen im Mund bilden und der enthaltene Zucker (Laktose) zu ausgedehnter Karies führen kann. Zucker ist die Hauptursache für Karies bei Kindern, bieten Sie daher möglichst keine süßen Getränke und Snacks an. Ein Stück Käse oder Obst ist die bessere Alternative und liefert wichtige Nährstoffe, ohne die Zähne zu schädigen.

POPULÄRE IRRTÜMER

Irrtum: Es sollte immer zuerst Gemüse und dann Obst zugefüttert werden, damit die Kinder auch später mehr Gemüse essen.

Tatsache: Das stimmt nicht. Obst und Gemüse sollten im Wechsel zugefüttert werden.

BEIKOST IM ERSTEN LEBENSJAHR

In den ersten 4 Lebensmonaten liefert Muttermilch oder eine entsprechende Säuglings-Milchnahrung alle Nährstoffe, die der Säugling benötigt. Die unten stehende Tabelle gibt einen Überblick über die allmähliche Einführung der Breimahlzeiten. Bedenken Sie aber, dass jedes Kind auch beim Essenlernen seinen eigenen Rhythmus hat. Einen speziellen Ernährungsplan für das erste Lebensjahr hat das Forschungsinstitut für Kinderernährung in Dortmund entwickelt. www.nutrichild.de

1.– 4. LEBENSMONAT

Muttermilch oder Säuglings-Milchnahrung nach Bedarf

5. LEBENSMONAT

Beginn der Beikost bzw. Einführung der ersten Breimahlzeit am Mittag; z. B. löffelchenweise Karottenbrei aus dem Gläschen vor einer Still- bzw- Milchmahlzeit zum allmählichen Gewöhnen an andere Nahrung.

Milch und Milchprodukte	Getreide-produkte	Obst und Gemüse	Fleisch und Fleischersatz	In Maßen und Verbotenes
6. LEBENSMONAT Einführung der zweiten Breimahlzeit in Form eines Vollmilch-Getreide-Breis. Dafür 200 g Vollmilch mit 20 g Getreideflocken und 20 g Obstsaft bzw. Obstpüree mischen.				
Muttermilch oder Säuglings-Milchnahrung, Vollmilch in Form eines Getreidebreis (siehe oben)	Glutenfreie Getreidesorten in Form von Flocken: Reis, dann Gerste, Hafer und schließlich gemischt	Ungewürztes, gekochtes, püriertes Gemüse (Kartoffeln, Möhren, Kohlrabi, Blumenkohl, Fenchel); püriertes Obst (Banane, Apfel, Birne, Pfirsich)	Um die Eisenversorgung zu sichern: gekochtes, püriertes Rindfleisch (täglich 20–30 g) mit Gemüse und Kartoffeln	Im ersten Lebensjahr kein Honig (Gefahr einer Lebensmittelvergiftung); kein Eiklar, um das Risiko einer Hühnereiweiß-allergie zu verringern
7.–9. LEBENSMONAT Einführung einer dritten Breimahlzeit in Form eines Getreide-Obst-Breis: 20 g Getreideflocken, 90 g Wasser, 100 g Obst, 5 g Butter				
Weiterhin Muttermilch bzw. Säuglings-Milchnahrung	Zwieback, Butterkekse. Getreide-Obst-Brei, Vollmilch-Getreide-Brei, Brot	Gemüse und ungesüßtes zerdrücktes weiches Obst. Täglich Obst und Gemüse der Saison	Täglich 30 g Fleisch (Kartoffel-Gemüse-Fleisch-Brei)	Begrenzte Mengen ungesüßter, mit Wasser verdünnter Fruchtsaft (1:1) aus der Tasse
10.–12. LEBENSMONAT Allmählich Teinahme am Familienessen. Regelmäßig kann jetzt feste Nahrung wie Brot gefüttert werden.				
Vollmich-Getreide-Brei, Joghurt, Käse, Frischkäse, Quark	Getreidebreie, auch Brot	Getreide-Obst-Brei, zwischendurch weiches Obst in Stückchen zum Greifen	Kartoffel-Gemüse-Fleisch-Brei bzw. magere, zarte Fleischstückchen, insgesamt 35 g Fleisch täglich	Noch kein Fisch, noch keine Nüsse

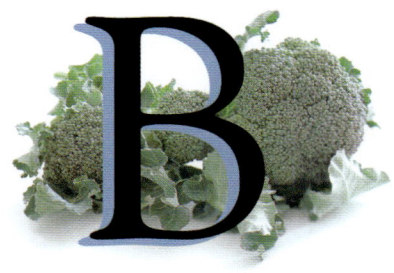

BALLASTSTOFFE

Pluspunkte

- Verhindern Verstopfung
- Lindern die Symptome bei Divertikulose und Hämorrhoiden
- Senken vermutlich das Darmkrebsrisiko
- Lösliche Ballaststoffe tragen zur Senkung erhöhter Blutcholesterinspiegel bei
- Helfen bei der Gewichtskontrolle

Minuspunkte

- Zu viele Ballaststoffe können Blähbauch und andere Verdauungsbeschwerden verursachen
- Ballaststoffreiche Lebensmittel können zu Blähungen führen
- Zu viele Ballaststoffe können die Aufnahme von Eisen, Zink und anderen Mineralstoffen behindern

Ballaststoffe sind die unverdaulichen Bestandteile pflanzlicher Lebensmittel (tierische Lebensmittel sind ballaststofffrei). Einige der wichtigsten Ballaststoffe in unserer Nahrung sind Zellulose, Lignin und Pektin. Überwiegend in der Lebensmittelindustrie werden die so genannten Pflanzengummis (Quellstoffe) und Inulin (Oligofruktose), als Dickungsmittel bzw. Füllstoffe eingesetzt.

VORBEUGEND

Die positive Wirkung der Ballaststoffe scheint schon im Altertum bekannt gewesen zu sein; wissenschaftliche Erklärungen, warum Ballaststoffe als Bestandteil der täglichen Ernährung so wichtig sind, hat man aber erst seit kurzem. Zwar sind Ballaststoffe keine magische Medizin, die von Verdauungsstörungen bis Krebs alles verhindern oder heilen kann. Die Forschung weist aber darauf hin, dass die für die westlichen Industrieländer typische ballaststoffarme Ernährung zu der weiten Verbreitung von Zivilisationskrankheiten wie Diabetes, koronarer Herzkrankheit und Dickdarmerkrankungen einschließlich Dickdarmkrebs beiträgt.

Der durchschnittliche Deutsche verzehrt 10–15 g Ballaststoffe am Tag. Ernährungsexperten empfehlen allerdings die tägliche Aufnahme von mindestens 30 g.

NAHRUNGSQUELLEN

Die meisten Ballaststoffe sind in Obst, Gemüse, Hülsenfrüchten, Nüssen und Samen sowie in Vollkorngetreide und -reis jeweils in den Randschichten der Körner enthalten.

Es gibt zwei große Gruppen von Ballaststoffen: lösliche und unlösliche. Die meisten Pflanzen enthalten beide Formen in unterschiedlichen Anteilen. Lösliche Ballaststoffe wie Pektin werden im Darm größtenteils abgebaut. Sie kommen in Hülsenfrüchten, Hafer, Leinsamen, Gerste und pektinreichen Früchten wie Äpfeln, Quitten, Erdbeeren und Zitrusfrüchten vor.

Unlösliche Ballaststoffe wie Zellulose und Lignin passieren den Verdauungstrakt nahezu unverändert. Sie finden sich etwa in Vollkornweizen, ungeschältem Reis, in den Schalen von Obst sowie in vielen Gemüsearten, z. B. Möhren, Kohlgemüse, grünen Bohnen und Erbsen.

> **DAS ENTHÄLT ETWA 5 G BALLASTSTOFFE**
>
> - 110 g gegarte Linsen
> - 125 g gegarte Erbsen
> - 50 g Weizenvollkornflocken
> - 120 g roher Knollensellerie
> - 185 g gegarter Brokkoli
> - 1 Birne (150 g)
> - 110 g Himbeeren
> - 50 g Dörrpflaumen
> - 55 g getrocknete Datteln
> - 50 Mandelkerne

BALLASTSTOFFREICHER ESSEN

- Essen Sie fünfmal täglich eine Portion Obst oder Gemüse (möglichst ungeschält und oft auch roh).
- Essen Sie Vollkornprodukte: Vollkornflocken und -brot, Vollkornnudeln, Vollkornreis.
- Frühstücken Sie. Das Frühstück ist die beste Möglichkeit, viele Ballaststoffe zu sich zu nehmen – Getreideflocken, Vollkornbrot und getrocknetes oder frisches Obst.
- Wählen Sie als Zwischenmahlzeiten ballaststoffreiches Obst, z. B. Birnen, Beeren und Äpfel sowie Trockenobst.
- Entdecken Sie die Getreideküche. Probieren Sie auch einmal Gerichte mit weniger vertrauten Getreidevarianten wie Bulgur oder Gerste.
- Essen Sie häufiger Hülsenfrüchte, z. B. in Suppen oder Eintöpfen.
- Ergänzen Sie Blatt- und Gemüsesalate mit Nüssen, Samen (z. B. Sesam), Kichererbsen oder Kidney-Bohnen.
- Backen Sie mit Vollkornmehl, mit Trockenfrüchten und Nüssen.

BEDEUTUNG FÜR DIE GESUNDHEIT

Bei ihrer Passage durch den Verdauungstrakt wirken Ballaststoffe wie ein Schwamm und nehmen ein Vielfaches ihres Gewichts an Wasser auf. Dadurch wird der Stuhl weicher und voluminöser, kann den Darm schneller passieren und leichter ausgeschieden werden. Das Risiko für Verstopfung sinkt und ebenso das Risiko für Darmerkrankungen wie Divertikulose und Hämorrhoiden, die durch den hohen Druck im Darm bei hartem Stuhl entstehen.

Zwei wichtige, im Jahr 2003 veröffentlichte Studien zeigen, dass die Aufnahme von reichlich Ballaststoffen das Risiko für Dickdarmkrebs deutlich vermindert (siehe „Kleie"). Vermutete Gründe dafür sind die relativ rasche Darmpassage balaststofffreichen Stuhls, derentwegen die Darmwand nicht so lange Kontakt mit krebserregenden Stoffen hat, sowie der hohe Wassergehalt ballaststofffreichen Stuhls, der die krebserregenden Stoffe darin verdünnt.

Ballaststoffe können auch direkt gegen Krebs wirken. So bindet etwa Weizenkleie Nitrit, was die Bildung von krebserregenden Nitrosaminen verhindert. Daneben können Ballaststoffe dafür sorgen, dass die krebserregenden Stoffe nicht in die Zellen gelangen.

Einige der löslichen Ballaststoffe tragen dazu bei, den Blutcholesterinspiegel zu senken und damit die Ablagerung von Plaques in den Arterien sowie das Risiko für Herz-Kreislauf-Erkrankungen zu vermindern.

Lösliche Ballaststoffe helfen auch, den Blutzuckerspiegel bei Diabetikern zu senken. Eine Ernährung mit reichlich komplexen Kohlenhydraten und Ballaststoffen erleichtert manchen Diabetikern ihre Blutzuckereinstellung.

Da Ballaststoffe für ein lang anhaltendes Sättigungsgefühl sorgen und kalorienarm sind, helfen sie bei der Gewichtsabnahme und -kontrolle. Am wirksamsten ist langfristig eine Reduktionsdiät, die einer ausgewogenen Ernährung entspricht, mit reichlich ballaststofffreichen Nahrungsmitteln, aber auch mäßigen Mengen an eiweißreichen und fetthaltigen Lebensmitteln. Da eiweiß- und fetthaltige Nahrungsmittel langsamer verdaut werden als ballaststofffreiche (kohlenhydratreiche), wird man nicht so schnell wieder hungrig.

Ballaststoffe in Tablettenform sind keine empfehlenswerte Alternative zur Ballaststoffaufnahme über die normale Nahrung. Denn Tabletten und andere Ersatzpräparate enthalten keine weiteren Nährstoffe und Wirksubstanzen (z. B. Vitamine, Mineralstoffe, sekundäre Pflanzenstoffe), die in natürlichen ballaststofffreichen Lebensmitteln vorkommen. Und es ist durchaus möglich, dass auch diese Begleitstoffe entscheidend zur Verhinderung von Krankheiten beitragen – und nicht nur die Ballaststoffe allein.

BEI DER MENGE NICHT ÜBERTREIBEN

Zu viel Kleie oder andere nicht lösliche Ballaststoffe behindern die Aufnahme bestimmter Mineralstoffe aus dem Darm in den Körper, insbesondere von Kalzium, Eisen und Zink. Dies tritt aber erst ab einer Menge von mehr als 35 g Ballaststoffen täglich auf.

Die plötzliche Erhöhung etwa von 10 g Ballaststoffen auf 30 g täglich kann unangenehme Symptome wie Blähungen hervorrufen. Nimmt man mit einer Mahlzeit zu viele Ballaststoffe zu sich, können insbesondere bei älteren Menschen oder solchen mit sitzender Tätigkeit, die bereits eine träge Darmfunktion haben, Bauchkrämpfe oder sogar ein Darmverschluss auftreten. Nehmen Sie also nicht zu viele Ballaststoffe auf einmal zu sich und erhöhen Sie den Ballaststoffanteil in der Nahrung langsam. ❖

BANANEN

Pluspunkte

- Enthalten reichlich Kalium und Vitamin B_6 sowie viel Folsäure und Ballaststoffe
- Lösen selten Allergien aus

Minuspunkte

- Relativ kalorienreich

Die gesunden, sättigenden und wohlschmeckenden Bananen sind eine ideale Zwischenmahlzeit. Man erntet die Früchte, die in den meisten tropischen Regionen der Welt angebaut werden, noch grün. Lagert man sie bei Raumtemperatur, reifen sie innerhalb weniger Tage. Der Vorgang kann beschleunigt werden, wenn man die Bananen zusammen mit einem Apfel in eine Plastik- oder Papiertüte gibt.

Bananen sind ideal für die Ernährung von Säuglingen und Kleinkindern: Sie sind mild, leicht verdaulich und lösen nur selten Allergien aus. Neben Reis, Apfelmus und Zwieback werden sie als Schonkost nach Durchfällen empfohlen. Patienten mit Magen-Darm-Geschwüren berichten außerdem, dass ihre Schmerzen durch Bananen gelindert werden, was jedoch nicht bewiesen werden konnte. Zwar treten nur selten Allergien gegen Bananen auf, bei Menschen mit Latexallergien sind sie jedoch häufiger.

NÄHRWERT

Eine mittelgroße Banane (115 g) enthält 440 mg Kalium, ein für die Regulation des Blutdrucks und damit für das Senken eines zu hohen Blutdrucks wichtiges Mineral. Außerdem enthalten Bananen die Aminosäure Tryptophan. Sie regt die Produktion des so genannten Glückshormons Serotonin an.

Bananen sind eine ausgezeichnete Quelle für Vitamin B6. Eine mittelgroße Banane liefert etwa 33 % der empfohlenen Tagesmenge. Daneben enthält sie 2 g teilweise lösliche Ballaststoffe, die nachweislich zur Senkung des Blutcholesterinspiegels beitragen. Bananen enthalten knapp 100 kcal pro 100 g, überwiegend in Form von Stärke und Zucker.

Kochbananen Sie ähneln unreifen Obstbananen, ihr Fruchtfleisch wird aber nicht süß. Sie werden vor allem gebacken oder gebraten als stärkehaltige Beilage serviert. Außerdem sind sie eine köstliche Beigabe zu Suppen, Eintöpfen und Fleischgerichten. Vom Nährwert her sind Kochbananen mit Obstbananen vergleichbar, bis auf die Tatsache, dass sie zehnmal mehr Beta-Karotin enthalten als jene. ❖

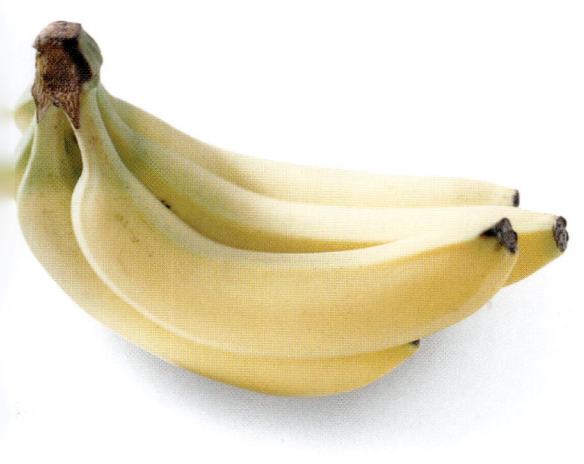

BESTRAHLTE LEBENSMITTEL

Pluspunkte
- Senken das Risiko für Lebensmittelvergiftungen
- Längere Haltbarkeit

Minuspunkte
- Kaum einschätzbare gesundheitliche Risiken

Es gibt unterschiedliche Gründe dafür, Lebensmittel hochenergetischer ionisierender Strahlung auszusetzen:

Nahrungsmittel wie Fleisch, Geflügel und Meeresfrüchte werden sicherer und halten sich länger, weil krank machende Mikroorganismen abgetötet werden; Insekten, die Gemüse, Trockenobst, Nüsse und Getreide befallen haben, werden getötet oder sterilisiert; Kartoffeln, Zwiebeln und Knoblauch bilden keine Keime bzw. Sprossen mehr aus. Obst und Gemüse bleiben länger haltbar, weil die Reifung verzögert wird; Gewürze werden von schädlichen Mikroorganismen befreit.

KEINE ECHTE BEDROHUNG

Ob Lebensmittel bestrahlt wurden oder nicht, lässt sich durch Analyseverfahren feststellen. Eine europaweite Untersuchung der EU-Kommission ergab, dass Lebensmittel weitaus seltener bestrahlt werden, als man gemeinhin annimmt. Mehr als 6500 Lebensmittelproben, davon über 5500 aus Deutschland, wurden untersucht. Von den deutschen Mustern waren nur 1,5 % bestrahlt.

Angesichts dieser geringen Rate (in Großbritannien betrug der Anteil der bestrahlten Produkte über 40 %) wird in Deutschland davon ausgegangen, dass für die Verbraucher kein gesundheitliches Risiko besteht.

Bestrahlte Lebensmittel müssen in der EU mit dem Hinweis „bestrahlt" oder „mit ionisierenden Strahlen behandelt" gekennzeichnet werden; das gilt auch für sehr geringe Anteile an bestrahlten Zutaten, beispielsweise bei Fertigprodukten.

Die Bestrahlung von „getrockneten aromatischen Kräutern oder Gewürzen" ist in der ganzen EU und somit auch in Deutschland erlaubt. Andere EU-Länder, u. a. Frankreich und Großbritannien, erlauben beispielsweise auch die Bestrahlung von Obst, Gemüse und Fisch. Diese Produkte dürfen jedoch nur im jeweiligen Land bzw. einem Land mit gleicher Regelung verkauft werden. Eine einheitliche EU-Regelung ist bereits in Arbeit. ❖

BIER

Pluspunkte

- Enthält weniger Alkohol als Wein und harte Spirituosen
- Enthält geringe Mengen von Niazin, Folsäure, Vitamin B6 und einigen Mineralstoffen

Minuspunkte

- Übermäßiger Genuss kann zu unerwünschter Gewichtszunahme und Fettsucht führen
- Starkes Trinken kann zu Betrunkenheit und Alkoholismus führen
- Macht manche Menschen aggressiv

Geschichtsforscher vermuten, dass etwa im Jahr 5000 v. Chr. im heutigen Irak und in Ägypten erstmals Bier gebraut wurde. Gerste, noch heute wichtigster Rohstoff bei der Bierbrauerei, wuchs in diesen Regionen überreichlich. Aber auch in anderen Regionen wurde – aus den dort wach-senden Getreidekörnern – Bier gebraut: Die afrikanischen Stämme verwenden gekeimten Mais und Hirse, die Russen Roggen. Chinesen und Japaner verwenden Reis, Süd- und Mittelamerikaner Mais.

DER BRAUVORGANG

Der Brauvorgang beginnt dami, dass im Getreide durch Keimen Enzyme aktiviert werden, die später die Stärke in vergärbaren Zucker umwandeln. Abhängig von der Biersorte wird der Keimvorgang zu einem bestimmten Zeitpunkt unterbrochen, indem das Getreide mehr oder minder stark geröstet (gemälzt) wird.

Zur Bereitung der gärfähigen Lösung, der Würze, wird das Malz zerkleinert und mit Wasser langsam erhitzt; dabei bauen die Enzyme die Getreidestärke zu vergärbarem Zucker ab. Dann werden die ungelösten Bestandteile (Treber) von den gelösten (Extrakt) getrennt.

Der Extrakt wird mit getrockneten Hopfenblüten versetzt – sie verleihen dem Bier seinen charakteristischen Bittergeschmack. Die Mischung wird gekocht und anschließend gefiltert.

Danach wird die klare Flüssigkeit mit Hefe versetzt, und es beginnt die alkoholische Gärung, die je nach Bierart Tage bis Wochen dauert, bevor das Bier nochmals gefiltert wird (Ausnahme: manche Sorten Hefeweizen).

Je nach der Art der Hefe verläuft die Gärung bei niedrigeren und höheren Temperaturen und setzen sich die Hefen gegen Ende der Gärung unten ab oder steigen nach oben (unter- und obergärige Biere).

NÄHRWERT

Rund zwei Drittel der insgesamt etwa 195 kcal in 0,5 l hellem Vollbier liefert der Alkohol, ein Drittel stammt aus Zuckern. Bier enthält kein Fett und nur Spuren von Eiweiß. 0,5 l helles Vollbier liefert geringe Mengen an Niazin, Vitamin B6 und Mangan. Ungefiltertes Hefeweizen liefert wegen der noch enthaltenen Bierhefe reichlich B-Vitamine. Die von amerikanischen und kanadischen Bierbrauern verwendete Hefe enthält Selen, ein antioxidativ wirksamer Mineralstoff, sowie Chrom, das am Kohlenhydratstoffwechsel beteiligt ist.

DIE RICHTIGE MENGE

Der Alkoholgehalt von Bier liegt meist zwischen 3 und 8 %, im Vergleich zu durchschnittlich 12 % in Wein und 40–50 % in harte Spirituosen. Menschen, die sehr empfindlich auf Alkohol reagieren, sprechen selbst auf diese geringen Mengen sofort an und werden z. B. redselig oder

---

BIER UND GESUNDHEIT

Im Rahmen einer tschechischen Studie wurden die Biertrinkgewohnheiten von Menschen untersucht, die bereits einen Herzinfarkt erlitten hatten, sowie von zufällig ausgewählten Personen. Überraschenderweise hatten diejenigen in beiden Gruppen das geringste Infarktrisiko, die pro Woche 5–11 l Bier tranken. Bei mehr als 11 l Bier pro Woche kehrte sich die Schutzwirkung ins Gegenteil um. Dunkles Bier scheint eine besonders hohe Schutzwirkung zu haben. Es konnte sogar die potenzielle Gefährlichkeit von Nitrosamine reduzieren, die entstehen, wenn Nahrungsmittel, die Nitritpökelsalz enthalten, hoch erhitzt werden (Grillen!).

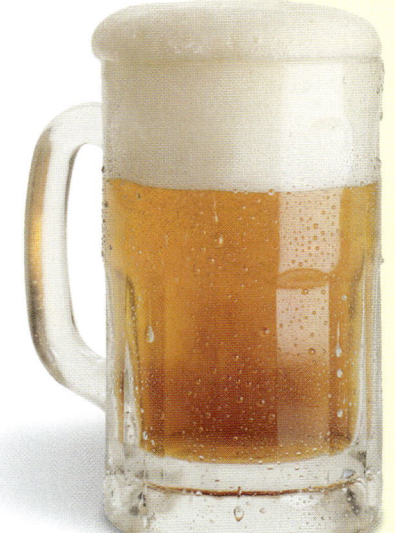

Die positive Wirkung von Bier auf das Herz-Kreislauf-System ist vermutlich auf Polyphenole zurückzuführen. Das sind antioxidativ wirkende sekundäre Pflanzenstoffe, die auch in Obst, Tee und Wein vorkommen. Wissenschaftler haben außerdem festgestellt, dass regelmäßiger mäßiger Genuss von Bier die Struktur von Fibrinogen verändert. Dieses Bluteiweiß ist an der Gerinnung beteiligt. Eine Studie an Männern nach einer Bypassoperation ergab, dass tägliches Trinken von 350 ml Bier die Wahrscheinlichkeit der Blutgerinnselbildung sowie das Risiko für Herzinfarkt und Schlaganfall senkte.

aggressiv. Die meisten Menschen können jedoch bis zu 1 l Bier trinken, ohne dass offensichtliche körperliche oder geistige Symptome auftreten. Weil das Trinken von mehr als 1 l Bier zu einem – je nach Trinkgeschwindigkeit mehr oder weniger unangenehmen – Völlegefühl führt, hören die meisten Biertrinker auf, bevor sie betrunken sind. Doch im Gegensatz zur vorherrschenden Meinung kann auch der chronische übermäßige Konsum von Bier zu problematischem Trinkverhalten und Alkoholismus führen.

Der durch den Alkohol verursachte verstärkte Harndrang kann zum Verlust wichtiger Vitamine und Mineralstoffe führen.

1 l Bier liefert knapp 400 kcal zusätzlich, was langfristig zur Gewichtszunahme führt. Achten Sie auch darauf, was Sie essen, wenn Sie Bier trinken. Bier wird oft mit salzigen Knabbersachen gereicht. Diese verstärken das Durstgefühl, und es wird mehr Bier getrunken. ❖

BIOFLAVONOIDE

Pluspunkte

- Wirken vermutlich als Antioxidanzien und verbessern die antioxidative Wirkung von Vitamin C
- Sollen zu einer guten Durchblutung der Kapillaren (Haargefäße) beitragen
- Einige Bioflavonoide scheinen eine natürliche antibiotische Wirkung zu haben und auch gegen Krebs wirksam zu sein

Bioflavonoide sind eine Gruppe sekundärer Pflanzenstoffe, die in den Pflanzen überwiegend als Pigmente (Farbstoffe) und Geruchsstoffe wirksam sind. Zu den Untergruppen der Bioflavonoide gehören Isoflavonoide, Anthozyane, Flavanole, Flavanone, Flavone und Flavonole. Die darin zusammengefassten Stoffe ähneln sich jeweils in ihren chemischen Strukturen.

VORKOMMEN

Bioflavonoide kommen in etlichen pflanzlichen Nahrungsmitteln vor, insbesondere in Obst und Gemüse. So finden sich etwa Flavanone in Zitrusfrüchten, Isoflavonoide in Soja(-produkten), Anthozyane in blauen Trauben (und Rotwein), Flavanole in Äpfeln und Tee und Rutin in Buchweizen. Andere Lebensmittel mit hohem Gehalt an Bioflavonoiden sind Aprikosen, Brombeeren, Schwarze Johannisbeeren, Brokkoli, Cantaloupe-Melonen, Kirschen, grüne Paprikaschoten, Papaya, Pflaumen, Tomaten, Kaffee und Kakao.

Die derzeit zu diesen Substanzen laufenden Studien konzentrieren sich auf die möglichen gesundheitsfördernden Wirkungen:

- Kapillaren sind feinste und sehr durchlässige Blutgefäße, durch die Sauerstoff, Hormone, Nährstoffe und Antikörper aus dem Blut zu den einzelnen Zellen gelangen. Sind die Kapillarwände allerdings zu porös, kann Blut in die Zellen strömen. Auf diese Weise kommt es unter anderem zu Blutergüssen, Gehirn- und Netzhautblutungen sowie zu Zahnfleischbluten. Bioflavonoide tragen dazu bei, dass die Kapillarwände das richtige Maß an Durchlässigkeit haben.
- Neuere Forschungen belegen, dass einige Bioflavonoide die Blutgerinnung hemmen. Sie könnten bei der Behandlung von Venenentzündungen und anderen Gerinnungsstörungen hilfreich sein.
- Bioflavonoide sollen auch vor Herzkrankheiten schützen. Auf Resveratrol und Quercetin, Bioflavonoide in den Schalen von Weintrauben, führt man etwa den herzschützenden Effekt von mäßigem Rotweingenuss zurück.
- Viele Bioflavonoide verhindern, dass Zellen durch freie Radikale – instabile Moleküle, die bei der Sauerstoffverwertung im Körper entstehen – geschädigt werden. Einige Bioflavonoide werden daher als Konservierungsmittel verwendet, um die Fettoxidation zu verhindern. Manche verstärken auch die antioxidative Wirkung anderer Nährstoffe, etwa der Vitamine.
- Bioflavonoide verbessern die Wirksamkeit von Vitamin C. Bioflavonoide und Vitamin C kommen in denselben Nahrungsmitteln vor und werden vom Körper auch ähnlich verstoffwechselt. Aufgrund dieser Ähnlichkeit vermuten einige Wissenschaftler, dass manche der dem Vitamin C zugeschriebenen Wirkungen tatsächlich auf Bioflavonoide zurückzuführen sind. Andere Experten gehen

---

SIND BIOFLAVONOID-PRÄPARATE SINNVOLL?

Bislang ist die Einnahme von Bioflavonoidpräparaten durch nichts gerechtfertigt. Die Substanzen wirken vermutlich am besten in Kombination mit anderen sekundären Pflanzenstoffen, Vitaminen und Mineralstoffen, mit denen sie in natürlichen Lebensmitteln vorkommen. Die optimale Dosierung, die Nebenwirkungen von über lange Zeit hinweg eingenommenen hohen Dosen sowie mögliche Wechselwirkungen mit Medikamenten sind unbekannt.

Wissenschaftler der Universität Chicago haben die Sorge geäußert, dass bestimmte Bioflavonoide, die während der Schwangerschaft als Tabletten eingenommen werden, bei den Kindern später zu Leukämie führen können. Sie stellten fest, dass 10 von 20 untersuchten Bioflavonoiden DNA-Brüche in Genen verursachten, die an der Entstehung kindlicher Leukämie beteiligt sind.

Der Nutzen von Lebensmitteln mit hohem Flavonoidgehalt ist unbestritten, die Vorteile der Einnahme von Ersatzpräparaten sind jedoch wenig überzeugend. Insbesondere schwangere Frauen sollten mit Bioflavonoidersatzpräparaten vorsichtig sein. Am besten versorgt man sich mit Bioflavonoiden, indem man täglich reichlich pflanzliche Lebensmittel zu sich nimmt, insbesondere Obst und Gemüse.

davon aus, dass die beiden synergistisch wirken, einander also in ihrer Wirkung ergänzen.

- Krebserregende Substanzen werden durch Bioflavonoide vermutlich gehemmt. Laborstudien belegen, dass einige Bioflavonoide das Wachstum bösartiger Zellen aufhalten oder verlangsamen. Außerdem schützen sie vermutlich die Zellen vor Angriffen krebserregender Substanzen.
- Manche Bioflavonodie zerstören bestimmte Bakterien, verzögern den Verderb von Lebensmitteln und schützen den Menschen vor lebensmittelbedingten Infektionen.

MÖGLICHE THERAPEUTISCHE ANWENDUNGEN

Derzeit werden einige Bioflavonoide hinsichtlich ihrer Verwendbarkeit zur Behandlung von Krankheiten untersucht:

- **Hesperidin,** ein Bioflavonoid, das in den Blüten und Schalen von Orangen, Zitronen und zahlreichen anderen Zitrusfrüchten vorkommt, wird zur Behandlung leichter Blutergüsse in Betracht gezogen.
- **Rutin,** das unter anderem in den Blättern des Buchweizens vorkommt, wird daraufhin geprüft, ob es beim Glaukom und bei Netzhautblutungen bei Diabetikern eingesetzt werden kann. Außerdem wird getestet, in welchem Maß es Gewebeschäden bei Erfrierungen, Strahleneinwirkung und Bluterkrankheit zu verringern vermag.
- **Quercetin,** das unter anderem in Äpfeln, Zwiebeln, Tee und Rotwein vorkommt, wird dahingehend untersucht, ob es die Lungenfunktion verbessern und das Risiko für bestimmte Atemwegserkrankungen wie Asthma, Bronchitis und Lungenemphysem vermindern kann. Zudem könnte es zur Behandlung oder Vorbeugung von Prostatakrebs geeignet sein, da es die männlichen Hormone hemmt, die das Wachstum der Krebszellen in der Prostata fördern.

ERNÄHRUNGSEMPFEHLUNGEN

Bislang gibt es für Bioflavonoide keine Empfehlungen für die tägliche Zufuhr. Studien zeigen jedoch, dass eine Ernährung mit reichlich Obst und Gemüse, die die Versorgung mit 60 g Vitamin C sicherstellt, auch eine ausreichende Versorgung mit Bioflavonoiden garantiert. Sehr gute Vitamin-C-Lieferanten sind Orangen, Zitronen und alle anderen Zitrusfrüchte sowie Kiwis, Tomaten, Brombeeren, Brokkoli und grüne Paprikaschoten. ❖

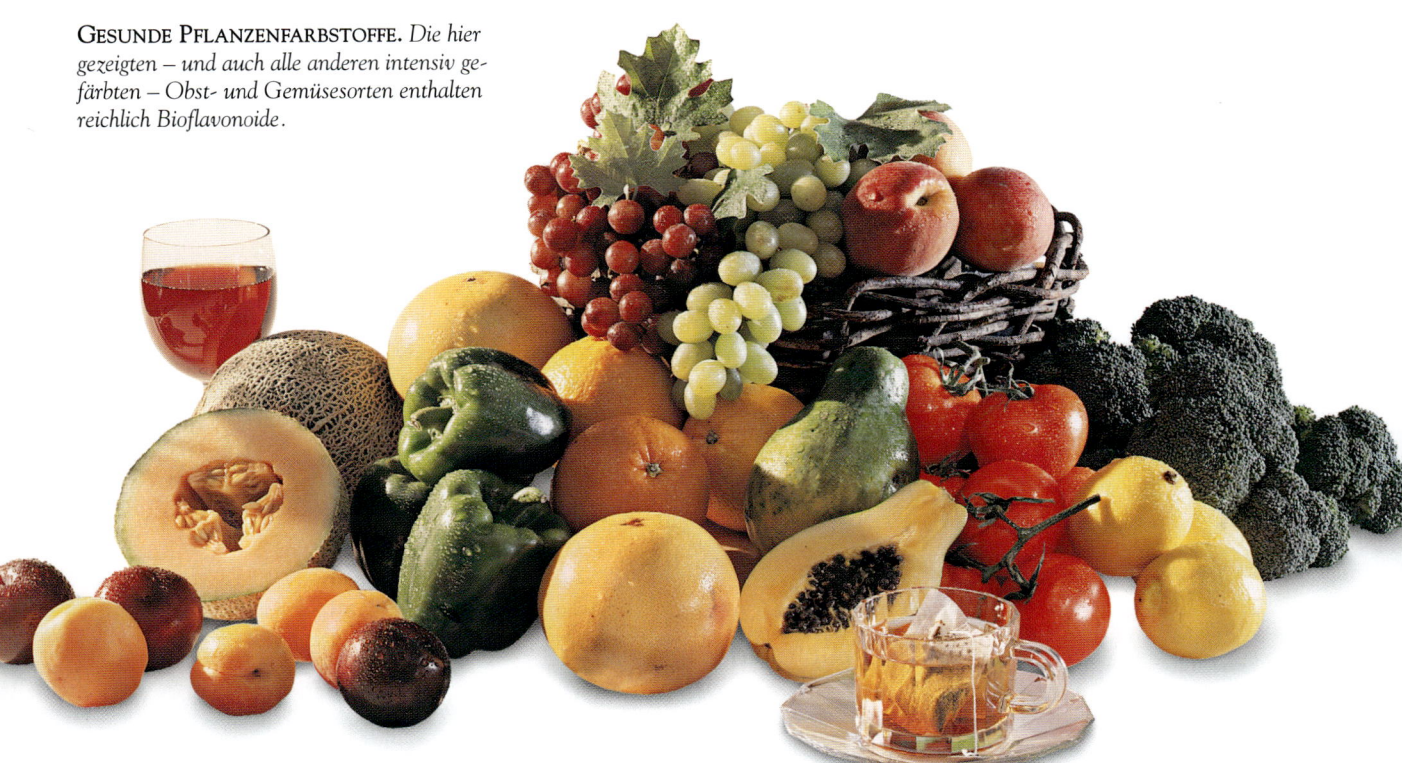

GESUNDE PFLANZENFARBSTOFFE. *Die hier gezeigten – und auch alle anderen intensiv gefärbten – Obst- und Gemüsesorten enthalten reichlich Bioflavonoide.*

BIO-LEBENSMITTEL

▪ BESSER ALS ANDERE? ▪

Noch vor wenigen Jahren wurden Produkte aus ökologischem Anbau nur in Naturkostläden oder im Direktverkauf angeboten. Heute bieten Supermärkte und sogar Discounter neben Produkten aus konventionellem Anbau auch Obst, Gemüse, Fleisch, Milch, Eier, Weine und andere Lebensmittel aus ökologischem Anbau an. Im Jahr 2007 wurden in Deutschland mehr als 5,4 Mrd. Euro mit Bio-Lebensmitteln umgesetzt – das entspricht einer Steigerung von 18 % gegenüber 2006. In der Schweiz betrug der Umsatz knapp 0,8 Mrd. Euro, in Österreich knapp 0,75 Mrd. Euro. Pro Kopf wird allerdings weniger pro Jahr für Bio-Produkte in Deutschland ausgegeben als in der Schweiz und in Österreich.

Die Bedeutung von „Bio"

Bio-Nahrungsmittel werden von Landwirten erzeugt, die zum Umweltschutz beitragen, indem sie nach der Fruchtwechselmethode vorgehen, was die Böden schont und die biologische Vielfalt begünstigt. Außerdem betreiben diese Landwirte aktiven Wasserschutz. Die Felder werden ohne künstliche Befruchtung, Pestizide und Herbizide bewirtschaftet und die Erzeugnisse ohne künstliche Zutaten und Konservierungsstoffe hergestellt.

Das „Bio-Siegel" des Verbraucherministeriums bedeutet, dass das entsprechende Produkt nicht gentechnisch verändert ist, nicht mit chemischen synthetischen Pflanzenschutzmitteln und leicht löslichen, mineralischen Düngern behandelt und nicht bestrahlt wurde. In der Tiermast werden eine flächengebundene, artgerechte Haltung und eine Fütterung mit ökologisch produzierten Futtermitteln ohne Zusatz von Antibiotika und Leistungsförderern verlangt.

„Bio" heißt nicht „unbedenklich"

Sofern Pestizide nicht synthetisch hergestellt wurden, dürfen sie auf Bio-Feldern durchaus eingesetzt werden. Ein beliebtes organisches Pestizid ist *Bacillus thuringiensis*, ein natürlicherweise in der Erde vorkommendes Bakterium, das die Larven zahlreicher Insektenarten tötet, für Tiere und Menschen jedoch ungefährlich ist. Allerdings sind nicht alle organischen Pestizide harmlos – so können Pyrethrine, natürliche Insektizide in Blumen, zu Allergien führen. Auch natürlich vorkommende Kupferverbindungen können im Bio-Landbau angewandt werden, obwohl sie potenziell giftig sind.

Zudem können Bio-Nahrungsmittel mit synthetischen landwirtschaftlichen Chemikalien verunreinigt sein, die durch den Wind von anderen Feldern herübergetragen werden bzw. sich in der Erde angereichert haben. Trotzdem ist der Pestizidgehalt weitaus niedriger als in konventionellen Nahrungsmitteln. So sind 95 % der Öko-Lebensmittel frei von Pflanzenschutzmitteln, wie das Sonderprogramm „Öko-Monitoring" ermittelte, das seit 2002 in Baden-Württemberg im Rahmen der amtlichen Lebensmittelüberwachung läuft.

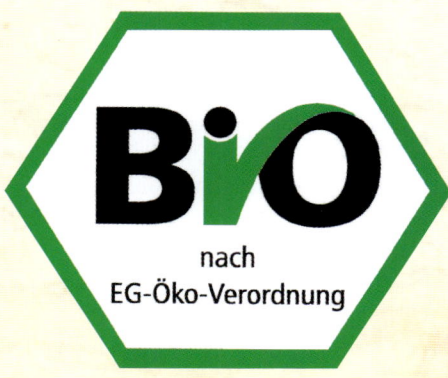

Wirklich bio?

Das Bio-Siegel garantiert einen bestimmten Standard. Doch seine Verwendung ist für die Anbieter von Lebensmitteln nicht Pflicht. Achten Sie deshalb auf folgende Bezeichnungen auf der Verpackung/Liste der Inhaltsstoffe: „aus biologischer Landwirtschaft", „aus ökologischem Anbau" oder „von einem biologisch-dynamischen Betrieb". Diese Begriffe deklarieren echte Bio-Ware.

„Kontrolliert" ohne den Hinweis auf ökologischen oder biologischen Landbau hat keine Aussagekraft. Steht es allein, handelt es sich mit Sicherheit nicht um ein Bio-Produkt.

Vorsicht: „extensiv", „umweltfreundlich", „umweltschonend", „naturnah" oder „ungespritzt" klingen zwar gut, beweisen aber nichts. Überall lohnt sich ein genauer Blick auf das Etikett.

Sind Bio-Lebensmittel nahrhafter?

Einige wenige Studien weisen auf Unterschiede im Nährwert hin, allerdings besitzen sie nur eine geringe Beweiskraft. Eine im Januar 2003 im *Journal of Agricultural and Food Chemistry* veröffentlichte Studie stellte fest, dass gefrorener Öko-Mais 52 % mehr Vitamin C enthält als normaler Mais, wobei Mais allerdings ohnehin nur wenig Vitamin C enthält. Im August 2002 wurde in derselben Zeitschrift eine italienische Studie veröffentlicht, gemäß der Bio-Pfirsiche und

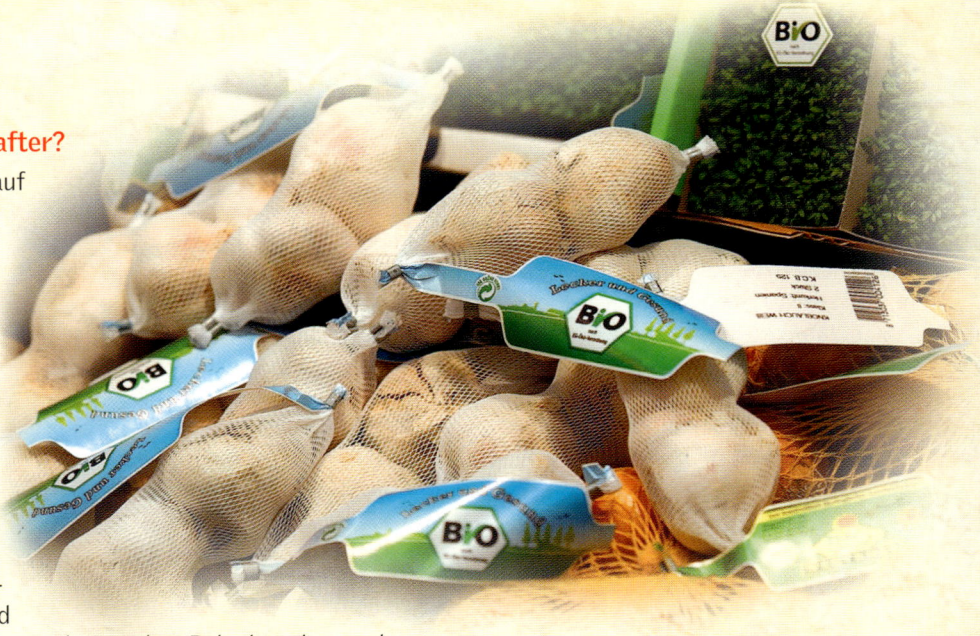

-Birnen einen höheren Gehalt an schützenden Polyphenolen und eine Spur mehr Vitamin C (8 %) enthalten. Eine weitere Studie ermittelte, dass Bio-Suppe mehr Salicylsäure – eine entzündungshemmende Substanz – enthält als normale Suppe. Allerdings hatten alle genannten Studien methodische Probleme, und sollten die ermittelten Abweichungen tatsächlich bestehen, sind sie trotzdem wirklich nur minimal.

Das „Bio-Siegel" bezieht sich nicht auf den Nährstoffgehalt und bedeutet auch nicht, dass dieses Nahrungsmittel keine Krankheitserreger enthält. Bio-Hühner sind ebenso oft von Salmonellen und anderen Lebensmittelkeimen befallen wie vergleichbar gehaltene normale Hühner. Und der Verzehr roher Bio-Eier ist genauso „gefährlich" bzw. „ungefährlich" wie der normaler Eier.

Der Sicherheitsfaktor

Die entscheidende Frage bleibt: Ist es sicherer, ökologische statt konventioneller Nahrungsmittel zu essen? Synthetische Pestizide, Herbizide, Fungizide, Insektizide und andere landwirtschaftlichen Chemikalien verursachen oft unerwünschte gesundheitliche Reaktionen bei den Arbeitern, die sie anwenden. Ihr Einfluss auf die Gesundheit der Endverbraucher ist jedoch unbekannt. Die Schwierigkeit besteht zum Teil darin, dass hierzu bestimmt werden müsste, wie sich eine geringere Aufnahme dieser Substanzen langfristig auswirkt – was in der Durchführung ausgesprochen schwierig ist.

Für Kinder kann es nützlicher sein, wenn sie vor den Pestizidresten geschützt werden: Sie sind kleiner und ernähren sich weniger abwechslungsreich. In einer Studie der Universität Washington hatten Vorschulkinder, deren Familien sich überwiegend ökologisch ernährten, weitaus niedrigere Urinkonzentrationen von Organophosphaten, die in größeren Mengen giftig auf das Nervensystem wirken. Zwar wurde auch festgestellt, dass Kinder, die meist konventionelle Nahrungsmittel essen, höheren Pestizidmengen ausgesetzt sind, als empfohlen; allerdings ist der Sicherheitsbereich der Grenzwerte sehr groß. Demnach gibt es weder Belege dafür, dass konventionelle Nahrungsmittel gefährlich sind, noch dafür, dass Öko-Nahrungsmittel nützlicher sind. Besser untersucht ist der Einfluss auf die Umwelt: ökologische Landwirtschaft verhindert Erosion, schützt das Grundwasser und schont die Natur.

Was sollte man kaufen?

In Deutschland gibt es ein reichhaltiges Angebot ausgesprochen sicherer Lebensmittel, die kaum teurer als Lebensmittel aus konventionellem Anbau sind. Viele Wissenschaftler fürchten, dass wir mit unserer modernen Landwirtschaft und den freizügigen Gebrauch von Pestiziden das empfindliche ökologische Gleichgewicht stören und schwer wiegende Probleme verursachen werden. Dafür gibt es schon erste Beispiele, wie die Verminderung der Vogelbestände, die seinerzeit zum Verbot von DDT in den Industrienationen geführt hat. Außerdem gibt es viele offene Fragen über den Zusammenhang zwischen Pestizidgebrauch und Krebsraten. Bio-Lebensmittel sind inzwischen fast überall erhältlich. Daher können Verbraucher, die Bedenken wegen chemischer Verunreinigungen „normaler" Lebensmittel haben, auf Bio-Alternativen umsteigen.

BIRNEN

Pluspunkte

- Enthalten reichlich Ballaststoffe
- Liefern Vitamin C und Folsäure

Minuspunkte

- Getrocknete Birnen enthalten oft Schwefel-verbindungen, die bei überempfindlichen Menschen Asthmaanfälle oder allergische Reaktionen auslösen können

Birnen schmecken roh, können aber auch ge-backen (Kuchen, süße Aufläufe), pochiert oder sautiert werden.

Eine mittelgroße Birne (150 g) liefert etwa 75 kcal. Sie enthält etwa 5 g Ballaststoffe, über-wiegend Pektin, das an der Regulierung des Blut-cholesterinspiegels beteiligt ist, und Zellulose, wichtig für eine normale Darmfunktion. Außer-dem enthalten Birnen Vitamin C, Folsäure und Kalium. Getrocknete Birnen sind kalorienrei-cher und enthalten mehr Nährstoffe als frische, können aber durch ihren hohen Zuckergehalt und ihre klebrige Konsistenz Karies begünstigen. Außerdem sind getrocknete Birnen meist mit Schwefel konserviert, der bei überempfindlichen Menschen Asthma oder allergische Reaktionen auslösen kann.

Birnen aus der Konserve haben durch das Schälen und Erhitzen den größten Teil ihres Vitamin-C-Gehalts eingebüßt. Sie sind meist in Zuckersirup eingelegt und enthalten daher mehr Kalorien als frische Früchte.

BIRNENSORTEN

Je nach Zeitpunkt der Ernte unterscheidet man Sommer-, Herbst- und Winterbirnen Wichtige Tafelbirnensorten für den deutschen Markt sind Guyot (hellgrüne bis gelbe Schale mit braunen Punkten, süßes Fruchtfleisch) und Williams (gelbgrün, saftig, aromatisch) und Abate Fetel (fla-schenförmig, bräun-lich grün, berostet, mildaromatisch). Bedeutendste Lieferländer sind im Herbst und Winter Italien, Frank-reich, Spanien, die Niederlande und Belgien. ❖

BLÄHUNGEN

Empfehlenswert

- Joghurt mit lebenden Kulturen
- Pfefferminz- und Fencheltee

Bedenklich

- Fettreiche Speisen
- Getrocknete Hülsenfrüchte, Zwiebeln, alle Kohlarten sowie alle Speisen, die die Beschwerden verstärken
- Obst und Fruchtzucker (Fruktose) sowie Sorbitol

Zu meiden

- Milch bei Milchzuckerunverträglichkeit
- Kohlensäurehaltige Getränke, Kaugummi und Trinken mit Strohhalm; all das begüns-tigt das Schlucken von Luft
- Kleie und ballaststoffreiche Abführmittel

Gasansammlungen im Darm verursachen einen aufgeblähten Bauch und können nur nach oben über den Magen (Aufstoßen) oder durch den Anus abgeleitet werden. Gleichwohl ist die Gas-bildung ein völlig natürliches Ergebnis der Tätig-keit der Darmbakterien in den unteren Darm-abschnitten, die unverdaute Kohlenhydrate und Eiweiße verstoffwechseln. Bei jedem Menschen treten durchschnittlich dreizehn Mal am Tag Blähungen auf, meist unbemerkt. Nur wenn da-bei übel riechende Gase freigesetzt werden, kön-nen Blähungen zum Problem werden.

Die Neigung zu Blähungen hängt von Alter und Veranlagung ab. Kleinere Mahlzeiten, sorg-fältiges Kauen und langsames Trinken vermin-dern die Beschwerden. Einige Fachleute gehen davon aus, dass Luft im Verdauungstrakt Blä-hungen fördert, weshalb sie von kohlensäure-haltigen Getränken, Kaugummikauen und Trin-ken mit Strohhalm abraten, da dabei jeweils viel Luft verschluckt wird.

Einige Nahrungsmittel sind besonders starke Gasproduzenten, am ausgeprägtesten jene, bei deren Abbau durch die Darmbakterien übel riechendes Methangas entsteht. Dazu gehören getrocknete Erbsen, Bohnen und Linsen.

Weichen Sie getrocknete Bohnen vor dem Kochen mindestens 4 Stunden ein. Das trägt dazu bei, ihren Gehalt an den unverdaulichen Zuckern Raffinose und Stachyose (die zu Blä-hungen führen) zu verringern. Linsen und ge-trocknete halbe Erbsen müssen nicht einge-weicht werden.

Viele Menschen bekommen Blähungen nach dem Verzehr von Weiß- und Rotkohl, Wirsing, Rosenkohl, Brokkoli, Blumenkohl und anderen Mitgliedern der Kohlfamilie, aber auch von Zwiebeln. Die Gasproduktion lässt sich verringern, wenn man beim Kochen Gewürze wie Anis, Ingwer, Rosmarin, Lorbeerblätter und Fenchelsamen verwendet. Einige Köche geben auch Kombu ins Kochwasser, Algen, die in Asien-Märkten und Reformhäusern erhältlich sind.

Erhöhen Sie die Ballaststoffaufnahme nicht zu schnell. Blähungen können auch auftreten, wenn man beginnt, sich ballaststoffreicher zu ernähren. Ernährungsexperten empfehlen daher, die Ballaststoffaufnahme nur allmählich zu erhöhen und isolierte Ballaststoffe wie Kleie oder ballaststoffreiche Abführmittel zu vermeiden. Außerdem lösen Sorbitol, Fruktose und andere Süßstoffe bei manchen Menschen Blähungen aus, ebenso hohe Dosen von Vitamin C.

Eine Tasse Pfefferminz- oder Fencheltee nach dem Essen fördert die Verdauung und lindert Blähungen. Einigen Menschen hilft der Verzehr von Joghurt mit lebenden Kulturen gegen Blähungen. Auch Yoga – insbesondere die Knie-auf-Brust-Lage – soll die Beschwerden lindern. Darüber hinaus gibt es blähungslindernde Medikamente auf Basis von natürlichen Verdauungsenzymen. ❖

UNBEDINGT KLÄREN LASSEN!

Blähungen können auch Krankheitssymptom sein. Sofern die Beschwerden sehr stark oder hartnäckig sind, können sie auf eine Lebensmittelunverträglichkeit, die Crohn-Krankheit, eine Milchzuckerunverträglichkeit oder ein Reizdarmsyndrom hinweisen.

BLATTSALATE

Pluspunkte

- Kalorienarm
- Einige Sorten enthalten viel Beta-Karotin, Folsäure, Vitamin C, Kalzium und Kalium

Minuspunkte

- Werden oft mit großen Mengen öl- bzw. fettreichen Salatdressings verzehrt

Oft ist ein gemischter Salat Teil einer gesunden Mahlzeit, und obwohl sich dafür auch Gemüsesorten eignen, sind Blattsalate der bei weitem häufigste Bestandteil. Dank der modernen Kultivierungs-, Kühl- und Transportverfahren sind Kopf- und andere Blattsalate inzwischen ganzjährig erhältlich.

Ihr unschlagbarer Vorteil für Gesundheits- und Gewichtsbewusste: Blattsalate sind äußerst kalorienarm (100 g enthalten weniger als 15 kcal) und ballaststoffreich.

GANZ EINFACH!

Geben sie in Salatsaucen immer ein wenig Öl

Blattgemüse mit hohem Beta-Karotingehalt wie Feldsalat, Kopfsalat oder Spinat sollte immer mit etwas Öl zubereitet werden. Denn nur mit Hilfe von Fett bzw. Öl wird das Beta-Karotin, das bei der Vorbeugung von Krebs und für die Sehkraft eine Rolle spielt, in den Körper aufgenommen.

WERTGEBENDE INHALTSSTOFFE

Einige Salatsorten enthalten viel Beta-Karotin, Folsäure, Vitamin C, Kalzium, Eisen und Kalium, wobei der Gehalt von Sorte zu Sorte stark schwankt. Im Allgemeinen enthalten dunkelgrüne oder sonst wie stark gefärbte Blätter mehr Beta-Karotin und Vitamin C als die blasseren Arten. Romanasalat enthält beispielsweise fünfmal mehr Vitamin C sowie mehr Beta-Karotin und Folsäure als Eisbergsalat.

Salate wie Rucola, Chicorée, Endivie und Feldsalat sind nährstoffreicher als Kopfsalat. Sie sind ein interessanter geschmacklicher Kontrast, wenn sie mit Kopfsalat oder anderem milden Salatgemüse gemischt werden.

Rucola, mit Brokkoli und anderen Kohlarten verwandt, weist ein scharfes, pfeffriges Aroma auf, sofern die Blätter in den kühlen Frühlings- und Herbstmonaten geerntet werden, und einen stärkeren, senfartigen Geschmack, wenn sie im Sommer geerntet werden. Rucola ist eine der nährstoffreichsten Gemüsearten überhaupt: Er enthält mehr Kalzium als alle anderen Blattgemüse sowie Vitamin C, Beta-Karotin, Eisen und Folsäure – und dabei nur 12 kcal pro 100 g. Dunkle Kopfsalate und Blattgemüse enthalten reichlich Bioflavonoide, die gemeinsam mit Vitamin C und anderen Antioxidanzien Zellschäden verhindern und damit unter anderem zum Schutz vor Krebs beitragen.

Kombiniert man Kopf- und andere Blattsalate mit rohem Obst und Gemüse, kalten gegarten Nudeln, gegarter Hähnchenbrust oder Thunfisch, erhält man kalorienarme, nährstoffreiche Hauptgerichte. Roher Spinat wird oft wie grüner Salat verwendet. Obwohl einige der Inhaltsstoffe von Spinat nach dem Garen leichter aufgenommen werden können, ist Spinatsalat ebenfalls eine gute Quelle für Beta-Karotin, Folsäure, Vitamin C und Kalzium.

BELIEBTE SALATSORTEN

Es gibt Dutzende von Salatsorten, nachfolgend werden lediglich einige der beliebtesten aufgezählt. Bereiten Sie möglichst oft gemischte Blattsalate zu. So erhöhen Sie die Ballaststoffaufnahme und nehmen mehr sekundäre Pflanzenstoffe, insbesondere Antioxidanzien, auf.

Kopfsalat bildet je nach Sorte mehr oder minder feste Köpfe aus weichen, milden Blättern. Es gibt überwiegend grün-, aber auch einige rotblättrige Sorten.

Pflücksalate, zu denen unter anderem auch Eichblattsalat und Lollo rosso gehören, bilden keinen Kopf und können – im eigenen Garten gezogen – nach und nach abgeerntet werden.

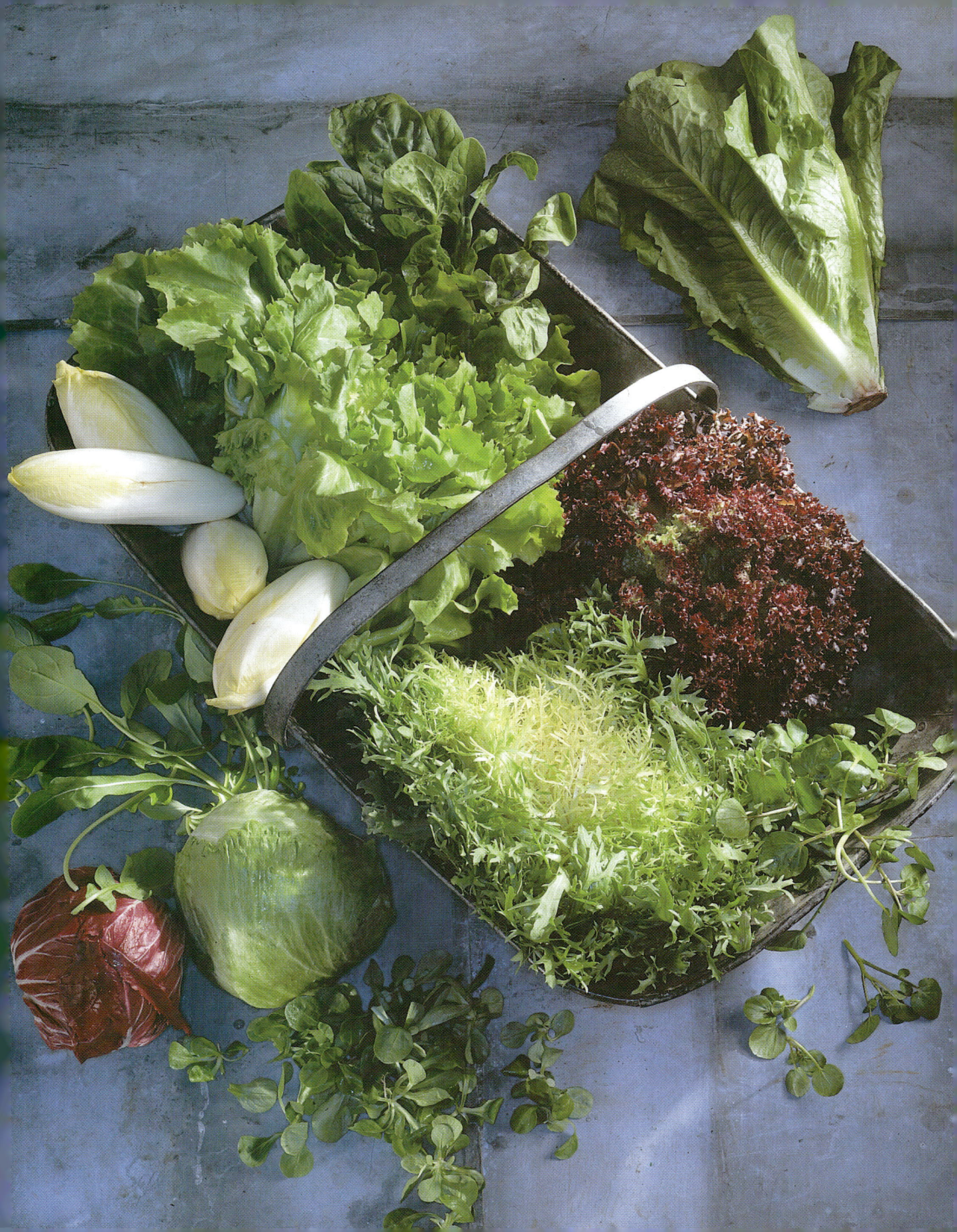

Römischer Salat, Romanasalat bzw. Sommerendivie hat lange, knackige dunkelgrüne Blätter, die einen lockeren Kopf bilden. Die Blätter können auch gedünstet werden.

Eisbergsalat bildet dicht geschlossene schwere Köpfe mit knackigen, saftigen Blättern aus. Er ist wegen seiner guten Lagerfähigkeit und Haltbarkeit inzwischen eines der beliebtesten Salatgemüse, liefert aber weniger Nährstoffe als die meisten anderen Gemüse- und Salatsorten.

Rauke bzw. Rucola ähnelt dem Löwenzahn. Sie hat ein intensives, herbes Aroma.

Endivie und Chicorée sind trotz ihres unterschiedlichen Aussehens verwandte Salatarten mit herbbitterem Geschmack. Sie gehören zu den Zichoriengewächsen. Chicorée wird im Dunkeln herangezogen, so dass sich in den Blättern kein Chlorophyll bildet und sie hellgelb bleiben. Er schmeckt in gemischten Salaten, als Rohkost, aber auch geschmort oder gedünstet.

Feldsalat bildet Blattrosetten mit nussigem Geschmack. In großen Stil kultiviert, ist er inzwischen sehr preiswert und gehört zu den beliebtesten Salatsorten. ❖

BLUMENKOHL

Pluspunkte
- Enthält viel Vitamin C, Folsäure und Kalium
- Kalorienarm und ballaststoffreich
- Vor Krebs schützendes Nahrungsmittel

100 g roher Blumenkohl enthalten etwa zwei Drittel der empfohlenen Tagesmenge an Vitamin C sowie größere Mengen an Folsäure, Kalium und Vitamin B_6. Außerdem enthält Blumenkohl reichlich sekundäre Pflanzenstoffe, unter anderem Bioflavonoide, Indole und andere vor Krebs schützende Stoffe. Blumenkohl ist aufgrund der Ballaststoffe ein sättigendes, aber gleichzeitig sehr kalorienarmes (22 kcal pro 100 g) Lebensmittel.

Um den Geschmack zu erhalten und möglichst wenige Nährstoffe zu zerstören, sollte Blumenkohl in möglichst wenig Wasser oder in Wasserdampf lediglich bissfest gegart werden. Kocht man ihn zu lange, wird er matschig und setzt Schwefelverbindungen frei, was zu unangenehmem Geruch und bitterem Geschmack führt.

Beim Kauf sollte man darauf achten, dass der Kopf feste, unbeschädigte weiße Röschen und knackige grüne Blätter hat.

Eine Zuchtvariante des weißen Blumenkohls ist der violette Blumenkohl. Er enthält mehr Beta-Karotin als die weiße Variante. Romanesco ist eine Kreuzung aus Brokkoli und Blumenkohl. Er ähnelt dem Blumenkohl, ist jedoch grün und schmeckt milder. ❖

BLUTARMUT

Siehe Anämie

BLUTGERINNUNGS-STÖRUNGEN

Empfehlenswert
- Kohlgemüse, Spinat und anderes grünes Blattgemüse sowie Innereien wegen des Vitamin-K-Gehalts
- Mageres Fleisch, Geflügel, Meeresfrüchte und andere Nahrungsmittel mit hohem Gehalt an Eisen und Vitamin B_{12}
- Zitrusfrüchte sowie anderes frisches Obst und Gemüse wegen des Vitamin-C-Gehalts

Bedenklich
- Nahrungsergänzungsmittel mit Omega-3-Fettsäuren

Zu meiden
- Alkohol sowie Acetylsalicylsäure und andere Medikamente, die die Blutgerinnung hemmen

Einige Blutgerinnungsstörungen, wie die Bluterkrankheit (Hämophilie), sind erblich bedingt, andere sind die Folge eines Nährstoffmangels, Nebenwirkung der Einnahme von Acetylsalicylsäure und anderen gerinnungshemmenden Medikamenten oder treten als Komplikation bestimmter Krankheiten – wie z. B. einiger Krebsformen – auf. Die meisten Blutgerinnungsstörungen sind auf eine Form der Thrombozytopenie zurückzuführen, eines Mangels an Blutplättchen, die für die Blutgerinnung unabdingbar sind. Die Symptome sind sehr unterschiedlich, meist wird aber eine Neigung zu Blutergüssen sowie häufiges Nasenbluten und starke Blutungen selbst bei kleinen Verletzungen, auch Zahnfleischbluten ohne Zahnbeschwerden beobachtet. Bei betroffenen Frauen können ungewohnt starke Regelblutungen auftreten. In manchen Fällen gibt es keine offensichtlichen Symptome, und erst die Blutuntersuchung zeigt die geringe Zahl an Blutplättchen und die verlangsamte Gerinnungszeit.

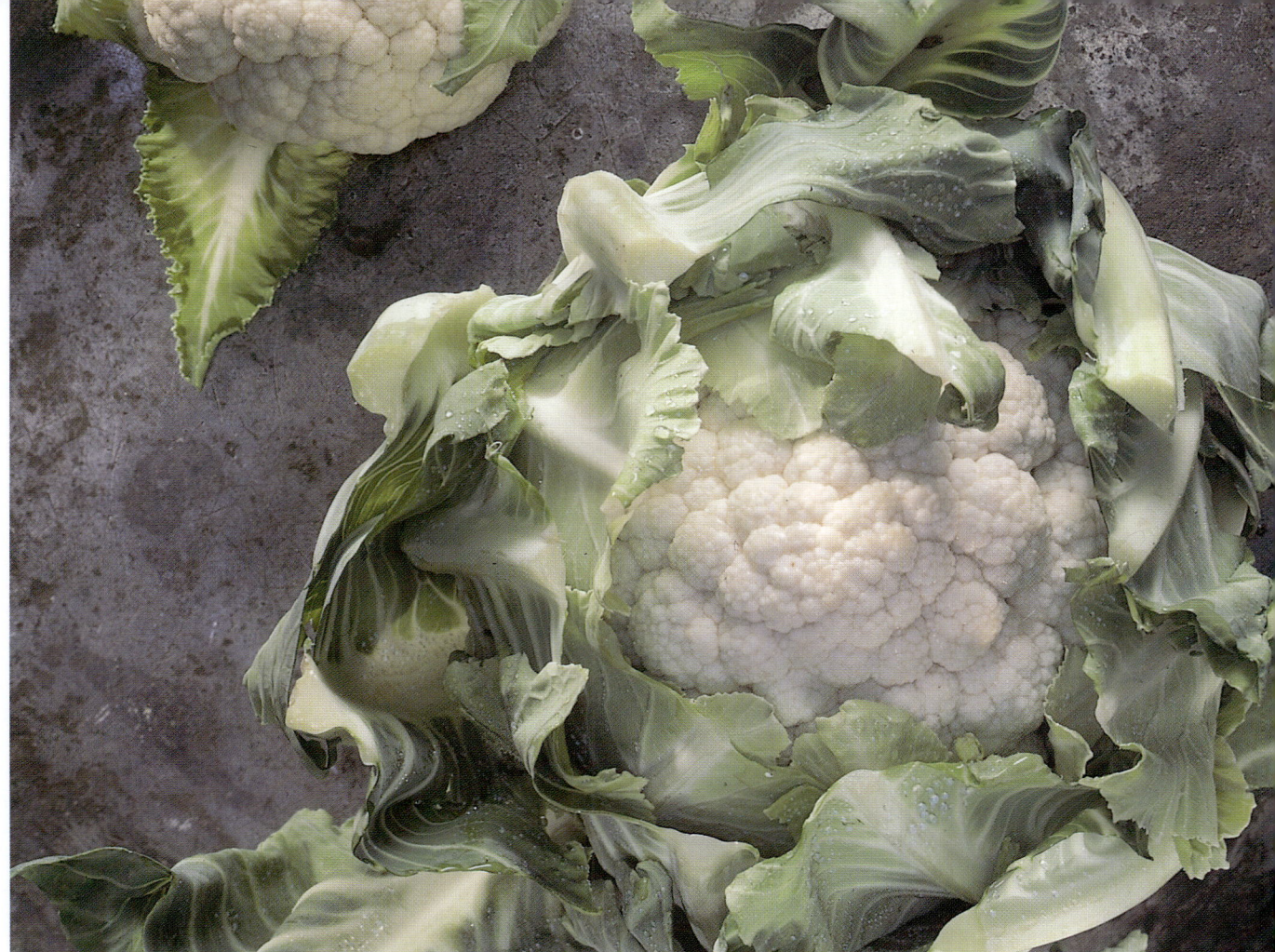

Überprüfen Sie Ihre Medikamente. Die Art der Behandlung hängt von der Ursache ab. Die häufigste Ursache für Blutgerinnungsstörungen ist eine Überdosierung von Medikamenten mit Acetylsalicylsäure oder anderen Substanzen, die die normale Funktion oder die Produktion der Blutplättchen beeinträchtigen. Das Absetzen dieser auslösenden Medikamente behebt meist das Problem. In anderen Fällen können Transfusionen von Blutplättchen und roten Blutzellen erforderlich sein.

EINFLUSS DER ERNÄHRUNG

In Europa sind Blutgerinnungsstörungen aufgrund von Mangelernährung selten, treten aber gelegentlich trotzdem auf. So wird Vitamin K – das für eine normale Blutgerinnung erforderlich ist – von Bakterien im menschlichen Darm hergestellt. Daneben kommt es in frischen Erbsen, Brokkoli, Rosenkohl und anderen Kohlsorten, in Spinat und anderen grünen Blattgemüsen sowie in Innereien vor. Manchmal werden die Vitamin K bildenden Bakterien durch eine länger dauernde Antibiotika-Therapie zerstört, so

dass es in der Folge zu Gerinnungsstörungen kommt. Hier hilft bereits der reichliche Verzehr Vitamin-K-haltiger Nahrungsmittel, oft werden aber auch Vitamin-K-Präparate gegeben.

Patienten, die gerinnungshemmende Medikamente (Cumarine) einnehmen, sollten nur wenig Vitamin-K-haltige Nahrungsmittel essen. Das Vitamin wirkt dem Medikament entgegen.

Omega-3-Fettsäuren, die reichlich in Kaltwasser-Meeresfischen sowie in Raps-, Soja-, und Leinöl vorkommen, können die Funktion der Blutplättchen und damit die Gerinnung hemmen. Menschen, die hohe Dosen an Ergänzungspräparaten mit Omega-3-Fettsäuren (z. B. Fischölkapseln) einnehmen, haben ein erhöhtes Risiko für Gerinnungsstörungen, vor allem wenn sie gleichzeitig Acetylsalicylsäure einnehmen.

Chronischer Blutverlust aufgrund von Gerinnungsstörungen kann zu Blutarmut (Anämie), d. h. einem Mangel an roten Blutkörperchen, führen. Die Ernährung von Patienten mit Blutgerinnungsstörungen sollte daher ausreichend Eisen, Folsäure sowie die Vitamine B12 und C liefern; auch Ergänzungspräparate können nötig sein. ❖

VERWECHSLUNG MÖGLICH

Zahnfleischbluten ist nicht nur ein Symptom für Blutgerinnungsstörungen. Es kann auch auf eine Unterversorgung mit Vitamin C hindeuten.

BLUTHOCHDRUCK

Empfehlenswert

- Frisches Gemüse, frisches und getrocknetes Obst, Hülsenfrüchte und Milchprodukte zur Versorgung mit Kalium
- Alle im Rahmen einer blutdrucksenkenden Diät empfohlenen Lebensmittel (siehe Kasten auf S. 69)

Bedenklich

- Fettreiche Nahrungsmittel und Speisen

Zu meiden

- Gepökelte und sehr salzhaltige Speisen, falls Sie zu den auf Salz ansprechenden Patienten gehören
- Übermäßigen Genuss von Alkohol und Koffein

Auf seinem Weg durch den Körper übt das Blut Druck auf die Arterienwände aus. Ein zu hoher Blutdruck, d. h. Bluthochdruck (Hypertonie) wird bei etwa 20 % der deutschen Bevölkerung vermutet, genaue Zahlen liegen nicht vor. Im Frühstadium ist Bluthochdruck asymptomatisch, so dass viele Menschen nicht wissen, dass sie unter einer potenziell lebensbedrohlichen Krankheit leiden. Unbehandelt schädigt ein zu hoher Blutdruck auf Dauer Herz und Blutgefäße und kann Schlaganfälle, Herzinfarkte und andere schwer wiegende Komplikationen bedingen. Bluthochdruck beeinflusst also Lebenserwartung und Lebensqualität.

In etwa 5 % der Fälle gibt es einen konkreten Auslöser für den Bluthochdruck, z. B. eine verengte Nierenarterie, Schwangerschaft, eine Erkrankung der Nebennieren oder bestimmte Medikamente. Meist lässt sich jedoch keine Ursache finden; in diesen Fällen spricht man von einer primären oder essenziellen Hypertonie.

Der Blutdruck steigt, wenn sich die Arteriolen, die Blutgefäße vor den Kapillaren, verengen oder kontrahieren, wodurch das Herz kräftiger schlagen muss, um das Blut durch sie hindurch zu pumpen. Auch ein erhöhtes Blutvolumen – oft bei Patienten, die zu Wassereinlagerungen neigen – erhöht den Blutdruck, ebenso hohe Blutspiegel von Adrenalin und anderen Hormonen, die eine Verengung der Blutgefäße bewirken.

Überwachen der Auslöser. Mit zunehmendem Alter steigt auch bei Gesunden der Blutdruck in gewissem Maß. Verantwortlich scheint die Kombination mehrerer Faktoren zu sein. Vererbte Neigung zu Bluthochdruck, aber auch

Diabetes, Fettleibigkeit und einige andere Krankheiten erhöhen das Risiko für Bluthochdruck. Stress führt zu einem Adrenalinanstieg mit vorübergehenden Blutdruckspitzen. Daher glauben einige Forscher, dass konstanter Stress an der Entwicklung von Bluthochdruck beteiligt ist. Andere Risikofaktoren sind Zigarettenrauchen, übermäßiger Alkoholgenuss und eine überwiegend sitzende Tätigkeit.

ERNÄHRUNG UND BLUTHOCHDRUCK

Inzwischen stimmen Experten darin überein, dass die Ernährung sowohl bei der Prävention als auch bei der Behandlung des Bluthochdrucks eine wichtige Rolle spielt.

Begrenzen Sie ggf. die Salzaufnahme. Eine sehr salzreiche Ernährung trägt bei Menschen mit erblich bedingter Neigung zum Einlagern von Salz dazu bei, dass sie einen Bluthochdruck entwickeln. Sofern diese bereits frühzeitig auf eine salzarme Ernährung achten, verringern sie ihr Risiko für Bluthochdruck. Auch ältere Menschen und Diabetiker scheinen besonders empfindlich auf Salz zu reagieren und können daher deutlich von salzarmen Nahrungsmitteln profitieren. Man ist sich in Fachkreisen nicht einig, wie viel Salz zu viel ist. Doch am besten lässt sich die Salzaufnahme verringern, indem man auf das Nachwürzen mit Salz verzichtet und Fertiggerichte, Konserven und insbesondere Gepökeltes meidet. Achten Sie auf die Zutatenlisten. Wenn Sie selbst kochen, können Sie anstelle von Salz auch mit Kräutern und Gewürzen herzhaft abschmecken.

Achten Sie auf Ihr Gewicht. Selbst leichtes Übergewicht begünstigt einen Bluthochdruck. Oft reicht schon eine geringe Gewichtsreduktion, um den Blutdruck in den Normalbereich zu senken.

Essen Sie fettärmer. Eine zu fettreiche Ernährung lässt nicht nur das Gewicht steigen, sondern kann auch zu einem Bluthochdruck beitragen. Begrenzen Sie die Fettaufnahme auf maximal 30 % der Tageskalorien, wovon wiederum höchstens ein Drittel gesättigte Fette sein sollten. Dies bedeutet, weniger tierische Lebensmittel – fettes Fleisch, fette Wurst, fettreiche Milchprodukte – zu sich zu nehmen. Ersetzen Sie diese Lebensmittel durch mageres Fleisch, durch fettarme oder fettreduzierte Alternativen. Garen Sie außerdem fettarm, etwa indem Sie dünsten oder grillen statt zu braten und zu frittieren.

Reduzieren Sie den Alkohol- und Koffeinkonsum. Zwar trägt der tägliche Genuss von einem Glas Wein oder einem anderen alkoholischen Getränk dazu bei, das Herzinfarktrisiko zu

BLUTDRUCK-CHECK

Wer über 35 ist, sollte seinen Blutdruck jährlich kontrollieren lassen. Wenn der Wert nicht extrem von der Norm abweicht, wird für eine Diagnose allerdings eine einmalige Messung nicht ausreichen.

Bei einigen Menschen steigt zudem der Blutdruck stark an, sobald sie sich in der Arztpraxis befinden, ansonsten ist er völlig normal. Zur zuverlässigen Diagnose sind auch hier mehrere Messungen erforderlich – zu unterschiedlichen Zeiten und vielleicht auch an unterschiedlichen Orten.

BLUTDRUCK-KONTROLLE DURCH RICHTIGE ERNÄHRUNG

In zwei Studien (1997 bzw. 2000), die von den US-amerikanischen *National Institutes of Health* gesponsert wurden, wurde der Zusammenhang zwischen Ernährung und Blutdruck bewiesen. Sie sind gemeinsam unter dem Namen DASH-Studien (**D**ietary **A**pproaches to **S**top **H**ypertension = gezielte Ernährung gegen Bluthochdruck) bekannt.

Die erste Untersuchung erbrachte, dass eine fettarme Ernährung mit wenig gesättigten Fettsäuren und Cholesterin, reichlich Obst und Gemüse, fettarmen Milchprodukten sowie Vollkornprodukten Bluthochdruck verhindern und in einigen Fällen auch ebenso deutlich bessern kann wie ein entsprechendes Medikament. Die blutdrucksenkende Wirkung war bereits nach 2 Wochen zu beobachten und blieb für 8 Wochen nachweisbar; unabhängig von Geschlecht und Ausgangsblutdruck.

Im Rahmen der DASH-Diät werden Nahrungsmittel verzehrt, die ballaststoffreich sind und viel Kalzium, Magnesium sowie Kalium enthalten. Von all diesen Inhaltsstoffen ist bekannt, dass sie den Blutdruck senken. Außerdem werden nur wenige gesättigte Fettsäuren aufgenommen. Insgesamt gibt acht- bis zehnmal am Tag Obst oder Gemüse; Vollkornprodukte, fettarme Milchprodukte, wenig magerer Fisch, mageres Fleisch und Geflügel sowie geringe Mengen von Nüssen und Hülsenfrüchten runden den Ernährungsplan ab.

Die zweite Studie aus dem Jahr 2000 untersuchte, wie sich die Salzaufnahme auf den Bluthochdruck auswirkt. Salz (Natriumchlorid) bewirkt, dass im Körper Wasser zurückbehalten (gebunden) wird, und erhöht deshalb das Blutvolumen und den Blutdruck in den Gefäßen. Außerdem ziehen sich kleine Blutgefäße unter Salzeinfluss zusammen. Diese Studie zeigte, dass die DASH-Diät in Kombination mit einer Einschränkung der Kochsalzaufnahme den Blutdruck stärker sinken ließ als eine salzarme bzw. -freie Ernährung oder die DASH-Diät allein.

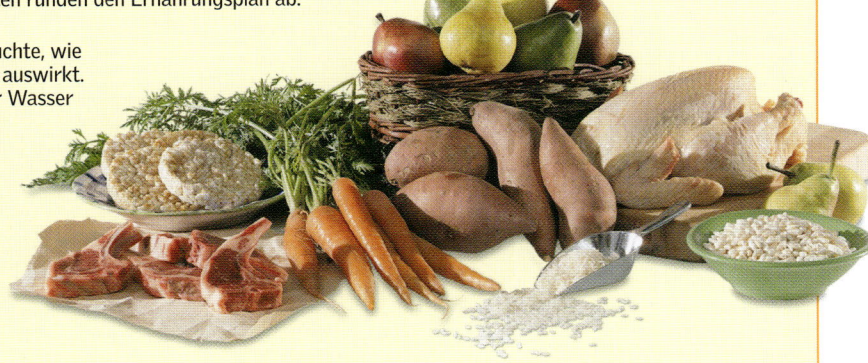

senken. Größere Alkoholmengen jedoch erhöhen das Risiko für einen Bluthochdruck. Auch zu viel Koffein kann den Blutdruck erhöhen. Gerade ältere Menschen mit Bluthochdruck reagieren oft sehr empfindlich auf Koffein und sollten daher täglich nur wenig Kaffee oder Tee zu sich nehmen.

Achten Sie auf Mineralstoffe. Einige können vor Bluthochdruck schützen. Kalium etwa ist an der Steuerung des Flüssigkeitshaushalts beteiligt und damit wichtig für einen normalen Blutdruck. Es kommt in Obst, Gemüse, Milchprodukten und Hülsenfrüchten vor. Einige Studien haben auch einen Zusammenhang zwischen Kalziummangel und Bluthochdruck hergestellt. Daher sollten täglich fettarme Milchprodukte verzehrt werden.

Essen Sie mehr Knoblauch. Weitere Untersuchungen scheinen zu bestätigen, dass auch Knoblauch den Blutdruck senkt. Allerdings kann die dafür erforderliche Menge wiederum ihrerseits zu Problemen führen, insbesondere wegen des stark riechenden Atems und der Körperausdünstungen. Es ist nicht bekannt, ob die handelsüblichen geruchsfreien Knoblauchkapseln dieselben positiven Wirkungen auf den Blutdruck haben wie frischer oder gegarter Knoblauch.

ÄNDERN DER LEBENSGEWOHNHEITEN

Zwar ist eine ausgewogene Ernährung unabdingbar, um den Blutdruck im Normalbereich zu halten oder dorthin zu bringen. Es spielen jedoch noch andere Faktoren der Lebensführung eine wichtige Rolle. Dazu gehört insbesondere Ausdauersport. Er trägt zur Blutdrucksenkung bei, weil dabei das Herz trainiert wird, effizienter zu arbeiten. Hören Sie auch auf zu rauchen. Nikotin erhöht den Blutdruck. Der Blutdruck kann um 10 und mehr Punkte sinken, wenn man das Rauchen aufgibt.

Verwenden Sie Medikamente vorsichtig. Rezeptfreie Medikamente gegen Erkältungen, Allergien und Übergewicht können den Blutdruck erhöhen. Bei einigen Frauen erhöht die Pille oder eine Hormontherapie den Blutdruck.

Reduzieren Sie Stress. Es besteht kein Zweifel daran, dass Stress den Blutdruck vorübergehend erhöht, und einige Experten vermuten Langzeitwirkungen. Meditation, Yoga und andere Entspannungsverfahren – ebenso wie ein friedliches und angenehmes soziales Umfeld – tragen zur Senkung des Blutdrucks bei.

SCHON GEWUSST?

Kalziumspiegel und Blutdruck hängen vermutlich zusammen

Neuere Studien lassen vermuten, dass Menschen mit niedrigem Kalziumspiegel ein größeres Risiko für die Entwicklung von Bluthochdruck haben. Eine Ernährung reich an Sellerie, Brokkoli, Blattgemüse sowie Milchprodukten erhöht den Kalziumspiegel.

BLUTDRUCKMESSUNG UND BLUTDRUCK-GRENZWERTE

Das Blut fließt nicht gleichmäßig durch den Körper, sondern wird durch den Herzschlag in Schüben vorangetrieben. Daher wird der Blutdruck mit zwei Werten angegeben, z. B. 120/80. Die höhere Zahl entspricht dem systolischen Blutdruck, dem Spitzenwert, der entsteht, wenn das Herz sich zusammenzieht und das in ihm enthaltene Blut in den Kreislauf presst. Die kleinere Zahl, der diastolische Wert, wird zwischen den Herzschlägen gemessen, wenn das Herz ruht. Der Blutdruck wird in Millimeter Quecksilbersäule (mmHg) angegeben, d. h. mit der Höhe, auf die der Blutdruck das Quecksilber in einer Vakuumsäule treiben kann.

Beim Arzt wird der Blutdruck meist mithilfe einer Blutdruckmanschette gemessen, die mit einer Quecksilbersäule zur Druckmessung verbunden ist. Die Manschette wird zunächst so fest aufgepumpt, dass sie den Blutstrom unterbricht. Dann wird der Druck langsam verringert, und mit dem Stethoskop sind nacheinander die charakteristischen Geräusche hörbar, die den systolischen und diastolischen Werten entsprechen (abzulesen an der Quecksilbersäule).

Der normale Blutdruck eines Erwachsenen sollte bei 120/80 liegen. Sofern Ihr Blutdruck in Ruhe ständig bei 140/90 oder höher liegt, leiden Sie unter Bluthochdruck. Die Weltgesundheitsorganisation (WHO) definiert allein nach dem diastolischen Wert:

	diastolischer Blutdruck
Grenzwerthypertonie:	90–94
Leichte Hypertonie:	95–104
Mittelschwere Hypertonie:	105–114
Schwere Hypertonie:	ab 115

MEDIKAMENTÖSE THERAPIE

Meist empfehlen Ärzte bei leichter bis mäßiger Hypertonie vor einer Gabe von Medikamenten eine mindestens sechsmonatige Änderung der Lebensgewohnheiten. Eventuell wird damit der Blutdruck bereits gesenkt. Bringt eine Veränderung der Ernährung und/oder der Lebensumstände jedoch keine ausreichende Besserung, dann muss der Blutdruck mithilfe von Medikamenten gesenkt werden. Es gibt Dutzende von Antihypertensiva, und fast immer lässt sich eines finden, das den Blutdruck mit nur geringen Nebenwirkungen normalisiert. Am häufigsten werden Diuretika eingesetzt; sie entwässern und verringern damit auch das Blutvolumen. Andere Medikamente reduzieren die Belastung des Herzens, indem sie erweiternd auf die Arterien wirken und so den Blutfluss erleichtern. Wieder andere Medikamente beeinflussen die Nervenimpulse dahingehend, dass der Puls verlangsamt wird.

Außerdem müssen auch alle Erkrankungen behandelt werden, die zum Bluthochdruck beitragen, wie Diabetes und erhöhte Cholesterinwerte, die jeweils das Risiko für Herzbeschwerden erhöhen. Veränderungen der Lebensführung und der Ernährung, die bei Bluthochdruck sinnvoll sind, helfen auch bei der Diabeteseinstellung und der Kontrolle der Blutcholesterinwerte. ❖

BLUTZUCKER

Siehe Hypoglykämie und Diabetes

BOHNEN

Pluspunkte
- Enthalten Folsäure, Beta-Karotin, Vitamin C
- Getrocknete Bohnenkerne enthalten reichlich Eiweiß und Eisen

Minuspunkte
- Getrocknete Bohnenkerne können Blähungen verursachen
- Dicke Bohnen sind für einige Menschen giftig

Gartenbohnen (sie sind meist grün, können aber durch Züchtung auch gelb oder blau sein) werden geerntet, bevor die Samen im Inneren der Schoten reif sind. Zum Verzehr geeignet sind dann sowohl die zarten Schoten als auch die kleinen, weichen Samen. Von Dicken Bohnen werden überwiegend die frischen Samen verzehrt. Andere Bohnensorten reifen an der Pflanze aus. Ihre getrockneten Samen werden vor dem Garen eingeweicht (siehe Hülsenfrüchte). Grüne Bohnen und Wachsbohnen werden üblicherweise gedämpft oder gekocht. Auch dann können sie aber kalt – etwa als Salat – serviert werden.

NÄHRWERT

100 g gekochte getrocknete Bohnenkerne liefern etwa 2 mg Eisen, mehr als doppelt so viel wie Dicke Bohnen und etwa dreimal so viel wie 100 g grüne Bohnen. Getrocknete Bohnenkerne und Dicke Bohnen enthalten außerdem viel Eiweiß, etwa 7 g pro 100 g. Alle Bohnenarten sind reich an Folsäure, Beta-Karotin und Vitamin C. Getrocknete Bohnenkerne enthalten mehr Thiamin, Vitamin B_6, Kalium und Magnesium als grüne Bohnen sowie lösliche Ballaststoffe, die dazu beitragen, den Cholesterinspiegel zu senken. Allerdings enthalten sie auch Kohlenhydrate, die Blähungen verursachen können.

Achtung: Manchen Menschen aus dem Mittelmeerraum fehlt das Enzym, das vor Vicin schützt, einem giftigen Stoff in Dicken Bohnen, der eine Form von Anämie auslöst. Auch bei der Einnahme von MAO-Hemmern (Psychopharmaka) sollten keine Dicken Bohnen verzehrt werden, da diese Kombination den Blutdruck erhöht. ❖

BROKKOLI

Pluspunkte

- Enthält viel Vitamin C sowie reichlich Beta-Karotin und Folsäure
- Enthält Eiweiß, Kalzium, Eisen, Kalium und andere Mineralstoffe
- Reich an Glukosinolaten, sekundären Pflanzenstoffen, die gegen Krebs wirken
- Kalorienarm und ballaststoffreich

Minuspunkte

- Setzt bei zu langem Kochen unangenehm riechende Schwefelverbindungen frei und kann Blähungen verursachen

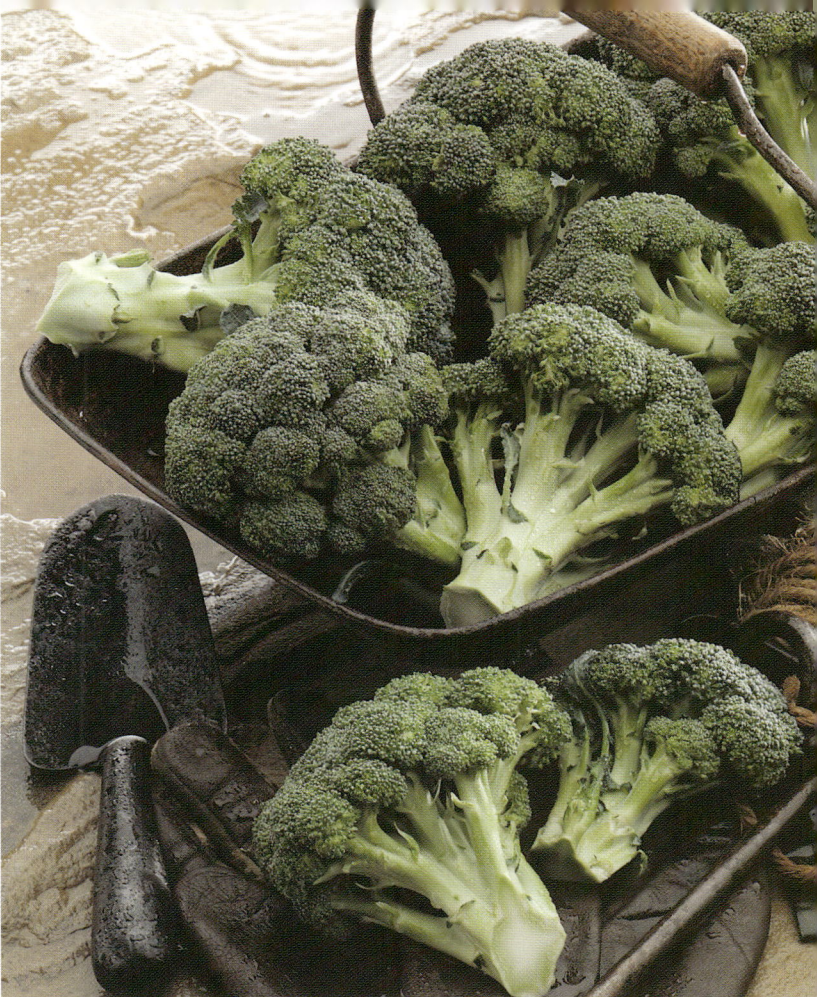

Brokkoli ist ein sehr nährstoffreiches und ausgesprochen gut untersuchtes Gemüse. In den letzten 20 Jahren haben zahlreiche wissenschaftliche Studien ermittelt, dass Menschen, die reichlich Brokkoli essen, weitaus seltener Krebs an Dickdarm, Brust, Gebärmuttermund, Lunge, Prostata, Speiseröhre, Kehlkopf und Harnblase entwickeln.

Während andere Mitglieder der Kohlfamilie eher eine vor Krebs schützende Funktion haben, scheint Brokkoli dagegen mehr Substanzen zu enthalten, die bereits bestehenden Krebs bekämpfen können. Einige davon hemmen die Wirkung von Hormonen, die das Tumorwachstum fördern, andere unterdrücken direkt das Tumorwachstum oder erhöhen die Aktivität schützender Enzyme.

Die auf diese verschiedenen Arten gegen Krebs wirkenden Substanzen sind Glukosinolate, eine Gruppe sekundärer Pflanzenstoffe beziehungsweise deren Abbauprodukte. Aus den im Brokkoli enthaltenen Glukosinolaten entstehen im Körper Indole, Thiozyanate und Isothiozyanate. Zu letzteren gehört Sulforaphan, das im Laborversuch sowohl bei Rattenzellen als auch bei Menschenzellen der Entwicklung von Krebserkrankungen entgegenwirkt. Außerdem haben Forscher der renommierten School of Medicine der Johns-Hopkins-Universität in Baltimore, USA, herausgefunden, dass Sulforaphan Helicobacter-pylori-Bakterien unschädlich machen kann. Diese Erreger verursachen unter anderem Magengeschwüre und häufig tödlichen Magenkrebs. Daneben enthält Brokkoli auch größere Mengen von Bioflavonoiden wie beispielsweise Quercetin, die die Zellen vor Mutationen und Schäden durch freie Radikale schützen.

NÄHRWERT

Brokkoli ist reich an essenziellen Vitaminen und Mineralstoffen. Eine Portion gegarter Brokkoli (160 g) liefert 35 kcal, aber 90 % der empfohlenen Tagesmenge an Vitamin C, gut ein Viertel der empfohlenen Tagesmenge an Folsäure und nennenswerte Mengen Beta-Karotin. Eine Portion Brokkoli enthält 140 mg Kalzium, 1,4 mg Eisen und knapp 5 g Eiweiß. Die darin außerdem enthaltenen etwa 4 g Ballaststoffe sowie abführend wirkende natürliche Inhaltsstoffe sind der Grund für die oft erwähnte vorbeugende Wirkung gegen Verstopfung.

Frischer Brokkoli ist inzwischen ganzjährig erhältlich, tiefgekühlter steht ihm aber im Nährstoffgehalt in nichts nach. Eine Gelbverfärbung der Blüten zeigt an, dass sie verblüht sind, das Gemüse also zu lange gelagert wurde und damit weniger nährstoffreich ist. Brokkoli kann roh verzehrt werden, wird aber meist gegart. Bissfest dünsten, dämpfen oder sautieren erhält die Nährstoffe am besten. Durch Kochen in reichlich Wasser werden die meisten der krebsbekämpfenden Bestandteile sowie Vitamin C und weitere Nährstoffe zerstört. ❖

BROMBEEREN

Pluspunkte

- Kalorienarm und ballaststoffreich
- Reich an Vitamin C
- Enthalten sekundäre Pflanzenstoffe mit zahlreichen positiven Wirkungen auf die Gesundheit

Minuspunkte

- Enthalten Salizylate, die bei Menschen mit einer Überempfindlichkeit gegen Acetylsalicylsäure allergische Reaktionen auslösen können

Brombeeren sind wegen ihrer vielen kleinen Samenkerne sehr ballaststoffreich. 100 g rohe Brombeeren liefern etwa 40 kcal sowie 17 mg Vitamin C (17 % der für Erwachsene empfohlenen Tagesdosis) und geringe Mengen von Folsäure, Eisen und Kalzium.

Brombeeren enthalten Anthozyane, Pflanzenfarbstoffe, die zahlreiche positive Wirkungen auf die Gesundheit haben können. Damit trägt ihr Verzehr zum Schutz vor Krebs, Herzkrankheiten und einigen Alterserscheinungen bei. Die Beeren enthalten darüber hinaus Ellagsäure (einen weiteren sekundären Pflanzenstoff), der eine Wirkung gegen Krebs nachgesagt wird. Sie scheint durch Hitze nicht zerstört zu werden, sodass sogar Brombeermarmelade diesen positiven Effekt hat.

Bei Menschen, die gegen Acetylsalicylsäure allergisch sind, kann es nach dem Verzehr von Brombeeren zu einer leichten allergische Reaktion kommen, denn die Beeren enthalten geringe Mengen an Salizylaten. ❖

JE SCHWÄRZER, DESTO SÜSSER

Frische, reife Brombeeren sind süß, saftig und köstlich. Sie liefern reichlich Vitamin C und enthalten mehr Ballaststoffe als manche Kleieflocken. Genießen Sie die Beeren frisch, und waschen Sie sie erst kurz vor dem Verzehr.

BROT

Pluspunkte

- Enthält viele komplexe Kohlenhydrate
- Reich an Niazin, Riboflavin und anderen Vitaminen des B-Komplexes
- Einige Sorten enthalten viel Eisen
- Vollkornbrote sind ballaststoffreich

Minuspunkte

- Kann bei Menschen mit Hefepilzallergie eine allergische Reaktion auslösen
- Oft hoher Salzgehalt
- Frisches Brot kann zu Blähungen führen
- Brote aus hoch ausgemahlenem Mehl können einen hohen glykämischen Index aufweisen

Seit Urzeiten ist Brot Grundnahrungsmittel in fast allen Kulturkreisen. Nachdem die frühen Jäger und Sammler sesshaft geworden waren und das Land bebauten, lernten sie auch, verschiedene Getreide und andere Pflanzensamen zu Brot zu verarbeiten. Denn für die Herstellung von Brot benötigt man lediglich Steine, um die Körner zu Mehl oder Schrot zu mahlen, Wasser oder eine andere Flüssigkeit, um aus dem Mehl einen Teig bereiten zu können, und eine Gelegenheit zum Backen oder Kochen.

DEN TEIG GEHEN LASSEN

Die einfachsten und ältesten Brotsorten sind flach, weil sie ungesäuert bzw. ohne Backtriebmittel hergestellt werden. Mehl oder Schrot und Wasser werden zu einem Teig verarbeitet, der anschließend im Ofen oder auf einer heißen Platte gebacken, in Fett ausgebacken oder über Dampf gegart wird.

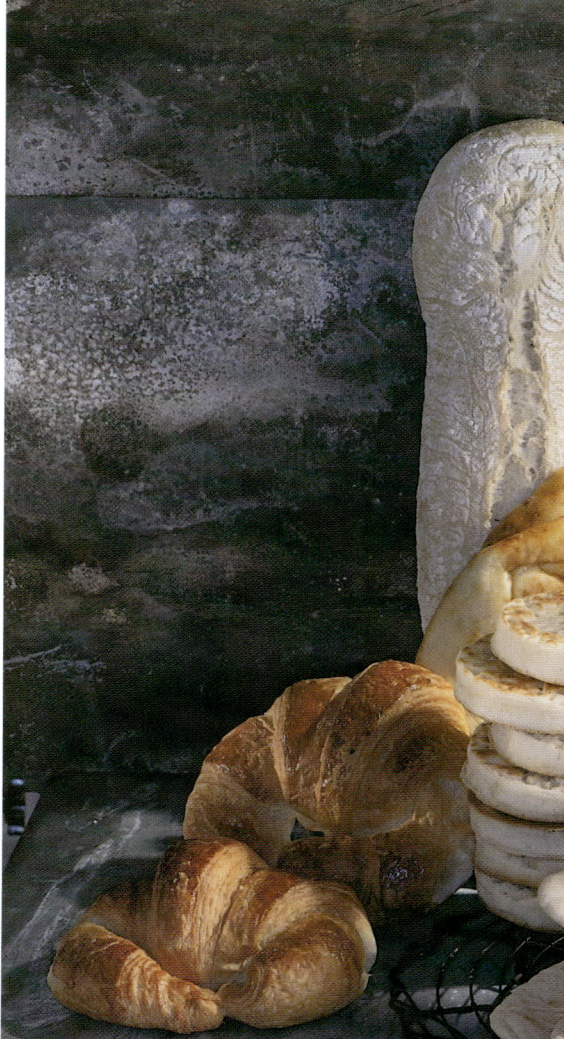

Durch Zugabe von Sauerteig, Hefe oder anderen Backtriebmitteln zur Mehl-Wasser-Mischung wird das Brot voluminöser und aromatischer. Geschmack und Konsistenz werden außerdem von der dem Teig beigemengten Flüssigkeit beeinflusst – meist ist es reines Wasser, manche Brote werden aber auch mit Milch oder auch mit Bier zubereitet. Süße Brote werden mit Zucker oder Honig gesüßt. Salz ist immer nötig für eine optimale Teigstruktur.

Achten Sie auf die Inhaltsstoffe. In Deutschland verkauftes Brot ist meist ein Massenprodukt und enthält daher zahlreiche Konservierungsstoffe, Emulgatoren sowie Bleich- oder Farbstoffe, damit es länger haltbar ist und besser aussieht. Diese Zusatzstoffe beeinflussen den Nährwert zwar nicht, aber die meisten handelsüblichen Brote enthalten zu viel Salz, als dass sie im Rahmen einer salzarmen Ernährung gegessen werden sollten. Außerdem vertragen Menschen mit Glutenüberempfindlichkeit das in den meisten Broten enthaltene Gluten nicht. Menschen mit Nahrungsmittelallergien können auf einzelne Inhaltsstoffe reagieren, beispielsweise bei einer Schimmelallergie auf Sauerteig- oder sehr hefige Brote. Einige Reformhäuser bieten glutenfreie Brote an, und bei einer Nahrungsmittelallergie sollte man sich ausführlich nach den verwendeten Brotzutaten erkundigen.

GANZ EINFACH!

Kaufen Sie Brot mit dem Namenszusatz „Voll-"

Das Risiko für die koronare Herzkrankheit verringert sich um etwa 26 %, wenn man täglich zusätzlich 20 g Ballaststoffe zu sich nimmt, wie sie in Vollkornbroten enthalten sind.

BROTE AUS ALLER WELT. *Von links nach rechts: Croissant, Pita, Englische Muffins, Crumpet, Ciabatta, Naan, Rosinenbrot, Weizenvollkornbrot, Baguette, Weizenvollkornkrüstchen, Bagel, Mohnbrot, Pain de campagne und Brioche.*

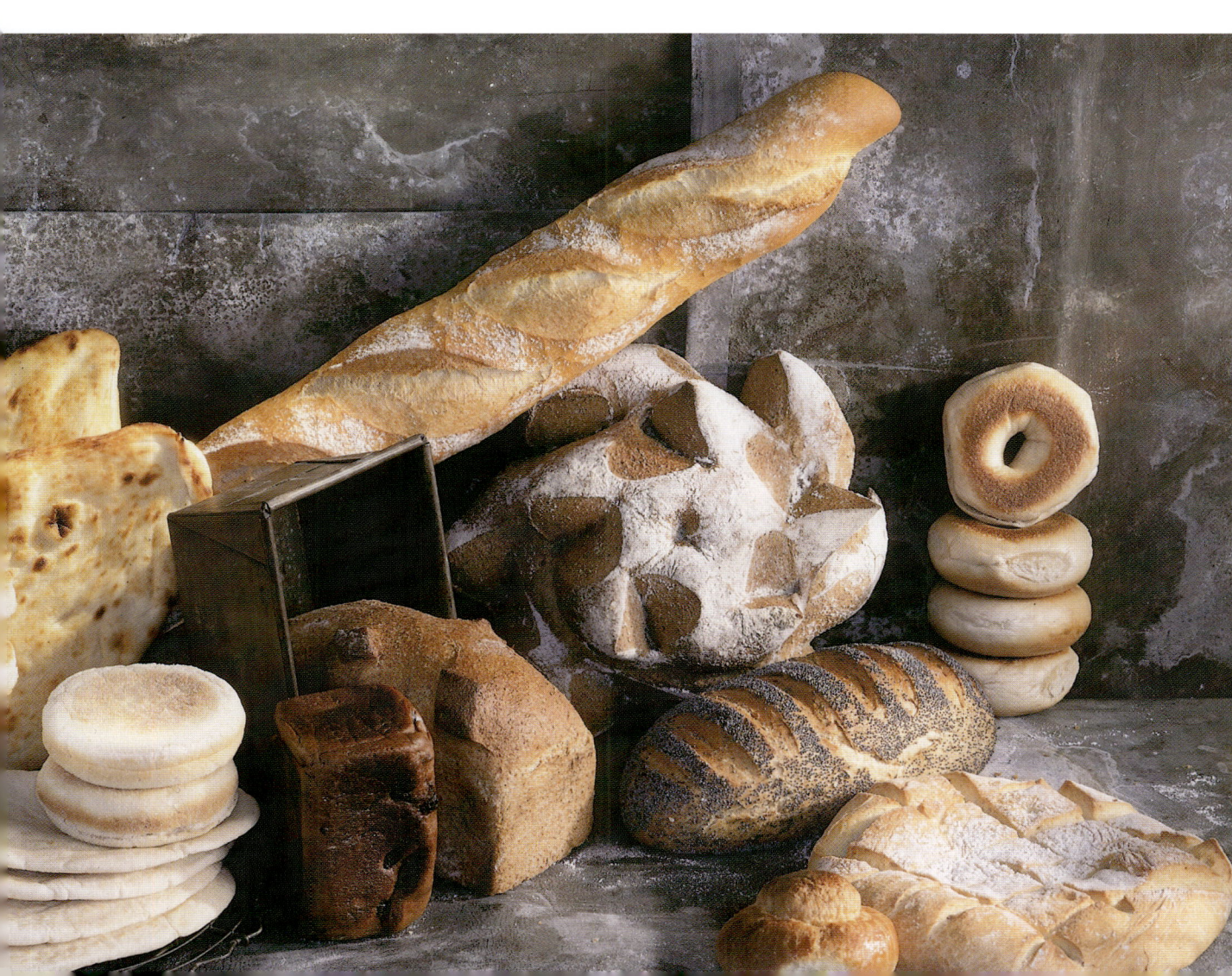

BROT RICHTIG AUFBEWAHREN

Unverpacktes Brot lagert man am besten in sauberen, luftdichten und trockenen Behältern. Brottöpfe sollten möglichst dicht schließen, damit der Laib nicht zu rasch austrocknet und hart wird. Verpacktes Brot hält sich in der Originalverpackung am längsten. Der Hinweis „ohne Konservierungsstoffe" bedeutet, dass der einzige erlaubte Konservierungsstoff Sorbinsäure nicht verwendet wurde. In der Regel wird verpacktes Brot heute pasteurisiert, das heißt noch einmal mit Verpackung für 15 Minuten auf etwa 70 °C erhitzt. Dies bietet einen guten Schutz vor Schimmel.

NÄHRWERT

Brot enthält zwar Stärke, Eiweiß sowie einige Vitamine und Mineralstoffe, ist jedoch wie jedes singuläre Nahrungsmittel weit davon entfernt, den gesamten Bedarf abdecken zu können. Es fehlen essenzielle Nährstoffe, wie die Vitamine A, B_{12}, C und D. Viele davon werden durch den Mahlvorgang und die Verarbeitung zerstört. Vollkornmehle sind allgemein nährstoffreicher als die jeweiligen hoch ausgemahlenen weißen Mehle und enthalten auch mehr Ballaststoffe.

Achten Sie auf zusätzliche wertgebende Inhaltsstoffe wie Samen und Kerne (z. B. Sonnenblumenkerne, Leinsamen). Sie erhöhen den Gehalt an wichtigen Nährstoffen.

Im Gegensatz zur gängigen Meinung macht Brot nicht dick: Eine Scheibe Brot (30–50 g) liefert nur 65–105 kcal. Zur Kalorienbombe wird Brot erst durch überreichliche Aufstrichfette und zu dick aufgelegte fettreiche Beläge wie Wurst und Käse.

BROT FÜR JEDEN GESCHMACK

Nirgends in der EU wird so viel Brot gegessen wie in Deutschland. Durchschnittlich 4 Scheiben Brot und 1 Brötchen am Tag, das entspricht einem Pro-Kopf-Verbrauch von fast 85 kg im Jahr. Bei der Brotvielfalt ist das auch nicht verwunderlich:

Weizenmischbrote bestehen zu mindestens 51 % aus Weizenmehl, **Roggenmischbrote** zu mindestens 51 % und zu höchstens 90 % aus Roggenmehl. Der jeweilige Geschmack hängt von der Mehlmischung und dem verwendeten Backtriebmittel ab: Je mehr Roggen und Sauerteig, desto kräftiger und würziger, je mehr Weizen und Hefe, desto milder schmeckt das Brot.

BROTGEHEIMNIS

In den Brotbackmischungen für Bäcker stecken zahlreiche Zusatzstoffe, die das Kneten und Backen der Teige für den Bäcker erleichtern sollen. So verhindern Enzyme und Emulgatoren, dass der Teig beim Kneten an den Maschinenteilen festklebt, oder sie sorgen dafür, dass die Brotlaibe besser aufgehen. Oft wird Ascorbinsäure (Vitamin C) dem Mehl zugesetzt, um dessen Backeigenschaften zu verbessern. Diese Hilfsstoffe stammen häufig aus gentechnisch veränderten Mikroorganismen.

Unverpackte Backwaren unterliegen keiner direkten Kennzeichnungspflicht. Man kann sich zwar die Zutatenliste beim Bäcker zeigen lassen – doch wer tut das schon? Auch bei verpacktem Brot muss nicht jeder Stoff in der Zutatenliste aufgeführt sein. Enzyme sind beispielsweise von der Deklarationspflicht befreit. Bei Allergikern können derartige Substanzen Symptome auslösen.

Wer sicher sein will, dass im Brot keine unerwünschten Zusätze sind, hat zwei Möglichkeiten: Entweder man kauft das Brot beim Bio-Bäcker, oder man backt es selbst, beispielsweise im Backautomaten.

Reine Weizen- oder Weißbrote müssen aus mindestens 90 % Weizenauszugsmehl gebacken sein. Frisch schmecken diese Brote am besten, weshalb sie nicht auf Vorrat gekauft werden sollten. Baguette und andere südeuropäische Brote sind Weißbrote.

Toastbrote bestehen in der Regel ebenfalls überwiegend aus Weizenmehl. Ihre charakteristische Krume erhalten Toastbrote durch die Zugabe von Fett und Zucker. Ihren typischen Geschmack entwickeln die feinporigen Brote erst beim Rösten.

Roggenbrote müssen mindestens 90 % Roggenmehl enthalten und mit Sauerteig gelockert sein. Die meisten so genannten Land- oder Bauernbrote sind Roggen- oder zumindest Roggenmischbrote.

Schrotbrote müssen nicht zwangsläufig Vollkornbrote sein. Der Zusatz „Schrot" bedeutet nur, dass das verwendete Mehl nicht fein, sondern grob, zu Schrot, gemahlen wurde. Diese Brote enthalten mindestens 90 % Roggen- oder Weizenbackschrot.

Steinofenbrote werden in speziellen nichtmetallischen Öfen (Natur- und/oder Kunststein, Schamott) gebacken. Über die Zusammensetzung des Brots sagt diese Bezeichnung nichts aus. Dasselbe gilt für **Holzofenbrote**, die in mit Holz befeuerten steinernen Öfen gebacken werden.

Mehrkornbrote werden außer mit Weizen- und Roggenmehlen noch mit Mehlen oder Schroten anderer Getreidearten gebacken, oft Gerste oder Hafer. Wird eine Getreideart außer Roggen und Weizen besonders betont, muss diese zu mindestens 20 % enthalten sein. Bei Sonnenblumenkern- oder Leinsamenbroten müssen auf 100 kg Mehl mindestens 8 kg der Ölsamen untergemischt worden sein.

Vollkornbrot enthält sämtliche wertvollen Bestandteile des Getreidekorns. Es wird aus mindestens 90 % Roggen- und Weizenvollkornmehlen oder -schroten hergestellt. Das Verhältnis der beiden Getreidesorten zueinander ist beliebig. Allerdings muss ein Roggenvollkornbrot zu mindestens 90 % aus Roggen, ein Weizenvollkornbrot zu mindestens 90 % aus Weizen bestehen. Grahambrot ist ein Weizenvollkornbrot.

Pumpernickel wird aus Roggenschrot und Roggenmehl mit Sauerteig mindestens 16 Stunden lang bei mäßiger Hitze gebacken. Dadurch entstehen die typische dunkelbraune Farbe und das karamellige Aroma. Pumpernickel hat kaum Kruste und ist angenehm saftig. Sachgemäß verpackt, ist es lange haltbar.

Zwieback heißt nichts anderes als „zweimal gebacken": Aus Mehl, Wasser, Hefe, Eiern, ungehärteten Fetten, Zucker, Milch und Salz wird zuerst Weißbrot gebacken. Die fertigen Brote werden 24–36 Stunden gelagert, dann in Scheiben geschnitten. Anschließend werden die Scheiben 15 Minuten lang bei 160–200 °C geröstet. Dadurch verdampft das im Brot enthaltene Wasser, und die Scheiben werden trocken und knusprig. Zwieback enthält noch weniger Wasser als Knäckebrot, nämlich nur 3–5 %. Das haltbare Gebäck ist die ideale Schonkost bei Magen-Darm-Infekten, weil es von den Magensäften besonders leicht aufgelöst wird.

Knäckebrot ist ein spezielles wasserarmes Brotgebäck. Sein Feuchtigkeitsgehalt beträgt maximal 10 %. Dadurch ist es mehrere Monate haltbar. Knäckbrot darf nicht zusammen mit anderen Broten gelagert werden, da es Feuchtigkeit aufnehmen und pappig werden würde. Knäckebrot besteht aus Weizen- oder Roggenmehl, je nach Rezeptur wird Vollkorn- oder Auszugsmehl verwendet. Häufig werden noch Ölsaaten wie Mohn und Sesam als geschmacksgebende Zutaten zugefügt.

BROT INTERNATIONAL

Im Lauf der Jahrhunderte entwickelte jeder Kulturkreis seine typischen Brotsorten. Die Vielzahl der heute in den Supermärkten und Bäckereien, aber auch in ausländischen Spezialitätengeschäften erhältlichen Backwaren garntiert eine große Auswahl.

Bagel. Die Kringel, die ursprünglich aus Osteuropa und der jüdischen Küche stammen, sind in den USA sehr beliebt. Sie werden zuerst gekocht und anschließend gebacken. Bagels werden traditionell aus Weizenmehl mit hohem Glutengehalt hergestellt.

Inzwischen gibt es auch Sorten, die Weizenvollkorn-, Roggenmehl und andere Mehle enthalten. Bagels können mit Kümmel, Sesamsamen, Mohn, gehackten Zwiebeln oder Salzkörnern bestreut werden. Auch Rosinen- und Zimt-Bagels sind beliebt.

Brioche. Konsistenz und Geschmack des leichten französischen Hefegebäcks liegen zwischen Brot und Kuchen. Es besteht meistens aus Auszugsmehl, das mit Eiern und reichlich Butter verknetet wird.

Chapati. Das indische Fladenbrot wird aus Weizenvollkorn- oder Weizenmehl gebacken, es wird gesäuert oder ungesäuert hergestellt. Manchmal werden Chapatis mit Butter oder Öl bestrichen.

Ciabatta. Die italienische Brotspezialität enthält Olivenöl, das sie feucht und zäh macht. Oregano, Basilikum und zahlreiche andere Kräuter können beliebig zugegeben werden.

Focaccia. Dieses italienische Hefebrot wird aus einem dem Pizzateig ähnlichen Teig gebacken. Meistens wird der Teig mit Olivenöl, Zwiebeln, Knoblauch und Kräutern gewürzt und zu einer großen Scheibe geformt.

Maisbrot. Dieses Brot wird aus Weizenmehl, Maismehl, Eiern, Milch und eventuell Zucker hergestellt.

Englische Muffins. Die runden, honigwabenartigen Scheiben, die in einer Pfanne oder auf einem Backblech gebacken werden, bestehen u. a. aus eiweißreichem Weizenmehl.

Matzen. Das ungesäuerte, kräckerartige Brot aus Weizenauszugsmehl, Wasser und Salz wird traditionell beim jüdischen Passahfest gereicht.

Naan. Dieses Fladenbrot, das auf der heißen Seite eines Tandoori-Ofens (ein Lehmofen) gebacken wird, stammt aus Indien.

Pita. Das flache, gesäuerte Brot aus dem mittleren Osten bläht sich beim Backen auf und fällt dann so wieder zusammen, dass in der Mitte ein Loch oder eine Tasche entsteht.

Tortillas. Das ungesäuerte mexikanische Brot wird aus Mais- oder Weizenmehl, Salz und Wasser hergestellt. Oft wird noch fein gemahlener Kalkstein hinzugefügt. ❖

BUCHWEIZEN

Pluspunkte

- Enthält viel Eisen und Magnesium
- Reich an komplexen Kohlenhydraten und Ballaststoffen

Buchweizen ist botanisch betrachtet kein Getreide, sondern ein Knöterichgewächs. Die Samen werden aber – geschält und gelegentlich auch geröstet – wie Getreide verwendet. Man kann Buchweizenkörner im Ganzen, als Grieß, Grütze oder Mehl verarbeiten, z. B. daraus eine körnige Getreidebeilage zubereiten, Frikadellen bzw. Bratlinge oder Pfannkuchen. Für Gebäck, das aufgehen muss, eignet sich Buchweizen nur als Beimischung, denn das Mehl enthält keinen Kleber. Buchweizengrütze schmeckt nussig und passt zu Lamm und Gemüse mit kräftigem Eigengeschmack, beispielsweise Kohl, wird aber auch gern süß, mit Zucker und Sahne, verspeist.

NÄHRWERT

30 g Buchweizengrütze – sie ergeben gegart etwa eine Beilagenportion – liefern ungefähr 100 kcal, 2,5 g Eiweiß und 15 mg Magnesium, einen Mineralstoff, der für den Energiestoffwechsel unverzichtbar ist. Außerdem enthält diese Menge etwa 0,6 mg Eisen.

Aus Buchweizensamen gezogene Sprossen sind eine nährstoffreiche, schmackhafte Zutat, beispielsweise für Salate und Pfannengerichte. Man kann sie selbst aus keimfähigen Samen (aus dem Naturkostladen oder dem Reformhaus) ziehen. ❖

BULIMIE

Obwohl das griechische Wort Bulimie wörtlich übersetzt „Stierhunger" bedeutet, weisen die meisten Bulimiker keinen übermäßigen Appetit auf; vielmehr sind ihre Essanfälle Folge psychischer Probleme. *Bulimia nervosa* gehört wie die Magersucht zu den psychogenen Essstörungen. Häufig geht der Krankheit ein extremes Übergewicht oder eine Magersucht voraus. Medizinisch ist die *Bulimia nervosa,* auf Deutsch Ess-Brech-Sucht, folgendermaßen gekennzeichnet: Die mindestens zweimal pro Woche auftretende und über mindestens 3 Monate hinweg wiederkehrende Frequenz der zwanghaften Aufnahme von riesigen Mengen meist hochkalorischer Nahrung und anschließende Maßnahmen, um das Körpergewicht in einem normalen Rahmen zu halten. Dazu gehören exessive sportliche Betätigung, periodisches Fasten, selbst herbeigeführtes Erbrechen, Missbrauch von abführenden und entwässernden Medikamenten. Trotz der wiederkehrenden Heißhungerattacken haben die meisten Bulimiker daher Normalgewicht. Viele Betroffene weisen aber kurzfristige hohe Gewichtsschwankungen auf.

Bulimie betrifft weitaus mehr Frauen als Männer, in Deutschland schätzungsweise 2–4 % aller Frauen zwischen 18 und 35 Jahren. Wie auch die Magersucht ist die *Bulimia nervosa* durch die perfektionistische Beschäftigung mit Diäten und Gewicht gekennzeichnet sowie durch die ausge-

prägte Abhängigkeit des Selbstwertgefühls von Körpergewicht und Figur. Begünstigt werden die Heißhungerattacken oft durch Angst, Stress, Einsamkeit oder Langeweile. Ein Essanfall kann kurz sein oder mehrere Stunden dauern, wobei bis zu 5000 kcal und mehr aufgenommen werden.

NÄHRSTOFFMANGEL

Regelmäßiges Erbrechen sowie der Missbrauch von abführenden und entwässernden Medikamenten können ernste Konsequenzen wie Nährstoffmangel, Mineralstoff-Dysbalancen und einen gestörten Flüssgkeitshaushalt haben, was wiederum zu Müdigkeit, Ohnmachtsanfällen und Herzrasen führt und auch die Gefahr einer Nierenschädigung birgt. Die Säuren im Erbrochenen beschädigen den Zahnschmelz und die Speiseröhrenschleimhaut. Der Missbrauch von Abführmitteln beeinträchtigt die normale Darmfunktion nachhaltig, so dass das Absetzen der Medikamente chronische Verstopfung zur Folge haben kann.

WARNZEICHEN

Es gibt bei Bulimikern körperliche Veränderungen, die offensichtlich sind und zur Sorge Anlass geben sollten.

- Schlechte Zähne: Bei wiederholtem selbst herbeigeführtem Erbrechen schädigt die Magensäure Zähne und Zahnfleisch.
- Schwellungen der Speicheldrüsen, insbesondere der Ohrspeicheldrüse – ebenfalls hervorgerufen durch häufiges Erbrechen.
- Oft sind auch einer oder mehrere Finger vernarbt, weil sie in den Hals geschoben werden, um das Erbrechen auszulösen, und so mit Magensäure in Berührung kommen.

BEHANDLUNG

Die Bulimie ist wie alle psychogenen Essstörungen schwer zu therapieren. Der Schwerpunkt der Behandlung liegt auf der Psychotherapie (Verhaltenstherapie). Ernährungsberatung und medikamentöse Therapie zum Ausgleich von Nährstoffdefiziten werden begleitend eingesetzt.

Bei langer Krankheitsdauer, großer Häufigeit der Heißhungerattacken, gescheiterter ambulanter Therapie und familiären Problemen kann eine stationäre intensive Therapie nötig sein. Sie dauert meist mindestens 3 Monate, aber auch sie kann keine Heilung garantieren.

Die verhaltenstherapeutische Ernährungsberatung kann damit beginnen, dass Bulimiker zum Führen eines Tagebuchs aufgefordert werden. So können sie leicht die Umstände ersehen, die zu den Essanfällen führen. Außerdem kann ein Ernährungsberater einen Speiseplan für den Patienten aufstellenn, der die Anzahl der Entscheidungen darüber reduziert, was wo und wann gegessen werden soll.

Die frühzeitige Behandlung von Mangelzuständen ist besonders wichtig, wenn die Kaliumreserven des Körpers durch Erbrechen oder Abführmittelmissbrauch erschöpft sind. Kaliumreiche Nahrungsmittel wie Bananen, frisches Obst und Gemüse füllen die Speicher in der Regel wieder auf, andernfalls können Ergänzungspräparate erforderlich werden.

MEDIKAMENTÖSE THERAPIE

Da die *Bulimia nervosa* oft von einer chronischen Depression begleitet wird, umfasst die Behandlung oft die Gabe von Antidepressiva. Mit einer Abnahme der depressiven Zustände können die Patienten normalerweise ihren Esszwang besser kontrollieren.

Auch die Teilnahme an Selbsthilfegruppen kann hilfreich sein. Daneben gibt es alternative Behandlungsansätze, wie Meditation, angeleitete Bildvorstellung und progressive Entspannungsverfahren, durch die sich der Patient nicht länger zwanghaft mit Gewicht und Essgewohnheiten beschäftigt. ❖

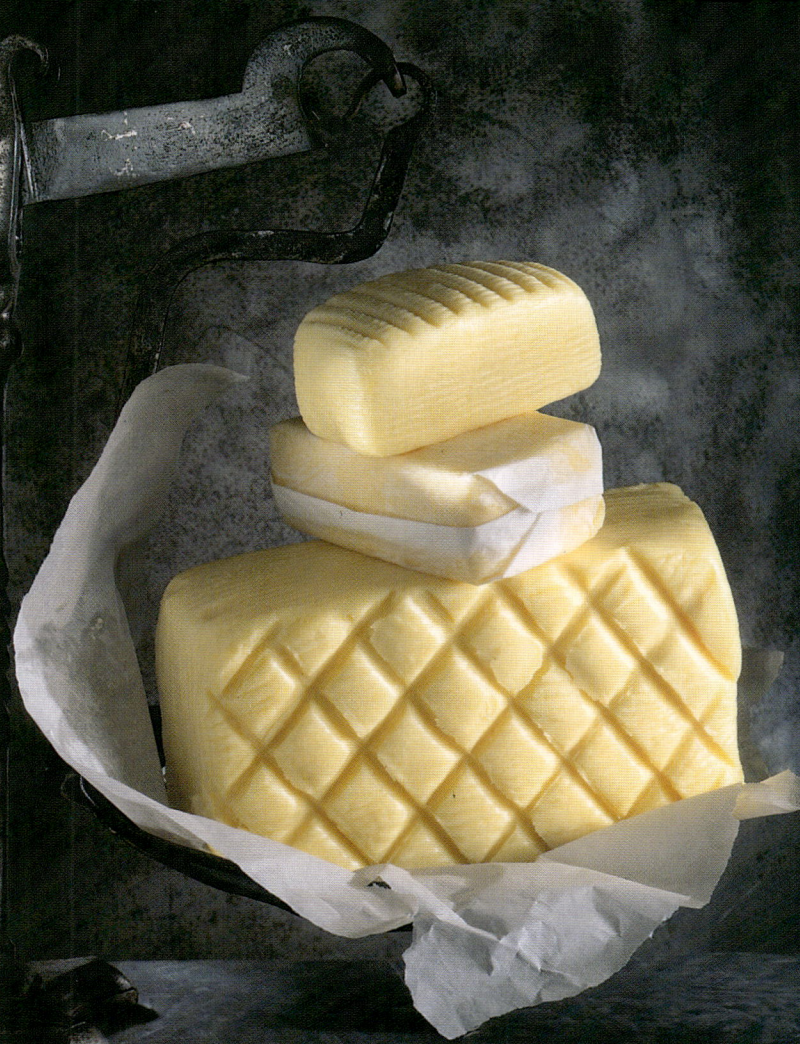

BUTTER UND MARGARINE

Pluspunkte

- Verbessern den Geschmack gegarter Speisen, vor allem Butter hat ein feines Eigenaroma
- Enthalten viel Vitamin A und D
- Margarine enthält viele mehrfach ungesättigte essenzielle Fettsäuren
- Die Pflanzensterine in manchen Margarinesorten senken den Cholesterinspiegel

Minuspunkte

- Enthalten viele und ausschließlich Fett-Kalorien, was das Risiko für Fettsucht, Krebs und andere Krankheiten erhöht
- Butter enthält viele gesättigte Fettsäuren, die das Risiko für Herzkrankheiten erhöhen
- Margarine mit gehärteten Fetten enthält Trans-Fettsäuren, die negativ auf den Cholesterinspiegel wirken

In den Kühlregalen der Supermärkte stehen neben Butter eine Vielzahl von Margarinesorten zur Auswahl.

Immer mehr Menschen verwenden Margarine statt Butter, weil sie sie als gesündere Alternative einschätzen. Zwar halten die meisten Butter nach wie vor für schmackhafter als Margarine, Doch ist inzwischen auch bekannt, dass Butter viel Cholesterin und viele gesättigte Fettsäuren enthält. Und letztere haben eine ungünstigere Wirkung auf die Blutfettwerte als alle anderen Fettsäuren.

Ist Margarine wirklich gesünder als Butter? Dazu kamen 1993 begründete Zweifel auf, als ein Forscherteam der Harvard-Universität feststellte, dass einige Margarinesorten das Risiko für Herzkrankheiten stärker erhöhen als Butter. Das hatte einen Zusammenhang mit ihrem Gehalt an Trans-Fettsäuren (siehe Kasten „Was sind Trans-Fettsäuren", S. 78). Inzwischen wurden viele Margarinerezepturen dahingehend geändert, dass die Produkte keine Trans-Fettsäuren mehr enthalten. Hochwertige handelsübliche Margarinen und solche in Bio- oder Reformhausqualität, die ausschließlich pflanzliche Fette enthalten, sind praktisch frei von Trans-Fettsäuren.

BUTTER IN ZAHLEN. *Ein Teelöffel Butter (4 g) enthält etwa 3,3 g Gesamtfett und 9,6 mg Cholesterin. Das entspricht etwa 30 kcal.*

WAS SIND TRANS-FETTSÄUREN?

Trans-Fettsäuren entstehen auf natürlichem Weg z.B. in den Mägen von Rindern und Schafen. Damit sind in tierischen Lebensmitteln, u. a. in Butter, naürlicherweise im Gesamtfett 2–4 % an Trans-Fettsäuren enthalten.

Trans-Fettsäuren entstehen aber auch bei der industriellen Härtung von Pflanzenölen für die Verarbeitung zu Margarine, Back-, Brat- oder Frittierfetten. Die Härtung von Ölen verbessert deren Haltbarkeit und Stabilität. Diese Öle finden z. B. bei der industriellen Herstellung von fettreichen Süßwaren (u. a. Schokoladenaufstriche), Backwaren (u. a. Mürbeteig-Gebäck), Backofen-Pommes, Knabberartikeln wie Chips, aber auch Fertigsuppen und -saucen Verwendung.

Studien haben erwiesen, dass Trans-Fettsäuren den Spiegel von LDL-Cholesterin erhöhen und den von HDL-Cholesterin senken, womit das Risiko für Herz-Kreislauf-Erkrankungen steigt.

Die hierzulande verzehrte Menge an Trans-Fettsäuren wird nach derzeitigem Wissensstand für Erwachsene als unbedenklich angesehen. Doch sollten insbesondere Menschen, die bereits an Herz-Kreislauf-Krankheiten oder an Fettstoffwechselstörungen leiden sowie Schwangere und Stillende auf eine möglichst geringe Aufnahme von Trans-Fettsäuren achten. Besonders für Kinder (auch ungeborene) scheinen Trans-Fettsäuren gesundheitsschädlich zu sein, da sie im Stoffwechsel essenzielle mehrfach ungesättigte Fettsäuren verdrängen. Die Wissenschaft geht davon aus, dass dies negative Auswirkungen auf die körperliche und geistige Entwicklung hat.

Die Aufnahme von Trans-Fettsäuren lässt sich durch gezielte Lebensmittelauswahl deutlich reduzieren. Trans-Fettsäuren sind nicht explizit auf dem Etikett ausgewiesen. Doch gibt die Zutat „gehärtete Fette" einen indirekten Hinweis darauf. Bei Margarine gibt es inzwischen zahlreiche Sorten, die auf gehärtete Fette verzichten.

Reduzieren Sie außerdem den Verzehr von fettreichen Fertig- und Fast-Food-Gerichten und essen Sie nur selten und in Maßen Chips, Kräcker und Gebäckmischungen.

WAHL DER MARGARINE

Überprüfen Sie die Etiketten, und wählen sie ein Produkt mit hohem Gehalt an einfach und mehrfach ungesättigten Fettsäuren. Empfehlenswert sind Margarinen aus Raps-, Distel-, Sonnenblumen-, Oliven- und Maisöl. Meiden Sie Produkte mit gehärteten bzw. teilweise gehärteten Fetten, sie enthalten mehr Trans-Fettsäuren als die anderen Sorten.

Margarinen mit zugesetzten Phytosterinen (aus Sojaöl gewonnen), die den Blutcholesterinspiegel senken, sind seit mehreren Jahren erhältlich. Man vermutet, dass Phytosterine –

pflanzliche Fettbegleitstoffe – aufgrund der chemischen Ähnlichkeit mit Cholesterin mit diesem um die Aufnahme aus dem Darm in das Blut konkurrieren. Diese cholesterinsenkende Wirkung ist seit Jahrzehnten bekannt und auch klinisch belegt. Beispielsweise führt der Zusatz geringer Mengen dieser pflanzlichen Sterine in Margarine zu einer Senkung des LDL-Cholesterins um 10–14 %. Allein eine derartige Cholesterinsenkung ist dazu in der Lage, das Herzinfarktrisiko auch langfristig um 25 % zu senken.

DIE KALORIEN

Butter und Margarine sind eine der Hauptquellen für Fett-Kalorien. Viele Menschen glauben, dass Butter kalorienhaltiger sei als Margarine; tatsächlich enthalten Butter und normale Margarine aber beide um die 80 % Fett und damit ähnlich viele Kalorien – etwa 50 kcal pro Teelöffel.

Es gibt aber auch fettreduzierte Margarine: Dreiviertelfettmargarine enthält 60 % Fett, Halbfettmargarine nur um die 40 %. Hier lohnt sich ein genauer Blick auf das Etikett. Die Bezeichnung Diätmargarine gibt keinen Hinweis auf den Kalorien- oder Fettgehalt; bei ihr muss vielmehr die Hälfte der Fettsäuren in Form von Linolsäure vorliegen. Diese mehrfach ungesättigte Fettsäure hat nachweislich eine cholesterinsenkende Wirkung.

NICHT NUR EINE FRAGE DES GESCHMACKS

Fettreduzierte Butter hat oft viel von ihrem natürlichen Geschmack eingebüßt. Umgekehrt kann Margarine, je nach den verwendeten Ölen sowie der Menge an zugesetzten Milchprodukten, relativ buttrig schmecken. In Maßen genossen, sind Butter und Margarine durchaus Bestandteile einer ausgewogenen Ernährung. Ein wenig Butter schadet nicht – im Gegenteil, ein Teelöffel Butter als Brotaufstrich oder zum Verfeinern von gedünstetem Gemüse gibt einen feinen Geschmack und ist gesund. Denn etwas Fett in den Speisen ist nötig, damit der Körper die fettlösliche Vitamine A, D, E und K aufnehmen kann.

BUTTER ODER MARGARINE?

Im Rahmen einer Studie wurden 46 Männer und Frauen untersucht, die über mehrere Monate mäßig viel Butter bzw. normale Margarine bzw. Margarine ohne Trans-Fettsäuren zu sich nahmen. Das Ergebnis: Unabhängig von der Art der Margarine sank der Cholesterinspiegel bei allen Testpersonen, die Margarine verzehrten, während bei den Butteressern keine Änderung erfolgte. ❖

CHOLESTERIN
▪ WAS STIMMT WIRKLICH? ▪

Inzwischen wissen die meisten Menschen, dass erhöhte Cholesterinspiegel zu einer Verlegung der Arterien führen können. Ist eine der Arterien betroffen, die das Herz versorgen, kann ein Herzinfarkt auftreten; handelt es sich um eine das Gehirn versorgende Arterie, droht ein Schlaganfall. Trotzdem ist immer wieder unbekannt, welche Bedeutung die Ernährung für den Cholesterinspiegel hat. Obwohl es oft als schädlicher Nährstoff hingestellt wird, ist Cholesterin lebensnotwendig. Der Körper bildet daraus Geschlechtshormone, Gallenflüssigkeit, Vitamin D, Zellmembranen und Nervenscheiden. Diese und andere Funktionen fallen dem Serumcholesterin zu, einer wachsartigen, fettähnlichen Substanz – einem so genannten Lipid, das im Blut zirkuliert. Die Leber stellt etwa 1 g täglich her, was den Körperbedarf deckt.

Cholesterin kommt nur in Nahrungsmitteln tierischer Herkunft vor. Der Körper benötigt dieses zusätzliche Cholesterin nicht, aber wenn man sich nicht strikt vegetarisch ohne jegliche tierische Produkte ernährt, nimmt man zwangsweise kleinere oder größere Mengen zu sich. Die Verstoffwechslung des Nahrungscholesterins wird durch viele Faktoren beeinflusst – andere Bestandteile der Ernährung, Sport, Vererbung und Geschlecht. Manche Menschen können große Mengen davon aufnehmen und haben trotzdem normale Blutspiegel, andere nehmen nur wenig auf und haben erhöhte Blutwerte. Die Ernährung scheint zu etwa 20 % des Körpercholesterins beizusteuern, die übrigen 80 % werden in der Leber hergestellt.

Gutes und schlechtes Cholesterin

Für ihre Reise durch das Blut heften sich die Cholesterinmoleküle an bestimmte Eiweiße, die Lipoproteine. Es gibt zwei wichtige Transport-Lipoproteine für Cholesterin: Low-Density-Lipoproteine (LDL) transportieren zwei Drittel, der Rest wird überwiegend von High-Density-Lipoproteinen (HDL) übernommen. LDL laden das Cholesterin bevorzugt an Arterienwänden ab, was zur Arteriosklerose und einem erhöhten Risiko für Herzkrankheiten führt. Die HDL hingegen sammeln das Cholesterin von den Gefäßwänden und anderen Geweben ein und befördern es zur Leber, wo es verstoffwechselt und ausgeschieden wird. Daher wird LDL-Cholesterin oft als „schlecht" und HDL-Cholesterin als „gut" bezeichnet. Das dritte Transporteiweiß, die Very-Low-Density-Lipoproteine (VLDL), befördert nur einen sehr geringen Teil des Cholesterins und der Triglyzeride.

Der Serumcholesterinwert kann durch eine Blutuntersuchung ermittelt und in zwei Einheiten angegeben werden: in Milligramm pro Deziliter (mg/dl) oder in Millimol pro Liter (mmol/l). Der Umrechnungsfaktor von mg/dl auf mmol/l beträgt 0,026. Ein Wert unter 200 mg/dl (5,2 mmol/l) gilt als wünschenswert. Sofern der Gesamtwert höher ist, müssen LDL und HDL bestimmt werden. Der LDL-Spiegel sollte unter 130 mg/dl (3,5 mmol/l) liegen, Werte von 130–159 mg/dl (3,5–3,9 mmol/l) werden als grenzwertig erhöht und solche über 160 mg/dl (4,0 mmol/l) als Hochrisikowerte für die koronare Herzkrankheit und Herzinfarkte betrachtet. Der HDL-Wert sollte mindestens 45 mg/dl (1,2 mmol/l) betragen, je

SCHON GEWUSST?

Die vegetarische „Affendiät" senkt den Cholesterinspiegel genauso wirkungsvoll wie Statine

Eine Ernährung, die sich an der Nahrungsauswahl von Affen orientiert, hat sich bei der Senkung erhöhter Cholesterinspiegel als genauso wirkungsvoll erwiesen wie Lovastatin, ein häufig verschriebener Cholesterinsenker der Statingruppe. Jedenfalls ist dies das Ergebnis einer Studie der Universität Toronto, die im *Journal of the American Medical Association* veröffentlicht wurde. Die im Rahmen dieser Studie entwickelte Diät umfasst vier Nahrungsmittelgruppen: Nüsse (insbesondere Mandeln), Sojaeiweiße, ballaststoffreiche Nahrungsmittel (wie Hafer und Obst) sowie Margarinen mit Phytosterinen.

Die Mittelmeer-Diät

Seit den 1950er-Jahren ist bekannt, dass die so genannte Mittelmeerküche lebensverlängernd ist. Eine erste Studie zeigte, dass aus den Cholesterinspiegeln auf die Wahrscheinlichkeit von Herzkrankheiten geschlossen werden kann, dass die Aufnahme gesättigter Fettsäuren das Risiko erhöht und dass einfach ungesättigte Fettsäuren, insbesondere Olivenöl, das Risiko für Herzkrankheiten und Krebs vermindern.

Im Rahmen derselben Studie wurde außerdem festgestellt, dass auf der griechischen Insel Kreta die wenigsten Menschen vorzeitig sterben. Auf Kreta wird nur sehr wenig Fleisch verzehrt; man nimmt viele Hülsenfrüchte und Obst, mäßig viel Fisch und Rotwein sowie reichlich Olivenöl zu sich. Auch Brot, insbesondere Vollkornbrot, ist dort ein wichtiges Grundnahrungsmittel.

Im Jahr 1994 wurden die ersten klinischen Beweise für die Vorteile der Mittelmeerküche vorgelegt: Der französische Arzt Dr. Serge Renaud ermittelte, was passiert, wenn man Menschen nach einem Herzinfarkt auf eine Ernährung im Sinne der Mittelmeerküche umstellt. Dazu sollten sie mehr Obst, Gemüse und Fisch sowie weniger rotes Fleisch essen und Butter durch Margarine ersetzen, die mit Alpha-Linolensäure versetzt war. Grundlage dieser Empfehlungen war der Umstand, dass die traditionelle Ernährung auf Kreta viele Walnüsse, Olivenöl und Portulak (ein Blattgemüse) enthält, die jeweils reich an Alphalinolensäure sind, die vor Herzkrankheiten schützen soll. Die Ergebnisse ließen nicht lange auf sich warten. Schon nach 2 Jahren hatte die Sterblichkeitsrate in der dermaßen behandelten Gruppe um 70 % abgenommen!

höher er ist, desto besser. Zur Erfassung des kardiovaskulären Risikos wird der LDL/HDL-Quotient bestimmt, indem das Gesamtcholesterin durch den HDL-Wert geteilt wird. Wünschenswert ist ein Quotient unter 4,5.

Einfluss der Ernährung

Es besteht Übereinkunft darüber, dass eine Änderung der Ernährungsgewohnheiten angezeigt ist, wenn der Gesamtcholesterinwert über 200 mg/dl (5,2 mmol/l) oder das LDL über 130 mg/dl (3,5 mmol/l) liegt. Die wirkungsvollste Senkung des Cholesterinspiegels erreicht man, indem man den Verzehr gesättigter Fette einschränkt. So lässt sich der Cholesterinwert um 14 % senken, wenn maximal 20 % der täglichen Kalorien aus Fett stammen und davon maximal 7 % gesättigte Fettsäuren sind. Die meisten Menschen können die Zufuhr gesättigter Fette reduzieren, indem sie weniger oder gar kein fettes Fleisch mehr essen, keine Vollmilch und andere Molkereiprodukte mit vollem Fettgehalt und keine tropischen Öle (Kokosnussöl, Palmöl und Palmkernöl) mehr zu sich nehmen. Außerdem sollten weniger Trans-Fettsäuren zugeführt werden; sie kommen insbesondere in gehärteten Fetten vor, die sich beispielsweise in Kuchen, Keksen und anderen Fertigbackwaren, vielen Snacks und zahlreichen Margarinen und Brotaufstrichen finden.

Auch Tabak sollte gemieden werden. Aktives und passives Rauchen vermindert die Konzentration gesundheitsfördernder Antioxidanzien, wie Vitamin C. Außerdem regt Tabakrauch das Immunsystem dazu an, mehr LDL freizusetzen.

Je strikter die Ernährung, desto besser

Versuchen Sie, sich vegetarisch zu ernähren. Eine fettarme vegetarische Ernährung, bei der weniger als 10 % der Kalorien aus Fett stammen, kann das LDL-Cholesterin deutlich senken.

Essen Sie Nahrungsmittel, die den Cholesterinspiegel senken. Flavonoidhaltige Lebensmittel, wie Zitrusfrüchte und Zwiebeln, fördern bekanntermaßen gesunde Cholesterinspiegel. Auch lösliche Ballaststoffe, wie sie vor allem in Hafer, Bohnen und Leinsamen vorkommen, sind eine Waffe gegen das Cholesterin. Das Pektin, ebenfalls ein löslicher Ballaststoff, in Äpfeln und anderen Obstsorten senkt das Cholesterin. Außerdem gilt als gesichert, dass der regelmäßige Verzehr von Möhren den LDL-Spiegel senken kann.

Verzehren Sie Fisch, der Omega-3-Fettsäuren enthält. Zwei oder drei Fischmahlzeiten in der Woche, beispielsweise Lachs, Sardinen und andere Kaltwasserfische, reduzieren das Risiko für Herzinfarkte und Schlaganfälle. Zunächst wurde angenommen, dass die Omega-3-Fettsäuren in den Fischen das kardiovaskuläre Risiko vermindern, indem sie die Cholesterinspiegel senken. Tatsächlich zeigen neuere Studien, dass sie die Blutgerinnungsneigung vermindern und vermutlich die Verstoffwechslung anderer Lipide in der Leber beeinflussen.

Essen Sie viele Sojaprodukte. Es existieren zahlreiche Belege dafür, dass eine fettarme Ernährung mit zusätzlicher Zufuhr von Sojaeiweiß den Cholesterinspiegel senkt. Sojaeiweiß kommt in Sojabohnen und -produkten vor, einschließlich Tofu und Sojagetränken.

Früher wurde empfohlen, reichlich mehrfach ungesättigte Fettsäuren aufzunehmen, wie sie in Mais-, Distel-, Soja- und Sonnenblumenöl vorkommen, um den Cholesterinspiegel zu senken. Heute weiß man jedoch, dass diese Öle neben dem schädlichen LDL auch das schützende HDL reduzieren. Die mehrfach ungesättigten Fettsäuren in Raps- und Olivenöl, einigen Nüssen und Avocados reduzieren hingegen nur das LDL, ohne das HDL zu beeinflussen.

CHOLESTERINBEWUSSTE ERNÄHRUNG

Es steht fest, dass Serumcholesterinspiegel und Blutfette durch die Auswahl der Nahrungsmittel beeinflusst werden. Zahlreiche Studien belegen, dass eine Ernährung, die reich an gesättigten Fetten aus tierischen und anderen Produkten ist, den Cholesterinspiegel steigen lässt. Im Gegensatz dazu weisen Menschen, die sich überwiegend von Vollkornprodukten, Obst und Gemüse ernähren, niedrige Spiegel auf. Menschen mit einer erblichen Vorbelastung bezüglich Herzkrankheiten sollten alle Produkte meiden, die den Cholesterinspiegel erhöhen, und besonders solche essen, die ihn senken.

Das kann den Cholesterinspiegel erhöhen

- Feste Margarine und Pflanzenfett, da sie viele gesättigte Fettsäuren und Trans-Fettsäuren enthalten
- Kuchen, Kekse, Feingebäck und Schokolade, insbesondere solche mit tropischen Ölen oder teilweise gehärteten Fetten
- Molkereiprodukte mit vollem Fettgehalt, wie Käse, Sahne und Butter, da sie viele gesättigte Fettsäuren enthalten
- Fettes Fleisch und Fleischprodukte, wie durchwachsener Speck, Frikadellen, Salami, Leberwurst u. a.

Das kann den Cholesterinspiegel senken

- Vollkornbrot, Pumpernickel, Roggen- und Mehrkornbrot und -brötchen
- Haferflocken und Frühstücksflocken mit Hafer- oder Reiskleie sowie Tofu und andere Sojaprodukte
- Ungehärtete weiche Margarinen, Olivenöl, Rapsöl, Färberdistel-, Sonnenblumen- und Sojaöle
- Gemüse wie Zuckermais, Zwiebeln, Knoblauch, Kidney-Bohnen und andere Hülsenfrüchte
- Obst wie Orangen, Äpfel, Birnen, Bananen und Trockenobst, beispielsweise Aprikosen, Feigen und Pflaumen
- Mandeln, Walnüsse, Haselnüsse und Samen, beispielsweise Sonnenblumenkerne und Sesamsamen

Andere Ansätze

Mehr Sport, Gewichtsabnahme und Stressreduktion senken den Cholesterinspiegel und verbessern den LDL/HDL-Quotienten. Frauen im gebärfähigen Alter werden durch das Östrogen, das ihr Körper produziert, vor der koronaren Herzkrankheit geschützt. Nach der Menopause eingenommene Östrogenpräparate haben jedoch zahlreichen Studien zufolge keinen vergleichbaren Effekt.

Mäßiger Alkoholgenuss reduziert das Herzinfarktrisiko. Entweder erhöht der Alkohol selbst das HDL und hemmt das Verklumpen der Blutplättchen, oder es liegt an Antioxidanzien, wie Resveratrol, in Rotwein. Wenn das Serumcholesterin nicht ausreichend durch eine Ernährungsumstellung gesenkt werden kann, müssen Medikamente verordnet werden.

GANZ EINFACH!

Verwenden Sie Margarinen mit Phytosterinen

Zahlreiche Studien belegen, dass das Risiko für Herzkrankheiten in einem Alter von 50–59 Jahren um 25 % reduziert werden kann, wenn nur 2 Jahre lang derartige Margarinen verwendet werden.

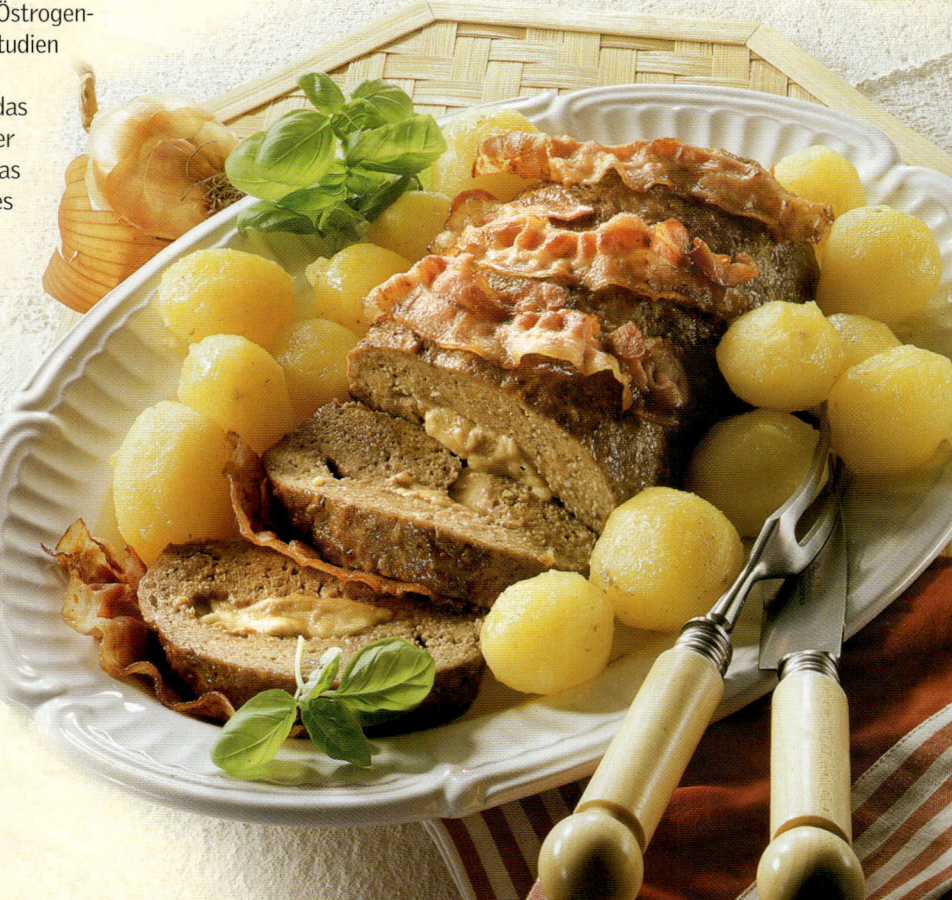

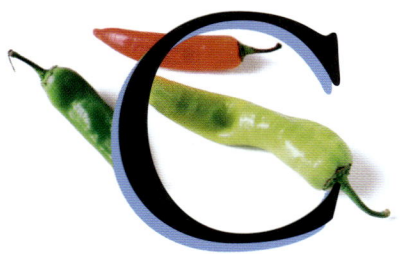

CHILISCHOTEN

Pluspunkte

- Enthalten Beta-Karotin und Vitamin C
- Helfen oft bei verstopfter Nase
- Verhindern vermutlich die Gerinnselbildung, die zu Herzinfarkten und Schlaganfällen führen kann

Minuspunkte

- Können beim Vorbereiten und Verarbeiten Reizungen von Haut und Augen verursachen
- Können Hämorrhoiden reizen

Die Schärfe der Chilis stammt von Capsaicinoiden, sekundären Pflanzenstoffen, die überwiegend in den weißen Trennhäuten und in den Samen der Schoten vorkommen. Indem man diese entfernt, mildert man die Schärfe von Chilis.

Chilischoten sind reich an Antioxidanzien, insbesondere an Beta-Karotin und Vitamin C. Eine einzige frische Chilischote (45 g) liefert etwa 100 mg Vitamin C, 100 % der empfohlenen Tagesmenge. Außerdem enthalten Chilischoten Bioflavonoide, Pflanzenfarbstoffe, von denen angenommen wird, dass sie zur Krebsvorbeugung beitragen. Daneben weisen jüngste Forschungen darauf hin, dass Capsaicin die Bildung von Blutgerinnseln verhindert, die zu Infarkten führen können. Capsaicinhaltige Creme lindert den Juckreiz bei Gürtelrose und hilft bei arthrotischen Schmerzen und Muskelverspannungen.

Es gibt keinen Beweis dafür, dass Chilis Magen- oder Darmprobleme verursachen. Allerdings können sie zu rektalen Reizungen führen.

Tragen Sie bei der Vorbereitung von Chilis Küchenhandschuhe, und waschen Sie hinterher alle Utensilien mit heißem Wasser und Spülmittel ab. Selbst kleinste Mengen der Capsaicinoide verursachen starke Reizungen an den empfindlichen (Schleim-)Häuten. Nach dem Kleinschneiden von Chilischoten sollten auf keinen Fall Kontaktlinsen entfernt oder eingelegt werden. ❖

CHRONISCHES ERSCHÖPFUNGS-SYNDROM (CFS)

Empfehlenswert

- Nudeln, Reis, Vollkorn(produkte) wegen der komplexen Kohlenhydrate
- Obst und Gemüse wegen des Vitamins C
- Nahrungsmittel mit reichlich essenziellen Fettsäuren, wie Fisch, Rapsöl, Nüsse und Samen, Weizenkeime
- Salzreiche Speisen, wenn Ihr Blutdruck zu niedrig ist

Zu meiden

- Koffeinhaltiges, insbesondere vor dem Zubettgehen
- Alkohol

Das derzeit viel diskutierte chronische Erschöpfungssyndrom (Chronic Fatigue Syndrome = CFS) geht oft mit einer bleischweren Müdigkeit und grippeähnlichen Symptomen einher. Dazu gehören Kopfschmerzen, Muskelschmerzen und -schwäche, empfindliche Lymphknoten, Halsschmerzen, Gelenkschmerzen, Schlaf, der kaum Erholung bringt, Konzentrations- und Gedächtnisstörungen sowie eine länger als 24 Stunden dauernde Erschöpfung nach sportlicher Betätigung. Außerdem kann chronisches oder häufig wiederkehrendes leichtes Fieber vorliegen.

Zur Absicherung der Diagnose muss der Arzt alle anderen medizinischen Ursachen der verschiedenen Symptome systematisch ausschließen. Die Erschöpfung muss mindestens 6 Monate andauern und zu einer schwerwiegenden Leistungsminderung gegenüber früher Gewohntem führen. Anders als der Name es nahelegt, macht die Erschöpfung nur einen Teil des CFS aus.

Obwohl oft behauptet wird, das chronische Erschöpfungssyndrom sei eine neuartige Erkrankung, wurden ähnliche Gesundheitsstörungen seit den 1880er-Jahren von Ärzten dokumentiert. Es existieren viele Theorien zu den möglichen Ursachen, die bislang jedoch unbewiesen sind. Oft entwickelt sich ein CFS nach einem Virusinfekt, wie dem Pfeiffer-Drüsenfieber oder einer Grippe. Andere möglicherweise beteiligten Faktoren sind lang andauernder Stress, Hormonstörungen, zu niedriger Blutdruck (Hypotonie), Allergien, Störungen des Immunsystems und psychische Probleme. Man nimmt

LEBEN MIT CFS

1. Lassen Sie von einem mit diesem Krankheitsbild vertrauten Arzt eine zuverlässige Diagnose stellen.

2. Protokollieren Sie täglich Ihre Symptome sowie den Effekt von Ernährung und Bewegung auf Ihr Wohlbefinden.

3. Erarbeiten sie ein ausgewogenes Therapieprogramm aus Ernährung und Bewegung.

4. Schlafen Sie nicht tagsüber, und sorgen Sie für 7–9 Stunden Schlaf in der Nacht.

5. Gehen Sie in eine Selbsthilfegruppe.

an, dass etwa 300 000 Deutsche an CFS leiden. Mindestens zwei Drittel davon sind Frauen. Die meisten Patienten genesen wieder vollständig, was jedoch 1 Jahr oder länger dauern kann.

MEDIKAMENTÖSE BEHANDLUNG

Bei CFS werden zahlreiche Medikamente eingesetzt, die die Krankheit jedoch nicht heilen können. Acetylsalicylsäure und andere Schmerzmittel können die Kopf-, Gelenk- und Muskelschmerzen lindern, auch Antidepressiva helfen gelegentlich. Einige Ärzte schwören auf Virustatika oder Injektionen von Antikörpern, wobei der Nutzen bislang nicht in medizinischen Studien bewiesen werden konnte.

ERNÄHRUNGSANSÄTZE

Obwohl es für CFS kein Heilverfahren gibt, können bestimmte Nahrungsmittel Linderung verschaffen. Mediziner betonen immer wieder die Bedeutung einer ausgewogenen Ernährung.

Essen Sie reichlich Lebensmittel mit hoher Nährstoffdichte. Obst, Gemüse, Hülsenfrüchte und Vollkornprodukte liefern die Kohlenhydrate, aus denen der Körper Energie gewinnt, und enthalten gleichzeitig Stoffe zur Infektabwehr.

Meiden Sie Alkohol. Er beeinträchtigt die Immunabwehr und sollte deswegen gemieden werden. Koffeinhaltige Getränke sollten nur in Maßen genossen werden, damit sie die Schlafprobleme nicht verstärken.

Stärken Sie Ihr Immunsystem mit richtiger Ernährung. Lebensmittel mit hohem Gehalt an Zink, wie Meeresfrüchte (v. a. Austern), Geflügel, Eier, Milch, Bohnen, Nüsse und Vollkorn, sowie solche, die viel Vitamin C enthalten (Zitrusfrüchte, Beeren, Kiwis, Brokkoli und Blumenkohl), unterstützen das Immunsystem. Eine gute Immunabwehr kann Erreger von Grippe und Erkältungen, die möglicherweise den Weg für CFS bereiten, abwehren.

Nehmen Sie vermehrt essenzielle Fettsäuren zu sich. Zu den Symptomen des CFS gehören geschwollene Lymphknoten und Gelenkentzündungen. Sie können durch Nahrungsmittel mit hohem Gehalt an essenziellen Fettsäuren gelindert werden. Dazu zählen fettreiche Meeresfische, Nüsse, Samen, Rapsöl und Weizenkeime.

Forscher haben ermittelt, dass sich viele Menschen, die unter CFS leiden, zu salzarm ernähren, was ihren zu niedrigen Blutdruck und die Müdigkeit erklären könnte. Die Symptome nahmen ab, sobald mehr salzreiche Speisen verzehrt wurden.

Einige Allgemeinmediziner empfehlen Injektionen von Vitamin B_6 sowie die zusätzliche Gabe von Vitamin A, Vitamin C, Eisen und Zink. Allerdings ist eine ausgewogene Ernährung, die die Versorgung mit diesen wichtigen Vitaminen und Mineralstoffen sichert, besser als isolierte Ergänzungspräparate.

Ein weiterer vermutlich hilfreicher Therapieansatz ist die Einnahme von Nachtkerzen- und Fischöl. Im Rahmen einer Studie gaben 85 % der Patienten nach 15 Monaten eine Besserung ihrer Symptome an. ❖

COLITIS ULCEROSA

Bedenklich
- Nahrungsfette und Koffeinhaltiges

Zu meiden
- Nahrungsmittel, die zu Symptomen führen
- Jede Form von Alkohol

Die Colitis ulcerosa ist eine chronische Entzündung mit blutenden Geschwüren in Kolon (Dickdarm) und Rektum (Mastdarm), wobei sich symptomfreie Phasen mit Symptomschüben abwechseln. In leichten Fällen kommt es bei normaler Darmbewegung (Peristaltik) lediglich zu Schleimabsonderungen, meist treten jedoch Bauchkrämpfe und blutige Durchfälle auf. In schweren Fällen gehen die chronischen blutigen Durchfälle mit Fieber, Unwohlsein, Appetitlosigkeit, Gewichtsverlust und Anämie einher.

Colitis ulcerosa kann in jedem Alter ausbrechen, betrifft aber meist Menschen zwischen 15 und 30 Jahren. Die Ursache ist unbekannt; vermutet werden Infektionen, Immunschwächen, Vererbung und Einflüsse der Ernährung.

ERNÄHRUNG

Wichtigster Faktor der Therapie bei Colitis ulcerosa ist die Ernährung. Da Menschen sehr unterschiedlich auf Nahrungsmittel reagieren,

HILFREICHES MAGNESIUM

Magnesium ist an der Kontraktion und Entspannung von Muskeln beteiligt. Eine erhöhte Zufuhr dieses Mineralstoffs lindert die Muskelschmerzen bei CFS. Gute Magnesiumquellen sind Forellen, Avocados, Sonnenblumenkerne, Himbeeren und Weizenvollkorn.

muss jeder Betroffene anhand seiner eigenen Erfahrungen einen Speiseplan erarbeiten.

Führen Sie ein Ernährungstagebuch. Nur so können Sie Ihre Symptome mit bestimmten Nahrungsmitteln in Verbindung bringen und diese in der Folge meiden. Wenden Sie sich auch an eine Ernährungsberatung, mit deren Hilfe Sie eine ausgewogene Ernährung sicherstellen. Dennoch sind oft auch Vitamin- und Mineralstoffpräparate erforderlich, um einem Mangel aufgrund der eingeschränkten Nahrungsmittelauswahl sowie durch Absorptionsprobleme im Darm entgegenzuwirken.

Meiden Sie Nahrungsmittel mit hohem Gehalt an unverdaulichen Ballaststoffen. Dazu gehören Kleie, Vollkorn, Trockenobst, Hülsenfrüchte und Gemüse. Nicht so stark reizend wirken Pektin und andere lösliche Ballaststoffe, die in Hafer, pochiertem, geschältem Obst und gegartem Blattgemüse enthalten sind.

Reduzieren Sie Nahrungsfette auf ein Minimum. Fettreiche Nahrungsmittel und Speisen sind grundsätzlich schwer verdaulich und belasten damit den Darm. Meiden Sie Speck, fette Wurst, fetten Käse, Sahne, Chips, Schokolade sowie fettreich zubereitete Speisen (Gebratenes, Frittiertes).

Meiden Sie eventuell Milch- und ungesäuerte Milchprodukte. Viele Betroffene vertragen während der Krankheitsschübe Milchzucker nur schlecht. Die meisten können dann nur gesäuerte Milchprodukte wie Joghurt, Buttermilch oder Kefir zu sich nehmen.

Essen Sie nährstoffreich. Die Ernährung sollte reichlich Kalorien, Eiweiß und andere Nährstoffe liefern. Damit können die Verluste, die durch die geschädigte Darmschleimhaut und die Durchfälle bedingt sind, ausgeglichen werden. Eier, Fisch, Geflügel und mageres Fleisch liefern hochwertiges Eiweiß. Rotes Fleisch und besonders Leber sind als Eisenquelle wichtig für alle Patienten, die an chronischen blutigen Durchfällen leiden. Essen Sie reichlich gegartes und püriertes Gemüse und (geschältes) Obst.

Bei einem sehr schweren Krankheitsschub kann eine nahezu ballaststofffreie Schonkost nötig sein, beispielsweise mit klarer Brühe, dünnem Tee, Weißbrot oder Zwieback, weich gekochten Eiern und gekochter Weizengrütze. Mit zunehmender Besserung können pochierter Fisch, Geflügelfleisch und anderes mageres Fleisch zugegeben werden sowie Pell- oder Salzkartoffeln, schließlich gekochtes Obst und gedämpftes Gemüse. In schweren Fällen kann die Verabreichung von „Astronautenkost" (hochkalorischer flüssiger Nahrung) sowie künstliche Ernährung

über eine Magensonde oder intravenös erforderlich sein. Flüssige Nahrungsergänzung mit eiweiß-, vitamin- und mineralstoffreichen Getränken kann bei einem Krankheitsschub sinnvoll sein.

MEDIKAMENTÖSE THERAPIE

Zunächst wird bei leichter bis mittelschwerer Colitis ulcerosa meist 5-Aminosalicylsäure (Mesalazin) verabreicht. Dieses Medikament wirkt entzündungshemmend. Man sollte während der Einnahme auf eine folsäurereiche Ernährung achten, beispielsweise mit reichlich Leber und Blattgemüse. Patienten, die nicht auf 5-Aminosalicylsäure ansprechen, werden mit Kortikoiden behandelt, die in Tablettenform, als Einlauf oder als Zäpfchen verabreicht werden können. Die Langzeitbehandlung mit Kortikoiden kann mit Gewichtszunahme, Knochenschwund und Bluthochdruck einhergehen, daher müssen die Patienten sorgfältig überwacht werden. Da Kortikoide Wassereinlagerungen ins Gewebe begünstigen, sollten die Patienten sich salzarm ernähren. Außerdem ist eventuell die zusätzliche Gabe von Kalzium erforderlich, um Osteoporose vorzubeugen. ❖

CRANBERRIES

Pluspunkte
- Enthalten viel Vitamin C
- Der Saft verhindert und erleichtert die Symptome einer Blasenentzündung und anderer Harnwegsinfektionen
- Enthalten Bioflavonoide, die das Sehvermögen erhalten und vor Krebs schützen sollen

Minuspunkte
- Müssen mit reichlich Zucker zubereitet werden, damit sie schmecken

Cranberries, die amerikanischen Verwandten der Preiselbeeren, gehören botanisch zur selben Familie wie Heidelbeeren, sind jedoch – wie auch Preiselbeeren – zu bitter, als dass man sie roh verzehren könnte. Selbst gesüßt behalten Cranberries eine gewisse Herbheit. Cranberries passen gut zu Geflügel- und Schweinefleisch. Man kann sie aber auch als aromatische Füllung von süßem Gebäck verwenden.

Inzwischen bekommt man Cranberries auch hierzulande in gut sortierten Supermärkten – sowohl frisch als auch getrocknet. Beim Kauf frischer Beeren muss darauf geachtet werden, dass sie fest, knackig und tiefrot sind. Reife Beeren

MEIDEN SIE ALLES, WAS REIZT

Abhängig davon, wie Ihr Darm darauf reagiert, kann es besser sein, koffeinhaltige Getränke, aber auch entkoffeinierten Kaffee (Bitterstoffe!), Colagetränke, Alkohol, scharf gewürzte Speisen und scharfe Gewürze wie Chili, Meerrettich und Senf zu vermeiden, ebenso Bohnen, Kohl und anderes Gemüse, das zu Blähungen führt.

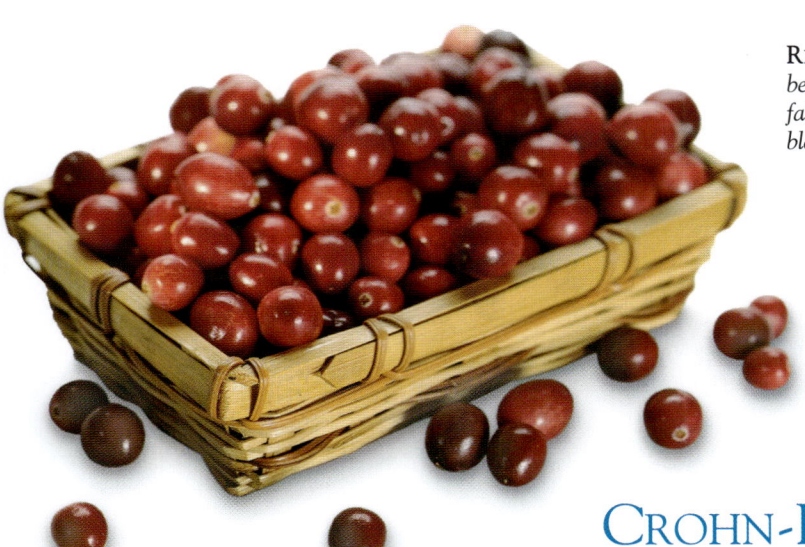

REIFETEST. *Vollreife Cran-*
berries hüpfen, wenn man sie
fallen lässt; überreife Beeren
bleiben liegen.

ser Bioflavonoide, An-
thozyan, die Bildung
von Sehpurpur för-
dert, einem Pigment
im Auge, das für das
Farbsehen und das
Hell-Dunkel-Sehen
erforderlich ist. ❖

CROHN-KRANKHEIT

Empehlenswert
- Eiweißreiche Kost für den Heilungsprozess: mageres Fleisch, Fisch und Geflügel

Bedenklich
- Ballaststoffreiche Nahrungsmittel, insbesondere wenn der Darm teilweise blockiert ist

Zu meiden
- Alkohol in jeglicher Form
- Alle Nahrungsmittel, die die Symptome verschlimmern

springen hoch, wenn man sie fallen lässt, andernfalls sind sie zu weich und überreif.

BEDEUTUNG BEI BLASENENTZÜNDUNG

Cranberry-Saft wird in Nordamerika schon seit langem als Hausmittel bei Blasenentzündungen eingesetzt, ferner um Nieren- und Blasensteinen vorzubeugen. Dieser positive Effekt wurde zunächst auf den Gehalt an Chinasäure zurückgeführt, die den Urin ansäuert und so die Bildung von Kalziumsteinen verhindert. Außerdem wurde der Ansäuerung eine vorbeugende Wirkung gegen Blasensteine zugeschrieben. Wissenschaftliche Studien haben jedoch gezeigt, dass Cranberries ein natürliches Antibiotikum enthalten. Dieses schützt die Innenwände der Blase davor, dass sich dort Harnwegsinfekte verursachende Erreger ansiedeln. Sie können sich nicht dort festsetzen und vermehren, sondern werden stattdessen mit dem Urin aus dem Körper gespült. Heidelbeersaft hat übrigens eine ähnlich schützende Wirkung.

Viele Urologen und Gynäkologen empfehlen Patienten, die immer wieder oder chronisch unter Blaseninfektionen leiden, täglich vorbeugend mehrere Gläser Cranberry-Saft zu trinken. Sofern Symptome auftreten oder sich verschlimmern, sollten Sie aber trotzdem einen Arzt aufsuchen: Eine einmal ausgebrochene Harnwegsinfektion kann nur mit Antibiotika behandelt werden.

Cranberries enthalten verhältnismäßig viele Ballaststoffe und viel Vitamin C. Darüber hinaus sind sie reich an Bioflavonoiden, farbgebenden sekundären Pflanzenstoffen, die im menschlichen Körper als Radikalfänger wirken. Europäische Forscher haben festgestellt, dass eines die-

Crohn-Krankheit, auch als Morbus Crohn, Enteritis oder Ileitis bekannt, ist eine entzündliche Darmerkrankung, die den gesamten Verdauungstrakt vom Mund bis zum After betreffen kann. Am häufigsten ist sie jedoch im Übergangsbereich vom Dünndarm zum Dickdarm lokalisiert.

Bei der Crohn-Krankheit handelt es sich um eine schubweise auftretende chronische Erkrankung mit zum Teil längeren symptomlosen Phasen. Häufige Symptome sind krampfartige Schmerzen, meist im rechten Unterbauch, und Durchfall. Typischerweise sind mehrere Darmabschnitte befallen, die durch gesunde Bereiche voneinander getrennt sind. Häufig bilden sich Fisteln (abnorme Verbindungen zwischen einzelnen Darmabschnitten). In den betroffenen Bereichen kann sich ein lebensbedrohlicher Darmverschluss entwickeln. Außerdem kommt es häufig zu Gewichtsverlust und Fieber, ferner zu einer Anämie durch ständige leichte Blutungen im Darm.

Über die Ursachen der Crohn-Krankheit gibt es viele verschiedene Theorien, von denen allerdings noch keine bewiesen werden konnte. Nach Ansicht mancher Wissenschaftler ist das Immunsystem durch ein Virus oder ein Bakterium geschwächt, das eine entzündliche Reaktion in der Darmwand auslöst. Morbus Crohn scheint auch familiär gehäuft aufzutreten. In Zeiten außergewöhnlicher oder dauerhafter Belastung können die Symptome wieder aufflackern, aber Stress an sich scheint nicht die eigentliche Ursache der Krankheit zu sein.

MEDIZINISCHE BEHANDLUNG

Crohn-Krankheit ist nicht heilbar, lässt sich aber mit Medikamenten lindern. Genau wie bei Colitis ulcerosa sind 5-Aminosalicylsäure-Präparate die Mittel der Wahl. Erneutes Aufflackern der Symptome wird oft mit Prednison behandelt. Medikamente, die das Immunsystem unterdrücken, können ebenfalls helfen. Diese Medikamente hemmen einerseits die entzündungsauslösende Immunreaktion, steigern aber andererseits die Anfälligkeit für eine Infektion. Falls diese Therapien nicht anschlagen, hat sich die intravenöse Behandlung mit Infliximab (Remicade®) als wirkungsvoll erwiesen. Diese Substanz neutralisiert teilweise die Wirkung eines Eiweißstoffes, der für die Entzündung bei Crohn-Krankheit verantwortlich gemacht wird. Manchmal leiden die Patienten außerdem an einem zu starken Bakterienwachstum im Darm, was eine Behandlung mit Antibiotika erforderlich macht.

Häufig kommt es zu Komplikationen wie Darmverschluss, Darmperforation und Abszessbildung im Darm, die operiert werden müssen. In einigen Fällen muss der erkrankte Bereich des Darms vollständig entfernt werden. Dadurch lässt sich jedoch nicht verhindern, dass die Erkrankung in anderen Bereichen des Verdauungstrakts erneut auftritt.

ERNÄHRUNGSEMPFEHLUNGEN

Aus verschiedenen Gründen kommt es bei Patienten mit Crohn-Krankheit häufig zu Nährstoffmangel. Während einer Krankheitsepisode tritt Appetitlosigkeit auf, und die Betroffenen essen in der Regel nicht genug, weshalb sie ihr Gewicht nicht halten können und keine ausreichende Nährstoffversorgung gewährleistet ist. Doch selbst in symptomlosen Phasen kann die Versorgung mit Nährstoffen für die Betroffenen problematisch sein. Der Grund: Wenn der Dünndarm durch die Entzündung geschädigt ist, können Vitamine und Nährstoffe nicht optimal vom Körper aufgenommen werden. Eine operative Entfernung von Teilen des Darms verschlechtert die Nährstoffaufnahme noch weiter.

Meiden Sie alle Nahrungsmittel, die Symptome auslösen. Es gibt keine spezielle Diät bei Crohn-Krankheit. Hauptziel der Ernährung ist die ausreichende Versorgung mit Kalorien, Vitaminen und Mineralien, ohne dadurch die Symptome zu verschlimmern. Versuchen Sie sämtliche Nahrungsmittel, die offensichtlich Probleme bereiten, für ein paar Wochen zu meiden, und führen Sie Tagebuch darüber, ob dieser Verzicht etwas nützt. Meiden Sie jeweils nur eine Art von Nahrungsmitteln, z. B. Milch und Milchprodukte.

Meiden Sie ballaststoffreiche Nahrungsmittel. Sie können den Darm reizen und Durchfall verschlimmern. Ballaststoffreiche Nahrungsmittel werden meist unvollständig verdaut in den Dickdarm weitergeleitet, wo sie dann mithilfe von Bakterien verdaut werden. Dies kann zu einem verstärkten Wachstum dieser Bakterien führen, die wiederum die Krankheit verschlimmern. Da Alkohol die Darmblutungen verstärken kann, sollte man auch darauf verzichten.

Essen Sie häufiger kleinere Mahlzeiten, und kauen Sie gut. Bei sechs oder mehr kleinen Mahlzeiten pro Tag treten mit geringerer Wahrscheinlichkeit Symptome auf als bei drei großen. Essen Sie langsam, und kauen Sie gründlich. Dies ist zwar allgemein empfehlenswert, für Patienten mit Morbus Crohn aber besonders wichtig.

Lassen Sie sich von Ihrem Arzt über die Einnahme von Nährstoffpräparaten beraten. Selbst bei Patienten, die sich normal ernähren können, treten wegen der unzureichenden Nährstoffaufnahme mitunter Mangelerscheinungen auf. Deswegen müssen viele Patienten Nahrungsergänzungspräparate einnehmen. Hohe Dosen an Vitaminen sollte man jedoch nur unter ärztlicher Aufsicht einnehmen. Menschen mit Vitamin-B_{12}-Mangel z. B. benötigen häufig Vitaminspritzen, sofern ihnen im Darm die notwendigen Substanzen zum Aufbau dieses Vitamins fehlen.

SPEZIELLE PRÄPARATE

Bei schweren Symptomen oder nach umfangreichen Operationen benötigen die Patienten bisweilen spezielle hoch kalorische Flüssignahrung. In sehr seltenen Fällen muss der Arzt eine Elementardiät verschreiben.

In sehr schweren Fällen von Crohn-Krankheit kann auch eine totale parenterale Ernährung (TPE) erforderlich sein, bei der alle Nährstoffe intravenös verabreicht werden. Auch bei Kindern mit durch Mangelernährung bedingtem Zwergwuchs ist diese Behandlungsmethode hilfreich. Da sie zu Hause durchgeführt werden kann, ermöglicht sie ein normaleres Leben. ❖

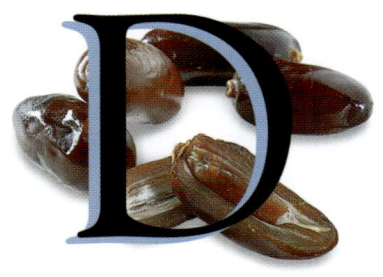

DARM-ERKRANKUNGEN

Siehe Crohn-Krankheit und Colitis ulcerosa

DATTELN

Pluspunkte

- Enthalten viel Kalium, Eisen und Niazin
- Sind ballaststoffreich

Minuspunkte

- Der hohe Zuckergehalt in Kombination mit der Klebrigkeit begünstigt Karies

Dattelpalmen gehören zu den ältesten kultivierten Bäumen und werden seit tausenden von Jahren in Nordafrika und im Nahen Osten angebaut. Die Früchte werden ab Oktober geerntet und sonnengetrocknet, bevor sie bei uns in den Handel kommen. Zunehmend werden auch frische Datteln angeboten (siehe rechts oben).

Mit ihrem Zuckergehalt von 60–70 % des Gesamtgewichts gehören getrocknete Datteln zu den süßesten und kalorienreichsten Früchten überhaupt. 10 mittelgroße Datteln (70 g) liefern etwa 200 Kalorien. Aber diese Menge liefert gleichzeitig auch 454 mg Kalium, weitaus mehr als andere kaliumreiche Obstsorten wie Bananen und Orangen. Darüber hinaus enthalten 70 g Datteln etwa 10 % der empfohlenen Tagesmengen von Eisen und Niacin sowie gut 6 g Ballaststoffe.

Datteln enthalten Tyramin, Abbauprodukt eines Eiweißbausteins, das unter anderem auch in gereiftem Käse, einigen Wurstsorten und Rotwein vorkommt. Patienten, die MAO-Hemmer (Monoaminooxidase-Hemmer) einnehmen, sollten keine Datteln essen, da es durch die Wechselwirkung zwischen Tyramin und den Medika-

menten zu einem lebensbedrohlichen Blutdruckanstieg kommen kann. Bei manchen Menschen kann Tyramin Migräne auslösen.

Besonders wichtig nach dem Genuss von Datteln ist das Putzen der Zähne. Die Früchte sind wegen des hohen Zuckergehalts äußerst klebrig. Reste, die an den Zähnen bleiben, können Karies verursachen. ❖

DEPRESSION

Empfehlenswert

- Eine ausgewogene Ernährung, die reichlich komplexe Kohlenhydrate, Nahrungsmittel mit viel Vitamin B_6, Vitamin B_{12} und Folsäure sowie regelmäßig Fisch enthält

Bedenklich

- Alkohol, da er zu depressiven Verstimmungen führen kann
- Koffeinhaltige Getränke, da Koffein zu Schlafstörungen und Stimmungsschwankungen führen kann

Zu meiden

- Getränke und Nahrungsmittel, die Tyramin enthalten, wenn Sie MAO-Hemmer nehmen

Während seines langen und erfüllten Lebens fürchtete Winston Churchill die immer wiederkehrenden Besuche des „schwarzen Hundes“, wie er seine periodischen Anfälle einer lähmenden Depression bezeichnete. Andere Autoren beschrieben die Qualen der Depression als den Versuch, einen dichten gelben Nebel zu durchdringen, oder als das Gefangensein in einer wandernden schwarzen Wolke, die das Sonnenlicht fern hält. Das klinische Bild der Depression unterscheidet sich deutlich von den normalen Phasen des Niedergeschlagenseins oder der Enttäuschung. Die Depression ist eine schwerwiegende Erkrankung, die körperliche, psychische oder so genannte endogene, mit Störungen der Gehirnchemie begründbare Ursachen haben kann.

Ein klassisches Symptom der Depression ist die gravierende Änderung der Essgewohnheiten. Manche Betroffenen verlieren jeglichen Appetit, andere entwickeln eine Gier insbesondere auf Kohlenhydrate. Häufige Symptome einer Depression sind Antriebslosigkeit, Unentschlossenheit, Schwermut, Melancholie, Schlafstörungen – insbesondere Früher-

SCHON GEWUSST?

Schokolade wirkt stimmungsaufhellend

Die natürlicherweise in Schokolade vorkommende Substanz Phenylethylamin (PEA) erhöht die Endorphinspiegel und wirkt als natürliches Antidepressivum.

KÖNNTE DER VERZEHR VON FETTREICHEM FISCH DIE SYMPTOME EINER DEPRESSION LINDERN?

Forscher sagen Ja! Seit langem ist bekannt, dass Depressionen in Ländern mit vergleichsweise hohem Fischkonsum seltener sind. Und vor kurzem fand man heraus, dass einige Menschen, die unter einer Depression leiden, deutlich reduzierte Spiegel von Omega-3-Fettsäuren aufweisen. Sie kommen normalerweise hoch konzentriert im Gehirn vor.

Omega-3-Fettsäuren sind reichlich in fettreichem Meeresfisch enthalten, insbesondere in Kaltwasserarten wie Lachs, Forelle und Makrele.

In den letzten Jahren wurde in einer Vielzahl wissenschaftlicher Untersuchen festgestellt, dass der reichliche Verzehr von Omega-3-Fettsäuren stimmungsstabilisierend wirkt. Bei Ferkeln etwa, die mit Omega-3-Fettsäuren gefüttert wurden, hatten diese denselben Effekt wie das Antidepressivum Fluoxetin (z. B. Fluctin®). Sie erhöhten den Spiegel des Neurotransmitters Serotonin deutlich. Neuere Untersuchungen an Menschen haben gezeigt, dass Omega-3-Fettsäuren sowohl gegen die Symptome der Depression als auch gegen jene bei bipolaren Störungen helfen.

Auch wenn zur vollständigen Klärung der Zusammenhänge noch weitere Studien erforderlich sind, kann nach jetzigem Stand der Wissenschaft empfohlen werden, mehr Fisch zu essen. Vor der Einnahme von Fischölpräparaten – in denen Omega-3-Fettsäuren hoch konzentriert vorkommen – sollten Sie jedoch mit Ihrem Arzt sprechen, da sie das Blut verdünnen können. Raps-, Soja- und Leinöl sind weitere natürliche Nahrungsquellen für Omega-3-Fettsäuren.

wachen –, geringes Selbstwertgefühl und Schuldgefühle, oft begleitet von häufigen Gedanken an den Tod. Jeder, bei dem diese Symptome über 2 Wochen hinweg fast täglich auftreten, leidet möglicherweise unter einer schweren Depression.

Menschen über 65 Jahre entwickeln viermal häufiger Depressionen als jüngere, wobei nicht immer die klassischen Symptome vorliegen. Diese Patienten können vielmehr Symptome einer Demenz sowie unspezifische Beschwerden und Schmerzen aufweisen, erregt, ängstlich oder reizbar sein. Man schätzt, dass in dieser Bevölkerungsgruppe fast ein Drittel nach dem Tod des Lebenspartners die Kriterien einer Depression erfüllt. Die Hälfte davon ist auch nach einem Jahr noch klinisch depressiv. Falls Ihnen bei jemandem die Symptome einer Depression auffallen, versuchen Sie unbedingt, ihn zu einem Arztbesuch zu überreden.

Menschen mit Parkinson-Syndrom, Arthrose, Schilddrüsenerkrankungen und Krebs sowie Schlaganfallpatienten leiden oft unter Depressionen. Diese kann entweder eine Reaktion auf die schwere Erkrankung sein, oder die zugrunde liegende Krankheit kann chemische Veränderungen im Gehirn hervorgerufen haben. Nicht zuletzt kann die Depression auch als Nebenwirkung zahlreicher Medikamente auftreten, die bei den genannten Krankheiten verabreicht werden. Dazu gehören Betablocker, viele Herzmedikamente, Schmerzmittel, Kortikoide, Antihistaminika und Hormonpräparate.

EINFLÜSSE DER ERNÄHRUNG

Menschen, die an einer Depression leiden, kümmern sich oft nicht mehr ausreichend um sich selbst. So vernachlässigen sie u. a. auch ihre Ernährung und essen unregelmäßig. Die daraus folgende schlechte Nährstoffversorgung behindert

dann den Heilungsfortschritt. Dagegen kann die richtige Auswahl der Nahrungsmittel die Heilung einer Depression sogar wirksam beschleunigen.

Ernähren Sie sich kohlenhydrathaltig. Nahrungsmitteln, die reich an Kohlenhydraten sind, wird eine beruhigende, entspannende Wirkung nachgesagt. Denn Kohlenhydrate sind die Voraussetzung dafür, dass die Aminosäure Tryptophan ins Gehirn gelangt, wo sie zur Produktion des „Wohlfühlhormons" Serotonin verwendet wird. Empfehlenswerte Lebensmittel sind Nudeln, Brot und Getreide(produkte), Obstsäfte.

Begrenzen Sie den Zuckerkonsum. Große Mengen von Süßigkeiten und süßen Getränken putschen zwar kurzfristig auf, lassen einen aber schon nach kurzer Zeit in ein Blutzucker-Tief fallen, das mit Schwäche und Nervosität einhergeht.

Nehmen Sie mehr B-Vitamine zu sich. Bei bestimmten Formen der Depression helfen die Vitamine B_6, B_{12} und Folsäure. Bei PMS-bedingter Depression konnte für Vitamin B_6 eine lindernde Wirkung belegt werden. Dies könnte damit zusammenhängen, dass Vitamin B_6 an der Umwandlung von Tryptophan zu Serotonin im Gehirn beteiligt ist. Vitamin B_6 kommt in Fisch, Geflügel, Vollkorn, Bananen und Kartoffeln vor. Andere Studien haben festgestellt, dass viele depressive Menschen unter einem Mangel an Folsäure und Vitamin B_{12} leiden. Folsäure ist u. a. in Blattgemüse, Orangen(saft), Hülsenfrüchten, Mais, Spargel, Nüssen und Samen enthalten, Vitamin B_{12} in allen tierischen Nahrungsmitteln.

Essen Sie tryptophanreich. Die Aminosäure Tryptophan ist unverzichtbar für die Herstellung von Serotonin, eines für eine positive Stimmung entscheidenden Neurotransmitters. Wissenschaftliche Forschungen zeigen, dass Tryptophan das Einschlafen verbessern kann und bei der Behandlung bestimmter Formen der Depression wirkt. Tryptophanpräparate wurden in den späten 1980er-Jahren als Medikamente bei Depressionen und Schlaflosigkeit eingeführt. Tragischerweise kam es durch dieses Medikament zu mehreren tausend Fällen einer seltenen Muskelerkrankung – davon fast zwei Dutzend mit tödlichem Verlauf. Ursache war ein Produktionsfehler, durch den das Ergänzungspräparat mit einer Fremdsubstanz verunreinigt wurde. Seither dürfen Tryptophanpräparate in den USA und in Kanada nicht mehr vertrieben werden. Allerdings gibt es gute natürliche Quellen für Tryptophan: tierische Lebensmittel wie Fleisch, Fisch, Milch und Eier.

WECHSELWIRKUNGEN ZWISCHEN NAHRUNGSMITTELN UND MEDIKAMENTEN

Antidepressiva aus der Gruppe der MAO-Hemmer (Monoaminooxidase-Hemmer) können schwer wiegende Nebenwirkungen haben, wenn sie mit bestimmten Nahrungsmitteln kombiniert werden, insbesondere mit solchen, die Tyramin oder andere Amine enthalten. Zu diesen Medikamenten gehören Moclobemid (z. B. Aurorix®) und Tranylcypromin (Jatrosom®). Falls Sie eine dieser Substanzen einnehmen, kann Ihr Blutdruck gefährlich hoch ansteigen, wenn Sie tyraminhaltige Speisen zu sich nehmen.

Gemieden werden sollten alle eiweißhaltigen Nahrungsmittel, die gereift sind (z. B. Käse, Rohsalami), getrocknet, (z. B. luftgetrockneter Schinken), geräuchert (z. B. Räucherschinken, Räucherfisch), in Essig eingelegt (z. B. Fischkonserven) oder fermentiert wurden (z. B. Tofu, Tempeh). Tyramin enthalten aber auch andere vergorene Lebensmittel wie Sojasauce, Bier, überreife (mostig schmeckende) Früchte und Sauerkraut. Außerdem findet sich Tyramin in Bananen sowie in Brühen, Suppen und Saucen mit Fleischextrakt, eiweißhaltigen Nahrungsergänzungspräparaten und manchen Weinen (u. a. moussierenden Weinen und Champagner). Generell sollte Alkohol gemieden werden.

Kaffee, Tee, Schokolade, kakaohaltige Produkte zur Gewichtsreduktion, Hefe, Hefeextrakte, Favabohnen und Ginseng enthalten zwar geringe Tyraminmengen, können aber in der Regel durchaus gelegentlich in kleinen Portionen verzehrt werden.

ANTIDEPRESSIVA UND GEWICHT

Antidepressiva, die selektiv die Serotonin-Wiederaufnahme hemmen, können gelegentlich den Appetit verringern und so zu einem langsamen, aber fortschreitenden Gewichtsverlust führen. Dazu gehören Medikamente mit den Wirkstoffen Fluoxetin (z. B. Fluctin®), Sertralin (z. B. Zoloft®) und Paroxetin (z. B. Seroxat®). Sofern Sie eine dieser Substanzen einnehmen, müssen Sie besonders darauf achten, Ihr Normalgewicht während der Behandlung beizubehalten.

Trizyklische Antidepressiva wiederum können zur Gewichtszunahme führen. Dazu gehören die Substanzen Imipramin (z. B. Tofranil®), Amitriptylin (z. B. Saroten®) und Nortriptylin (Nortrilen®). Fragen Sie ihren Arzt nach einer Alternative, sofern Sie bereits übergewichtig sind oder zunehmen, solange Sie diese Substanzen einnehmen. ❖

DIABETES

Empfehlenswert

- Regelmäßige Haupt- und Zwischenmahlzeiten, um Blutzuckerschwankungen zu vermeiden
- In jeder Mahlzeit ausreichend Kohlenhydrate, Eiweiße und Fette
- Fettarme, ballaststoffreiche Nahrungsmittel, um Ihr Normalgewicht zu erreichen und beizubehalten

Zu meiden

- „Leere Kalorien", wie Süßigkeiten und Snacks, die zu Übergewicht führen können
- Gesättigte Fette und Nahrungsmittel bzw. Speisen mit gehärteten Fetten

Mehr als 4 Mio. Deutsche leiden an einem – oft nicht diagnostizierten – Diabetes mellitus. Bei dieser schweren Stoffwechselkrankheit kann der Körper nur eingeschränkt Energie aus dem im Blut enthaltenen Zucker, der Glukose, gewinnen. Diabetes entsteht, wenn der Körper nicht ausreichend Insulin herstellen oder verwenden kann, ein für den Glukosestoffwechsel erforderliches Hormon. Da alle Körpergewebe ständig mit Glukose versorgt werden müssen, kann ein unbehandelter Diabetes schädliche Auswirkungen auf alle Organe haben. Insbesondere können Herzkrankheiten, Nierenversagen, Augenschädigungen und Nervenstörungen auftreten.

ZWEI TYPEN VON DIABETES

Etwa 10 % der Diabetiker sind an einem Typ-1-Diabetes erkrankt, vermutlich einer Autoimmunkrankheit, bei welcher sich das Immunsystem des Körpers gegen die eigenen Zellen wendet. Dies kann ohne identifizierbaren Auslö-

KAFFEEGENUSS REDUZIERT MÖGLICHERWEISE DAS TYP-2-DIABETES-RISIKO

Gemäß einer neueren Studie aus den *Annals of Internal Medicine* sank das Risiko für einen Typ-2-Diabetes bei Männern, die mehr als 240 ml koffeinhaltigen Kaffee täglich tranken, um die Hälfte, bei Frauen um 30 %. Forscher begründen dies damit, dass Kaffee Kalium, Magnesium und Antioxidanzien enthält, welche die Insulinwirkung verbessern könnten. Sie betonen allerdings auch die Notwendigkeit weiterer Studien, um auszuschließen, dass der schützende Effekt eventuell auf bestimmte Eigenschaften von Kaffeetrinkern zurückzuführen ist.

EINFLUSS DES GEWICHTS

Nicht jeder Übergewichtige erkrankt unweigerlich an einem Typ-2-Diabetes, aber 85 % der Typ-2-Diabetiker sind übergewichtig. Übermäßiges Körperfett, insbesondere am Rumpf, geht mit einer Insulinresistenz einher.

Übergewichtige Typ-2-Diabetiker, bei denen die Diagnose neu gestellt wurde, können die Krankheit besiegen, indem sie ihre Lebensführung gesünder gestalten und ihr Idealgewicht anstreben. Ein Diabetes lässt sich – auch ohne dass man Idealgewicht hat – besser kontrollieren, wenn man sich gesund und vernünftig ernährt und ausreichend bewegt.

**KEINE FRAGE DES
ALTERS MEHR**

Früher wurde der
Typ-1-Diabetes als
„Jugenddiabetes" oder
insulinunabhängiger
Diabetes bezeichnet,
der Typ-2-Diabetes als
„Altersdiabetes" oder
nicht insulinabhängi-
ger Diabetes. Dies ist
überholt, weil Typ-2-
Diabetes aufgrund der
wachsenden Zahl
übergewichtiger Kin-
der zunehmend auch
im Kindesalter auftritt
und die Betroffenen
oft wie Typ-1-Diabeti-
ker Insulin erhalten.

ser (idiopathisch) geschehen oder im Anschluss
an Infektionskrankheiten, z. B. Windpocken. In
letzterem Fall greift das Immunsystem nach Be-
seitigung der Windpockenerreger die Betazellen
der Bauchspeicheldrüse an, in denen das Insulin
hergestellt wird, und zerstört sie. Alle Patienten
mit Typ-1-Diabetes müssen täglich Insulin zuführen sowie ihre Ernährung und körperliche Aktivität streng kontrollieren, um nahezu normale
Blutzuckerspiegel beizubehalten.

Die häufigere Form des Diabetes, sie betrifft
mehr als 90 % der Diabetiker, ist der Typ-2-Dia-
betes. Darunter werden mehrere Krankheitsursa-
chen zusammengefasst: eine mehr oder minder
starke Insulinresistenz, eine gestörte Insulinfrei-
setzung und eine vermehrte Glukoseherstellung.
Die Betroffenen weisen zwar oft fast normale Insulinspiegel auf, können das Hormon
aber nicht verwenden. Beim
Typ-2-Diabetes treten
wegen der nahezu im-
mer vorhandenen
zu hohen Blut-
zuckerwerte
Frühsymptome
auf, er kann
sich aller-
dings auch
erst mit ei-
nem Herz-
infarkt

SCHWANGERSCHAFTSDIABETES

Plazentahormone, die die Insulinwirkung vermindern, sowie ein verstärkter Insulinabbau in der
Plazenta können zum – für Mutter und Kind gefährlichen – Schwangerschaftsdiabetes führen.
Das höchste Risiko, einen Schwangerschaftsdiabetes zu entwickeln, haben übergewichtige Mütter, Frauen, die bereits ein Kind mit einem Geburtsgewicht von mehr als 4 kg zur Welt gebracht haben, und jene mit familiär bekanntem
Schwangerschafts- oder Typ-2-Diabetes.

Bei allen Frauen wird im Rahmen der Mutter-
schaftsvorsorge zwischen der 24. und 28.
Schwangerschaftswoche der Blutzucker bestimmt. Falls ein Schwangerschaftsdiabetes
diagnostiziert wird, muss die Schwangere ihr
Gewicht sorgfältig überwachen, und bis zur Ent-
bindung können Insulininjektionen erforderlich
sein. Obwohl diese Diabetesform nach der Ent-
bindung verschwindet, haben die betroffenen
Frauen im späteren Leben ein erhöhtes Risiko,
an einem Typ-2-Diabetes zu erkranken.

oder Schlaganfall bemerkbar machen. Sogar ohne
Symptome kann die Krankheit Herz, Blutgefäße,
Nerven, Nieren, Augen und andere Organe schädigen. Diese meist irreversiblen Schäden lassen
sich durch eine frühzeitige Therapie verhindern.
Über 50-Jährige sollten ihre Blutzuckerwerte alle
2 Jahre untersuchen lassen; wenn sie übergewichtig sind oder in der Familie Diabetes aufge-
treten ist, sogar in noch kürzeren Abständen.

Die meisten Fälle von Typ-2-Di-
abetes lassen sich mit entsprechender Ernährung und
ausreichender körper-
licher Aktivität be-
handeln, oft sind
jedoch Medika-
mente erforder-
lich, die die In-
sulinwirkung
verbessern, in
manchen Fällen
auch Insulin-
gaben.

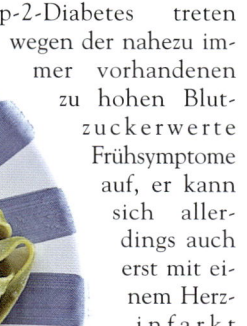

GESUND UND
VIELFÄLTIG. *Beim Dia-
betes ist keine Diät, sondern
einfach eine gesunde Ernährung
wichtig: oben Nudeln mit Gemüse, un-
ten eine Ofenkartoffel mit Gemüsemischung, rechts
pochierter Lachs auf Mehrkornbrot.*

ERNÄHRUNGSSTRATEGIE

Ernährung ist der wichtigste Bestandteil der Diabetesbehandlung. Eine geeignete Ernährung hilft, den Blutzuckerspiegel zu steuern, und verhindert oder verzögert die Langzeitkomplikationen des Diabetes. Als Diabetiker sollte man sich an einen Ernährungsberater wenden und mit ihm gemeinsam einen Plan entwickeln. Dieser sollte auch andere Gesundheitsbeschwerden berücksichtigen, z. B. zu hohe Cholesterinwerte oder Bluthochdruck, ferner das Alter.

Die Mischung aus Kohlenhydraten, Fett und Eiweiß ist entscheidend. Zur Aufrechterhaltung gesunder Blutzuckerspiegel sollten Haupt- und Zwischenmahlzeiten jeweils aus einer ausgewogenen Mischung von Kohlenhydraten, Fett und Eiweiß bestehen. Bei Erwachsenen kann eine Reduktion von Fett und Nahrungscholesterin erforderlich sein, um sie vor Herz- und Nierenerkrankungen zu schützen. Bei übergewichtigen Patienten liegt das Hauptaugenmerk auf einer Gewichtsreduktion durch verminderte Kalorienzufuhr und erhöhte körperliche Aktivität.

KOHLENHYDRATE

Kohlenhydrate sind die Glukosegrundform. Bei den meisten Diabetikern sollten kohlenhydratreiche Nahrungsmittel wie Gemüse und Brot sowie andere (Vollkorn-)Getreideprodukte, ferner Hülsenfrüchte 45–60 % der täglichen Kalorien decken. Die in diesen Kohlenhydratquellen enthaltenen Ballastoffe verlangsamen die Freisetzung von Glukose aus dem Stärkeanteil der Nahrungsmittel und tragen damit dazu bei, dass es nach den Mahlzeiten nicht zu heftigen Blutzuckerschwankungen kommt.

In geringen Mengen dürfen auch Einfachzucker, d. h. süß schmeckende Kohlenhydrate, im engeren Sinne Zucker und Süßigkeiten, verzehrt werden. Im Gegensatz zu früheren Empfehlungen liegt das Hauptaugenmerk inzwischen bei jeder Mahlzeit auf der Gesamtkohlenhydratzufuhr und nicht auf der Kohlenhydratquelle. Dennoch: Komplexe Kohlenhydrate, wie sie in Vollkorngetreide, Gemüse und Hülsenfrüchten enthalten sind, liefern gleichzeitig auch Vitamine, Mineralstoffe und Ballaststoffe. Zucker und Süßigkeiten enthalten dagegen nur Kalorien und sollten daher in Maßen verzehrt werden.

Lösliche Ballaststoffe – etwa in Hafer – tragen dazu bei, den Blutzuckerspiegel zu senken. Unlösliche Ballaststoffe, z. B. in Vollkorn und vielen Gemüsesorten, sorgen für ein gutes Sättigungsgefühl und helfen, die Kalorienzufuhr zu begrenzen.

EIWEISS

Hierfür gelten die Empfehlungen wie für Gesunde. Es gibt keine Belege für den Nutzen einer besonders eiweißreichen oder eiweißarmen Ernährung bei Diabetes. Daher können sich erwachsene Diabetiker an den allgemeinen Empfehlungen orientieren. Entscheiden Sie sich für Eiweißquellen mit hoher Nährstoffdichte. Nahrungsmittel mit hochwertigen Eiweißen, wie mageres Fleisch und fettarme Milchprodukte, sollten 10–20 % der täglichen Kalorien ausmachen.

FETT

Diabetiker sollten sich fettarm ernähren. Eine fettreiche Ernährung fördert Übergewicht und hohe Cholesterinspiegel. Gesättigte Fette (tierische Produkte) und gehärtete Fette (industriell verarbeitete Produkte und Speisen) sollten nur in Maßen verzehrt werden. Zu bevorzugen sind einfach und mehrfach ungesättigte Fettsäuren, wie sie in Pflanzenölen, Nüssen, Fisch und Avocados vorkommen. Sie sind gut für das Herz, verlangsamen die Verdauung und stabilisieren so die Blutzuckerspiegel. Außerdem vermindern sie vermutlich die Insulinresistenz. ❖

WAS IST NEU?

Glykämischer Index

Manche Kohlenhydrate werden schnell verdaut und in das Blut aufgenommen, andere langsamer. Der glykämische Index beziffert diese Auswirkungen der in der Nahrung enthaltenen Kohlenhydrate auf den Blutzucker. Forscher haben festgestellt, dass Nahrungsmittel mit niedrigem glykämischem Index die Blutzuckereinstellung bei Diabetikern verbessern können. Beispiele für solche Lebensmittel sind Hülsenfrüchte, Obst wie Äpfel, Birnen, Beeren, Orangen, Vollkorngetreide, Hartweizen- und Vollkornnudeln, Milchprodukte. Nahrungsmittel mit hohem glykämischem Index sind z. B. Bratkartoffeln, Pommes frites, weißer Reis, Cornflakes, Limonaden, süßes Gebäck mit Weißmehl und Zucker (siehe auch Glykämischer Index, S. 152)

Chrom

Ein Mangel an dem Spurenelement Chrom wurde mit einer verminderten Glukosetoleranz in Verbindung gebracht. Chrom kommt in Nahrungsmitteln wie Fleisch, Innereien, Eiern, Haferflocken und Pilzen vor. Hochverarbeitete Nahrungsmittel wie weißer Reis, Weißmehl, Zucker (und Süßigkeiten) enthalten nur wenig Chrom.

In Studien mit zusätzlichen Chromgaben über Ergänzungspräparate wurde festgestellt, dass das Spurenelement bei Diabetikern positiv auf die Blutzuckereinstellung wirkt. Multivitaminprodukte können geringe Chrommengen (bis zu 50 Mikrogramm) enthalten.

POPULÄRE IRRTÜMER

Irrtum: Diabetiker dürfen keinen süßen Nachtisch mehr essen.

Tatsache: Im Gegensatz zur landläufigen Meinung müssen Diabetiker Zucker nicht vollständig von ihrem Speiseplan verbannen. Gelegentlich eine Süßspeise ist harmlos.

DIARRHOE

Siehe **Durchfall**

DIÄTEN

▪ SCHLANK WERDEN – SCHLANK BLEIBEN ▪

Abzunehmen ist nie einfach. Egal, ob Sie sich für eine eiweißreiche, eine fettarme oder eine andere Diät entscheiden: Der einzige Weg ist, die Kalorienzufuhr zu reduzieren und/oder mehr Kalorien durch Sport zu verbrennen. Eigentlich nicht schwierig – aber recht schwer umzusetzen.

Obwohl Schlanksein als Ideal gilt und das Thema Diät allgegenwärtig ist, werden wir immer dicker. Inzwischen hat die Fettleibigkeit in den Industrienationen seuchenartige Ausmaße erreicht. Fast die Hälfte der Deutschen zwischen 18 und 79 Jahren ist mäßig übergewichtig (BMI 25–29,9), ein Viertel ist sogar fettsüchtig (BMI über 30), bei 1–2 % liegt der BMI sogar bei 40 und höher. Es scheint, dass trotz des hohen Umsatzes, der mit Diät-Ratgebern und fettreduzierten Nahrungsmitteln – so genannten Low-Fat-Produkten – erzielt wird, die Menschen weiterhin nicht begreifen, wie man Gewicht so verliert, dass man gesund und dauerhaft schlank bleibt.

Echter Gewichtsverlust

Das „Geheimnis" der Gewichtsabnahme lautet: Verbrennen Sie mehr Kalorien, als Sie zu sich nehmen. Wenn der Körper mehr Energie verbrennt, als er aufnimmt (zur Erinnerung: Nahrung entspricht Energie), leert er seine Fettspeicher. Mit anderen Worten: Essen Sie weniger, und Ihr Körper wird Fett zu Energie verbrennen. Natürlich ist dabei auch wichtig, was Sie essen. Eine Ernährung nur mit Kohlsuppe versorgt den Körper nicht mit allen erforderlichen Nährstoffen – außerdem werden Sie dieser Form der Ernährung bald überdrüssig sein und zu Ihren alten Essgewohnheiten zurückkehren.

Jede Gewichtsreduktionsdiät muss aus Nahrungsmitteln bestehen, die Sie Ihr Leben lang essen können – und natürlich ist es gut, wenn diese Sie außerdem vor Krebs und anderen Krankheiten schützen. Schließlich geht es nicht nur um Gewichtsabnahme. Eine Ernährung mit viel Fleisch und wenig Obst (wie die Atkins-Diät) führt zwar zu einer schnellen Gewichtsabnahme, entspricht aber nicht den aktuellen Ernährungsempfehlungen. Übermäßiger Fleischkonsum wurde mit zahlreichen Krankheiten in Verbindung gebracht, und eine Ernährung mit viel Obst schützt vor Krebs. Obst, Gemüse, Vollkornprodukte, fettarme Molkereiprodukte und mageres Fleisch sind die Eckpfeiler einer gesunden Ernährung, unabhängig davon, ob Sie auf Ihre Figur achten oder nicht. Nahrungsmittel, ohne die Ihr Körper bequem auskommen kann – zufälligerweise sind das die mit den meisten Kalorien – sollten Sie reduzieren. Dazu gehören Kuchen, Kekse, fettes Fleisch, Vollmilch, Sahnessaucen und Ähnliches.

Wer sich zu einer Diät entschlossen hat, will meist sofort Ergebnisse sehen. Die meisten Menschen, die eine Crash-Diät machen, um schnell Gewicht zu verlieren, nehmen es an-

GANZ EINFACH!

Ernähren Sie sich kalziumreicher

Es gibt Hinweise darauf, dass Kalzium den Fettabbau anregen kann: Es hemmt die Hormone, die dafür sorgen, dass Fett gespeichert und nicht verbrannt wird. Ergänzen Sie Ihre kalorienarme Ernährung mit kalziumreichen Nahrungsmitteln wie Milch, Joghurt oder anderen Milchprodukten, dann kann Ihr Körper das gespeicherte Fett besser mobilisieren und verbrennen.

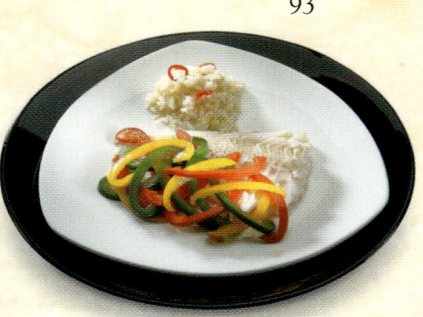

schließend meist genauso schnell wieder zu – meistens sogar noch mehr. Experten empfehlen als Zielwert einen Verlust von 450 g wöchentlich. Der Grund: Weil 450 g Speicherfett 3500 kcal enthalten, muss die tägliche Kalorienaufnahme um 500 kcal reduziert werden, um so viel abzunehmen. Oder man isst 250 kcal weniger und verbrennt 250 mehr.

Studien belegen, dass Menschen, die weniger essen und gleichzeitig mehr Sport treiben, am längsten ein niedrigeres Gewicht haben. Versuchen Sie, sich mindestens 30 Minuten täglich zu bewegen (z. B. durch zügiges Gehen). Durch die Bewegung wird der Stoffwechsel angeregt, und es werden mehr Kalorien verbrannt, sogar im Schlaf. Außerdem fühlt man sich durch den Sport geistig und körperlich besser und bleibt konsequenter.

Tipps für den Anfang

Zahllose Menschen probieren die jeweils modernen Schlankheitskuren aus, brechen sie ab, wenn der Effekt nachlässt, probieren dann irgendwann die nächste aus – und so weiter. Tun Sie das nicht, sondern befolgen Sie die nachfolgenden Tipps für sicheren, natürlichen und dauerhaften Gewichtsverlust:

Frühstücken Sie, und lassen Sie keine Mahlzeiten aus. Essen Sie öfter, damit Ihr Magen nie völlig leer ist – sonst würden Sie nämlich bei der nächsten Mahlzeit zu viel essen. Inzwischen wurde ein Hormon namens Ghrelin entdeckt, das vom Magen freigesetzt wird. Ist der Magen komplett entleert, steigt der Ghrelinspiegel, und Sie stürzen sich auf alles, was an Essbarem in Reichweite ist. Nehmen Sie 4–6 kleinere Mahlzeiten täglich zu sich, die 3–5 Stunden auseinander liegen, und lassen Sie keine Mahlzeiten aus.

Wählen Sie die Kohlenhydrate sorgfältig aus. Unabhängig davon, was allgemein in den Medien verbreitet wird, muss man nicht vollständig auf Kohlenhydrate verzichten, um abzunehmen. Allerdings sollte man einfache Kohlenhydrate meiden, beispielsweise Zucker, Weißbrot, helle Nudeln und weißen Reis. Sie werden schnell vom Körper in Glukose umgewandelt, wodurch der Spiegel des Hormons Insulin (es begleitet die Glukose aus dem Blut in die Zellen) rapide ansteigt. Auf einen Insulinspitzenspiegel folgt ein rapider Glukoseabfall, so dass man binnen Kürze wieder hungrig ist.

Konzentrieren Sie sich statt auf einfache auf komplexe Kohlenhydrate, wie sie in Vollkornprodukten, Gemüse und Obst vorkommen. Um Insulinspitzen zu verhindern, sollten Sie Mahlzeiten meiden, die überwiegend aus Kohlenhydraten oder Stärke ohne Ballaststoffe bestehen. Also weder Berge von weißen Nudeln noch helle Brötchen mit Marmelade! Servieren Sie Nudeln mit viel Gemüse oder etwas magerem Fleisch oder weißen Bohnen.

Achten Sie auf einen niedrigen glykämischen Index. Der glykämische Index gibt die Geschwindigkeit an, mit der kohlenhydratreiche Nahrungsmittel verstoffwechselt werden. Alles, was schnell verdaut wird, wird schnell in Glukose umgewandelt, sodass man schnell wieder hungrig ist. Solche mit hohem glykämischem Index – die Sie meiden sollten, wenn Sie abnehmen wollen – sind Cornflakes, weißer Reis und Pommes frites. Zu Nahrungsmitteln mit niedrigem glykämischem Index gehören Naturreis, Linsen, rohe Möhren und Äpfel.

Entscheiden Sie sich für füllende Speisen. Nahrungsmittel, die voluminöser sind und z. B. viele Ballaststoffe, Wasser oder Luft enthalten, machen länger satt. Außerdem enthalten sie weniger Kalorien. Essen Sie eine Orange, statt ein Glas Orangensaft zu trinken – sie hat weniger Kalorien und enthält im Gegensatz zum Saft Ballaststoffe. Andere günstige kalorienarme, voluminöse Nahrungsmittel sind klare Suppen. Studien zeigen, dass Menschen, die ihre Mahlzeit mit einer Suppe einleiten, im weiteren Tagesverlauf weniger essen. Meiden Sie jedoch Cremesuppen, da sie viele Kalorien haben.

SCHON GEWUSST?

Fettkonsum in Maßen hilft beim Durchhalten

Forscher der *Harvard Medical Schoool* und des *Brigham and Women's Hospital* in Boston untersuchten Menschen, die sich zwei unterschiedlichen Gewichtsreduktionsdiäten unterzogen. Beide enthielten die gleiche Kalorienmenge, eine war jedoch fettarm, die andere enthielt mehr einfach ungesättigte Fettsäuren, wie sie in Olivenöl, Rapsöl, Erdnüssen und anderen Nüssen enthalten sind. Die Forscher stellten fest, dass diejenigen, die mehr Fett zu sich nahmen (45–60 g täglich), die Diät länger durchführten und das reduzierte Gewicht länger hielten.

VORSICHT!

Diätprogramme unterhalten inzwischen einen ganzen Wirtschaftszweig – hüten Sie sich also vor rein kommerziell ausgelegten Programmen. Fallen Sie nicht auf so genannte „Fettblocker" und „Stärkeblocker" herein, die angeblich die Verdauung von Fett und Stärke behindern – was nie bewiesen wurde. Nehmen Sie sich auch vor pflanzlichen Gewichtsreduktionsmitteln in Acht; sie sind oft reich an Stimulanzien wie Ephedrin, das Herzrhythmusstörungen verursachen und andere schwere Nebenwirkungen haben kann.

Vorsicht bei fettarmen Nahrungsmitteln. Manche fettarmen Erzeugnisse wie Milchprodukte sind ein Segen für Menschen, die sich einer Diät unterziehen. Aber oft tauschen die Nahrungsmittelhersteller das Fett einfach nur gegen Zucker aus. Lesen Sie das Etikett, bevor Sie sich dem Genuss hingeben – oft enthält eine Portion fettarmer Kuchen genauso viele Kalorien wie das fettreichere Originalprodukt.

Da Fett die konzentrierteste Kalorienquelle ist, ist es sinnvoll, den Fettgehalt der Speisen zu reduzieren. Ersetzen Sie beispielsweise einen Teil des Fleischs auf Ihrem Speiseplan durch Fisch oder Geflügel. Entfernen Sie die Haut von Geflügel, bevor Sie es garen, und verbannen Sie die Bratpfanne – entscheiden Sie sich stattdessen für Dämpfen, Grillen, Backen oder eine Zubereitung in der Mikrowelle. Wählen Sie mageres Fleisch, und schneiden Sie Fettränder ab. Und lassen Sie die Finger von Würstchen, Schinken und Speck.

Noch ein Hinweis: Versuchen Sie nicht, Fett vollständig vom Speiseplan zu streichen. Studien haben gezeigt, dass man eine Diät länger durchführen kann und das neue Gewicht länger hält, wenn man auch einige fettreiche Nahrungsmittel zu sich nimmt, beispielsweise Nüsse und Olivenöl.

Verkleinern Sie Ihre Portionen. Wir haben uns sowohl zu Hause als auch beim Außer-Haus-Essen an immer größere Portionen gewöhnt. Schieben Sie im Restaurant ein Drittel von dem Essen auf Ihrem Teller beiseite, damit wird die Versuchung, alles aufzuessen, geringer. Überprüfen sie daheim die Portionsgrößen Ihrer Lieblingsspeisen. Falls Sie inzwischen bei 200 g Nudeln sind, reduzieren Sie sie auf 150 g – Ihre Taille wird es Ihnen bald danken. Gaukeln Sie sich vor, mehr zu essen, indem Sie anstelle von Esstellern Kuchenteller verwenden.

Trinken Sie viel – insbesondere Wasser. Trinken Sie reichlich Wasser. Mineralwasser ist am besten geeignet, es füllt den Magen und reduziert den Appetit. Diätlimonaden enthalten künstliche Süßstoffe, die die Insulinausschüttung ankurbeln und zu Heißhungerattacken führen. Fruchtsäfte sind zwar gesund, liefern aber Kalorien. Kaffee und Tee sind in Ordnung. Falls Sie sie mit Milch und Zucker trinken, wählen sie fettarme Milch und Süßstoff. Erlauben Sie sich ruhig ab und zu ein Glas Wein oder Bier, aber bedenken Sie, dass diese Getränke mehr als 100 Kalorien pro Glas enthalten.

Quälen Sie sich nicht. Genießen Sie ab und zu kleine Mengen Ihrer kalorienreichen Lieblingsspeisen, damit Sie keine Frustfressanfälle bekommen.

Betrachten Sie sich im Spiegel. Die meisten Menschen erwarten, die Ergebnisse einer Schlankheitsdiät von der Waage abzulesen. Bedenken Sie jedoch, dass Sie zwar Fett verlieren, aber Muskeln aufbauen, sofern Sie Sport treiben, sodass das Gewicht für einige Zeit unverändert bleibt. Verlassen Sie sich also nicht nur auf die Waage, sondern betrachten Sie sich aufmerksam im Spiegel; achten Sie darauf, welches Gürtelloch Sie verwenden und wie Ihre Kleidung allgemein passt.

Fasten Sie niemals. Fasten kann auch bei reichlicher Wasserzufuhr gefährlich sein, zu Blutdruckabfall und Herzversagen führen. Außerdem wird durch Fasten verlorenes Gewicht schnell wieder zugenommen.

DIVERTIKULITIS

Empfehlenswert

- Frisches Obst und (nicht blähendes) Gemüse
- Vollkornprodukte
- Flüssigkeit (Wasser, Saftschorle, Tee, Brühe)

Bedenklich

- Weißmehlprodukte, weißer Reis sowie Kekse, Kuchen und andere Nahrungsmittel mit hohem Zuckergehalt

Divertikel nennt man kleine Aussackungen in der Dickdarmwand in Richtung Bauchraum. Sind diese entzündet, spricht man von einer Divertikulitis. Der Auslöser für diese Entzündung ist unbekannt. Man stellt lediglich fest, dass die Krankheit bei übergewichtigen Menschen über 60 Jahren am häufigsten auftritt.

Es wird angenommen, dass eine altersbedingte Schwäche der Darmwand an der Bildung der Aussackungen beteiligt ist. Herrscht im Dickdarm besonders hoher Druck – beispielsweise bei Verstopfung –, wölben sich die geschwächten Bereiche nach außen und bilden sackartige Ausstülpungen.

Solche Aussackungen sind unproblematisch und verursachen keine Symptome, solange sie nicht entzündet sind. Infektionen und Entzündungen können auftreten, wenn Kot in die Aussackungen gelangt und nicht weitertransportiert werden kann. Es kommt zur Entzündung der Divertikel, einer oft sehr schmerzhaften und in jedem Fall ernsten Erkrankung, die zu schweren Komplikationen wie Abszessen, Darmverschluss oder Darmwanddurchbruch führen kann. Neben Bauchkrämpfen treten Blähungen, Fieber und Rektalblutungen auf, gelegentlich auch im Wechsel Verstopfung und Durchfall.

Die Divertikulitis kommt vor allem in den industrialisierten westlichen Ländern vor, wo die Ernährung fettreich und ballaststoffarm ist. Durch unzureichende Ballaststoffzufuhr wird der Stuhl hart und fest, was – insbesondere in Kombination mit zu wenig Bewegung – zu Verstopfung führt. Der dadurch stark erhöhte Dickdarminnendruck wiederum kann zur Divertikelbildung führen.

BEDEUTUNG VON BALLASTSTOFFEN

Eine Divertikulitis lässt sich durch den Verzehr von reichlich Gemüse und Vollkorn verhindern. Das Krankheitsbild ist bei Vegetariern seltener als bei Menschen, die auch Fleisch essen. Die vegetarische Ernährung liefert typischerweise viele Ballaststoffe, beispielsweise aus Gemüse, Obst und Getreideprodukten. Menschen mit Divertikulitis, die nur wenig Ballaststoffe zu sich nehmen, weisen mehr Symptome auf als jene, die sich ausgewogen ernähren. Allerdings kann die übermäßige Aufnahme von Ballaststoffen, insbesondere von Kleie, zu Verdauungsstörungen führen. Es wurde festgestellt, dass sie den Dickdarm reizen können. Wichtig ist daher bei vorher ballaststoffarmer Ernährung, die Ballaststoffzufuhr nur allmählich zu steigern, damit der Darm sich an deren Verwertung gewöhnen kann. Sofern Sie unter Divertikulitis leiden, sollten Sie Ballaststoffpräparate erst nach Rücksprache mit Ihrem Arzt einnehmen.

UMSTRITTENE NAHRUNGSMITTEL. *Lebensmittel mit unverdaulichen Hüllen oder anderen faserigen Anteilen führen eventuell zur Entzündung, wenn die unverdauten Bestandteile bei der Darmpassage an den Divertikeln hängen bleiben.*

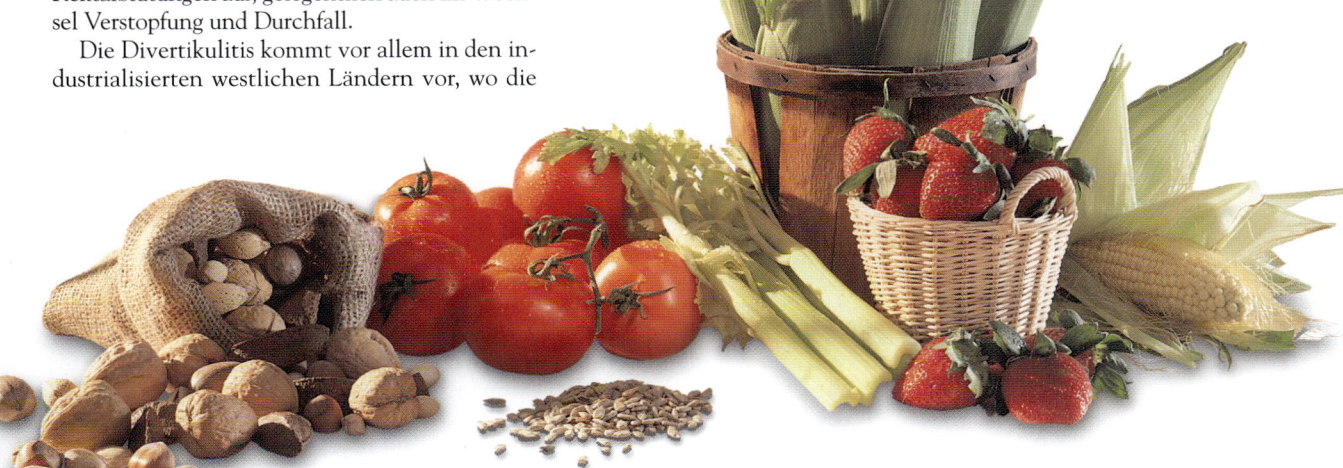

Bislang gibt es keine wissenschaftlichen Belege für einen Zusammenhang zwischen dem Verzehr von Nüssen und Samen und der Entzündung der Divertikel. Viele Ärzte empfehlen jedoch, Nahrungsmittel mit hohen Anteilen an unverdaulichen Bestandteilen wie Mais, Nüsse und Samen bei Divertikulose zu meiden. Bei einzelnen Betroffenen können diese und andere bestimmte Lebensmittel zu Entzündung und Schmerzen führen.

Bei einer Divertikulose ist es wichtig, einer Verstopfung vorzubeugen, da sie das Risiko für eine Divertikulitis erhöht.

Trinken Sie viel Wasser. Neben einer ballaststoffreichen Ernährung führt eine reichliche Flüssigkeitszufuhr zu voluminösem, weichem Stuh, der sich leicht und zügig durch den Verdauungstrakt bewegt. ❖

DÖRRPFLAUMEN

Pluspunkte
- Enthalten viele Ballaststoffe
- Hoher Gehalt an Beta-Karotin, Kalium und Eisen
- Helfen bei Verstopfung

Minuspunkte
- Hinterlassen einen klebrigen Belag auf den Zähnen, der zu Karies führen kann

Dörrpflaumen werden aus Pflaumensorten mit hohem Zucker- und Säuregehalt hergestellt. Dadurch können die Früchte ohne konservierende Zusatzstoffe getrocknet werden, sofern der Stein belassen wird.

Dörrpflaumen sind eine konzentriertere Nährstoffquelle als frische Pflaumen (das gilt auch für anderes Dörrobst im Vergleich zu den frischen Früchten). Außerdem enthalten sie mehr Zucker und Kalorien (7 Dörrpflaumen oder 50 g liefern etwa 110 kcal). Der hohe Zuckergehalt in Kombination mit ihrer Klebrigkeit kann die Zähne schädigen und Karies fördern. Dörrpflaumen sind sehr ballaststoffreich: 50 g enthalten etwa 2,5 g Ballaststoffe sowie reichlich Vitamin A, Eisen und Kalium.

Dörrpflaumen sind ein beliebtes Hausmittel bei Verstopfung, was auf ihren hohen Ballaststoffgehalt zurückzuführen ist. Darüberhinaus enthalten sie auch Isatin, ein natürliches Abführmittel. Pflaumensaft ist zwar keine so gute Ballaststoffquelle wie ganze Pflaumen, hilft aber ebenfalls bei Verstopfung, weil auch er Isatin enthält. ❖

NÄHRSTOFFREICHES GETRÄNK
Im Gegensatz zu anderen Säften enthält Pflaumensaft die meisten der in der Frucht enthaltenen Nährstoffe, da er durch Zermahlen der getrockneten Pflaumen und anschließendes Zugeben von heißem Wasser entsteht. Eine Tasse Pflaumensaft enthält 16–35 % der für Erwachsene empfohlenen Tagesmenge von Eisen und etwa 700 mg Kalium. Allerdings ist er mit etwa 200 kcal pro Tasse auch sehr kalorienreich. Da Pflaumensaft natürlicherweise sehr zuckerhaltig ist, müssen keine Süßmittel ergänzt werden.

DURCHFALL

Empfehlenswert
- Wasser, Mineralwasser, Tees, Apfelsaft, Brühen und zuckerarme Sportgetränke, um die Flüssigkeits-, Salz- und Mineralstoffverluste auszugleichen
- Wasserbindende Nahrungsmittel wie Bananen, Reis, Apfelmus, Weißbrot, Zwieback
- Pellkartoffeln, gekochte oder pochierte Eier und andere Schonkost, während sich die Darmfunktion normalisiert

Zu meiden
- Zitrussäfte
- Die meisten Nahrungsmittel, insbesondere rohes Gemüse, Salate, Obst und Vollkorn, bis sich die Darmfunktion normalisiert hat
- Alkohol, da er dem Körper Wasser entzieht, und Koffein, das den Darm anregt, bis 48 Stunden nach Abklingen der Symptome

Der akute infektiöse Durchfall (Diarrhö) ist eine der weltweit häufigsten Krankheiten. Zwar können Todesfälle durch Durchfälle auftreten – wegen der Wasserverarmung des Körpers –, dies ist aber in den Wohlstandsgesellschaften mit ihrer guten Ernährung eher selten und betrifft nur bestimmte Risikogruppen wie Säuglinge, ältere Menschen und chronisch Kranke.

DEFINITION
Durchfall – das (ungewohnt) häufige Absetzen von wässrigem Stuhl – ist keine Krankheit an sich, sondern lediglich das Symptom einer Störung. Sehr häufig ist er Folge einer Lebensmittelvergiftung, insbesondere bei Fernreisenden. Der Stuhl kann aber auch vorübergehend ungeformt sein, wenn man zu viel abführend wirkende Nahrungsmittel (z. B. Pflaumen) verzehrt, bestimmte Süßstoffe (Zuckeralkohole wie Sorbitol) überreichlich aufnimmt oder frei verkäufliche Arzneimittel gegen Verdauungsstörungen eingenommen hat, die Magnesium enthalten. Stress kann ein Reizdarmsyndrom auslösen, das den normalen Darmrhythmus stört, sodass es abwechselnd zu Durchfällen und Verstopfung kommt. Ähnliche Symptome treten bei der Colitis ulcerosa und der Crohn-Krankheit auf, beides entzündliche Darmerkrankungen. In vielen Fällen tritt Durchfall jedoch ohne unmittelbar erkennbare Ursache auf. Sofern die Beschwerden nicht dauerhaft bestehen oder häufig auftreten, besteht kein Grund zur Besorgnis.

ERNÄHRUNGSMASSNAHMEN

Die meisten Durchfälle sind eher leicht und nur kurzfristig. Sie können durch einfache Ernährungsmaßnahmen ohne Hinzuziehen eines Arztes behandelt werden.

Keine feste Nahrung und viel trinken. Streichen Sie zunächst alle festen Speisen, und trinken Sie schlückchenweise warme oder lauwarme Getränke, um weitere Wasserverluste zu verhindern. Meist reicht es, alle 15 Minuten etwa 100 ml zu trinken. Geeignete Getränke sind Kräutertees und schwarzer Tee sowie (Mineral-)Wasser ohne Kohlensäure. Klare Brühe ersetzt Salz und andere Mineralstoffe, die bei Durchfall verloren gehen. Sie können selbst eine Rehydratationslösung anfertigen, indem Sie 2 TL Traubenzucker und 1 TL Salz in 1 l Orangensaft auflösen. Sofern Sie sich für ein handelsübliches Sportgetränk entscheiden, wählen Sie bei stärkerem Durchfall eines mit mehr als 10 % Zuckergehalt.

Langsam mit Schonkost beginnen. Sobald Sie wieder Appetit bekommen (am besten aber erst nach 24 Stunden), können Sie ballaststoffarme Lebensmittel wie Zwieback, Weißbrot, Salzgebäck, Reis, Bananen, gekochte Kartoffeln und Hähnchenfleisch zu sich nehmen. Auch Äpfel und anderes Obst, das reich an dem löslichen Ballaststoff Pektin ist, wirken gegen Durchfall. Daher ist ungesüßtes Apfelmus ein altes Hausmittel. Gegarte Möhren enthalten ebenfalls viel Pektin und können auch püriert werden. **Achtung:** Während der Verzehr von Äpfeln oder Apfelmus bei Durchfällen hilft, bewirkt Apfelsaft das Gegenteil. Tatsächlich ist die zu reichliche Gabe von Fruchtsäften bei Säuglingen oft die Ursache für Durchfall.

Bis zur Normalisierung der Darmfunktion sollten Sie rohes Obst, ballaststoffreiches Gemüse und fetthaltige Lebensmittel meiden.

WANN ZUM ARZT?

Leichte Durchfälle kann man in der Regel selbst behandeln. Sie sollten aber sofort zum Arzt gehen, wenn einer der folgenden Punkte zutrifft:

- Der Durchfall hält mehr als 2 Tage an (bzw. mehr als einen Tag bei Kindern unter 2 Jahren, gebrechlichen alten Menschen und Diabetikern) oder verschlimmert sich in diesem Zeitraum.
- Das Absetzen von Blut, Schleim oder Würmern mit dem Stuhl
- Starke Bauchschmerzen
- Der Durchfall geht mit Erbrechen oder Fieber einher.

Keine Milchprodukte bis zum Verschwinden der Symptome. Einige der Durchfallerreger können vorübergehend auch die Milchverdauung beeinträchtigen.

WIEDERKEHRENDE DURCHFÄLLE

Bei manchen Menschen treten rezidivierend (wiederkehrend) oder chronisch Durchfälle auf, weil die Aufnahme bestimmter Nährstoffe gestört ist. Bei Laktoseintoleranz etwa gelangt der Milchzucker unverdaut in den Dickdarm. Dort entsteht beim Abbau durch Bakterien Wasser, es kommt zu Blähungen und Durchfall. Bei rezidivierendem oder chronischem Durchfall müssen Sie möglichst schnell einen Arzt aufsuchen.

FREI VERKÄUFLICHE MEDIKAMENTE

Frei verkäufliche Medikamente können zur Linderung beitragen, sofern der Durchfall nicht zu stark ist und offensichtlich keine bestimmte Ursache hat. Viele Ärzte gehen aber davon aus, dass die Heilung schneller voranschreitet, wenn man der Natur ihren Lauf lässt. Frei verkäufliche Mittel gegen Durchfall sollten ohne Rücksprache mit einem Arzt niemals länger als 2 Tage eingenommen werden. ❖

SCHONKOST BEI DURCHFALL. *Bananen, Reis, Apfelmus und Weißbrot bzw. Zwieback – mit diesen Nahrungsmitteln sollte der Kostaufbau begonnen werden.*

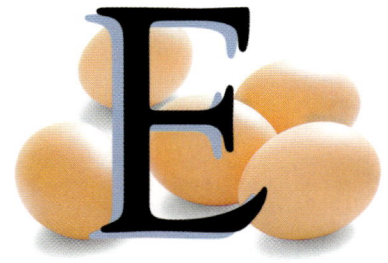

EIER

Pluspunkte

- Enthalten viel Eiweiß, B-Vitamine, die Vitamine A und D, Zink und Eisen
- Enthalten die Antioxidanzien Lutein und Zeaxanthin

Minuspunkte

- Eigelb enthält viel Cholesterin
- Hühnereiweiß ist häufiger Auslöser von Nahrungsmittelallergien
- Gefahr der Salmonelleninfektion, sofern die Eier nicht hart gekocht sind

HALTUNGSFORMEN IN DEUTSCHLAND

• Biohaltung: Den Hennen steht neben dem gesamten Stallraum ein Freilandauslauf zum Laufen, Picken und Scharren zur Verfügung. Es darf nur ökologisch erzeugtes Futter (gentechnikfrei) verwendet werden.

• Freilandhaltung: Die Hennen können den gesamten Stallraum nutzen, zusätzlich wird ein Freilandauslauf zum Laufen, Picken und Scharren angeboten.

• Bodenhaltung: Die Hennen können den gesamten Stallraum nutzen, haben uneingeschränkten Zugang zum Scharrraum mit Einstreu aus natürlichen Materialien. Es muss Tageslicht in den Stall einfallen.

• Käfighaltung: Die Hennen werden in einem Käfig mit wenigstens 550 cm² pro Huhn gehalten, haben ausreichend Zugang zu Futter und Wasser. Der Boden ist rutschfest, es ist eine Vorrichtung zur Kürzung der Krallen angebracht. Diese Käfighaltung wird demnächst verboten. Es werden nur noch ausgestaltete Haltungssysteme erlaubt.

Eier sind ein beliebtes und preiswertes Nahrungsmittel. Die Angst vor Salmonellen ist bei Kochen der Eier unbegründet (siehe auch Kasten rechts unten), wobei der Nährstoffgehalt von Eiern durch den Kochvorgang glücklicherweise nicht vermindert wird.

Eier sind Nährstoffpakete. Die in Eiern enthaltenen Eiweiße beinhalten – wie auch die anderen tierischen Eiweiße – alle essenziellen Aminosäuren. Darüber hinaus liefern Eier B-Vitamine, Vitamin A und D sowie Zink und Eisen. Eier enthalten außerdem viel Vitamin B12, das für die Nervenfunktion unabdingbar ist. Da Vitamin B12 nur in tierischen Produkten vorkommt, können Menschen, die kein Fleisch essen, auf Eier als Vitaminquelle zurückgreifen. Dass braune Eier nahrhafter sind als weiße, ist allerdings ein Gerücht, auch wenn sie gern zu höheren Preisen verkauft werden. Sie haben den gleichen Nährwert, stammen aber von unterschiedlichen Hühnerarten.

Eier enthalten größere Mengen der Antioxidanzien Lutein und Zeaxanthin, die mit einer Verminderung des Risikos für eine altersbedingte Makuladegeneration (siehe S. 48) in Verbindung gebracht werden, eine der Hauptursachen von Erblindung im Alter.

Lezithin, ein natürlicher Emulgator, der in Eiern vorkommt, enthält viel Cholin, das am Cholesterintransport im Blut sowie am Fett-stoffwechsel beteiligt ist. Außerdem ist Cholin essenzieller Bestandteil der Zellmembranen von Nervengeweben.

Zwar kann der Körper seinen Normalbedarf an Cholin selber decken, einige Forscher vermuten aber, dass Nahrungs-Cholin Leberverfettung bremsen sowie manche Nervenschäden beheben kann. Untersuchungen legen nahe, dass Cholin für die frühe Gehirnentwicklung wichtig ist und das Erinnerungsvermögen im späteren Leben verbessert.

DIE CHOLESTERINDEBATTE

Ein mittelgroßes Ei (M) enthält etwa 90 kcal, 7 g Eiweiß, 6 g Fett (wovon weniger als 2 g gesättigte Fette sind) sowie etwa 220 mg Cholesterin. Studien zeigen, dass bei den meisten gesunden Menschen auf den Cholsterinspiegel vor allem das Gesamtfett den größten Einfluss hat, insbesondere die gesättigten Fette (aus fettem Fleisch, Geflügel, Milchprodukten, Kokos- und Palmfett) sowie die Trans-Fettsäuren (siehe auch Kasten S. 78).

Allgemein beeinflusst der Cholesteringehalt der Nahrung den Blutcholesterinspiegel weit weniger als diese Fette, allerdings reagieren manche Menschen sehr empfindlich auf Nahrungscholesterin, und zwar mit einem starken Anstieg des Blutcholesterins. Für diese Menschen wird ebenso wie für jene mit bereits erhöhtem Cholesterinspiegel empfohlen, nur drei- bis viermal in der Woche Eigelb zu essen.

Da nur das Eigelb Cholesterin enthält, kann das Eiklar unbegrenzt genossen werden. Es kann in vielen Rezepten statt ganzer Eier verwendet werden (2 Eiklar statt 1 Ei), ohne dass sich Kon-

EIER UND SALMONELLEN

Eier können Salmonellen enthalten; entweder weil die Henne Salmonellen-Träger ist oder weil die Keime nach dem Legen durch die beschädigte Schale hineingelangt sind. Auch wenn das Risiko einer Infektion für Gesunde gering ist, sollten insbesondere Kleinkinder, Immungeschwächte, Schwangere und ältere Menschen den Verzehr von rohen bzw. nicht durchgegarten Eiern vermeiden. Zu den Speisen mit rohem bzw. nicht durchgegartem Eigelb gehören selbst hergestellte Mayonnaise, Saucen und Dressings auf Eigelbbasis sowie Mousses.

Sicher durchgegart ist ein Ei, wenn es mindestens 7 Minuten gekocht, mindestens 5 Minuten pochiert oder 3 Minuten auf jeder Seite gebraten wurde. Eiklar und Eigelb müssen fest sein. Omeletts und Rührei so lange erhitzen, bis sie fest sind und nicht mehr verlaufen.

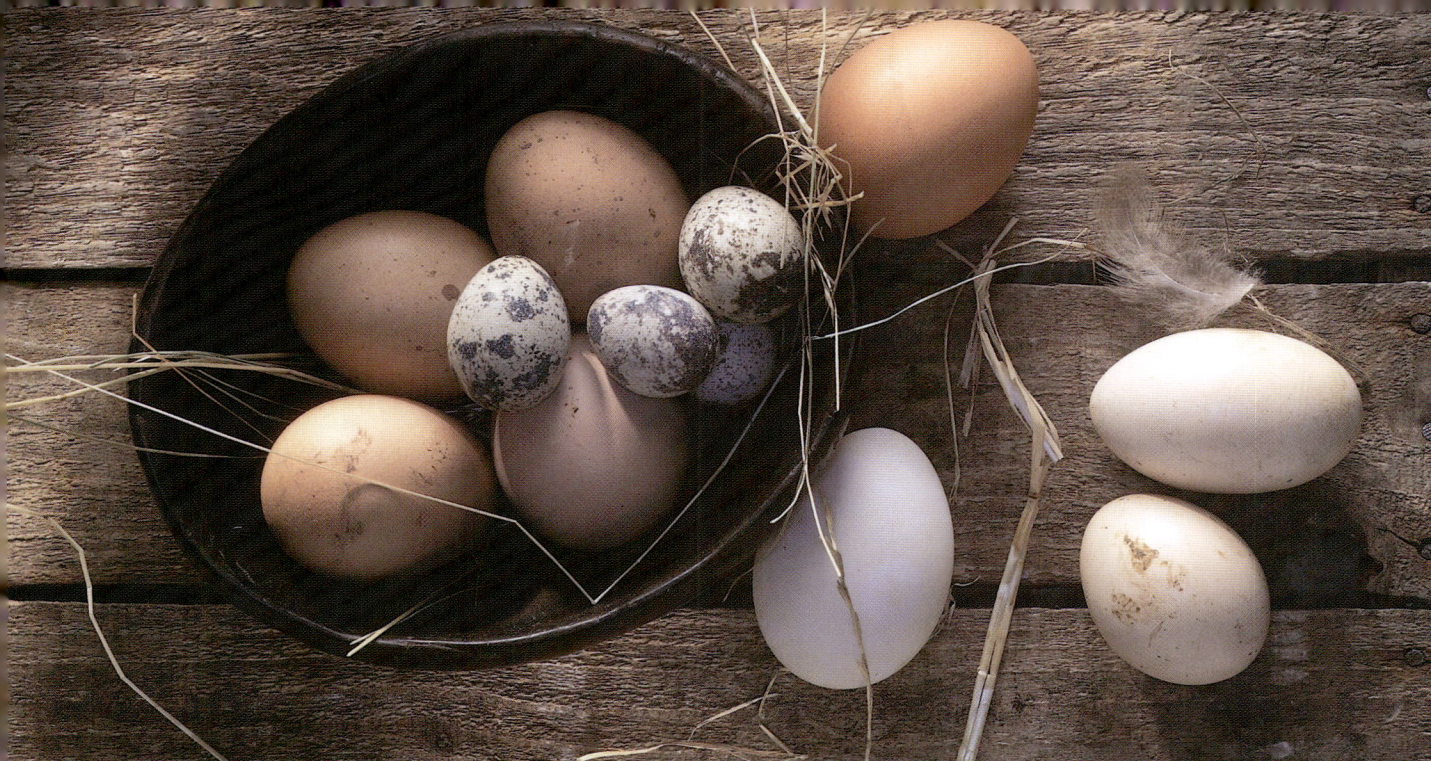

sistenz und Geschmack der Speise ändern. So kann etwa zum Panieren verrührtes Eiweiß statt ganzer Eier genommen werden.

WAS DIE EIER-KENNZEICHUNG VERRÄT

Seit Januar 2004 werden innerhalb der EU alle Eier offen gekennzeichnet. Das heißt, der Verbraucher kann Art der Haltung und Herkunft am Aufdruck direkt vom Ei erkennen.

So bedeutet die Kennzeichnung 0 Ökologische Erzeugung, 1 Freilandhaltung, 2 Bodenhaltung und 3 Käfighaltung (weitere Erklärungen zur Haltungsform siehe die Randspalte S. 98). Danach folgen der Ländercode und die Nummer des Legebetriebs.

EINKAUF UND LAGERUNG

Eier müssen vor dem Kauf immer kontrolliert werden, denn zerbrochene Eier sollte man nicht kaufen. Bewegen Sie die Eier vorsichtig, um zu prüfen, ob sie eventuell am Boden der Packung festkleben, weil sie zerbrochen sind.

Lagern Sie Eier am besten in der Originalverpackung im Kühlschrank, mit dem spitzen Ende nach unten, damit das Eigelb mittig bleibt und keinen Kontakt mit der Luftblase am anderen Ende hat. Eier vor der Lagerung nicht waschen. Das zerstört die natürliche Schutzschicht auf der Schale. Lagern Sie Eier nie zusammen mit stark riechenden Lebensmitteln. Im Kühlschrank können Eier bis zu 4 Wochen bedenkenlos aufbewahrt werden. Kalt zubereitete Speisen mit Eiern noch am selben Tag verzehren.

EIER UND ALLERGIEN

Eier gehören zu den Nahrungsmitteln, die mit höchster Wahrscheinlichkeit Allergien auslösen. Wer gegen Eier allergisch ist, sollte auf indirekte Quellen achten, wie Mayonnaise und Saucen, Pfannkuchen, Gebäck, Sorbets und Speiseeis. Zu diesen Quellen gehören auch Zutaten, die aus Eiern gewonnen werden, wie Albumin, Globulin, Ovomucin und Vitellin. Deshalb lohnt sich für Allergiker ein genauer Blick auf die Etiketten von verarbeiteten Lebensmitteln. Bei Hühnereiweißallergie sollte man auch den Influenza-Impfstoff und andere auf Basis von Hühnereiern hergestellte Impfstoffe vermeiden.

OMEGA-DHA-EIER

An Omega-3-Fettsäuren reiche Eier (DHA-Ei) werden seit einigen Jahren in Deutschland angeboten. Sie werden von Hennen gelegt, deren Futter Zusätze von Algenpulver enthält. Die verwendeten Algen sind reich an Omega-3-Fettsäuren. Diese mehrfach ungesättigten Fettsäuren sind natürlicherweise in nennenswerten Mengen vor allem in fettreichem Kaltwasser-Meeresfisch enthalten. Studien zufolge sollen sie das Risiko für Herzkrankheiten und Schlaganfälle senken. Omega-3-Eier können genauso verwendet werden wie herkömmliche Eier. ❖

EIERVIELFALT. In Deutschland werden überwiegend Hühnereier verzehrt, in anderen Teilen der Welt isst man häufig auch die Eier von Wachteln, Enten und Gänsen.

EINGELEGTES UND WÜRZSAUCEN

Pluspunkte

- Sauerkraut ist eine gute Quelle für Vitamin C, Eisen, Kalium und andere Nährstoffe
- Eingelegtes ist eine kalorienarme Zwischenmahlzeit

Minuspunkte

- Das meiste Eingelegte und die meisten Würzsaucen enthalten ausgesprochen viel Salz
- Süßes Eingelegtes, Ketchup und Chutneys sind sehr zuckerhaltig
- In großen Mengen kann in Essig Eingelegtes das Krebsrisiko erhöhen

Einlegen war früher eine der wenigen Möglichkeit, Lebensmittel zu konservieren. Lange bevor Vitamin C und andere essenzielle Nährstoffe identifiziert wurden, wurde Sauerkraut – milchsauer vergorener Weißkohl – verwendet, um auf langen Seefahrten Skorbut zu verhindern. Heutzutage werden sauer eingelegte Lebensmittel vor allem wegen ihres Geschmacks verzehrt.

Beim sauren Einlegen werden die Nahrungsmittel dadurch konserviert, dass sie mit Säure gesättigt werden, die das Wachstum der meisten Mikroorganismen verhindert. Dazu werden überwiegend zwei Verfahren eingesetzt: das Durchtränken mit Säure, meist mit einer auf Essig basierenden Lösung, und die Behandlung mit Salzwasser, was einen Gärprozess durch Milchsäure produzierende Bakterien in Gang setzt.

Beim erstgenannten Verfahren wird das Gemüse zunächst in Salzwasser eingelegt, um Flüssigkeit zu entziehen, die andernfalls den Essig verdünnen würde. Anschließend wird das Gemüse zum Reifen mit Essig versetzt in verschlossenen Gläsern gelagert. Ketchup und Chutneys sind gekochte, zu Brei verarbeitete Varianten des in Essig Eingelegten.

Milchsauer Eingelegtes, wie Sauerkraut, wird in eine Salzlösung gegeben, die stark genug ist, um das Wachstum unerwünschter Bakterien zu verhindern, aber mild genug, um als Nährstoff für die in der Umgebungsluft und auf dem Gemüse selbst vorhandenen Milchsäure produzierenden Bakterien zu dienen. Diese und weitere Komponenten tragen zu dem charakteristischen Aroma bei. Milchsauer Vergorenes ist schwieriger herzustellen als in Essig Eingelegtes, da bei falscher Temperatur oder Salzkonzentration schädliche Bakterien wachsen und die Ware ungenießbar machen.

SAUERKRAUT

Eine der wenigen eingelegten Speisen, die als Gemüse serviert wird, ist Sauerkraut. 100 g enthalten nur 17 kcal, liefern aber 20 mg Vitamin C und größere Mengen der B-Vitamine sowie von Kalzium, Kalium und Ballaststoffe. Sauerkraut ist ausgesprochen salzig (100 g enthalten mehr als 1 g Salz!), wobei die Salzmenge oft noch durch Beilagen wie Bratwurst oder Frankfurter Würstchen steigt.

KETCHUP UND ANDERE WÜRZSAUCEN

Ketchup wird meist aus Tomaten hergestellt, es können aber auch Pflaumen und andere weiche Früchte verwendet werden. Die zahlreichen im Handel angebotenen roten Grillsaucen sind Abwandlungen des Basisrezepts für Ketchup, das Tomaten, braunen Zucker, Essig, Salz, Pfeffer und Gewürze vorsieht.

All diese Würzsaucen haben keinen nennenswerten Gehalt an wertgebenden Nährstoffen, auch wenn Tomatenketchup nicht unerhebliche Mengen des Antioxidanz Lykopin enthält.

Der hohe Salzgehalt der meisten Würzsaucen kann für salzsensible Menschen mit Bluthochdruck oder solche, die sich aus anderen Gründen salzarm ernähren sollten, von Bedeutung sein. Sojasauce etwa, ein Basis-Würzmittel der asiatischen Küche, enthält 1 g Salz je Teelöffel im Vergleich zu etwa 200 mg in Ketchup.

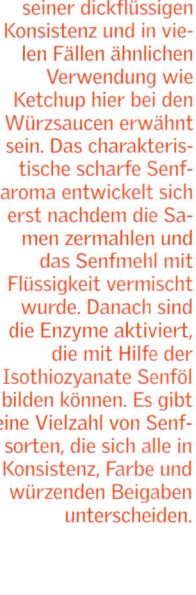

KREBSRISIKO

Eine Ernährung mit hohem Gehalt an eingelegten oder gepökelten Nahrungsmitteln wurde mit einem höheren Risiko für Magen- und Speiseröhrenkrebs in Verbindung gebracht. Da die Vitamine A und C, Beta-Karotin und andere Antioxidanzien das durch die Nitrosamine entstehende Krebsrisiko vermutlich reduzieren, kann das Risiko durch den Verzehr von Eingelegtem durch den reichlichen Genuss von frischem Obst und Gemüse aufgewogen werden. ❖

EISENSPEICHER-KRANKHEIT

Empfehlenswert

- Innereien und mit Eisen angereicherte Nahrungsmittel

Zu meiden

- Eisenergänzungspräparate
- Alkohol, sofern ein Leberschaden vorliegt
- Hoch dosiertes Vitamin C

Der menschliche Körper muss kontinuierlich mit Eisen versorgt werden, allerdings nur mit sehr kleinen Mengen – etwa 10–15 mg täglich sind für gesunde Erwachsene ausreichend. Die Hämochromatose, die häufigste Form der Eisenspeicherkrankheit, bei der zu viel Eisen gespeichert wird, kann zu nicht umkehrbaren Herz- und Leberschäden führen.

Der Körper kann zwei Formen von Eisen verwerten – Häm-Eisen, das aus Lebensmitteln tierischer Herkunft stammt, und Nicht-Häm-Eisen aus pflanzlichen Lebensmitteln. Der Körper nimmt 20–30 % des Häm-Eisens, aber nur 5–10 % des Nicht-Häm-Eisens aus dem Verdauungstrakt auf. Je mehr sich die Eisenspeicher des Körpers entleeren, desto besser wird allerdings die Aufnahme von Nicht-Häm-Eisen. Der Verzehr von eisenhaltigen pflanzlichen Nahrungsmitteln zusammen mit Fleisch oder einer guten Vitamin-C-Quelle fördert die Aufnahme von Nicht-Häm-Eisen in den Körper. Dagegen vermindern einige Substanzen – wie Tee, Kleie oder die Oxalsäure in Spinat und Grünkohl – die Aufnahme von Eisen in den Körper.

Einfluss genetischer Faktoren auf die Eisenaufnahme. Etwa 10 % der hellhäutigen Menschen und bis zu 30 % der Menschen afrikanischen Ursprungs tragen ein Gen, durch das sie zu viel Eisen speichern. Sofern dieses Gen nur einmal vorliegt, treten keine Probleme auf. Das Gen muss von Vater und Mutter weitergegeben worden sein – also doppelt vorliegen –, damit eine Hämochromatose auftritt. Männer sowie Frauen nach der Menopause sind besonders für diese Krankheit anfällig.

Eine Eisenüberladung verursacht erst Symptome, wenn sich eine bestimmte schädigende Menge an Eisen im Muskelgewebe (einschließlich dem Herzmuskel), in der Leber, dem Knochenmark, der Milz und in anderen Organen angesammelt hat, was meist erst im mittleren Lebensalter der Fall ist. Eines der ersten Zeichen ist eine rötliche Gesichtsfarbe, außerdem können Müdigkeit, Gelenk- und Bauchschmerzen sowie Herzrhythmusstörungen auftreten. Mit zunehmendem Leberschaden kann eine Gelbsucht auftreten.

Eine Eisenüberladung kann mit einer Blutuntersuchung festgestellt werden, in einigen Fällen kann auch eine Leberbiopsie erforderlich sein. Zur Behandlung gehört die regelmäßige Entnahme von etwa 0,5 l Blut, was den Bluteisenspiegel senkt und den Körper zwingt, seine Eisenspeicher zu entleeren, um wieder rote Blutzellen herzustellen.

Selbst geringfügig erhöhte Eisenspiegel können eine Herzkrankheit begünstigen. Im Rahmen einer Studie wurde festgestellt, dass Männer mit Eisenspiegeln an der oberen Grenze der Normalwerte eher eine Koronararterienkrankheit entwickelten, als jene mit niedrigen bis normalen Eisenspiegeln. Dies stützt die Theorie, nach der überschüssiges Eisen die Arterienwände beschädigt und Fettablagerungen begünstigt. Eine solche Schädigung der Blutgefäße kann auf der Fähigkeit des Eisens beruhen, an oxidativen Prozessen beteiligt zu sein. Weiterhin Uneinigkeit besteht über den Einfluss von Eisen auf das Risiko für Herzkrankheiten: Einige Studien ergaben, dass nur Häm-Eisen Herzkrankheiten begünstigt, andere konnten dieses Ergebnis nicht stützen. Außerdem nehmen einige Forscher an, dass Eisen an den Gelenkschmerzen und -schäden beteiligt ist, die bei vielen Frauen nach der Menopause auftreten. Daher sollten entsprechende Nahrungsergänzungspräparate nur eingenommen werden, wenn vom Arzt Eisenmangel festgestellt wurde.

Sofern man dazu neigt, zu viel Eisen zu speichern, sollte man Nahrungsmittel mit einem hohen Gehalt an Vitamin C, das die Eisenaufnahme aus dem Darm beschleunigt, nicht zur gleichen Zeit wie eisenhaltige pflanzliche Nahrungsmittel verzehren. Nahrungsergänzungspräparate mit Eisen oder hohen Vitamin-C-Dosen sollten nur eingenommen werden, wenn sie von einem Arzt verordnet wurden. Inzwischen raten einige Experten, dass alle Menschen, die vorhaben, Vitamin-C-Präparate einzunehmen, zunächst beim Arzt ihre Bluteisenspiegel kontrollieren lassen sollten. ❖

VORSICHT!

Essen Sie nur wenig von folgenden Lebensmitteln, wenn Sie eine genetische Disposition für eine übermäßige Eisenspeicherung haben. Sie enthalten relativ viel Eisen.

- Austern
- Leber
- mageres rotes Fleisch, insbesondere Rind
- mit Eisen angereicherte Frühstückszerealien
- getrocknete Bohnen und Vollkorn
- Eier, insbesondere Eigelb
- Trockenobst
- dunkelgrünes Blattgemüse

EIWEISS
■ BAUSTOFF FÜR DEN KÖRPER ■

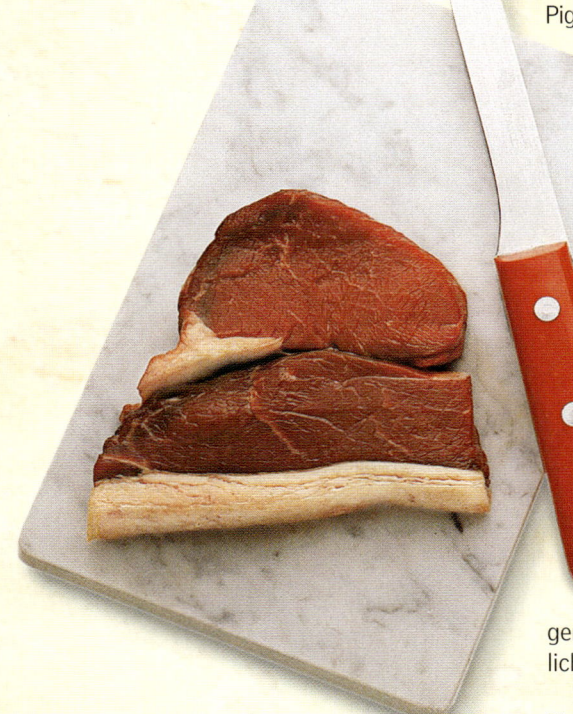

Eiweiß oder Protein ist der essenzielle Nährstoff, den jede Körperzelle für Wachstum und Reparatur benötigt. Auch die Antikörper, die uns vor Erregern schützen, die Verdauungs- und Stoffwechselenzyme sowie Hormone wie das Insulin sind Eiweiße. Cholesterin wird gebunden an Lipoproteine mit dem Blut transportiert. Bindegewebe aus Eiweißen bildet die Knochenmatrix, die Grundsubstanz der Knochen, Chromoproteine bestehen aus Eiweißen und Pigmenten und bilden das Hämoglobin, den Farbstoff der roten Blutkörperchen, Keratin, ein weiteres Eiweiß, wird vom Körper in Haare und Nägel eingebaut. Auch die Neurotransmitter, die Nachrichten zum Gehirn transportieren, bestehen aus Aminosäuren, die aus Nahrungseiweißen stammen.

Da Eiweiß derart viele Aufgaben hat, sollte man annehmen, dass es den Großteil der Nahrung ausmacht, was aber nicht zutrifft. Bei einer idealen, ausgewogenen Ernährung stammen nur 10–12 % der täglich aufgenommenen Kalorien aus Eiweiß. Ein gesunder Erwachsener benötigt täglich nur 0,8 g Eiweiß pro Kilogramm Körpergewicht. Das ergibt für einen 70 kg schweren Menschen einen Bedarf von 56 g Eiweiß. Eine Portion von 100 g Fleisch, Fisch oder Geflügel enthält etwa 20 g Eiweiß, ein Ei enthält etwa 6 g, 250 ml Vollmilch etwa 8 g und 100 g Linsen (Dose) 8 g.

Aminosäuren

Eiweiße sind außerordentlich komplex und aus unterschiedlichen Aminosäuren zusammengesetzt, die zu langen Ketten verbunden sind. Es gibt viele Tausend verschiedene Eiweiße, die jeweils ein Grundgerüst aus Kohlenstoffatomen mit zwischengelagerten Stickstoffatomen besitzen. An dieses Grundgerüst sind unterschiedliche Atomgruppierungen gebunden.

Der menschliche Körper benötigt 20 Aminosäuren, um alle erforderlichen Eiweiße aufzubauen. Davon können elf vom Körper hergestellt werden, die anderen neun, die als essenzielle Aminosäuren bezeichnet werden, müssen mit der Nahrung zugeführt werden. Wie die verschiedenen Buchstaben des Alphabets zu Wörtern zusammengesetzt werden, sind auch bei den Aminosäuren fast unendlich viele Kombinationen möglich, sodass die mehr als 50 000 Eiweiße des Körpers gebildet werden können. Eiweiße bestehen aus Hunderten von Aminosäuren. Die DNS (Desoxyribonukleinsäure), das genetische Material im Kern aller Körperzellen, liefert die Vorlage für die Zusammenstellung der Aminosäuren zu den jeweiligen Eiweißen.

Nahrungseiweiß

Der Körper stellt ständig Eiweiße aus Aminosäuren her, die zum Teil aus erneuerten Körpergeweben recycelt werden. Gleichwohl geht ein gewisser Anteil der Eiweiße durch Abnutzung verloren und muss aus der Nahrung ersetzt werden. Um dieses Eiweiß zu verwerten, muss es der Körper zunächst in die einzelnen Aminosäuren aufspalten und diese anschließend gemäß der Anleitung des genetischen Kodes neu zusammensetzen.

Abgesehen von Zucker und Ölen enthalten alle Nahrungsmittel zumindest etwas Eiweiß, dessen Qualität jedoch, abhängig von der Anzahl der vorhan-

SCHON GEWUSST?

Eiweißreiche Mahlzeiten machen munter

Die meisten der 35 Neurotransmitter, die dem Gehirn mitteilen, dass wir uns gut oder schlecht fühlen, schläfrig oder aufmerksam sind, werden aus Aminosäuren hergestellt, die überwiegend aus Nahrungseiweißen stammen. Eine eiweißreiche Mahlzeit liefert Tyrosin und kann somit den Spiegel von Adrenalin erhöhen, das die Gehirntätigkeit anregt. Ein kohlenhydratreiches Mahl hingegen versorgt das Gehirn mit Tryptophan und hat den gegenteiligen Effekt.

denen Aminosäuren, schwankt. Tierisches Eiweiß (außer Gelatine) liefert alle neun essenziellen Aminosäuren in dem vom Körper benötigten Verhältnis und wird daher als biologisch hochwertig bezeichnet. Pflanzeneiweißen hingegen (außer Soja, das fast so hochwertig wie tierisches Eiweiß ist) fehlen eine oder mehrere essenzielle Aminosäuren. Da nicht allen pflanzlichen Nahrungsmitteln dieselben Aminosäuren fehlen, kann der Körper alle Eiweiße herstellen, sofern diese Nahrungsmittel so kombiniert werden, dass sie einander ergänzen. So ist die essenzielle Aminosäure Methionin reichlich in Getreide enthalten, dem allerdings Lysin fehlt. Diese essenzielle Aminosäure kommt dafür in Trockenbohnen und anderen Hülsenfrüchten vor, denen wiederum Methionin fehlt. Durch die Kombination von Getreide und Hülsenfrüchten wird die Versorgung mit allen Aminosäuren sichergestellt.

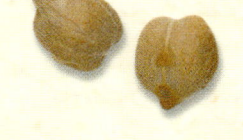

In allen fleischarmen Landesküchen gibt es Gerichte mit einander ergänzenden Eiweißen: Bohnen und Maistortillas in Mexiko, Reis und Linsen in Indien, Tofu, Reis und Gemüse in Asien sowie Kichererbsen und Bulgur im Mittleren Osten. Selbst eine strikt vegetarische Ernährung kann ausreichend Eiweiß von hoher Qualität bereitstellen. Sofern eine essenzielle Aminosäure in der Ernährung fehlt, baut der Körper Muskelfleisch ab, um sie zu gewinnen.

Mäßig gegart, sind Eiweiße leichter zu verdauen, da durch Hitze einige der Bindungen zwischen den Aminosäuren gespalten werden. Durch zu starkes Garen verkleben die Aminosäuren miteinander, das Eiweiß ist dann schwerer verdaulich und in die einzelnen Aminosäuren abzubauen. Im Magen werden die langen Aminosäureketten zu kürzeren abgebaut, den Polypeptiden. Im Dünndarm findet die weitere Verdauung statt, indem Enzyme diesen Vorgang fortsetzen. Die einzelnen Aminosäuren werden ins Blut aufgenommen und zur Leber befördert, wo aus einigen Lipoproteine und neue Enzyme hergestellt werden. Andere werden wieder ins Blut abgegeben und zu den Zellen transportiert.

Da Aminosäuren nicht gespeichert werden können, werden diejenigen, die nicht binnen Kürze verbraucht werden, zur Leber zurücktransportiert, wo der Stickstoff entfernt und zu den Nieren transportiert wird. Die verbleibenden Eiweißmoleküle werden als Fett gespeichert oder in Glukose umgewandelt.

Eiweißreiche Gewichtsreduktionsdiäten

Eiweißreiche, kohlenhydratarme Diäten sind sehr beliebt zur Gewichtsreduktion. Zwar verliert man bei diesen Diäten tatsächlich Gewicht, es bestehen aber Bedenken über die Auswirkungen der hohen Eiweiß- und Fettaufnahme auf Nierenfunktion, Knochengesundheit, Herzfunktion und Krebshäufigkeit. Eine eiweißreiche Ernährung enthält meist wenig Obst und dadurch auch wenige der nützlichen in Obst enthaltenen Substanzen.

Eiweißmangel

Die Bevölkerung der wohlhabenden Länder nimmt in der Regel mehr als genug Eiweiß zu sich, in Afrika sind jedoch Mangelerscheinungen häufig. Kinder mit Kwashiorkor, so die medizinische Bezeichnung für einen schweren Eiweißmangel, leiden an Wachstumsrückstand, geistiger Behinderung, Ödemen, Anämie, Muskelschwund, Abwehrschwäche und Stoffwechselstörungen.

Eiweißüberschuss

Die in unseren Breiten übliche Ernährung liefert mehr Eiweiß, als der Körper benötigt. Für Gesunde erwächst daraus keine Gefahr, allerdings bedeutet ein Zuviel an Eiweiß zusätzliche Arbeit für Leber und Nieren. Daher müssen sich Menschen mit Erkrankungen dieser Organe oft eiweißarm ernähren.

VORSICHT!

Konzentrierte Eiweiß- und Aminosäurepulver oder -tabletten werden oft als hochenergetische, muskelaufbauende Ergänzungspräparate für Ausdauer- und Kraftsportler sowie als Hilfsmittel im Rahmen von Diäten angepriesen. Es gibt keine Belege dafür, dass Sportler von einer hohen Eiweißzufuhr profitieren. Eine ausgewogene Ernährung liefert alle erforderlichen Eiweiße, überschüssiges Eiweiß wird ausgeschieden. Die Einnahme derartiger Ergänzungspräparate kann unvorhersehbare Konsequenzen haben. Studien haben gezeigt, dass Aminosäurepräparate die normale Eiweißherstellung stören und so zu einem Nährstoffungleichgewicht führen können. Einige Forscher betonen außerdem, dass die Einnahme von Eiweißpräparaten die Kalziumausscheidung und somit das Osteoporoserisiko erhöht. Eine übermäßige Eiweißzufuhr mit der Nahrung kann zu ähnlichen Problemen führen.

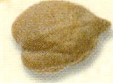

EKZEME

Zu meiden
- Nahrungsmittel, die Ekzeme auslösen oder verschlimmern
- Äußere Auslöser, etwa Schurwollkleidung direkt auf der Haut

Ein Ekzem ist eine juckende, schuppende Hautrötung, die oft durch eine Überempfindlichkeit gegenüber bestimmten Lebensmitteln, bestimmte Chemikalien oder Umwelteinflüsse wie Trockenheit entsteht. Die Rötung ist nicht immer Folge einer echten allergischen Reaktion. Die Symptome sind sehr unterschiedlich und können wenige Minuten bis mehrere Stunden nach Einwirken des Reizes auftreten. Ekzeme treten meist familiär gehäuft auf und gehen oft mit einer erhöhten Anfälligkeit für Asthma, Heuschnupfen und Nesselfieber einher.

BEDEUTUNG DER ERNÄHRUNG

Bestimmte Nahrungsmittel können ein Ekzem auslösen. Häufige Verursacher sind Eier, Milch und Milchprodukte, Meeresfrüchte, Wal- und Pekannüsse. Ein Allergietest beim Arzt bewahrt davor, sich unnötige Ernährungsbeschränkungen aufzuerlegen.

Kuhmilch kann bei Säuglingen und Kleinkindern zu Ekzemen führen, oft vertragen diese Kinder aber Ziegenmilch oder Sojaprodukte. Bei vielen Kindern verschwindet die Überempfindlichkeit nach und nach bis zum Alter von 6 Jahren, andere leiden auch als Erwachsene darunter.

Essen Sie Lebensmittel mit hohem Gehalt an essenziellen Fettsäuren. Nahrungsmittel wie Pflanzenöle, fettreicher Meeresfisch und Leinsamen können die Schwellung verringern, indem sie die Bildung von Prostaglandinen, lokal wirkenden entzündungshemmenden Hormonen, begünstigen.

Eine weitere ausgezeichnete Quelle für essenzielle Fettsäuren ist Nachtkerzenöl. Im Rahmen einer experimentellen Untersuchung besserten sich die Symptome bei Patienten, die Ergänzungspräparate aus Nachtkerzenöl mit hohem Gehalt an Linolensäure einnahmen.

Nehmen Sie viel Vitamin B6 zu sich. Einige Forscher glauben, dass eine Vitamin-B6-reiche Ernährung vor Überempfindlichkeitsreaktionen

---

GANZ EINFACH!

Trinken Sie drei Tassen Oolong-Tee bei Ekzem

Eine Studie erbrachte, dass das Trinken von drei Tassen Oolong-Tee die Symptome von Ekzemen lindert. Man nimmt an, dass die im Tee enthaltenen Polyphenole als Antioxidanzien wirken und die allergische Reaktion unterdrücken.

---

der Haut schützt. Geeignete Quellen sind Pflanzenöl, Eier, fettreicher Meeresfisch, Hülsenfrüchte, Vollreis, Weizenkeime und grünes Blattgemüse.

UMWELTFAKTOREN

Vermutlich sind Chemikalien weitaus häufiger für Ekzeme verantwortlich als Nahrungsmittel. Häufiger Auslöser ist Nickel, das oft in Modeschmuck verarbeitet wird, und Latex, das in Haushalts- und Arbeitsgummihandschuhen verarbeitet wird.

Menschen bestimmter Berufsgruppen sind besonders gefährdet, ein Ekzem zu entwickeln. Acrylkleber gefärden die Angestellten und Kunden von Nagelpflegestudios, ferner Zahntechniker und Hobby-Modellbauer. Sportler leiden oft unter Hautausschlägen an den Füßen, verursacht von den Klebern in Sportschuhen.

Auch Schurwollkleidung, die direkt auf der Haut getragen wird, kann zu Hautausschlägen führen. Menschen mit wollempfindlicher Haut sollten außerdem Hautpflegeprodukte mit Lanolin, dem natürlichen Wollfett, vermeiden.

Man sollte bekannte Auslöser umgehen. Sofern ein Ekzem bei Hitze oder Kälte schlimmer wird, sollten Temperaturextreme gemieden werden. Außerdem sollte man nur unparfümierte Seifen, parfümfreie Waschmittel und ungebleichte Toilettenpapiere verwenden. ❖

ENERGIERIEGEL

Pluspunkte
- Bequem und leicht zu transportieren
- Enthalten oft viel Eiweiß, Kohlenhydrate, Ballaststoffe und Mineralstoffe

Minuspunkte
- Enthalten meist sehr viele Kalorien, viel Zucker und/oder Fett

Energieriegel werden in Supermärkten und Drogerien, Sportstudios und Sportgeschäften verkauft. Sie werden zur Verbesserung der Leistungsfähigkeit, als Zwischenmahlzeit oder Mahlzeitenersatz gegessen.

Energieriegel sind keine Wundernahrung. Wenn man aber professionell Sport treibt, lange Zeit trainiert oder Ausdauersport wie Triathlon oder Marathon betreibt, können sie nützlich sein. Ebenso beliebt sind die Riegel bei Ruderern, Langläufern, Radfahrern und Seglern. Sofern die regulären Mahlzeiten bereits optimal zusammengesetzt sind, können Energieriegel bei langen Belastungen Extrakalorien und -nährstoffe liefern. Sie sind leicht zu transportieren und in manchen Situationen leichter zu essen als Sandwiches, Obst oder andere hochenergetische Snacks. Außerdem sind Energieriegel bei Alltagssport und auch in bestimmten Situationen im Alltag nützlich, wenn andere Nahrungsmittel nicht verfügbar sind.

WAS ENTHÄLT EIN RIEGEL?

Nicht alle Riegel sind gleich zusammengesetzt, daher müssen Sie genau nachsehen, was Sie essen und ob es gut für Sie ist. Es gibt sehr kohlenhydratreiche Riegel, sehr eiweißreiche Riegel, Diätriegel und andere mehr.

Suchen Sie möglichst nach Riegeln mit geringem Fettanteil. Einige Riegel enthalten viele Ballaststoffe (3–5 g) sowie wichtige Vitamine und Mineralstoffe.

Eiweißreiche Riegel können zur Nahrungsergänzung bei vegetarisch lebenden Sportlern, Langstreckenläufern und Menschen, die sich eiweißreich ernähren müssen, dienen.

Als Sportler sollten Sie beim Training testen, wie Ihnen verschiedene Riegel bekommen, bevor Sie sie bei Wettkämpfen einsetzen.

Energieriegel enthalten die gleichen Vitamine und Mineralstoffe, die auch in Obst, Gemüse und Körnern vorkommen, nicht jedoch sekundäre Pflanzen- und natürliche Ballaststoffe. ❖

EPILEPSIE

Zu meiden

- Alkohol
- Alle Nahrungsmittel, die Anfälle auslösen oder Wechselwirkungen mit den Antiepileptika aufweisen

In Deutschland leiden etwa 400 000 Menschen an Epilepsie. Das sind immer wiederkehrende Krampfanfälle, die durch anormale elektrische Impulse im Gehirn entstehen. Einige Anfälle sind so geringfügig und kurz, dass sie kaum wahrzunehmen sind, andere dauern mehrere Minuten, während derer die Person zu Boden fällt und von Krämpfen geschüttelt wird. Auch die Häufigkeit der Anfälle ist unterschiedlich. Manche Epileptiker erleben täglich mehrere Anfälle, andere sind monatelang anfallsfrei.

Neurologen bestreiten grundsätzlich einen Zusammenhang zwischen Ernährung und Epilepsie, bis auf einige Ausnahmen: Epileptiker mit leichten Migränekopfschmerzen, die durch bestimmte Nahrungsmittel ausgelöst werden, haben oft keine Anfälle mehr, wenn sie die jeweiligen Nahrungsmittel meiden. Bei einigen Epileptikern treten Anfälle im Rahmen einer plötzlichen Unterzuckerung auf. Auch der Genuss größerer Mengen Alkohols in kurzer Zeit kann Krampfanfälle auslösen.

FETTREICHE ERNÄHRUNG

Vor kurzem wurde bei epilepsiekranken Kindern, die auf andere Therapien nicht ansprachen, eine strenge Diät, die die Krampfanfälle stoppte, als großer Durchbruch gefeiert. Tatsächlich sind derartige Diäten seit dem frühen 20. Jh. bekannt. Ärzte beobachteten damals, dass Krampfanfälle in langen Fastenperioden seltener auftraten.

Fasten ist sicherlich als Langzeitbehandlung ungeeignet, allerdings wurde festgestellt, dass eine sehr fettbetonte Ernährung eine Stoffwechsellage wie beim Fasten bewirkt, ohne zum Verhungern zu führen.

Ketogene Ernährung. Mit der Entwicklung wirkungsvoller Antiepileptika wurde der ernährungstherapeutische Ansatz fallen gelassen. Inzwischen haben Neurologen am Johns Hopkins Hospital jedoch für die schwere Epilepsie wieder eine Ernährungstherapie erarbeitet. Nach etwa 24-stündigem Fasten hat der Körper seine Glukosereserven verbraucht und beginnt, Speicherfett in Energie umzuwandeln.

Die Verbrennung von Fett in Abwesenheit von Glukose erzeugt Abfallstoffe, die Ketonkörper, die sich im Blut anreichern und mit dem Urin ausgeschieden werden. Sehr hohe Ketonspiegel im Blut können bis zum Koma oder Tod führen. Niedrigere Spiegel helfen jedoch gegen Krampfanfälle. Die (von Fachseite begleitete) Umstellung der Ernährung, hin zu einem nur minimalen Kohlenhydratanteil, kann einen therapeutisch wirksamen Blutketonspiegel erzeugen.

Die so genannte ketogene Diät scheint am besten bei Kleinkindern zu funktionieren, insbesondere bei den 20 %, deren Krampfanfälle nicht ausreichend auf Medikamente ansprechen. Diese Form der Ernährung liefert etwa 75 % der für gesunde Kinder empfohlenen Kalorien und diese überwiegend als Fette. Der Eiweißanteil ist gerade so hoch, wie für das Wachstum benötigt, Kohlenhydrate werden jedoch auf ein Minimum reduziert. Begonnen wird mit einigen Tagen Fasten, danach wird langsam mit der ketogenen Diät begonnen. Diese muss sorgfältig zusammengestellt und strikt befolgt werden; schon eine kleine Abweichung kann Krampfanfälle auslösen. Doch nach 2–3 Jahren können die meisten der Patienten zu einer normalen Ernährung zurückkehren, ohne erneut Anfälle befürchten zu müssen. ❖

ERBSEN UND ZUCKERSCHOTEN

Pluspunkte

- Enthalten die Vitamine C und B$_6$, Folsäure, Thiamin und den Mineralstoff Kalium
- Liefern viel Pektin und andere Ballaststoffe
- Liefern biologisch hochwertiges Eiweiß, wenn sie mit Getreideprodukten gereicht werden

Minuspunkte

- Enthalten viele Purine, die einen Gichtanfall auslösen können

Erbsen gehören zu den Hülsenfrüchten und liefern daher biologisch hochwertiges Eiweiß, sofern sie mit Getreide kombiniert werden. Frische grüne Erbsen sind bequemer zu verarbeiten als getrocknete, da sie nicht so lange gekocht werden müssen, außerdem können sie sogar roh verzehrt werden.

Neben dem Eiweiß liefern frische grüne Erbsen auch viel Pektin und andere lösliche Ballaststoffe, die zur Kontrolle des Blutcholesterinspiegels beitragen. Die Schoten sind zudem reich an unlöslichen Ballaststoffen, die einer Verstopfung vorbeugen. 100 g gegarte enthülste Erbsen enthalten etwa 70 kcal und gut 5 g Eiweiß, etwa 20 % der empfohlenen Tagesmengen an Vitamin C und Thiamin sowie 1,3 mg Eisen und 215 mg Kalium.

Erbsen enthalten Lutein, einen sekundären Pflanzenstoff, der mit einem geringeren Risiko für eine Makuladegeneration in Verbindung gebracht wird – die häufigste Ursache für Erblindung bei Erwachsenen.

Je jünger grüne Erbsen sind, desto süßer und zarter sind sie; sehr junge Erbsen können mit den Schoten verzehrt werden.

Einmal gepflückt, sollten Erbsen bald gegessen oder tiefgefroren werden, da sich der in ihnen enthaltene Zucker schnell in Stärke umwandelt. Nach dem Enthülsen können sie roh oder gekocht gegessen werden. Vitaminschonend werden Erbsen in möglichst wenig Wasser gegart. Erbsen sind außerdem tiefgefroren sowie als Konserven erhältlich. Konservenerbsen enthalten dabei weniger Nährstoffe, zusätzliches Salz und Zucker, sind farbloser und geschmacksärmer als tiefgefrorene.

> ### ERBSEN SIND EINE WICHTIGE PFLANZENART
>
> Erbsen werden bereits in der Bibel erwähnt, und in ägyptischen Gräbern wurden getrocknete Erbsen als Grabbeigabe gefunden.
>
> Im 19. Jh. begründete der österreichische Botaniker Gregor Johann Mendel nach Kreuzungsversuchen mit Erbsenpflanzen die Vererbungslehre (Mendel'sche Regeln).

Zuckererbsen, auch Zuckerschoten oder Kaiserschoten genannt, werden mit ihrer flachen Schote verzehrt, da sie noch unreif geerntet werden. Daher enthalten sie auch weniger Eiweiß als grüne Gartenerbsen. Allerdings liefern sie etwas mehr Eisen und pro 100 g nur etwa 35 kcal.

Wie alle Hülsenfrüchte, so sind auch Erbsen reich an Purinen, die bei entsprechend disponierten Menschen Gichtanfälle auslösen können. ❖

ERDBEEREN

Pluspunkte

- Enthalten sehr viel Vitamin C, darüber hinaus Folsäure und Kalium
- Sind kalorienarm und ballaststoffreich
- Liefern gegen Krebs wirkende Bioflavonoide

Minuspunkte

- Können mengenabhängig zu allergischen Symptomen führen
- Enthalten Oxalsäure, die die Aufnahme von Mineralstoffen vermindert und die Bildung von Nieren- und Harnsteinen begünstigt

Erdbeeren schmecken köstlich und sind kalorienarm. Sie enthalten etwa 75 kcal pro handelsüblicher 250-g-Schale (240 g verzehrbarer Anteil). Bereits 160 g Erdbeeren liefern 100 mg Vitamin C – die für Erwachsene empfohlene Tagesmenge. Das ist mehr als die gleiche Menge Orangen enthält. Außerdem sind Erdbeeren eine gute Folsäurequelle; 160 g liefern etwa 70 Mikrogramm (17 % der empfohlenen Tagesmenge), 260 mg Kalium, knapp 3 g Ballaststoffe sowie Riboflavin und Eisen.

Erdbeeren sind eine gute Quelle für Pektin und andere lösliche Ballaststoffe, die den Cholesterinspiegel senken. Die winzig kleinen Samenkerne auf der Oberfläche der Beeren liefern unlösliche Ballaststoffe, die einer Verstopfung vorbeugen; allerdings können sie bei entzündlichen Darmerkrankungen oder Divertikulose zu Reizungen führen.

Daneben enthalten Erdbeeren Bioflavonoide, etwa Anthozyan und Ellagsäure, Substanzen, die vermutlich vor einigen Krebsformen schützen.

Ellagsäure wird durch Erhitzen nicht zerstört, sodass selbst Erdbeerkuchen und -konfitüre diese Schutzwirkung entfalten.

Erdbeeren können im Ganzen für einige Tage im Kühlschrank gelagert werden (aufgeschnitten verlieren sie allmählich ihren Vitamin-C-Gehalt). Um Schimmelbildung zu vermeiden, sollten sie erst unmittelbar vor dem Verzehr gewaschen werden, allerdings sorgfältig, da ungewaschene Erdbeeren mit infektiösen Durchfallerkrankungen in Verbindung gebracht wurden.

Da Erdbeeren Histamin enthalten, die Substanz, die der menschliche Körper bei einer allergischen Reaktion freisetzt, sowie natürliche Salizylate, die dem Schmerzmittel Acetylsalicylsäure ähneln, lösen sie oft allergische Symptome aus. Daneben enthalten die Beeren Oxalsäure, die bei anfälligen Menschen Nieren- und Harnsteinleiden verschlimmern kann und außerdem die Aufnahme von Eisen und Kalzium aus dem Darm behindert. Erdbeeren können relativ hoch konzentrierte Rückstände von Pestiziden enthalten, daher sollte man den Kauf biologisch angebauter Früchte erwägen. ❖

ERDNÜSSE

Pluspunkte

- Gute Quelle für einfach ungesättigte Fettsäuren
- Enthalten Kalium, Thiamin, Niazin, Vitamin E, Magnesium, Kupfer, Selen und Zink

Minuspunkte

- Häufige Allergieauslöser
- Können mit Schimmelpilzen kontaminiert sein, die krebserregende Aflatoxine produzieren

Trotz ihres Namens ist die Erdnuss keine Nuss. Sie gehört wie Erbsen, Linsen und Bohnen zu den Hülsenfrüchten. Man nimmt an, dass die ersten Erdnusspflanzen am Fuße der Anden in Südamerika vorkamen.

Erdnüsse sind in vielerlei Hinsicht gesund. Sie sind eine pflanzliche Eiweißquelle und enthalten viele einfach ungesättigten Fettsäuren, die den LDL-Cholesterinspiegel senken. 30 g Erdnüsse (eine kleine Hand voll) enthalten etwa 40 Mikrogramm oder 10 % der empfohlenen Tagesmenge Folsäure sowie Kalium, Thiamin, Niazin, Vitamin E, Phosphor, Magnesium, Kupfer, Selen und Zink. Außerdem liefern sie antioxidativ wirkende sekundäre Pflanzenstoffe. Allerdings liefern 30 g Erdnüsse auch beachtenswerte 170 kcal, so dass sie trotz ihres Gehalts an wertvollen Inhaltsstoffen nur in Maßen genossen werden sollten.

NÜSSE SIND SUPERNAHRUNG

Eine kürzlich durchgeführte Studie ermittelte, dass der regelmäßige Genuss von Nahrungsmitteln mit hohem Gehalt an einfach ungesättigten Fettsäuren, enthalten in Erdnüssen, Erdnussbutter oder Olivenöl (bei gleichzeitig geringer Aufnahme von gesättigten Fetten), den Gesamtcholesterinspiegel um 10 % senkte, das LDL-Cholesterin um 14 % und das Gesamtrisiko für Herzkrankheiten um 21 %. Mehrere groß angelegte amerikanische Bevölkerungsstudien haben einen Zusammenhang zwischen dem Verzehr von Erdnüssen und Nüssen und einer herzschützenden Wirkung hergestellt.

Im Rahmen einer im *Journal of the American Medical Association* veröffentlichten Studie wurde festgestellt, dass das Risiko für einen Typ-2-Diabetes bei Frauen durch den Verzehr von Nüssen und Erdnüssen gesenkt werden kann. Frauen, die mindestens fünfmal in der Woche Nüsse aßen, hatten ein um 27 % niedrigeres Risiko als jene, die so gut wie nie Nüsse aßen.

Außerdem können Erdnüsse – gerade wegen ihres Fettgehalts – bei der Gewichtsregulierung helfen. Eine neuere Studie belegt, dass der Hunger der Testpersonen nach einer fettreichen Zwischenmahlzeit mit Erdnüssen oder Erdnussbutter für 2 Stunden gestillt war, während dieser Effekt nach kohlenhydratreichen Nahrungsmittelalternativen nur 30 Minuten anhielt. Die Studienteilnehmer, die Erdnüsse und Erdnussbutter aßen, nahmen auch im Lauf des Tages insgesamt weniger Kalorien zu sich.

Nicht zuletzt konnte gezeigt werden, dass Menschen, die sich fettbewusst und nach mediterraner Art ernähren, mehr und dauerhafter Gewicht verlieren, als jene, die sich fettarm ernähren. Bei einer fettbewussten Ernährung werden vorzugsweise einfach ungesättigte Fett-

ESSENZIELLE NÄHRSTOFFE

Immer mehr Studien weisen darauf hin, dass der gesundheitliche Nutzen von Erdnüssen und Nüssen nicht nur auf ihren Gehalt an Fettsäuren zurückzuführen ist, sondern auch auf andere Nährstoffe, insbesondere wenn die Nüsse statt ungesünderer Nahrungsmittel verzehrt werden.

VORSICHT!

Verzehren Sie niemals schimmlige Erdnüsse oder solche mit untypischem Geschmack. Die auf Erdnüssen wachsenden Schimmelpilze produzieren Leberkrebs verursachende Aflatoxine.

säuren aufgenommen, wie sie z. B. in Erdnüssen, anderen Nüssen und Olivenöl vorkommen.

Erdnüsse können bei bestimmten Menschen allergische Reaktionen auslösen. Die Symptome reichen von Taubheitsgefühl im Mund über einen Nesselausschlag bis hin zum anaphylaktischen Schock. ❖

ERFRISCHUNGS-GETRÄNKE

Pluspunkte

- Kohlensäurehaltige Getränke sind erfrischend und aufgrund ihres Zuckergehalts schnelle Energielieferanten, etwa beim Sport
- Langsames Trinken von koffeinhaltigen Erfrischungsgetränken kann bei Übelkeit helfen

Minuspunkte

- Viele Erfrischungsgetränke enthalten reichlich Zucker und Säuren, die zu Gewichtszunahme und Karies führen können
- Ein hoher Phosphorgehalt kann die Kalziumaufnahme beeinträchtigen
- Zu viel Koffein kann bei Erwachsenen Gesundheitsbeschwerden verursachen, bei Kindern Verhaltens- und Entwicklungsstörungen

Die ersten Erfrischungsgetränke wurden in Amerika im 18. Jh. in Form von mit Kohlensäure versetztem Mineralwasser in den Handel gebracht. Heute wird unter der Bezeichnung „Erfrischungsgetränke" eine Vielfalt an nichtalkoholischen Getränken zusammengefasst, die im Folgenden kurz charakterisiert werden.

KLASSISCHE ERFRISCHUNGSGETRÄNKE

Fruchtsaftgetränke. Sie bestehen aus Fruchtsaft(konzentrat) und/oder Fruchtmark(konzentrat) und Wasser, enthalten Fruchtaromaextrakte und/oder natürliche Fruchtaromen. In der Regel liegt der Zuckeranteil unter 100 g pro Liter. Brennwertverminderte Fruchtsaftgetränke dürfen die Süßstoffe Saccharin, Cyclamat, Aspartam, Acesulfam und Neohesperidin enthalten.

Fruchtschorlen. Sie sind mit Kohlensäure versetzte Fruchtsaftgetränke. Sie werden auch mit natürlichen Aromen versehen und – bei Verwendung sehr saurer Säfte – teils gezuckert.

Limonaden. Sie werden hergestellt aus Wasser und Aromaextrakten bzw. natürlichen Aromastoffen sowie in der Regel Zitronensäure und Kohlensäure. Möglich sind der Zusatz von Fruchtsaft(konzentrat) oder Fruchtmark(konzentrat). Limonaden enthalten mindestens 7 % Zucker, eine Begrenzung nach oben gibt es nicht. Bei brennwertverminderten Limonaden ist der Zucker ganz oder teilweise durch Süßstoffe ersetzt. Der Zusatz von gelb bzw. orange färbendem Beta-Karotin und Riboflavin sowie von anderen färbenden Lebensmitteln ist erlaubt. Der Farbstoff Zuckerkulör wird bei koffeinhaltigen und den diesen in der Geschmacksrichtung entsprechenden koffeinfreien Limonaden sowie bei Limonaden mit Apfelgeschmack und klaren Kräuterlimonaden zugesetzt. Koffeinhaltige Limonaden enthalten mindestens 65 mg und höchstens 250 mg Koffein pro Liter.

Brausen. Diese kohlensäurehaltigen Erfrischungsgetränke unterscheiden sich von Fruchtsaftgetränken, Fruchtschorlen und Limonaden dadurch, dass sie naturidentische und/oder künstliche Aromastoffe und/oder Farbstoffe enthalten.

NEUERE ERFRISCHUNGSGETRÄNKE

Sportgetränke. Diese Erfrischungsgetränke sind mit Mineralstoffen und Vitaminen angereichert. Sie sollen den erhöhten Nährstoffbedarf bei körperlicher Anstrengung ausgleichen. Sportgetränke sind nur zum Teil auch isotonische Getränke, deren Teilchenkonzentration der des Blutes entspricht, weshalb diese rasch in den Körper aufgenommen werden.

Energy-Drinks. So werden Erfrischungsgetränke bezeichnet, die anregende Zusatzstoffe wie Taurin, Guarana, Koffein oder Ginseng enthalten. Sie können mehr als 250 mg Koffein je Liter Getränk enthalten.

Fruchtsaft-Molke-Getränke. Sie bestehen aus Mischungen verschiedener Fruchtsäfte mit geschmacksneutraler Molke.

Eistee-Getränke. Diese Erfrischungsge-

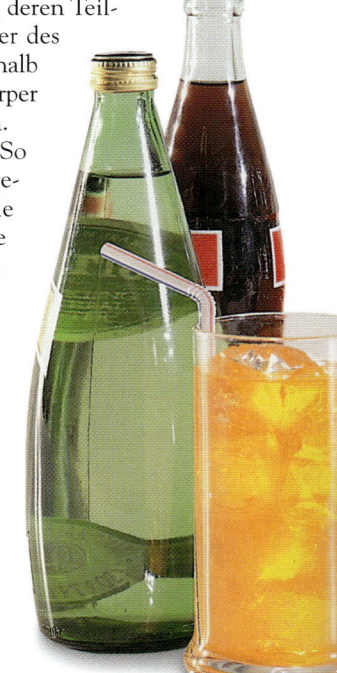

LIMONADE UND ÜBERGEWICHT

Eine in der medizinischen Zeitschrift *The Lancet* veröffentlichte Studie aus den USA legt nahe, dass Kinder, die täglich Limonade trinken, mit 60 % höherer Wahrscheinlichkeit übergewichtig werden als andere Kinder. Im Rahmen der Studie der Kinderklinik in Boston, Massachusetts, wurden 548 Kinder zwischen 11 und 12 Jahren über zwei Schuljahre beobachtet. Die Forscher stellten fest, dass der Body-Mass-Index mit jedem Glas eines zuckerhaltigen Getränks langsam zunahm und sich die Wahrscheinlichkeit für Übergewicht auf 60 % erhöhte. Dies war unabhängig vom Ausgangs-Body-Mass-Index, der Ernährung, den Fernsehgewohnheiten und der körperlichen Bewegung. Eine mögliche Erklärung könnte sein, dass Menschen zwar weniger essen, wenn sie in einer vorherigen Mahlzeit überschüssige Kalorien zu sich genommen haben, nicht aber, wenn diese Kalorien aus einem Getränk stammen. Das Ergebnis ist, dass Limonade trinkende Kinder mehr Kalorien aufnehmen, als sie verbrauchen.

tränke mit natürlichen Tee-Auszügen werden auf Basis von schwarzem oder grünem Tee oder koffeinfreiem Früchtetee hergestellt. Hinzu kommen Zucker oder Süßstoffe, in der Regel auch Aromastoffe, verschiedene Säuerungsmittel, Fruchtkonzentrate oder -säfte.

GESUNDHEITLICHE BEDEUTUNG

Der gelegentliche Genuss von zuckergesüßten Erfrischungsgetränken ist unproblematisch, bei regelmäßigem Konsum nimmt man allerdings jede Menge überflüssige Kalorien zu sich, die zu Gewichtsproblemen beitragen können. 330 ml Cola beispielsweise enthalten etwa 188 kcal, eine Diätlimonade wegen der energiefreien Süßstoffe nur 20 bis 40 kcal. Die stark zuckerhaltigen und oft auch säurehaltigen Getränke (v. a. Zitronensäure) sind darüber hinaus schädlich für die Zähne.

Lassen Sie sich nicht von Getränken mit Fruchtgeschmack täuschen. Bei genauerem Hinsehen entdeckt man auf den Etiketten, dass sie Fruchtsaft nur in verschwindend geringen Anteilen enthalten, dafür aber reichlich Zucker und Aromastoffe. Grundsätzlich sollte man beim Kauf von Erfrischungsgetränken immer aufmerksam die Etiketten lesen, auf denen die Inhaltsstoffe aufgeführt sind. Wer auf der sicheren Seite sein will, stellt seine Erfrischungsgetränke selbst aus je einem Teil Wasser – kohlensäurehaltig oder still – und Fruchtsaft her.

Koffeinhaltige Limonaden enthalten Phosphate, die die Kalziumaufnahme im Körper behindern können. Daneben muss man berück-

sichtigen, dass ein Kind mit 27 kg Körpergewicht, das 330 ml Cola trinkt, im Verhältnis etwa so viel Koffein zu sich nimmt, wie ein Erwachsener, der mehrere Tassen Kaffee konsumiert: knapp 50 mg Koffein. Besonders unruhige Kinder und solche mit Schlafstörungen leiden unter den Auswirkungen von zu viel koffeinhaltigen Limonaden. Bei Erwachsenen erhöht übermäßiger Koffeingenuss den Blutdruck und verursacht Herzrhythmusstörungen.

Bei manchen Menschen wird die Übelkeit bei Migräne und Magen-Darm-Verstimmungen und bei manchen Frauen die Schwangerschaftsübelkeit durch kohlensäurearme koffeinhaltige Limonaden gelindert. ❖

ERKÄLTUNGS-KRANKHEITEN

Empfehlenswert

- Obst und Gemüse weil es Vitamin-C-liefert
- Knoblauch und Chilischoten, die als natürliche Abschwellungsmittel wirken

Der laufenden Nase, dem Husten und den Halsschmerzen einer Erkältung oder eines grippalen Infekts ist schwer zu entkommen. Die meisten Menschen kämpfen damit zwei- bis dreimal im Jahr. In den Wintermonaten tritt aber auch die echte Virusgrippe oder Influenza auf, die dadurch gekennzeichnet ist, dass sie schlagartig mit hohem Fieber, Kopfschmerzen und starkem Kranheitsgefühl beginnt und mit Halsschmerzen, Gliederschmerzen sowie trockenem Husten einhergeht. Die Komplikationen der Influenza – insbesondere Lungenentzündungen – können sehr schwer verlaufen, weshalb jedes Jahr auch in Deutschland zahlreiche Todesfälle auftreten.

Erkältungskrankheiten und echte Virusgrippe sind sehr ansteckende Atemwegsinfektionen. Es wurden mehr als 200 Erkältungsviren (Rhinoviren) identifiziert, wobei eine Immunität gegen eines dieser Viren nicht vor Infektionen mit den anderen schützt. Grippeerreger sind nicht so zahlreich, dafür durchlaufen sie jedes Jahr Mutationen. Deshalb muss Jahr für Jahr ein neuer Grippeimpfstoff entwickelt werden, der vor den aktuellen Virenstämmen schützt. Die Impfung wird für alle Menschen über 60 Jahren empfohlen, ferner für Menschen, deren Immunsystem geschwächt ist, sowie für alle, die besonders ansteckungsgefährdet sind wie beispielsweise Polizisten, Lehrer, Ärzte und Pflegepersonal.

LIMO ERST NACH DEM ESSEN TRINKEN

Die meisten Erfrischungsgetränke, insbesondere diejenigen, die nicht auf Basis von Fruchtsäften hergestellt sind, haben allenfalls einen geringen Nährwert. Und selbst wenn vielen Erfrischungsgetränken – insbesondere den Sportgetränken – Vitamine und Mineralstoffe zugesetzt sind, ist damit eine ungesunde und einseitige Ernährung keinesfalls auszugleichen. Auch besteht die Gefahr, dass Erfrischungsgetränke bei regelmäßigem und übermäßigem Genuss den Hunger stillen und den Platz der Lebensmittel mit essenziellen Nährstoffen einnehmen. Kinder, die kurz vor oder während den Mahlzeiten viele Süßgetränke trinken, haben oft keinen Hunger mehr und lassen die gesunden, vitamin- und mineralstoffreichen Speisen links liegen.

DURCHZUG VERMEIDEN

Britische Forscher haben herausgefunden, dass Erkältungsviren bei Temperaturen aktiviert werden, die geringfügig unter unserer normalen Körpertemperatur von 37 °C liegen. Daher scheint es, dass die Volksmeinung über die Entstehung von Erkältungen ein Körnchen Wahrheit enthält: Sobald man im Durchzug sitzt, kann die Körpertemperatur gerade so weit abfallen, dass die Erkältungsviren aktiviert werden, die in der Nase auf ihre Chance gewartet haben.

DIE ANSTECKUNG

Erkältungen und echte Virusgrippe werden durch Tröpfchen übertragen, die mit den Erregern beladen sind und von einem bereits Erkrankten beim Niesen, Husten oder Schneuzen in die Luft oder auf Oberflächen freigesetzt werden.

Beim Einatmen zu trockener Luft (insbesondere in Flugzeugen und klimatisierten Räumen) können sich in der Schleimhaut der Nasenhöhle kleine Risse bilden, über die die Viren in den Körper gelangen. Beste Abwehr ist Feuchtigkeit, um die zarten Membranen wieder anzufeuchten, beispielsweise durch Öffnen eines Fensters oder die Verwendung eines Luftbefeuchters.

Mit einem geschwächten Immunsystem ist man anfälliger für Erkältungen und Virusgrippe. Vorbeugende Maßnahmen sind das Meiden von Alkohol, ausreichend Schlaf und weniger Stress.

BEDEUTUNG DER ERNÄHRUNG

Erkältungen lassen sich durch eine ausgewogene Ernährung verhindern, verkürzen oder in der Schwere des Krankheitsverlaufs mindern.

Nach mehr als zwei Jahrzehnten Forschung steht fest, dass extrem hohe Dosen von Vitamin C Erkältungen nicht verhindern oder heilen können. Doch scheint bewiesen, dass Vitamin C die Krankheitsdauer verkürzen und die Schwere der Symptome verringern kann. Vitamin C wirkt schwach antihistaminisch, daher können die Symptome einer verstopften Nase durch Trinken von viel Zitrussaft oder durch die Einnahme von Vitamin-C-Präparaten vermindert werden.

Einer der unangenehmsten Nebeneffekte von Fieber ist die Austrocknung. Während einer Erkältung oder Grippe müssen mindestens 2,5 l Flüssigkeit täglich getrunken werden, damit die Flüssigkeitsverluste durch Schwitzen ausgeglichen werden, die Schleimhäute angefeuchtet sind und der Schleim sich löst. Trinken Sie Wasser und/oder Tee. Meiden Sie Alkohol, der die Kapillaren erweitert und damit die Symptome der verstopften Nase noch verschlimmert. Alkohol geht zudem mit

zahlreichen Medikamenten Wechselwirkungen ein und beeinträchtigt die Körperabwehr.

Die Diskussion, ob eine Erkältung „ausgehungert" werden sollte, ist veraltet. Ärzte empfehlen heute, dass man bei Hunger auch essen soll. Die nachfolgend genannten Lebensmittel können hilfreich und wohltuend sein.

Hühnersuppe. Großmutter hatte Recht! Sie ist nicht nur leicht verdaulich, sondern enthält auch Zystin, eine Aminosäure, die den Schleim verdünnt; das hilft, die Atemwege freizulegen.

Scharfe Speisen. Chilis enthalten Capsaicin, eine Substanz, die der Verstopfung von Nase und Nebenhöhlen entgegenwirken kann. Knoblauch und andere scharfe Gewürze wirken ähnlich.

Die Wirkung von Zink bei Erkältungen bleibt fraglich. Einige Untersuchungen zeigen, dass die Einnahme von Zinkpräparaten bei den ersten Anzeichen einer Erkältung deren Dauer und/oder Schwere vermindern kann. Trotzdem sollte man solche Präparate nicht über längere Zeit einnehmen, da das Immunsystem bei einer Zufuhr von mehr als 40 mg Zink täglich über einen längeren Zeitraum nachweislich geschwächt wird. Wichtig ist vielmehr, auf eine zinkreiche Ernährung zu achten, da Zink für ein funktionierendes Immunsystem unabdingbar ist. Gute Quellen sind beispielsweise Meeresfrüchte (vor allem Austern), rotes Fleisch und Geflügel, Milch- und Milchprodukte, Weizenkeime, Weizenkleie und Vollkorn.

WANN SIE ZUM ARZT GEHEN MÜSSEN

Achtung: Die echte Virusgrippe oder Influenza kann inzwischen im Gegensatz zu grippalen Infekten und einfachen Erkältungen durchaus behandelt werden. Dazu werden vom Arzt so genannte Neuraminidasehemmer (Oseltamivir und Zanamivir) verabreicht. Da diese aber nur helfen, wenn sie innerhalb von 48 Stunden nach Auftreten der ersten Symptome gegeben werden, müssen Sie unbedingt sofort bei folgenden Symptomen einen Arzt aufsuchen:

- plötzlich einsetzendes Fieber von über 40 °C
- sehr starke Kopfschmerzen und sehr starkes Krankheitsgefühl mit der Unfähigkeit, sich noch auf den Beinen zu halten.

Bei einfachen Erkältungen und grippalen Infekten sollten Sie zum Arzt gehen, wenn einer der folgenden Punkte zutrifft:

- Husten mit grünem, gelbem oder blutigem Auswurf
- starke Kopfschmerzen oder Schmerzen in Gesicht, Kiefer oder Ohr
- Schwierigkeiten beim Schlucken oder Atmen
- Fieber über 38,5 °C länger als 48 Stunden. ❖

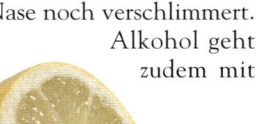

HAUSMITTEL. Geben Sie Zitronensaft in Wasser oder schwachen Tee, das löst den Schleim und lindert die Schmerzen.

Essig

Pluspunkte
- Grundlage für kalorienarme Salatdressings
- Kann zum Haltbarmachen anderer Lebensmittel verwendet werden

Minuspunkte
- Kann bei Überempfindlichkeit gegen Schimmelpilze eine allergische Reaktion auslösen

Über Jahrhunderte war Essig ein Nebenprodukt bei der Wein- und Bierherstellung; die englische Bezeichnung vinegar stammt denn auch von dem französischen Wort vinaigre, was übersetzt „saurer Wein" bedeutet. Apfelsaft und Wein sind die beliebtesten Ausgangsprodukte. Doch es kann jedes Produkt, das sich alkoholisch vergären lässt, zur Essigproduktion verwendet werden.

Obwohl dem Essig immer wieder heilende Eigenschaften nachgesagt wurden, hat er keine medizinische Wirkung. Allerdings ist er eine salzarme, kalorienarme und schmackhafte Zutat.

Essig wird in zwei Etappen hergestellt. Zunächst werden Hefen oder andere (Schimmel-) Pilze zugesetzt, die den natürlich enthaltenen Zucker in Alkohol umwandeln. Anschließend werden Bakterien zugegeben, die den Alkohol in Essigsäure umwandeln, von denen der Essig dann je nach Sorte 4–14 % enthält.

ESSIGSORTEN
Einfacher Apfelessig, Weiß- oder Rotweinessig wird zur Herstellung von Eingelegtem und anderen würzigen Beilagen verwendet. Er kann mit Kräutern, Gewürzen oder Obst – wie Dill, Estragon, Zitronenmelisse, Minze, Knoblauch, grünem Pfeffer, Chilischoten, Zitrone oder Himbeeren – fein aromatisiert werden. Solche aromatisierten Essigsorten kann man leicht auch

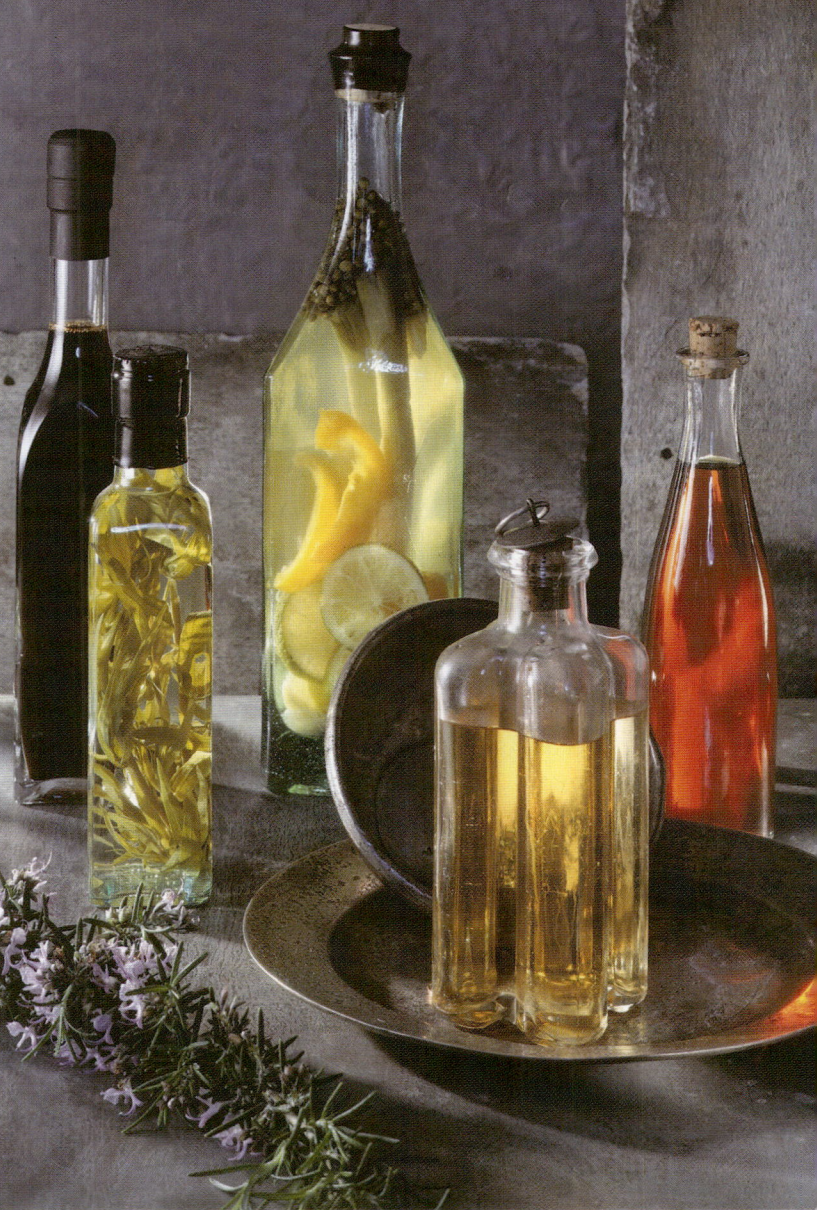

STARKES AROMA.
Bereichern Sie Ihre Salate mit (von links nach rechts) Aceto balsamico, Weißweinessig mit Estragon, Weißweinessig mit Zitrone, Sherry- oder Himbeeressig.

selbst herstellen. Die Essigsäure verhindert, dass die Aromazutaten verderben.

BEDEUTUNG FÜR DIE GESUNDHEIT
Unterschiedliche Essigsorten wurden zur Behandlung von Krankheiten wie Arthrose, Verdauungsstörungen und anderen Leiden empfohlen. Die Heilwirkungen konnten jedoch nie wissenschaftlich bestätigt werden, auch wenn manche Patienten mit Arthrose darauf schwören, dass eine Mischung aus Apfelessig und Honig gegen Gelenkschmerzen hilft.

Eine Warnung: Menschen mit Schimmelpilzallergie können auch auf Essig sowie damit eingelegte Lebensmittel allergisch reagieren. Zu den Symptomen gehören Brennen und Jucken im Mundbereich sowie eventuell Nesselfieber. ❖

SCHON GEWUSST?

Warum Aceto balsamico so teuer ist
Aromatischer, dunkler Aceto balsamico stammt aus Modena in Italien und gilt vielen als der beste Essig. Er wird aus einer bestimmten Rotweinsorte hergestellt, und die wertvollsten – und teuersten – Sorten reifen Jahrzehnte.

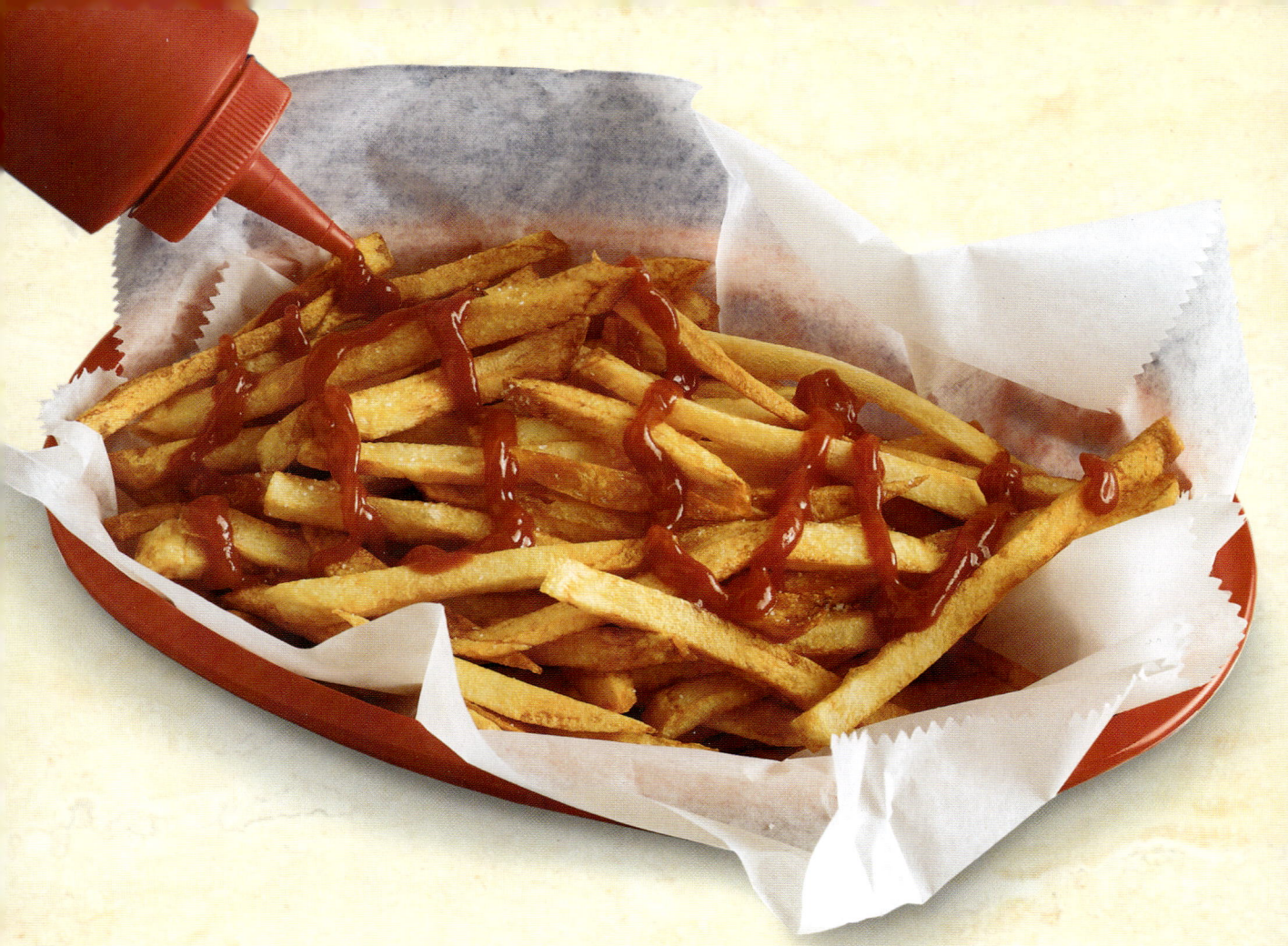

FASTFOOD
▪ ESSEN AUF DIE SCHNELLE ▪

Teilchen statt Burger?

Wer sich mal schnell beim Bäcker etwas Süßes besorgt, hat rasch eine Menge Kalorien beisammen. So bringt es ein Streuseltaler auf beachtliche 400 kcal, ein Berliner Pfannkuchen auf mindestens 310, und selbst eine Rosinenschnecke schlägt noch mit 180 kcal zu Buche.

Imbissstände, Hähnchenbratereien, Fischhändler sorgen in Deutschland, Österreich und in der Schweiz seit Jahrzehnten dafür, dass in der Mittagspause oder wenn mal keine Zeit zum Kochen bleibt, schnell etwas zu Essen zur Hand ist, warm oder kalt. Auch Fastfoodrestaurants und Restaurants mit Außer-Haus-Verkauf gibt es inzwischen überall. Glaubt man den Statistikern, erzielt allein McDonald's als Branchenführer in Deutschland einen jährlichen Umsatz von 2,3 Mrd. Euro.

Die zunehmende Abhängigkeit von Fastfood, das typischerweise viel Fett und Kalorien enthält, sowie die beachtlichen Portionsgrößen haben mit dazu beigetragen, dass in Deutschland rund zwei Drittel der männlichen und etwa die Hälfte der weiblichen Bevölkerung übergewichtig oder fettleibig sind. Die Mehrzahl der Speisen, die auf die Schnelle verzehrt werden – Burger, Pommes, Brathähnchen, Currywurst, Pizza – ist reich an Salz und Kalorien und enthält fast keine Ballaststoffe.

BURGER & CO. – DIE RICHTIGE WAHL

Die Produkte der Burgerketten stehen in dem Ruf, Dickmacher zu sein. Doch das ist ein nicht haltbares Pauschalurteil. Zugegeben, einzelne Angebote schlagen kalorienmäßig schwer zu Buche, doch auch Leichtes und Gesundes findet sich zunehmend im Sortiment. Wer sein Menü klug zusammenstellt, kann genießen, ohne um die schlanke Linie fürchten zu müssen. Hier je 2 Beispiele für gute und für schlechte Wahl.

RESTAURANT	GERICHT	KALOTRIEN	FETT (in g)
McDonald's (light)	Chicken McNuggets (9 Stück) mit Ketchup	391	19
	Gartensalat mit Balsamico Dressing	45	2
	Apfelschorle	100	0
McDonald's (klassisch)	Hamburger Royal TS	570	34
	Pommes frites (klein)	235	12
	Vanille Milchshake	293	8
Burger King (light)	Hamburger	278	12
	Salatschale mit Kräuter Dressing	24	0
	Qoo Orange (200 ml)	319	0
Burger King (klassisch)	Crunchy Chicken Filets (6 Stück) mit Knoblauch-Sauce Dip Pot	649	37
	Country Potatoes	245	11
	Blueberry Muffin	398	23

Fastfood enthält meist viele gesättigte Fettsäuren. In Frittiertem – insbesondere Pommes – können sich außerdem oft Trans-Fettsäuren befinden, die beim Härten von Pflanzenölen entstehen. Der Prozess soll diese u. a. haltbarer machen. Trans-Fettsäuren gelten inzwischen als genauso gesundheitsschädlich wie gesättigte Fettsäuren – wenn sie nicht sogar noch schädlicher sind.

Einige Fastfoodrestaurants haben zahlreiche gesündere Auswahlmöglichkeiten eingeführt, wie Salate, Gegrilltes, Ofenkartoffeln, Suppen, Vollkornbrötchen, Obstsalat, Joghurt mit Früchten, Säfte und Saftschorlen. Etliche Ketten bieten auf ihren Websites auch Nährstoffanalysen an oder hängen sie in den Filialen aus.

Der Sicherheitsfaktor

Gelegentlich lässt sich eine Lebensmittelvergiftung auf einen Fastfoodhersteller zurückführen. Alle Speisen aus Massenproduktion, die für einige Zeit gelagert werden, können von krank machenden Mikroorganismen besiedelt werden. Lebensgefährlich, vor allem für Kleinkinder, ist eine spezielle Art von *Escherichia coli*. Dabei handelt es sich um ein Darmbakterium, mit dem man sich durch den Verzehr von unzureichend gegartem, kontaminiertem Rindfleisch infizieren kann.

Man sollte Fastfood unmittelbar nach dem Kauf verzehren – das gilt für Hamburger und Ähnliches genauso wie für Fischbrötchen, Salate, Grillhähnchen oder Currywurst. Was nicht sofort gegessen wird, sollte man kalt stellen und ggf. vor dem Verzehr gründlich erhitzen. Weisen Sie in Restaurants vorgegarte Speisen zurück, die offensichtlich schon seit einiger Zeit stehen.

SCHON GEWUSST?

Zwei Drittel der erwachsenen Deutschen leben gefährlich

Nur ein Drittel aller erwachsenen Deutschen hat ein Körpergewicht, dass nicht mit einem erhöhten Krankheitsrisiko einhergeht.

ESSEN IN EILE

Hier ein paar Vorschläge, wie Sie durch geschicktes Auswählen die Nährstoffbilanz im Griff behalten.

BESTE WAHL	NICHT OPTIMAL
Beim Japaner Teriyaki-Gerichte; Yakitori-Hähnchen; Miso-Suppe; Pfannengerührtes; Sushi; Sashimi; Nudeleintöpfe	Tempura-Gerichte
Beim Italiener Pasta mit Tomatensauce oder Meeresfrüchten; Salat, mit wenig Olivenöl angemacht; Pizza mit reichlich frischem Gemüse und wenig Käse; Gemüsesuppe (Minestrone)	Fritto misto; Hähnchen Parmigiana; Pizza mit reichlich Käse; Sahnesaucen
Beim Mexikaner Chicken-Fajitas; Enchiladas; vegetarische Burritos (ohne saure Sahne und Käse); Salsa	Nachos and Cheese; Guacamole; Bohnenmus; Chimichangas
Beim Griechen Gegrillter Fisch; Hähnchen-Kebab mit gemischtem Salat, ohne Öl angemacht	Taramasalata; Blätterteigtaschen
Beim Inder Mulligatawny-Suppe; Gemüse-Kebabs; Chicken tikka; Fisch aus der Folie mit gedämpftem oder Linsenreis	Pakoras; auf Makhnioder Korma-Art Zubereitetes; Butter-Naan
Beim Chinesen Suppen; Gemüsegerichte; gedämpfter Reis; gedämpfte Dim Sum; Pfannengerührtes	Frühlingsrollen; Chicken wings; Frittiertes
An der Imbissbude Ofenkartoffel mit leichtem Sauerrahmdressing; Geflügelwürstchen; belegte Brötchen mit magerem Käse; Gewürzgurken; Senf	Brat- und Currywurst; Kartoffel-, Eier- oder Thunfischsalat mit Mayonnaise
Im Fischrestaurant Gegrillter Fisch mit Blattsalat ohne Öl; Bismarckhering auf Brötchen; Miesmuscheln in Tomatensauce	Paniertes oder ausgebackenenes Fischfilet; Räucheraal
An der Hähnchenbraterei Gegrilltes Hähnchen ohne Haut; gegrilltes Hähnchenbrustfilet	Backhähnchen; gegrillte Hähnchenhaut

Wenn Hektik zu Fastfood greifen lässt

Viele von uns sind so beschäftigt, dass wir nur im Laufen essen können, oft sogar beim Autofahren. Immerhin kann man sein Fastfood leichter wählen, indem man Saucen einspart oder sich für oder gegen ein bestimmtes Gericht entscheidet. Bedenken Sie bei der Auswahl Folgendes:

Hamburger: Einfache Hamburger haben 250–350 kcal und enthalten 10–20 g Fett, während die De-luxe-Ausführung etwa 500 kcal und 26 g Fett enthält. Entscheiden Sie sich für einen einfachen Hamburger ohne Käse, Mayonnaise oder Speck. Bestellen Sie das Fleisch mit Senf, Eingelegtem, frischen Zwiebeln, Tomaten und Kopfsalat.

Pommes frites: Natürlich hätten wir alle gern Pommes als Beilage, aber dann müssen wir auch bereit sein, ernährungsphysiologisch Abstriche zu machen. Eine große Portion bringt es auf gut 500 kcal und 27 g Fett, in schlecht geführten Betrieben oft in Form von Trans-Fettsäuren. Versuchen Sie auf Pommes zu verzichten oder essen Sie sie nur gelegentlich.

Wenn Sie nicht auf Pommes verzichten wollen, bestellen Sie die kleinste Portion. Salzen Sie sie nicht nach, sondern nehmen Sie lieber etwas Ketchup. Ketchup enthält kein Fett und nur 15 kcal pro Teelöffel.

Currywurst & Co.: Currywurst ist ein beliebter Mittagssnack, besonders in Berlin. Klein geschnittene Bratwurst wird mit Curryketchup (oft vom Budenbesitzer selbst angerührt) und Currypulver serviert. Eine durchschnittliche Portion (150 g) bringt es auf etwa 500 kcal. Wer sich eine Bratwurst im Brötchen gönnt, nimmt auf einen Schlag gut 600 kcal zu sich. Eine Frikadelle, auch Bulette oder Fleischpflanzerl genannt, liefert samt Brötchen etwa 400 kcal. Die in Bayern begehrte Leberkäs-Semmel (gebratener Fleischkäse auf Brötchen) kommt auf knapp 600 kcal.

Fisch: Eine Fischfrikadelle ohne Brötchen schlägt mit 240 kcal zu Buche, ein Fisch-Hamburger mit 380 kcal, und ein Baguette mit Matjeshering mit 320 kcal.

Pizza: Zweifelsfrei erfreuen sich Pizzen allgemein großer Beliebtheit. Leider sind sie auch enorme Fettquellen. Eine handelsübliche Pizza aus der Tiefkühltruhe mit 26 cm ⌀ enthält 16 bis mehr als 50 g Fett und, abhängig vom Belag, 700 bis über 1000 kcal. Probieren Sie daher folgende Maßnahmen:

Essen Sie die Hälfte. Kombinieren Sie eine halbe Pizza mit Blattsalaten oder frischen Gemüsesticks – das erhöht den Nährwert des Fastfood-Gerichts erheblich und senkt den Fett- und Kaloriengehalt. Vielleicht finden Sie jemanden, der eine Pizza mit Ihnen teilt.

Wählen Sie Gemüse als Belag. Es hat wenig Kalorien und Fett, dafür aber viele wertvolle Nährstoffe. Mageres Fleisch wie Hähnchen und Rinderhackfleisch ist ein besserer Pizzabelag als fette Salami.

Verringern Sie den Käseanteil. Verlangen Sie mehr Tomatensauce und weniger Käse. Bestellen Sie die Pizza ganz ohne Käse, wenn Sie sich für Gemüse, Hähnchen oder Meeresfrüchte und Kräuter entschieden haben.

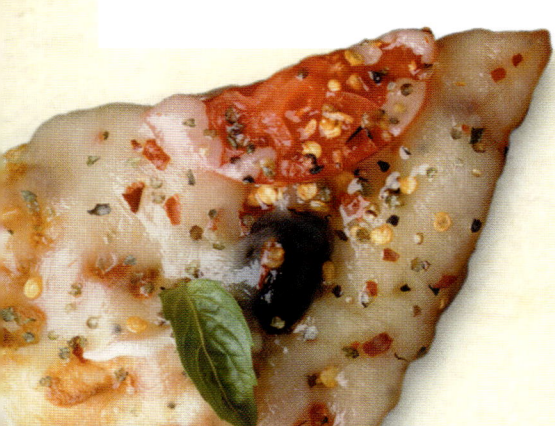

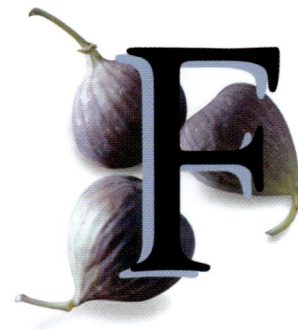

FEIGEN

Pluspunkte

- Enthalten viel Kalium, Kalzium und Eisen
- Sind ballaststoffreich

Minuspunkte

- Frische Feigen verderben schnell
- Getrocknete Feigen sind kalorienreich; ihr hoher Zuckergehalt und ihre Klebrigkeit fördern die Entstehung von Karies
- Können Durchfall verursachen
- Können mit Schimmelpilzen verunreinigt sein, die Giftstoffe bilden

Feigen sind seit 6000 Jahren Zuckerlieferanten in der mediterranen Küche. Bei ihnen handelt es sich um Scheinfrüchte – die eigentlichen Früchte sind die Körnchen im Inneren der Feigen. Feigen werden weder durch Bienen noch durch den Wind bestäubt, sondern durch eine Wespenart, die nur etwa 3 mm groß ist. Die Wespen dringen in die Feigen ein, um dort ihre Eier abzulegen; bestäubt wird quasi nebenbei. Da frische Feigen schell Druckstellen bekommen und faulen, wird der größte Teil der Ernte getrocknet oder auf andere Weise konserviert.

NÄHRWERT UND GESUNDHEITLICHE BEDEUTUNG

100 g frische Feigen enthalten etwa 60 kcal, 100 g getrocknete Feigen (5 Stück) enthalten etwa 250 kcal. Wegen ihres hohen Energiegehalts sind getrocknete Feigen eine nahrhafte Zwischenmahlzeit, die 15–20 % der empfohlenen Tagesmenge von Kalzium und 33 % der von Eisen liefert, sowie 13 g Ballaststoffe, 850 mg Kalium und nennenswerte Mengen von Vitamin B_6. Verzehrt man Feigen zusammen mit Vitamin-C-reichen Nahrungsmitteln oder Getränken, wird die Eisenaufnahme gefördert.

Frische Feigen müssen vor dem Kauf sorgfältig kontrolliert werden, Sie sollten weich sein, aber nicht matschig, dürfen keine Druckstellen oder Zeichen von Fäulnis aufweisen.

Sowohl frische als auch getrocknete Feigen enthalten viel Pektin, einen löslichen Ballaststoff, der zur Senkung des Blutcholesterins beiträgt. Außerdem können Feigen abführend wirken, daher sind sie bei chronischer Verstopfung hilfreich. Zu reichlich genossen, können insbesondere getrocknete Früchte Durchfall auslösen, da sie erhebliche Wassermengen im Darm binden. ❖

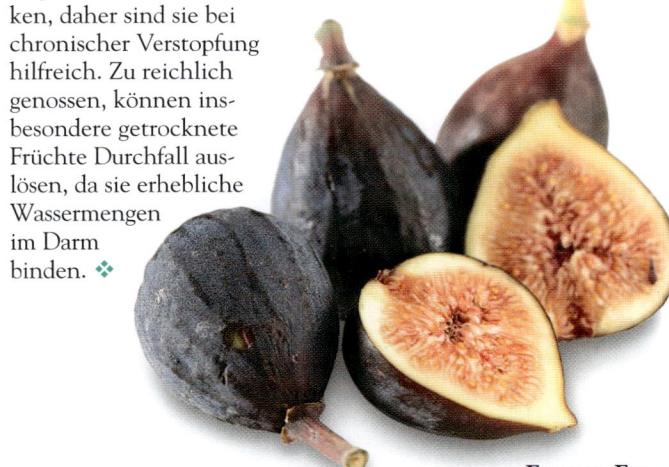

FRISCHE FEIGEN.
Sie schmecken köstlich in Kombination mit Pikantem, z. B. Käse.

FENCHEL

Pluspunkte

- Enthält viel Kalium und Ballaststoffe
- Kalorienarm
- Die Blätter enthalten viel Beta-Karotin und Vitamin C

Minuspunkte

- Das Öl von Fenchelsamen kann die Haut reizen

Der sättigende und gleichzeitig kalorienarme Gemüsefenchel ist ideal für Menschen, die abnehmen wollen. Er gehört botanisch zur selben Familie wie Petersilie, enthält reichlich Ballaststoffe sowie ätherische Öle.

100 g verzehrfertiger roher Fenchel enthalten nur 25 kcal, dafür aber reichlich Kalium sowie nennenswerte Mengen an Vitamin C, an Folsäure und an Kalzium. Die zarten dilllähnlichen Blätter enthalten Beta-Karotin und ebenfalls Vitamin C.

Das süße, lakritzartige Aroma von Fenchel ähnelt dem von Anis und passt besonders gut zu Fisch – probieren Sie doch einmal auf einem Fenchelbett im Backofen garten Fisch.

Alle Teile der Fenchelpflanze sind für den Verzehr geeignet, und sie kann vielfältig zubereitet

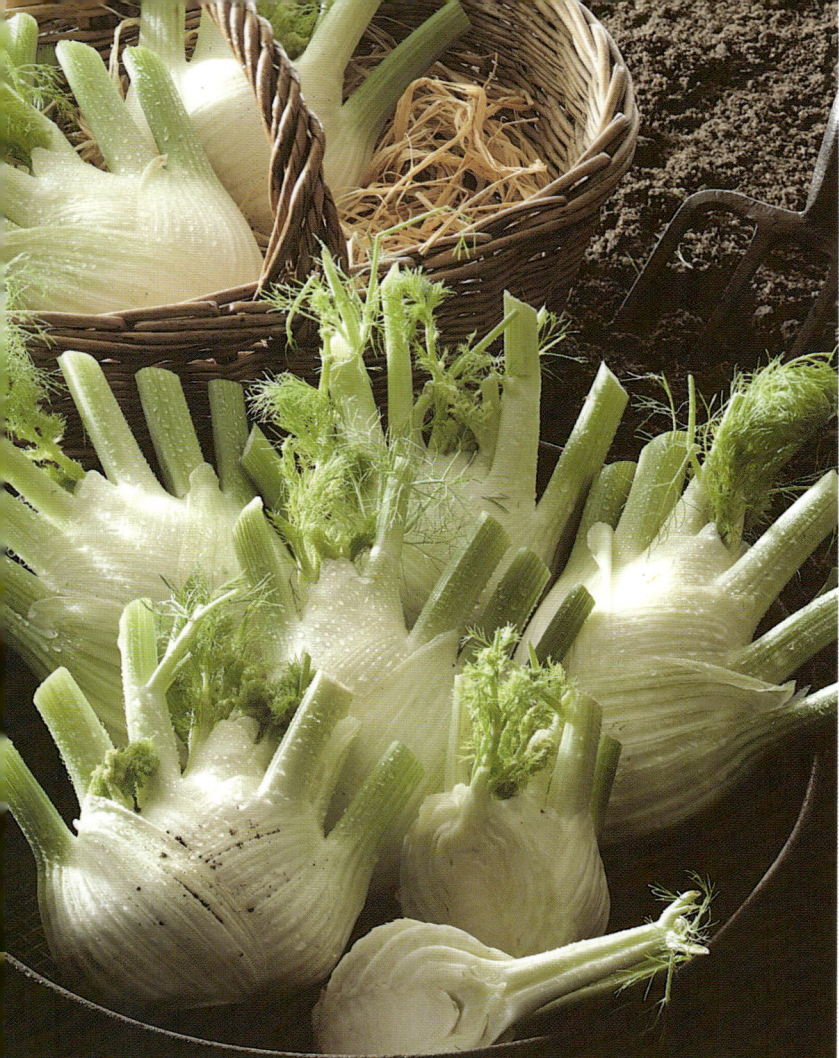

GEMÜSE MIT CHARAKTER.
Fenchel besitzt ein starkes und unverwechselbares Aoma – eine Bereicherung für die verschiedensten Gerichte.

werden: roh in Salaten, geschmort oder gebraten als Beilage. Gefüllte Fenchelhälften sind eine schmackhafte Vorspeise, die fein geschnittenen Blättchen sind eine farbintensive und nährstoffreiche Garnitur, auch für andere Gemüsebeilagen.

Schon seit alter Zeit wird Fenchel von Ärzten bei zahlreichen Leiden verordnet: zur Anregung der Milchproduktion bei stillenden Müttern, zur Unterstützung der Verdauung und gegen Mundgeruch, zur Behandlung von Nierensteinen, von Gicht sowie von Leber- und Lungenerkrankungen. Früher verschrieben Heilkundige die Samen gegen Fettsucht, und auch heute empfehlen Naturheilkundler Fencheltee unterstützend bei Schlankheitsdiäten.

Bei den aromatischen Fenchelsamen handelt es sich um eines der ältesten Gewürze der Welt. Aus ihnen lässt sich auch ein aromatischer Tee herstellen (1 TL Fenchelsamen auf 250 ml kochendes Wasser, 15 Minuten ziehen lassen), der Blähungen und andere Verdauungsstörungen lindern soll. ❖

FERTIGPRODUKTE

Pluspunkte
- Mahlzeiten für alle Menschen, die keine Zeit zum Kochen haben

Minuspunkte
- Enthalten oft viel Fett, Salz und Kalorien

Durch den technischen Fortschritt ist die Auswahl an Fertig- und Halbfertigprodukten, aber auch deren Qualität deutlich gestiegen. Vakuumverpackte oder tiefgekühlte vorgegarte Fertiggerichte, vorzugsweise zur Zubereitung in der Mikrowelle, aber auch Instant-Kartoffelpüree und -Saucen, Tütensuppen und -Süßspeisen sowie Produkte, die lediglich noch aufgebacken werden müssen, sind nur einige Beispiele für die Zeit sparenden Speisen und Teilgerichte, derer sich viele Menschen bedienen. All diese vorgefertigten Lebensmittel, die für den Verbraucher die küchentechnische Zubereitung verkürzen und/oder sie ihm erleichtern, werden unter dem Fachbegriff Convenience(produkte) zusammengefasst.

Einige Kritiker geben der zunehmenden Abhängigkeit von Convenienceprodukten, die oft sehr fett- und kalorienreich sind, die Schuld daran, dass inzwischen insgesamt fast zwei Drittel der deutschen Bevölkerung übergewichtig sind, ein Viertel sogar fettsüchtig.

Tatsache ist aber, dass Fertigprodukte ausgesprochen beliebt sind und unter Beachtung der drei Ernährungsgrundregeln Vielfalt, Mäßigung und Ausgewogenheit durchaus Bestandeil einer gesunden Ernährung sein können.

ERNÄHRUNGSPHYSIOLOGISCHE BEWERTUNG

Fast jeder nimmt heute täglich Convenienceprodukte in der einen oder andern Fom zu sich. Das geht von Frühstückszerealien über Suppen-, Saucen-, Puddingpulver sowie Konserven- und Tiefkühlprodukten bis hin zu abgepackten Fertiggerichten zum Aufwärmen. Einige Arten von Fertigprodukten können vom Nährwert her nicht mit selbst zubereiteten Speisen mithalten, andere wiederum wären zu Hause in der hohen Qualität, in der sie als vorgefertigtes Produkt im Handel angeboten werden, nur schwer herzustellen.

Tütensuppen beispielsweise enthalten lediglich etwas getrocknetes Gemüse, daneben aber Aromastoffe, Emulgatoren, Geschmacksverstärker, Füll- bzw. Quellstoffe und gehärtete Fette.

Selbst gemachte Suppen sind nährstoffreicher, weil größere Mengen an Gemüse verwendet werden, und enthalten weniger Zusatzstoffe.

Grundsätzlich kann man feststellen, dass der Großteil der Fertig- und Halbfertigprodukte mehr Salz, Fett und/oder Zucker enthält als vergleichbare selbst zubereitete Speisen.

Durch die Verarbeitung zu Convenienceprodukten (Erhitzen, Trocknen, Vorgaren usw.) werden den meisten Lebensmitteln darüber hinaus Vitamine und Mineralstoffe entzogen. Allerdings gibt es Ausnahmen, vor allem bei der Tiefkühlkost: Für die Verarbeitung zu Tiefkühlprodukten werden Gemüse und vollreifes Obst unmittelbar nach der Ernte verarbeitet und schockgefroren. Dadurch enthalten diese Tiefkühlprodukte oft mehr Vitamine als im Handel vermeintlich frisch gekauftes Obst und Gemüse. Dieses Obst und Gemüse für die Supermarkt-Frischtheke wird in vielen Fällen vor dem Zeitpunkt der Verzehrreife geerntet – zu dem es die meisten wertgebenden Inhaltsstoffe enthielte –, anschließend wird es in der Regel noch über weite Strecken transportiert und schließlich meist noch eine Zeit lang gelagert.

PREIS DER BEQUEMLICHKEIT

Die meisten Fertigprodukte kosten mehr als die Summe ihrer einzelnen Zutaten. Für viele Menschen lohnt sich diese Ausgabe aber dennoch, da sie Zeit und Aufwand bei der Nahrungszubereitung sparen.

Was den gesundheitlichen Wert von Convenienceprodukten anbelangt, werden als Reaktion auf die Bedürfnisse der Verbraucher inzwischen viele nährstoffangereicherte Produkte hergestellt, z. B. mit Vitaminen und Mineralstoffen ergänzte Frühstückszerealien.

Andere Produkte sind auf die speziellen Bedürfnisse von Menschen mit ernährungsabhängigen Krankheiten abgestimmt, etwa von Diabetikern oder Menschen mit Nahrungsmittelallergien. Manche Convenienceprodukte enthalten auch explizit wenig Salz, Fett oder Zucker bzw. sind kalorienreduziert. Etiketten und Zutaten sollten diesbezüglich sorgfältig studiert werden. Allerdings sind diese speziellen Produkte oft teurer als vergleichbare konventionelle.

Die Kombination von Fertigprodukten mit frischen Zutaten kann Zeit und Geld sparen, ohne

---

GANZ EINFACH!

Servieren Sie immer frischen Salat als Beilage

Wenn Sie ein Fertiggericht, etwa eine tiefgekühlte Lasagne oder Pizza, zubereiten, sollten Sie einen frischen gemischten Salat mit Kräutern als Beilage reichen. Dieser ergänzt die Mahlzeit mit einer guten Portion an Vitaminen und Mineralstoffen, die das vorgefertigte Hauptgericht nicht liefern kann.

---

dass Abstriche beim optischen und kulinarischen Reiz sowie beim ernährungsphysiologischen Wert gemacht werden müssen. So lässt sich aus einem tiefgefrorenen Hauptgericht, knackigen Blattsalaten und frischem Gemüse innerhalb weniger Minuten ein köstliches und gesundes Gericht zubereiten.

SPEZIELLE KINDERPRODUKTE

Die meisten Eltern verwenden zumindest teilweise Fertigprodukte, wenn sie die Ernährung ihres Säuglings auf feste Kost umstellen. Sicherlich sind Baby-Gläschen mit püriertem Obst, Gemüse und Fleisch bequemer als selbst zubereitete Speisen. Diese Kleinkindnahrung wird zudem in so hoher Qualität – in Deutschland stammen die verwendeten Grundnahrungsmittel aus streng kontrolliertem Anbau – produziert, dass sie vom ernährungsphysiologischen Aspekt einwandfrei ist. Wer also sein Kleinkind überwiegend mit Gläschenkost ernährt, muss keinesfalls ein schlechtes Gewissen haben.

Weitaus fragwürdiger sind die Convenienceprodukte, für die ältere Kinder die Zielgruppe sind. Dazu gehören z. B. Schokoriegel und andere süße Snacks sowie Kinder-Milchprodukte. Zwar sind diese oft mit essenziellen Nährstoffen angereichert, aber in den meisten Fällen zu fettreich und/oder zu stark gezuckert sowie „geschönt" mit Aroma- und Farbstoffen. So sind sie weit entfernt von den ursprünglichen Grundnahrungsmitteln,

---

DER ECHTE GESCHMACK

Bei der Ernährung von Kindern sollten Nahrungsmittel verwendet werden, die wenig „verfremdet" wurden, also Hähnchen statt Hot Dogs, mit Obst gesüßter Naturjoghurt statt eines bunten Mini-Milchsnacks, Vollkornmüsli mit Nüssen und Trockenfrüchten statt Kinderflocken.

---

die dem wachsenden kindlichen Körper Nährstoffe im naürlichen Verbund liefern. Solche designten Kinderlebensmittel tragen mit dazu bei, dass die Kenntnis von Aussehen, Konsistenz, Geruch und Geschmack natürlicher Lebensmittel bei Kindern mehr und mehr verloren geht und viele kleine Konsumenten das künstliche Aroma bereits dem echten vorziehen. ❖

CONVENIENCE ZUM SELBERMACHEN

Wer selbst kocht, kann ganz einfach seine eigenen Fertigprodukte herstellen – dazu bedarf es lediglich eines Tiefkühlgeräts und ein wenig Planung: Gefrieren Sie, was bei einer Mahlzeit übrig geblieben ist, portionsweise ein. Verdoppeln Sie bei Suppen oder Eintöpfen die Mengen, und frieren Sie den Rest ein. Auf diese Weise bestimmen Sie den Gehalt Ihrer Fertigprodukte an Fett, Salz und anderen Zutaten selbst. Die Packungen sollten immer mit Datum versehen und die ältesten zuerst verbraucht werden.

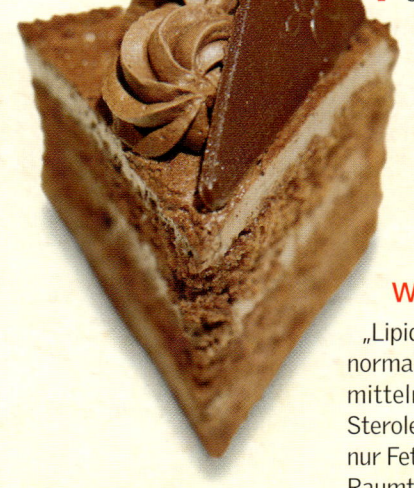

FETT

■ FAKTEN UND IRRTÜMER ■

Fett ist ein schlechter Nährstoff – jedenfalls denken das viele Menschen. Diese Anschauung wird von jener Sparte der Nahrungsmittelindustrie verbreitet, die fettarme und fettfreie Versionen von fast jedem nur erdenklichen Produkt verkaufen will. Tatsächlich ist Fett in kleinen Mengen essenziell, also lebensnotwendig. Einige Fette, wie die in Fisch und Olivenöl, senken sogar unser Risiko für Herzkrankheiten und helfen uns, bei Gewichtsreduktionsdiäten besser durchzuhalten. Leider haben wir nur selten Heißhunger auf diese Fette, sondern eher auf diejenigen, die Fleisch, Speiseeis und Käse so köstlich schmecken lassen.

Was ist Fett?

„Lipid" ist der Überbegriff, mit dem Substanzen beschrieben werden, die normalerweise nicht wasserlöslich sind, sich aber in organischen Lösungsmitteln lösen. Dazu gehören Fette, Öle und Wachse sowie bestimmte Sterole und Ester. Der Begriff „Triglyzerid" ist spezifischer und bezeichnet nur Fette und Öle. Diese unterscheiden sich im Schmelzpunkt: Fette sind bei Raumtemperatur fest, Öle sind flüssig. Im Grunde genommen gehören sie zur gleichen Substanzgruppe und können der Einfachheit halber als Fette zusammengefasst werden.

Alle natürlichen Fette bestehen, unabhängig davon, ob sie tierischer oder pflanzlicher Herkunft sind, aus drei Fettsäuremolekülen (daher das „Tri" in Triglyzeride), die an ein Glyzerolmolekül gebunden sind (einen Alkohol). Um welche Art Fett es sich handelt, hängt davon ab, welche der etwa 25 Fettsäuren an dem Glyzerolgerüst gebunden sind.

Alle Fette enthalten etwa dieselbe Menge Kalorien pro Gewichtseinheit: 9 kcal pro Gramm. Bezogen auf das Volumen kann der Kaloriengehalt jedoch stark schwanken. So wiegen 100 ml Öl mehr – und haben daher mehr Kalorien – als 100 ml aufgeschäumte Margarine. Die Luft, mit deren Hilfe das Volumen der Margarine vergrößert wurde, enthält keine Kalorien. Und falls es sich um eine kalorienarme Margarine dreht, stammt ein Großteil ihres Gewichts von zugegebenem Wasser.

Eine fettreiche Ernährung führt zu einer stärkeren Gewichtszunahme als eine Ernährung, die überwiegend aus Kohlenhydraten und etwas Eiweiß besteht. Nicht nur weil die Fette eine konzentriertere Kalorienquelle sind als andere Nährstoffe, sondern weil der Körper Fett wirkungsvoller speichern kann als Kohlenhydrate und Eiweiße.

Speicherfett

Man muss das Nahrungsfett, das aus den verzehrten Lebensmitteln stammt, von dem Fett unterscheiden, das im Körper zirkuliert oder im Fettgewebe in darauf spezialisierten Zellen gespeichert wird. Selbst bei fettfreier Ernährung wandelt der Körper überschüssige Kohlenhydrate und Eiweiße in Fett um und speichert dieses. Wir halten unser Gewicht, wenn sich Fettspeicherung und -abbau die Waage halten. Sobald wir mehr Energie zu uns nehmen, als wir verbrennen, produzieren wir unabhängig von der Art der Ernährung mehr Fett, als wir benötigen, und speichern es.

Der Körper einer Frau besteht durchschnittlich zu 20–25 % aus Fett, der eines Mannes zu 15 %. Der größere Fettanteil bei der Frau ist eine evolutionäre Anpassung, damit Extrakalorien zum Gebären und Ernähren von Kindern verfügbar sind.

Die meisten Körperzellen können nur begrenzt Fett speichern. Ausnahme sind die Fettzellen (Adipozyten), die sich bei Fettaufnahme ausdehnen. Die Fettzellen eines fettleibigen Menschen sind 50- bis 100-mal größer als diejenigen eines schlanken. Übergewichtige Kinder und Kleinkinder bilden mehr Fettzellen als ihre schlankeren Altersgenossen. Einmal gebildet, bleiben die Fettzellen an Ort und Stelle und schrumpfen lediglich, wenn ihr Fettgehalt abnimmt. Eine Theorie besagt, dass zusammengeschrumpfte Fettzellen einen chemischen Botenstoff aussenden, damit sie wieder gefüllt werden; das würde erklären, warum so viele Menschen ihr Leben lang zwischen Gewichts- zu- und -abnahme hin- und herschwanken.

Aufgaben von Fett

Fette verleihen Speisen Geschmack und eine weiche, angenehme Konsistenz. Da sie langsamer verdaut werden, sind wir auch dann noch satt, wenn Kohlenhydrate und Eiweiße den Magen bereits verlassen haben. Außerdem regen Fette den Darm dazu an, Cholezystokinin freizusetzen, ein Hormon, das den Appetit unterdrückt und uns veranlasst, nicht mehr zu essen. Deswegen halten Menschen, die sich mit einem geringen Fettanteil ernähren, eine Diät länger durch und verlieren mehr Gewicht.

Außerdem liefern Fette Fettsäuren. Diese sind für zahlreiche chemische Vorgänge unentbehrlich , wie Wachstum und Entwicklung bei Kindern, Herstellung der Geschlechtshormone und Prostaglandine (Gewebehormone, die an vielen Vorgängen beteiligt sind), Bildung und Funktion von Zellmembranen sowie Transport anderer Moleküle in Zellen hinein und aus ihnen heraus. Interessant ist dabei, dass Fett weder dem Gehirn noch dem Nervensystem direkt als Energielieferant dient; beide sind auf Glukose als Brennstoff angewiesen.

Ebenso wie bestimmte Aminosäuren (Eiweißbausteine) müssen auch einige Fettsäuren mit der Nahrung zugeführt werden, da der Körper sie nicht selber herstellen kann. Unser Bedarf an essenziellen Fettsäuren wird durch Alpha-Linolensäure gedeckt (die in Pflanzenölen vorkommt, insbesondere Mais-, Distel- und Sojaöl) und im Körper zu Arachidonsäure und anderen essenziellen Fettsäuren umgewandelt wird. Schließlich sind Fette auch für den Transport und die Aufnahme der fettlöslichen Vitamine A, D, E und K verantwortlich. Ein Teelöffel voll Pflanzenöl liefert ausreichend Linolensäure und Fett, um uns mit allen fettlöslichen Vitaminen, die wir am Tag benötigen, zu versorgen – mehr ist nicht erforderlich.

Aufnahme mit der Nahrung

Der durchschnittliche Mitteleuropäer nimmt täglich 92–117 g Fett zu sich, empfohlen sind 60–80 g oder maximal 30 % der an einem Tag aufgenommenen Kalorien, wobei weniger als 25 % ebenfalls als günstig betrachtet werden.

Sättigungsgrad

Vermutlich ist die Art der Fette, die wir verzehren, wichtiger als die Gesamtmenge. Seit Jahren empfehlen Ernährungsexperten, mehr ungesättigte

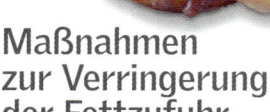

und weniger gesättigte Fettsäuren aufzunehmen. Fette mit vorwiegend gesättigten Fettsäuren sind (abgesehen von Palm-, Palmkern- und Kokosöl) bei Raumtemperatur fest; Fette mit überwiegend einfach ungesättigten Fettsäuren sind bei Raumtemperatur flüssig und bei Kühlschranktemperatur fest oder halbfest (Oliven-, Raps-, und Erdnussöl sowie manche Margarinen). Fette mit reichlich mehrfach ungesättigten Fettsäuren sind flüssig (Mais- und Sonnenblumenöl), sofern sie nicht gehärtet sind, wie es bei vielen Margarinen der Fall ist.

Hochgradig gesättigte Fettsäuren erhöhen den Cholesterinspiegel, da sie das Entfernen von Cholesterin aus dem Blut behindern. Sie stecken in tierischen Fetten (Rindertalg, Butter und Käse). Einfach und mehrfach ungesättigte Fettsäuren, die überwiegend in pflanzlichen Fetten und Ölen sind, senken hingegen den Cholesterinspiegel oder lassen ihn unbeeinflusst. Werden mehrfach ungesättigte Fette gehärtet, wirken sie eher wie gesättigte Fette auf den Cholesterinspiegel.

Fettfibel

Fette und Öle enthalten viele verschiedene Fettsäuren mit unterschiedlicher Wirkung auf den Körper. Sie werden in zwei große Gruppen eingeteilt: gesättigte und ungesättigte Fettsäuren. Fettreiche Nahrungsmittel enthalten fast immer gesättigte und ungesättigte Fettsäuren und werden als gesättigt, einfach oder mehrfach ungesättigt eingestuft, je nachdem welche Fettsäuren überwiegen. Studien haben gezeigt, dass die überwiegend verzehrte Fettart fast so wichtig ist, wie die verzehrte Gesamtmenge.

■ Gesättigte Fettsäuren sind meist in Fleisch, Geflügel, Eiern und Milchprodukten. Pflanzliche Quellen für gesättigte Fettsäuren sind Kokos-, Palm- und Palmkernöl. Bei einer hohen Aufnahme gesättigter Fettsäuren steigt der Cholesterinspiegel.

■ Ungesättigte Fettsäuren tragen zur Senkung des LDL-Spiegels bei, sofern sie statt gesättigter Fette verzehrt werden. Man unterscheidet einfach und mehrfach ungesättigte Fettsäuren.

■ Die bei Raumtemperatur flüssigen einfach gesättigten Fettsäuren senken den LDL-Spiegel. Sie kommen vor allem in Oliven-, Raps- und Erdnussöl sowie in Avocados, einigen Nüssen und Samen vor.

■ Es gibt zwei Sorten mehrfach ungesättigter Fettsäuren: Omega-3- und Omega-6-Fettsäuren.

■ Omega-3-Fettsäuren kommen in fettreichem Fisch vor, wie Lachs, Makrele, Hering

Maßnahmen zur Verringerung der Fettzufuhr

✔ Essen Sie maximal 85–115 g Fleisch pro Mahlzeit. Kaufen Sie magere Stücke, und entfernen Sie sichtbares Fett vor dem Zubereiten. Kaufen Sie extra mageres Rinderhackfleisch oder noch besser ein mageres Stück Fleisch, dass Sie vom Fleischer durchdrehen lassen.

✔ Entfernen Sie Geflügelhaut vor dem Verzehr, falls möglich schon vor der Zubereitung.

✔ Kochen, backen, grillen oder schmoren Sie Fleisch, Fisch und Geflügel, statt sie zu braten. Verwenden Sie einen Gitterrost, damit das Fett beim Garen abtropfen kann.

✔ Kochen Sie Suppen und Eintöpfe vor; lassen Sie sie abkühlen, entfernen Sie die Fettschicht, und wärmen Sie das Gericht auf.

✔ Meiden Sie Frittiertes. Verwenden Sie zum Braten Pfannen mit Antihaftbeschichtung. Sautieren Sie mit Wein, Tomaten- oder Fruchtsaft statt mit Öl.

✔ Kaufen Sie Magermilch, fettarmen Käse, Frischkäse und fettarmen oder Magerjoghurt.

✔ Machen Sie Salat mit fettfreien Dressings an, gekauft oder selbst aus Zitronensaft oder Essig, Senf, Kräutern und Gewürzen hergestellt. Sofern Öl erforderlich ist, nehmen Sie Olivenöl.

✔ Strecken Sie Mayonnaise mit Magerjoghurt.

✔ Kochen Sie Reis in Wasser oder fettarmer Brühe, würzen Sie ihn mit frisch gehackten Kräutern und Schalotten statt mit Butter.

✔ Stellen Sie Kartoffelpüree mit fettarmem Joghurt oder Buttermilch her, schmecken Sie ihn mit Petersilie und Schnittlauch ab.

✔ Wählen Sie klare Suppen statt Cremesuppen.

✔ Bestreichen Sie Brote mit Senf, Meerrettich oder Tomatenmark statt mit Butter oder Margarine.

✔ Verzichten Sie auf Kaffeeweißer und Fertigglasuren; sie sind wegen des Gehalts an Palm- oder Kokosöl reich an gesättigten Fettsäuren.

✔ Kaufen Sie Brötchen, Baguette oder Fladenbrot statt Croissants.

✔ Servieren Sie Sorbet, Wassereis und gefrorenen Joghurt statt Speiseeis oder wählen sie andere fettarme Nachspeisen wie frisches Obst oder Wackelpudding.

✔ Verwenden Sie Öl nie nach Augenmaß, sondern messen Sie es genau ab. Dadurch verwenden Sie automatisch weniger.

✔ Verwenden Sie Buttermilch statt Mayonnaise oder saurer Sahne. Buttermilch hört sich zwar fetthaltig an, enthält aber nur 1 % Fett. Verwenden Sie sie zum Backen und für Salatdressings. Aufgeschlagene 4%-ige Kondensmilch schmeckt ähnlich wie Sahne und kann für cremige Nachspeisen verwendet werden.

✔ Reduzieren Sie den Fettgehalt von Selbstgebackenem, indem Sie einen Teil des Fetts durch Apfel- oder Bananenmus oder andere pürierte Früchte ersetzen.

ÖLE UND FETTE – UNTER DIE LUPE GENOMMEN

Alle Fette enthalten gesättigte, einfach ungesättigte und mehrfach ungesättigte Fettsäuren. Benannt werden sie üblicherweise nach der Art von Fettsäure, die am meisten enthalten ist. Halten Sie Ausschau nach Fetten mit dem geringsten Anteil an gesättigten Fettsäuren (rot) und einer vernünftigen Mischung all der anderen. Mehrfach ungesättigte Fettsäuren (gelb und grün) senken den Cholesterinspiegel, während einfach ungesättigte (blau) ihn nur senken, wenn Sie sie statt gesättigter Fettsäuren zu sich nehmen. Alpha-Linolensäure (grün) ist eine mehrfach ungesättigte Omega-3-Fettsäure, die vermutlich das Herz schützt. Raps-, Soja- und Leinöl sind gute Alpha-Linolensäure-Quellen. Viele Forscher empfehlen eine Mischung aus Alpha-Linolensäure und Linolensäure (gelb). (Linolensäure ist eine mehrfach ungesättigte Omega-6-Fettsäure.) Wenn Sie an Einzelheiten nicht interessiert sind, verwenden Sie zum Kochen einfach nur Rapsöl. Es enthält mit am wenigsten gesättigte Fettsäuren und eine gute Mischung aus Linolen- und Alpha-Linolensäure.

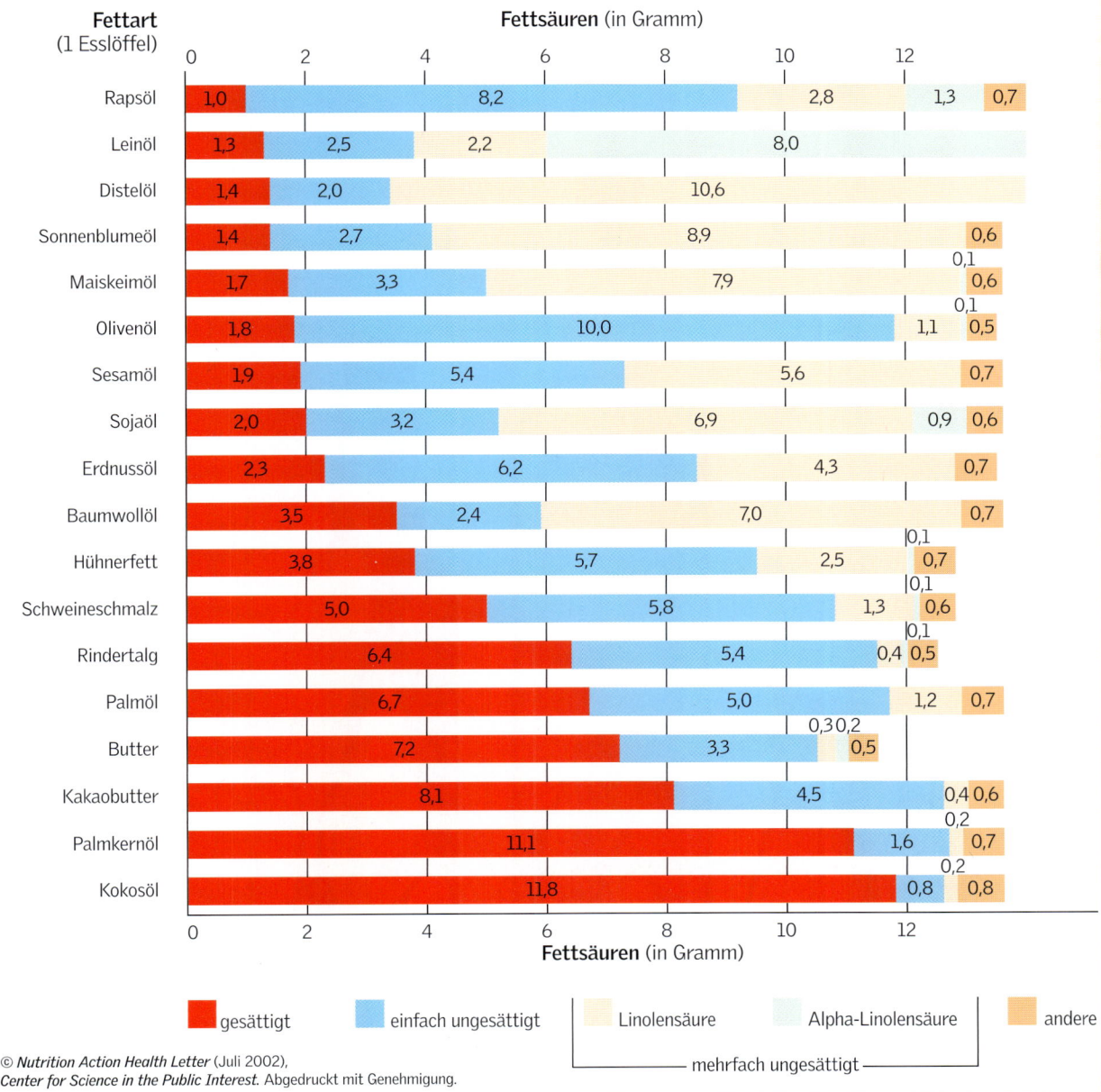

© *Nutrition Action Health Letter* (Juli 2002),
Center for Science in the Public Interest. Abgedruckt mit Genehmigung.

und Sardinen, sowie in Leinsamen, Walnüssen und Rapsöl. Sie helfen, Blutgerinnsel zu verhindern, die Herzinfarkte und Schlaganfälle auslösen können. Außerdem senken sie den Triglyzeridspiegel und damit das Risiko für Herzkrankheiten.

■ Omega-6-Fettsäuren kommen in Nahrungsmitteln pflanzlicher Herkunft vor und sind bei Raumtemperatur flüssig. Nahrungsquellen sind beispielsweise Distel-, Sonnenblumen- und Maisöl, einige Nüsse und Samen wie Mandeln, Pecannüsse, Paranüsse, Sonnenblumenkerne und Sesamsaat. Diese Lebensmittel sollte nur in Maßen aufgenommen werden, da sie die Gesamtkalorienzufuhr erhöhen.

■ Omega-3- und Omega-6-Fette aus der Nahrung liefern zwei essenzielle Fettsäuren, die der Körper nicht selber herstellen kann. Omega-3-Fette liefern Alpha-Linolensäure und Omega-6-Fette Linolsäure. Diese beiden sind für die Gesundheit unabdingbar und müssen mit der Nahrung zugeführt werden.

■ Inzwischen ist man überzeugt davon, dass das Verhältnis von Omega-3- zu Omega-6-Fettsäuren in unserer Nahrung zu hoch ist. Während Omega-6-Fettsäuren den Spiegel des („schlechten") LDL-Cholesterins nicht erhöhen, senken sie jedoch den Spiegel des („guten") HDL-Cholesterins. Außerdem scheinen Omega-6-Fettsäuren die Bildung zellschädigender freier Radikale zu begünstigen. Man kann das Verhältnis verändern, indem man mehr Omega-3-Fettsäuren aus Fisch und anderen Quellen zu sich nimmt.

■ Trans-Fettsäuren sind besondere Fettsäuren, die entstehen, wenn Pflanzenöle gehärtet werden, womit die Haltbarkeit der Produkte erhöht wird. Trans-Fettsäuren erhöhen den LDL-Spiegel genau wie gesättigte Fettsäuren und kommen auch in manchen Pflanzenölen und Margarinen vor sowie in zahlreichen Fertigprodukten, wie Keksen, Kuchen, Kräckern und Frittiertem.

■ Derzeit werden die Eigenschaften von „konjugierter Linolsäure" untersucht, einer mehrfach ungesättigten Fettsäure, die sehr gesund sein soll. Sie kommt in kleinen Mengen in Milchprodukten und Fleisch vor. Erste Studien haben gezeigt, dass konjugierte Linolsäure vermutlich die Muskelmasse erhöhen und das Wachstum bestimmter Krebsformen verhindern kann. Bevor Empfehlungen ausgesprochen werden können, sind aber weitere Untersuchungen erforderlich.

7 Quellen für gesunde Fettsäuren

- Olivenöl
- Rapsöl
- Nüsse, insbesondere Walnüsse, und Mandeln
- Samen
- Fettreiche Fischsorten
- Avocados
- Leinöl

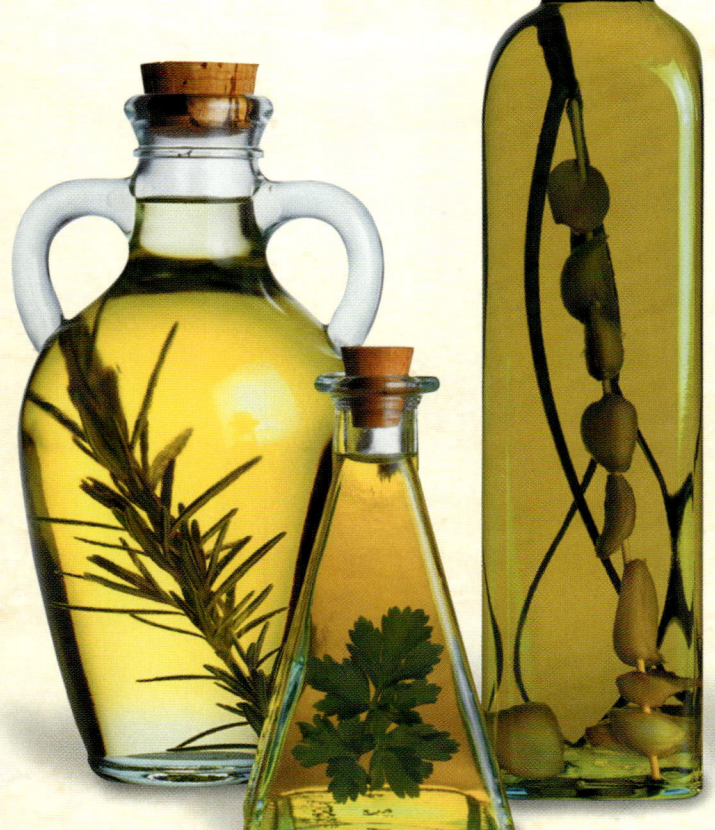
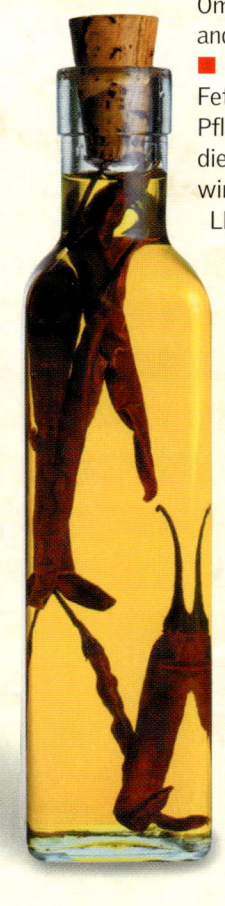

FETTSUCHT

Empfehlenswert

- Komplexe Kohlenhydrate, wie Nudeln, Kartoffeln, Reis, Hülsenfrüchte und Vollkornprodukte zur Versorgung mit Energie, Vitaminen und Ballaststoffen
- Frisches Obst und Gemüse wegen des Gehalts an Vitaminen und Mineralstoffen
- Fisch, Geflügel ohne Haut und mageres Fleisch zur Versorgung mit biologisch hochwertigem Eiweiß und Mineralstoffen
- Fettarme Milchprodukte wegen des Vitamin-C- und Kalziumgehalts

Bedenklich

- Hochkalorisches wie Süßwaren, Feingebäck, fettes Fleisch, Alkohol und Chips

Übergewicht ist das häufigste ernährungsbedingte Gesundheitsproblem in Mitteleuropa und betrifft fast zwei Drittel der Erwachsenen, ein Viertel leidet sogar unter Fettsucht (Adipositas) und hat aufgrund desssen ein erhöhtes Frühsterblichkeitsrisiko. Viele Experten glauben, dass nicht das Körper-Gesamtfett allein, sondern die Fettverteilung das wichtigste Gesundheitsrisiko darstellt. So wurden Fettpolster überwiegend in der Bauchregion mit häufigeren und schwereren Gesundheitsstörungen einschließlich Herzkrankheiten, Schlaganfall und Typ-2-Diabetes in Verbindung gebracht als Fettgewebe an Hüften und Oberschenkeln. Dies ist darauf zurückzuführen, dass die Leber das Bauchfett in höherem Ausmaß zu im Blut zirkulierenden Fettformen umwandelt.

Fettleibige Menschen haben ein erhöhtes Risiko, an koronarer Herzkrankheit, Bluthochdruck, Schlaganfall, Diabetes sowie bestimmten Krebsformen zu erkranken. Weitere gesundheitliche Beeinträchtigungen sind Schäden an den gewichtstragenden Gelenken, die den Teufelskreis aus eingeschränkter Beweglichkeit und weiterer Gewichtszunahme fördern.

URSACHEN VON FETTSUCHT

Wenn wir mehr essen, als wir benötigen, werden die überschüssigen Kalorien in Speicherfett umgewandelt. Aus unbekannten, vermutlich genetischen Gründen nehmen manche Menschen schneller zu als andere. Inzwischen wurde festgestellt, dass ein bestimmtes Gen für eine Neigung zur Fettsucht verantwortlich zu sein scheint. Auch Hormone könnten eine Rolle spielen.

BBEURTEILUNG DES KÖRPERGEWICHTS

Am weitesten verbreitet sind die Beurteilung des Körpergewichts und Körperfetts mittels Body-Mass-Index (BMI) und Taillenumfang.

Body-Mass-Index

Dieses Verfahren wird von vielen Fachleuten angewandt, um eine Gefährdung durch Übergewicht zu erfassen. Die Berechnung erfolgt anhand einer mathematischen Formel, die Körpergröße und Gewicht berücksichtigt.

Berechnung Ihres BMI:

1. Bestimmen Sie Ihr Körpergewicht in Kilogramm.
2. Messen Sie Ihre Körpergröße in Metern und errechnen Sie das Quadrat dieser Zahl.
3. Der BMI ergibt sich, wenn Sie Ihr Körpergewicht in Kilogramm durch das Quadrat Ihrer Körpergröße in Metern teilen (BMI = kg/m²).

BMI-Einstufung:

- Untergewicht: BMI kleiner als 20 bei Männern, kleiner als 19 bei Frauen
- Normalgewicht: BMI 20 bis 25 bei Männern, 19 bis 24 bei Frauen
- Übergewicht: BMI 25 bis 30 bei Männern, 24 bis 30 bei Frauen
- Fettsucht (Adipositas): BMI 30 oder höher

Taillenumfang

Der Taillenumfang erfasst, wie das Fett im Körper verteilt ist. Es besteht ein erhöhtes Krankheitsrisiko, wenn das Fett vor allem im Bauchbereich eingelagert wird. Ein erhöhtes Risiko für die Entwicklung von Herz-Kreislauf-Erkrankungen besteht bei einem Taillenumfang von mehr als 88 cm bei Frauen und mehr als 102 cm bei Männern.

Hauptursachen: zu viel Essen, zu wenig Bewegung. Eine medizinische Theorie besagt, dass jeder Mensch ein genetisch festgelegtes Zielgewicht hat und der Körper seinen Stoffwechsel so einstellt, dass er dieses Gewicht hält, auch wenn kurzfristig mehr oder weniger als benötigt gegessen wird. Es wurde jedoch auch festgestellt, dass sich das Zielgewicht neu einstellen lässt, wenn allmählich Gewicht verloren und die Bewegungsrate gesteigert wird.

Gutes Vorbild sein. Da Fettsucht in Familien gehäuft vorkommt, scheint bestätigt zu sein, dass Eltern, die zu viel essen, dieses Verhalten auch bei ihren Kindern fördern. Dazu kommt, dass die Anzahl der Fettzellen während der Kindheit festgelegt und ein Leben lang beibehalten wird. (Die Zellen verändern lediglich ihre Größe je nach aufgenommener Fettmenge.) Daher legt jemand, der als Kind übergewichtig war, leichter Gewicht zu als jemand, der schon immer dünn war, weil er im Verhältnis sehr viele Fettzellen ausgebildet hat.

Da sich der Stoffwechsel mit dem Alter verlangsamt, nehmen viele Menschen im mittleren Lebensalter zu. Zudem sind ältere Menschen oft körperlich weniger aktiv. In jedem Fall nimmt der Kalorienbedarf mit dem Alter ab, so dass die Nahrungsaufnahme entsprechend vermindert werden muss.

FETTSUCHT UND KREBSRISIKO

Frauen, die nach dem 19. Lebensjahr 20 kg und mehr zunehmen, entwickeln mit doppelt so hoher Wahrscheinlichkeit Brustkrebs in der Menopause wie Frauen, die ihr Gewicht halten.

GEWICHTSZUNAHME VERHINDERN

Die Schwierigkeit besteht nicht darin abzunehmen, sondern nicht wieder zuzunehmen. Die meisten Betroffenen nehmen innerhalb von 1–5 Jahren alles an Gewicht wieder zu, was sie während einer Schlankheitskur abgenommen hatten. Einzig erfolgreicher Ansatz für eine dauerhafte Gewichtsabnahme ist die Kombination aus Bewegung und Diät. Allerdings sollte, wer mehr als 20 % Übergewicht hat, erst nach Rücksprache mit seinem Arzt mit einem Sport- und Diätprogramm beginnen.

Kalorienbegrenzung. Sinnvoll, um abzunehmen, ist eine Ernährung mit täglich 1500 kcal für Frauen bzw. 2000 kcal für Männer. In Kombination mit einem sinnvollen Bewegungsprogramm ermöglicht dies eine Abnahme von 0,4–0,9 kg pro Woche. Das Ziel besteht in einer Ernährungsweise, mit der man langfristig leben kann und sein Gewicht dauerhaft hält. Das bedeutet, dass mageres Fleisch und andere eiweißreiche Nahrungsmittel, Nudeln und andere stärkereiche Lebensmittel sowie reichlich Obst und Gemüse die Hauptbestandteile sind. Fettarme Milch und Milchprodukte sorgen für ausreichend Kalzium und andere Nährstoffe.

Auf leere Kalorien achten. Es ist unnötig, bestimmte Nahrungsmittel ganz zu streichen. Aber leere Kalorien – Kalorien ohne weitere Nährstoffe – in Alkohol, Süßem und in fettreichen Knabbersachen sollten gemieden werden.

Ernährungsberater helfen beim Start in eine sinnvolle Reduktionsdiät und begleiten fachkundig Ihre Fortschritte beim Abnehmen. ❖

FIEBER

Empfehlenswert

- Flüssigkeit
- Kleine, leichte, milde Speisen

Obwohl die normale Körpertemperatur oft mit 37 °C angegeben wird, schwankt sie beim Menschen im Lauf des Tages zwischen 36,4 °C morgens und 37,5 °C spätabends. Außerdem können die Normalwerte individuell bis zu einem Grad über oder unter der Durchschnittstemperatur liegen. Eine geringe Erhöhung kann schlicht durch heiße Außentemperaturen oder zu warme Kleidung verursacht werden. Ein Ansteigen der Körpertemperatur bis 38 °C wird als erhöhte Körpertemperatur bezeichnet, bis 38,5 °C spricht man von mäßigem, über 39 °C von hohem Fieber.

Fieber selbst ist keine Krankheit, sondern ein Symptom, meist einer Infektion. Abhängig von der Ursache wird es oft von anderen Symptomen, wie Schwitzen, Zittern, Durst, Hautrötung, Übelkeit, Erbrechen, Durchfall, begleitet.

Komplikationsloses Fieber muss nicht behandelt werden – es ist eine natürliche Reaktion des Körpers zur Abwehr von Krankheiten und sollte nur unterdrückt werden, wenn es sehr hoch ist oder von anderen Symptomen begleitet wird. Sofern fiebersenkende Medikamente gegeben werden sollen, sind Paracetamol und Acetylsalicylsäure am besten geeignet; Letztere darf aber Kindern und Jugendlichen unter 18 niemals ohne Rücksprache mit dem Arzt gegeben werden. Berücksichtigen Sie auch, dass Kinder bei Infektionen schnell hohes Fieber von mehr als 39 °C entwickeln, woraus sich aber nicht unbedingt auf die Schwere der Erkrankung schließen lässt.

FLÜSSIGKEITS- UND NÄHRSTOFFBEDARF

Trinken Sie viel. Schwitzen, die Reaktion des Körpers auf hohe Temperaturen, führt zu Flüssigkeitsverlusten, die gegebenenfalls durch Erbrechen oder Durchfall noch verstärkt werden. Der Fieberpatient sollte, um einer Austrocknung entgegenzuwirken, über den Tag hinweg regelmäßig Tee, verdünnten Saft und leichte Brühen trinken. Falls Kinder keinen Durst verspüren, kann man ihnen auch gefrorenen Fruchtsaft zum Lutschen geben.

Achtung: Fiebrige Kinder trocknen sehr schnell innerlich aus, da sie im Verhältnis zu ihrem Flüssigkeitsvolumen eine große Körperoberfläche haben. Für Kleinkinder hat sich zum raschen Ausgleich der Flüssigkeitsverluste die so genannte Fanconi-Lösung bewährt, bestehend aus einem Drittel Tee plus 10%ige Glukoselösung, einem Drittel physiologischer Kochsalzlösung (0,9%ige NaCl-Lösung aus der Apotheke) sowie einem Drittel Orangensaft.

> ### GEHEN SIE ZUM ARZT, WENN:
>
> - ein Säugling unter 3 Monaten Fieber über 38 °C hat.
> - ein Kind oder Erwachsener unter 60 Jahren Fieber über 39,5 °C hat.
> - ein über 60-jähriger Erwachsener Fieber von mehr als 39 °C hat.
> - Fieber von 38,5 °C mehr als 3 Tage besteht.
> - ein Kind oder Erwachsener Fieber von 38,5 °C hat, das mit starken Kopfschmerzen, Übelkeit und Erbrechen, mit Nackensteife, Bewusstseinsänderung oder Lichtüberempfindlichkeit einhergeht.

Hungern Sie Fieber nicht aus. Die lange von Medizinern vertretene Ansicht, man müsse Fieber aushungern, ist wissenschaftlich widerlegt. Der Körper benötigt bei erhöhter Temperatur sogar mehr Kalorien, da die Stoffwechselrate mit dem Fieber ansteigt. Sofern Sie also Appetit haben, essen Sie auch.

Wenden Sie bei zusätzlichem Durchfall alle Ernährungsmaßnahmen an, die auf S. 97 beim Stichwort Durchfall beschrieben werden. ❖

FISCH

Pluspunkte

- Enthält viel biologisch hochwertiges Eiweiß, Eisen und andere Mineralstoffe
- Einige Arten enthalten viel Vitamin A
- Liefert Omega-3-Fettsäuren

Minuspunkte

- Einige Sorten sind durch Umweltschadstoffe belastet
- Oft teuer

Der durchschnittliche Deutsche verzehrt pro Jahr etwa 15 kg Fisch im Vergleich zu 87 kg Schweine-, Rind- und Geflügelfleisch. Dabei gibt es inzwischen eindeutige Hinweise auf einen gesundheitlichen Mehrwert von Fisch gegenüber Fleisch und Fleischprodukten.

Fisch ist sehr eiweißreich, gleichzeitig fett- und kalorienärmer als die meisten Fleischsorten. Die in Fischen enthaltenen Fette bzw. Öle sind überwiegend ungesättigt, der Choleringehalt ist niedrig, man kann ihn mit dem von Geflügelfleisch (ohne Haut) vergleichen.

POSITIVE WIRKUNGEN AUF DIE GESUNDHEIT

Drei Fischmahlzeiten in der Woche können mit einem deutlich geringeren Risiko für Herzkrankheiten in Verbindung gebracht werden. Denn amerikanische Wissenschaftler ermittelten, dass die koronare Herzkrankheit unter der eingeborenen Bevölkerung von Grönland, bei japanischen Fischern und den Indianervölkern im Nordwesten der Pazifikküste fast gar nicht vorkommt. Einziger gemeinsamer Faktor dieser drei Bevölkerungsgruppen ist die Ernährungsweise: Als Eiweißlieferant dient überwiegend Fisch. Bei der Betrachtung der Ernährungsgewohnheiten anderer Völker wurde außerdem festgestellt, dass Männer, die regelmäßig zwei- bis dreimal wöchentlich Fisch essen, weitaus seltener an Herzinfarkten erkrankten als jene, die gar keinen Fisch aßen.

In der letzten *Physicians-Health*-Studie hatten die männlichen Testpersonen, die mindestens einmal wöchentlich Fisch aßen, ein um 52 % geringeres Risiko, an einem Herzinfarkt zu sterben, als Männer, die höchstens einmal im Monat Fisch aßen. Bislang ist noch nicht geklärt, ob dies auf einen oder mehrere Faktoren zurückzuführen ist, alles deutet jedoch auf die günstige Wirkung von Fischölen hin. Fischöle enthalten viele ungesättigte Fettsäuren, die so genannten Omega-3-Fettsäuren. Diese verändern die Blutplättchen dahingehend, dass sie weniger leicht verklumpen. Sie erhöhen die Verformbarkeit der roten Blutkörperchen, die dadurch leichter auch durch die kleinsten Gefäße gelangen, beeinflussen außerdem Entzündungsreaktionen an den Arterieninnenwänden positiv und senken die Blut-Triglyzeride.

Eine 2003 veröffentlichte Studie an über 43 000 Männern zeigte, dass diejenigen, die ein- bis dreimal im Monat 85–140 g Fisch aßen, mit einer 43 % geringeren Wahrscheinlichkeit einen ischämischen Schlaganfall erlitten als andere. Dieser durch Blutgerinnsel verursachte Hirninfarkt ist die häufigste Form des Schlaganfalls.

Der menschliche Körper benötigt Omega-3-Fettsäuren zur Herstellung von Prostaglandinen. Diese Verbindungen sind an vielen Stoffwechselvorgängen beteiligt, etwa an Entzündungsreaktionen und anderen Funktionen des Immunsystems. Zahlreiche Studien konnten zeigen, dass eine tägliche Aufnahme von so viel Fischöl, wie in einer 230-g-Portion Fisch enthalten sind, die Schmerzen bei rheumatoider Arthritis lindern kann. Man glaubt, dass dieser Effekt auf die Omega-3-Fettsäuren zurückzuführen ist, insbesondere auf die Eicosapentaensäure (EPS bzw. auf Englisch EPA). Diese Fettsäure scheint die Bildung solcher Prostaglandine und anderer Substanzen zu fördern, die entzündungshemmend wirken. Diese antientzündlichen Wirkungen von Omega-3-Fettsäuren werden als Behandlungsmöglichkeit bei Crohn-Krankheit und Colitis ulcerosa studiert.

Einige Studien zeigen außerdem, dass Menschen, die regelmäßig Fisch essen (v. a. Arten mit hohem Gehalt an Omega-3-Fettsäuren) weniger wahrscheinlich unter einer altersbedingten Abnahme der Denk- und Merkfähigkeit

DIESE FISCHE SIND REICH AN OMEGA-3-FETTSÄUREN

Die besten Quellen für Omega-3-Fettsäuren sind Fettfische, die in den meisten Fällen Kaltwasserfische sind, wie Lachs, Forelle, Makrele, Hering (und seine Verwandten Sardine, Sardelle und Sprotte), Thunfisch und Schwarzer Heilbutt.

FISCHÖL ERHÄLT DAS AUGENLICHT

Eine australische Studie an mehr als 3500 älteren Erwachsenen kam zu dem Ergebnis, dass die Teilnehmer durch nur ein bis drei Fischmahlzeiten im Monat vor der altersbedingten Makuladegeneration geschützt wurden. Diese Erkrankung ist Hauptursache für Erblinden bei älteren Erwachsenen.

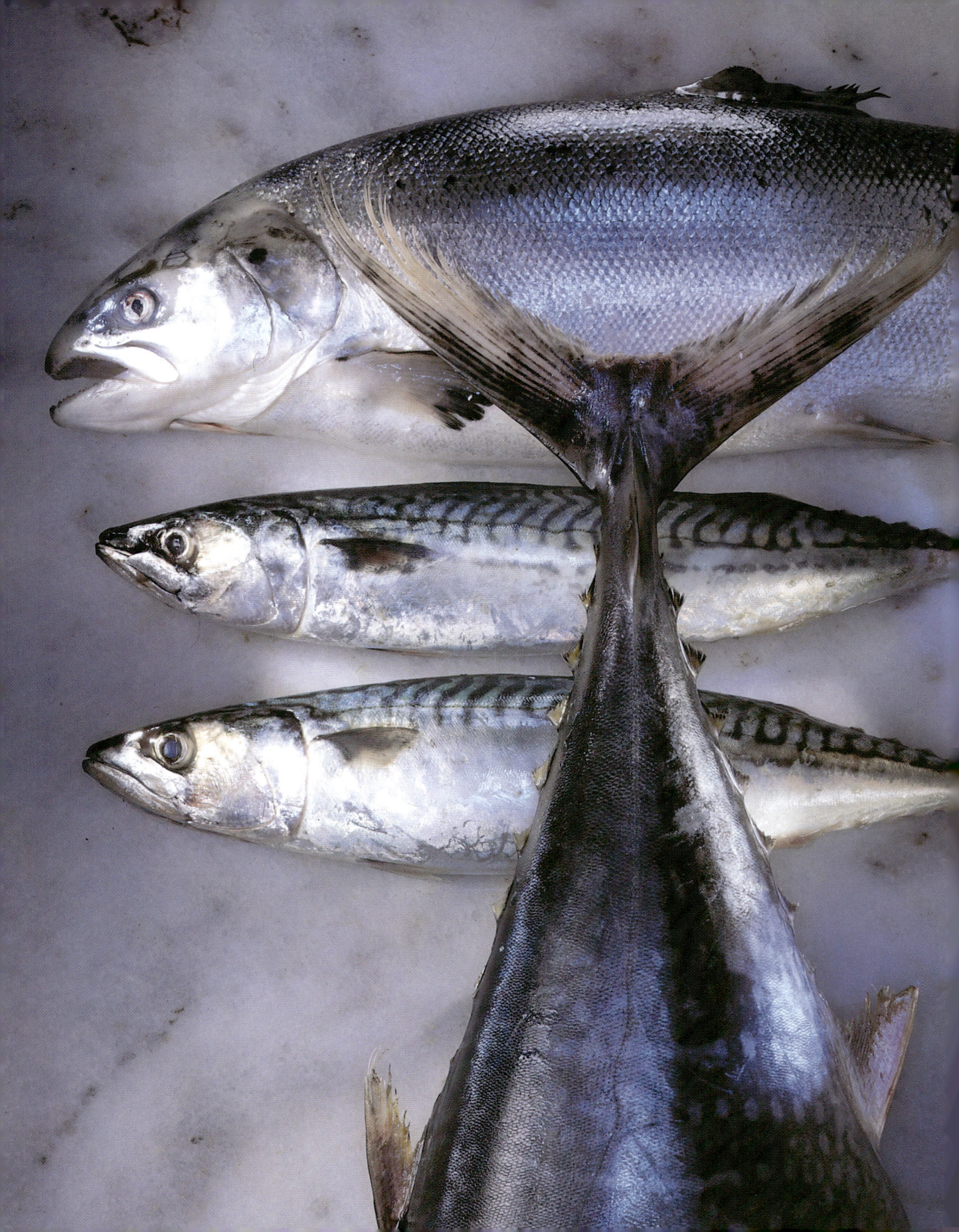

GESUNDER FANG. *Fettreicher Fisch, wie Thunfisch (nur der Schwanz sichtbar), Lachs (oben) und Makrele (die beiden unteren Fische) enthält viele gesunde Omega-3-Fettsäuren.*

leiden. Wieder andere Studien haben eine Verbindung zwischen niedrigen Omega-3-Spiegeln und häufigen Depressionen hergestellt.

NÄHRWERT

Fisch enthält zahlreiche wichtige Nährstoffe, insbesondere Eiweiß, Niazin, Vitamin B12, Zink und Magnesium. Fettfisch ist darüber hinaus besonders reich an Vitamin A und D.

Fische sind sehr eiweißreich, und im Gegensatz zur landläufigen Meinung stimmt es nicht immer, dass ein Fisch umso fettreicher ist, je dunkler sein Fleisch ist. Die dunkle Färbung stammt vielmehr vom Myoglobin, einem rotem Farbpigment, das im Muskel Sauerstoff speichert. Und das Fleisch von Lachs und Lachsforelle erhält seine attraktive rosa Färbung von einem Karotinoid in Krustentieren, von denen sich die Fische ernähren. Gezüchtete Fische werden oft mit Karotinoiden gefüttert, damit ihr Fleisch diese Farbe annimmt.

Aus wild lebenden Beständen gefangener Fisch unterscheidet sich bezüglich seines Nährstoffgehalts nicht von gezüchtetem Fisch. Das Fleisch einiger Zuchtfische, wie Lachs und Forelle, hat jedoch nicht so eine kernige Struktur wie das ihrer wild lebenden Artgenossen. Es bestehen Bedenken über den PCB-Gehalt von Fischen aus Farmen, da diese Substanzen in Küstengewässern häufiger sind (siehe auch S. 128).

WIE VIEL IST AUSREICHEND?

Aufgrund der wachsenden Belege für einen Zusammenhang zwischen Fischverzehr und positiver Beeinflussung von Herzerkrankungen nahm die *American Heart Association* den Verzehr von zwei Fischmahlzeiten pro Woche in ihre Ernährungsempfehlungen auf.

Die Deutsche Gesellschaft für Ernährung (DGE) empfiehlt, mindestens einmal in der Woche eine 200-g-Portion Seefisch zu essen. Der Verband für Unabhängige Gesundheitsberatung (UGB) rät dagegen, höchstens einmal pro Woche Fisch zu essen und begründet dies mit der zunehmenden Überfischung.

Nicht zuletzt aus diesem Grund können Fischölpräparate eine geeignete Nahrungsergänzung sein. Ihre Einnahme sollte aber mit einem Arzt abgesprochen werden. Achten Sie auf Produkte mit einer Kombination aus den beiden Omega-3-Fettsäuren DHS (bzw. auf Englisch DHA) und

FISCH-FIBEL UND NÄHRSTOFFTABELLE

Nährwerte pro 100 g	Wussten Sie?
Weißfleischiger Fisch, z. B. Kabeljau, Dorsch, Schellfisch, Seezunge, Flunder	
Kalorien: 100–160 kcal Eiweiß: 17–23 g Fett: 0,8–1,3 g Eisen: 0,3–1,1 mg	Diese Fische enthalten viel Vitamin B12, weisen aber nur geringe bis mäßig hohe Gehalte an Omega-3-Fettsäuren auf.
Fettfische, z. B. Hering, Makrele, Lachs, Forelle	
Kalorien: 180–215 kcal Eiweiß: 18–21 g Fett: 5,6 g (Lachs) 14,3 g (Hering) Eisen: 0,8–1.0 mg	Fettfische enthalten viele Omega-3-Fettsäuren und Vitamin B12. Einige dieser Fischarten enthalten außerdem geringe Mengen Kalzium.
Fisch aus der Dose, z. B. Thunfisch, Sardinen, Sardellen	
Kalorien: 100–210 kcal, abhängig davon, ob der Fisch in Öl oder Wasser eingelegt ist Eiweiß: 17,7–23 g Fett: 2,1 g (Thunfisch naturell) 8,4 g (Sardinen in Öl) Eisen: 0,5 mg (Thunfisch naturell) 3,6 mg (Sardellen)	Dosenthunfisch enthält nur wenige Omega-3-Fettsäuren. Eingelegte Sardellen sind reich an Purinen und Salz und sollten nicht nicht bei Gicht sowie von salzempfindlichen Personen nicht bei Bluthochdruck verzehrt werden. Auch Sardinen enthalten Purine und sollten bei Gicht gemieden werden.
Räucherfisch, z. B. Lachs, Makrele, Hering	
Kalorien: 100–180 kcal Eiweiß: 18,6 g Fett: 7,8–15,1 g Eisen: 1,2 mg	Räucherfisch ist zwar schmackhaft, meist aber sehr salzig. Daher sollte er von salzempfindlichen Personen mit Bluthochdruck entweder nur gelegentlich in kleinen Mengen genossen oder ganz gemieden werden.
Fischstäbchen (TK-Ware)	
Kalorien: 150–215 kcal Eiweiß: 8,6–13,3 g Fett: 7,6–12,8 g Eisen: 0,3 mg	Fischstäbchen sind ein besonders bei Kindern sehr beliebtes Tiefkühlprodukt. Sofern sie in der Pfanne gebraten serviert werden, sind sie sehr fetthaltig. Der Fettgehalt lässt sich vermindern, wenn man sie im Ofen backt, statt sie in Öl zu braten, und die Fischstäbchen mit ein wenig Zitronensaft anstelle von fettreicher Sauce serviert.
Kaviar, schwarzer und roter	
Kalorien: 215–225 kcal Eiweiß: 21–23 g Fett: 12,8–15,6 g	Beluga-Kaviar ist der qualitativ beste Kaviar und auch der teuerste. Der Stör, von dem diese Eier stammen, kann bis zu 100 Jahre alt sein. Kaviar ist leicht verderblich und sollte im Kühlschrank gelagert sowie auf Eis serviert werden. Er enthält viel Salz und Kalorien: Schon 1 TL voll liefert etwa 40 kcal.

SCHON GEWUSST?

Zuchtlachs enthält viele Schadstoffe

Im Rahmen einer großen Studie wurde festgestellt, dass der Verzehr von Zuchtlachs mehr als einmal im Monat – abhängig vom Herkunftsland des Fischs – das Krebsrisiko geringfügig erhöhen kann. Denn Lachs aus konventionell bewirtschafteten Fischfarmen enthält deutlich mehr Dioxine, PCB und andere Schadstoffe als Wildlachs. Man vermutet unter anderem, dass das in den Farmen verwendete Futter, dessen Basis unter anderem Meerestiere und -pflanzen sind, im Meer vorkommende Schadstoffe in konzentrierter Form enthält. Wildlachs enthielt weitaus weniger Schadstoffe.

EPS (bzw. EPA). Verzichten Sie auf Lebertrankapseln, da diese die fettlöslichen Vitamine A und D in hohen Konzentrationen enthalten. Diese Vitamine können giftig wirken, wenn sie über zu lange Zeit in zu hoher Dosis eingenommen werden.

GESUNDHEITSRISIKEN

Roher Fisch, der z. B. in Form von Sushi verzehrt wird, kann Parasiten enthalten. Grüner Hering und skandinavischer Graved (Gravet/Gravad) Lachs werden zwar ebenfalls roh verzehrt, durch das Einlegen werden aber Parasiten und deren Eier zerstört.

Fettfische wie Hering und Makrele müssen bald nach dem Fang gegart oder verarbeitet werden. Roh verderben sie sehr schnell. Sie werden von Bakterien besiedelt, was zu einer Makrelenvergiftung mit Ausschlag und Magenverstimmung führen kann.

In den Tropen und Subtropen, v. a. in der Karibik, im Pazifischen und teils im Indischen Ozean ist Ciguatera weit verbreitet. Dabei handelt es sich um eine Lebensmittelvergiftung, die durch das Gift Ciguatoxin in Fischen und Meeresfrüchten verursacht wird. Träger des Gifts sind Fische aus der Umgebung von Korallenriffen. Der Giftstoff wird von den Tieren über eine bestimmte Planktonart aufgenommen. Ciguatoxin ist hitzestabil, wird also durch die Zubereitung von Fisch nicht zerstört. Die Symptome einer Vergiftung treten mit 1–30 Stunden Verzögerung

auf und sind sehr vielfältig. Sie gehen von Magen-Darm-Beschwerden mit Durchfall, Übelkeit und Erbrechen über neurologische Störungen bis zu Herz-Kreislauf-Erkrankungen. Auch Muskel- und Gelenkschmerzen sind typisch. Die Erkrankung tritt in den betroffenen Gegenden mit einer Häufigkeit von bis zu 80 Fällen pro 10 000 Einwohner auf. Die Behandlung erfolgt im Wesentlichen symptomatisch (Flüssigkeitsersatz) und durch Infusion mit Mannit (Zuckerart, die in Apotheken erhältlich ist) zur Ausschwemmung des Gifts. Die vollständige Genesung dauert Monate bis Jahre. Welche Fischarten Träger des Toxins sind, sollten Sie bei den Reiseagenturen sowie vor Ort bei Fischern und Restaurantbetreibern erfragen.

Große, lang lebende Fische wie Thunfisch, Hai, Königsmakrele und Schwertfisch können Schwermetalle anreichern – insbesondere Quecksilber –, die für das menschliche Nervensystem giftig und für das Kind im Mutterleib gefährlich sein können. Aufgrund dieser potenziellen Gefahr sollten Frauen diese Fische während der Schwangerschaft meiden.

FISCHKAUF

Beim Kauf von frischem Fisch sollten folgende Regeln beachtet werden:
- Der Fisch muss eine helle, glänzende Haut haben, klare und hervortretende Augen, eng anliegende Schuppen und festes Fleisch.
- Meeresfisch sollte nur dezent nach Salzwasser riechen – niemals nach Jod, Ammoniak oder stark „fischig".
- Fisch sollte nur bei Händlern gekauft werden, die ihn auf bzw. zwischen Eis lagern.

KOSTEN UND ZUBEREITUNG

Frischer Fisch ist meist nicht gerade billig, doch mit etwas küchentechnischer Planung kann er auch bei schmalerem Geldbeutel den Speisezettel regelmäßig bereichern. Wenn man beispielsweise einen ganzen Fisch kauft, kann man aus Kopf und Gräten ein Fond herstellen, der eine wohlschmeckende und magere Suppengrundlage darstellt. Kombinieren Sie Fisch außerdem immer mit reichlich (preiswerten) Beilagen wie Gemüse, Salat, Reis, Nudeln und Kartoffeln: Lachs mit Spinatnudeln, Kabeljau mit Kräuter-Kartoffelpüree. Weißfleischiges Fischfilet lässt sich mit gekochten Kartoffeln, Gemüse und Ei zu einem Frikadellenteig verarbeiten. Fisch benötigt nur kurze Garzeiten; am besten bleibt das Aroma beim Dämpfen, Pochieren, Backen und Grillen erhalten – das sind gleichzeitig auch kalorienarme Zubereitungsarten. ❖

FUGU: GEFÄHRLICHE DELIKATESSE

Der Verzehr der japanischen Spezialität Fugu – Kugelfisch – kann zu einem Spiel mit dem Tod werden. Eierstöcke und Leber des Kugelfischs enthalten ein tödliches Gift, das bei unsachgemäßer Zubereitung auf das Fischfleisch gelangen kann. Das Gift, Tetrodotoxin, ist so gefährlich, dass bereits ein Tropfen davon schnell zu einer Lähmung mit Todesfolge führt. Fugu wird daher in Japan nie in Privathaushalten, sondern nur in Restaurants mit Sondergenehmigung gegessen, und japanische Köche müssen eine spezielle Ausbildung absolvieren, bevor sie ihn zubereiten dürfen. Dennoch ist Fugu in Japan die häufigste Ursache für tödliche Lebensmittelvergiftungen mit Dutzenden von Todesfällen jedes Jahr, wie offizielle Statistiken belegen.

FIT UND VITAL
■ MIT SCHWUNG DURCH DEN TAG ■

In unserer schnelllebigen Gesellschaft sind Müdigkeit und Erschöpfung der Normalzustand. Natürlich wäre mehr Schlaf die beste Lösung. Aber auch durch geeignete Ernährung erhält der Körper für eine lange Zeit ausreichenden Brennstoff, sodass das Energieniveau im Laufe des Tages nicht abfällt.

Woher stammt die Energie?

Nahrungsmittel enthalten u. a. die drei Hauptnährstoffe Kohlenhydrate, Eiweiße und Fette, die uns mit Kalorien und Energie versorgen. Der menschliche Körper baut Kohlenhydrate zu Glukose ab, seiner wichtigsten Energiequelle, deren Konzentration im Blut (Blutzucker) nach dem Verzehr von Kohlenhydraten ansteigt. Der steigende Blutzuckerspiegel veranlasst die Bauchspeicheldrüse, Insulin freizusetzen. Mittels dieses Hormons kann die Glukose besser in die Körperzellen gelangen und liefert dort das Brennmaterial zur Energieversorgung des Körpers. Ein Teil der unverbrauchten Glukose wird in den Muskeln und der Leber als Glykogen gespeichert. Sinkt der Blutzuckerspiegel, greift der Körper auf diese Speicher zurück. Sobald die Glykogenspeicher wieder aufgefüllt sind, wird überschüssige Glukose in Speicherfett umgewandelt.

Auch Eiweiße können in Energie umgewandelt werden, allerdings weniger effizient als Kohlenhydrate. Fette sind zwar die reichhaltigste Kalorienquelle, aber eine weitaus weniger effiziente Energiequelle als Kohlenhydrate.

Trotz gegenteiliger Behauptungen sind Vitamine keine Energielieferanten. Sie sind jedoch an zahlreichen Stoffwechselvorgängen zur Energiegewinnung im Körper beteiligt. Eine Ernährung mit reichlich Gemüse, Hülsenfrüchten, Obst und Vollkornprodukten sorgt für eine ausreichende Versorgung mit Vitaminen und Mineralstoffen. Manche Obstsorten enthalten außerdem Zuckerarten, die schnell in Energie umgewandelt werden können.

So schaffen Sie es, sich energiereich zu ernähren

Eine optimale Energieversorgung über die Nahrung steht im Gegensatz zu vielen verbreiteten „Ernährungsregeln", wonach beispielsweise Kohlenhydrate schlecht, Zwischenmahlzeiten verboten und Zucker ein Wachmacher ist.

Frühstücken Sie. Diese Mahlzeit bereitet Sie auf den Tag vor. Sie füllt die Energiereserven des Körpers nach dem nächtlichen Fasten wieder auf und liefert Energie, damit Sie körperlich fit und aufmerksam sind. Frühstücken verbessert das Lernen und die körperliche Leistungsfähigkeit und ist für Erwachsene und Kinder gleichermaßen wichtig. Ohne Frühstück läuft der Körper irgendwann leer. Studien haben gezeigt, dass Kinder, die frühstücken, sich besser konzentrieren können, kreativer sind und sich besser benehmen, was auch auf Erwachsene zutrifft.

Nehmen sie genug Eisenhaltiges zu sich. Die Eisenmangelanämie gehört zu den häufigsten Mangelzuständen in Mitteleuropa. Eisen ist für die Bildung von Hämoglobin unabdingbar, dem wichtigsten Bestandteil der roten Blutkörperchen. Hämoglobin transportiert den Sauerstoff zu den Körperzellen, wo dieser zur Energiegewinnung verwendet wird und zu wichtigen

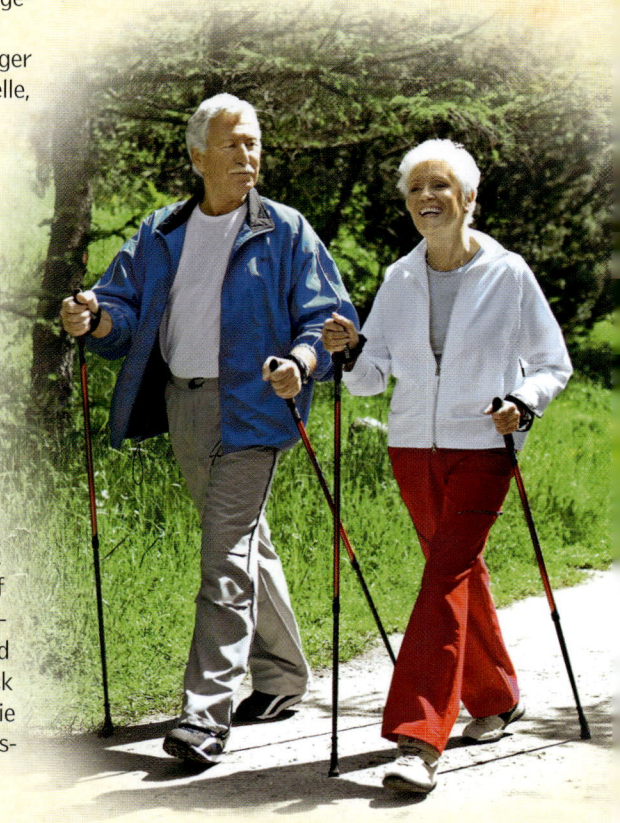

Der glykämische Index

Manche in Nahrungsmitteln enthaltenen Kohlenhydrate werden schnell verdaut und ins Blut aufgenommen, andere langsamer. Der glykämische Index stellt dar, wie schnell die jeweiligen Kohlenhydrate den Blutzucker nach den Mahlzeiten erhöhen. Nahrungsmittel mit niedrigem glykämischem Index, wie Schwarzbrot, Vollreis, Bulgur, Haferbrei, Linsen, Äpfel, Birnen und Joghurt, lassen den Blutzucker langsamer ansteigen, werden langsamer verdaut, setzen ihre Energie langsamer frei und führen zu konstanteren Energiespiegeln. Nahrungsmittel mit niedrigem glykämischem Index sind für die Blutzuckerkontrolle beim Diabetes besser geeignet und helfen bei Schlankheitsdiäten. Nahrungsmittel mit hohem glykämischem Index, wie Weißbrot, weißer Reis, Kartoffelbrei, Cornflakes und Wassermelone, werden rascher aufgenommen und sind Quellen für schnelle Energie. Leichtathleten und andere sehr aktive Menschen profitieren von derartigen Nahrungsmitteln, da sie sofort Energie liefern. Nahrungsmittel mit niedrigem glykämischem Index sind für Ausdauersportler besser geeignet.

Stoffwechselvorgängen beiträgt. Sind die Eisenspeicher leer, können die roten Blutkörperchen nicht mehr ausreichend Sauerstoff zu den Zellen befördern, man wird müde und unkonzentriert. Die besten Nahrungsmittelquellen sind rotes Fleisch, Innereien, mit Eisen angereicherte Zerealien und Vollkornprodukte, Trockenobst, grünes Blattgemüse, Bohnen, Nüsse und Samen.

Die Nahrung enthält zwei Eisenformen: Häm- und Nicht-Häm-Eisen. Häm-Eisen kommt in rotem Fleisch, Leber und Eiern vor und wird vom Körper besser aufgenommen als das Nicht-Häm-Eisen aus angereicherten Zerealien, dunkelgrünen Blattgemüsen, Bohnen, Nüssen, Samen und Rosinen. Nicht-Häm-Eisen kann leichter vom Körper aufgenommen werden, wenn gleichzeitig Vitamin C zugeführt wird. Wollen Sie also die Aufnahme des Eisens aus angereicherten Zerealien verbessern, sollten Sie ein Glas Orangensaft dazu trinken.

Bevorzugen Sie komplexe Kohlenhydrate. Die Kohlenhydrate in Brot, Getreide, Zerealien, Obst, Gemüse und Süßigkeiten werden im Körper zum Einfachzucker Glukose abgebaut. Das ist der Brennstoff für Gehirn, Muskeln und andere Körpergewebe. Komplexe Kohlenhydrate, wie sie in Vollkornbroten und -zerealien, Linsen, Hülsenfrüchten und anderen stärkehaltigen Nahrungsmitteln vorkommen, sind dabei zu bevorzugen, da sie langsamer abgebaut werden und so Körper und Gehirn gleichmäßiger mit Energie versorgen. Außerdem enthalten sie viele wichtige Vitamine, Mineralstoffe und sekundäre Pflanzenstoffe, die für einen guten allgemeinen Ernährungszustand sorgen.

Schränken Sie den Verzehr von Zucker ein. Zucker und Süßigkeiten liefern zwar schnell Energie, anschließend kommt es aber meist zu einem „Crash", durch den Sie noch erschöpfter sind als vorher.

Verteilen Sie kleine Mahlzeiten über den Tag. Durch viele kleine Zwischenmahlzeiten und/oder Mahlzeiten bleibt der Blutzuckerspiegel im Lauf des Tages konstant. Ein zu niedriger Blutzuckerspiegel ist die häufigste Ursache für das Abendtief. Außerdem bekämpfen kleinere Mahlzeiten auch das Hungergefühl. Das Mittagessen liefert die Energie bis zum Abend. Als Zwischenmahlzeiten geeignet sind Sandwiches, Suppen, Käse und Kekse, Minipizzen, Fruchtjoghurt und Gemüse. Sie müssen allerdings die Hauptmahlzeiten verkleinern, wenn Sie Zwischenmahlzeiten zu sich nehmen.

Trinken sie genug. Jeder Mensch muss mindestens 2 l Flüssigkeit am Tag trinken, wird Sport getrieben, sogar mehr. Wasser reguliert die Körpertemperatur, transportiert Nährstoffe in den Körper und schafft Abfallprodukte weg. Müdigkeit ist eines der Symptome bei leichtem Flüssigkeitsmangel. Leider kann man sich auf Durst als Anzeiger für Flüssigkeitsbedarf nicht verlassen, sodass man dehydriert sein kann, ohne es zu merken. Daher sollten Sie regelmäßig trinken. Geeignet sind Mineralwasser, Saft, Brühe, Früchte- und Kräutertee.

Schränken Sie Koffein ein. Ausreichender Schlaf ist wichtig für die Leistungsfähigkeit. Koffein wirkt dem Adenosin entgegen, das schläfrig macht. Je mehr Koffein man zu sich nimmt, desto weniger Adenosin ist vorhanden, sodass man nicht müde wird und am Ende zu wenig schläft.

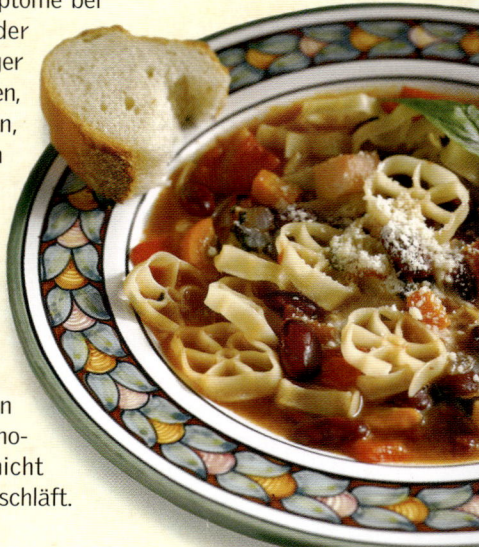

FRÜHSTÜCKS-ZEREALIEN

Pluspunkte

- Enthalten viele komplexe Kohlenhydrate
- Sind oft ballaststoffreich
- Angereicherte Zerealien enthalten viel Eisen, und B-Vitamine

Minuspunkte

- Viele handelsübliche Sorten sind reich an Zucker, Fett und Salz
- Kleie kann die Aufnahme von Eisen, Zink und anderen Mineralstoffen aus dem Darm behindern

Die ersten kalt, ohne weitere Zubereitung essbaren Zerealien wurden um 1870 in den USA entwickelt. Es dauerte allerdings weitere 30 Jahre, bis kalt genießbare Zerealien bekannter wurden. Im Jahr 1899 führten Dr. John Harvey Kellogg, medizinischer Direktor des *Battle Creek* Sanatoriums (ein auf die Behandlung von Verdauungskrankheiten spezialisiertes Gesundheitsinstitut) und sein Bruder Will Keith Weizenzerealien zur Verbesserung der Verdauungsfunktionen ein. Einige Jahre später entwickelten sie eine Zerealie aus Mais: die Cornflakes. In Ergänzung dieser Entwicklungen erdachte einer der Patienten von Dr. Kellogg, C. W. Post, eine Mischung aus Weizen und Gerste, die er als Grape Nut Flakes bezeichnete. Die von den Kellogg-Brüdern und Post gegründeten Lebensmittelfirmen sind auch heute noch die führenden Hersteller von Frühstückszerealien.

Einziges europäisches Pendant zu den nordamerikanischen Frühstückzerealien ist das Birchermüesli aus geschrotetem Weizen, Haferflocken, Nüssen und Trockenobst. Es wurde von dem Schweizer Dr. Max Bircher-Benner eingeführt, einem Wegbereiter der Naturkostbewegung in Europa.

Die meisten Zerealien werden aus Weizen, Mais, Reis, Hafer oder Gerste hergestellt. Diese werden im einfachsten Fall – geschält oder ungeschält, ganz oder grob zerkleinert – zu Flocken gequetscht. Flakes und Ähnliches werden aus einem Teig aus Mehl, Wasser, Zucker und Salz hergestellt, der ggf. geformt und anschließend geröstet wird.

NÄHRWERT

Viele der im Handel erhältlichen Zerealien sind mit Vitaminen und Mineralstoffen angereichert, v. a. mit Eisen, Niazin, Thiamin, Vitamin B6 und Folsäure. Leider sind oftmals gerade diejenigen Zerealien, meist Kinderprodukte, deren Gehalt an Vitaminen und Mineralstoffen besonders angepriesen wird, auch sehr zuckerhaltig. Das ist ersichtlich aus der Position, die Zucker auf der Zutatenliste auf der Packung einnimmt: Hier sind die Zutaten nach Gewichtsanteil in absteigender Reihenfolge aufgelistet. Eine gesunde Alternative besteht darin, einfache Zerealien(mischungen) zu kaufen und selbst mit frischem Obst, Rosinen, Nüssen und Samen zu ergänzen.

Produkte mit Hafer enthalten viele lösliche Ballaststoffe, die zur Senkung des Blutcholesterinspiegels beitragen können und so das Risiko für Herzkrankheiten vermindern. Einige Zerealien, insbesondere solche aus Vollkorn oder mit Kleiezusatz, enthalten außerdem viele unlösliche Ballaststoffe. Diese helfen bei Verstopfung und tragen vermutlich auch dazu bei, das Risiko für einige Krebserkrankungen, wie Dickdarmkrebs, zu verringern. Vollkornzerealien mit mindestens 3 g Ballaststoffen pro Mahlzeitenportion sind eine bequeme Möglichkeit, sich ballaststoffreich zu ernähren. Achten sie auf die auf der Packung aufgedruckten Nährstoffgehalte.

Die meisten Frühstückszerealien sind relativ kalorienarm, was jedoch je nach Zutaten und der Zubereitung erheblich schwanken kann. Das Zugeben von Vollmilch kann den Kaloriengehalt der meisten Zerealien mehr als verdoppeln – fettarme Milch dagegen spart Kalorien. ❖

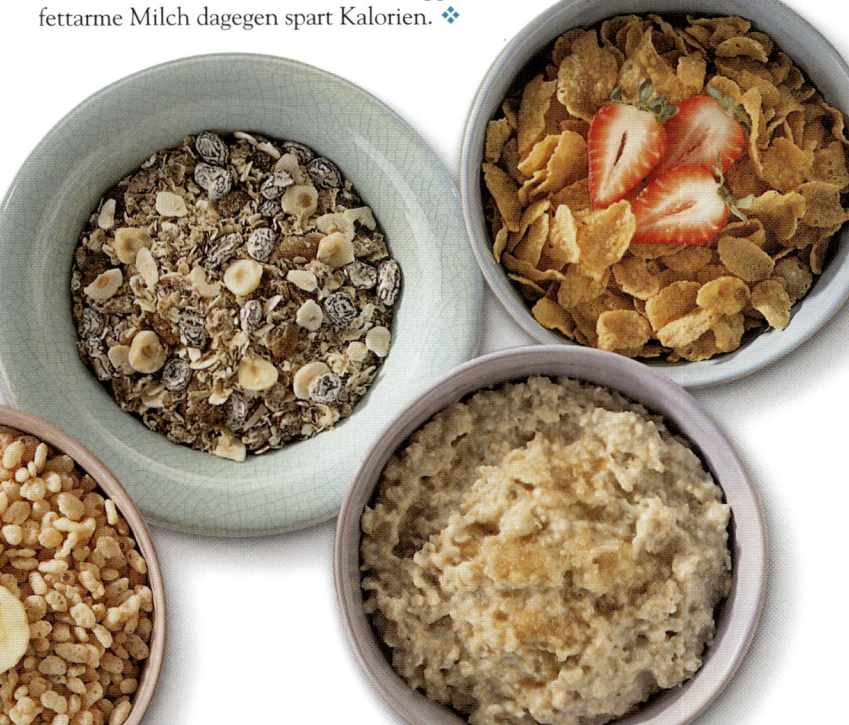

FÜR JEDEN GESCHMACK ETWAS. *Zerealien mit Milch sind ein schmackhaftes, fettarmes Frühstück. Obst liefert Geschmack sowie zusätzliche Vitamine und Mineralstoffe.*

FUNKTIONELLE LEBENSMITTEL
▪ ESSEN MIT ZUSATZNUTZEN ▪

Der Zusammenhang zwischen Ernährung und Gesundheit wird immer deutlicher. Inzwischen wird nach einem Nutzen bestimmter Nahrungsmittel gesucht, der über den reinen Nährwert hinausgeht. In den letzten Jahren hat das Interesse an funktionellen Lebensmitteln zugenommen; sie weisen bestimmte natürliche oder ergänzte Inhaltsstoffe auf, die das Risiko für bestimmte Krankheiten vermindern. Dazu gehören naturbelassene, verarbeitete und angereicherte Nahrungsmittel.

Naturbelassene Nahrungsmittel wie Obst und Gemüse sind das einfachste Beispiel für funktionelle Lebensmittel. So können Brokkoli, Möhren und Tomaten zu dieser Kategorie gezählt werden, da sie einen besonders hohen Gehalt an Substanzen aufweisen, die das Risiko für mehrere Krankheiten senken. Veränderte Nahrungsmittel, denen Nährstoffe, sekundäre Pflanzenstoffe oder Pflanzenextrakte zugesetzt wurden, sind ebenfalls funktionelle Lebensmittel. Man hofft, dass sie zur Vorbeugung von Krankheiten wie Krebs, Diabetes, Bluthochdruck, Herzkrankheiten und Arthritis beitragen werden.

Der Markt der funktionellen Lebensmittel ist rasant gewachsen. So ist das Marktvolumen für ACE-Getränke (angereichert mit den antioxidativ wirkenden Vitaminen C und E und dem Provitamin A – Beta-Karotin) in Deutschland von 9 Mio. l im Jahr 1996 innerhalb von 5 Jahren auf 229 Mio. l angestiegen. Funktionelle Lebensmittel machten 2007 schätzungsweise einen Anteil von 3 % an allen Lebensmitteln aus.

Einige angereicherte Lebensmittel sind schon seit langem verfügbar. So werden Margarinen mit Vitamin D angereichert, um einen Vitamin-D-Mangel zu verhindern. Salz wird jodiert, um einem Jodmangelstruma (Kropf) vorzubeugen, und fluoridiert, um die Zähne vor Karies zu schützen. Die starke Zunahme der Forschung zur Bedeutung von Lebensmitteln und Nährstoffen bei Krankheiten hat dazu geführt, dass sich die Lebensmittelhersteller immer

Definitionen

Funktionelle Lebensmittel: Lebensmittel oder deren Bestandteile, die über den bloßen Nährwert hinaus nachgewiesenermaßen das Risiko für chronische Krankheiten senken.

Angereicherte Lebensmittel: Funktionelle Lebensmittel, denen bestimmte Nährstoffe oder andere Substanzen aus Lebensmitteln zugegeben wurden, um Krankheiten zu behandeln oder zu verhindern. Ein Beispiel ist Orangensaft mit Kalzium.

Nutraceuticals: Aus Nahrungsmitteln extrahierte Substanzen, die in Medikamentenform verkauft werden, um Krankheiten zu behandeln oder zu verhindern, wie Omega-3-Fettsäuren oder Pflanzenöstrogene.

mehr auf die Entwicklung und Vermarktung von Nahrungsmitteln als Medizin konzentrieren. Seit dem 1. Juli 2007 gilt eine neue EU-Verordnung über nährwert- und gesundheitsbezogene Angaben über Lebensmittel. Sie schreibt vor, dass Lebensmittelhersteller, die mit gesundheitsbezogenen Aussagen für ihr Produkt werben wollen, belegen müssen, dass die entsprechenden Wirkungen auch tatsächlich eintreten.

Dennoch sind funktionelle Lebensmittel weiterhin Gegenstand heftiger Diskussionen. So wird u. a. angeführt, dass derartige Lebensmittel die Menschen davon abhalten, sich gesund und ausgewogen zu ernähren. Außerdem befürchten Experten, dass ein Zuviel an gesundheitsfördernden Nährstoffen gesundheitsschädigend wirken kann. Unabhängig davon wird das Interesse der Verbraucher an funktionellen Lebensmitteln dazu führen, dass sich der Markt weiterentwickelt.

Nachfolgend sind einige Nahrungsbestandteile genannt, auf die sich die derzeitige Forschung konzentriert:

■ **Omega-3-Fettsäuren.** Sie wurden mit der Behandlung und Vorbeugung zahlreicher Krankheiten wie Herzkrankheiten, Schlaganfällen, Lupus, Diabetes, entzündlichen Darmerkrankungen, Arthritis sowie Brust-, Dickdarm- und Prostatakrebs in Verbindung gebracht. Nahrungsmittel mit hohem Gehalt an Omega-3-Fettsäuren sind Fettfisch, Fischöle und Leinsamen.

■ **Sojaeiweiß.** Forschungen belegen die Bedeutung von Sojaeiweiß bei der Senkung des Cholesterinspiegels. Unbekannt bleibt, ob dieser Effekt auf den Isoflavonen (hormonartigen Pflanzenbestandteilen) des Sojas beruht oder auf anderen Stoffen, wie den Sterolen. Inzwischen werden Isoflavone auf ihre Wirksamkeit gegen Krebs hin untersucht. Außerdem schützen sie vermutlich vor Osteoporose. Sojaeiweiße kommen in vielen Nahrungsmitteln, wie Sojabohnen, Sojanüssen, Tofu und Sojagetränken, vor.

■ **Pro- und Präbiotika.** Probiotika sind aktive Bakterienkulturen, die die Darmfunktion fördern und die Immunabwehr stärken. Sie kommen in Joghurt und anderen fermentierten Lebensmitteln vor. Präbiotika fördern das Wachstum bestimmter Bakterien im Dickdarm. Fruktooligosaccharide und Inulin – aus Zichorienwurzeln gewonnen – sind gute Beispiele dafür. Sie können extrahiert und Lebensmitteln zugegeben werden.

■ **Lutein.** Dieses Karotinoid (ein Antioxidanz) wurde mit der altersbedingten Makuladegeneration in Verbindung gebracht, der Hauptursache für Erblinden bei älteren Menschen. Lutein kommt in Eiern, Mais, Spinat, Kiwis, Orangen, Brokkoli und Mangold vor.

■ **Hafer.** Hafer wird seit langem auf seine cholesterinsenkende Wirkung untersucht. Er enthält Beta-Glukan, einen cholesterinsenkenden löslichen Ballaststoff.

■ **Stanole und Sterole.** Diese cholesterinsenkenden Substanzen werden beispielsweise in Form von Phytosterolen manchen Halbfett-Margarinen zugesetzt.

ERNÄHRUNG UND KRANKHEIT

So viele Erkrankungen sind auf falsche Ernährung zurückzuführen

Arteriosklerose	50 %
Bluthochdruck	50 %
Schlaganfall	50 %
Diabetes	50 %
Koronare Herzkrankheit	40 %
Krebs	35 %–50 %

Natürliche funktionelle Lebensmittel

Während Forscher und Lebensmittelhersteller nach immer neuen Zusammenhängen zwischen Lebensmitteln und der Vorbeugung und Behandlung von Krankheiten suchen, sollten wir bedenken, dass uns die Natur bereits fertige funktionelle Nahrungsmittel bereitstellt. Obst und Gemüse sowie Vollkorn, Hülsenfrüchte, Nüsse und Samen sind Beispiele dafür. Sie sind vollgepackt mit Pflanzennährstoffen, die bekanntermaßen das Risiko für Krebs, Herzkrankheiten, Bluthochdruck und viele andere chronische Krankheiten senken. Unabhängig davon, was noch an funktionellen Lebensmitteln entwickelt werden wird, sind diese Grundnahrungsmittel niemals die verkehrte Wahl.

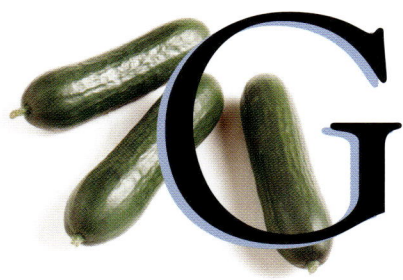

GALLENSTEINE

Empfehlenswert
- Regelmäßig kleine Mahlzeiten
- Jeden Tag frühstücken

Zu meiden
- Gewichtszunahme
- Übermäßiger Alkoholkonsum

Die einzige Funktion der Gallenblase scheint die Lagerung und Konzentration der Gallenflüssigkeit zu sein. Diese wird von der Leber abgegeben, um im Dünndarm Fett zu verdauen. Das Entfernen der Gallenblase beeinflusst den Verdauungsvorgang kaum. Gallenflüssigkeit enthält hohe Konzentrationen von Cholesterin und dem Pigment Bilirubin, die beide auskristallisieren und Gallensteine oder feinen Sand bilden können. Die meisten Gallensteine bestehen aus ausgehärtetem Cholesterin, andere aus Bilirubin und Kalzium.

Gallensteine können bei beiden Geschlechtern entstehen, sind aber bei übergewichtigen Frauen mittleren Alters am häufigsten. Außerdem treten sie familiär gehäuft auf. Vermutlich sind Frauen, vor allem Mütter, besonders anfällig, weil es in der Spätschwangerschaft und im Wochenbett zu besonders hohen Blutcholesterin- und Gallenspiegeln kommt. Außerdem glaubt man, dass die weiblichen Hormone Östrogen und Progesteron – egal ob sie vom Körper hergestellt oder von außen zugeführt wurden – die Gallensteinbildung beeinflussen. Auch Crash-Diäten sollen ein begünstigender Faktor sein. Häufig werden nach einer so genannten Jojo-Phase mit wiederholten Zyklen aus Gewichtsabnahme und -zunahme oder nach einmaligem extremem Gewichtsverlust Gallensteine entwickelt.

Oft wissen die Betroffenen nicht, dass sie Gallensteine haben, weil sie keine Symptome bemerken. Manchmal können Gallensteine jedoch Schmerzen im rechten Oberbauch verursachen, wenn sich die Gallenblase zusammenzieht, um nach der Mahlzeit Gallenflüssigkeit in den Dünndarm abzugeben. Außerdem können sie eine Entzündung der Gallenblase (Cholezystitis) verursachen, die sich durch einen plötzlichen, starken, in Rücken und rechtes Schulterblatt ausstrahlenden Schmerz, Schüttelfrost und Erbrechen äußert. Wird der Gallenabfluss durch Steine behindert, färben sich die Haut und das Weiße in den Augen gelb. Unbehandelt können Steine im Gallengang stecken bleiben und zu einer Entzündung von Leber oder Bauchspeicheldrüse führen.

Bei häufigen schmerzhaften Attacken ist normalerweise die chirurgische Entfernung der Gallenblase erforderlich, die Cholezystektomie. Sie kann offen oder laparoskopisch vorgenommen werden, wobei nur ein kleiner Schnitt erfolgt und ein kurzer Aufenthalt im Krankenhaus erforderlich ist. Eine weitere Möglichkeit ist die Lithotrypsie, bei der die Gallensteine durch Schallwellen zertrümmert werden.

GALLENSTEINE UND ERNÄHRUNG

Essen Sie viele kleine Mahlzeiten – und frühstücken Sie! Jahrelang wurden Menschen mit Gallensteinen aufgefordert, sich fett- und cholesterinfrei zu ernähren. Dieser Rat basierte darauf, dass die meisten Steine aus Cholesterin bestehen. Tatsächlich gibt es kaum Belege dafür, dass eine cholesterinarme Ernährung das Gallensteinrisiko reduziert. Manche Experten behaupten sogar, dass gelegentliche fettreiche Mahlzeiten zu einer vollständigen Entleerung der Gallenblase führen, was hilfreich sein kann.

Obwohl generell eine ballaststoffreiche Ernährung empfohlen wird, gibt es keine wissenschaftlichen Beweise dafür, dass dies den Cholesterinstoffwechsel beeinflusst, zumindest bezüglich der Gallensteine. Fest steht allerdings, dass die Galle nach dem nächtlichen Fasten eher Steine bildet. Daher empfehlen manche Ärzte, dass Patienten mit Gallenblasenbeschwerden ausgiebig frühstücken sollten, damit sich die Gallenblase vollständig entleert und alle kleinen Steine herausspült. Andere gehen sogar noch weiter und raten ihren Patienten, häufig kleine Mahlzeiten zu essen, damit der Zyklus aus Füllung und Entleerung nicht unterbrochen wird.

Essen Sie viele stärkehaltige Nahrungsmittel, viel Obst und Gemüse. Wer Gallensteine hat, sollte Nahrungsmittel meiden, die zu Beschwerden führen. Die Ernährung sollte überwiegend aus stärkehaltigen Lebensmitteln, viel Obst und Gemüse, mäßigen Eiweißmengen und wenig Fett bestehen. Alkohol sollte gemieden werden, besonders wenn das Gallenblasenleiden auch Leber und Bauchspeicheldrüse einbezieht. ❖

GASTRITIS

Siehe Magenschleimhautentzündung

GASTROENTERITIS

Siehe Magen-Darm-Katarrh

GEFÄSS-ERKRANKUNGEN

Empfehlenswert
- Fettreicher Fisch, wie Lachs und Sardinen, wegen des Gehalts an Omega-3-Fettsäuren
- Vitamin-C-reiches Obst und Gemüse
- Samen, Nüsse, Meeresfrüchte und Weizenkeime zur Versorgung mit Vitamin E

Bedenklich
- Fettes Fleisch und Fleischprodukte sowie andere Quellen gesättigter Fettsäuren

Zu meiden
- Rauchen und übermäßiger Alkoholkonsum

Die häufigsten Kreislauf- und Gefäßerkrankungen sind Bluthochdruck und Arteriosklerose. Daneben gibt es noch zahlreiche Gerinnungsstörungen und Krankheiten mit Behinderung des Blutflusses wie Aneurysma, Claudicatio intermittens, Phlebitis und Raynaud-Krankheit.

ANEURYSMA
Eine solche Aussackung bildet sich an schwachen Stellen der Arterienwände, insbesondere in der Hauptschlagader, die direkt vom Herzen abgeht. Viele Aneurysmen sind Folge einer angeborenen Gewebeschwäche, während andere durch Bluthochdruck oder Arteriosklerose entstehen.

Fett- und salzarme Ernährung. Es gibt keine speziellen Ernährungsempfehlungen; eine fett- und salzarme Kost kann jedoch Arteriosklerose und Bluthochdruck verhindern. Essen Sie reichlich frisches Obst und Gemüse, um die Versorgung mit Vitamin C sicherzustellen; es stärkt die Blutgefäße und hält sie elastisch.

CLAUDICATIO INTERMITTENS (SCHAUFENSTERKRANKHEIT)
Symptome sind starke Beinschmerzen und -krämpfe nach einer gewissen Gehstrecke infolge von Durchblutungsstörungen und einer Unter-

versorgung mit Sauerstoff. Meist entsteht eine Claudicatio intermittens durch Arteriosklerose. Vielen Patienten hat eine fettarme Ernährung in Verbindung mit einem Bewegungsprogramm geholfen. Knoblauch und Zwiebeln sollen die Durchblutung verbessern. Bei Patienten mit ausgeprägter Gefäßverlegung ist jedoch oft eine Operation erforderlich.

PHLEBITIS
Als Phlebitis wird eine Entzündung der Venen bezeichnet. Meistens sind die großen oberflächlichen Unterschenkelvenen betroffen. Trotz der Schmerzen ist diese oberflächliche Venenentzündung weniger gefährlich als eine Entzündung der tiefen Beinvenen, aus der eine Thrombophlebitis entstehen kann. Dabei bilden sich an der Entzündungsstelle Gerinnsel, von denen Stücke abbrechen und zu Herz und Lungen gespült werden.

Eine Phlebitis kann mit Acetylsalicylsäure und anderen Entzündungshemmern sowie durch Auflegen warmer Tücher behandelt werden. Bei Thrombophlebitis können gerinnselauflösende Medikamente verabreicht werden, daneben können weitere Maßnahmen erforderlich sein, um zu verhindern, dass die Gerinnsel lebenswichtige Organe erreichen.

GANZ EINFACH!

Essen Sie mehr Zwiebeln und Knoblauch

Diese aromatischen Gemüsesorten verbessern die Durchblutung besonders gut. Lassen Sie den geschnittenen Knoblauch 10 Minuten ruhen, bevor Sie ihn weiterverarbeiten. Dadurch werden Allicin und seine wirksamen Abkömmlinge aktiviert, sodass sich der volle Nährwert des Knoblauchs entfaltet.

Essen Sie mehr Fisch. Eine Ernährung mit mehreren Mahlzeiten Fettfisch oder anderen Omega-3-Fettsäure-reichen Lebensmitteln in der Woche und mit Vitamin-E-haltigen Nahrungsmitteln trägt zur Verminderung der Gerinnselbildung und der Entzündungsreaktion bei. Gamma-Linolensäure, eine Substanz in Nachtkerzen- und Borretschöl, wirkt ähnlich. Sprechen Sie vorher mit Ihrem Arzt, da diese Fettsäure die Wirkung von Medikamenten beeinträchtigen kann.

RAYNAUD-KRANKHEIT
Diese Erkrankung geht mit Taubheitsgefühlen, Kribbeln und Schmerzen in Fingern und Zehen durch Zusammenziehen oder Verkrampfen der kleinsten Arterien einher, die die Extremitäten

mit Blut versorgen. Die Symptome setzen typischerweise bei Kälte ein, bei manchen Menschen können sie auch durch Stress ausgelöst werden. **Ausreichend Omega-3-Fettsäuren.** Setzen Sie Ihre Hände und Füße keinen niedrigen Temperaturen aus; dadurch lassen sich die Anfälle meist umgehen. Das Meiden von Rauchen und Passivrauchen ist ebenso wichtig. Hilfreich kann der Verzehr von Nahrungsmitteln sein, die reich an Omega-3-Fettsäuren und Vitamin E sind. ❖

GEFLÜGEL

Pluspunkte

- Sehr gute Eiweißquelle
- Liefert reichlich Vitamin A, B-Vitamine und Mineralstoffe

Minuspunkte

- Anfällig für bakterielle Besiedelung

Geflügelfleisch, wie beispielsweise von Huhn, Pute, Ente, Gans, Perlhuhn, Taube und Wachtel, enthält mehr Eiweiß und weniger gesättigte Fettsäuren als rotes Fleisch. Es liefert biologisch hochwertiges Eiweiß und enthält alle essenziellen Aminosäuren sowie Kalzium, Kupfer, Eisen, Phosphor, Kalium und Zink.

Abgesehen vom Geschmack, besteht der größte Unterschied zwischen den einzelnen Geflügelsorten im Fettgehalt. Putenbrust- und Hähnchenbrustfilet ohne Haut weisen mit nur 1 g Fett und etwas mehr als 100 kcal in 100 g den niedrigsten Fett- und Energiewert von allen Geflügelsorten auf. Zum Vergleich: 100 g Entenfleisch mit Haut haben einen durchschnittlichen Fettgehalt von knapp 42 g und 430 kcal; 100 g Entenbrust ohne Haut enthalten dagegen nur knappe 5 g Fett und 122 kcal.

Der höchste Fettanteil befindet sich beim Geflügel unter der Haut. Deshalb entfernt man mit der Haut auch das meiste Fett. Der Fettgehalt kann auch verringert werden, indem man die Haut vor dem Braten rundherum einsticht, damit das Fett während des Bratens herauslaufen kann. Wird Geflügel mit Haut gegart, damit es z. B. nicht austrocknet, sollte sie vor dem Verzehr jedoch entfernt werden.

In 100 g Entenfleisch sind 120 mg Cholesterin, in der gleichen Menge Hähnchen 95 mg, in 100 g Putenfleisch 90 mg.

Geflügelfleisch ist relativ reich an Vitamin A. Als Lieferant für B-Vitamine nimmt Geflügelfleisch eine Spitzenposition ein: bezogen auf den Kaloriengehalt enthält es mehr B-Vitamine als anderes Fleisch. In 100 g Hähnchenbrust ohne Haut stecken beispielsweise 15 mg Niazin, das entspricht der empfohlenen Tagesmenge für Frauen. Ente und Pute sind ebenfalls ausgezeichnete Quellen für dieses Vitamin, das für den Energiehaushalt, eine gesunde Haut sowie für ein reibungslos funktionierendes Verdauungs- und Nervensystem unabdingbar ist. Alle Geflügelsorten sind reich an Vitamin B.

Ente und Pute mit dunklem Fleisch enthalten außerdem viel Häm-Eisen, die Eisenform, die der Körper am besten aufnehmen kann. Geflügel liefert außerdem die Spurenelemente Selen und Zink, die ähnlich wie Beta-Karotin als Antioxidanzien das Immunsystem stärken. Tryptophan, eine essenzielle Aminosäure, die Depressionen und Schlaflosigkeit lindern kann, steckt ebenfalls im Geflügel.

GEFLÜGELSICHERHEIT

Da Geflügel meist mit intakter Haut verkauft wird, die oft mit Krankheitserregern besiedelt ist, ist es anfällig für Bakterien, die bei der Verarbeitung von der Haut oder aus Körperöffnungen des Vogels ins Fleisch gelangen. Im Kühlschrank bei niedriger Temperatur (4 °C) gelagertes Hühnerfleisch bildet wegen einer 10 000-fachen Zunahme der Bakterienzahl nach etwa 6 Tagen einen schmierigen Film auf der Haut.

Rohes Geflügel muss unter fließendem Wasser gewaschen werden. Alles, was mit dem rohen Geflügel in Berührung kommt, wie Messer, Schneidebretter muss gründlich gereinigt werden. Vergessen Sie nicht Ihre Hände mit Seife zu waschen!

Geflügel ist gar, wenn sich die Keulengelenke leicht bewegen lassen und klare Flüssigkeit aus dem Fleisch tritt, wenn man mit einem spitzen Messer in die dickste Stelle hineinsticht. Am besten lässt sich der Garzustand mit einem Bratthermometer feststellen. Zum Messen das Thermomter stets in die dickste Fleischstelle (den Kern) stechen, bei einem Huhn ist das die Brust, bei einer Pute die Oberkeule. Geflügelfüllung oder die Beilagen sollten vor dem Servieren mindestens 82 °C erreichen. Experten raten vom Garen des Geflügels in der Mikrowelle ab, weil das Fleisch darin ungleichmäßig garen könnte.

Gefülltes Geflügel sollte niemals im Kühlschrank aufbewahrt, sondern bei 160 °C sofort gegart werden. Bei niedrigeren Temperaturen besteht die Gefahr, dass sich Bakterien in der Füllung vermehren, bei höheren Temperaturen gart zwar das Fleisch, aber die Füllung bleibt roh. Verzehren Sie Reste innerhalb von 1–2 Tagen, oder frieren Sie sie ein.

Abgepacktes Geflügel ist selten gefrierfertig verpackt. Geben Sie das Fleisch in einen ausreichend großen Gefrierbeutel, drücken Sie die Luft heraus und verschließen Sie den Beutel gut. Beim Gefriervorgang wird die Oxidation ungesättigter Fette begünstigt, was das Geflügel ranzig macht. Daher ist es gefroren nur wenige Monate haltbar. Tauen Sie Geflügel stets langsam im Kühlschrank auf. ❖

GELBSUCHT

Bedenklich

- Fett- und zuckerhaltige Nahrungsmittel

Zu meiden

- Schalentiere, da sie aus verschmutztem Wasser stammen können
- Ungeschältes Obst und Gemüse, da es mit Spuren von menschlichen Fäkalien verunreinigt sein könnte
- Nahrungsmittel, die unter schlechten hygienischen Bedingungen verkauft oder zubereitet werden
- Alle alkoholischen Getränke

Als Gelbsucht (Ikterus) bezeichnet man die Gelbfärbung der Haut und des Weißen im Auge. Dazu kommt es, wenn sich Bilirubin, ein Gallenpigment, im Blut anreichert. Bilirubin ist ein Nebenprodukt, das in der Leber beim Abbau der roten Blutkörperchen zur Weiterverwendung ihres Eisengehaltes entsteht. Bilirubin wird mit der Gallenflüssigkeit vermengt, einem in der Leber hergestellten Verdauungssaft, und wird schließlich mit dem Stuhl und Urin ausgeschieden.

Es gibt drei Hauptformen der Gelbsucht. Am häufigsten tritt sie bei einer Hepatitis oder anderen Lebererkrankungen auf. Eine andere Form, die obstruktive Gelbsucht, entsteht durch Gallensteine oder andere Gallenblasenerkrankungen, und die seltenste Form wird von Veränderungen im Bilirubinstoffwechsel verursacht.

Man geht davon aus, dass bei etwa 10 % der erwachsenen deutschen Bevölkerung Gallenblasenerkrankungen vorliegen und etwa 6,5 Mio. Menschen hierzulande eine Lebererkrankung haben, wovon bei 4–5 Mio. eine Leberentzündung (Hepatitis) vorliegt.

Bei der Leberentzündung (Hepatitis) wurden bislang fünf virale Formen identifiziert. Eine Leberentzündung kann auch von Alkohol- oder Drogenmissbrauch, Medikamenten sowie durch bakterielle, parasitäre oder Pilzinfektionen der Leber ausgelöst werden. Einige der Virushepatiden erreichen den menschlichen Körper über Wasser oder Nahrungsmittel (insbesondere Schalentiere), die mit Fäkalien verunreinigt sind. Außerdem kann sich eine Hepatitis durch Bluttransfusionen oder direkten Kontakt mit infizierten Körperflüssigkeiten oder Spritzbestecken einstellen.

Neben einer Gelbsucht treten bei einer Hepatitis Fieber, Müdigkeit, Übelkeit, Erbrechen, Durchfall und Appetitlosigkeit auf. Der Urin kann durch den hohen Bilirubingehalt dunkel sein, der Stuhl hell, ockerfarben oder weißlich, da das Bilirubin nicht in den Verdauungstrakt abgegeben wird. In einigen Fällen kann die Hepatitis so ausgeprägt sein, dass es zum Koma mit tödlichem Leberversagen kommt.

Gelbsucht kann auch bei der Gilbert-Meulengracht-Krankheit auftreten, einer Störung des Bilirubinstoffwechsels, von der 2–12 % der Bevölkerung betroffen sind und die oft fälschlich als Hepatitis diagnostiziert wird. Bei dieser Erkrankung tritt eine isolierte chronische Gelbsucht auf, ohne dass eine Lebererkrankung vorliegt. Daneben gibt es andere seltene Formen der Gelbsucht im Rahmen von Erbkrankheiten.

NEUGEBORENENGELBSUCHT

Viele Neugeborene, insbesondere Frühgeborene, entwickeln in den ersten Tagen nach der Geburt eine Gelbsucht. Diese so genannte physiologische Gelbsucht entsteht, weil die Leber noch nicht voll funktionsfähig ist. Normalerweise treten keine weiteren Symptome auf, und die Gelbfärbung verschwindet innerhalb einer Woche mit der Leberreifung. Durch UV-Licht kann der Vorgang beschleunigt werden: Das Licht wandelt das Bilirubin so um, dass es leichter ausgeschieden werden kann als die ursprüngliche Form.

Das Risiko für eine Gelbsucht kann vermindert werden, indem man das Neugeborene bald nach der Geburt häufig füttert. In dem Fall produziert der Verdauungstrakt vermehrt Stühle und erhöht so die Bilirubinausscheidung. Manchmal handelt es sich bei der Neugeborenengelbsucht um eine Reaktion auf die Muttermilch, weshalb für 1–2 Tage nicht gestillt werden darf und stattdessen Ersatzpräparate gegeben werden müssen. Sobald das Problem behoben ist, kann weitergestillt werden.

ERNÄHRUNGSANSÄTZE

Die Änderungen im Speiseplan erfolgen je nach Art der Gelbsucht. Eine Hepatitis klingt unter nährstoffreicher, ausgewogener Ernährung und genügend Ruhe ab – was allerdings mehrere Wochen dauern kann. Leider haben viele Patienten Schwierigkeiten, ausreichend viel zu essen, damit die Leber genügend Kalorien zur Verfügung hat, um sich zu erholen und ihre geschädigten Zellen zu erneuern. Oft wird von den Betroffenen angegeben, dass ihr Appetit im Lauf des Tages ab- und dafür die Übelkeit zunimmt, weswegen das Frühstück meist am besten vertragen wird.

Ernähren Sie sich eiweißreich. Bei der Genesung von einer Hepatitis sollte die Ernährung ausgewogen und reich an tierischen und pflanzlichen Eiweißen sein. Die besten Quellen dafür sind mageres Fleisch, Geflügel, Fisch, Eier, Milch und Milchprodukte sowie eine Kombination von Hülsenfrüchten und Vollkornprodukten. Bei mangelhaftem Appetit bieten sich viele kleine nährstoffreiche Mahlzeiten wie beispielsweise Milchmixgetränke oder angereicherte Getränke an. Gebratene und sehr fettreiche Nahrungsmittel sind schwer verdaulich und sollten vom Speiseplan gestrichen werden. Kleinere Fettmengen sind jedoch zulässig, da sie die erforderlichen Kalorien und ein wenig Geschmack ergänzen. Allgemein ist das Fett aus Milch und Milchprodukten sowie Eiern leichter verdaulich als solches aus Fleisch und Fleischprodukten sowie gebratenen Speisen.

Meiden Sie Süßigkeiten und Alkohol. Da sie den Appetit auf gesündere, nährstoffereiche Speisen verderben, sollten Süßigkeiten möglichst vollständig gemieden werden. Alkohol sollte am besten überhaupt nicht getrunken werden, weil er die kranke Leber zusätzlich belastet. Nach der Genesung ist es oft wieder möglich, Alkohol in vernünftigen Mengen zu trinken. Bei vielen Lebererkrankungen ist jedoch eine lebenslange Abstinenz erforderlich. Es gibt Hinweise darauf, dass pflanzliche Mariendistelpräparate bei Leberfunktionsstörungen hilfreich sind. ❖

GEMÜSE

Pluspunkte

- Enthält oft viel Vitamin C und E, Beta-Karotin (Provitamin A), Folsäure und andere B-Vitamine, Kalium und andere Mineralstoffe
- Der hohe Ballaststoffgehalt fördert eine normale Darmfunktion
- Reich an Bioflavonoiden und anderen Substanzen, die Krankheiten verhindern

Minuspunkte

- Einige Sorten lösen Allergien aus

Pflanzen verwenden Wasser, Kohlendioxid aus der Luft und Nährstoffe aus der Erde zur Herstellung all jener Komponenten, die für menschliches (und tierisches) Leben unabdingbar sind. Wir leben von Gemüse, egal ob wir es direkt verzehren oder indirekt in Form von tierischen Produkten zu uns nehmen.

Möhren, Schwarzwurzeln oder Rote Bete sind botanisch betrachtet essbare Wurzeln, die der Pflanze als Nährstoffspeicher dienen. Für uns sind sie deshalb wertvolle Kohlenhydratlieferanten. In Pflanzenstängeln wandern Nährstoffe zwischen Wurzeln und Blättern hin und her. Beispiele für essbare Stängel sind Rhabarber und Stangensellerie. Auch Kartoffeln sind Stängel, allerdings unterirdische und verdickte, in denen reichlich Stärke gespeichert ist. Dunkles Blattgemüse wie Spinat und Mangold, die Mitglieder der Kohlfamilie wie Brokkoli, Blumenkohl, Grünkohl und Rosenkohl sind reich an sekundären Pflanzenstoffen und B-Vitaminen. Die Blätter der Zwiebelgemüse bilden hingegen fleischige Knollen aus, die Kohlenhydrate und Wasser speichern, um die Pflanze im nächsten Jahr zu ernähren; dazu zählt neben der Zwiebel und dem Lauch auch der Gemüsefenchel. Ebenfalls essbar sind die Blüten einiger Pflanzen. Gute Beispiele dafür sind nicht nur Zucchiniblüten, sondern auch Brokkoli und Blumenkohl.

WIE VIEL IST GENUG?

Es wird empfohlen, täglich mindestens 5 Portionen Obst oder Gemüse zu essen. Eine Portion entspricht einer Hand voll unzerkleinertem Obst oder Gemüse, 2 Hand voll zerkleinertem Obst oder Gemüse oder 1 Glas (200 ml) entsprechendem Saft – kleine Hände, kleine (Kinder-)Portionen, große Hände, große Portionen – je abwechslungsreicher, desto besser. Ernährungsexperten empfehlen eine möglichst vielfältige Zusammenstellung roher und gekochter Gemüse, darunter stark orange, rot, dunkelgrün und gelb gefärbte Gemüsesorten, Gemüse aus der Familie der Kreuzblütler (Kohl) und Lauchgemüse wie Zwiebeln und Knoblauch. Neben den Antioxidanzien, Vitaminen und Mineralstoffen enthalten diese Pflanzen reichlich krankheitsbekämpfende Substanzen, die sekundären Pflanzenstoffe.

NÄHRWERT

Die meisten Gemüsesorten sind ausgezeichnete Lieferanten von Vitaminen, Ballaststoffen sowie Kalium und anderen Mineralstoffen. Außerdem sind sie reich an verschiedenen sekundären Pflanzenstoffen, die vor Krankheiten schützen. Gemüse enthält wenig Fett und ist ausgesprochen kalorienarm.

Grünes Gemüse erhält seine Farbe vom Chlorophyll, dem Pigment, das die Energie aus dem Sonnenlicht einfängt und zur Herstellung von Zuckern aus Wasser und Kohlendioxid bereitstellt. Chlorophyll löst sich nur in Fett. Beim Kochen in Wasser wird jedoch das Enzym Chlorophyllase freigesetzt, das das Chlorophyll in wasserlösliche Bestandteile zerlegt. Dies hat zwar Auswirkungen auf die Farbe – sie verschwindet, bzw. wird blasser, aber keine auf den Nährwert. Auch einige Vitamine sind wasserlöslich, weshalb sie während des Kochens in Wasser aus dem Gemüse gelöst werden. Dies ist einer der Gründe, warum Ernährungsexperten empfehlen, Gemüsekochwasser als Suppen- oder Saucengrundlage zu verwenden.

Die Farbe liefert nützliche Hinweise auf den Vitamingehalt von Gemüse. Die Pflanzen stellen aus den Zuckern, die durch Fotosynthese in ihren Blättern entstehen, Vitamin C her. Je größer und dunkler die Blätter sind, desto mehr Vitamin C und Beta-Karotin enthalten sie. Darum sind die äußeren dunklen Blätter von Kopfsalat oder Kohl wesentlich karotinreicher als die blassen inneren Blätter. Die äußeren, meist etwas härteren Blätter sollten deshalb weitestgehend verwendet werden. Es sei denn, sie sind beschädigt oder das Gemüse stammt nicht aus kontrolliert biologischem Anbau und könnte mit Pestiziden verunreinigt sein.

Stark gelb, orange oder dunkelgrün gefärbtes Gemüse verdankt seine Farbe verschiedenen Karotinoiden. Dazu gehört u. a. Beta-Karotin, ein Antioxidanz, das im Körper in Vitamin A umgewandelt wird, weshalb es auch als Provitamin A bezeichnet wird. Da Karotinoide hitzestabil und fettlöslich sind, sind sie auch noch im gegarten Gemüse enthalten.

Die löslichen und unlöslichen Ballaststoffe im Gemüse sorgen für eine gesunde Darmfunktion und verhindern, dass möglicherweise giftige Nebenprodukte der Verdauung den Dickdarm schädigen können. Bei manchen Menschen verursachen Ballaststoffe allerdings Blähungen.

NATÜRLICHER SCHUTZ VOR KREBS

Krebs entsteht, wenn das Immunsystem des Körpers entartete Zellen übersieht. Auch Pflanzen sind anfällig für Zellschäden und haben daher eine Abwehrstrategie entwickelt. Beta-Karotin sowie die Vitamine C und E sind natürliche Antioxidanzien, die Zellschäden verhindern, indem sie freie Radikale (die instabilen Moleküle, die bei der Sauerstoffverwertung freigesetzt werden) einfangen und inaktivieren.

Einige in Gemüse enthaltene Antioxidanzien verhindern das Wachstum von Blutgefäßen, die Tumore versorgen, andere inaktivieren die Enzymsysteme, mittels derer sich die Krebszellen ausbreiten, und wieder andere unterdrücken die Hormone, die das Krebswachstum fördern.

Die in Kreuzblütlern wie Brokkoli, Blumenkohl, Rüben und Kohl vorhandenen Indole scheinen Enzyme anzuregen, die vor Krebs schützen. Das in Mais, dunklem Blattgemüse und Paprika vorkommende Lutein ist ein Antioxidanz, das vor der altersbedingten Augenkrankheit, der Makuladegeneration, schützt. Lykopin, das in Tomaten(produkten), Wassermelone und rosa Grapefruit vorkommt, senkt nachweislich das Risiko für das Prostatakarzinom und schützt vor Herzkrankheiten. Zwiebeln und Knoblauch enthalten Schwefelverbindungen, von denen viele vor Krankheiten schützen. So ist Magenkrebs in Gegenden, wo traditionell viele Zwiebeln und reichlich Knoblauch gegessen werden, deutlich seltener.

Studien haben gezeigt, dass Krebserkrankungen bei Menschen, die regelmäßig viel Obst und Gemüse essen, deutlich seltener auftreten als bei anderen. Im Gegensatz dazu wurde festgestellt, dass diejenigen, die wenig Gemüse essen, häufiger an Darmkrebs erkranken.

Die schützende Wirkung von Gemüse geht weit über das hinaus, was Vitaminpräparate leisten können. Die meisten Sorten nutzen in mehr als einer Hinsicht. So enthält Brokkoli Beta-Karotin, Vitamin C, Ballaststoffe, Folsäure und den sekundären Pflanzenstoff Sulforaphan. Diese Zusammenstellung schützender Nährstoffe und bislang unbekannter Bestandteile von Gemüse

POPULÄRE IRRTÜMER

Irrtum: Kochendem Gemüse kann man eine Prise Backpulver beigeben, damit es eine kräftige grüne Farbe bekommt.

Tatsache: Backpulver sorgt zwar dafür, dass Gemüse grün bleibt, zerstört aber auch das Pflanzengewebe, sodass das Gemüse matschig wird, und viele Vitamine.

sind vermutlich entscheidend für die Vorbeugung von Krebserkrankungen.

DIE NÄHRSTOFFE BEWAHREN

Gemüse liefert Stärke, Zucker und Eiweiß, seine wertbestimmenden Inhaltsstoffe sind jedoch Vitamine, Mineralstoffe, Ballaststoffe sowie gesundheitsfördernde sekundäre Pflanzenstoffe. Der Nährstoffgehalt, die Farbe und die Konsistenz von gegartem Gemüse hängen u. a. von der Garzeit und der verwendeten Flüssigkeitsmenge ab.

Vitamin C und die B-Vitamine sind wasserlöslich, zudem ist Vitamin C äußerst hitzeempfindlich: Verantwortlich dafür ist ein Enzym, dessen Aktivität mit steigender Temperatur zunimmt. Doch ab mehr als 100 °C ist es inaktiv. Daher sollte Gemüse nur in kochende Flüssigkeit gegeben werden. Dämpfen oder Garen in wenig Flüssigkeit erhält zudem mehr als doppelt so viel Vitamin C als das Garen in viel Flüssigkeit. Außerdem wird Vitamin C durch Kontakt mit Sauerstoff zerstört.

Karotinoide in Gemüse sind nicht wasserlöslich und normalerweise hitzestabil. Durch sehr hohe Temperaturen wie sie z. B. im Dampfdrucktopf erreicht werden, werden sie jedoch zerstört.

Das intensive Grün des Chlorophylls in Blättern und anderen Pflanzenteilen wird durch Hitze, aufgrund enzymatischer Vorgänge, stumpf. Dies hat zwar keine negativen Auswirkungen auf den Nährwert von Gemüse, lässt es jedoch unappetitlicher erscheinen. Deshalb wird häufig empfohlen grüne Gemüsesorten wie Spinat oder Brokkoli zu blanchieren, also kurz in kochendes Wasser zu geben und anschließend mit kaltem Wasser abzuschrecken. Dadurch werden die enzymatischen Vorgänge gestoppt, die die Veränderungen des grünen Farbstoffs verursachen. Für kalt serviertes Gemüse ist diese Methode durchaus ratsam, für warme Speisen muss das Gemüse nach dem Blanchieren jedoch erneut erhitzt werden, wodurch weitere wertvolle Nährstoffe verloren gehen.

Um das Beta-Zyan in Roten Beten zu erhalten, sollte man es vermeiden, die Knollen in Wasser zu kochen. Am besten ist es, wenn man sie mit der Schale im Backofen oder in der Mikrowelle gart. Werden geschälte und/oder aufgeschnittene Rote Bete in Wasser gekocht, verlieren sie nicht nur ihren roten Farbstoff, sondern auch noch die wasserlösliche Folsäure, ein hochempfindliches B-Vitamin.

LAGERUNG

Geerntetes Gemüse büßt an Geschmack, Süße und Konsistenz ein, weil es seine eigenen Nährstoffreserven aufbraucht. Daher sollte es möglichst kurz gelagert werden. Mais und Erbsen können innerhalb von nur 6 Stunden bis zu 40 % ihres Zuckergehalts verlieren, wenn sie bei Raumtemperatur aufbewahrt werden. Bohnen und anderes Gemüse wie Spargel oder Brokkoli werden holzig.

Gemüse aus dem Mittelmeerraum (wie Auberginen, Paprikaschoten, Okra und Tomaten) sollten am besten bei 10 °C gelagert werden. Kartoffeln und Süßkartoffeln müssen kühl und dunkel (z. B. im Keller) gelagert werden, damit sich keine unerwünschten, giftigen Alkaloide bilden. Erkennbar sind diese an den grünen Stellen, die bei unsachgemäßer Lagerung von Kartoffeln entstehen. Kartoffeln wandeln ihre Stärke bei Temperaturen unter 4 °C in Zucker um. Die meisten anderen Gemüsesorten sollten bei 0 °C gelagert werden; auf jeden Fall aber im Gemüsefach des Kühlschranks. Durch die Salze und Zucker in ihrem Saft gefrieren Gemüse erst bei noch tieferen Temperaturen.

Tomaten sollten nicht im Kühlschrank gelagert werden, da die Kälte ihren Geschmack

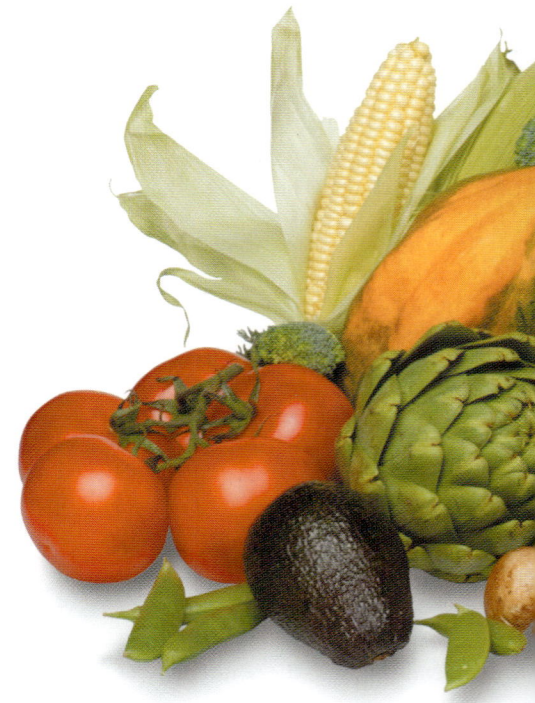

beeinträchtigt. Stattdessen sollten sie bei Raumtemperatur gelagert und zügig verbraucht werden. Grünes Gemüse sollte gewaschen, getrocknet, in ein Küchentuch gewickelt und in einem fest verschlossenen Behälter im Kühlschrank gelagert werden. Sofern es in luftdichter Verpackung gekauft wurde, sollte es darin verbleiben. Paprikaschoten sollten im Kühlschrank getrennt von anderen Gemüsesorten gelagert werden.

MÖGLICHE RISIKEN

Die meisten Gemüsesorten können roh oder gekocht verzehrt werden. Ausnahmen sind Lima- und Kidney-Bohnen sowie andere Hülsenfrüchte, die giftige Substanzen enthalten, die erst durch ein mehrminütiges Erhitzen über 100 °C zerstört werden.

Brokkoli, Grünkohl und andere Kreuzblütler enthalten kropfbildende Substanzen, die in den Jod-Stoffwechsel eingreifen. Auch diese Substanzen werden durch Hitze unwirksam, also unschädlich gemacht; beim Verzehr großer Mengen dieser Gemüsesorten im Rohzustand kann eine bestehende Schilddrüsenkrankheit verschlimmert werden.

Meistens löst Gemüse keine Allergien aus, manche Menschen reagieren jedoch auf Nachtschattengewächse (z. B. Auberginen, Tomaten) allergisch. Auch allergische Reaktionen auf Mais können vorkommen. ❖

SO SCHAFFEN SIE ES, MEHR GEMÜSE ZU ESSEN

1. Belegen Sie Sandwiches und Pausenbrote nicht nur mit Wurst, Schinken oder Käse, sondern auch mit Gemüse – Tomatenscheiben, gehobeltem Weißkohl, gewürfelten Paprikaschoten, Gurkenscheiben, Zwiebelringen und dunkelgrünen Salatblättern.

2. Belegen Sie selbst gemachte Pizzen mit Zucchinischeiben, Blattspinat, Champignons, Zwiebeln, Paprika, Brokkoli, Möhrenstiften und frischen Tomatenscheiben.

3. Ergänzen Sie Eintöpfe, Ihre Lieblingssauce für Pasta, Chili, Lasagne spwie Aufläufe mit frischem oder tiefgeforenem Gemüse.

4. Lassen Sie sich immer wieder zwischendurch einen Teller Minestrone oder eine andere Gemüsesuppe schmecken. Im Sommer bieten sich kalte Suppen wie Gazpacho oder kalte Gurkensuppe an.

5. Ergänzen Sie bestellte oder Tiefkühlgerichte mit frischem Gemüse. Bestellen Sie beim Außer-Haus-Essen einen frischen Salat als Beilage oder Salat und gegrilltes Gemüse als Vorspeise.

6. Schneiden Sie Ihr Lieblingsgemüse in mundgerechte Stücke. Lagern Sie es gut verschlossen in durchsichtigen Kunststoff- oder Glasgefäßen, damit Sie es als erstes sehen, wenn Sie den Kühlschrank öffnen.

7. Kaufen Sie Gemüse während der Saison. Freilandgemüse hat einen höheren Nährwert als Treibhausgemüse.

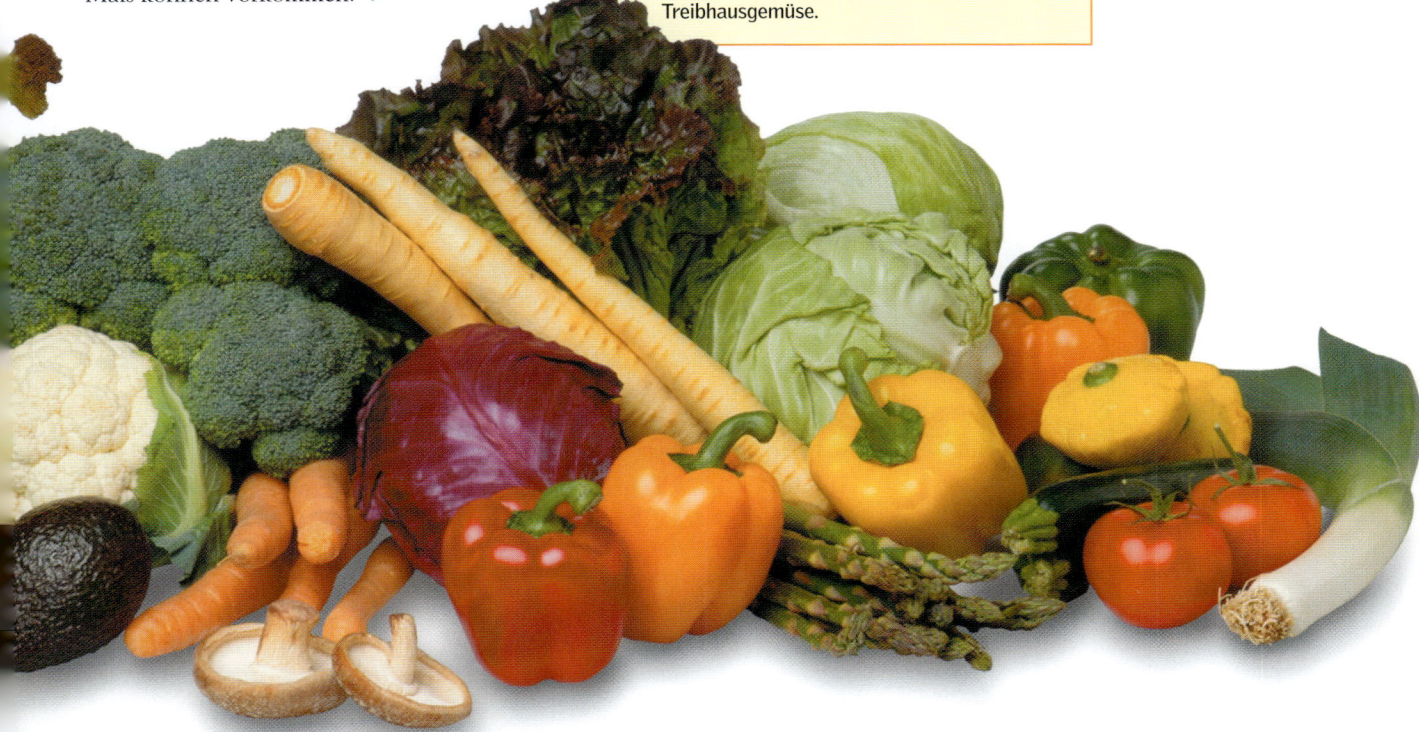

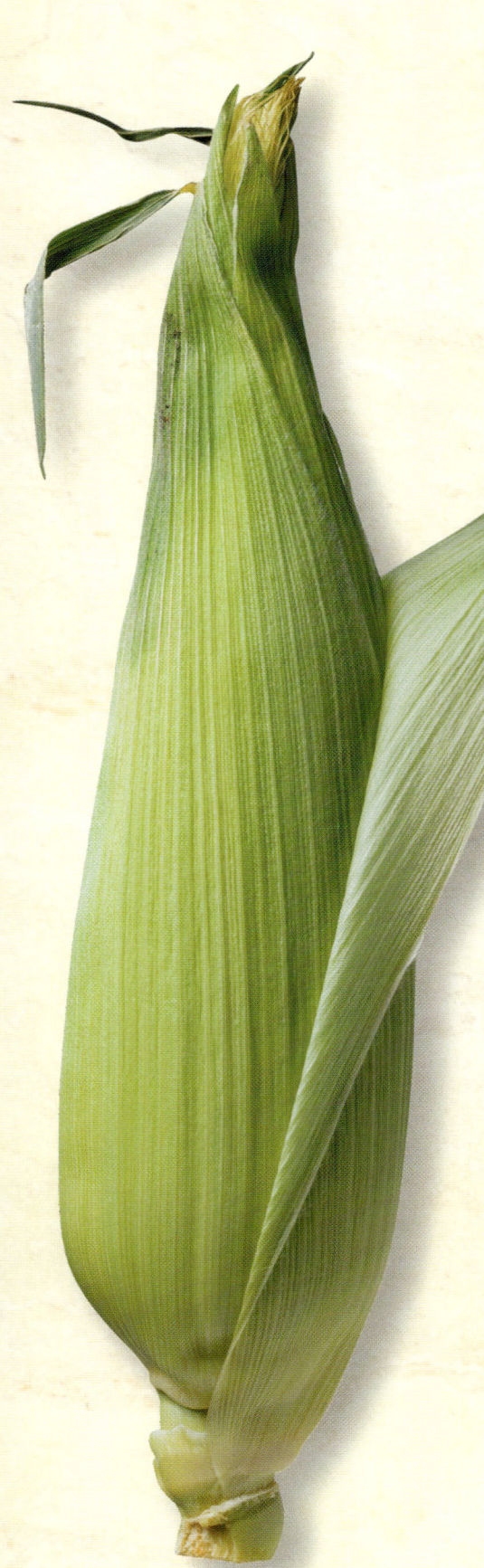

GENTECHNISCH VERÄNDERTE ORGANISMEN
▪ GVO ▪

Die Verbreitung von gentechnisch veränderten Lebensmitteln bleibt ein heiß diskutiertes Thema zwischen mächtigen Gegnern. Mais, der gegen Insektenangriffe resistent ist, Raps, der Herbizide verträgt, und Käse, der ohne tierisches Labferment hergestellt werden kann, sind nur einige der Neuerungen durch gentechnische Veränderungen. Dabei fürchten viele Menschen, dass die möglichen Langzeitauswirkungen nicht ausreichend in Betracht gezogen werden. Seit Jahrhunderten haben sich Nahrungsmittelerzeuger mit der Genetik von Pflanzen und Tieren beschäftigt und diese gekreuzt, um erwünschte Merkmale zu züchten und unerwünschte auszumerzen. Durch die Verfeinerung dieser Techniken erzielten die Bauern immer bessere Erträge.

In den vergangenen Jahren ist vor dem Hintergrund der gentechnischen Veränderung mit der Biotechnologie ein neuer Forschungszweig entstanden. Als gentechnisch verändert werden Nahrungsmittel bezeichnet, wenn ein Teil ihres genetischen Materials verändert wurde. Eines der Verfahren hierzu ist die „Genmanipulation", bei der ein Gen oder eine Gruppe von Genen von einem Organismus auf einen anderen übertragen wird.

In Europa wurden bislang mehr als 50 Pflanzenarten mit neuen gentechnischen Eigenschaften ausgestattet und in zeitlich begrenzten Freilandversuchen gepflanzt. Bislang sind jedoch nur wenige dieser neuartigen Pflanzen kommerziell bedeutsam. In der EU dürfen bislang nur Produkte aus gentechnisch verändertem Soja, Mais, Raps und Baumwolle zu Lebens- und Futtermitteln verarbeitet werden.

Weiterentwicklung der Natur

Die Gentechnik ermöglicht Pflanzenforschern, fast jede Pflanze um wünschenswerte Erbmerkmale zu ergänzen. Möglich sind beispielsweise nährstoffreichere Nahrungsmittel, z. B. Mais mit biologisch besonders hochwertigem Eiweiß oder eine Rapsform, die noch mehr ungesättigte Fettsäuren enthält als die ursprüngliche Form.

Agrarforscher versuchen außerdem, Pflanzen so zu verändern, dass sie auch unter ungünstigeren Bedingungen wachsen können, z. B. bei Dürre. Diese Sparte der Gentechnik birgt ein enormes Potenzial zur Behebung der Nahrungsknappheit auf der Erde. Denkbar wäre, dass in trockenen Wüstengegenden bald dürreresistente Getreidesorten gedeihen.

Bei einem weiteren Ansatz werden Pflanzen so verändert, dass sie resistent gegen Krankheiten, Schädlinge, Herbizide und Pestizide sind. Dazu wird beispielsweise der Geschmack einer Pflanze so verändert, dass die Insekten sie verschmähen und die Bauern weniger Pestizide verwenden müssen. Oder es wird eine Pflanze entwickelt, die gegen bestimmte Herbizide resistent ist, sodass weder die Ernte noch nützliche Insekten beeinträchtigt werden.

Auch die Käsehersteller profitieren von der Gentechnik. Bei der klassischen Käseproduktion wird Labferment aus Kälbermägen verwendet, um die Milch gerinnen zu lassen. Chymosin, das wichtigste Enzym in dem Ferment, kann inzwischen mittels gentechnischer Verfahren hergestellt werden. Der entsprechende DNA-Abschnitt, das Gen also, das die Bauanweisungen für Chymosin enthält, wurde in den Zellen von Kälbern isoliert und kopiert bzw. „geklont". Anschließend wurde es in das Erbmaterial von bestimmten Bakterien *(Escherichia coli)*, Hefen *(Kluyveromyces lactis)* und Pilzen *(Aspergillus niger)* eingebracht, die daraufhin reines Chymosin produzieren. In Deutschland ist dieses mittels Gentechnik hergestellte Chymosin seit 1997 zugelassen. Es stimmt 100-prozentig mit dem „natürlichen" Chymosin des Kälbermagens überein, wird aber – da es nicht tierischer Herkunft ist – auch von Verbrauchern akzeptiert, die keine Fleischprodukte in ihrem Käse haben wollen.

Vor der Einführung des gentechnisch hergestellten Chymosins (rekombinantes Chymosin) wurden immense Vorsichtsmaßnahmen ergriffen. So wurde u. a. sichergestellt, dass bei Einsatz des gentechnsch hergestellten Chymosins keine Giftstoffe entstanden. Mittels rekombinantem Chymosin hergestellter Käse unterscheidet sich in nichts von Käse, der auf konventionelle Weise entstanden ist. Im Übrigen wird das Chymosin während der Käseherstellung abgebaut und ist im Endprodukt nicht mehr nachweisbar. In Deutschland ist die Herstellung von Chymosin nach der Käseverordnung zulassungspflichtig, weil es als Labaustauschstoff gilt; bislang wurden nur drei Präparate zugelassen.

Die Kehrseite

Ungeachtet der Vorteile der Gentechnik werden unerwünschte Konsequenzen bei dieser Form der Nahrungsmittelmanipulation befürchtet.

Unbeabsichtigter Gentransfer. So übertragen die Wissenschaftler oft ein Gen für Antibiotika-Resistenz (einen „Tracer") in das genetische Material, das auf eine Pflanze übertragen wird. Sofern die veränderte Zelle die Antibiotikabehandlung übersteht, ist sie resistent gegen das Antibiotikum geworden und hat vermutlich noch weitere Eigenschaften hinzugewonnen, die in dem übertragenen genetischen Material enthalten waren. Bislang liegen nur wenige Hinweise darauf vor, dass diese antibiotikaresistenten Tracer unbeabsichtigt auf andere Organismen übertragen werden können, beispielsweise auf Krankheitserreger. Theoretisch ist das aber möglich.

Verminderte Wirksamkeit von Pestiziden und Herbiziden. Es gibt Befürchtungen, dass Insekten resistent auf Pestizide reagieren, die von genetisch veränderten Pflanzen produziert werden. Auch könnte die Herbizidresistenz einer genetisch veränderten Pflanze auf die entsprechende Wildpflanze übertragen werden. Außerdem ist nicht ausgeschlossen, dass die gentechnisch veränderten Nutzpflanzen nicht nur Pflanzenschädlinge, sondern auch erwünschte, nützliche Insekten vernichten.

Versehentlicher Schaden für den veränderten Organismus oder andere Organismen. Die genetische Manipulation von Tieren ist schwieriger als die von Pflanzen. So werden Schafe, denen genetisch hergestellte Hormone zur Verbesserung des Wollwachstums injiziert werden, hitzeanfälliger. Schweine und Hühner, die mit bestimmten Wachstumshormonen behandelt werden, entwickeln schmerzhafte Knochen- und Gelenkveränderungen. Daneben gibt es ethische Probleme beim Umgang mit Tiergenen.

Allergische Reaktionen. Kritische Stimmen befürchten, dass aufgrund genetischer Veränderungen Allergene übertragen werden könnten. Dies ist jedoch unwahrscheinlich, da die Struktur der veränderten Eiweiße mit der Struktur aller bekannten Allergene verglichen wird.

Nutzen-Risiko-Abwägung

Die potenziellen Vorteile der Gentechnik sind enorm. Die Süßkartoffel, eine in Afrika wichtige Nutzpflanze, ist sehr empfindlich gegen das Süßkartoffel-Virus. Die Blüten von Chyrysanthemen enthalten Pyrethrine, ein natürlich wirksames Insektizid. Überträgt man einen Satz Gene davon auf Süßkartoffeln, sind beeindruckende Ergebnisse möglich. Der Einsatz von Pestiziden bei Baumwolle wurde bereits drastisch reduziert, indem ein Gen eingeführt wurde, das die Baumwolle vor Insekten schützt. Die anfänglichen Bedenken bezüglich der Umwelt (Pollenflug, Kreuzung mit Wildpflanzen) wurden bislang nicht bestätigt.

Kennzeichnungspflicht

Sei dem 18. April 2004 gilt die europäische Verordnung zur Kennzeichnung von gentechnisch veränderten Organismen in Lebensmitteln. Sie hilft Verbrauchern, die auf Gentechnik verzichten wollen, ihre Produkte gezielter zu wählen. Experten empfehlen vor allem bei Produkten mit Bestandteilen von Soja, Mais oder Raps genau auf die Etiketten zu schauen. Der Hinweis „genetisch verändert" wird sich beispielsweise bei Sojaöl, Maismehl oder Stärkeverbindungen finden – allerdings nur in der Zutatenliste. Bei zusammengesetzten Produkten, wie z. B. Cornflakes, Müsliriegeln, Backwaren u .a., also die Zutatenlisten genau anschauen! Bei unverpackten Lebensmitteln ist ebenfalls der Hinweis „genetisch verändert" auf einem Schild vorgeschrieben, beispielsweise bei lose verpackten Süßwaren

Weil die Kennzeichnungspflicht in Europa derzeit zahlreichen Ausnahmeregelungen und Übergangsfristen unterliegt, findet man bislang kaum gekennzeichnete Lebensmittel. Kennzeichnungslücken gibt es vor allem für tierische Lebensmittel: So müssen zwar die Futtermittel, nicht jedoch das Fleisch oder die Milch der Tiere, denen getechnisch verändertes Futter gegeben wurde, gekennzeichnet werden.

Die EU-Öko-Verordnung verbietet den Einsatz von Gentechnik in der Erzeugung von Bioprodukten. Deshalb ist der Kauf von Produkten, die mit dem Bio-Siegel (siehe S. 61) versehen sind, eine Möglichkeit, Lebensmittel, die ohne Gentechnik erzeugt wurden, zu erwerben. Darüber hinaus haben sich einige konventionell wirtschaftende Landwirte, Verarbeiter und Handelsunternehmen freiwillig verpflichtet, keine Gentechnik einzusetzen. Einige Hersteller von Markenfleischprogrammen werben unter dem Stichwort „gentechnikfreie Produktion", was besagt, dass sie keine Gentechnik zur Erzeugung ihrer Produkte eingesetzt haben.

Aktuelle Informationen zum Thema findet man bei allen Verbraucherzentralen sowie unter www.verbraucherministerium.de.

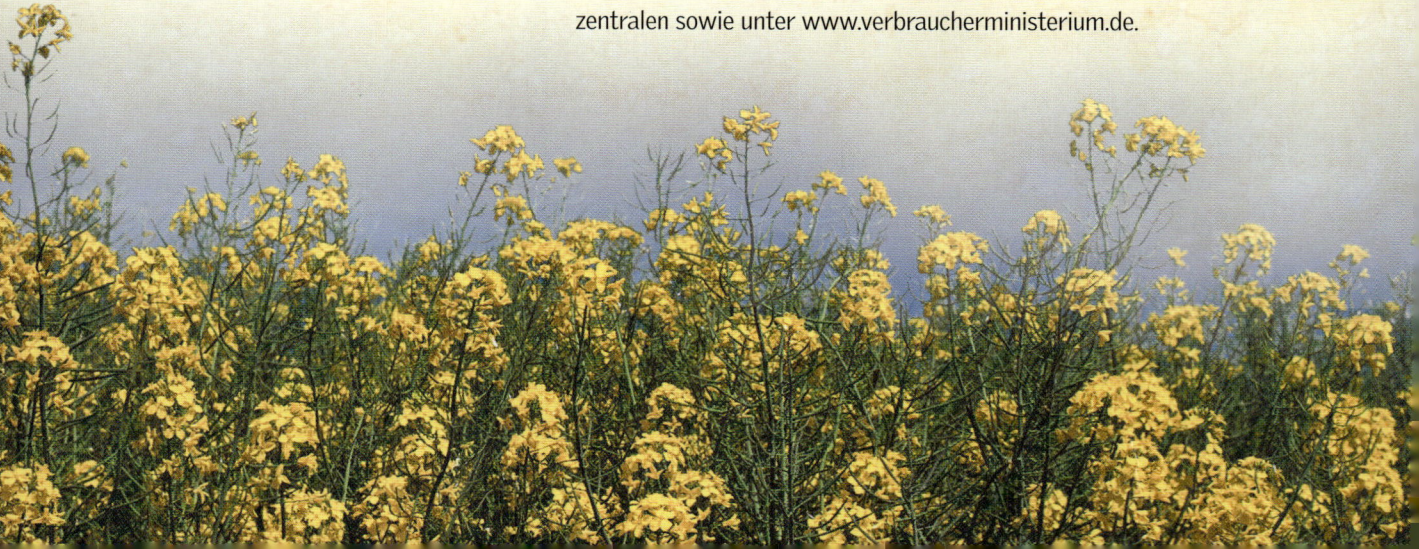

GERÄUCHERTES UND GEPÖKELTES FLEISCH

Pluspunkte

- Sparsam verwendet, sorgt es fett- und kalorienarm für mehr Geschmack

Minuspunkte

- Nitrite in konserviertem Fleisch werden möglicherweise zu krebserregenden Nitrosaminen umgebaut
- Durch den hohen Salzgehalt für Menschen mit salzarmer Ernährung ungeeignet
- Gepökeltes Fleisch enthält oft viel Tyramin, das bei manchen Menschen Migräne auslösen und bei Einnahme bestimmter Medikamente starke Reaktionen verursachen kann

Vor der Erfindung des Kühlschranks wurde Fleisch in allen Teilen der Welt auf ähnliche Weise haltbar gemacht: durch Räuchern, Salzen und Trocknen. Diese Konservierungsmethoden sind in den Industrienationen zwar nicht länger erforderlich, dennoch sind geräuchtere und gepökelte Fleischwaren aufgrund ihres würzigen Geschmacks weiterhin beliebt.

Wer viel Geräuchertes und Gepökeltes isst, erhöht das Risiko, an Magenkrebs zu erkranken. Den Rückgang der Erkrankungshäufigkeit führen Experten daher auch darauf zurück, dass dank der Verbreitung von Kühl- und Gefrierschränken Lebensmittel nicht mehr durch Salzen oder Räuchern konserviert werden müssen.

Achtung: Geräucherte und gepökelte Fleisch- und Wurstwaren können hohe Konzentrationen von Tyramin enthalten. Das ist ein Eiweißstoff, der bei manchen Menschen Migräneattacken auslösen kann. Noch gefährlicher ist der von Tyramin ausgelöste plötzliche Blutdruckanstieg. Im schlimmsten Fall kann es zu einem tödliche Kollaps bei Menschen kommen, die Monoaminooxidasehemmer (MAO-Hemmer) gegen Depressionen einnehmen. Tyramin steckt übrigens auch in manchen Rotweinen und Käsesorten.

RÄUCHERN

Räuchern konserviert Fleisch, Wurst und Fisch durch langsames Garen bei niedrigen Temperaturen und die im Rauch enthaltenen chemischen Verbindungen. Bislang wurden mehr als 200 Bestandteile des Rauches identifiziert, beispielsweise Alkohole, Säuren und Phenole sowie mehrere giftige – und möglicherweise krebserregende – Substanzen. Sie unterbinden das Bakterienwachstum und verhindern dadurch, dass das Fleisch verdirbt. Phenole verlangsamen die Fettoxidation und verhindern somit das Ranzigwerden. Räuchern wird inzwischen vor allem wegen des Geschmacks angewandt – ein Beispiel ist das Räuchern mit Buchenholz bei Schwarzwälder Schinken. Doch längst nicht alle Räucherwaren verdanken ihr Aroma dem Holzrauch. Mittlerweile wird der beliebte Rauchgeschmack auch künstlich durch synthetische Aromen zugesetzt oder in einem Schnellräucherverfahren erzeugt.

PÖKELN

Egal ob in Form von Salzlake oder Salzbett – Salz zieht durch den physikalischen Prozess der Osmose Wasser aus dem Fleisch, und vor allem auch aus Bakterien und Schimmelpilzen. Während das Fleisch dabei erhalten bleibt, schrumpfen die Mikroorganismen und sterben. Einsalzen von Fleisch zur Lagerung über den Winter ist zwar nicht mehr erforderlich, wird aber noch von jenen geschätzt, die den salzigen Geschmack von Schinken und Speck lieben.

Je mehr Salz beim Pökeln verwendet wird, desto länger hält sich das Fleisch und umso mehr Nährstoffe verliert es. Stark gesalzenes Fleisch muss eingeweicht werden, damit man es essen kann, wobei noch mehr Vitamine und Mineralstoffe verloren gehen. Heute sind die Pökellösungen weitaus niedriger konzentriert als früher, weshalb gesalzenes Fleisch vor dem Verzehr nur noch selten gewässert werden muss.

LUFTTROCKNEN

Die Lufttrocknung oder Konservierung durch Wasserentzug wird seit Tausenden von Jahren eingesetzt. Durch den Trocknungsvorgang werden die Nährstoffe konzentriert, insbesondere die Mineralstoffe, wobei der Vitamingehalt von getrocknetem Fleisch weitaus niedriger ist als derjenige von frischem Fleisch. Wie andere Konservierungsverfahren auch wurde die Lufttrocknung durch den Kühlschrank überflüssig und erfolgt heute nur noch aus Geschmacksgründen – obwohl sich Trockenfleisch lange hält. In der Industrie wird Trockenfleisch als Einlage von Tütensuppen verwendet.

WÜRSTCHEN

Je nach Verarbeitung unterscheidet man zwischen Rohwurst, Kochwurst oder Brühwurst. Rohwürste werden nach einem Reifungsprozess geräuchert. Typische Vertreter sind Salami, Cervelat- und Mettwurst. Traditionell hergestellte Salami wird luftgetrocknet und teilweise auch geräuchert. In Bezug auf Schimmel bildet sie eine

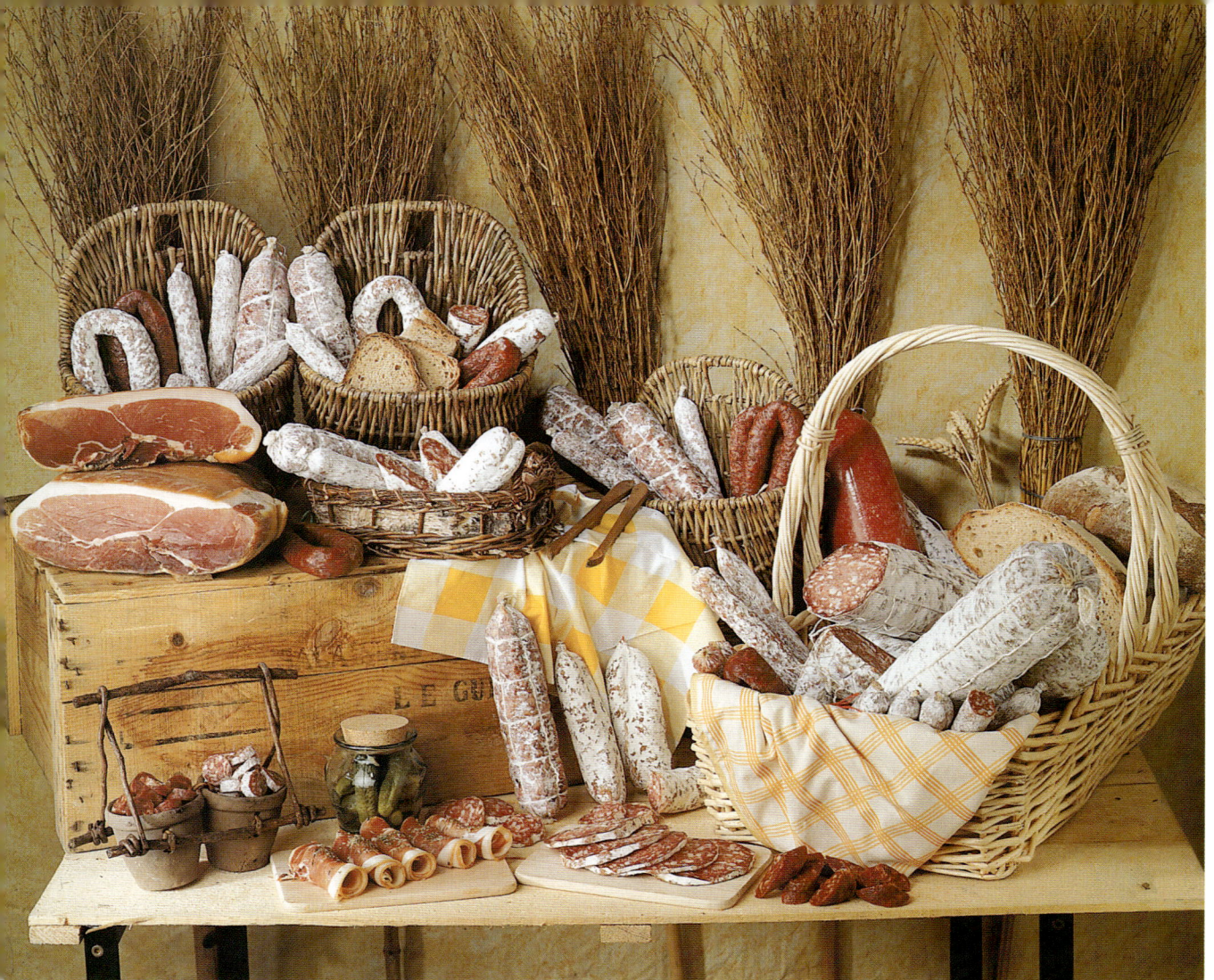

DELIKATESSEN.
Geräucherte und luftgetrocknete Fleischwaren wie Salami und Parmaschinken sind verlockende und schmackhafte Delikatessen. Wegen ihres hohen Gehalts an gesättigten Fettsäuren sollten sie aber maßvoll genossen werden.

Ausnahme: Schimmliges Fleisch muss man in der Regel wegwerfen. Ist Salami nur leicht verschimmelt, kann man sie noch problemlos essen, wenn man die Wurst etwa 2,5 cm um den Schimmelherd herum ausschneidet. Salami und andere Dauerwürste enthalten sehr viel Salz und gesättigte Fette.

Eine der beliebtesten Kochwürste ist die Leberwurst. Die Zutaten von Leberwurst hängen von der Sorte ab. Zwar enthält Leberwurst reichlich Mineralstoffe, Vitamin A und B-Vitamine, daneben aber auch viele gesättigte Fettsäuren. Wegen des meist hohen Salz- und Fettgehalts sollte Leberwurst sparsam genossen werden.

Zu den Brühwürsten gehören beispielsweise Wiener, Frankfurter und Mortadella. Sobald das Wurstbrät in die Därme gefüllt wurde, werden die Würstchen geräuchert.

Schweine- und Rindswürstchen, die gebraten oder gegrillt werden, bestehen aus durchgedrehtem Schweinefleisch und Gewürzen. Zunehmend werden auch Geflügelwürste mit einem niedrigerem Fettgehalt angeboten.

EINGEMACHTES FLEISCH

Diese traditionelle Konservierungstechnik ist in Frankreich besonders beliebt. Schweine-, Enten- oder Gänsefleisch gart man langsam und lässt so das Fett aus. Das gegarte Fleisch wird fein zerkleinert (kleinere Geflügelstücke lässt man manchmal auch ganz), mit einem Teil des Fetts vermischt, in Steingut- oder Glasgefäße gefüllt und mit dem restlichen Fett bedeckt, damit es luftdicht abgeschlossen ist. Zerkleinertes eingemachtes Fleisch wird üblicherweise als Brotbelag gegessen, ganze Stücke werden auch für Hülsenfruchtgerichte verwendet.

In Dosenfleisch sind zwar die meisten Nährstoffe von Frischfleisch erhalten geblieben, da es aber auch extrem viel gesättigte Fette enthält, sollte man es nur hin und wieder und in geringen Mengen essen.

NITRITE UND NITRATE

Die rötliche Farbe von geräuchertem Fleisch und Wurstaufschnitt kommt durch Nitrite zustande. Nitrite sind chemische Verbindungen, die die Wirkung des Salzes verstärken, indem sie das Bakterienwachstum hemmen und die Fettoxidation verlangsamen.

Kritiker fordern, Nitrite zu verbieten, weil sie während des Erhitzens und im menschlichen Körper mit bestimmten Aminosäuren reagieren, worduch krebserregende Nitrosamine entstehen. Schlimmer noch, Nitrite können auch allein in sehr hohen Dosen bei Labortieren Tumore hervorrufen. Die Fleischindustrie und der Gesetzgeber bestehen jedoch auf der Zugabe von Nitriten zu Wurstwaren, da sie extrem wirkungsvoll gegen *Clostridium botulinum* sind. Dieses Bakterium verursacht eine Botulin-Vergiftung, den so genannten Botulismus. Außerdem betonen viele Experten, dass nur etwa ein Fünftel der Nitrosamine bildenden Nitrite aus Fleisch stammen – der Rest wird im Körper aus Nitraten verschiedener pflanzlicher Nahrungsmittel gebildet. Die Bildung von Nitrosaminen im Körper wird in Verbindung mit Vitamin C gehemmt.

C. botulinum gedeiht in sauerstofffreier Umgebung, z. B. in verschlossenen Dosen, Gläsern und Kunststoffbehältern. Das besonders Gefährliche an ihm ist: Seine Sporen überleben auch langes Kochen. Wenn sich vakuumverpacktes oder eingedostes Fleisch auf mehr als 10 °C erwärmt, können sich eventuell vorhandene Sporen in aktive Bakterien umwandeln und das tödliche Gift produzieren. Bei Temperaturen von etwa 70 °C wird das Botulin-Gift zwar zerstört, aber Aufschnitt wird vor dem Verzehr gewöhnlich nicht erhitzt, und unter Umständen wurde selbst bei einem gekochten oder gebackenen Schinken diese Temperatur im Kern nicht erreicht.

Nitrit hemmt nicht nur die aktiven Bakterien, sondern schwächt auch die hitzeresistenten *C.-botulinum*-Sporen. So können die Sporen auch ohne Dampfkochen zerstört werden, und das Risiko, dass sich bei nicht sorgfältiger Behandlung des Fleisches Sporen entwickeln, wird verringert.

Das Krebsrisiko durch Nitrite ist weitaus geringer als das Übertragungsrisiko von Botulismus durch kontaminiertes Fleisch. Doch selbst diese Risiken sind geringer als die Gefahr einer koronaren Herzkrankheit durch übermäßigen Genuss der gesättigten Fette, die in mit Nitrit konserviertem Fleisch im Allgemeinen reichlich vorhanden sind. Geräuchertes und gesalzenes Fleisch sollten Sie nur gelegentlich und in mäßigen Mengen essen. ❖

GETREIDE

Pluspunkte

- Enthält viele Kohlenhydrate und Ballaststoffe
- Liefert viel Niazin, Riboflavin, andere B-Vitamine und Eisen
- Ist ökonomischer als Fleisch, Fisch und andere Nahrungsmittel

Minuspunkte

- Unzureichende Eiweißquelle
- Das in manchen Getreideprodukten enthaltene Gluten löst bei Menschen mit Zöliakie Nährstoffmangelsymptome aus

In Zeiten, in denen kohlenhydratarme Ernährung Mode ist, wird der gesundheitliche Nutzen von Getreide – Vollkorn – oft übersehen. Getreideprodukte sind schon seit Urzeiten Grundnahrungsmittel in aller Welt. In fast jeder Kultur gibt es ein Getreideprodukt, auf dem die gesamte Küche aufgebaut ist. Dank der modernen Landwirtschaft und der vielfältigen Transportmöglichkeiten können wir auf zahlreiche Getreideprodukte zurückgreifen. Trotz dieser weltweiten Verbreitung aller Getreidesorten verwenden wir dennoch meist das Mehl der heimischen Sorten zur Herstellung von Brot und anderen Backwaren, in Mitteleuropa also überwiegend Weizen, Roggen und auch Hafer. Gerste wird in erster Linie zum Bierbrauen benötigt. Aus Reis und Mais (Polenta) werden oft Beilagen zubereitet.

VOLLKORN CONTRA WEISSMEHL

Viele wertvolle Inhaltsstoffe befinden sich in Keim und Hülle des Getreidekorns; beim Raffinierungsprozess von Getreide werden diese jedoch entfernt. Vollkornprodukte enthalten alle Nährstoffe des Getreidekorns – für Vollkornmehl wird das ganze Korn gemahlen.

Raffinierte Getreideprodukte wie hochausgemahlenes Weißmehl, Weißbrot und einige Frühstückszerealien werden oft mit Eisen, Thiamin, Riboflavin, Folsäure und Niazin angereichert. Trotzdem enthalten sie insgesamt weniger wertvolle Nährstoffe als Vollkornprodukte. Vollkorn enthält B-Vitamine, Vitamin E sowie zahlreiche sekundäre Pflanzenstoffe wie Ligane, Saponine und Pflanzensterole.

Beim Kauf von Getreideprodukten sollte man auf das Etikett schauen: Achten Sie auf „Vollkornmehl" als erstgenannte Zutat. Sofern dort nur „Weizenmehl" steht, handelt es sich um hochausgemahlenes weißes Mehl.

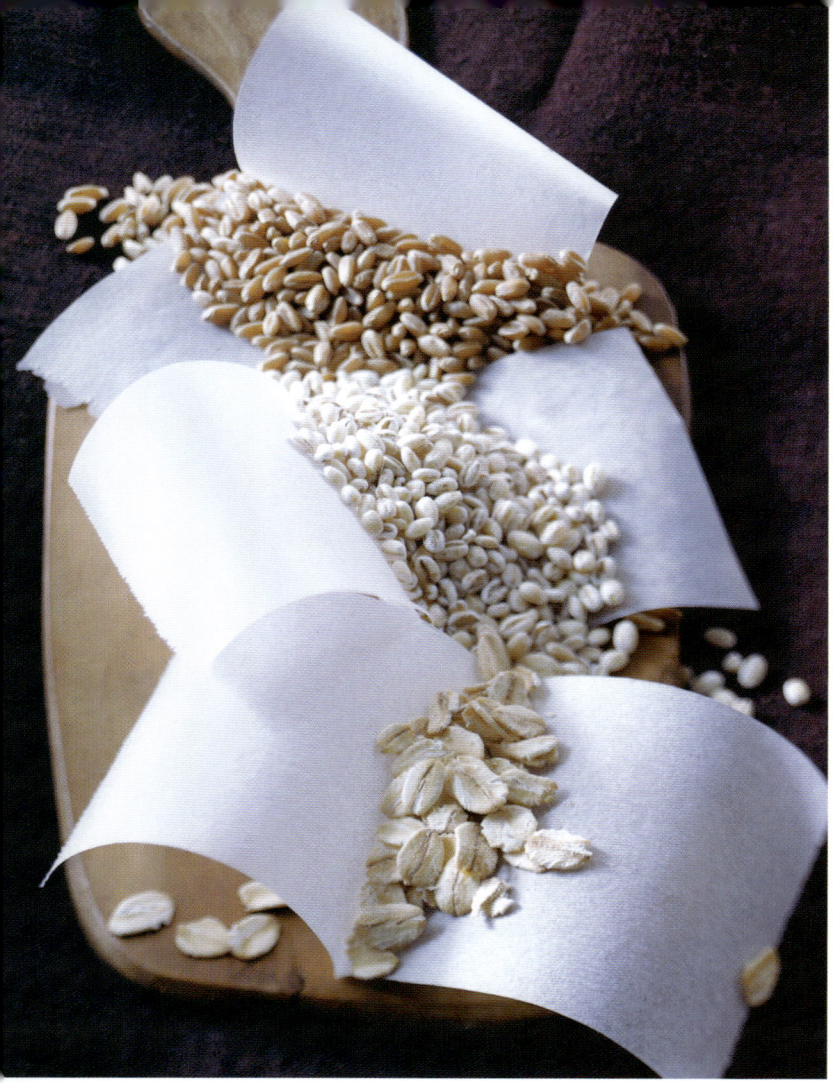

Die Daten einer groß angelegten Studie an mehr als 86 000 Ärzten in den USA zeigen, dass bei den Männern, die am häufigsten Vollkornzerealien aßen, die Sterblichkeit – insbesondere durch Herz-Kreislauf-Erkrankungen – deutlich geringer war als bei den Männern, die am seltensten Vollkornprodukte verzehrten.

Im Rahmen einer US-Studie an fast 35 000 Frauen zwischen 55 und 69 Jahren wurde festgestellt, dass das Risiko, an einer Herzkrankheit zu sterben, umso niedriger war, je mehr Vollkornprodukte gegessen wurden. Eine weitere Studie ergab, dass Erwachsene, die sehr viele Vollkornprodukte zu sich nehmen, mit einer um 35 % geringeren Wahrscheinlichkeit an Typ-2-Diabetes erkranken als jene, die nur sehr wenig Vollkornprodukte essen. Außerdem gibt es zunehmend Beweise dafür, dass der Verzehr von Vollkorn- statt Weißmehlprodukten das Krebsrisiko reduziert.

BEKANNTE GETREIDESORTEN

Bulgur besteht aus zerkleinertem, geröstetem Weizenvollkorn. Er schmeckt nussig und kann zur Herstellung von Pilaw oder Füllungen verwendet werden. Couscous wird aus Hartweizen, der härtesten Form mit dem höchsten Glutengehalt, hergestellt. Er ist schnell gar, leicht und gut für Schnellgerichte geeignet. Weizenkörner können in Zerealien oder Backwaren verarbeitet werden.

Dinkel ist die alte Kulturform des Weizens und weist ähnliche Nährwerte auf. Das Korn hat einen höheren Klebergehalt als Weizen und eignet sich deshalb gut zum Backen.

Gerste ist in Deutschland überwiegend als Suppeneinlage in Form von Graupen sowie als Bierzutat bekannt. Sie schmeckt süßlich, wodurch sie Kasserolen, Pilaw und Salaten eine interessante Note verleiht. Gerste enthält lösliche Ballaststoffe, B-Vitamine und Mineralstoffe wie Zink, Eisen, Magnesium und Phosphor.

Grünkern ist unreif geernteter, gedarrter Dinkel. Sein Geschmack ist kräftig. Er wird oft geschrotet und zu herzhaften Gerichten verarbeitet. Zum Backen eignet er sich nicht.

Hafer ist in Frühstückszerealien und Backwaren enthalten. Haferkleie ist reich an löslichen Fasern, die zur Senkung des Blutcholesterinspiegels beitragen. Außerdem helfen sie dem Körper, Insulin effektiver zu verwerten, was bei der Diabetesbehandlung wichtig ist.

Hirse, eine uralte Getreideart aus Asien und Nordafrika, ist glutenfrei und deshalb für Menschen mit Zöliakie unbedenklich. Sie wird zu Fladenbroten, in Pilaw oder Gemüsefüllungen verarbeitet. Wird Hirse vor dem Garen in einer trockenen Pfanne geröstet, schmeckt sie nussiger.

VOLLKORN.
Die Zugabe von Getreide wie Weizen, Gerste und Hafer erhöht den Nährwert von Suppen, Frikadellen und Hackbraten beträchtlich.

Vollkorn ist reich an komplexen Kohlenhydraten, Ballaststoffen, vielen Vitaminen und Mineralstoffen. Außerdem ist es fettarm und in Kombination mit Hülsenfrüchten (z. B. Vollkornbrot zu Linseneintopf) eine hervorragende Quelle für biologisch hochwertiges Eiweiß.

Ernährungsexperten fordern, dass fetthaltige Nahrungsmittel durch Vollkornprodukte ersetzt werden sollten, und empfehlen, viel Stärke aus Getreide, wie sie in Brot, Zerealien, Nudeln und Reis enthalten ist, sowie getrocknete Bohnen, Erbsen und andere Hülsenfrüchte zu sich zu nehmen.

SCHUTZ VOR DIABETES, HERZERKRANKUNGEN UND KREBS

Zunehmend wird die Bedeutung der Qualität neben der Quantität von Getreide bei der Ernährung erkannt. Durch den erhöhten Verzehr von Vollkornprodukten ist das Risiko für eine Entwicklung von Herzkrankheiten oder Diabetes vermindert.

Die Methoden zur Getreideverarbeitung hängen vom jeweiligen Getreide ab. Nachfolgend die in den Industrieländern üblichen Verfahren:

Netzen. Die Körner werden 3–24 Stunden in Wasser eingeweicht, damit Mehlkörper und Keimling beim Mahlen leicht voneinander getrennt werden können.

Ölgewinnung. Der ölhaltige Keim des Getreides wird ausgepresst oder zum Extrahieren des Öles erhitzt.

Stärkegewinnung. Zunächst wird das Korn eingeweicht, dann gemahlen, um die Kleie zu entfernen, und je nach Art zentrifugiert, um die Stärke abzutrennen.

Walzen. Das Getreide wird gekocht, getrocknet und in Maschinen zu Flakes gerollt. Zur Herstellung von Frühstückszerealien werden oft Zucker und Geschmacksstoffe ergänzt.

Schälen und Mahlen. Das Getreide wird in Mühlen oder Walzen von Schale, Kleie und Keim befreit und anschließend zu Schrot, Grieß, Dunst oder Mehl vermahlen.

Parboiling. Reiskörner werden vor dem Schälen vakuumiert, die Nährstoffe werden mit heißem Wasser gelöst und mit Druck in das Korn gepresst.

Schleifen und Polieren. Nach Entfernen der Schale werden die Kerne mit Schleifmitteln in Form gebracht.

Puffen. Das Getreide wird in heiße, rotierende Zylinder gegeben oder gemahlen und zu Teig verarbeitet, der in einem Ofen aufgebläht wird, z. B zur Herstellung von Frühstückszerealien.

Quetschen. Die Körner werden zwischen großen Walzen gepresst, beispielsweise zur Herstellung von Haferflocken.

Mais ist ebenfalls glutenfrei und daher für Menschen mit Zöliakie verträglich. Mais ist vor allem in südlichen Ländern fester Teil des Speiseplans, etwa in Form von Maisbrei/Polenta.

Reis ist für die Hälfte der Weltbevölkerung das Grundnahrungsmittel. Es wird zwischen Lang- und Rundkornreis unterschieden. Vollreis sollte bevorzugt werden, weil er nicht geschält ist und viele B-Vitamine und Ballaststoffe enthält. Außerdem liefert er viel Kalzium und Phosphor.

Roggen wird meist zu Mehl gemahlen, das überwiegend zum Brotbacken verwendet wird.

Weizen ist eines der weltweit meistverzehrten Getreide. Das Endprodukt des Mahlvorgangs, das helle Mehl, ist weniger nahrhaft als Vollkornweizen, der Kleie und Keim enthält. Der Keim des Korns enthält wichtige Nährstoffe, z. B. B-Vitamine, Eisen, Zink, Phosphor, Kalium und Ballaststoffe. ❖

GEWÜRZE

Pluspunkte
- Können Nahrungsmittel aromatisieren
- Wirken appetitanregend und verdauungsfördernd

Schon seit Jahrhunderten werden Gewürze nicht nur zum Aromatisieren, sondern auch als Hausmittel für fast jedes Leiden eingesetzt. Für die meisten Anwendungen gibt es zwar keine wissenschaftliche Erklärung, einige der gebräuchlichsten traditionellen Anwendungen scheinen aber tatsächlich zu helfen.

Cayenne- oder Chilipfeffer und verwandte Gewürze werden in Mexiko und anderen Ländern zum Schärfen von Gerichten verwendet. Kapsaizin verleiht dem Chili seine Schärfe und wird äußerlich als Schmerzmittel angewendet. Der Verzehr von Cayennepfeffer und anderen feurigen Substanzen regt angeblich die Produktion der körpereigenen stimmungsaufhellenden Endorphine an. Mit Cayennepfeffer lassen sich auch Beschwerden bei Allergien und Erkältungen lindern.

Ingwer wird in der asiatischen Küche für Süßspeisen und Erfrischungsgetränke verwendet und ist ein verbreitetes Hausmittel gegen Reiseübelkeit. Manche Inhaltsstoffe von Ingwer, wie Gingerol, Shogaol und Zingiberen, wirken als Antioxidanzien und können dadurch möglicherweise dazu beitragen, die Entstehung von Herzerkrankungen und Krebs zu verhindern. Die entzündungshemmende Wirkung des Ingwers kann bei Arthritis helfen.

Kardamom wird in arabischen Ländern zum Aromatisieren von Kaffee verwendet, in Deutschland und Skandinavien für Weihnachtsgebäck und zur Verfeinerung von Kompott. Er wird auch bei Verdauungsstörungen empfohlen.

Koriander wird seit dem Altertum als verdauungsförderndes Mittel eingesetzt. In größeren Mengen sind die frisch gehackten Blätter eine gute Vitamin-C-Quelle. Koriandersamen schreibt man eine lindernde Wirkung bei Magenkrämpfen zu. Sie sollen auch Bakterien und Pilze abtöten. Die Samen enthalten das Flavonoid Limonen, das vermutlich krebsvorbeugend wirkt.

Kreuzkümmel (Kumin) passt gut in scharfe Fleisch-, Gemüse- und Reisgerichte sowie zu orientalischen Spezialitäten wie Hummus. Eine mögliche Wirksamkeit als Antioxidanz oder krebsbekämpfendes Mittel wird geprüft.

Kümmel gehört zu den Doldenblütlern. Die Samen würzen Brot, pikantes Gebäck, Käse, Weißkohl und andere Gemüsegerichte. Das Trin-

DIE HEILKRAFT DER KRÄUTER

Die Verwendung von Kräutern beim Zubereiten macht das Essen nicht nur schmackhafter, sondern auch noch gesünder. Wissenschaftler des amerikanischen Landwirtschaftsministeriums untersuchten eine Vielzahl von Gewürz- und Heilkräutern und fanden dabei heraus, dass viele davon wichtige Antioxidanzien enthalten, die vor Herzerkrankungen, bestimmten Krebsarten und manchen Alterungserscheinungen schützen. Antioxidanzien in größeren Mengen enthalten z. B. Salbei, Dill, Bohnenkraut, Koriandergrün, Thymian, Rosmarin und Oregano, wobei Oregano die größte antioxidative Wirkung zeigt. Die antioxidativen Eigenschaften waren dabei nicht nur höher als die für Vitamin E belegten Werte, sondern übertrafen sogar auch bekanntermaßen stark antioxidativ wirkende Nahrungsmittel wie Beeren und manche Gemüsesorten. Natürlich raten die Wissenschaftler nicht, zugunsten einer mit Oregano und Thymian gewürzten Mahlzeit auf Obst, Gemüse und Getreide zu verzichten, aber es ist doch gut zu wissen, dass eine Verwendung dieser Kräuter zusätzlich gesundheitsfördernd ist. Die angebliche Heilwirkung von Oregano bei einer Vielzahl von Krankheiten konnte bisher jedoch nicht wissenschaftlich bestätigt werden.

ken eines Kümmelaufgusses kann bei stillenden Müttern den Milchfluss anregen. Wie Koriander enthält auch Kümmel das vor Krebs schützende Flavonoid Limonen.

Kurkuma ist eine wichtige Zutat in indischen Gerichten und gibt auch manchem Senf seine gelbe Farbe. Außerdem ist Kurkuma ein natürliches Antibiotikum. In der Ayurveda-Lehre behandelt man damit Entzündungen und Verdauungsstörungen.

Muskatnuss und Muskatblüte (Macis) stammen von der gleichen Pflanze, wobei die Muskatnuss der geschälte Same und Macis der Samenmantel ist. Der in Muskatöl enthaltene Stoff Myristizin wirkt in sehr hohen Dosen halluzinogen. Das Monoterpen Eugenol in der Muskatnuss beugt wegen seiner gerinnungshemmenden Eigenschaften angeblich Herzerkrankungen vor. Man schreibt Muskatnuss auch antibakterielle Eigenschaften zu, sie soll beispielsweise das auf Nahrungsmitteln vorkommende Bakterium *Escherichia coli* zerstören können.

Nelkenöl wurde lange Zeit als Hausmittel bei Zahnschmerzen angewandt, wird heutzutage aber nicht mehr dafür empfohlen, weil es die Schleimhaut verätzen kann. Die mildere Variante, das Eugenol, ist ein beliebter Geschmacksstoff in Mundwässern und Zahncremes.

Piment scheint die Aromen von Zimt, Muskat und Nelken in sich zu vereinen. Man schreibt ihm verdauungsfördernde Wirkung zu.

Safran ist das teuerste Gewürz. Es wird aus den Staubblättern einer bestimmten Krokusart gewonnen. Man würzt damit Gemüsesuppen, Reisgerichte, Fisch und süße Brötchen. Manchmal wird es auch als Aphrodisiakum angepriesen. Außerdem soll es bei einer Vielzahl von Krankheiten helfen.

Schwarzer Pfeffer besteht wie Weißer Pfeffer aus den Früchten einer tropischen Kletterpflanze; er macht etwa 25 % des gesamten weltweiten Gewürzhandels aus. Als Riechmittel kann gemahlener Pfeffer möglicherweise eine drohende Ohnmacht verhindern.

Senf ist ein Universalgewürz, schwarze Körner sind schärfer als weiße. Ein heißes Fußbad mit zerstoßenen Senfkörnern schützt vor Erkältungen und hilft bei Kopfschmerzen. Senfkörner enthalten Allylisothiozyanate, die laut wissenschaftlichen Studien das Wachstum von Krebszellen hemmen.

Sternanis verdankt seinen Lakritzgeschmack einem ätherischen Öl, das Anethol enthält. Auf Anethol basierende Geschmacksstoffe werden schon seit langem bei der Herstellung von Hustensaft und Verdauungsmitteln verwendet, aber auch in Ouzo, Arrak und Anislikören. Wegen möglicher Nebenwirkungen sollte man Kindern bei Koliken niemals Tee aus Sternanis geben.

Wacholderbeeren werden für Pasteten und Sauerkraut verwendet; auch Gin und Genever werden von den intensiv schmeckenden Beeren aromatisiert. In großen Mengen wirken Wacholderbeeren harntreibend und können Gebärmutterkontraktionen auslösen.

Zimt ist ein seit alters genutztes Gewürz aus der getrockneten Rinde zweier asiatischer Lorbeergewächse. Er wirkt blähungsmindernd und kann die Beschwerden bei Sodbrennen lindern. Darüber hinaus schreibt man Zimt antibakterielle und antimikrobielle Eigenschaften zu. ❖

GICHT

Empfehlenswert

- Flüssigkeit zur Urinverdünnung und Vorbeugung von Nierensteinen
- Frisches Obst und Gemüse (außer sehr purinhaltiges) zur Versorgung mit Vitaminen, Mineralstoffen und Ballaststoffen

Bedenklich

- Sehr purinhaltiges Gemüse, wie Blumenkohl, Spargel, grüne Erbsen, Spinat und Pilze

Zu meiden

- Innereien, Wild, Sardellen, Sardinen, Heringe, Fleischextrakte und andere purinhaltige Nahrungsmittel
- Alkohol, insbesondere Rotwein und Bier
- Diuretika und Acetylsalicylsäure
- Crash-Diäten, das Auslassen von Mahlzeiten

Gicht betrifft meist das Grundgelenk der Großzehe, andere Fußgelenke, die Knie, Knöchel, Handgelenke und Finger. Sie geht mit Schwellung, Entzündung und extremen Schmerzen in den Gelenken einher. Selbst die leichteste Berührung kann bei einem Gichtanfall unerträgliche Schmerzen verursachen.

Gicht rührt von einem Nierenschaden her, der meist auf einem erblichen Defekt beruht. Bei dieser Krankheit können die Nieren nicht mehr genügend Harnsäure, ein Abfallprodukt des Eiweißstoffwechsels, ausscheiden.

Sobald sich in der Gelenkflüssigkeit Harnsäurekristalle bilden, versucht das Immunsystem, die Kristalle mit einer Entzündungsreaktion zu beseitigen. Dabei kommt es zu Schmerzattacken, die unbehandelt Tage bis Wochen andauern können. Im Lauf der Zeit bilden die Harnsäurekristalle knotige Ablagerungen.

Gichtanfälle treten meist plötzlich auf. Inzwischen sind zahlreiche Medikamente verfügbar, die die Schmerzen beheben und weitere Attacken verhindern können. Mit am wirkungsvollsten und am schnellsten wirksam ist Colchicin, das aus der Herbstzeitlosen gewonnen wird. Es kann jedoch starke Übelkeit und Erbrechen auslösen und muss dann sofort abgesetzt werden. Bevor diese Nebenwirkungen auftreten, ist der Gichtanfall jedoch meist abgeklungen, und der Patient muss das Medikament nicht mehr einnehmen.

Zur Vorbeugung von Gichtanfällen werden andere, weniger aggressive Langzeitmedikamente gegeben. Zur Unterstützung der Medikamentenwirkung sollten purinarme Lebensmittel verzehrt werden, um die Produktion von Harnsäure im Körper niedrig zu halten.

EINFLUSS DER ERNÄHRUNG

Nehmen Sie ab. Viele Menschen, die an Gicht leiden, sind übergewichtig. Der Verlust von Fett – insbesondere am Bauch – verhindert oft weitere Attacken. Die Gewichtsabnahme sollte allerdings langsam erfolgen, da der Harnsäurespiegel bei schnellem Abnehmen steigen und einen Gichtanfall auslösen kann. Durch Fasten steigt der Harnsäurespiegel; deswegen sollen Menschen mit Gicht keine Mahlzeiten auslassen. Auch eine eiweißreiche, kohlenhydratarme Ernährung sollte vermieden werden.

Überprüfen Sie Ihre Medikamente. Manchmal wird Gicht durch die Einnahme von Acetylsalicylsäure oder Diuretika ausgelöst. Diese Medikamente können Nierenfunktion und Harnsäureausscheidung beeinträchtigen. Bekommen Sie in der Zeit, in der Sie diese Medikamente einnehmen, heftige Gelenkschmerzen, wird Ihr Arzt Ihnen andere Substanzen verordnen.

Meiden Sie Purinreiches. Lebensmittel mit einem hohen Gehalt an Purinen begünstigen bei Menschen mit einer Veranlagung für Gicht eine übermäßige Harnsäureproduktion (siehe rechts).

Trinken Sie viel. Versuchen Sie mindestens 2 l täglich zu trinken, um den Urin zu verdünnen und die Bildung von Nierensteinen zu verhindern. Zwar ist nur von Bier und Rotwein bekannt, dass sie neben Alkohol auch Purine enthalten, trotzdem kann jede Form von Alkohol die Harnsäureausscheidung beeinträchtigen. Auch koffeinhaltige Getränke können die Produktion von Harnsäure erhöhen.

Integrieren Sie Omega-3-Fettsäuren. Bei rheumatoider Arthritis vermindern Omega-3-Fettsäuren von Fischen die Schmerzen und die Entzündungsreaktion; bei Gicht sind sie vermutlich ebenso wirksam. Ein Problem ist allerdings der Puringehalt von Fischen.

Gicht-Patienten leiden oft auch an anderen Krankheiten wie Bluthochdruck, Herzkrankheiten, Diabetes und hohen Cholesterinwerten. Eine Ernährungsberatung hilft bei der Zusammenstellung eines ausgewogenen Speiseplans. ❖

GLUTEN-UNVERTRÄGLICHKEIT

Siehe Zöliakie

PURINREICHE LEBENSMITTEL

Derartige Nahrungsmittel sind zum Beispiel Sardellen, Sardinen, Leber, Niere, Hirn, Fleischextrakte, Hering, Makrele, Jakobsmuscheln, Wild, Bier und Rotwein; sie sollten ganz gemieden werden. Mäßig viele Purine sind in Vollkornzerealien, Weizenkeimen und -kleie, getrockneten Bohnen und Erbsen, Nüssen, Spargel, Blumenkohl, Erbsen und Pilzen enthalten. Sie sollten sie daher nur in Maßen genießen.

GLYKÄMISCHER INDEX

▪ EINE NEUE ENTDECKUNG ▪

Der Glykämische Index (GI) klassifiziert kohlenhydratreiche Nahrungsmittel danach, wie sie sich auf den Blutzuckerspiegel auswirken. Die Regulation des Blutzuckers ist der wichtigste Ansatzpunkt bei der Vorbeugung und Behandlung zahlreicher Erkrankungen, insbesondere des Diabetes.

Vor mehr als 20 Jahren untersuchten Forscher an der Universität Toronto mehr als 50 kohlenhydratreiche Nahrungsmittel und ihre Auswirkungen auf den Blutzuckerspiegel. Der Glykämische Index wurde entwickelt, indem ermittelt wurde, wie stark der Blutzuckerspiegel 2–3 Stunden nach dem Verzehr einer kohlenhydratreichen Mahlzeit im Vergleich zu einem Kontrollnahrungsmittel – entweder reiner Glukose (Traubenzucker) oder Weißbrot – ansteigt.

Nahrungsmittel, die schnell verdaut und aufgenommen werden, sodass der Blutzucker schnell ansteigt, haben einen hohen GI-Wert. Solche, die langsam verdaut und aufgenommen werden, besitzen einen niedrigen GI-Wert. Generell können Nahrungsmittel einen niedrigen GI (kleiner als 5), einen mittleren GI (55–70) oder einen hohen GI (über 70) aufweisen. Bislang wurden die GI-Werte für mehr als 750 Nahrungsmittel veröffentlicht.

Glykämischer Index und Gesundheit

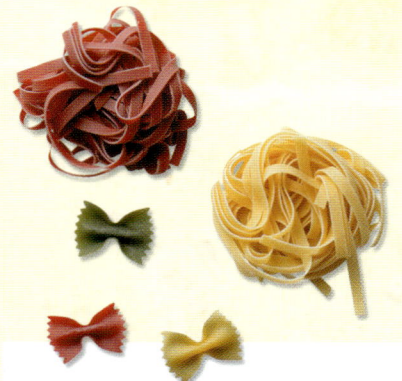

Früher wurde angenommen, dass stark zuckerhaltige Nahrungsmittel, wie Kuchen, Kekse, Schokolade und Obst, für Diabetiker schädlich seien, da sie schnell verdaut werden und zu einem raschen Blutzuckeranstieg führen. Komplexe Kohlenhydrate, wie sie in Kartoffeln, Reis und Nudeln enthalten sind, werden hingegen langsamer verdaut, so dass der Blutzucker langsamer ansteigt. Tatsächlich besitzen einige Zucker einen niedrigeren Glykämischen Index als viele stärkehaltige Nahrungsmittel. Daher haben sehr zuckerreiche Nahrungsmittel, in Maßen genossen, keine stärkeren Auswirkungen auf den Blutzuckerspiegel als viele stärkehaltige; sie können deswegen auch von Diabe-

DAS KANN DEN GLYKÄMISCHEN INDEX BEEINTRÄCHTIGEN

Einige Bearbeitungsmethoden und Nährstoffe können den GI-Wert eines Lebensmittels ändern.

Faktor	Vorgang	Beispiele
Kochen, Zerkleinern von Stärke	Ändert die Struktur von Stärke. Sie quillt auf. Weniger aufgequollene Stärke hat einen niedrigeren GI.	Bissfest gegarte Nudeln haben einen niedrigeren GI als weiche.
Zucker	Beugt dem Quellen von Stärke vor.	Frühstücksflocken mit Weizenkleie haben einen niedrigeren GI als Cornflakes.
Ballaststoffe	Verlangsamen die Wirkung von Enzymen auf Stärke.	Bohnen, Linsen, Äpfel haben einen niedrigen GI.
Eiweiß und Fett	Verlangsamen die Verdauung von Kohlenhydraten.	Fett und eiweißhaltige Lebensmittel wie Milch und Hülsenfrüchte haben niedrige GIs.
Säure	Verlangsamt Verdauung und Absorption	Essig, Zitronensaft und saures Obst senken den GI.

tikern gegessen werden. Außerdem wurde festgestellt, dass eine Ernährung mit niedrigem GI bei gesunden Menschen das Risiko für die Entwicklung von Diabetes und Herzkrankheiten senkt.

In der Sportmedizin werden Nahrungsmittel mit hohem GI als schnelle Energiequelle zur Erzielung kurzzeitiger Höchstleistungen und für eine schnellere Krafterholung verwendet. Eine interessante Theorie in einem anderen Forschungsbereich besagt, dass Nahrungsmittel mit niedrigem GI bei der Gewichtsabnahme helfen können, da sie den Insulinspiegel weniger stark beeinflussen. Der Hintergrund: Das Hormon Insulin fördert die Fettspeicherung und verhindert den Abbau von Speicherfett zur Energiegewinnung.

Aktuelle Diskussionen

Obwohl viele Gesundheitsorganisationen, einschließlich der Weltgesundheitsorganisation, die Anwendung des GI bei Diabetikern befürworten, stellen zahlreiche Experten den Wert infrage. Ursache sind die Schwierigkeiten beim Einsatz des GI-Systems, das eher unpraktisch und verwirrend ist.

Eines der größten Probleme besteht darin, dass viele als gesund betrachtete Nahrungsmittel einen höheren GI aufweisen als jene, die vom Nährwert her weniger gut sind. So hat Kartoffelbrei einen höheren GI als raffinierter Zucker und Weizenvollkornbrot fast denselben GI wie Weißbrot.

An dieser Stelle kommt die Glykämische Last ins Spiel. Sie gibt die Auswirkungen an, die kohlenhydratreiche Nahrungsmittel unter Berücksichtigung des GI auf den Blutzucker haben, ist dabei aber komplexer als der GI. Der GI gibt an, wie schnell ein bestimmtes Kohlenhydrat zu Zucker umgewandelt wird, nicht jedoch, wie viel dieses Kohlenhydrats in einem Nahrungsmittel vorkommt. Beides ist jedoch für den Blutzuckerspiegel von Bedeutung. So haben die in Wassermelonen enthaltenen Kohlenhydrate zwar einen hohen GI, da der Gehalt aber nur sehr gering ist, ist die Glykämische Last niedrig. Eine Glykämische Last von mindestens 20 gilt als hoch, von 11–19 als mittel und von maximal 10 als niedrig (siehe Tabelle nächste Seite „Glykämischer Index und Glykämische Last ausgewählter Nahrungsmittel").

Andere Aspekte

Die ermittelten GI-Werte sind von Studie zu Studie unterschiedlich. Das hat verschiedene Gründe: So werden die Werte bestimmt, indem der Blutzuckeranstieg nach dem Verzehr bestimmter Nahrungsmittel gemessen wird. Selbst ein und derselbe Mensch kann an verschiedenen Tagen unterschiedlich reagieren. Außerdem beeinflusst der Zustand des Nahrungsmittels dessen GI: Je nach Reifegrad kann der GI-Wert von Bananen verdoppelt sein, und der GI gekochter Kartoffeln wird um 25 % erhöht, wenn man sie zerdrückt. Außerdem ändert sich der GI durch die Kombination von Nahrungsmitteln gegenüber dem GI-Wert der einzelnen Nahrungsmittel. Grund ist, dass Fett und Eiweiß die Magenentleerung verlangsamen, weshalb der GI der gesamten Mahlzeit nicht mehr dem der Einzel-GI-Werte entspricht.

Fazit

Der GI ist nur ein Maß für Nahrungsmittel und deren Auswirkungen auf die Gesundheit. Zu einer Ernährung mit niedrigem

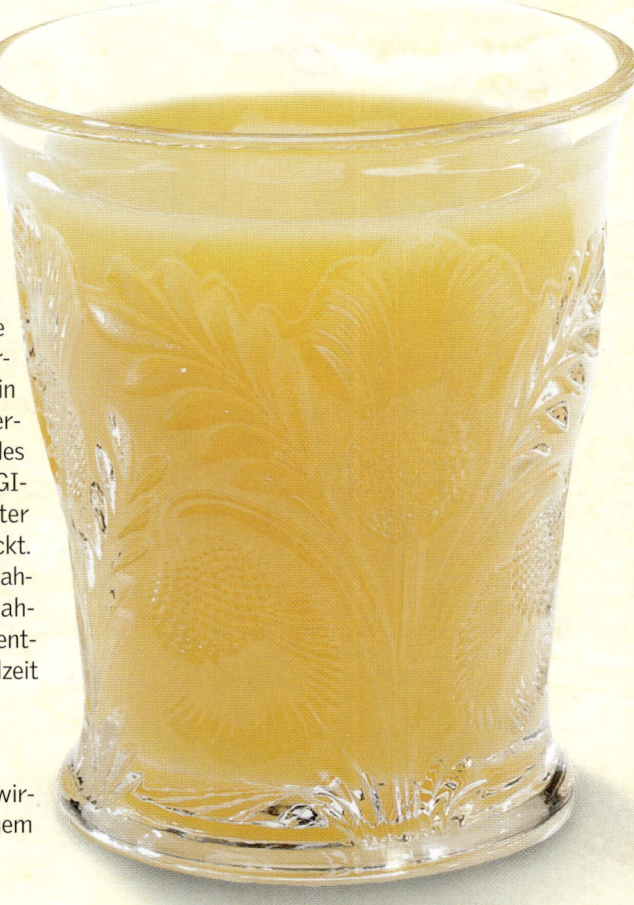

GI gehören viele Nahrungsmittel, die im Rahmen einer ausgewogenen Ernährung empfohlen werden – Obst, Gemüse, Vollkornprodukte und Hülsenfrüchte. Diese Nahrungsmittel sind fettarm, ballaststoffreich und eine gute Quelle für Vitamine, Mineralstoffe und Antioxidanzien. Einige Nahrungsmittel mit hohem GI, wie Kartoffeln, enthalten außerdem essenzielle Nährstoffe und sind eine gute Energiequelle.

Mit fortschreitender Forschung wird der Glykämische Index wohl auch leichter anwendbar werden. Bis dahin gelten weiterhin die Grundlagen einer gesunden Ernährung – Ausgewogenheit, Vielfalt und Mäßigung.

GLYKÄMISCHER INDEX (GI) UND GLYKÄMISCHE LAST (GL) EINIGER LEBENSMITTEL

Lebensmittel	GI	Portionsgröße	GL
Brot, Backwaren und Getreide			
Roggenvollkornbrot	64	30 g	8
Weißbrot	71	30 g	10
Pumpernickel	50	30 g	6
Croissant	67	57 g	17
Heidelbeer-Muffin	59	57 g	17
Mürbeteigkekse	59	25 g	10
Cornflakes	81	30 g	21
Frühstücksflocken mit Weizenkleie	42	30 g	9
Müsli, natur	49	30 g	10
Parboiled Reis	58	150 g	23
Brauner Reis	55	150 g	18
Spaghetti (gekocht)	42	180 g	20
Milch und Milchprodukte			
Vollmilch	27	250 ml	3
Joghurt	36	200 g	3
Hülsenfrüchte			
Kidneybohnen (Konserve)	52	150 g	9
Kidneybohnen	28	150 g	7
Linsen	29	150 g	5
Obst			
Äpfel	38	120 g	6
Apfelsaft, naturtrüb, ohne Zucker	37	250 ml	10
Bananen	52	120 g	12
Erdbeeren	40	120 g	1
Kartoffeln und Gemüse			
Gekochte Kartoffeln	50	150 g	14
Kartoffelpüree	74	150 g	15
Möhren, roh	16	80 g	1
Möhren, gegart	47	80 g	3
Verschiedenes			
Coca-Cola	58	250 ml	15
Eiscreme (Vanille/Schokolade)	61	50 g	8
Schokoriegel (Mars)	65	60 g	26

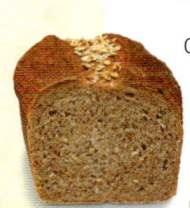

Vorsicht!

Informieren Sie sich umfassend. Wenn Sie sich bei der Auswahl der Lebensmittel nur nach dem GI richten, werden Sie wohl nie wieder Möhren essen, da sie fast denselben GI wie Zucker haben – einen sehr hohen. Das ist indes nur die halbe Wahrheit. Eine Möhre enthält lediglich 4 g Kohlenhydrate, und berücksichtigt man die Glykämische Last, gewinnen ganz klar die Möhren!

GRAPEFRUITS

Pluspunkte

- Enthalten viel Vitamin C und Kalium
- Sorten mit rotem und rosafarbenem Fruchtfleisch enthalten Beta-Karotin und Lykopin, hochwirksame Antioxidanzien
- Kalorienarm
- Enthalten Bioflavonoide und andere sekundäre Pflanzenstoffe, die vor Krebs und Herzkrankheiten schützen

Minuspunkte

- Können bei Menschen mit einer Überempfindlichkeit gegen Zitrusfrüchte allergische Reaktionen auslösen
- Grapefruitsaft kann die Wirksamkeit bestimmter Medikamente herabsetzen

Schmackhaft und nahrhaft – Grapefruits sind mehr als nur ein Saft zum Frühstück. Eine durchschnittliche halbe Grapefruit liefert über 45 % des für Erwachsene empfohlenen Tagesbedarfs an Vitamin C, enthält 175 mg Kalium und 1 mg Eisen. Die rosa- und rotfleischigen Sorten sind zudem reich an Beta-Karotin. 200 ml ungesüßter Grapefruitsaft enthalten 88 mg

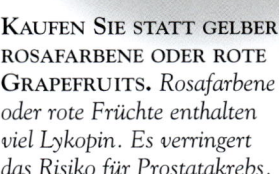

KAUFEN SIE STATT GELBER ROSAFARBENE ODER ROTE GRAPEFRUITS. *Rosafarbene oder rote Früchte enthalten viel Lykopin. Es verringert das Risiko für Prostatakrebs.*

Vitamin C, mehr als 100 % der empfohlenen Tageszufuhr, sowie die meisten anderen Nährstoffe, die auch in der frischen Frucht vorkommen. Grapefruitsaft von roten oder rosafarbenen Früchten ist süßer als der von gelben.

Im Lauf der Jahre gab es zahlreiche Modediäten, die den Inhaltsstoffen der Grapefruit eine fettverbrennende Wirkung zuschrieben. Derartige Behauptungen sind jedoch nicht haltbar: Es gibt keine Nahrungsmittel, die das können. Wer eine Grapefruit-Diät macht, nimmt ab, weil er sonst kaum etwas anderes isst – was durchaus zu Mangelerscheinungen führen kann. Dennoch sind Grapefruits ein sinnvoller Bestandteil einer Reduktionskost, da eine Portion weniger als 100 kcal enthält und wegen des hohen Ballaststoffgehalts sättigt.

Grapefruits sind reich an dem löslichen Ballaststoff Pektin, der zur Senkung des Blutcholesterins beiträgt. Darüber hinaus haben neuere Studien gezeigt, dass Grapefruits weitere Substanzen enthalten, die vor Krankheiten schützen. Rosa- und rotfleischige Grapefruits enthalten beispielsweise viel Lykopin, ein Antioxidanz, das das Risiko für Prostatakrebs zu vermindern scheint. Andere in Grapefruits vorkommende sekundäre Pflanzenstoffe sind Phenolsäure, die die Bildung krebserregender Nitrosamine verhindert; und Limonen, Terpene und Monoterpene – sie begünstigen die Bildung von vor Krebs schützenden Enzymen. Außerdem enthalten Grapefruits Pflanzenfarbstoffe (Bioflavonoide), die die Wirkung von Hormonen unterdrücken, die das Tumorwachstum beschleunigen.

Manche Menschen, die an rheumatoider Arthritis, Lupus erythematodes und anderen entzündlichen Krankheiten leiden, geben an, dass der regelmäßige Verzehr von nur einer Grapefruit am Tag ihre Beschwerden spürbar lindere.

Möglicherweise sind dafür die sekundären Pflanzenstoffe verantwortlich, die die Prostaglandinbildung blockieren und so die Entzündung zurückgehen lassen. ❖

Vorsicht!

Verschiedene Medikamente dürfen nicht mit Grapefruitsaft eingenommen werden. Er enthält Substanzen, die die Wirksamkeit des Medikaments verstärken und so zu Nebenwirkungen führen können. Dazu gehören das blutdrucksenkende Felodipin sowie Arzneimittel gegen Angst und Depression, erhöhte Blutfette u. a. Nehmen Sie Medikamente am besten überhaupt nicht mit Grapefruitsaft ein, wenn dies nicht von Ihrem Arzt oder Apotheker ausdrücklich für unbedenklich erklärt wurde.

GRILLVERGNÜGEN

■ EIN RISIKO? ■

Seit Tausenden von Jahren ist Grillen eine beliebte Garmethode. Es verleiht Fleisch, Fisch und Gemüse eine besondere Geschmacksnote, und es ist kein zusätzliches Fett erforderlich. Gemüse gart schnell auf dem Grill, wodurch wenig Flüssigkeit und Vitamine verloren gehen. Kurz gesagt: Grillen ist grundsätzlich gesund, birgt jedoch eine potenzielle Gefahr.

Garen über offenem Feuer

Die heute bevorzugte Grillmethode, bei der die Speisen auf einen Rost gelegt und damit direkt einer Hitzequelle ausgesetzt werden, ist die kontrollierte Version der ältesten Gartechnik überhaupt: dem Garen über offenem Feuer. Der intensive Geschmack gegrillter Speisen ist das Ergebnis zahlreicher chemischer Reaktionen, die während des Grillprozesses stattfinden. Grillen – egal ob mittels Gas, Elektrizität oder Kohle – erfordert Temperaturen, die vier- bis sechsmal höher sind als in einem Backofen. Ein Elektrogrill erreicht etwa 1090 °C, ein Gasgrill etwa 1650 °C, ein herkömmlicher Backofen jedoch nur etwa 250 °C. Doch die starke Hitze, die die Krustenbildung und Bräunung verursacht, hat einen unerwünschten Nebeneffekt: Das Grillgut kann außen verkohlt sein, bevor es innen gar ist. Daher sollten nur Lebensmittel mit kurzer Garzeit gegrillt werden, wie Fisch oder dünne Fleisch- und Geflügelscheiben. Grillen ist sehr gut geeignet für Gemüse, z. B. Auberginen, Zucchini, Paprikaschoten, Pilze, aber auch für Äpfel, Birnen und anderes Obst. Vor dem Grillen sollte man das Grillgut dünn mit Öl bepinseln, damit es nicht am Rost festklebt oder austrocknet.

Ist Gegrilltes schädlich?

Bei Grilltemperaturen schmilzt das oberflächliche Fett des Grillguts rasch, setzt Rauch frei und kann brennen. Wenn das Fett auf heiße Kohlen tropft und verdampft, entstehen krebsauslösende Substanzen, die so genannten polyzyklischen aromatischen Kohlenwasserstoffe (PAK), die über den Rauch auf das Grillgut gelangen. Diese Stoffe entstehen bereits beim ganz normalen Erhitzen, auch beim Elektro- und Gasgrill. Besonders hohe Mengen gelangen jeoch über den Rauch des offenen Feuers auf das Fleisch, weshalb auf Holzkohle Ge-

VORSICHT!

Auch wenn viele hungrige Gäste auf die Bratwürstchen oder Hackfleischröllchen warten, die auf dem Grill liegen, Hackfleisch muss vor dem Verzehr durchgegart sein. Es kann mit dem Bakterium *E. coli O157* verunreinigt sein. Diese potenziell gefährlichen Bakterien sind in durchgegartem Fleisch abgetötet, in rohem Fleisch können sie jedoch überleben. Garen Sie Hackfleisch immer so lange, bis nur noch klares Wasser heraustropft.

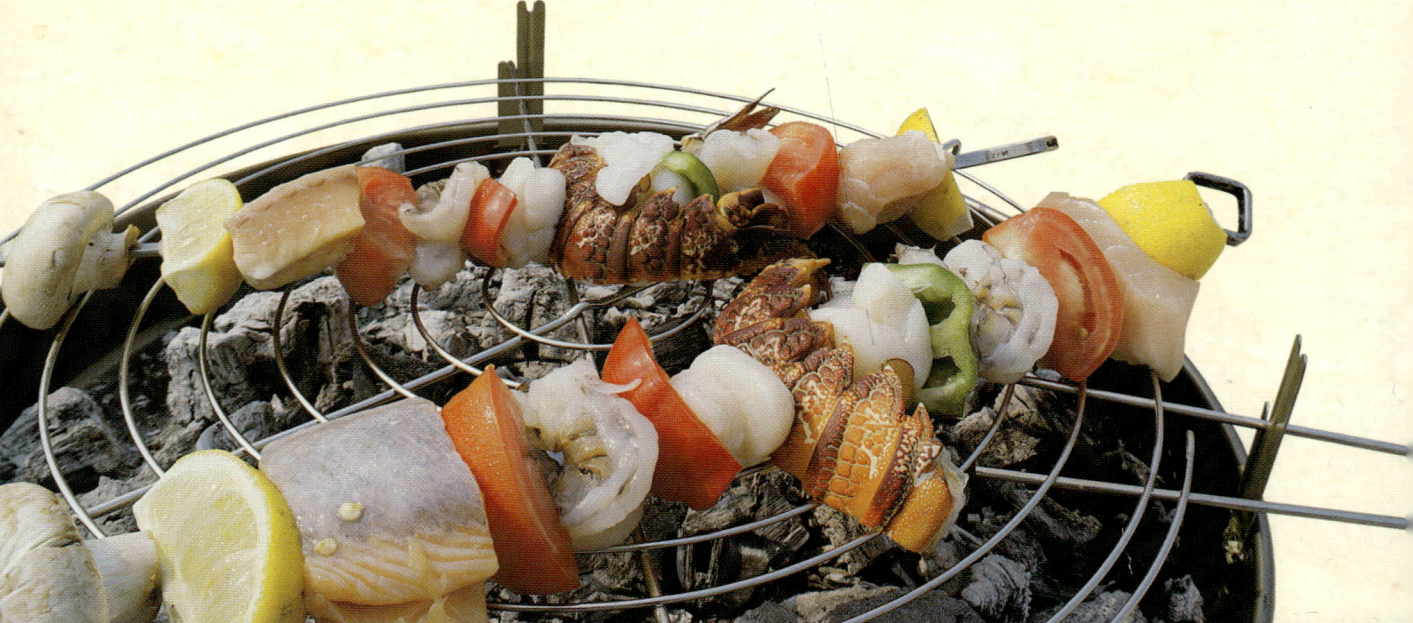

grilltes höhere PAK-Werte aufweist als auf einem Elektro- oder Gasgrill Gegartes. Um die Bildung von PAKs so niedrig wie möglich zu halten, kann man u. a. die Zeit, die das Grillgut im Rauch verbringt, verkürzen. Dafür gart man es vor und anschließend nur kurz auf dem Grill, bis es außen knusprig und innen saftig ist. Wählen Sie mageres Fleisch, und entfernen Sie sichtbares Fett. Darüber hinaus lässt sich die Entstehung von PAKs weitestgehend verhindern, indem sowohl beim Elektro- und Gas- als auch beim Holzkohlegrill eine Alufolie oder-wanne unter das Grillgut gelegt wird. Das Fett tropft auf die Folie bzw. in die Pfanne und kann nicht mehr zur Bildung der gesundheitsgefährdenden Substanzen beitragen.

Durch die chemischen Reaktionen, die beim Erhitzen von Nahrungsmitteln bei hohen Temperaturen stattfinden, entstehen noch weitere potenziell giftige Substanzen. So bilden sich beispielsweise krebserregende Nitrosamine, wenn gepökelte Waren erhitzt werden.

Es gibt keine direkten Hinweise darauf, dass im Tierversuch krebserregende Substanzen auch für den Menschen gefährlich sind. Es gibt aber hinreichend Belege dafür, dass stark erhitzte Nahrungsmittel nur in Maßen verzehrt werden sollten.

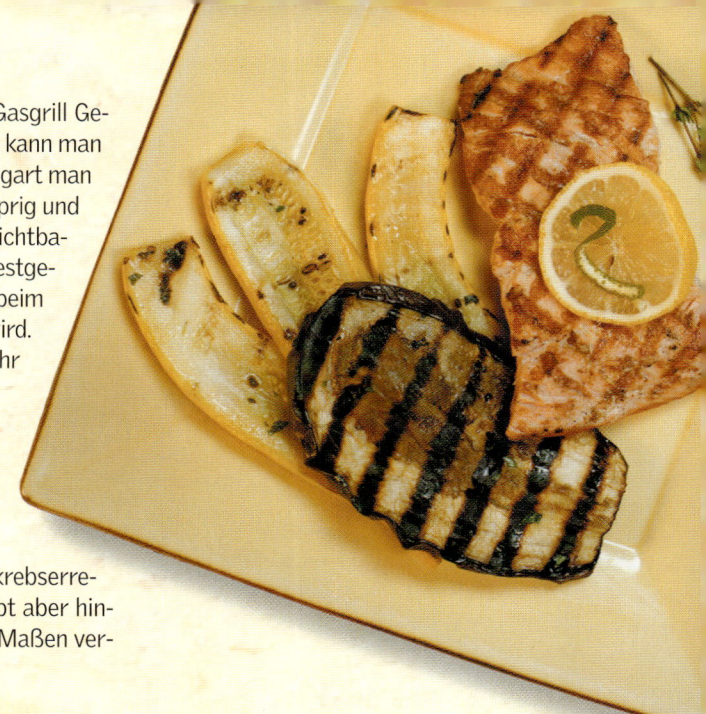

Mit schützenden Nahrungsmitteln kombinieren

Das Risiko beim Verzehr von Grillgut kann verringert werden, wenn Gegrilltes mit bestimmten schützenden Nahrungsmitteln verzehrt wird. So verhindern die Vitamine C und E die chemischen Reaktionen, die zur Nitrosaminbildung führen. Als Antioxidanzien neutralisieren diese Vitamine ebenso wie Beta-Karotin bestimmte Kanzerogene. Weizenkleie bindet Nitrit, sodass daraus keine Nitrosamine entstehen können. Auf die gleiche Weise können Sie den gegrillten Frühstücksspeck, den es zum Sonntagsbrunch gibt, mit einem Glas Vitamin-C-reichem Zitrussaft und angereicherten Vollkornzerealien oder einem Vollkornbrötchen (Vitamin E) ausgleichen.

In Obst und Gemüse vorkommende Substanzen binden direkt an die Kanzerogene, beispielsweise an die polyzyklischen Kohlenwasserstoffe, sodass diese nicht mit der DNA reagieren können. Bioflavonoide, die Farbstoffe in vielen Obst- und Gemüsesorten, scheinen viele Kanzerogene zu hemmen. Ballaststoffe binden oder verdünnen Kanzerogene und beschleunigen deren Ausscheidung aus dem Verdauungstrakt. Servieren Sie beim Grillen viel Blattgemüse und Vollkornprodukte zu Fisch oder Fleisch, damit eine gesunde Mischung aus Ballaststoffen und Vitaminen entsteht. An einem vegetarischen Grillabend können Sie mit fettarmem Käse das Bedürfnis nach Eiweißen stillen. Gegrilltes Obst ist ein farbenfroher Nachtisch mit vielen Vitaminen, Ballaststoffen und Geschmack.

Marinaden: Ein Wort der Warnung

Marinaden verleihen oft eine exotische Geschmacksnote. Etwas Honig oder Zucker in der Marinade beschleunigt die Krustenbildung, da Einfachzucker bereits bei niedrigeren Temperaturen braun werden als Eiweiße und Stärke. Allerdings ist es ein Trugschluss anzunehmen, das Grillgut sei gar, nur weil die Kruste dunkelbraun ist. Die Empfehlung, Marinaden stundenlang einwirken zu lassen, birgt keinerlei Vorteile. Die Marinade kann nicht in das Grillgut eindringen, egal, wie lange sie einwirkt. Vielmehr kann die in der Marinade enthaltene Säure die Fleischoberfläche zersetzen, indem sie die Eiweiße zerstört. Zu lange mariniertes Fleisch ist zwar schmackhaft, außen aber matschig, was sich nicht gut mit dem saftigen Inneren verträgt.

Das Krebsrisiko reduzieren

Auf dem Holzkohlegrill Gegartes, insbesondere fettes Fleisch, kann potenziell krebserregende Substanzen enthalten. Dies hängt davon ab, wie stark es verkohlt ist und wie viel Rauch durch das auf die Kohlen herabtropfende Fett entsteht. Um das Risiko zu vermindern, sollten Sie Folgendes beachten:

1. Verhindern Sie Flammenbildung – brennender Saft oder Fett kann schädlichen Rauch erzeugen. Ist die Rauchentwicklung durch herabtropfendes Fett zu stark, sollten Sie das Grillgut auf dem Rost verschieben, den Rost drehen oder die Hitze verringern.
2. Garen Sie Fleisch, ohne dass es verkohlt. Entfernen Sie verkohlte Teile, und essen Sie sie auf keinen Fall.
3. Garen Sie das Fleisch nicht direkt über die Hitzequelle. Schieben Sie beispielsweise die Kohlen zur Seite, damit das Fett danebentropfen kann.
4. Legen Sie Alufolie auf den Rost, bevor Sie zu grillen beginnen. Sie schützt das Grillgut vor Rauch und Feuer.
5. Wählen Sie kleine Fleischstücke, da diese schneller garen.
6. Tauen Sie tiefgefrorenes Fleisch vor dem Grillen auf. Wenn Sie es direkt auf den Grill legen, kann die Oberfläche verbrennen.

GRÜNKOHL

Pluspunkte

- Enthält sehr viel Beta-Karotin und Vitamin C
- Enthält viel Folsäure, Kalzium, Eisen und Kalium
- Enthält Bioflavonoide und andere Substanzen, die vor Krebs schützen

Minuspunkte

- Kann zu Blähungen führen

DER KOHL, DER AUS DER KÄLTE KOMMT Grünkohlkenner wissen: Das dunkle Gemüse schmeckt am besten, wenn es einmal Frost abbekommen hat. Sollte es in freier Natur noch nicht gefroren haben, können Sie getrost auf TK-Grünkohl ausweichen. Sein Nährwert steht dem von frischer Ware kaum nach – und das mühsame Waschen und Putzen entfällt obendrein.

Grünkohl ist ein genügsames Herbst-Winter-Gemüse. Er gedeiht selbst auf kargen Böden und in kühler Umgebung.

Ebenso wie seine Verwandten der Kohlfamilie ist Grünkohl eine ausgezeichnete Quelle für die Antioxidanzien Beta-Karotin, das vom menschlichen Körper in Vitamin A umgewandelt wird, und Vitamin C. Desweiteren liefert er reichlich Folsäure und Eisen – Stoffe, die der Körper zur Bildung roter Blutkörperchen benötigt. Außerdem enthalten 100 g verzehrbarer Anteil (dafür müssen Sie etwa 200 g Rohware kaufen) gut 4 g Ballaststoffe und nur rund 35 kcal – ernährungsphysiologisch gesehen sicher eine gute Wahl, vorausgesetzt, man verzichtet bei der Zubereitung auf die traditionellen, reichlichen Beigaben von Schmalz, Speck, Wurst und fettem (Schweine-)Fleisch oder schränkt diese zumindest stark ein.

Grünkohl enthält mehr Eisen und Kalzium als die meisten anderen Gemüsesorten und fördert durch seinen hohen Vitamin-C-Gehalt die Aufnahme von Mineralstoffen in den Körper. Wird nach dem Grünkohl ein Dessert aus frischen Zitrusfrüchten serviert, wird die Aufnahme von Eisen und Kalzium in den Körper weiter verstärkt.

Bioflavonoide, Karotinoide und andere krebsbekämpfende Substanzen kommen in Grünkohl reichlich vor. Daneben enthält er Indole, die die krebserregende Wirkung von Östrogen vermindern und die Produktion von Enzymen begünstigen, die vor Krankheiten schützen. Traditionell wird Grünkohl gekocht. Um seinen hohen Gehalt an Beta-Karotin und Vitamin C zu erhalten, sollte man ihn jedoch auch einmal dämpfen oder kurz braten und anschließend garen, bis er weich ist. Bei manchen Menschen führt selbst gekochter Grünkohl zu Blähungen. ❖

GUAVEN

Pluspunkte

- Enthalten sehr viel Vitamin C
- Enthalten viel Pektin und andere lösliche Ballaststoffe
- Enthalten Kalium und Eisen

Minuspunkte

- Die frische Frucht ist teuer und nicht überall erhältlich. In getrockneten Guaven enthaltene Sulfite können bei überempfindlichen Menschen Asthmaanfälle oder allergische Reaktionen auslösen

Die Guave, eine kleine Tropenfrucht aus dem Süden Mexikos und der USA, wird inzwischen auch in der Karibik sowie in Südamerika, Florida, Kalifornien, Südasien und in einigen Ländern Afrikas angebaut. Die Frucht kann rund, oval oder birnenförmig sein und einen Durchmesser von 2,5–10 cm aufweisen. Die dünne Schale, die von blassgelb bis gelbgrün gefärbt sein kann, schmeckt leicht bitter; deshalb werden Guaven meist geschält serviert. Die meisten Sorten haben rosarotes Fruchtfleisch, es kann aber auch gelb, rot oder weiß sein. Reife Guaven riechen dezent nach Moschus und schmecken süßlich, ähnlich wie Ananas und Banane.

In Relation zu ihrem Gewicht enthalten Guaven fast doppelt so viel Vitamin C wie Orangen: Eine mittelgroße Guave liefert 165 mg im Vergleich zu nur 75 mg in einer frischen Orange. Eine Guave enthält außerdem 256 mg Kalium und 5 g Ballaststoffe, die meisten in Form von Pektin, einer löslichen Faser, die erhöhte Blutcholesterinwerte senkt und für eine normale Darmfunktion sorgt. Daneben enthält sie auch Folsäure, Phosphor und Karotinoide.

Etwa zur Hälfte bestehen Guaven aus kleinen, harten Kernen, es wurden zwischen 112 und 535 Kerne gezählt. Diese Kerne sind zwar bei guten Sorten zum Verzehr geeignet, die meisten Konsumenten entfernen sie jedoch. Werden auch die Kerne verspeist, liefern sie geringere Nährstoffmengen als das Fruchtfleisch, aber zusätzliche Ballaststoffe.

EINE VIELSEITIGE FRUCHT

Mit nur 60 kcal ist eine frische Guave ein interessanter, einfacher und nicht dick machender Nachtisch. Zum Verzehr wird die Frucht halbiert; dann entfernt man die Kerne und löffelt das Fruchtfleisch aus. Ein Spritzer Limetten- oder Zitronensaft unterstreicht den süßen Geschmack.

Alternativ kann die Frucht geschält, entkernt und in Streifen oder Scheiben geschnitten einem Salat hinzugefügt werden. Püriertes Guavenfleisch liefert, gemischt mit Orangen- oder anderem Zitrusfruchtsaft, ein erfrischendes Getränk oder eine kühle Sommersuppe.

Achten Sie im Spätherbst und Frühwinter auf frische Guaven. Wählen Sie feste, aber nicht harte Früchte aus. Eine Guave ist reif, wenn die Schale auf Druck leicht nachgibt. Unreife grüne Früchte reifen bei Raumtemperatur nach. Legt man sie gemeinsam mit einer Banane oder einem Apfel in eine braune Papiertüte, reift sie schneller. ❖

einsetzbaren Gemüsesorten ein. In Indien sowie im Vorderen Orient werden sie mit Kräutern und Joghurt als Salat zubereitet. Außerdem werden sie gefüllt und gebacken oder als Gemüse serviert. Mit eingelegten Gurken werden oft Vinaigrettes und Remouladen angereichert. ❖

EXOTISCHE FRUCHT. *Der süßsaure Geschmack und das intensive Aroma der Guave rufen Gedanken an Tropenparadiese hervor. Obwohl die gesamte Frucht essbar ist, werden Haut und Kerne häufig entfernt.*

GURKEN

Pluspunkte
- Kalorienarm

Gurken gehören zur selben Pflanzenfamilie wie Melonen und Kürbisse, sind aber weniger nahrhaft. 100 g Gurkenscheiben enthalten nur 8 mg Vitamin C sowie geringe Mengen Folsäure und Kalium. Die Schale enthält etwas Beta-Karotin, allerdings werden Gurken hierzulande meistens geschält.

Da Gurken zu etwa 95 % aus Wasser bestehen, sind sie sehr kalorienarm. 100 g Salatgurke enthalten weniger als 15 kcal. Gurken gelten als altes wassertreibendes Hausmittel, wobei der diuretische Effekt vermutlich eher auf ihrem hohen Wassergehalt als auf einem besonderen Wirkstoff beruht.

In Deutschland werden Gurken meist zu Salaten verarbeitet oder eingelegt. Dann findet man sie als (in Essig mit Zucker oder Süßstoff eingelegte) Gewürzgurken oder als (milchsauer vergorene) Saure oder Salzgurken. Gurkensaft enthält einige Alpha-Hydroxysäuren, die die Wirksamkeit von Gesichtsmasken und anderen Kosmetika erhöhen.

Gurken gehören in vielen Ländern zu den Grundnahrungsmitteln, weltweit nehmen sie den neunten Rang bei der Ernte von vielseitig

GÜRTELROSE

Empfehlenswert
- Oliven- und andere pflanzliche Öle; Nüsse, Samen und Weizenkeime wegen des Vitamins E
- Frisches Obst und Gemüse wegen der Antioxidanzien und Bioflavonoide

Gürtelrose (Herpes zoster) ist eine Reaktivierung im Körper vorhandener Windpockenviren. Was diese Reaktivierung verursacht, ist nicht bekannt, häufig entwickelt sich die Erkrankung jedoch bei geschwächtem Immunsystem.

Gürtelrose beginnt charakteristischerweise mit einem lokal begrenzten Kribbeln und Brennen der Haut. Wenige Tage später entstehen daraus windpockenartige Bläschen. Diese Bläschen folgen dem Verlauf eines Nervs. Zu schweren Komplikationen kann es kommen, wenn das Virus ein Auge infiziert oder ins Gehirn wandert.

Mit gesunder Ernährung lässt sich nach Ansicht mancher Ärzte einer an die Erkrankung anschließende Neuralgie am besten vorbeugen. Diese dauerhafte Komplikation ist gekennzeichnet durch Nervenschmerzen, die nach Abklingen der anderen Symptome bestehen bleiben.

Hilfreiche Nährstoffe. Das in Nüssen, Samen, Weizenkeimen und Pflanzenölen enthaltene Vitamin E und die Bioflavonoide aus Vitamin-C-reichem Obst und Gemüse können helfen, die mit der Folge-Neuralgie auftretende Entzündung zu verhindern. Vitamin C stärkt das Immunsystem genau wie zinkreiche Lebensmittel. ❖

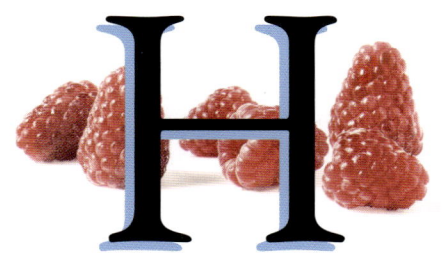

HAAR- UND KOPFHAUTPROBLEME

Empfehlenswert

- Obst und Gemüse
- Vollkornprodukte
- Mageres Fleisch und Geflügel, magerer Fisch und fettarme Milchprodukte

Glatzenbildung und Schuppen zählen zu den vorherrschenden Haar- und Kopfhautbeschwerden. Haarausfall kann entweder als Folge von Krankheiten oder als normale, genetisch bedingte Wirkung von Testosteron, dem männlichen Geschlechtshormon, auftreten. Von Kopfhautschuppen sind mehr als 50 % der Bevölkerung betroffen. Sie können durch Stress oder eine chronische oder immer wiederkehrende Hauterkrankung wie beispielsweise die seborrhoische Dermatitis auftreten. Die häufigste Ursache für Schuppen ist jedoch der Pilz *Pityrosporum ovale*, der die gesunde Kopfhaut besiedelt. Er ernährt sich von Fetten aus den Talgdrüsen der Kopfhaut. Je mehr Talg produziert wird, desto besser gedeiht der Pilz. Die Folge: Die Kopfhaut wird stark gereizt und reagiert mit einer verstärkten Bildung von neuen Zellen, die auch wieder verstärkt abgestoßen werden.

Haar besteht aus dem Eiweiß Keratin. Für die Gesundheit von Kopfhaut und Haar wichtige Nährstoffe sind Niazin, Biotin, Zink sowie die Vitamine A, B6 und C. Eine ausgewogene Ernährung liefert ausreichende Mengen dieser Substanzen. Eiweiß- oder nährstoffhaltige Shampoos und Spülungen, die von außen auf Kophaut und Haar wirken, beschleunigen weder das Haarwachstum, noch machen sie das Haar gesünder.

POPULÄRE IRRTÜMER

Irrtum: Eine Haaranalyse kann keinen Nährstoffmangel nachweisen.

Tatsache: Wissenschaftliche Haaranalysen können bestimmte Gifte nachweisen – auch Jahre später. So wurde 150 Jahre nach Napoleons Tod mittels Haaranalyse belegt, dass er an einer chronischen Arsenvergiftung litt.

HAARAUSFALL

Auf dem Kopf eines Erwachsenen sind durchschnittlich 80 000 –150 000 Kopfhaare, die jeweils unabhängig voneinander einen Wachstumszyklus aus drei Phasen durchlaufen: Zu jedem beliebigen Zeitpunkt befinden sich 90 % der Haare im Wachstumsstadium (Anagen), das 2–6 Jahre dauert. Es folgt eine Übergangsphase (Katagen), die 1–2 Wochen dauert. Anschließend treten die Haare in die 2–4 Monate lange Ruhephase (Telogen) ein. Ein Ausfall von 25 –100 Haaren täglich ist ganz normal.

Glatzenbildung ist hormonell bedingt, tritt aber familiär gehäuft auf. Die Wahrscheinlichkeit der Glatzenbildung hängt von der Anzahl männlicher Verwandter mit Glatzenbildung ab.

Anormaler Haarausfall kann aufgrund von Stoffwechselstörungen (z. B. Diabetes, Schilddrüsenerkrankungen und Crash-Diäten), mechanischen Haarschäden, krankheitsbedingtem Stress, Hormonschwankungen in der Schwangerschaft, Arzneimitteln (z. B. Chemotherapeutika bei Krebs) sowie zahlreichen Kopfhauterkrankungen auftreten. Ein ernährungsbedingter Haarausfall liegt meist bei einer erheblichen Überversorgung mit Vitamin A oder einem (allerdings selten vorkommender) Mangel an Eisen, Biotin, Zink oder Eiweiß vor.

Haarverlust durch Stress oder Arzneimitteltherapie ist meist vorübergehend. Auch der bei einer Crash-Diät auftretende Haarverlust wird vom Körper schnell wieder ausgeglichen, sobald man sich wieder normal ernährt. Büschelweise ausgefallenes Haar wächst meist auch ohne Behandlung wieder nach, in seltenen Fällen können jedoch Kortikoid-Injektionen erforderlich sein. Die einzigen Medikamente gegen Glatzenbildung sind das örtlich angewandte Minoxidil (Regaine®) und das in Tablettenform vorliegende Finasterid (Propecia®).

KOPFHAUTSCHUPPEN

Unter Schuppenbildung leiden viele Menschen, insbesondere bei trockener Kopfhaut. Bei manchen liegt jedoch eine ererbte Anlage für Hautprobleme vor, die durch eine Überempfindlichkeit gegenüber bestimmten Nahrungsmitteln ausgelöst werden. Da die auslösenden Nahrungsmittel individuell unterschiedlich sind, ist es nur sinnvoll, solche Lebensmittel zu meiden, die die

Schuppenbildung zu verstärken scheinen. Manchmal sprechen Kopfschuppen auf Leinöl an. Nehmen Sie 1–2 TL täglich ein, wobei der Effekt meist erst nach mehreren Wochen oder Monaten zu sehen ist.

Bei leichter Schuppenbildung empfehlen Ärzte die Haare täglich mit einem Antischuppenshampoo zu waschen, bis die Schuppen eingedämmt sind, dann zweimal wöchentlich. Antischuppenshampoos enthalten Zink, Pyrithion, Teer oder Selensulfid, die das Abschälen der Schuppen beschleunigen. Falls dies nicht ausreicht, sollte ein Versuch mit einem Shampoo unternommen werden, das das Antimykotikum Ketokonazol enthält. ❖

HAFERFLOCKEN

Pluspunkte

- Ausgezeichnete Quellen für lösliche Ballaststoffe
- Reich an Kalzium, Eisen, Magnesium, Folsäure, Vitamin E, Thiamin, Niazin, Riboflavin und anderen B-Vitaminen

Haferflocken und andere Vollkorn-Haferprodukte wie Hafergrütze und Haferkleie sind eine wohlschmeckende, praktische, vielseitige und preiswerte Quelle für wertvolle Nährstoffe und sekundäre Pflanzenstoffe. Besonders als Frühstückszerealien und zum Backen sind Haferflocken beliebt, sie können aber auch viele andere Gerichte bereichern, z. B. Fleischteige für Hackbraten oder Frikadellen. Auch zum Binden von Suppen und Saucen oder zum Herstellen von Streuseln sind Haferflocken geeignet. Die gleiche Gewichtsmenge Hafer enthält mehr Eiweiß, Fett, Kalzium, Eisen, Magnesium, Thiamin, Folsäure und Vitamin E als andere nicht angereicherte Vollkornprodukte. Zudem enthält Hafer Polyphenole und Saponine, das sind sekundäre Pflanzenstoffe mit antioxidativen Eigenschaften. Haferflocken wirken sich positiv auf Cholesterinspiegel, Blutdruck, Blutzuckerspiegel, Sättigungsgefühl und Verdauung aus.

GESUNDHEITLICHER NUTZEN

Haferflocken und Haferkleie enthalten Beta-Glukan, ein löslicher Ballaststoff, der zur Senkung eines erhöhten Cholesterinspiegels im Blut beitragen kann und dadurch möglicherweise das Herzinfarktrisiko senkt. Manchen Untersuchungen zufolge kann Hafer nicht nur den Spiegel des „schlechten" LDL-Cholesterin senken, sondern gleichzeitig auch den Spiegel des schützenden HDL-Cholesterin erhöhen.

Bei Frauen kann der regelmäßige Verzehr von Haferflocken das Risiko einer Herzerkrankung auch auf andere Weise als nur durch Senkung der Cholesterinspiegel vermindern. Laut einer Studie hatten Frauen, die mindestens fünfmal pro Woche Haferbrei aßen, ein um 29 % geringeres Herzinfarktrisiko. Nach Ansicht der Autoren ist dies nicht allein auf die löslichen Ballaststoffe zurückzuführen, sondern möglicherweise auch auf Antioxidanzien. Hafer enthält eine einzigartige Kombination von Antioxidanzien, u. a. die so genannten Avenanthramide. Diese verhindern, dass das LDL-Cholesterin in die für die Arterien schädliche oxidierte Form umgewandelt wird. Nach Ergebnissen von Wissenschaftlern der Yale-Universität lässt sich die verminderte Durchblutung nach einer sehr fettreichen Mahlzeit durch den Verzehr einer großen Schüssel Haferflocken verbessern.

Haferflocken haben einen hohen Sättigungswert, d. h. sie werden nur langsam verdaut und machen daher länger satt. Man schreibt dies sowohl dem Eiweiß als auch den Ballaststoffen im Hafer zu. Bei einem wissenschaftlichen Vergleich von Haferbrei und gezuckerten Frühstückszerealien ergab sich, dass Probanden, die zum Frühstück Haferflocken gegessen hatten, beim Mittagessen ein Drittel weniger Kalorien zu sich nahmen als die Vergleichsgruppe. Somit eignen sich Haferflocken auch zur Gewichtskontrolle.

Darüber hinaus können Haferflocken den Blutdruck senken. Außerdem senken sie nach-

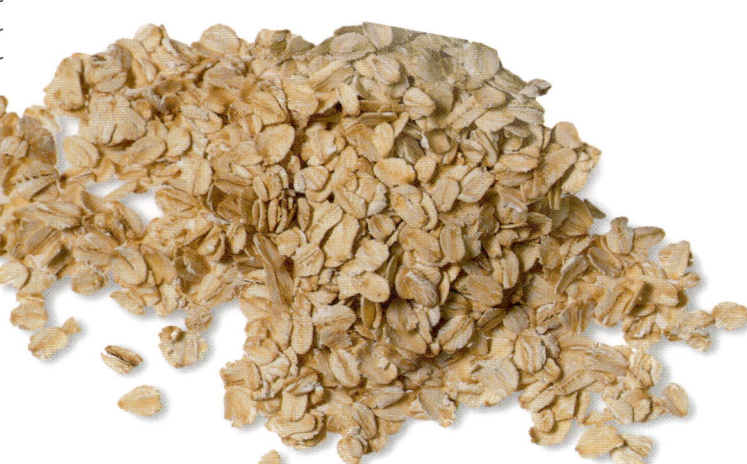

weislich den Blutzucker- wie auch den Insulinspiegel, was bei der Kontrolle von Diabetes eine wichtige Rolle spielt. Untersuchungen haben bestätigt, dass lösliche Ballaststoffe aus Hafer sowohl nicht nur bei Diabetikern, sondern auch bei gesunden Menschen den Blutzucker- und den Insulinspiegel nach einer Mahlzeit senken.

Es gibt verschiedene Haferprodukte:

Haferkörner sind lediglich von den äußeren Spelzen befreit. Sie sind sehr nährstoffreich, aber auch kernig, und man muss sie vor dem Verzehr lange einweichen und garen. Man kann sie als Ersatz für Gerste oder Reis verwenden.

Hafergrütze sind klein gehackte, aber nicht gewalzte Haferkörner. Hafergrütze ist kerniger als Haferflocken und wird oft für heißen Haferbrei und Müsli verwendet.

Haferflocken bestehen aus gedämpften und gewalzten Haferkörnern, zarte Haferflocken werden aus gedämpftem Haferschrot gerollt.

Instanthaferflocken werden aus Hafervollkornmehl hergestellt. Sie müssen nur noch in Flüssigkeit gerührt werden. ❖

HALSSCHMERZEN

Empfehlenswert

- Obst und Gemüse wegen des Gehalts an Vitamin C
- Gelbes und orangefarbenes Obst und Gemüse sowie grünes Gemüse wegen des Beta-Karotins
- Fisch und Meeresfrüchte, mageres Fleisch, Joghurt und Getreideprodukte wegen des Zinkgehalts
- Alkohol- und koffeinfreie Getränke

Zu meiden

- Alkohol und Tabakrauch

Ein rauher, brennender Hals ist in den meisten Fällen das erste Anzeichen einer Virusinfektion der oberen Atemwege. Bei Kindern können auch geschwollene und infizierte Rachenmandeln Halsschmerzen hervorrufen. Bei Erwachsenen führt Rauchen häufig zu leichten chronischen Halsschmerzen. Viren und Streptokokken, die die Atemwege befallen, sind äußerst infektiös. Durch sorgfältige Hygiene und eine gesunde Ernährung kann man sich vor so manchen Ansteckungen schützen.

GANZ EINFACH!

Heiße Zitrone gegen Halsentzündung

Zitronen enthalten sehr viel Vitamin C. Sie können als Heißgetränk Halsentzündungen lindern und heilend wirken. Pressen Sie den Saft einer Zitrone in eine Tasse mit heißem Wasser, und geben Sie 1 TL Honig hinzu.

SO KANN ERNÄHRUNG HELFEN

Nehmen Sie viel Vitamin C zu sich. Obwohl die wissenschaftlichen Beweise dafür noch ausstehen, sind viele Menschen davon überzeugt, dass hohe Dosen an Vitamin C die Dauer und Schwere von Halsentzündungen sowie anderen Symptomen viraler Atemwegsinfektionen vermindern. Wie andere Antioxidanzien auch, fördert Vitamin C die Funktion des Immunsystems; folglich schützen ausreichende Mengen dieses Vitamins vor Viren, Bakterien und anderen Krankheitserregern. Welche Mengen allerdings ausreichend sind, ist noch nicht geklärt. Laut einer neueren Studie sind 200 mg Vitamin C täglich wirkungsvoller als die bisher empfohlene Tagesmenge von 75–90 mg. Dieselbe Studie ergab aber auch, dass Dosen über 200 mg täglich nicht sinnvoll sind, weil der Körper nicht mehr Vitamin C aufnehmen kann. Für viele Menschen kann eine höhere Menge sogar schädlich sein, weil eine Überversorgung mit Vitamin C u. a. zu Eisenüberschuss führen kann.

Essen Sie viel Obst und Gemüse. Es wird empfohlen, täglich mindestens fünfmal Obst und Gemüse zu essen. So kann der Körper problemlos mit bis zu 200 mg Vitamin C und darüber hinaus mit anderen essenziellen Vitaminen und Mineralstoffen versorgt werden. Besonders gute Vitamin-C-Lieferanten sind Zitrusfrüchte und anderes Obst wie Beeren und Melonen sowie dunkelgrünes Gemüse und rote Paprikaschoten. Zudem enthalten diese Nahrungsmittel reichlich Beta-Karotin, das der Körper in Vitamin A umwandelt – ein anderes Antioxidanz, das die Abwehrkräfte stärkt.

Versuchen Sie es mit Zink-Lutschtabletten. Verschiedene Untersuchungen haben gezeigt, dass Lutschtabletten mit Zink die Dauer bzw. Schwere von Halsentzündungen verringern können. Eine ausreichende Menge Zink in der Ernährung stärkt die Immunabwehr des Körpers. Gute Zinklieferanten sind Joghurt und andere Milchprodukte, Austern und sonstige Meeresfrüchte, mageres Fleisch, Eier und Getreide. Die Einnahme von Zinkpräparaten gegen eine Erkältung oder als Vorbeugemaßnahme ist nur bedingt empfehlenswert, weil mehr als 40 mg pro Tag, über längere Zeit hinweg eingenommen, das Immunsystem schwächen und damit anfälliger für Krankheiten machen können.

Meiden Sie Alkohol. Alkohol schwächt das Immunsystem und reizt die entzündeten Schleimhäute. Bis die Halsentzündung abgeheilt ist, sollte man deshalb auf Alkohol verzichten. Auch den Koffeinkonsum sollte man zumindest einschränken. Die entwässernde Wirkung des

Koffeins fördert die Ausscheidung von Körperflüssigkeit, was wiederum ein Austrocknen der Schleimhäute und das Eindicken des Schleims zur Folge hat. Bemühen Sie sich, nicht zu rauchen, und meiden Sie Passivrauchen.

LINDERN DER SYMPTOME

Alkoholfreie heiße oder kalte Getränke können die schmerzhaften Schwellungen lindern. Manche Ärzte empfehlen auch, zeitweise auf Flüssignahrung umzustellen, um einerseits die Nährstoffversorgung zu sichern, andererseits aber die Halsschmerzen nicht zu verstärken. Geeignet sind dann Milch-Shakes, Fruchtsäfte, Brühen und pürierte Suppen sowie halbflüssige Speisen wie Cremes oder Puddings.

Hausmittel gegen Halsentzündungen gibt es im Überfluss, und viele tragen zur Linderung der Symptome bei. Das bewährteste und bekannteste Hausmittel ist Gurgeln mit warmem Salzwasser. Alternativ können Sie auch in eine halbe Tasse warmes Wasser 2 TL Apfelessig geben und damit gurgeln. ❖

HÄMOCHROMATOSE

Siehe Eisenspeicherkrankheit

HARNWEGS-INFEKTIONEN

Empfehlenswert

- Alkoholfreie und koffeinfreie Getränke, um die Harnwege durchzuspülen
- Cranberrysaft und Heidelbeeren
- Zitrusfrüchte, frisches Obst und Gemüse für die Vitamin-C-Versorgung

Zu meiden

- Reizstoffe für die Blase, beispielsweise Kaffee, Tee und alkoholische Getränke

Die meisten Harnwegsinfektionen betreffen die Blase, manche aber auch Nieren, Harnleiter (sie leiten den Urin von der Niere in die Blase) oder Harnröhre (durch sie wird der Urin von der Blase aus dem Körper geleitet). Häufigstes Symptom ist Harndrang, selbst wenn die Blase nicht ganz gefüllt ist. Beim Urinieren können Schmerzen und Brennen auftreten, in schweren Fällen ist der Urin blutig verfärbt. Manchmal treten auch leichtes Fieber und Rückenschmerzen auf.

Meist werden Harnwegsinfektionen durch das

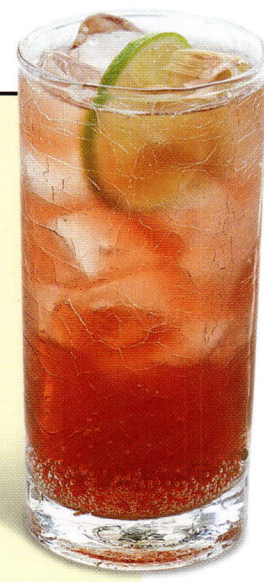

GANZ EINFACH!

Trinken Sie Beerensaft

In Finnland wurden 150 Frauen untersucht, die an Harnwegsinfektionen litten, aber keine Antibiotika einnahmen. Sie wurden in 3 Gruppen mit je 50 Teilnehmern eingeteilt. Die erste Gruppe erhielt 6 Monate lang täglich 50 ml Cranberry-Lignonberry-Saft, die zweite ein probiotisches Getränk, die dritte diente als Kontrollgruppe. In der Cranberry-Gruppe verringerten sich die Harnwegsinfekte um ungefähr die Hälfte.

Im *American Journal of Clinical Nutrition* wurde berichtet, dass Patienten, die ein- bis dreimal Beerensaft pro Woche tranken (v. a. Cranberrysaft, Himbeer-, Erdbeer- und Johannisbeersaft), seltener an Harnwegsinfektionen erkrankten als solche, die höchstens einmal pro Woche Saft tranken.

Bakterium *Escherichia coli* verursacht. Dieser Mikroorganismus lebt im Verdauungstrakt, kann aber in die Blase wandern. Weitere mögliche Erreger sind die sexuell übertragbaren Chlamydien. Frauen erkranken häufiger an Harnwegsinfektionen als Männer, weil ihre Harnröhre kürzer ist und deren anatomische Lage eine bequeme Eintrittspforte für Bakterien darstellt. Viele Frauen entwickeln eine Flitterwochen-Cystitis, die durch Geschlechtsverkehr oder ein zu großes Pessar verursacht wird.

DIE ROLLE DER ERNÄHRUNG

Eine bakterielle Harnwegsinfektion muss mit Antibiotika behandelt werden, aber eine entsprechende Ernährung kann die Heilung beschleunigen und Rückfällen vorbeugen.

- Ärzte empfehlen, täglich mindestens 2 l Flüssigkeit zu trinken, um den Harnfluss zu steigern und die Erreger auszuspülen.
- Meiden Sie Kaffee, Tee, Cola und alkoholische Getränke, da diese die Blase zusätzlich reizen. Bei manchen Menschen wirken auch scharf gewürzte Speisen reizend auf die Harnwege.
- Vitamin C stärkt das Immunsytem, bekämpft die Infektion und macht den Urin saurer, wodurch Bakterien abgetötet werden. Kalzium kann die Reizbarkeit der Blase vermindern.
- Wahrscheinlich können probiotische Bakterien das Wachstum der Erreger von Harnwegsinfektionen hemmen. Diese nützlichen

Bakterien sind in manchen Joghurts enthalten. Außerdem fördern sie vermutlich auch das Wachstum der nützlichen Bakterienflora des Körpers, die durch die Antibiotikabehandlung angegriffen wird.

ZUSÄTZLICHE VORBEUGENDE MASSNAHMEN

Durch bestimmte Hygienevorkehrungen können insbesondere Frauen häufig wiederkehrenden Harnwegsinfektionen vorbeugen. Ärzte empfehlen folgende Maßnahmen:

- Tragen Sie locker sitzende weiße Baumwollunterwäsche und Strumpfhosen mit Baumwollzwickel.
- Machen Sie keine Scheidenspülungen, und benutzen Sie kein Intimspray, da dies die Blase reizen kann.
- Falls Sie ein Pessar benutzen, sollte dessen Größe von einem Arzt angepasst werden; selbst ein minimal zu großes Pessar kann Harnröhre und Blase reizen.
- Entleeren Sie vor dem Geschlechtsverkehr Ihre Blase, und trinken Sie ein Glas Wasser. Danach sollten Sie innerhalb einer Stunde zur Toilette gehen, um die Harnwege durchzuspülen.
- Nach dem Stuhlgang sollten Sie sich von vorn nach hinten reinigen, damit Darmbakterien nicht in die Harnröhre gewischt werden. ❖

HEIDELBEEREN

Pluspunkte

- Ballaststoffreich
- Enthalten viele Antioxidanzien
- Liefern Vitamin C und Eisen
- Schützen vor Verdauungsstörungen
- Helfen bei der Vorbeugung von Harnwegsinfekten
- Anthozyane tragen zur Vorbeugung von Herzkrankheiten und Krebs bei und helfen gegen Merkschwäche

Minuspunkte

- Können Teerstuhl verursachen, was zur Fehldiagnose einer inneren Blutung führen kann
- Können allergische Reaktionen auslösen

Heidel- oder Blaubeeren sind von Natur aus süß. Da das Vitamin C durch Kochen zerstört wird, sollten sie roh gegessen werden, um das Antioxidanz zu erhalten.

Naturheilkundler empfehlen, täglich 1 Hand voll rohe Heidelbeeren zu essen oder 1–2 Gläser

DIE SUPERSTARS UNTER DEN ANTIOXIDANZIEN

Heidelbeeren haben den dritthöchsten ORAC-Wert (Oxygen Radical Absorption Capacity). Dieser Wert gibt die antioxidative Kapazität von Nahrungsmitteln an. Frische Heidelbeeren weisen einen ORAC von 2400/100 g auf (was 5 Portionen von anderem Obst oder Gemüse entspricht)

Heidelbeersaft zu trinken, um Harnwegsinfektionen zu verhindern oder zu behandeln. Dieser Rat ist inzwischen wissenschaftlich untermauert. Heidelbeeren enthalten eine Substanz, die das Anhaften von Bakterien an den Harnblasenwänden – wo sie sich vermehren können – verhindert. Außerdem säuern sie den Urin an; dadurch werden Bakterien, die in Harnröhre und Blase eingedrungen sind, zerstört. Durch den Verzehr großer Mengen Heidelbeeren wird der Stuhl dunkel und teerig, was an sich harmlos ist, aber dem Teerstuhl bei Magen-Darm-Blutungen ähnelt und zu Irritationen führen kann.

Ein bewährtes Hausmittel bei Durchfall sind getrocknete Heidelbeeren. Auf den Verzehr frischer Beeren sollte bei Durchfall unbedingt verzichtet werden, weil diese möglicherweise abführend wirken.

Der Nährwert von Heidelbeeren ist unerheblich. Sie liefern jedoch Antioxidanzien wie Anthozyane und Flavonoide, die ihnen ihre blaue Farbe verleihen. Diesen Substanzen werden zahlreiche gesundheitsfördernde Eigenschaften zugeschrieben, beispielsweise das Verhindern von Herzkrankheiten und Krebs sowie das Aufhalten des Alterungsprozesses. Tierstudien zeigen, dass Heidelbeeren die altersbedingte Merkschwäche verhindern und beheben können. Die dafür verantwortliche Substanz wurde zwar noch nicht identifiziert, doch es wird vermutet, dass die antioxidative Wirkung der Heidelbeeren die Gehirnzellen vor Schäden durch freie Radikale schützt.

Heidelbeeren können wie viele andere Früchte auch als Allergene wirken. Häufige Symptome sind juckende Quaddeln und geschwollene Lippen. ❖

HEISSHUNGER

Empfehlenswert

- Fettarme, stärkereiche Nahrungsmittel bei Heißhunger auf Kohlenhydrate
- Ballaststoffreiches gegen das Hungergefühl

Bedenklich

- Nahrungsmittel, auf die Sie Heißhunger entwickeln, insbesondere Süßigkeiten, Schokolade und Salziges

Zu meiden

- Zu starkes Hungergefühl, das zum Überessen führen kann

Jeder hat gelegentlich ein unwiderstehliches Verlangen nach einem bestimmten Nahrungsmittel

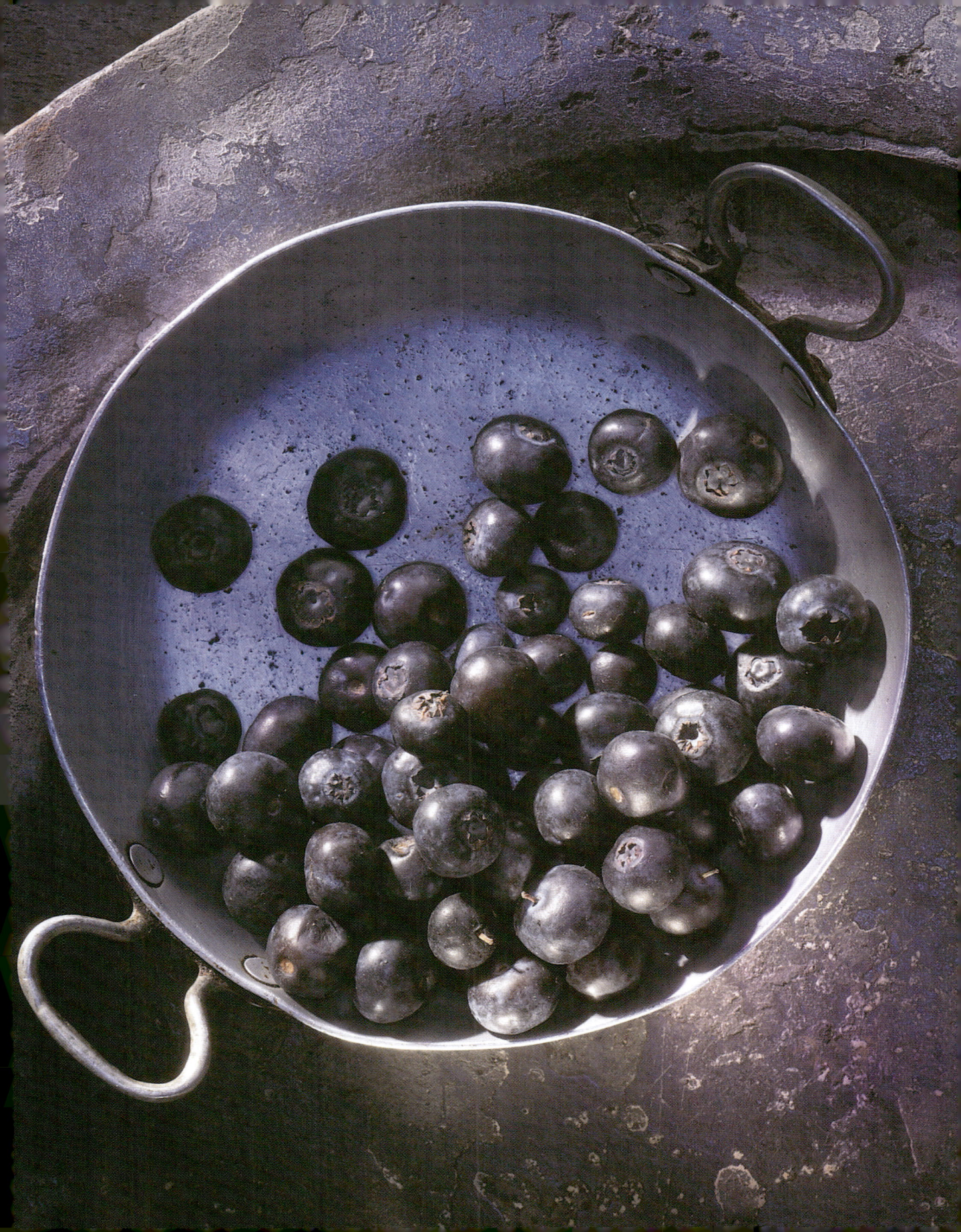

oder Getränk. Aber die plötzliche Lust auf ein gewisses Nahrungsmittel ist kein echter Heißhunger, ebenso wenig das gelegentliche Schwelgen in Schokolade, Eiscreme oder anderen Lieblingsspeisen. Heißhunger geht tiefer – er ist ein intensives Bedürfnis und lässt sich nicht ignorieren; selbst seine Befriedigung kann zu erheblichen Beschwerden führen oder gefährlich sein.

Gelegentliche Heißhungerattacken können durch Stress, Hormonschwankungen oder übermäßigen Hunger ausgelöst werden. Die zwanghafte Beschäftigung mit Essgelüsten kann jedoch auch Folge einer bestimmten Krankheit sein, von Sucht oder von einer psychischen Störung.

Neuere Forschungen belegen, dass für die meisten Heißhungeranfälle Hormonveränderungen verantwortlich sind, insbesondere wenn die Attacken im Rahmen von Stressphasen, Schwangerschaft oder zyklusabhängig bei Frauen auftreten. Dieser Theorie zufolge beeinflussen die schwankenden Hormonspiegel die Produktion von Serotonin und anderen chemischen Substanzen im Gehirn – Veränderungen, die die intensive Beschäftigung mit bestimmten Nahrungsmitteln auslösen. Meist entwickeln die Betroffenen in dieser Situation Heißhunger auf Schokolade und andere Süßigkeiten, möglicherweise, weil Zucker schnell in Glukose – die dem Gehirn Energie liefert – umgewandelt wird. Eine Ernährung mit viel Vollkorn und Stärkehaltigem und mäßig viel Eiweiß kann den Heißhunger auf Süßigkeiten verhindern. Diese komplexen Kohlenhydrate und Eiweiß werden langsamer als Zucker abgebaut, sodass gleichmäßig viel Glukose bereitgestellt wird.

ESSGELÜSTE IN DER SCHWANGERSCHAFT

Schwangere entwickeln oft eigenartige Essgelüste, insbesondere auf Saure Gurken und andere salzige Nahrungsmittel. In diesem Fall ist der Heißhunger ein Bedarfshunger. Während der Schwangerschaft verdoppelt sich das Blutvolumen der Frau, weshalb sie für ein Flüssigkeitsgleichgewicht mehr Salz benötigt. Normalerweise reicht das Salzen von Speisen aus. Wie sonst auch kann man diesen Heißhungeranfällen in der Regel problemlos in Maßen nachgeben, sofern der Körper ansonsten gut mit den wichtigsten Nährstoffen versorgt ist.

SCHON GEWUSST?

Das Pica-Syndrom bezeichnet bizarre Essgelüste

Aus unbekannten Gründen entwickeln manche Menschen, vor allem Kinder, intensiven Heißhunger auf Nichtessbares, wie abgeblätterte Farbe, Erde, Lehm oder Wäschestärke. Dieses Phänomen wird als Pica-Syndrom bezeichnet, nach dem lateinischen Wort für Elster – einen Vogel, der fast alles frisst.

Pica kann schwere Folgen haben, wie Bleivergiftung, Darmverschluss, Wurmerkrankungen und sogar den Tod, falls giftige Substanzen aufgenommen werden.

Heißhunger auf Eis ist häufig ein Zeichen für Eisenmangel, umgekehrt kann dieser Mangel durch das Essen von Stärke und anderen Substanzen erzeugt werden, die das Eisen binden und seine Aufnahme in den Körper verhindern. Die Einnahme von Eisenergänzungspräparaten beendet den Heißhunger meist.

NACHGEBEN? STANDHAFT BLEIBEN?

Einige Experten glauben, dass Essgelüste die „Weisheit des Körpers" widerspiegeln. Demnach verspüren wir Heißhunger auf gewisse Nahrungsmittel, um unseren Bedarf an bestimmten Nährstoffen zu decken. Meistens richtet sich Heißhunger aber auf eher ungesunde Nahrungsmittel – dann ist der Einfluss psychischer Faktoren sicher größer als derjenige der körperlichen Bedürfnisse. Bei manchen Menschen füllt Nahrung eine emotionale Lücke. So werden z. B. bei Stress oder Trauer bestimmte Lebensmittel verzehrt.

Die meisten Menschen machen den Fehler, ihren Essgelüsten nicht nachzugeben. Manchmal sind sie damit erfolgreich, aber noch häufiger verstärkt die Versagung die Gier noch. Sofern das begehrte Lebensmittel nicht gesundheitsgefährdend ist (wie sehr salzreiche Nahrungsmittel bei Bluthochdruck), wird empfohlen, den Gelüsten in Maßen nachzugeben. Ein gesünderer Ansatz besteht darin, die Gelüste zu befriedigen, bevor sie auftreten. Wenn also eine Frau in der prämenstruellen Phase jedes Mal Heißhunger auf Süßigkeiten entwickelt, kann sie dies abschwächen, indem sie sich stärkehaltiger ernährt und so den Blutzuckerspiegel anhebt. Auch das Essen von mehr Obst, das von Natur aus viel Zucker enthält, kann die Gier nach Süßem befriedigen.

Das Umgehen von zu starkem Hunger kann den Heißhunger auf Süßigkeiten und fetthaltige Nahrungsmittel ebenfalls verhindern. Mit Hunger macht der Körper darauf aufmerksam, dass sein Brennstoff bald verbraucht ist. Es handelt sich um einen sehr mächtigen Instinkt, der nicht längere Zeit ignoriert werden kann. Deswegen finden es Menschen auch schwierig, eine zu strikte Diät durchzuhalten. Der Vorsatz mag stark sein, aber die Selbsterhaltungstriebe des Körpers lassen sich nicht verneinen. Durch kleine, häufige Mahlzeiten lassen sich das starke Hungergefühl und die dadurch ausgelösten Heißhungerattacken, die zum Überessen führen können, am besten umgehen.

Einige Medikamente, insbesondere Kortikoide und andere Hormonpräparate, können Essgelüste auslösen. Diese sind aber meist unspezifisch, weshalb der Betroffene einfach nur fürchterlich hungrig ist und Heißhunger auf alles Essbare hat. ❖

HERPES

Empfehlenswert

- Eine ausgewogene, nährstoffreiche Mischkost mit viel Vollkorn, frischem Obst und Gemüse sowie biologisch hochwertigem Eiweiß für ein gesundes Immunsystem

Bedenklich

- Alkohol und Koffein

Zu meiden

- Rauchen
- Zu viel Sonne

Die hochansteckende Herpesinfektion wird durch das **H**erpes-**s**implex-**V**irus (HSV) ausgelöst und geht mit schmerzenden, juckenden Blasen einher. HSV 1 führt zu Gesichts- und Mundherpes mit Blasenbildung an Lippen oder Mundschleimhaut. In seltenen Fällen kann es zum Befall der Augen mit der Gefahr der Erblindung oder zur Gehirnentzündung (Herpesenzephalitis) kommen.

HSV 2 verursacht Genitalherpes, wird sexuell übertragen und führt zu Geschwüren im Anogenitalbereich. Nach Oralverkehr mit einer infizierten Person können Blasen in Mund und Rachen auftreten, die schwer von einer HSV-1-Infektion zu unterscheiden sind.

Unabhängig von HSV-Typ und -Lokalisation platzen die Herpesblasen meist zu nässenden Geschwüren auf, die verkrusten und innerhalb von Tagen bis Wochen abheilen. Gelegentlich kommt es auch zu leichtem Fieber, Lymphknotenschwellungen und Erschöpfung. Nach der Abheilung bleibt das Virus im Körper. Manche Menschen erleben nie wieder einen Herpesausbruch, bei anderen treten im Lauf des Lebens immer wieder leichte Symptome auf.

Diese Rezidive können durch Hormonschwankungen, körperlichen oder emotionalen Stress, Fieber, Sonnenlicht oder andere Umgebungsfaktoren ausgelöst werden. Bei überempfindlichen Menschen können auch bestimmte Nahrungsmittel verantwortlich sein. Bei häufigem Wiederauftreten lohnt sich eine genaue Betrachtung der Lebensweise, um Auslöser zu identifizieren.

Es gibt keine Therapie gegen Herpes; allerdings behaupten manche Menschen, dass die Einnahme von Lysin, einer Aminosäure, Linde-

GANZ EINFACH!

Essen Sie lysinreich

Die Häufigkeit von Herpesattacken kann durch Nahrungsmittel vermindert werden, die viel Lysin enthalten, z. B. Fleisch, Fisch, Milch und Milchprodukte.

rung verschafft. Um das Wiederauftreten zu verhindern bzw. zu senken empfehlen Naturheilkundler die Einnahme von 500–1000 mg L-Lysin täglich auf nüchternen Magen. In schwereren Fällen hilft eine Aciclovirsalbe aus der Apotheke, die die Virusneubildung verhindert und so den Heilungsprozess beschleunigt.

Warnung: Schwangere mit Herpes sollten sofort ihren Frauenarzt aufsuchen. Bei aktiver Infektion ist eine Übertragung des Virus während der Geburt auf das Neugeborene möglich, was zu Erblindung, geistiger Behinderung und sogar zum Tod des Kindes führen kann.

SELBSTHILFE

Oft lässt sich der Ausbruch von Lippenherpes verhindern, wenn bereits beim Auftreten erster Symptome Aciclovirsalbe aufgetragen wird. Sobald Bläschen auftreten, helfen Kompressen mit kaltem Wasser oder kalter Milch gegen das Brennen. Solange Symptome bestehen, gilt Kuss-Verbot, außerdem soll Geschirr oder Besteck nicht gemeinsam benutz benutzt werden, um eine Ansteckung zu vermeiden.

Bei Genitalherpes helfen warme Bäder und Salzwasserkompressen zur Eindämmung der Entzündung. Halten Sie den betroffenen Bereich sauber und trocken. Waschen Sie Ihre Hände nach Kontakt mit den Geschwüren, um die Infektion nicht auf andere Körperteile zu übertragen. Typ-2-Herpes ist sehr ansteckend, daher sollte man bei einer akuten Infektion keinen Geschlechtsverkehr haben. Latexkondome schützen nur unzuverlässig vor einer Infektion.

Ernähren Sie sich ausgewogen. Stärken Sie Ihr Immunsystem zum Schutz vor erneuten Infektionen, indem Sie sich ausgewogen mit viel Vollkornprodukten, frischem Obst und Gemüse sowie eiweißreichen Lebensmitteln ernähren. Rauchen Sie nicht, und vermeiden Sie den Genuss von übermäßig viel Alkohol und Koffein. Sorgen Sie mit regelmäßigem Sport und ausreichender Ruhe für ein ausgeglichenes Leben. Meiden Sie übermäßige Sonneneinstrahlung, und verwenden Sie immer ein Sonnenschutzmittel. Nehmen Sie kein hoch dosiertes Vitamin C ein: Studien legen nahe, dass es ein Herpesrezidiv auslösen kann. ❖

JOGHURT UND HERPES

Einzelfallberichte lassen vermuten, dass *Lactobacillus acidophilus*, der in bestimmten Joghurts mit lebenden Kulturen vorkommt und in Kapselform verkauft wird, ein erneutes Auftreten der Lippenherpes verhindern kann. Zum Erlangen der therapeutisch wirksamen Dosis ist meist die Einnahme von Kapseln erforderlich.

HERZ-KREISLAUF-ERKRANKUNGEN

Empfehlenswert

- Frisches Obst und Gemüse, Nahrungsmittel mit hohem Gehalt an Vitamin C, Beta-Karotin und anderen Antioxidanzien
- Fisch
- Sojaeiweiß
- Nahrungsmittel mit löslichen Ballaststoffen, z. B. Äpfel, Haferkleie
- Vollkornbrote und -zerealien
- Nüsse

Bedenklich

- Fette mit hohem Anteil an gesättigten Fettsäuren wie in fettem Fleisch, Geflügelhaut; Milchprodukte mit vollem Fettgehalt, einige Margarinen, Kokosöl und Schweineschmalz
- Eier, Vollmilch, Innereien und andere cholesterinhaltige Lebensmittel
- Trans-Fettsäuren, wie sie in teilgehärteter Margarine und Backfett, Fertiggerichten mit teilgehärtetem Fett und Gebäck vorkommen

Zu meiden

- Übermäßiger Alkoholkonsum
- Tabakkonsum jeglicher Art
- Salzige Speisen (bei Bluthochdruck)

Herz- und Gefäßkrankheiten gehören zu den führenden Todesursachen in den Industrieländern, obwohl ihre Häufigkeit seit den 1960er-Jahren abgenommen hat. Etwa 300 000 Menschen erleiden jährlich in Deutschland einen Herzinfarkt, etwa 140 000 sterben an den Folgen eines Herzinfarkts oder Schlaganfalls. Herz- und Gefäßerkrankungen gehen nicht nur mit dem Risiko des vorzeitigen Todes einher, sie sind auch eine schwere finanzielle Belastung des Gesundheitssystems.

Seit den 1950er-Jahren wurden zahlreiche Bevölkerungsstudien durchgeführt, die zweifelsfrei belegt haben, dass die Ernährung entscheidend an der Verursachung und Vorbeugung von Herzkrankheiten beteiligt ist. Eines der umfangreichsten Forschungsprogramme, die *Framingham Heart Study*, beobachtete mehr als 5000 Männer und Frauen in Boston, Massachusetts, über mehr als 40 Jahre. Eine weitere groß angelegte Studie, die *Seven Countries Study*, verglich die Häufigkeit von Herzkrankheiten bei Männern in 7 Ländern und stellte anschließend einen Zusammenhang mit Ernährungsgewohnheiten, Rauchgewohn-

heiten, sportlicher Aktivität und anderen Lebensumständen her.

Durch eine sorgfältige Auswertung der Ergebnisse identifizierten die Forscher bestimmte Risikofaktoren, die für Herzkrankheiten anfälliger machen: Erblichkeit, fortgeschrittenes Alter sowie das Geschlecht (Frauen haben vor der Menopause ein niedrigeres Risiko als Männer und ältere Frauen) gehören zu den nicht beeinflussbaren. Auf der Liste der beeinflussbaren Risikofaktoren steht Tabakkonsum an erster Stelle.

Zu den meisten anderen Risikofaktoren trägt falsche Ernährung bei. Dazu gehören: erhöhte Blutcholesterinwerte (die Fettablagerungen in den Koronararterien, die Angina pektoris und Herzinfarkte begünstigen), Fettsucht (die das Herzinfarktrisiko erhöht und zu anderen kardiovaskulären Risikofaktoren beiträgt), Bluthochdruck (der Schlaganfälle und Herzinfarkte auslösen kann), Diabetes (der Herz, Blutgefäße und andere wichtige Organe betrifft) sowie übermäßiger Alkoholkonsum, der Herz und Blutgefäße schädigt.

EINE HERZSCHÜTZENDE ERNÄHRUNG

Da eine falsche Ernährung das Herz schädigen kann, lässt sich das Risiko für Herzkrankheiten durch die richtige Ernährung reduzieren. Dies trifft sogar für so unveränderliche Risikofaktoren wie fortgeschrittenes Alter und familiäre Belastung zu.

Eine Ernährung, die gut für das Herz ist, entspricht derselben ausgewogenen Mischkost, die vor Krebs, Diabetes mellitus Typ 2 und Fettsucht schützt. Die Grundlage bilden komplexe Kohlenhydrate, insbesondere aus Vollkornbroten und -zerealien, Bohnen und anderen Hülsenfrüchten sowie ausreichend frisches Obst und Gemüse. Eiweißreiche Nahrungsmittel, wie mageres Fleisch, Fisch, Geflügel (ohne Haut), Eiklar und die Kombination von Getreide und Hülsenfrüchten oder Kartoffeln und Ei (beide Kombinationen liefern jeweils besonders hochwertiges Eiweiß) sollten 10–12 % der täglich aufgenommenen Kalorien ausmachen. Gesättigte und Trans-Fettsäuren, Zucker und Salz sollten hingegen nur sparsam zugeführt werden.

Bereits in der Kindheit sollte mit einer vernünftigen Ernährung begonnen werden, da schon hier die Arteriosklerose – das Verstopfen von Arterien durch Fettablagerungen – beginnt. Es dauert 20–30 Jahre, bis Gefäße so verengt sind, dass Symptome auftreten. Dann ist es oft zu spät; in vielen Fällen äußert sich eine Herzkrankheit nur einmal: mit einem tödlichen Herzinfarkt.

Neben dem Bemühen um eine fettbewusste Ernährung sollten bereits Kinder an den natürlichen Geschmack von Lebensmitteln und an eine salzarme Ernährung gewöhnt werden. Obwohl widersprüchliche Ergebnisse vorliegen, zeigen zahlreiche Studien, dass Bluthochdruck bei Bevölkerungsgruppen mit hoher Salzaufnahme häufiger ist.

Mehrere finnische Forscher haben eine übermäßige Eisenaufnahme als Ernährungsfaktor identifiziert, der Herz und Blutgefäße schädigt. Sie ermittelten, dass Männer mit Bluteisenspiegeln, die im hohen Normalbereich lagen, häufiger an Herzinfarkten erkrankten. Seit langem ist bekannt, dass ein Eisenüberschuss Herz, Leber und andere wichtige Organe schädigt. Dies war jedoch das erste Mal, dass Eisenspiegel im Normalbereich mit einem hohen Risiko für Herzkrankheiten in Verbindung gebracht wurden. Das Ergebnis bestätigt die Empfehlung, Ergänzungspräparate erst nach ärztlicher Beratung einzunehmen.

DER FAKTOR CHOLESTERIN

Der wichtigste Faktor, der zur Entstehung von Arteriosklerose beiträgt, ist ein zu hoher Blutcholesterinwert. Selten entsteht er durch eine Erbkrankheit, die familiäre Hypercholesterinämie. Ohne konsequent fettarme Ernährung und cholesterinsenkende Medikamente erleiden die Betroffenen bereits früh im Leben einen Herzinfarkt – manchmal schon in der Kindheit. Die häufigsten Ursachen für einen hohen Blutcholesterinwert sind jedoch die Ernährung, mangelnde Bewegung und andere Lebensgewohnheiten.

Mäßig erhöhte Blutcholesterinwerte können meist durch eine fettarme Ernährung gesenkt werden, wobei 30 % (optimal 20 %) der Kalorien aus Fett mit überwiegend einfach und mehrfach ungesättigte Fettsäuren, wie in Pflanzenöl, Fisch, Nüssen und Samen, stammen. Ärzte empfehlen seit langem, Margarine statt Butter zu verwenden insbesondere jene aus Maisöl, Sonnenblumenöl oder anderen Ölen mit ungesättigten Fettsäuren. Allerdings können die Trans-Fettsäuren in gehärteter Margarine die LDL-Cholesterinwerte sogar stärker erhöhen als die gesättigten Fette in Butter. Besser geeignet sind Margarinen aus nicht gehärteten Fetten, von denen inzwischen zahlreiche im Handel sind.

DIE BESTEN NAHRUNGSMITTEL

Obst und Gemüse. Zahlreiche Studien haben einen Zusammenhang zwischen einer Ernährung mit viel Obst und Gemüse und einem Rückgang des Herzinfarkt- und Schlaganfallrisikos um mindestens 25 % hergestellt. Vermutlich ist der hohe Gehalt an Vitamin C und Beta-Karotin sowie anderen Antioxidanzien in Obst und Gemüse dafür verantwortlich. Antioxidanzien schützen Zellen vor Schäden durch instabile Moleküle (freie Radikale), die u. a. im Stoffwechsel bei der Reaktion mit Sauerstoff (Oxidation) entstehen. Die Oxidation von LDL-Cholesterin – es bildet die Fettablagerungen – soll für das Entstehen von Arteriosklerose entscheidend sein. Obst und Gemüse enthalten zudem Bioflavonoide und andere sekundäre Pflanzenstoffe, die antixoidativ wirken, also die so genannten freien Radikale unschädlich machen.

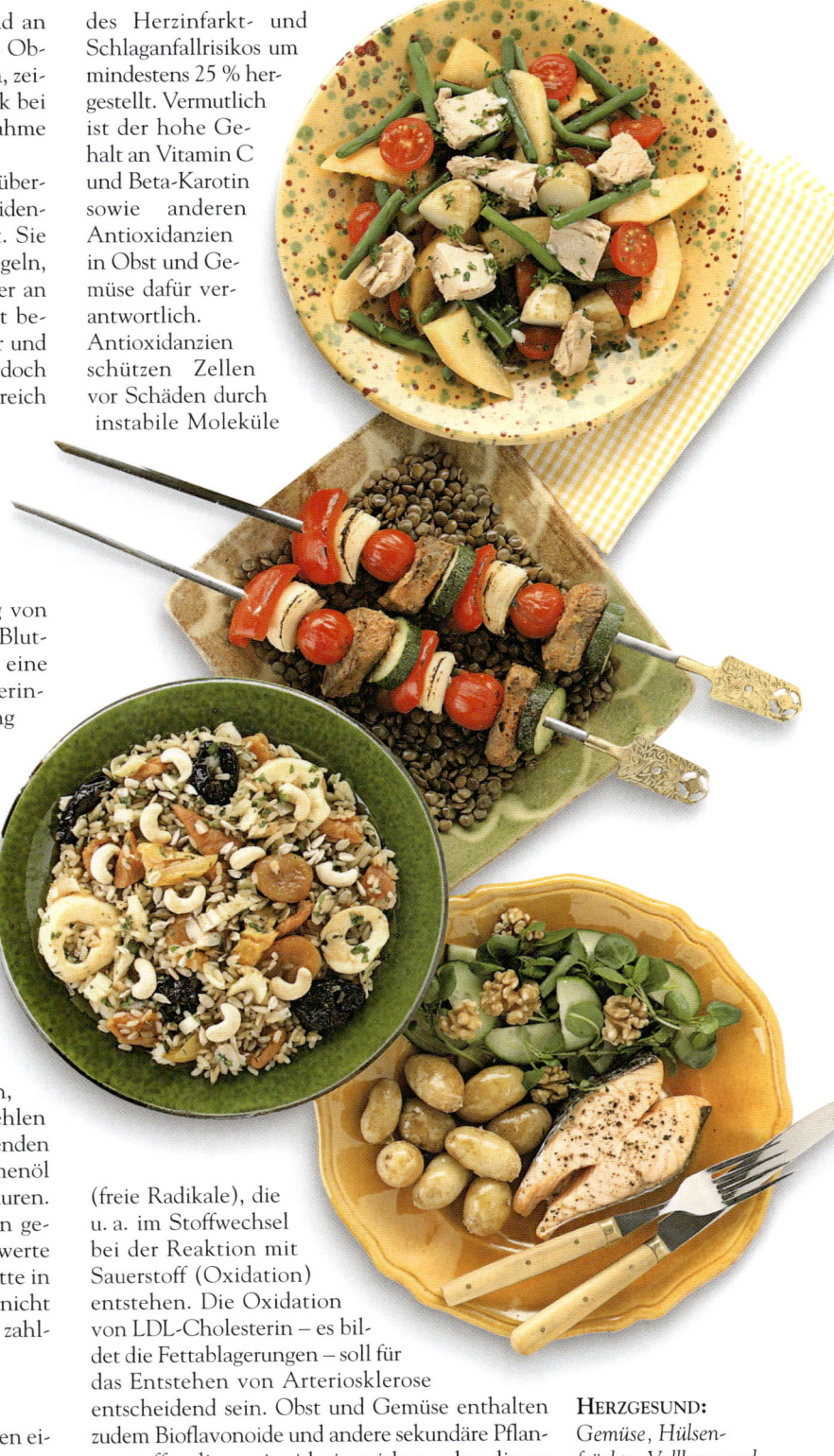

HERZGESUND:
Gemüse, Hülsenfrüchte, Vollkorn und mageres Eiweiß.

Fisch. Lachs, Sardine, Hering, Forelle und andere fettreiche Kaltwasserfische enthalten viele Omega-3-Fettsäuren, die die Blutgerinnungsneigung reduzieren. Dieser Effekt tritt bereits bei 2–3 Fischmahlzeiten pro Woche ein. Fischölpräparate enthalten zwar auch reichlich Omega-3-Fettsäuren, sollten aber nicht ohne ärztlichen Rat eingenommen werden, da sie das Schlaganfallrisiko erhöhen können. Omega-3-Fettsäuren kommen außerdem in Pflanzenölen vor, wie Raps-, Soja- und Leinsamenöl, ungehärteten Margarinen, Leinsamen und Nüssen.

Lösliche Ballaststoffe. Pektin, Haferkleie und andere Formen löslicher Ballaststoffe tragen zur Cholesterinsenkung bei und verbessern die Glukoseverstoffwechslung bei Menschen mit erhöhter Anfälligkeit für Diabetes. Hafer, Haferkleie, Flohsamen, Leinsamen, Linsen, Hülsenfrüchte, Äpfel, Birnen, Weintrauben und anderes Obst sind reich an löslichen Ballaststoffen.

Vollkornprodukte. Studien haben gezeigt, dass eine Ernährung mit reichlich Vollkornprodukten das Risiko für die koronare Herzkrankheit vermindert. Sie enthalten zahlreiche wichtige Vitamine und Mineralstoffe sowie sekundäre Pflanzenstoffe mit antioxidativer Wirkung.

Soja. Es ist hinreichend belegt, dass eine fettarme Ernährung mit Sojaeiweiß das Risiko für Herzkrankheiten senkt. Soja enthält so genannte Isoflavone, die gut für das Herz zu sein scheinen und den Cholesterinspiegel senken. Sojaeiweiß kommt in Sojabohnen und daraus hergestellten Produkten wie Tofu und Sojagetränken vor.

Spezialmargarinen. Pflanzensterole senken den Cholesterinspiegel, wenn sie täglich im Rahmen einer ausgewogenen Ernährung zugeführt werden. Sie kommen in Margarinen und Pflanzenölen vor, die mit Pflanzensterolen angereichert sind, in Nüssen, Sesamsamen und Sonnenblumenkernen, Soja und Hülsenfrüchten.

Oliven- und Rapsöl. Mehrfach ungesättigte Omega-6-Fettsäuren kommen in Distel-, Sonnenblumen-, Mais- und Sojaöl vor. Sie senken den Cholesterinspiegel, wenn sie statt gesättigter Fette verwendet werden.

Folsäure. Grüne Blattgemüse, Orangensaft, Linsen, angereicherte Zerealien und grüner Spargel sind gute Quellen für Folsäure. Sie senkt das Risiko für Herzkrankheiten, indem sie die Homozysteinspiegel reguliert. Homozystein wird im Körper aus Methionin gebildet, einer weit verbreiteten Aminosäure. Hohe Homozysteinspiegel gelten als genauso gefährlich wie hohe Cholesterinspiegel. Folsäure verhindert gemeinsam mit den Vitaminen B_6 und B_{12}, dass der Homocysteinspiegel zu stark ansteigt. Vitamin B_6 kommt in Fleisch, Geflügel, Fisch, Hülsenfrüchten, Nüssen, Samen, Blattgemüse, Bananen und Vollkorn vor, Vitamin B_{12} in tierischen Nahrungsmitteln wie Fleisch, Fisch und Geflügel.

Nüsse. In Maßen genossen, sind Nüsse und Samen gute Quellen für Ballaststoffe, Vitamin E, essenzielle Fettsäuren und Mineralstoffe, die für ein gesundes Herz wichtig sind. Studien haben belegt, dass das Risiko für Herzkrankheiten durch das Essen von Nüssen gesenkt werden kann.

HELFEN ERGÄNZUNGSPRÄPARATE?

Zwar legen Verlaufsbeobachtungen nahe, dass Antioxidanzien aus der Nahrung vor Herz- und Gefäßkrankheiten schützen; Untersuchungen an Ergänzungspräparaten haben bisher noch keine zufriedenstellenden Ergebnisse gezeigt. Im Rahmen einer Studie konnte bei Hochrisikopatienten ein Nutzen einer täglichen Einnahme von Vitamin E, Beta-Karotin und Vitamin C nicht belegt werden. Auch ist der Zusammenhang zwischen Vitamin E und Herzkrankheiten noch unklar.

NAHRUNG ALS MEDIZIN

Eine im Juli 2003 im *Journal of the American Medical Association* veröffentlichte Studie legt nahe, dass eine fettarme vegetarische Ernährung erhöhte Cholesterinwerte ebenso erfolgreich senken kann wie eine Statintherapie. Dazu erhielten 46 Erwachsene entweder eine fettarme Diät (Gruppe 1), eine fettarme Diät plus Medikamente (Gruppe 2) oder eine strikt vegetarische Diät mit Sojaeiweiß, ballaststoffreichen Nahrungsmitteln und Margarinen mit Pflanzensterolen (Gruppe 3). Es wurde festgestellt, dass der Cholesterinspiegel der Gruppe 3 (vegetarische Diät) um fast 29 % sank, der Gruppe 2 (fettarme Diät plus Medikamente) um 30 % und der Gruppe 1 (fettarme Diät) um 8 %.

Sicherlich sind weitere Untersuchungen erforderlich; trotzdem belegen diese Ergebnisse die Bedeutung der Ernährung für alle, die ihre Cholesterinspiegel senken wollen. Die vegetarische Ernährung trägt durch verschiedene Faktoren zur Cholesterinsenkung bei: das Sojaeiweiß, die Pflanzensterole sowie die löslichen Ballaststoffe in Obst, Gemüse und Getreide wie Hafer und Gerste. ❖

HEUSCHNUPFEN

Empfehlenswert

- Fettreicher Fisch und andere Nahrungsmittel mit hohem Gehalt an Omega-3-Fettsäuren wegen der entzündungshemmenden Wirkung

Zu meiden

- Honig und Bienenpollenkapseln
- Nahrungsmittel aus der Familie der Korbblütler können bei Beifußallergikern Kreuzallergien auslösen
- Fermentierte Lebensmittel oder solche mit Schimmelpilzen, sofern Pilzsporen Symptome auslösen

Heuschnupfen ist eine saisonale Allergie durch das Einatmen von Pollen oder seltenen Schimmelsporen. Der medizinische Begriff lautet *Rhinitis allergica*, und der umgangssprachliche Begriff „Heuschnupfen" ist irreführend: Die Symptome können zwar zu der Zeit auftreten, in der Heu eingefahren wird, Heu ist aber nicht Auslöser der Symptome.

Einer der häufigsten Auslöser ist Beifuß, bei überempfindlichen Menschen können jedoch auch Bäume, Gräser und Blütenpollen zu Niesanfällen, laufender Nase, tränenden Augen, Juckreiz und anderen Symptomen führen, die allgemein zwar störend, aber nicht gefährlich sind. Anders ist es bei Asthmatikern, bei denen Heuschnupfen zu wiederholten, manchmal lebensgefährlichen Attacken führen kann.

Meiden Sie Nahrungsmittel aus der Familie der Korbblütler. Zwar lösen Nahrungsmittel meist keinen Heuschnupfen aus, bei Menschen mit bestimmten saisonalen Allergien können jedoch im akuten Heuschnupfenstadium nach dem Verzehr oder nur durch Berührung mancher Lebensmittel Symptome auftreten; sie können von Juckreiz im Mund und Rachenraum bis zu Magen-Darm-Beschwerden oder Hautausschlag reichen. Diese so genannten Kreuzreaktion – auch pollenassoziierte Nahrungsmittelallergie genannt, ist oft unbekannt. Ihre Beachtung lindert die Beschwerden erheblich. Wer z. B. auf Beifußpollen allergisch reagiert, sollte Pflanzen aus der Familie der Korbblütler meiden. Dazu gehören:

- Artischocken
- Chicorée
- Endivien
- Escariol
- Estragon
- Färberdistel (in Pflanzenölen und Margarinen)
- Löwenzahn
- Rainfarn (in Kräuterheilmitteln)
- Schwarzwurzel
- Sonnenblumenkerne und -öl
- Topinambur

Vorsicht bei Honig. Auch Verunreinigungen oder Pollen in bestimmten Nahrungsmitteln können Heuschnupfen auslösen. Dies trifft insbesondere auf Honig zu, der kleine Pollenmengen enthalten kann, und ebenfalls auf Bienenpollenkapseln, ein Ergänzungspräparat und natürliches Medikament, das in Reformhäusern verkauft wird.

Nehmen Sie mehr Omega-3-Fettsäuren zu sich. Es gibt keine Ernährungsform, die die Heuschnupfensymptome lindern kann. Allerdings existieren inzwischen Berichte darüber, dass der Verzehr von fettreichem Fisch und anderen Nahrungsmitteln mit hohem Gehalt an Omega-3-Fettsäuren die Entzündungsreaktion drosseln kann, die Teil der allergischen Reaktion ist. Dies muss durch weitere Untersuchungen gesichert werden; bis dahin bleibt Fisch ein wichtiger Teil einer ausgewogenen Mischkost.

SCHIMMEL ALS AUSLÖSER

Bei manchen Menschen werden saisonale Allergien durch Schimmelpilzsporen statt (oder zusätzlich zu) Pollen ausgelöst. Bei den Betroffenen flackern die Symptome auf, sobald es kühl und feucht wird: Sie beginnen meist im Frühling, bessern sich im Sommer etwas und verschlechtern sich im Herbst wieder. Obwohl Schimmelpilzsporen meist im Freien vorkommen, wachsen manche auch in Gebäuden, insbesondere in Kellern und Duschen, an Kühlschrankrückseiten und in Abfalleimern. Die Symptome treten meist nach Einatmen der Sporen auf. Bei manchen Menschen kann auch der Verzehr von pilzhaltigen Speisen oder Getränken eine Verschlechterung auslösen.

Gemieden werden sollten:
- Alkoholische Getränke, insbesondere Wein, Bier und andere gegorene Getränke
- Hefe- und Sauerteigbrote
- Käse, vor allem Blauschimmelsorten
- Trockenobst, einschließlich Rosinen und andere an der Luft getrocknete Früchte
- Alle Pilze
- Fertiggerichte mit Fleisch und Fisch, einschließlich Würstchen und Räucherfisch
- Sauerkraut, saure Gurken und andere vergorene oder eingelegte Nahrungsmittel, einschließlich Sojasauce
- Essig und essighaltige Produkte wie Salate, Dressings, Relishes, Mayonnaise, Ketchup und Eingelegtes ❖

HIATUS-HERNIE

Siehe Zwerchfellbruch

HIMBEEREN

Pluspunkte

- Ausgezeichnete Vitamin-C-Quelle
- Enthalten nennenswerte Mengen von Folsäure, Eisen und Kalium
- Liefern Bioflavonoide, die möglicherweise vor Krebs schützen
- Ballaststoffreich

Minuspunkte

- Enthalten ein natürliches Salicylat, das bei Menschen mit Empfindlichkeit gegenüber Acetylsalicylsäure allergische Reaktionen hervorrufen kann
- Enthalten Oxalsäure, die bei entsprechend veranlagten Menschen zur Bildung von Nieren- und Blasensteinen führen kann

Gleich ob wild oder kultiviert: Himbeeren sind kalorienarm und reich an Vitamin C.

100 g Himbeeren enthalten etwa 35 kcal und 25 mg Vitamin C (ein Viertel des empfohlenen Tagesbedarfs für Erwachsene). Außerdem liefert diese Menge 30 Mikrogramm Folsäure, 200 mg Kalium und etwas Eisen. Der Vitamin-C-Gehalt steigert die Aufnahme von Eisen, was allerdings durch die in den Himbeeren enthaltene Oxalsäure aufgehoben wird, da diese an das Eisen bindet.

Weiterhin liefern 100 g Himbeeren knapp 5 g Ballaststoffe. Die Himbeersamen bestehen aus unlöslichen, verdauungsfördernden Ballaststoffen. Die Früchte sind zudem reich an dem löslichen Ballaststoff Pektin, der den Blutcholesterinspiegel beeinflusst. Außerdem enthalten Himbeeren Anthozyane, antioxidative Pflanzenfarbstoffe, die nachweislich vor Krebs und Herzerkrankungen schützen, sowie die ebenfalls krebsbekämpfende Ellagsäure. Letztere wird durch Hitze nicht zerstört.

Himbeeren verderben viel schneller als andere Beeren, weil sie sehr zart und außerdem hohl sind. Nach dem Pflücken sollte man sie so schnell wie möglich essen. Eingefroren sind sie bis zu einem Jahr haltbar.

In Feinkostgeschäften kann man das ganze Jahr über kultivierte Himbeeren kaufen, in der Saison auch in vielen Supermärkten. Beim Kauf sollten Sie darauf achten, dass alle Himbeeren in gutem Zustand sind, nicht nur die oben liegenden. Aber selbst intakte Früchte schimmeln schnell und sollten innerhalb von 24 Stunden verbraucht werden.

Beeren lösen häufig allergische Reaktionen aus, Himbeeren bilden da keine Ausnahme. Menschen, die allergisch gegen Acetylsalicylsäure sind, reagieren mitunter auch allergisch auf Himbeeren: Diese enthalten ein natürliches Salicylat, das der Acetylsalicylsäure ähnelt. Bei entsprechend veranlagten Menschen kann Oxalsäure zur Bildung von Nieren- und Blasensteinen führen; allerdings muss man dazu schon eine sehr große Menge Himbeeren zu sich nehmen. ❖

HONIG

Pluspunkte

- Liefert schnell Energie
- Würzt Speisen und Getränke und verlängert die Haltbarkeit von Backwaren

Minuspunkte

- Eine Verunreinigung mit den Sporen von *Clostridium botulinum* kann für Säuglinge gefährlich sein

Unser angeborenes Verlangen nach Süßem führte die Urmenschen dazu, nach süßem Honig zu suchen. Bienen wurden zwar schon vor etwa 4500 Jahren von Ägyptern und Indern in künstlichen Bienenstöcken gezüchtet, trotzdem verstanden die Imker erst etwa 1000 v. Chr. das Zusammenspiel von Bienen und Blüten, das wichtig für die Honigproduktion ist.

Bis ins 16. Jh. hinein, als körniger Zucker verfügbar wurde (der leichter gelagert und trans-

WUNDVERBAND AUS DER NATUR

Vor der Entdeckung der Antibiotika behandelten manche Ärzte Wunden mit Honig. Warum? Weil Honig beachtliche antibakterielle Eigenschaften aufweist. In bestimmten Fällen gilt er nach wie vor als ausgezeichnete Wundauflage und trocknet zu einer natürlichen Bandage an. Zahlreiche Studien zeigen, dass Honig die Wundheilung beschleunigt.

Manukahonig, einer Honigsorte, die in Neuseeland von den Blüten des Manukabaums gewonnen wird, schreibt man eine heilende Wirkung bei Magengeschwüren zu – vermutlich, weil dieser Honig die krankmachenden Bakterien (*H. pylori*) abtötet.

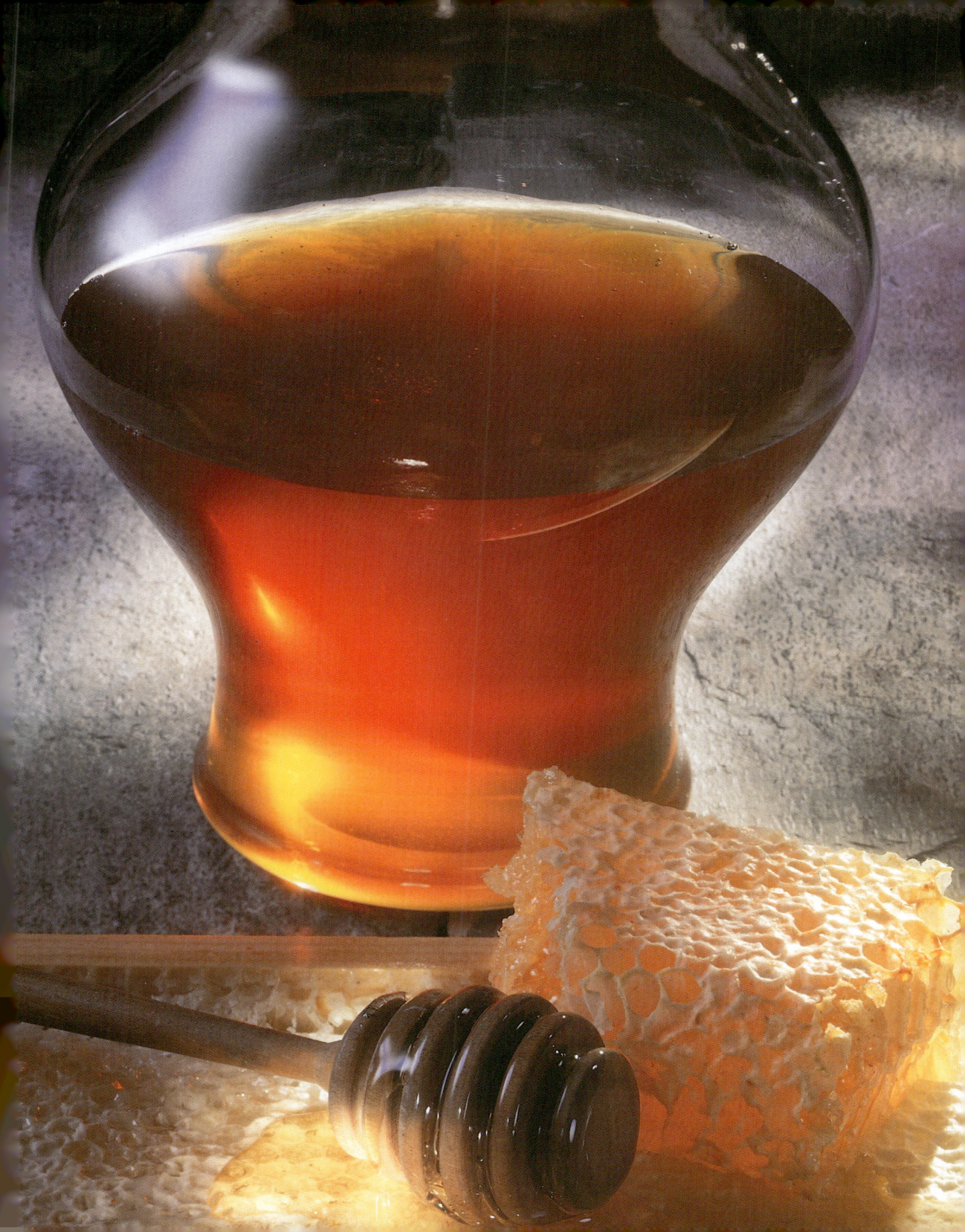

POPULÄRE IRRTÜMER

Irrtum: Propolis, die harzige Substanz, die Bienen an manchen Pflanzen einsammeln, ist ein hochwirksames Antioxidanz, das das Immunsystem stärkt, Viren und Bakterien bekämpft.

Tatsache: Es gibt nur eine echte Verwendung für Propolis: die Versiegelung der Löcher in den Honigwaben und die Abwehr von Eindringlingen in den Bienenstock. Propolis besteht aus mehreren Dutzend Substanzen, auch Fettsäuren und Flavonoiden, die antimykotisch und antimikrobiell wirken. Behauptungen, wonach die antibakteriellen Eigenschaften von Propolis denen von Antibiotika überlegen sind oder wonach Propolis das Immunsystem stärkt, lassen sich jedoch durch nichts rechtfertigen. Gelegentlich wird die Behandlung von Geschwüren und Hautpilzerkrankungen mit Propolis empfohlen. Studien haben jedoch gezeigt, dass die leichte antimykotische Wirkung von Propolis teilweise auf die Rückstände der Lösungsmittel zurückzuführen ist, mit denen die aktiven Bestandteile herausgelöst werden. Es gibt also keine Hinweise darauf, dass Erkrankungen beim Menschen mit Propolis behandelt werden können.

portiert werden konnte), blieb Honig das wichtigste Süßungsmittel in Europa. Allerdings konnte Zucker den volleren Geschmack von Honig nicht ersetzen, sodass Honig weiterhin ein beliebtes Nahrungsmittel blieb.

In Deutschland gibt es etwa 90 000 Imker, die zusammen etwa 1 Mio. Bienenvölker halten und rund 25 000 t Honig jährlich herstellen.

VON DER BLÜTE IN DEN BIENENSTOCK

Zwischen Pflanzen und Bienen besteht eine Symbiose. Beim Einsammeln des Nektars nehmen die Bienen Pollen von einer Blüte zur nächsten mit und ermöglichen so die Kreuzbefruchtung. Die Bienen konzentrieren den Blütennektar mithilfe von Enymen zu Honig, den sie in ihren Waben lagern.

Außerdem sammeln und lagern Bienen auch Pollen, die die sich entwickelnden und die jungen Arbeitsbienen mit Eiweiß und Vitaminen (ähnlich denen in getrockneten Erbsen und Bohnen) versorgen. Pollen ist zwar für Bienen ein Nahrungsmittel; Menschen liefert er jedoch nicht mehr und nicht weniger, als es Hülsenfrüchte täten, kann dafür aber bei überempfindlichen Menschen lebensbedrohliche allergische Reaktionen auslösen.

Nachdem die Bienen den Nektar gesammelt haben, transportieren sie ihn in einem Sack, in dem Enzyme mit der Verarbeitung und Filterung beginnen. Sobald die Biene wieder am Bienenstock angelangt ist, wird sie von einer Kette aus Arbeiterbienen begrüßt, die den Nektar jeweils in den Honigsack hinein und wieder hinauspumpen, bis der Honig konzentriert genug ist, um nicht von Bakterien und Schimmelpilzen befallen zu werden. Anschließend wird er in einer Wabe gelagert, wo er reift, bis er benötigt wird.

HONIG ALS NAHRUNGSMITTEL

Zwar wird oft behauptet, Honig sei ein Wundermittel; tatsächlich jedoch ist sein Nährwert sehr begrenzt. Honig enthält überwiegend Einfachzucker (Fruktose und Glukose), außerdem sehr geringe Mengen Mehrfachzucker (Saccharose). Einige Sorten enthalten kleinste Mengen B-Vitamine und Vitamin C. Allerdings enthält Honig Antioxidanzien, überwiegend Polyphenole, wobei Obst und Gemüse bessere Quellen sind. Im Rahmen aktueller Studien werden die antimikrobiellen und wundheilenden Eigenschaften von Honig untersucht.

Die gleiche Menge Honig enthält mehr Kalorien als Zucker: 1 TL Honig enthält 64 kcal im Vergleich zu 46 kcal in 1 TL Zucker. Dies liegt zum Teil daran, dass ein Teelöffel Honig mehr wiegt als ein Teelöffel Zucker. Zucker kann durch Honig im Verhältnis 1,25 : 1 ersetzt werden, wobei die Flüssigkeitsmenge im Rezept reduziert werden muss, da Honig zusätzliche Flüssigkeit liefert. Brote und Kuchen, die mit Honig gesüßt sind, bleiben dank der wasseranziehenden (hygroskopischen) Wirkung von Honig saftiger als jene, die mit Zucker gebacken wurden.

GEFAHR FÜR SÄUGLINGE

Auch bei sorgfältigster Verarbeitung kann Honig Sporen von *Clostridium botulinum* enthalten, die für Erwachsene und ältere Kinder ungefährlich sind; bei Säuglingen insbesondere in den ersten 6 Lebensmonaten jedoch zum Säuglingsbotulismus führen können. Dieser ist in Deutschland zwar sehr selten, trotzdem sollten Kinder unter einem Jahr besser keinen Honig essen. ❖

HÜLSENFRÜCHTE

Pluspunkte

- Enthalten mehr Eiweiß als alle anderen pflanzlichen Nahrungsmittel
- Liefern viel Stärke, B- Vitamine, Eisen, Kalium, Zink und andere essenzielle Mineralstoffe
- Die meisten enthalten viele lösliche Ballaststoffe

Minuspunkte

- Können Blähungen und Darmgase verursachen
- Können bei manchen Menschen allergische Reaktionen auslösen
- Müssen gegart werden, um die zahlreichen giftigen Inhaltsstoffe zu zerstören

Die 13 000 verschiedenen weltweit angebauten Sorten von Hülsenfrüchten haben allesamt zwei wichtige Gemeinsamkeiten: Sie bringen samentragende Hülsen hervor und haben an ihren Wurzeln Knöllchen, die ganz bestimmte Bakterien beherbergen. Diese können den Stickstoff aus der Luft in Nitrat umwandeln, eine für die Pflanze nutzbare Form des Stickstoffs. In anderen Eigenschaften unterscheiden sich die verschiedenen Pflanzen aus der Familie der Leguminosen hingegen beträchtlich. Erdnüsse werden zwar oft als Nüsse klassifiziert, sind aber in Wirklichkeit ebenfalls Hülsenfrüchte, genau wie die beiden wichtigen Feldfrüchte Klee und Luzerne oder auch Bockshornklee.

Archäologen konnten nachweisen, dass in Südostasien schon vor etwa 11 000 Jahren Bohnen und Erbsen angebaut wurden, wahrscheinlich also früher als Getreide. Kichererbsen, Puffbohnen und Linsen werden im Mittleren Osten schon seit etwa 8000 v. Chr. kultiviert, in Nordamerika werden seit 4000 v. Chr. Bohnen angebaut. Die europäischen Siedler stellten fest, dass die eingeborenen Indianer die Bohnen reihenweise abwechselnd mit Mais pflanzten. Damals glaubten sie, dadurch würde das Wachstum von Unkraut verringert. Mittlerweile wissen wir aber, dass die meisten Leguminosen den Boden mit Stickstoff anreichern, den Mais und anderes Getreide für gesundes Wachstum brauchen.

Weil manchen Hülsenfrüchten bestimmte lebenswichtige Aminosäuren (die Bausteine von Eiweiß) fehlen, glaubte man, gleichzeitig andere Nahrungsmittel essen zu müssen, die eben diese fehlenden Aminosäuren enthalten, um so ein vollständiges Eiweiß zu erhalten. Das ist z. B. bei Linseneintopf mit Brot der Fall oder bei jeder anderen Kombination von Hülsenfrüchten und Getreide. Diese Kombinationen bezeichnet man als komplementäre (sich ergänzende) Eiweiße. Mittlerweile weiß man jedoch, dass man nicht unbedingt alle sich ergänzenden Eiweiße auf einmal zu sich nehmen muss, sondern dass es ausreicht, wenn man sie sich im Lauf des Tages getrennt zuführt. Sojabohnen enthalten fast alle essenziellen Aminosäuren zur Herstellung vollständiger Eiweiße; außerdem sind sie reich an Kalzium. Deswegen können strenge Vegetarier, die keinerlei tierische Produkte zu sich nehmen, ihren Eiweißbedarf und einen Teil des Kalziumbedarfs mit Tofu und anderen Sojaprodukten decken.

ÜBERRAGENDER NÄHRSTOFFGEHALT

Hülsenfrüchte gehören zu den nährstoffreichsten pflanzlichen Nahrungsmitteln. Sie enthalten viel wertvolles Eiweiß, B-Vitamine, Eisen, Kalium und andere Mineralstoffe. Außerdem liefern sie große Mengen an Ballaststoffen, u. a. die löslichen Ballaststoffe, die wichtig für die Kontrolle des Cholesterinspiegels sind. Untersuchungen zufolge haben Menschen, die mehr Hülsenfrüchte essen, ein geringeres Risiko für Herzerkrankungen.

Leguminosen enthalten Pflanzenstoffe mit krankheitsbekämpfenden Eigenschaften. Hervorzuheben sind beispielsweise Isoflavone (schützen vor Herzerkrankungen und Krebs), Saponine (senken den Cholesterinspiegel) und Phytosterine (schützen vor Krebs und senken den Cholesterinspiegel).

Hülsenfrüchte sind auch gut zur Ernährung bei Diabetes geeignet, weil durch ihren ausgewogenen Gehalt an komplexen Kohlenhydraten und Eiweiß die Glukose bei der Verdauung langsam und gleichmäßig freigesetzt wird, statt ganz plötzlich, wie dies bei einfachen Kohlenhydraten der Fall ist.

Die meisten Hülsenfrüchte sind kalorien- und fettarm, Sojabohnen und Erdnüsse weisen jedoch eine hohen Gehalt an hauptsächlich ungesättigten Fettsäuren auf.

DIE SCHATTENSEITE

Hülsenfrüchte enthalten eine Vielzahl giftiger Substanzen oder Inhaltsstoffe, die die Wirkung oder die Aufnahme von Vitaminen beeinträchtigen können. In Sojabohnen enthaltene Subs-

SCHON GEWUSST?

Lupinen können Soja ersetzen

Die Süßlupine wird in ganz Europa angebaut. Ihr ernährungsphysiologischer Wert übersteigt zum Teil den der Sojabohne. Lupinen sind reich an Antioxidanzien, essenziellen Aminosäuren , Beta-Karotin und Vitamin E, enthalten aber weder Gluten noch Cholesterin.

JEDES BÖHNCHEN EIN TÖNCHEN ...

Getrocknete Bohnen, Linsen und Erbsen sind berüchtigt dafür, dass sie Blähungen verursachen. Durch die Art der Zubereitung lässt sich dies teilweise verhindern. Während des Einweichens und Kochens sollte man das Wasser mehrmals wechseln. (Linsen müssen nicht eingeweicht werden, aber wenn man sie nach dem Kochen abspült, wirken sie nicht mehr so stark blähend.) Bohnen und Kichererbsen aus Dosen sollten immer abgespült werden. Auch die Kombination von Hülsenfrüchten mit säurehaltigen Nahrungsmitteln kann die Gasproduktion vermindern. Manche Kräuter, speziell Zitronenmelisse, Fenchel und Kümmel, helfen, Blähungen zu verhindern.

BOHNEN, BOHNEN UND NOCH MEHR BOHNEN

Es gibt unzählige Bohnensorten. Die folgenden sind die bekanntesten:

Adzukibohnen. Die kleinen roten Bohnenkerne enthalten weniger B-Vitamine, aber mehr Mineralstoffe als ihre großen Schwestern, die Kidneybohnen.

Augenbohnen. Die cremefarbenen, nierenförmigen Bohnen haben einen markanten schwarzen Fleck. Sie sind reich an Folsäure und Vitamin B_1, enthalten viel Phosphor und Mangan sowie Zink, Eisen und Magnesium.

Borlottibohnen. In Italien beliebte, hellbraun gefleckte Bohnen.

Cannellini. Die großen weißen nierenförmigen Bohnen werden hauptsächlich für Eintöpfe und italienische Gerichte verwendet.

Dicke Bohnen. Sehr schmackhafte Bohnen, deren Kerne man roh essen kann; sie liefern viel Phosphor und Mangan, ferner Eisen, Zink, Folsäure, Niazin, Magnesium und Vitamin E.

Kidneybohnen. Große Bohnen mit fleischigem Geschmack; sie können dunkelrot, aber auch schwarz oder weiß sein.

Limabohnen. Sie enthalten viel Phosphor und Eisen, ferner die Substanz Phaseolunatin, das in wässriger Lösung (flüchtige) Blausäure abspaltet. Damit sie abziehen kann, sollte man Limabohnen im offenen Topf kochen.

Mungbohnen. Kleine, grüne Bohnen, die als Keimlinge verkauft werden. Sie enthalten Mangan, Eisen, Folsäure, Magnesium und Phosphor.

Schwarze Bohnen. Sie haben ihren festen Platz in der lateinamerikanischen Küche. Innen sind sie weiß; ihr Nährwert entspricht etwa dem der Kidneybohnen.

Sojabohnen. Sie sind die Grundlage für Tofu, Sojamehl, Sojaöl, Sojamilch und Sojasauce. Sie zählen zu den nährstoffreichsten Hülsenfrüchten überhaupt.

Wachtelbohnen. Die kleinen gesprenkelten Bohnen sind im gekochten Zustand sehr mehlig. Sie gehören zu den Hülsenfrüchten, die die meisten Ballaststoffe liefern.

tanzen stören beispielsweise die Aufnahme von Beta-Karotin sowie der Vitamine B_{12} und D, ein Bestandteil in Bohnen und Erbsen hemmt die Aufnahme von Vitamin E. Die meisten dieser Substanzen lassen sich durch Erhitzen und Kochen zerstören. Den dadurch bedingten Vitaminverlust sollte man ausgleichen, indem man Gerichte aus Hülsenfrüchten mit reichlich frischem Obst und gelbem oder dunkelgrünem Gemüse (wegen des Beta-Karotins), magerem Fleisch oder anderen tierischen Produkten (wegen des Vitamins B_{12}) sowie gegartem Blattgemüse, Weizenkeimen, angereicherten Zerealien, Samen, Nüssen und Geflügel (wegen des Vitamins E) ergänzt.

Gicht-Patienten wird oft geraten, auf getrocknete Erbsen und Bohnen zu verzichten, weil diese sehr purinreich sind. Bei entsprechend veranlagten Menschen können Purine den Harnsäurespiegel steigern und dadurch einen Gichtanfall auslösen. Manche Hülsenfrüchte, vor allem Erdnüsse, lösen bei empfindlichen Menschen allergische Reaktionen oder Migräneanfälle aus. In solchen Fällen sollten die auslösenden Nahrungsmittel vom Speiseplan gestrichen werden. ❖

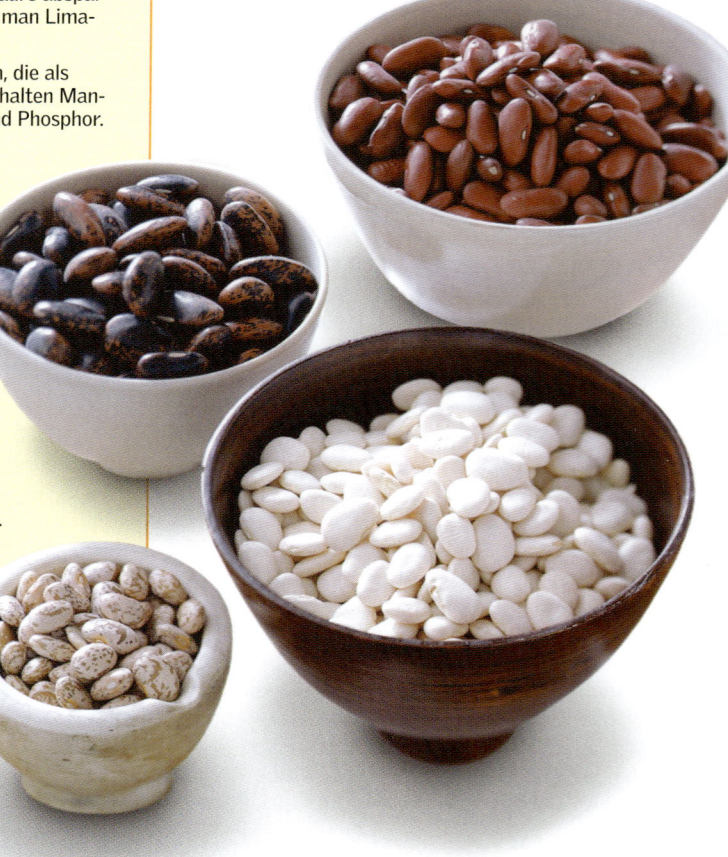

VIEL EIWEISS UND VIELE BALLASTSTOFFE, WENIG FETT. *Hülsenfrüchte sind kleine Nährstofffabriken, die auch helfen, den Cholesterinspiegel zu regulieren.*

HUMMER

Siehe Meeresfrüchte

HYPERAKTIVITÄT

Empfehlenswert
- Ausgewogene Mischkost, um alle Nährstoffe zuzuführen

Bedenklich
- Koffeinhaltige Getränke
- Nahrungsmittel mit hohem Gehalt an Zusatz- und Konservierungsstoffen

Zu meiden
- Selbstbehandlung mit hoch dosierten Vitaminen und Mineralstoffen
- Einseitige Ernährungsformen, die ganze Lebensmittelgruppen auslassen

Vermutlich leiden 3–10 % aller Kinder unter dem Hyperaktivitäts- und/oder Aufmerksamkeitsdefizitsyndrom, wobei Jungen mindestens zehnmal häufiger betroffen sind als Mädchen. Eltern geben oft an, dass ihre Kinder ständig in Bewegung sind; angespannt, impulsiv und unkonzentriert. Doch nicht jedes temperamentvolle und unkonzentrierte Kind ist hyperaktiv. Um dies zu diagnostizieren, bedarf es einer intensiven mindestens sechsmonatigen Beobachtungsphase und fachlicher Begleitung. Man mutmaßt, dass ein Ungleichgewicht der Gehirnchemie für diese Verhaltensstörung verantwortlich ist. Eine Ursache konnte bislang nicht diagnostiziert werden.

In den letzten Jahren wurde häufig die Ernährung als eine mögliche Ursache der Hyperaktivität genannt – eine Annahme, die jedoch von vielen Experten zurückgewiesen wird. Das hyperaktive Verhalten kann zwar durch bestimmte Mangelzustände beeinflusst werden, diese treten jedoch in den Industrieländern nicht auf, da hier nicht das Problem der Mangelernährung besteht.

Obwohl Dutzende von Studien keinen Zusammenhang zwischen Ernährung und Hyperaktivität herstellen konnten, glauben viele Eltern und sogar Ärzte, dass zumindest bei einigen Kindern durchaus ein Zusammenhang besteht. Der Allergologe Benjamin Feingold, USA, stellte 1973 als Erster die Ernährungshypothese auf. Er führte die Hyperaktivität auf bestimmte Lebensmittelzusatzstoffe und Salicylate zurück, die natürlicherweise in Obst und einigen Gemüsesorten sowie in Acetylsalicylsäure vorkommen. Dr. Feingold empfahl, alle Nahrungsmittel, die bestimmte Konservierungsstoffe sowie künstliche Aroma- und Farbstoffe enthalten, ferner alle natürlichen Salicylatquellen vom Speiseplan des hyperaktiven Kindes zu streichen. Die Hälfte der kleinen Patienten besserten sich unter dieser Diät, die schnell viele Fürsprecher unter den Ärzten und bei den Eltern fand.

Es gibt einige Berichte darüber, dass eine zusatzstofffreie Ernährung bei manchen Kindern helfe; die von Dr. Feingold angegebene deutliche Besserung bei einem großen Teil der Kinder konnte jedoch in keiner wissenschaftlichen Studie nachgewiesen werden. Manche Kinderärzte empfehlen dennoch, hyperaktive Kinder möglichst mit Nahrungsmitteln zu ernähren, die frei von Konservierungs-, Farb- und anderen Zusatzstoffen sind, und eine Besserung abzuwarten. Das Meiden von natürlichen Salicylatquellen ist schwieriger, zumal beim Weglassen Mangelzustände hinsichtlich Vitamin C, Beta-Karotin und andere Nährstoffe auftreten können.

Koffein wurde mit Hyperaktivität in Zusammenhang gebracht. Experten bezweifeln zwar, dass es ursächlich verantwortlich ist; es kann die Ruhelosigkeit aber verstärken. In jedem Fall schadet koffeinfreie Ernährung nicht.

Manche Ärzte empfehlen bei Hyperaktivität eine orthomolekulare Therapie – die Verwendung von sehr hohen Vitamin- und Mineralstoffdosen bei Verhaltens- und anderen Auffälligkeiten. Es gibt keine Beweise für deren Wirksamkeit, allerdings ist bekannt, dass die Selbstbehandlung mit hoch dosierten Vitaminen und Mineralstoffen zu einem Ungleichgewicht von Nährstoffen bis hin zu Vergiftungen führen kann.

ZUCKER IST NICHT SCHULD

Hyperaktivität wird oft auf eine hohe Zuckeraufnahme zurückgeführt. Auch dafür gibt es keine wissenschaftlichen Belege. Tatsächlich wurde im Rahmen einer Studie festgestellt, dass Kinder nach dem Genuss zuckerhaltiger Getränke weniger aktiv waren als jene in der Kontrollgruppe, die nur zuckerfreie Getränke erhielten. Einige Forscher glauben, dass der beruhigende Effekt in der Gruppe, die zuckerhaltige Getränke erhalten hatte, darauf zurückzuführen ist, dass Zucker das Gehirn zur Herstellung von Serotonin anregt, ein vom Körper hergestelltes Hormon, das die elektrische Gehirnaktivität drosselt. Trotzdem sollte man seinen Kindern nicht zu viel Zucker geben – er liefert nur Kalorien und keine anderen Nährstoffe und fördert darüber hinaus die Entstehung von Karies. ❖

IMMUNSYSTEM
▪ SCHUTZ FÜR DEN KÖRPER ▪

Das Immunsystem schützt den Körper vor Angriffen durch Mikroorganismen, veränderte Zellen (freie Radikale) und Chemikalien. Die Waffen des Immunsystems sind Makrophagen (Fresszellen), T- und B-Zellen. Sie verteidigen unseren Körper zum einen gegen krankmachende Bakterien, Viren und Pilze, vor allem aber schützen sie die gesunden Körperzellen vor dem Angriff entarteter körpereigener Zellen. Daneben überwacht das System die Reparatur verletzter oder erkrankter Gewebe.

Gelegentlich verwechselt das Immunsystem eine harmlose Fremdsubstanz mit einem Feind. Das führt zu einer allergischen Reaktion mit Quaddeln, Heuschnupfen oder Asthma. Noch seltener kann es vorkommen, dass das Immunsystem Körpersignale missversteht und normales Körpergewebe angreift. Dadurch entsteht eine Autoimmunerkrankung wie die rheumatoide Arthritis, der Typ-1-Diabetes und Lupus.

Die herausragendste Eigenschaft des Immunsystems ist sein Gedächtnis für fremde Substanzen und Organismen. Bei Kontakt mit einem Krankheitserreger bildet das Immunsystem Antikörper; diese können den Erreger wiedererkennen und bei erneutem Kontakt sofort angreifen. Auf diesem Mechanismus, der erworbenen Immunität, beruhen Schutzimpfungen.

Warum wir krank werden

Wenn das Immunsystem wirklich so phantastisch arbeitet, warum werden wir dann krank? Die einfachste Erklärung lautet, dass es oft eine Verzögerung zwischen dem Eindringen des Krankheitserregers in den Körper und der Reaktion des Immunsystems gibt. In der Zwischenzeit kann sich der Erreger festsetzen und Zellen abtöten. Wie krank man wird, hängt davon ab, wie stark die Abwehrreaktion ist. Zu Infektionen, Krebs und anderen Krankheiten kommt es, wenn das Immunsystem aus irgendeinem Grund geschwächt ist, beispielsweise durch Viren und andere Eindringlinge, Mangelernährung oder die Folgen des Alters. Antikörper und Antibiotika können die meisten bakteriellen Infektionen bei sonst gesunden Menschen heilen; auch bei den Virustatika werden immer mehr Fortschritte erzielt. Gelegentlich wird das Immunsystem absichtlich unterdrückt, um eine Autoimmunerkrankung zu lindern oder das Abstoßen eines Transplantats zu verhindern.

Einfluss der Ernährung

Für das Immunsystem ist eine richtige Ernährung entscheidend. Folgende Nährstoffe werden benötigt, um eine starke Abwehr zu gewährleisten. In der Regel stammen diese aus der Nahrung. Ergänzungspräparate können, wenn sie nach strengen Richtlinien produziert und in der Qualität geprüft sind, zur begleitenden Behandlung bestimmter Beschwerden sinnvoll sein. Sprechen Sie mit Ihrem Arzt über derartige Präparate.

■ **Eiweiß ist für das Immunsystem besonders wichtig.** Die in den Eiweißverbindungen enthaltenen Aminosäuren werden zur Produktion von Antikörpern und anderen Abwehrstoffen benötigt, die fremde Eindringlinge bekämpfen und Infektionen verhindern.

■ **Omega-3- und Omega-6-Fettsäuren unterstützen die Immunfunktionen.** Omega-3-Fettsäuren, die in großer Menge in Kaltwasserfischen und Leinsamen vorkommen, sind besonders zum Eindämmen der Entzündungsreaktion und der schädlichen Effekte von rheumatoider Arthritis und anderen Autoimmunerkrankungen geeignet. Studien weisen darauf hin, dass Omega-3-Fettsäuren die akute Entzündungsreaktion unterdrücken, die Teil der Immunantwort bei Angriffen oder Verletzungen ist. Omega-3-Fettsäuren aktivieren jene Teile des Immunsystems, die die Killerzellen stoppen, nachdem diese ihre Aufgabe erfüllt haben.

■ **Vitamin E ist ein T-Zellen-Verstärker.** Vitamin E, das in Ölen, Nüssen und Samen, Margarinen und Avocados vorkommt, kann die Aktivität der T-Zellen erhöhen und zur Antikörperproduktion beitragen.

■ **Vitamin C zur Kräftigung.** Vitamin C (kommt in vielen Obst- und Gemüsesorten vor) trägt zur Bildung und Instandhaltung von Schleimhäuten und Kollagen sowie zur Kräftigung der Blutgefäßwände bei und soll die Funktion der Abwehrzellen verbessern. Vitamin-C-Präparate können eine Erkältung verkürzen. Kiwis und rote Paprikaschoten sind ausgezeichnete Vitamin-C-Quellen.

■ **Vitamin A ist ein Schlüssel.** Das in Leber, Fisch, Milch, Käse und Eiern vorkommende Vitamin A verringert Häufigkeit und Schwere von Infektionskrankheiten, indem es für gesunde Schleimhäute sorgt, die Antikörperreaktion verstärkt und die Produktion weißer Blutkörperchen ankurbelt. Beta-Karotin aus der Nahrung wird vom Körper in Vitamin A umgewandelt.

■ **Zink ist ein Spurenelement mit wichtigen Funktionen, einschließlich Stärkung der Abwehr.** Zinkmangel führt zu verzögerter Wundheilung. Die besten Quellen sind tierische Produkte wie Meeresfrüchte (insbesondere Austern), Fleisch, Geflügel und Leber sowie Eier, Milch, Bohnen, Nüsse und Vollkornprodukte. Zu viel Zink schwächt das Immunsystem.

■ **Selen ist ein Spurenelement, das für das Immunsystem unabdingbar ist.** Die besten Selenquellen sind Paranüsse, Meeresfrüchte, einige Fleisch- und Fischsorten sowie Brot, Weizenkleie, Hafer und Vollreis.

■ **Eisen ist unentbehrlich.** Das Spurenelement wird zur Herstellung von B- und T-Zellen benötigt und stellt sicher, dass die Zellen ausreichend Sauerstoff bekommen, um optimal zu funktionieren und nicht selber zu erkranken. Die besten Quellen für Eisen sind rotes Fleisch, Eier, Trockenobst, angereicherte Zerealien und Hülsenfrüchte.

■ **Antioxidanzien schützen vor freien Radikalen.** Studien weisen darauf hin, dass die antioxidativen Eigenschaften von Karotinoiden wie Lykopin (in Tomaten und Tomatenprodukten) und Beta-Karotin (in orangefarbenem, rotem und gelbem Obst und Gemüse sowie in dunkelgrünem Gemüse) die Abwehrzellen vor freien Radikalen schützen.

Noch mehr Kraft fürs Immunsystem

Knoblauch und Zwiebeln regen mit ihrem Gehalt an hochwirksamen Schwefelkomponenten die Abwehrkräfte von Fresszellen und T-Zellen an und blockieren Enzyme, mittels derer Fremdorganismen in gesundes Gewebe eindringen.

Einige Studien belegen, dass **mäßig viel Sport** die Immunkräfte stärkt, insbesondere bei Menschen mit überwiegend sitzender Tätigkeit.

Es gibt Hinweise darauf, dass **Shiitake-Pilze** die Immunabwehr anschieben; die praktische Bedeutung ist jedoch unbekannt.

Probiotika, nützliche Bakterien, die in einigen fermentierten Milchprodukten, wie **Joghurt und Kefir,** vorkommen, tragen zur Stärkung der Immunabwehr gegen Viren bei.

Heidelbeeren, Brombeeren und Weintrauben enthalten Anthozyane, hochwirksame Antioxidanzien mit immunstimulierenden Eigenschaften.

Molkeeiweiß, das besonders hohe Dosen der Aminosäure Cystein enthält, stärkt die Immunabwehr. Cystein wird vom Körper zur Herstellung von Glutathion verwendet, einem der wichtigsten Bestandteile des Immunsystems.

EGCG, ein hochwirksames Antioxidanz, das in grünem Tee vorkommt, hemmt vermutlich das Wachstum von Krebszellen und neutralisiert schädliche freie Radikale.

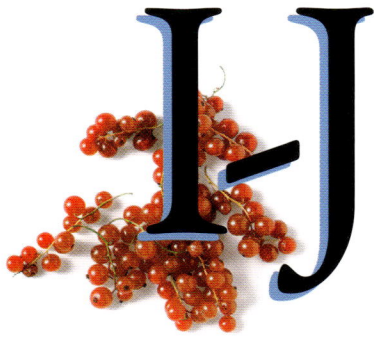

IMPOTENZ

Empfehlenswert
- Nahrungsmittel mit hohem Zinkgehalt, wie Meeresfrüchte (insbesondere Austern), Fleisch, Geflügel, Eier, Milch, Bohnen, Nüsse und Vollkornprodukte

Bedenklich
- Alkohol und gesättigte Fettsäuren

Zu meiden
- Nikotin und Medikamente, ausgenommen solche, die Ihnen verschrieben wurden

GIBT ES EINEN ZUSAMMENHANG ZWISCHEN ALKOHOLKONSUM UND IMPOTENZ?

Alkohol sollte nur in Maßen konsumiert werden. Durch einen hohen Blutalkoholspiegel wird die Reizweiterleitung im Nervensystem verlangsamt. Starker Alkoholkonsum über längere Zeit verändert die Hormonproduktion, und das kann sich auf die Sexualfunktion auswirken.

Natürlich ist die männliche Potenz von seelischen Faktoren abhängig. Allerdings zeigen neuere Studien, dass die meisten Fälle von Impotenz Folge von Krankheiten oder Lebensgewohnheiten sind. Zu den organischen Ursachen von Impotenz gehören Diabetes, Arteriosklerose sowie in geringem Maße Hormonstörungen. Auch wer bestimmte Medikamente wie Antihypertensiva gegen Bluthochdruck, Säureblocker gegen Magengeschwüre, Antidepressiva und Schlaftabletten einnimmt, kann impotent werden. In den meisten Fällen kann auf ein anderes Medikament umgestellt werden. Auch der Konsum von Alkohol, Nikotin und illegalen Drogen begünstigt das Entstehen einer Impotenz. Nikotin behindert die Durchblutung durch Verengung der kleinsten Arterien, einschließlich derer, die den Penis versorgen. Während Nahrungsmittel kaum helfen, gibt es Medikamente, die Abhilfe schaffen. Am bekanntesten ist die Substanz Sildenafil (Viagra®), die die Aktivität bestimmten Substanz erhöht, die eine Schlüsselfunktion beim Aufbau der Erektion hat.

ERNÄHRUNGSFAKTOREN

Zink ist unentbehrlich. Zink gehört zu den Mineralstoffen, die vermutlich für die richtige Funktion der Fortpflanzungsorgane unentbehrlich sind. Während die Zinkaufnahme die Potenz nicht direkt beeinflusst, ist sie für eine korrekte Funktion der Fortpflanzungsorgane von Bedeutung. Gute Zinkquellen sind Meeresfrüchte (insbesondere Austern), Fleisch, Geflügel, Eier, Milch, Bohnen, Nüsse und Vollkornprodukte. Zinkpräparate sind nicht zu empfehlen, da hohe Dosen die Aufnahme von Kalzium und Kupfer in den Körper behindern können.

Achten Sie auf Ihr Gewicht. Normalgewicht ist wichtig, da Übergewicht zu Diabetes führen kann, eine der hauptsächlichen Ursachen von Impotenz. Studien haben gezeigt, dass fettleibige Männer häufiger unter erektiler Dysfunktion leiden. Außerdem trägt eine Ernährung mit wenig gesättigten Fettsäuren dazu bei, eine Arteriosklerose zu verhindern, bei der sich Fettablagerungen nicht nur in den großen Blutgefäßen im Bereich des Herzens bilden und diese verstopfen, sondern auch in der Penisarterie. ❖

INGWER

Pluspunkte
- Kann Reisekrankheit verhindern
- Soll gegen Übelkeit helfen
- Ingwerwein kann gegen Menstruationsschmerzen helfen

Minuspunkte
- Roher und überzuckerter Ingwer können die Mundschleimhaut und andere Schleimhäute reizen

Die Verwendung von Ingwer als Speisegewürz reicht bis zu den Anfängen der Zivilisation zurück. Die Chinesen benutzten Ingwer bereits im 6. Jh. v. Chr., und arabische Händler brachten das Gewürz vor dem 1. Jh. v. Chr. in den Mittelmeerraum. Der von den Kreuzrittern aus dem Mittleren Osten nach Europa gebrachte Ingwer kam in fast jedem Rezept eines Kochbuchs vor, das 1390 am englischen Königshof zusammengestellt wurde. Spanische Siedler brachten Ingwer im 16. Jh. auch in die Neue Welt.

Neben Ingwer gehören Kardamom und Kurkuma (Gelbwurz) zur Familie der Ingwergewächse, ebenso die Banane, eine sehr entfernte Verwandte. Kardamom ist in der Küche des Mittleren und Fernen Ostens weit verbreitet , aber auch in Nordeuropa wird es gern zum Würzen von Broten und Gebäck verwendet. Kurkuma ist die wichtigste Zutat des handelsüblichen Currypulvers. In Asien dient es außerdem als Färbemittel für Stoffe, und in allen westlichen Ländern wird Kurkuma zum Färben von Margarine und Milchprodukten verwendet.

AROMATISCHE VOLKSMEDIZIN

Ingwer hat sich längst zu einem erfolgreichen Volksheilmittel entwickelt – und das zu Recht, wie Forscher jetzt bestätigen, die sich mit dem wissenschaftlichen Hintergrund der Wirksamkeit des Ingwers befasst haben.

Krebs. Neuere Studien zeigen, dass Beta-Ionon, eine Substanz im Ingwer, eine deutliche Wirkung gegen Krebs besitzt. Bei Labortieren ausgelöste Tumoren wuchsen langsamer, wenn die Tiere mit Beta-Ionon behandelt wurden.

Übelkeit und Reisekrankheit. Gegen die bei der Reisekrankheit auftretende Übelkeit und das Erbrechen wurde Ingwer in verschiedenen Formen eingesetzt – als Ginger Ale, als Tabletten oder als kandierter Ingwer. In einer kürzlich durchgeführten Studie wurde festgestellt, dass Ingwer die Reisekrankheit ebenso wirksam verhinderte wie verschreibungspflichtige Medikamente, ohne jedoch gleichzeitig zu Benommenheit zu führen, wie es bei den Medikamenten gelegentlich geschieht.

Langsames Trinken von abgestandenem Ginger Ale oder das Lutschen von kandiertem Ingwer, der geschmacksintensiver ist, kann den Brechreiz bei Morgenübelkeit, Lebensmittelvergiftungen, Magen-Darm-Katarrh und Chemotherapie bei Krebs unterdrücken. Ingwer ist in Tablettenform erhältlich, falls der Geschmack von frischem Ingwer als zu streng und scharf empfunden wird und/oder die Schleimhäute gereizt werden.

Schmerzen. Da Ingwer die Herstellung von entzündungsfördernden Prostaglandinen (Gewebehormonen) unterdrückt, kann er auch bei folgenden Schmerzzuständen helfen:

- Migräne. Die Schmerzen entstehen vermutlich durch eine Entzündung der Gehirngefäße. Zumindest eine Studie belegt, dass die Einnahme von Ingwer zu Beginn der Migräneattacke die Symptome abschwächen kann.

- Arthritis. Prostaglandine sind an der Gelenkschwellung bei Menschen mit Arthritis beteiligt. Studien haben gezeigt, dass Menschen mit Osteoarthritis und rheumatoider Arthritis nach täglicher Einnahme von Ingwerpulver weniger Schmerzen und geringere Schwellungen aufwiesen. ❖

INNEREIEN

Pluspunkte
- Preiswerte Eiweißquellen
- Leber und Nieren sind sehr reich an den Vitaminen A und B_{12}, Folsäure, Niazin, Eisen und anderen Mineralstoffen
- Die meisten Innereien liefern viel Kalium

Minuspunkte
- Die meisten enthalten sehr viel Cholesterin
- Leber kann Giftstoffe enthalten

Innereien sind nährstoffreich und preiswert. Das macht sie in ganz Europa zu beliebten Speisen. In den USA sind Gerichte mit Innereien unüblich und werden dort von den Verbrauchern überwiegend abgelehnt.

WURZELMEDIZIN. *Es heißt, dass weniger Blähungen auftreten, wenn man zu Bohnengerichten 1–2 Scheiben Ingwer gibt.*

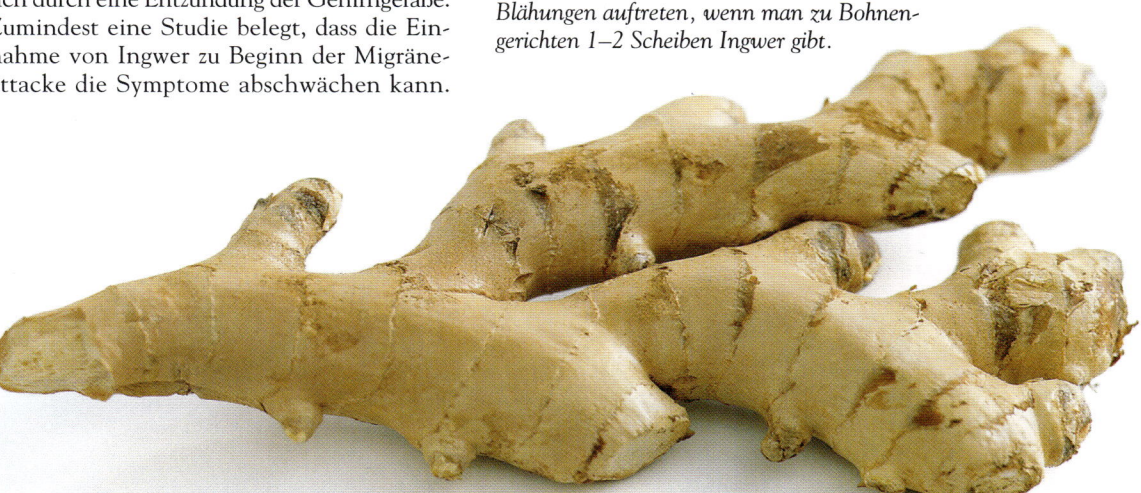

LEBER

Die Leber speichert Vitamin A, Eisen und viele andere Nährstoffen und ist deshalb ein sehr nährstoffreiches Lebensmittel. 100 g Rinderleber liefern für Erwachsene fast das Zwanzigfache des Tagesbedarfs an Vitamin A, mehr als das Zwanzigfache des Tagesbedarfs an Vitamin B_{12} und 150 % des Tagesbedarfs an Folsäure, den Tagesbedarf an Niazin und etwa den halben Tagesbedarf an Eisen und Zink. Frauen, die schwanger werden wollen oder sich in den ersten 3 Monaten der Schwangerschaft befinden, sollten wegen des hohen Vitamin-A-Gehalts auf den Verzehr von Leber verzichten – zu viel Vitamin A kann das Ungeborene schädigen. Kleinkinder sollten höchstens ein- bis zweimal im Monat Leber essen.

Die Hauptaufgaben der Leber als Organ bestehen darin, verschiedene chemische Substanzen über den Stoffwechselweg abzubauen und zu entgiften. Daher kann sie Reste von Umweltgiften sowie Antibiotika oder anderen Medikamenten beinhalten, die den Tieren verabreicht wurden. Generell sollte man die Leber von jungen Tieren bevorzugen, da sie weniger belastet ist als die von älteren Tieren. Experten raten (auch wegen des hohen Vitamin-A-Gehalts) davon ab, regelmäßig Leber zu essen.

ANDERE INNEREIEN

Die beliebteste Innerei ist wahrscheinlich Leber. Im Folgenden finden Sie noch einige andere Innereien aufgelistet.

- Hirn enthält mehr Cholesterin als andere Nahrungsmittel. 100 g Kalbshirn enthalten davon 2000 mg, Schweinehirn sogar noch mehr. Kalbshirn enthält außerdem doppelt so viel Vitamin B_{12} wie Schweinehirn, nämlich fast 6 Mikrogramm je 100 g.
- Herz ist reines Muskelfleisch. Es enthält ebenfalls viel Vitamin B_{12}, Eisen und Kalium. Außerdem liefert es qualitativ sehr hochwertiges Eiweiß und ist fett- und cholesterinärmer als andere Innereien.
- Nieren sind fettarm, aber eiweißreich. Sie liefern große Mengen an Vitamin B_{12}, Riboflavin und Eisen sowie wertvolle Mengen Vitamin B_6, Folsäure und Niazin.
- Bries (die Thymusdrüse von Lamm oder Kalb) ist sehr fettarm und liefert eine nennenswerte Menge Kalium.
- Zunge ist fettreich (15–17 g Fett pro 100 g), enthält aber B-Vitamine und Vitamin E.
- Kutteln (Rindermagen) liefern qualitativ hochwertiges Eiweiß, eine recht passable Menge Kalium und geringe Mengen andere Mineralstoffe. ❖

JOGHURT

Pluspunkte

- Eine ausgezeichnete Quelle für Kalzium und Phosphor
- Liefert nennenswerte Mengen an Vitamin A, verschiedenen B-Vitaminen und Zink
- Für Menschen mit Laktose-Intoleranz leichter verdaulich als Milch

Minuspunkte

- Im Handel erhältlicher aromatisierter und gesüßter Joghurt kann sehr kalorienreich sein

Zur Herstellung von Joghurt gibt man pasteurisierter Milch reine Bakterienkulturen zu. Anschließend lässt man den Fermentationsprozess so lange ablaufen, bis der gewünschte Säuregrad erreicht ist. Gestoppt wird der Prozess dann durch Abkühlen auf Kühlschranktemperatur. Eine Mischkultur aus *Lactobacillus bulgaricus* und *Streptococcus thermophilus* verbraucht für den eigenen Stoffwechsel den Milchzucker, also die Laktose, und gibt Milchsäure ab, die die Milch gerinnen lässt. Zur Verbesserung der Festigkeit können Trockenmilchpulver, Gelatine oder andere Verdickungsmittel zugegeben werden.

Das fertige Produkt entspricht im Fett-, Mineralstoff- und Vitamingehalt dem Ausgangsprodukt, also entweder dem von Vollmilch, fettarmer Milch oder Magermilch. Infolge der Fermentation weist der Joghurt nur noch ein bis zwei Drittel des ursprünglichen Laktosegehalts der Milch auf und ist deshalb für Menschen mit Laktose-Intoleranz besser verdaulich als Milch.

JOGHURT UND GESUNDHEIT

Joghurt ist ein gesundes Nahrungsmittel und eine wertvolle Quelle für Mineralstoffe und Vitamine. Darüber hinaus enthält Joghurt lebende, d. h. aktive Bakterienkulturen, die dazu beitragen, das Wachstum schädlicher Mikroorganismen im Körper zu unterdrücken. Manche Wissenschaftler stellen den gesundheitlichen Nutzen von Joghurt in Frage, weil einigen Studien zufolge *L. bulgaricus* die Passage durch den Verdauungstrakt des Menschen nicht überlebt. Neuere Untersuchungen bestreiten diese Ergebnisse jedoch und berufen sich auf die althergebrachte Beobachtung, dass Joghurt zur Wiederherstellung der normalen Darmflora (darunter versteht man die nützlichen Organismen, die den Darm besiedeln) geeignet ist. Ganz gleich, wer recht hat: Wenn man Antibiotika einnimmt (sie können die Darmflora schädigen), kann es auf keinen Fall falsch sein, Joghurt zu essen, sondern bestenfalls nützen.

Wirksam sind allerdings nur Joghurt oder andere vergorene Milchprodukte, die mindestens 100 Mio. Bakterien pro Portion enthalten. Das Produkt sollte absolut frisch sein und lebende Kulturen von *L.-acidophilus-* oder *L.-bifidus-*Bakterien beinhalten, vorzugsweise beide. Stark pasteurisierte oder lange im Kühlschrank gelagerte Produkte enthalten nur noch sehr wenige aktive gesundheitsfördernde Bakterien.

Weil der Fettgehalt des Joghurts dem der Milch entspricht, aus der er hergestellt wurde, ist für Menschen, die sich fettarm ernähren sollen, fettarmer oder Magerjoghurt die richtige Wahl. 200 g Naturjoghurt aus Vollmilch haben 140 kcal, die gleiche Menge Vollmilch 130 kcal.

Joghurt mit fester Konsistenz wird mit Verdickungsmitteln wie Pektin, Gelatine, Maisstärke oder Alginat (aus Algen) angedickt. Diese Zutaten verändern den Nährstoffgehalt nicht wesentlich, Menschen mit einer Allergie gegen Mais sollten die Zutatenliste aber immer sorgfältig prüfen.

Ziegenmilchjoghurt wird aus Ziegenvollmilch hergestellt und hat einen etwas strengen Geschmack. Dieser Joghurt enthält weniger gesättigte Fettsäuren und ist etwas kalorienärmer als die Kuhmilchprodukte.

Schafmilchjoghurt wird aus Schafvollmilch produziert. Sein Geschmack ist herzhaft und sein Fettgehalt besonders hoch; er liegt zwischen 6 und 13 %. ❖

JOHANNISBEEREN

Pluspunkte
- Ausgezeichnete, kalorienarme Quelle für Vitamin C und Kalium
- Enthalten viele Bioflavonoide

Minuspunkte
- Frische Johannisbeeren verderben sehr schnell und sind nur wenige Wochen im Sommer erhältlich

Die zahlreichen Johannisbeersorten sind mit den Stachelbeeren verwandt. Am häufigsten erhältlich sind Rote und Schwarze Johannisbeeren. Schwarze Johannisbeeren sind sehr Vitamin-C-reich (etwa 180 mg/100 g) und bringen es auf etwa 300 mg Kalium. Im Vergleich dazu enthalten 100 g Rote Johannisbeeren nur knapp 40 mg Vitamin C und etwa 260 mg Kalium (was auch recht viel ist). Beide Sorten sind mit etwa 35 kcal je 100 g frische Beeren ausgesprochen kalorienarm. Daneben enthalten insbesondere die Schwarzen Johannisbeeren reichlich Ballaststoffe (fast 7 g in 100 g).

Da sie recht sauer sind, werden frische Johannisbeeren meist nicht roh genossen, sondern zu Kuchen, Konfitüren, Gelees, Sirups und Saucen verarbeitet. Der Saft kann auch zu Likören vergoren werden.

GESUNDHEITLICHER WERT

Alle Johannisbeerarten enthalten viele Bioflavonoide, also Pigmente, die die antioxidative Wirkung von Vitamin C verstärken und Krebs und vermutlich auch andere Erkrankungen verhindern. In Europa werden Schwarze Johannisbeeren seit langem wegen ihrer antibakteriellen und entzündungshemmenden Eigenschaften geschätzt, die vermutlich auf Anthozyane zurückzuführen sind, Bioflavonoide in der Schale der Beeren. In Skandinavien wird ein Pulver aus der getrockneten Schale von Schwarzen Johannisbeeren gegen Durchfall eingesetzt, insbesondere wenn er durch *Escherichia coli* verursacht wurde, einen sehr häufigen Auslöser. Außerdem wird Schwarzer Johannisbeersaft zur Linderung von Halsschmerzen eingesetzt. ❖

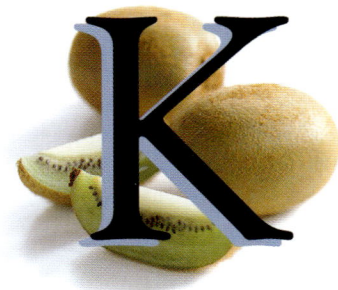

KAFFEE

Pluspunkte

- Regt das Zentralnervensystem an
- Hält wach und fördert die Aufmerksamkeit

Minuspunkte

- Kann zu Einschlaf- und Durchschlafstörungen sowie zu Schlafmangel führen
- Das Trinken großer Mengen kann Reizbarkeit und Nervosität zur Folge haben
- Erhöht die Kalziumausscheidung

Kaffee ist wegen seiner belebenden Wirkung sehr beliebt. Neben Koffein enthält er fast 400 weitere Substanzen, einschließlich Spuren von mehreren Vitaminen und Mineralstoffen. Kaffee ist praktisch kalorienfrei. Im Rahmen einer Reduktionsdiät kann der Genuss von Kaffee sogar unterstützend wirken: Das Koffein im Kaffee regt nämlich die Fettverbrennung im Körper an.

Studien haben gezeigt, dass Kaffee offensichtlich das Risiko, an Typ-2-Diabetes zu erkranken, senken kann. In einer Versuchsgruppe von 17 000 Niederländern im Alter von 30–60 Jahren hatten diejenigen, die täglich sehr viel Kaffee tranken, nur ein halb so großes Risiko an Diabetes zu erkranken wie die Probanden, die täglich weniger als 2 Tassen Kaffee konsumierten.

Die Annahme, dass Kaffeegenuss zu einer erhöhten Flüssigkeitsausscheidung führen kann, haben verschiedene Studien nicht bestätigt. Erst ab einem Genuss von mehr als 300 mg Koffein (das entspricht 4 Tassen Kaffee), zeigte sich bei Menschen, die regelmäßig Kaffee trinken, eine erhöhte Flüssigkeitsausscheidung.

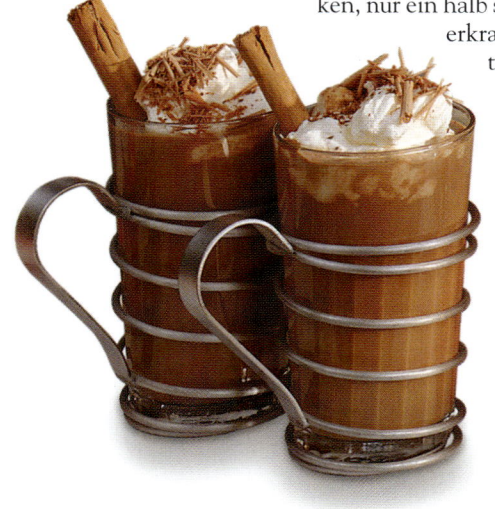

MÖGLICHE RISIKEN

Kaffee sollte in Maßen getrunken werden, um gesundheitliche Risiken zu senken:

- Unfruchtbarkeit. Studien haben belegt, dass der Genuss von mehr als 300 mg Koffein, das entspricht mehr als 4 Tassen Kaffee à 150 ml, am Tag die Empfängnisfähigkeit beeinträchtigt.
- Fehlgeburt. Schwangere, die mehr als 2 Tassen Kaffee täglich trinken, riskieren ein vorzeitiges Ende der Schwangerschaft: Koffein kann die Plazenta passieren, vom unreifen Organismus des Ungeborenen jedoch nicht abgebaut werden.
- Herzbeschwerden. Koffein führt zu einem vorübergehenden Blutdruckanstieg und kann bei empfindlichen Menschen Herzrhythmusstörungen auslösen.
- Knochenabbau. Kaffee erhöht die Kalziumausscheidung mit dem Urin. Daher sollten sich starke Kaffeetrinker kalziumreich ernähren. Wer viel Milch in seinen Kaffee gibt, kann den Kalziumverlust etwas ausgleichen.
- Entzugserscheinungen. Bei starken Kaffeetrinkern können bei Genuss geringerer Mengen Kopfschmerzen, Reizbarkeit und andere Entzugssymptome auftreten. Daher sollte man den Kaffeekonsum nur langsam reduzieren.

SCHON GEWUSST?

Kaffee verbessert die Merkfähigkeit

Regelmäßiger Kaffeegenuss kann für ältere Menschen gut sein. Eine Studie mit älteren Menschen zeigte, dass durch Kaffee ihre Merkfähigkeit besser wurde und sie schneller denken und besser argumentieren konnten. Eine weitere Studie mit Frauen über 80 Jahren erbrachte, dass sie bei Tests der Gehirnfunktionen besser abschnitten, nachdem sie Kaffee getrunke hatten. Lebenslanger Kaffeegenuss wurde sogar mit dem selteneren Auftreten der Alzheimer-Krankheit in Verbindung gebracht.

- Kaffee wirkt diuretisch, erhöht also die Urinausscheidung, wenn die täglich aufgenommene Koffeinmenge 300 mg übersteigt.
- Erhöhter Cholesterinspiegel. Cafestol und Kahweol, im Kaffee enthaltene Substanzen, können die Cholesterinherstellung in der Leber beschleunigen. Sie werden beim Filtern entfernt, kommen aber in Espresso, türkischem/griechischem Mokka sowie in Kaffee aus Stabfilterkannen vor.

ENTKOFFEINIERTER KAFFEE

Entkoffeinierter Kaffee enthält bis zu 5 mg Koffein in 150 ml Kaffee. Wer an Schlafstörungen leidet, sollte Kaffee am besten ganz meiden oder nur am Vormittag trinken. ❖

KARTOFFELN

Pluspunkte

- Gute Lieferanten der Vitamine C und B6 sowie von Kalium und anderen Mineralien
- Ein preiswertes, sättigendes, nährstoffreiches und stärkehaltiges Nahrungsmittel
- Die Schale liefert viele Ballaststoffe

Minuspunkte

- Grüne und gekeimte Kartoffeln können das potenziell giftige Solanin enthalten

Wie Paprikaschoten und Tomaten gehören Kartoffeln zur Familie der Nachtschattengewächse. Sie stammen aus den Anden und wurden schon vor mindestens 4000 Jahren von den peruanischen Indianern angebaut. Die spanischen Eroberer brachten die Kartoffel im 16. Jh. nach Europa, wo sie sich als Hauptnahrungsmittel für die Armen etablierte. Heute werden Kartoffeln weltweit angebaut, und die Kartoffel ist die häufigste und wirtschaftlich bedeutendste Feldfrucht. Für die meisten Bewohner der westlichen Welt sind die stärkehaltigen Knollen wesentlicher Bestandteil ihrer Ernährung – häufig jedoch in verarbeiteter Form mit hohem Fett- und Salzgehalt.

Unverarbeitete Kartoffeln sind nährstoffreich und kalorienarm. Mit Schale gegart, sind sie besonders reich an komplexen Kohlenhydraten und Ballaststoffen. Eine mittelgroße gegarte Pell- oder Ofenkartoffel (mit Schale) liefert etwa 35 mg Vitamin C – das ist mehr als ein Drittel des Tagesbedarfs, der für Erwachsene empfohlen wird. Außerdem enthält sie Vitamin B6, Thiamin, Niazin und Magnesium, Kalium und Spuren von Zink. Kartoffelschalen sind reich an Chlorogensäure, einem Pflanzenstoff mit krebsabwehrenden Eigenschaften.

Kartoffeln werden oft als Dickmacher verkannt; das sind sie jedoch nur, wenn sie frittiert oder mit Butter und reichhaltigen Saucen serviert werden. Eine mittelgroße gebackene oder gekochte Kartoffel hat etwa 170 kcal, enthält etwas Eiweiß und fast kein Fett. Stellt man aus einer solchen Kartoffel jedoch Chips her, werden daraus 450–500 kcal und bis zu 35 g Fett. 100 g Pommes frites enthalten etwa 300 kcal und knapp 15 g Fett. 150 g mit Milch zubereiteter Kartoffelbrei liefert etwa 130 kcal, während die gleiche Menge Bratkartoffeln mit 240 kcal zu Buche schlägt. Pommes frites und andere verarbeitete Kartoffeln sind fast immer stark gesalzen.

Kartoffeln sollten möglichst in der Schale gegart werden; sie enthält die Ballaststoffe, und viele der Nährstoffe liegen direkt unter ihr. Bürsten Sie die Schale unter fließendem Wasser mit einer Gemüsebürste ab. Falls Sie geschälte Kartoffeln bevorzugen, dann schälen Sie sie so dünn wie möglich. Geschälte oder geschnittene Kartoffeln werden durch die Reaktion mit Luftsauerstoff schnell braun. Deshalb sollte man sie am besten sofort kochen oder in Wasser mit einem Schuss Essig oder Zitronensaft legen. Die Nährstoffe bleiben am besten durch Backen, Dämpfen oder Garen in der Mikrowelle erhalten. Vor dem Backen oder Garen in der Mikrowelle sollte man ungeschälte Kartoffeln mehrmals mit einer Gabel einstechen, damit sie nicht platzen. Zum Kochen verwenden Sie so wenig Wasser wie möglich, und schließen Sie den Topf fest mit einem Deckel. Manche Nährstoffe, besonders Vitamin C, gehen durch das Kochen verloren. Einige dieser verloren gegangenen Nährstoffe lassen sich retten, indem man das Kochwasser für Suppen oder Eintöpfe verwendet.

Achten Sie beim Kauf darauf, dass die Kartoffeln möglichst wenig Augen und keine schwarzen Flecken haben. Meiden Sie Kartof-

WARUM KARTOFFELN MANCHMAL SCHWARZ WERDEN

Kartoffeln enthalten geringe Mengen Eisen aus dem Boden, was in seiner ionischen Form als so genanntes Eisen (II) vorliegt. Wenn die Kartoffel geschnitten oder gekocht wird, reagiert dieses Eisen mit dem Luftsauerstoff und wandelt sich in so genanntes Eisen (III) um. Der sich bildende Eisen(III)-Chlorogensäure-Komplex ist schwarz. Man kann ihn manchmal in Form harmloser schwarzblauer Flecken in gekochten Kartoffeln entdecken.

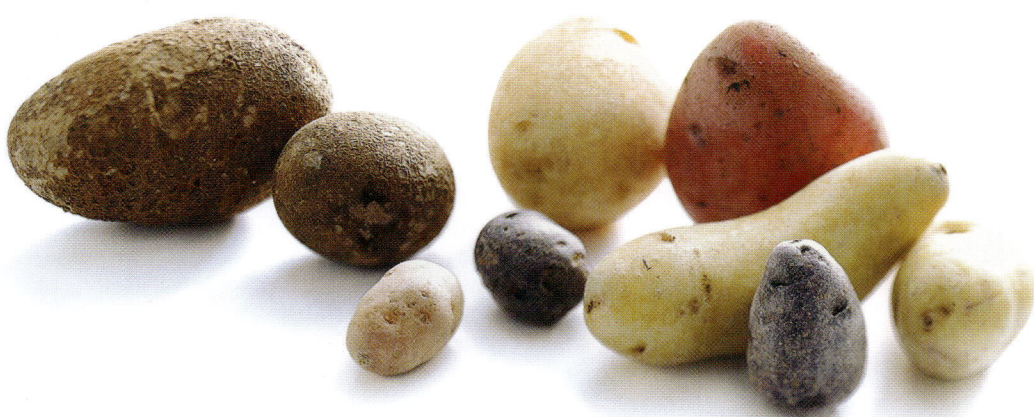

VIELE FORMEN, GRÖSSEN UND FARBEN. *Hier sind nur einige der vielen hundert weltweit angebauten Kartoffelsorten zu sehen.*

feln mit grünen Verfärbungen der Schale, und entfernen Sie alle Sprossen; diese schmecken bitter und können giftiges Solanin enthalten, das Durchfall, Krämpfe und Erschöpfungszustände hervorrufen kann.

Lagern Sie Kartoffeln an einem dunklen, kühlen Ort, keinesfalls aber im Kühlschrank. Bei Temperaturen unter 7 °C wandelt sich die Stärke nämlich in Zucker um, und die Kartoffeln bekommen einen merkwürdig süßlichen Geschmack. Kartoffeln und Zwiebeln sollten nicht zusammen gelagert werden, weil die Säuren in den Zwiebeln die Kartoffeln zum Faulen bringen und umgekehrt. ❖

KÄSE

Pluspunkte

- Wichtiger Eiweiß- und Kalziumlieferant
- Reich an Magnesium
- Enthält Vitamin A und B-Vitamine, vor allem B_2, B_{12} und Pantothensäure
- Käse schützt vermutlich Zähne vor Karies

Minuspunkte

- Meist hoher Gehalt an gesättigten Fettsäuren und Salz
- Manche Sorten können bei überempfindlichen Menschen Migräne oder allergische Reaktionen auslösen

Käse ist im Prinzip nichts anderes als konzentrierte (und dadurch haltbar gemachte) Milch. Weltweit sind mehr als 4000 Käsesorten bekannt, die meist aus Kuh-, Schaf-, Ziegen- oder Büffelmilch hergestellt werden. Die einzelnen Sorten unterscheiden sich in Aroma und Geschmack, wobei der Geschmack nicht nur von der Herkunft der Milch, sondern vor allem auch vom Fettgehalt abhängt.

Der Fettgehalt des Käses wird nach wie vor meist in Form von „Fett i. Tr." (Fett in Trockenmasse) angegeben. Dieser Wert sagt jedoch nichts über den tatsächlichen Fettgehalt in Prozent bzw. pro 100 g aus, sondern lediglich über den Fettgehalt in der Trockenmasse – das ist das, was übrig bliebe, wenn man dem Käse jegliche Flüssigkeit entziehen würde. Halbiert man den „Fett i. Tr."-Wert, erhält man den ungefähren tatsächlichen Fettgehalt des jeweiligen Käses.

GANZ EINFACH!

Testen Sie die Reife

Den Reifegrad von Weichkäse kann man prüfen, indem man mit dem Finger auf den verpackten Käse drückt: Junger Käse bleibt fest, reifer Käse fühlt sich weich an.

VON DER MILCH ZUM KÄSE

Aus 10 l Kuhmilch ensteht in einer Käserei 1 kg Hartkäse wie Allgäuer Emmentaler. An diesem Prozess sind u. a. Enzyme und Bakterien beteiligt. Generell erfolgt die Käseherstellung in mehreren Schritten: In modernen Käsereien wird Rohmilch zunächst mechanisch gereinigt und evtl. erhitzt (pasteurisiert), je nachdem, ob Rohmilchkäse oder pasteurisierter Käse erzeugt werden soll. Anschließend wird der Fettgehalt der Käsereimilch eingestellt; wie hoch der Fettgehalt sein soll, hängt von der gewünschten Käsesorte ab.

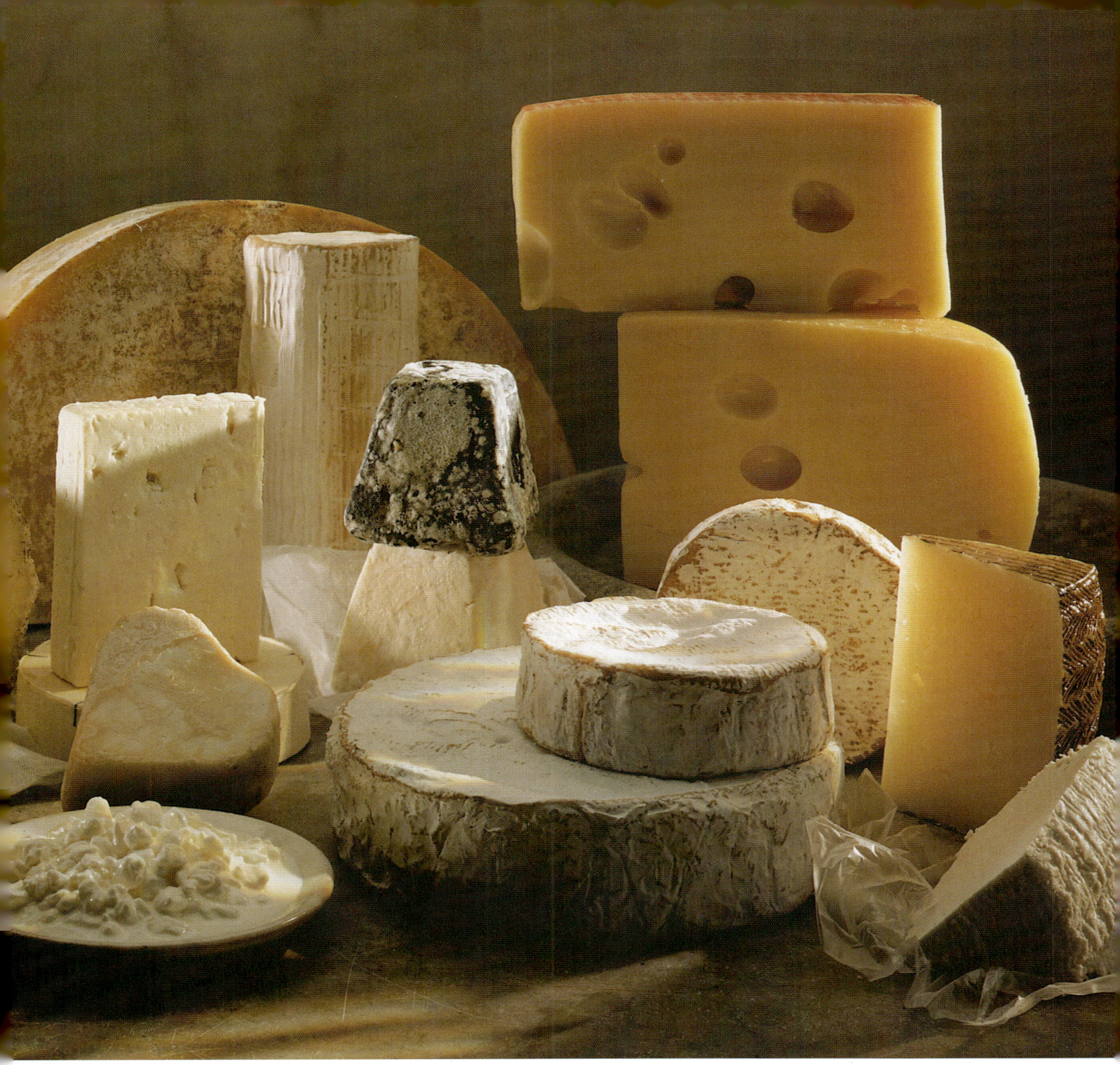

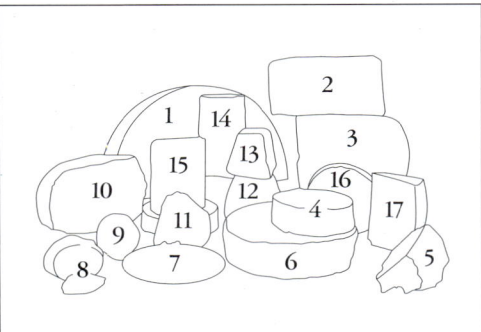

KÄSESORTEN AUS ALLER WELT.
Cheddar (1), Emmentaler (2), Jarlsberg (3), Camembert (4, 6), Ricotta (5), Körniger Frischkäse (7), Mozzarella (8), Crottin de Chavignol (9), Ticklemore (10), Cœur de chèvre (11), Ziegenfrischkäse in Pyramidenform (12), Valençay (13), Chèvre (14), Feta (15), Little Rydings (16), Peccorino (17).

Die vorbereitete Milch wird nun durch Zusatz von Milchsäure oder Labenzym (Chymosin) oder einer Mischung aus beidem dickgelegt, bis eine gallertartige Masse entsteht. Mit dem Labenzym können auch Reifungskulturen wie Edelschimmel, Käserotflora oder Hefen zugesetzt werden.

Sobald aus der Milch eine gallertartige Masse entstanden ist, wird sie zum so genannten Bruch geschnitten. Dabei entscheidet die Größe des Bruchs über die Konsistenz des späteren Käses: je feiner der Bruch, desto fester und trockener der Käse. Der Bruch wird geformt und in einem Sieb ausgedrückt – je höher der Druck ist, desto mehr Molke fließt heraus, und umso trockener und fester wird der Käse. Sobald der Käse die gewünschte Konsistenz erreicht hat, wird er für etwa 24 Stunden, damit er konserviert wird und zusätzliche Würze erhält, in ein Salzbad gelegt. Dabei wir dem Käse nochmals Flüssigkeit entzogen. Nach dem Salzbad beginnt die Reifezeit des Käses im Regal; währenddessen muss er regelmäßig gewendet sowie mit Salzwasser und Molke gewaschen werden.

KÄSE STÄRKT KNOCHEN UND ZÄHNE

Vor allem für Kinder und Jugendliche, die sich in Wachstumsphasen befinden, und Frauen, die Osteoporose vorbeugen wollen, bietet sich Käse aufgrund seines hohen Kalziumgehalts als ideales Lebensmittel an. Hartkäse enthält mehr Kalzium als Frischkäse. In 100 g Emmentaler (45 % Fett i. Tr.) stecken z. B. 1020 mg Kalzium, in der gleichen Menge Magerquark nur 120 mg.

Wer keine Milch aufgrund einer Laktoseintoleranz verträgt, kann jedoch Käse essen, insbesondere Hartkäse, da die Bakterien und Enzyme, die zur Käseherstellung verwendet werden, auch einen Teil der Laktose (Milchzucker) abbauen. Für Kuhmilchallergiker kann Ziegenkäse eine Alternative zu Kuhmilchkäse sein, denn die allergische Reaktion hängt mit dem Kuhmilcheiweiß zusammen. Kuhmilchallergiker sollten vor allem Frischkäse aus Kuhmilch von ihrem Speiseplan streichen. Schaf- und Ziegenkäse lösen seltener allergische Reaktionen aus.

Käse kann vor Karies schützen. Wie Gemüse und Fleisch, so verfügt auch Käse über ein so genanntes niedriges kariogenes Potenzial, d. h. Käse verursacht in nur sehr geringem Maß Karies. Der Grund: Beim Kauen von Käse steigt der Kalziumgehalt im Speichel nach einer Minute deutlich an. Das Kalzium kann in den Zahnschmelz eingebaut werden, vorausgesetzt, der Zahn ist nicht von einer dicken Plaque umhüllt, die die Kalziumaufnahme blockiert.

GESUNDHEITSRISIKEN

Oft empfehlen Ärzte Patienten mit Herzkrankheiten, erhöhten Cholesterinwerten und Bluthochdruck, weniger fettreichen Käse zu essen. Der Grund: Je fettreicher eine Käsesorte ist, desto mehr Cholesterin und gesättigte Fettsäuren enthält sie. Beispiel: 100 g Emmentaler (45 % Fett i. Tr.) enthalten 92 mg Cholsterin, 100 g Edamer (30 % Fett i. Tr.) nur 37 mg und 100 g Magerquark nur 1 mg. Der relativ hohe Salzgehalt im Käse kann für Menschen mit Bluthochdruck ein Risiko bedeuten.

In lange gereiften Käsesorten wie etwa Parmesan, Roquefort oder Appenzeller befinden sich Tyramin und Histamin. Diese stickstoffhaltigen Verbindungen (biogene Amine) stehen im Verdacht, Migräne auslösen zu können. Ein hoher Gehalt dieser Stoffe findet sich auch in Rotwein und Salami. Tyramin kann bei Einnahme von Medikamenten gegen Depressionen (Monoaminooxidasehemmer, kurz MAO-Hemmer), einen lebensbedrohlichen Bluthochdruck auslösen. Bei der Einnahme von MAO-Hemmern sollte man sich vom Arzt eine Liste der Lebensmittel geben lassen, auf die man verzichten sollte.

Wer auf Penizillin allergisch reagiert, sollte Blauschimmelkäse und andere Weichkäse, deren Schimmel durch Penicillinpilze erzeugt wurde, meiden.

FETTARME KÄSESORTEN

Fett verleiht dem Käse seine Konsistenz und seinen Geschmack, fettreicher Käse enthält aber auch viele Kalorien und viel Cholesterin. Dennoch muss man nicht auf Käse verzichten, schließlich gibt es eine reichhaltige Auswahl an Käsesorten, die von Natur aus fettarm sind, beispielsweise Speisequark (Magerstufe) oder körniger Frischkäse. Eine gute Alternative zu fettreichem Käse sind auch fettreduzierte Käsesorten wie Gouda, Edamer und Camembert. Sie enthalten gleich viel Kalzium wie die fettreichen Sorten. Eine gute Möglichkeit, nicht auf aromatische fettreichen Hartkäse verzichten zu müssen, ist das feine Reiben des Käses. Fein gerieben entfaltet sich sein Aroma besonders gut, weshalb bereits wenig Käse kräftig würzen kann. ❖

KINDER-ERNÄHRUNG

■ GESUND GROSS WERDEN ■

In den ersten Lebensjahren ist es besonders wichtig, den Nährstoffbedarf von Kindern angemessen zu decken, damit sie gesund heranwachsen können. Eine abwechslungsreiche, ausgewogene Ernährung ist auch deshalb in dieser Zeit so wichtig, weil gerade jetzt die Kinder Ernährungsgewohnheiten entwickeln, die sie ihr Leben lang beibehalten.

Das Einnehmen von Mahlzeiten sollte Spaß machen – eine Tatsache, die viele Eltern vernachlässigen, wenn sie die Mahlzeiten für ihre Kinder planen. Essen Sie gemeinsam mit Ihren Kindern. Eine entspannte Atmosphäre mit leckeren Speisen und anregender Unterhaltung (dazu gehören nicht die Kritik an den Tischsitten der Kinder oder Ermahnungen, den Teller leer zu essen) festigt die Familienbande und sorgt dafür, dass das Essen gut bekommt. Außerdem können Sie die Kinder in die Vorbereitungen der Mahlzeiten einbeziehen, indem Sie ihnen einfache Aufgaben übertragen wie das Schälen von Kartoffeln, das Vorbereiten von Salaten oder das Tischdecken.

Ernährung im Wachstum

Zwischen 2 und 20 Jahren verändert sich der Körper ständig und drastisch: Die Muskeln werden kräftiger, die Knochen länger, die Körpergröße kann sich mehr als verdoppeln und das Gewicht sich nahezu verfünffachen. Die offensichtlichsten Veränderungen finden während der Pubertät statt, bei Mädchen im Alter zwischen 10 und 15 Jahren, bei Jungen etwas später, zwischen 12 und 19 Jahren. Während dieser Zeit findet die sexuelle Reifung statt, die zu einer deutlichen Veränderung des Äußeren führt.

Für Kinder werden folgende täglichen Energiemengen empfohlen: **1 Jahr:** 950 kcal; **2–3 Jahre:** 1100 kcal; **4–6 Jahre:** 1450 kcal; **7–9 Jahre:** 1800 kcal; **10–12 Jahre:** 2150 kcal; **13–14 Jahre:** Junge 2700, Mädchen 2200 kcal; **15–18 Jahre:** Junge 3100; Mädchen 2500 kcal.

Wie viel ein Kind essen muss, hängt von Größe, Geschlecht und Aktivität ab. Sich selbst überlassen, essen Kinder intuitiv genau so viel, wie sie benötigen. Es ist Aufgabe der Eltern, ihnen die richtige Nahrungsauswahl zur Verfügung zu stellen. Zwingen Sie Kinder nicht, mehr zu essen, als sie wollen. Die Aufforderung, den Teller unbedingt leer zu essen, kann später zu Übergewicht und lebenslangen Gewichtsproblemen oder einer Abneigung gegen bestimmte Nahrungsmittel führen. Oft ist es besser, zunächst nur kleine Portionen auf die Teller zu geben oder die Kinder sich selber nehmen zu lassen.

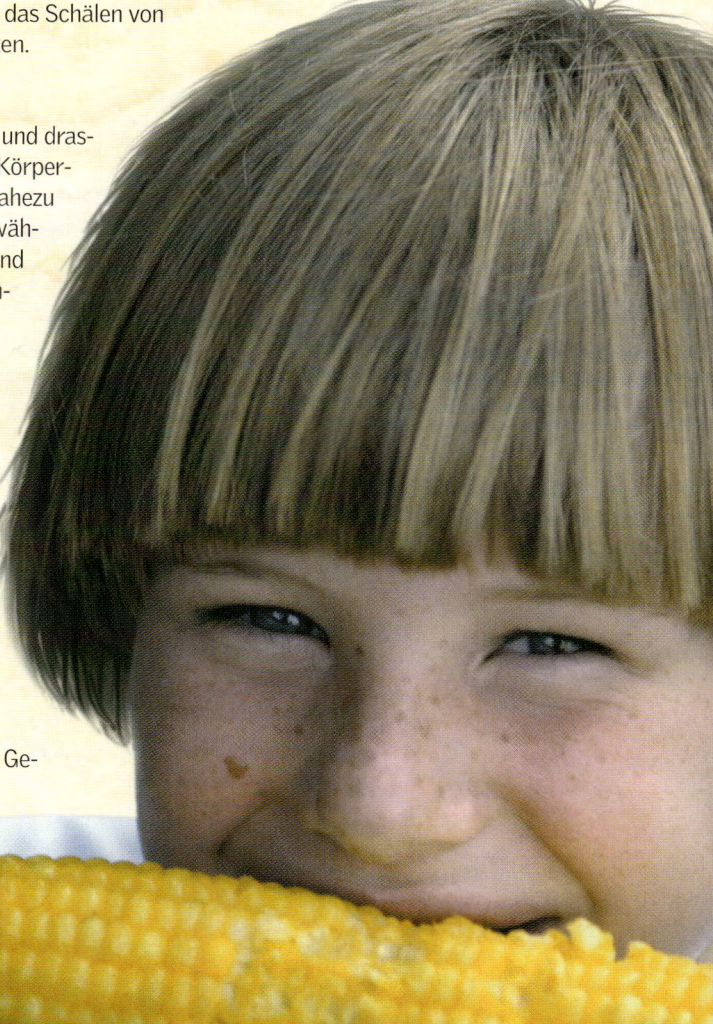

Fördern Sie die gesunde Ernährung Ihres Kindes

✔ Gehen Sie mit gutem Beispiel voran. Essen Sie gemeinsam und das Gleiche.

✔ Gehen Sie mit Süßigkeiten und fetthaltigen Snacks zurückhaltend um. Bieten Sie als Alternativen Obst, Rohkost, Käse und Joghurt an.

✔ Erlauben Sie Kindern, so viel zu essen, wie sie mögen.

✔ Ermuntern Sie Ihre Kinder, Obst und Gemüse zu essen, und sorgen Sie bereits frühzeitig für eine große Auswahl.

✔ Geben Sie Kindern unter 5 Jahren keine fettarme Milch oder Milchprodukte, sofern nicht vom Arzt angeordnet. Kinder brauchen die zusätzliche Energie der Vollmilch.

✔ Lassen Sie Kinder beim Zubereiten der Mahlzeiten helfen. So lernen sie am einfachsten Kochen.

✔ Süßen Sie Getränke und Speisen nicht zusätzlich.

✔ Stellen Sie keinen Salzstreuer auf den Tisch, um das Nachsalzen zu vermeiden.

✔ Zwingen Sie Kinder nicht, mehr zu essen, als sie wollen.

✔ Benutzen Sie Nahrungsmittel nicht als Bestechungsmittel.

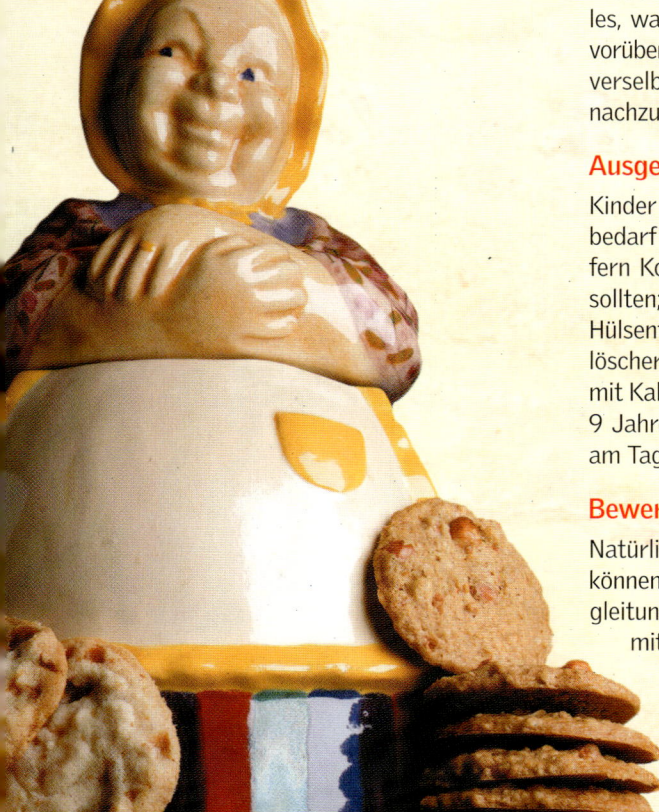

Appetitschwankungen sind normal

Bei den meisten Kindern lässt der Appetit nach, wenn sich nach dem ersten Jahr das Wachstum verlangsamt. Fortan schwankt der Appetit, abhängig davon, ob gerade eine Wachstumsphase durchlaufen wird oder nicht. Für Kinder ist es völlig normal, wenn sie an einem Tag hungrig alles in sich hineinstopfen und am nächsten Tag kein Interesse mehr am Essen haben.

Das Essverhalten ändert sich mit Beginn des Wachstumsschubs in der Jugend; meist entwickeln Teenager Heißhunger, um ihren zusätzlichen Energiebedarf zu decken. Gleichzeitig entwickeln sie viele ungesunde Ernährungsgewohnheiten – lassen beispielsweise das Frühstück aus, essen mittags in Fast-Food-Restaurants und leben dann bis zum Abend von Schokoriegeln und Co. Zwar ist das nicht ideal, verursacht aber auch nicht zwangsweise Probleme, solange der tägliche Bedarf an Eiweiß, Kohlenhydraten, Fett, Vitaminen und Mineralstoffen gedeckt ist. Am besten lässt sich ein Teenager vor einer Mangelernährung schützen, indem man zucker-, fett- und salzarme Zwischenmahlzeiten anbietet, die reichlich Vitamine, Mineralstoffe und wertvolles Eiweiß enthalten. Dazu gehören beispielsweise frisches Obst und Trockenobst, Obst- und Gemüsesäfte, Rohkost, Nüsse, Käse, Vollkorngebäck, Joghurts und andere Milchprodukte. Süßigkeiten, Kekse, Kuchen, Kartoffelchips und Limonaden tragen nicht zum täglichen ausgewogenen Nährstoffbedarf bei.

Ernährung von Kleinkindern

Nach dem ersten Lebensjahr kann ein Kind mit am Familientisch sitzen und gemeinsam mit den anderen Familienmitgliedern essen. Kleinkinder haben jedoch einen erhöhten Energiebedarf und kleine Mägen, weshalb sie täglich 5 oder 6 kleine Mahlzeiten bzw. Zwischenmahlzeiten benötigen. Planen Sie die Zwischenmahlzeiten so, dass sie nicht mit den Hauptmahlzeiten kollidieren. Ein Abstand von jeweils etwa 1,5 Stunden reicht aus.

Kleinkinder haben oft Nahrungsvorlieben – bevorzugen beispielsweise alles, was weiß oder grün ist. Derartige Ernährungsrituale haben meist nur vorübergehend Bestand, können jedoch stören oder beunruhigen, wenn sie sich verselbstständigen. Beachten Sie die Vorlieben Ihres Kindes, ohne immer nachzugeben. Bieten Sie vernünftige Alternativen an.

Ausgewogenheit und Vielfalt

Kinder benötigen eine Vielzahl von Nahrungsmitteln, damit ihr Nährstoffbedarf optimal gedeckt werden kann: Brot, Zerealien, Obst und Gemüse liefern Kohlenhydrate, die den Hauptteil in der Kinderernährung ausmachen sollten; Fleisch, Fisch, Milch, Sojaprodukte (z. B. Sojamilch) und Getreide-Hülsenfrucht-Kombinationen decken den Eiweißbedarf. Milch ist kein Durstlöscher, sondern ein wertvolles Lebensmittel, das Kinder (und Erwachsene) mit Kalorien, Mineralstoffen und Vitaminen versorgt. Kinder zwischen 4 und 9 Jahren sollten 2–3 Milch- bzw. Milchproduktmahlzeiten (Käse/Joghurt) am Tag zur Deckung des Kaziumbedarfs zu sich nehmen.

Bewertung von Nahrungsfett

Natürlich sollte Fett nicht im Übermaß genossen werden, doch ohne Fett können wir nicht leben! Einige Vitamine (A, D, E und K) können nur in Begleitung von Fett aufgenommen werden. Außerdem brauchen wir Fett, damit in unserem Körper Substanzen entstehen können, die für einen reibungslosen Ablauf lebensnotwendiger Funktionen sorgen. Dennoch: Eine übermäßige Fettzufuhr in der Kindheit kann nicht nur Fettsucht,

NÄHRSTOFFE FÜRS WACHSTUM

Die Tabelle gibt einen Überblick über die täglichen Lebensmittelempfehlungen für Kinder, herausgegeben vom Forschungsinstitut für Kinderernährung in Dortmund. Weitere Informationen unter www.fke-do.de

Lebensmittel-gruppe (Menge)*	1 J.	2–3 J.	4–6 J.	7–9 J.	10–12 J.	13–14 J.**
Milch/-produkte (ml/Tag)	300	330	350	400	420	425/450
Fleisch/Wurst (g/Tag)	30	35	40	50	60	65/75
Fisch (1x/Woche)	50	70	100	150	180	200/200
Eier (Stück/Woche)	1–2	1–2	2	2	2–3	2–3/2–3
Streichfette, Öl (g/Tag)	15	20	25	30	35	35/40
Brot, Getreide (g/Tag)	80	120	170	200	250	250/300
Kartoffeln (g/Tag)	80	100	130	150	180	200/250
Gemüse (g/Tag)	120	150	200	220	250	260/300
Obst (g/Tag)	120	150	200	220	250	260/300
Flüssigkeit (ml/Tag)	600	700	800	900	1000	1200/1300

*Mengenbeispiele: 1 Tasse Milch: 150 ml; 1 mitteldicke Scheibe Schnittkäse: 30 g; 1 kleines Schnitzel, 1 mittelgroße Frikadelle: 100 g; 1 Bratwurst: 100–150 g; 1 EL Butter/Margarine: 12 g; 1 Scheibe Brot/1 Brötchen: 40–50 g; 1 EL Getreideflocken: 10 g; 1 kleine Kartoffel: 40–50 g; 1 EL gekochter Reis/1 EL gekochte Nudeln: 20 g; 1 EL Gemüse: 30 g; 1 kleiner Apfel: 100 g; 1 großer Apfel: 200 g; 1 Banane ohne Schale: 100 g; 1 mittelgroßer Pfirsich: 100 g
** Angaben für Mädchen/Jungen

sondern auch vielen andere Krankheiten im Erwachsenenalter früh den Weg bereiten. Derzeit wird empfohlen, dass Kinder nicht mehr als 30 % ihrer Energie in Form von Fett zu sich nehmen, wovon nur 10 % aus gesättigten Fettsäuren bestehen sollten.

So schmeckt Gemüse

Viele Eltern müssen darum kämpfen, dass ihre Kinder Gemüse essen. Nutzen Sie dabei aus, dass Kinder sich normalerweise für kräftige Farben und interessante Konsistenzen begeistern. Bieten Sie knackige rohe Möhren und andere farbenfrohe, süßlich schmeckende Rohkost an. Ersetzen Sie ab und zu das Hackfleisch in der Nudelsauce durch fein zerkleinertes Gemüse wie geraspelte Zucchini, gewürfelte Aubergine oder Pilzstückchen. Aus zerdrückten Kichererbsen oder Bohnen, geschrotetem Getreide und verschiedenen Gemüsesorten lassen sich köstliche Frikadellen bereiten, die die Kleinen und die Großen mit Begeisterung essen.

Eisenmangel

Eisen ist ein für das kindliche Wachstum unabdingbarer Mineralstoff. Doch viele Kinder haben unzureichende Eisenreserven, da sie zu wenig eisenhaltige Nahrungsmittel essen. Es gibt zwei Sorten von Eisen: Häm-Eisen, das leicht vom Körper aufgenommen wird, und Nicht-Häm-Eisen, das schlechter resorbiert wird. Häm-Eisen kommt in Fleisch, Eiern, Fisch, Geflügel und Meeresfrüchten vor, während Frühstückszerealien, Hülsenfrüchte, Getreide, Brote, Samen, Nüsse, Trockenobst und dunkelgrüne Blattgemüse Nicht-Häm-Eisen

GANZ EINFACH!

Gesundes für die Pause

Sobald Ihr Kind in die Schule geht, sollten Sie ihm eine Zwischenmahlzeit mitgeben, die ihm hilft, den Schultag zu bewältigen. Das können ein mit Käse oder auch mal mit Schinken belegtes (Vollkorn-)Brot und ein Stück Obst oder Gemüse (Cocktailtomaten, Möhre, Gurkenscheiben) sein. Manche Kinder mögen auch einen (selbst gemachten) Fruchtjoghurt oder Früchtequark. Als „Zugabe" ist durchaus ein Stückchen Schokolade oder ein Mini-Schokoriegel erlaubt.

Denken Sie auch an reichlich Flüssigkeit: (Mineral-)Wasser, verdünnter Fruchtsaft oder Früchtetee sind die richtigen Durstlöscher.

Gesunde Zwischenmahlzeiten ohne Aufwand

Halten Sie stets gesunde Snacks bereit, bei denen sich Kinder auch gern selbst bedienen dürfen. Hier sind einige Vorschläge:

- Käsewürfel und Vollkornbrot
- Frisches Obst und Trockenfrüchte (z. B. Rosinen)
- Milch, Joghurt
- Möhrenstifte, Cocktailtomaten, Salatgurkenscheiben, rote Paprikastreifen
- Studentenfutter (für Kinder, die älter als 3 Jahre sind; Gefahr des Verschluckens!)
- Müslimischungen ohne Zucker; Haferflocken, Mehrkornflocken

Stellen Sie stets Getränke wie Trinkwasser, Früchtetee oder mit Wasser verdünnten Obstsaft bereit.

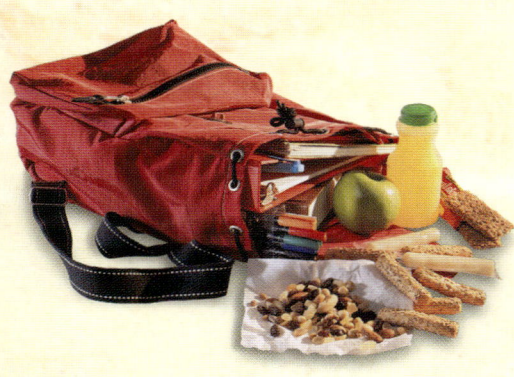

Kindliche Fettsucht und TV

Zahlreiche Studien haben einen Zusammenhang zwischen Fernsehkonsum und Übergewicht hergestellt: Langes Fernsehen führt bei Kindern oft dazu, dass sie viele süße und salzige Snacks sowie Erfrischungsgetränke konsumieren – u. a. als Folge der TV-Werbung für entsprechende Produkte – und damit zu viele Kalorien (Fett und Zucker) aufnehmen.

enthalten. Kinder sollten viele eisenhaltige Nahrungsmittel zu sich nehmen. Die gleichzeitige Zufuhr von Vitamin C, indem sie z. B. ein Glas Orangensaft zum Essen trinken, verbessert die Aufnahme von Nicht-Häm-Eisen.

Eine wachsende Epidemie: Fettsucht

In Deutschland werden immer mehr Kinder übergewichtig (ihr BMI [Body-Mass-Index] ist über 25) oder fettsüchtig (BMI über 30). Die Folgen können sein: Bluthochdruck, ein hoher Cholesterinspiegel, Typ-2-Diabetes, bestimmte Krebserkrankungen, Schlafstörungen und orthopädische Komplikationen. Im Rahmen einer amerikanischen Studie wurde ermittelt, dass die Arterien vieler Teenager so verstopft sind, dass bei ihnen bereits ein erhöhtes Herzinfarktrisiko besteht. Aufgrund derartiger Ergebnisse hat die American Heart Association Leitlinien herausgegeben, laut derer die Ärzte zum frühzeitigen Eingreifen bei kindlicher Fettsucht aufgefordert werden. Sie sollen die Eltern davon überzeugen, ihren Kindern nur Nahrungsmittel mit wenig gesättigten Fettsäuren zu geben, ihre Kinder zum Verzehr von mehr Obst und Gemüse sowie Vollkornprodukten zu ermuntern und sie dazu motivieren, sich jeden Tag mindestens 1 Stunde möglichst im Freien zu bewegen.

Aus übergewichtigen Kindern werden oft übergewichtige Erwachsene. Übergewicht lässt sich bei Kindern am besten in den Griff bekommen, indem man die Portionen verkleinert und die Kinder zu regelmäßigen anstrengenden sportlichen Betätigungen auffordert. Nur so kann allmählich Fett ab- und können Muskeln aufgebaut werden.

Ernährung von Teenagern

Jugendliche benötigen mehr von allem, um den massiven Wachstumsschüben in der Pubertät gewachsen zu sein: Kalorien und Eiweiß zum Wachsen und Aufbau von Muskelmasse, Eiweiß, Kalzium, Phosphor und Vitamin D für die Knochenbildung. Oft müssen sie aufgrund ihrer Freizeitaktivitäten außer Haus essen und sind daher plötzlich selbst verantwortlich für ihre Ernährung. Manche entscheiden sich für eine schlechtere Form, andere für eine vermeintlich bessere: Sie ernähren sich z. B. vegetarisch, doch ohne sich vorher umfassend darüber informiert zu haben, kann diese Ernährungsform zu einer Fehlernährung führen.

Jugendliche können an Fettsucht und anderen Essstörungen leiden. Es ist viel Einfühlungsvermögen erforderlich, um ihnen zu helfen, ein positives Selbstbild zu bekommen. In manchen Fällen ist professionelle Hilfe erforderlich, um das Problem in den Griff zu bekommen.

Knochenaufbau

Kalzium ist in der Jugend nicht nur für die Bildung starker, gesunder Knochen wichtig, sondern auch, um einer Osteoporoseerkrankung im späteren Leben vorzubeugen. Kinder zwischen 10 und 14 Jahren benötigen z. B. 2–3 Tassen Milch (je 150 ml) am Tag. Die Kalziummenge, die in 1 Tasse Milch steckt, ist auch in etwa 20 g Schnittkäse (1 dünne Scheibe) oder der entsprechenden Menge Joghurt, Dickmilch oder Buttermilch enthalten. Wenn Kinder weder Milch noch Milchprodukte mögen, kann man auch Pudding (mit wenig Zucker) aus Milch kochen oder auf mit Kalzium angereicherte Produkte (z. B. Orangensaft mit Kalziumzusatz) zurückgreifen.

KIRSCHEN

Pluspunkte

- Kalorienarme Zwischenmahlzeit oder Nachspeise
- Enthalten viel Pektin, einen löslichen Ballaststoff, der den Cholesterinspiegel senkt

Minuspunkte

- Können bei überempfindlichen Menschen Allergien auslösen
- Verderben schnell und sind nur wenige Wochen lang im Sommer erhältlich

Kirschen gehören zur selben botanischen Familie wie Pflaumen, Aprikosen, Pfirsiche und Nektarinen. Sie enthalten allgemein weniger Vitamine und Mineralstoffe als ihre großen Verwandten. Trotzdem sind Süßkirschen in der kurzen Saison wegen ihres Aromas und des niedrigen Kaloriengehalts eine ideale Zwischenmahlzeit oder Nachspeise. Sauerkirschen sind reicher an sekundären Pflanzenstoffen als Süßkirschen. Sie werden meist zu Konfitüre, Kompott oder Kuchen verarbeitet.

NÄHRWERT

100 g Süß- oder Sauerkirschen enthalten etwa 60 kcal. Beide sind gute Quellen für Beta-Karotin, Vitamin C und Kalium, wobei Sauerkirschen mehr Beta-Karotin enthalten. Kirschen liefern außerdem Pektin, einen löslichen Ballaststoff, der zur Senkung des Cholesterinspiegels beiträgt. Daneben sind Kirschen eine reichhaltige Quelle von Quercetin, einem Flavonoid mit antioxidativer und krebsbekämpfender Wirkung. Einige Studien haben einen Zusammenhang zwischen dem Flavonoid Quercetin und einem verminderten Risiko für die Erkrankung der Herzkranzgefäße (Koronararterienerkrankung) hergestellt.

In der Volksheilkunde werden Kirschen oft zur Vorbeugung und Behandlung von Gicht empfohlen. Diese Behauptung lässt sich inzwischen untermauern. Eine Studie ergab, dass nach dem Verzehr von Süßkirschen der Harnsäurespiegel im Blut deutlich sinkt, wobei gleichzeitig mehr Harnsäure über die Nieren ausgeschieden wird. Forschungen zeigten außerdem, dass ein Bestandteil der Kirschen, das Zyanidin, antientzündliche Eigenschaften aufweist und so gegen die Schwellung und Schmerzen bei Gicht hilft. Einige Forschungsergebnisse weisen darauf hin, dass die Symptome der Arthrose durch Sauerkirschen gelindert werden können. ❖

Menschen mit Allergien gegen Aprikosen oder andere Mitglieder der Pflaumenfamilie können auch auf Kirschen reagieren. Meistens treten Quaddeln und Kribbeln oder Jucken im oder um den Mund auf.

GUTE QUALITÄT IST WICHTIG

Beim Kauf frischer Kirschen sollten Sie darauf achten, dass die Früchte prall, fest und frei von faulen Stellen sind, die Schalen keine Verletzungen aufweisen und die Stängel grün sind. Je dunkler die Kirschen sind, desto höher ist ihr gesundheitlicher Wert. Kirschen verderben schnell und sollten daher bald nach dem Pflücken bzw. Einkaufen gegessen werden.

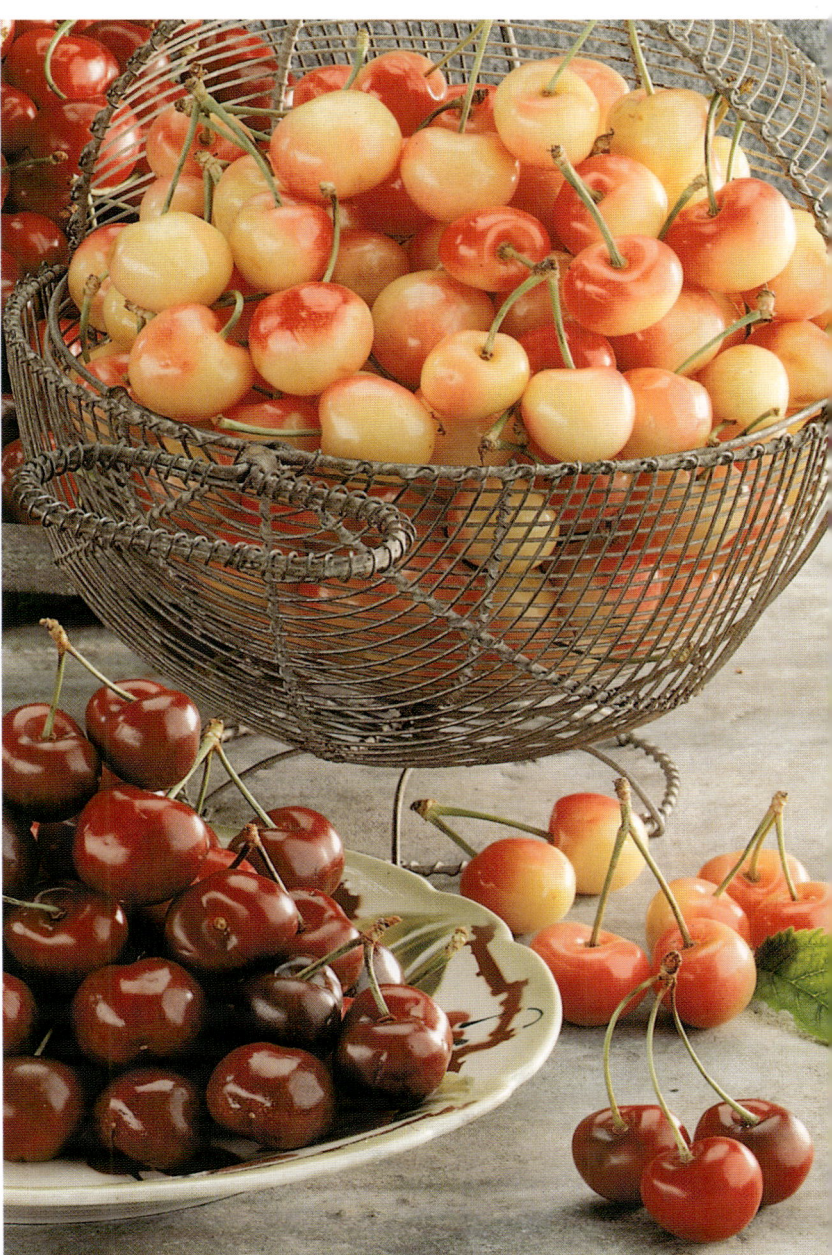

KIWIS

Pluspunkte
- Enthalten sehr viel Vitamin C
- Liefern Kalium und Ballaststoffe
- Können als Zartmacher für Fleisch verwendet werden

Von außen sieht die Kiwi wie ein pelziges braunes Ei aus, innen besteht sie aus hellgrünem Fruchtfleisch, das ringförmig mit schwarzen Samen durchsetzt ist. Sie schmeckt charakteristisch herb, säuerlich und fruchtig.

Die Kiwi stammt aus China und wurde als chinesische Stachelbeere bezeichnet, bis die neuseeländischen Obstbauern sie nach ihrem Nationalvogel in Kiwi umbenannten. Kiwis galten einst als exotisches Obst, werden aber inzwischen auch in Europa angebaut und sind überall erhältlich. Die Früchte werden grün geerntet und können dann 6–10 Monate kalt gelagert werden. Deshalb sind sie fast das ganze Jahr über im Handel. Reife Kiwis werden roh gegessen.

Eine große Kiwi liefert etwa 80 mg Vitamin C und reichlich sekundäre Pflanzenstoffe: Eine Frucht (115 g) enthält mehr als 100 mg. Daneben sind Kiwis reich an Kalium und an Pektin, einem löslichen Ballaststoff, der zur Senkung des Cholesterinspiegels beiträgt. Kiwis enthalten Lutein und Zeaxanthin, Antioxidanzien, die gut für die Augen sind. Eine 115-g-Frucht liefert 70 kcal.

In Kiwis steckt Aktidin, ein Enzym, das als natürlicher Zartmacher für Fleisch wirkt. Reibt man Fleisch 30–60 Minuten vor dem Garen mit einer aufgeschnittenen Kiwi ein, wird das Fleisch weicher, ohne den Geschmack der Kiwi anzunehmen. Dieses Enzym verhindert allerdings auch, dass Gelatine fest wird, und lässt Milch und Sahne gerinnen – was durch vorheriges kurzes Erhitzen der Frucht verhindert werden kann. ❖

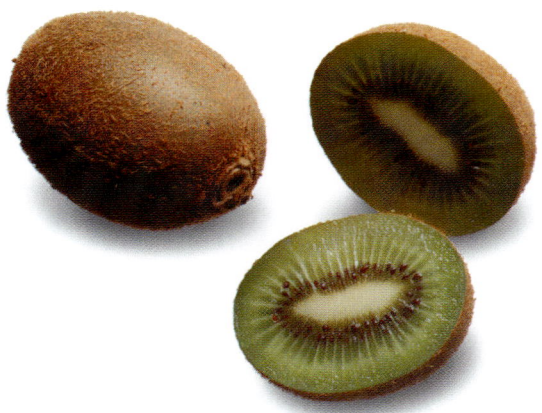

KLEIE

Pluspunkte
- Verhindert Verstopfung
- Hafer- und Reiskleie können den Cholesterinspiegel senken
- Sorgt für ein Sättigungsgefühl, das bei der Gewichtsabnahme hilft
- Senkt vermutlich das Risiko für manche Krebsformen

Minuspunkte
- Übermäßige Kleiezufuhr vermindert die Aufnahme von Kalzium, Eisen, Zink und anderen Mineralstoffen in den Körper
- Kann den Darm reizen und Blähungen verursachen

Kleie, eine der reichhaltigsten Ballaststoffquellen, ist die unverdauliche äußere Hülle von Weizen-, Reis-, Hafer- und anderen Getreidekörnern. In den 1960er-Jahren veröffentlichte Dr. Dennis P. Burkitt, ein britischer Sanitätsoffizier in Afrika, mehrere wissenschaftliche Berichte, in denen er die Theorie aufstellte, Kleie und weitere Ballaststoffarten könnten Herzinfarkte, Divertikulitis und andere Darmkrankheiten sowie Brust-, Dickdarm-, Prostata- und Gebärmutterkrebs verhindern. Grundlage war die Beobachtung, dass diese Krankheiten in ländlichen Gegenden Afrikas, wo die Bevölkerung große Mengen an Vollkornprodukten verzehrt, selten sind. Zahlreiche Bestseller über dieses Thema sorgten dafür, dass Kleie zur Mode-Zutat der 1970er-Jahre wurde und vielen Speisen zugegeben wurde.

Seitdem ist die Begeisterung für reine Kleie etwas abgeklungen, weil inzwischen mehr über ihren Nutzen und ihre Gefahren bekannt ist. Außerdem wissen wir nun, dass die verschiedenen Kleieformen unterschiedliche Eigenschaften und Funktionen haben. So besteht Weizenkleie überwiegend aus unlöslichen Ballaststoffen. Sie nimmt zwar sehr viel Wasser auf, gelangt aber unversehrt durch den Magen-Darm-Trakt. In Maßen eingenommen, helfen unlösliche Ballaststoffe gegen Verstopfung, indem sie einen weichen, voluminösen Stuhl erzeugen, der sich schnell und leicht durch den Dickdarm bewegt. Große Mengen an Kleie sollten jedoch vermieden werden, da sie zu Blähungen führen können.

VERHINDERT KLEIE DICKDARMKREBS?
Dr. Burkitt hatte die Theorie aufgestellt, Kleie verhindere Dickdarmkrebs, indem sie die Zeit der Stuhlpassage durch den Darm verringert.

Studien, die diese Wirkung belegen sollten, haben jedoch zu unterschiedlichen Ergebnissen geführt. In einer australischen Studie wurde festgestellt, dass Frauen, die sehr viel Weizenkleie zu sich nahmen, sogar ein leicht erhöhtes Dickdarmkrebsrisiko hatten. Im Gegensatz dazu ermittelte eine vierjährige Studie mit 58 Hochrisikopatienten mit Dickdarmpolypen im Krebsvorstadium, dass die Einnahme von Weizenkleie Größe und Anzahl dieser Veränderungen reduzierte.

Zwei im Jahr 2003 durchgeführte Studien – eine an Nordamerikanern und eine an Europäern – zeigten, dass die Aufnahme großer Ballaststoffmengen mit einem niedrigeren Risiko für Dickdarmkrebs einhergeht. Im Rahmen der US-Studie wurden die täglichen Ballaststoffaufnahmen von mehr als 3500 Menschen mit Dickdarmpolypen im Krebsvorstadium mit der von fast 34 000 Menschen ohne diese Veränderungen verglichen. Es stellte sich heraus, dass diejenigen, die am meisten Ballaststoffe aufnahmen (etwa 35 g täglich), ein deutlich niedrigeres Risiko (27 % weniger) für Dickdarmpolypen im Krebsvorstadium aufwiesen als jene, die weniger als 12 g Ballaststoffe täglich zu sich nahmen. Der Effekt war bei Ballaststoffen aus Vollkorngetreide, Zerealien und Obst am ausgeprägtesten. Bei der europäischen Ballaststoffstudie wurden mehr als 500 000 Menschen in 10 Ländern untersucht. Diejenigen mit dem höchsten Ballaststoffverzehr (etwa 35 g täglich) wiesen ein um 40 % geringeres Risiko für Dickdarm- und Enddarmkrebs auf als jene mit der geringsten Zufuhr (etwa 15 g täglich). Der Kommentar zur Veröffentlichung der beiden Studien fasst zusammen: „Die beste Möglichkeit, das Risiko für Dickdarmkrebs zu reduzieren und generell gesund zu bleiben, besteht weiterhin in einer ausgewogenen Ernährung mit viel Obst, Gemüse und Vollkornprodukten."

Eine ballaststoffreiche Ernährung mit Weizenkleie scheint darüber hinaus dazu beizutragen, eine Divertikulitis zu vermeiden (siehe S. 95). Da Kleie außerdem vor Verstopfung schützt, verschafft sie auch bei Hämorrhoiden Linderung.

Diabetiker können von Haferkleie profitieren. Sie enthält reichlich lösliche Ballaststoffe, die mit Wasser aufquellen. Diese Ballaststoffart scheint die Glukoseverwertung von Diabetikern zu verbessern. Dadurch nimmt wiederum der Bedarf an

BALLASTSTOFFREICH.
Muffins werden zum gesuden Snack, wenn Kleie im Teig ist.

Insulin und anderen Diabetesmedikamenten ab. Einige Forscher behaupten, Haferkleie senke den Cholesterinspiegel. Vor kurzem wurde darüber berichtet, dass auch Reiskleie den Cholesterinspiegel senkt. Unklar ist noch, ob dies auf ihrem Gehalt an unlöslichen Ballaststoffen beruht oder auf den hochgradig ungesättigten Fettsäuren im Reiskeim, der nicht von den Kornschalen getrennt wird. Alle Kleiesorten spielen ebenso wie andere sehr ballaststoffreiche Nahrungsmittel eine wichtige Rolle bei der Gewichtskontrolle, da sie ein Sättigungsgefühl hervorrufen, ohne dass viel gegessen wurde. Dies mag erklären, warum einige mit Fettsucht einhergehende Krebsformen und Herzinfarkte bei Bevölkerungsgruppen, die sich ballaststoffarm ernähren, seltener sind.

MÖGLICHE GEFAHREN

Nachdem die Vorteile von Kleie bekannt waren, ergänzten viele Menschen ihre Ernährung täglich um 3, 4 oder mehr Teelöffel reine Kleie. Bald wurde offensichtlich, dass dieses Vorgehen zu Blähungen und Unwohlsein führt und ein Reizdarmsyndrom verstärken kann. Außerdem verhindert die in Kleie enthaltene Phytansäure die Aufnahme von Kalzium, Eisen, Zink, Magnesium und anderen wichtigen Mineralstoffen. Beim Backen zerstören die Hefeenzyme den größten Teil der Phytansäure. Daher sind verarbeitete Produkte besser als reine Kleie.

Es gibt zahlreiche Berichte über schwere Darmverstopfung bei Menschen, die sehr große Mengen Kleie zu sich genommen haben, insbesondere wenn danach nicht ausreichend viel getrunken wurde. Inzwischen empfehlen viele Ernährungsexperten, nicht reine Kleie zu verzehren, sondern beispielsweise mit Kleie angereicherte Brotsorten und Frühstückszerealien. Verwenden Sie Vollkornhaferflocken, und ersetzen Sie weißen durch ungeschälten, braunen Vollreis. Diese Nahrungsmittel sind nicht nur schmackhafter als reine Kleie, die wie Sägemehl schmeckt, sondern auch sinnvoller. ❖

KLIMAKTERIUM

Siehe Wechseljahre

KNOBLAUCH

Pluspunkte

- Trägt zur Senkung eines erhöhten Blutdrucks und erhöhter Cholesterinwerte bei
- Verhindert und bekämpft möglicherweise bestimmte Krebsarten
- Die antiviralen und antibakteriellen Eigenschaften helfen bei der Vorbeugung und Bekämpfung von Infektionen
- Macht die Nasenwege wieder frei

Minuspunkte

- Verursacht Mundgeruch
- Insbesondere roher Knoblauch kann zu Verdauungsstörungen führen

ESSBARES ANTIBIOTIKUM

Knoblauch enthält Substanzen, die gegen Viren, Bakterien und Pilze wirken. Es wurde nachgwiesen, dass Knoblauch das Wachstum der Pilze verhindern kann, die Fußpilz, Scheidenpilz und Ohrinfektionen auslösen. Vermutlich ist Knoblauch gegen manche Pilze ebenso wirksam wie Medikamente (Antimykotika). Laborstudien haben gezeigt, dass Knoblauchextrakt das Bakterium *Helicobacter pylori* neutralisieren kann, das für die meisten Magengeschwüre verantwortlich ist. (Es ist allerdings unklar, ob Knoblauch auch im Körper so wirkt.)

Louis Pasteur, der große französische Chemiker, wies im 19. Jh. als Erster die antiseptischen Eigenschaften von Knoblauch nach, was von den britischen, deutschen und russischen Armeen im Ersten und Zweiten Weltkrieg genutzt wurde. Seitdem haben zahlreiche Studien bestätigt, dass Knoblauch gegen Bakterien, Pilze, Viren und Parasiten wirkt. Heutzutage verordnen viele Befürworter der Pflanzenheilkunde Knoblauch zur Prophylaxe von Erkältungen und anderen Infektionskrankheiten.

DIE KNOBLAUCHFORSCHUNG

Seit Mitte der 1980er-Jahre sind in medizinischen Fachzeitschriften mehr als 500 Veröffentlichungen über Knoblauch erschienen. Die meisten davon widmeten sich dem Allicin und seinen chemischen Verbindungen. Allicin kommt nicht in frischem, unverarbeitetem Knoblauch vor, sondern bildet sich erst, sobald er gegart, gehackt oder gekaut wird. Für die schwefligen Verbindungen Ajoen, Allylsulfid, S-Allylcystein (SAC) und andere Allicinverbindungen wurden eine Wirkung gegen Krebs, Gerinnselbildung, Pilze und Bluthochdruck sowie antioxidative Eigenschaften nachgewiesen.

Knoblauchpräparate müssen vor dem Kontakt mit Magensäure geschützt werden, damit das in den Präparaten enthaltene Enzym Alliinase nicht zerstört und somit die Freisetzung

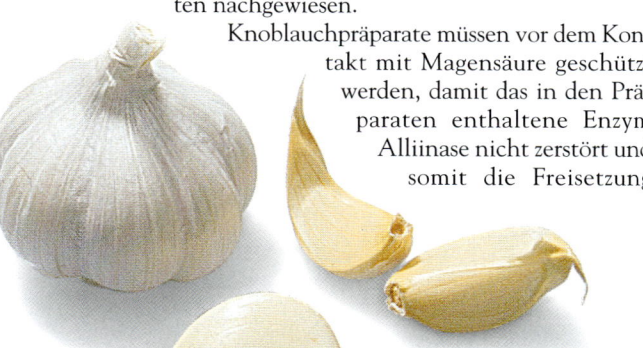

von Allicin nicht mehr möglich ist. Aus diesem Grund werden Knoblauchtabletten mit magensaftresistenten Überzügen versehen.

Die therapeutische Bedeutung von Knoblauch kann nur in Untersuchungen am Menschen geklärt werden. Es ist zwar interessant, dass einige Knoblauchextrakte die Oxidation von Cholesterin in Zellen verzögern; dies lässt jedoch nicht auf eine ähnliche Wirkung im Körper schließen. Es wurden zahlreiche Studien zur gesundheitlichen Wirkung von Knoblauch durchgeführt. Erste, sehr bekannte Studien belegten eine cholesterinsenkende Wirkung. Sorgfältigere Studien dämpften jedoch den anfänglichen Optimismus.

Bei der Auswertung der neueren Knoblauchstudien stellte man erstaunlicherweise fest, dass Knoblauch nur einen geringen cholesterinsenkenden Effekt und einen kaum nachweisbaren Effekt auf den Blutdruck hat.

WIRKUNG BEI HERZKRANKHEITEN

Knoblauch senkt zwar kaum den Cholesterinspiegel, hilft aber dennoch bei Herzkrankheiten. Ajoen, ein Abbauprodukt von Allicin, vermindert vermutlich das Herzinfarktrisiko, indem es die Blutgerinnselbildung verhindert. Frisch und in Tablettenform kann Knoblauch die Wirkung gerinnungshemmender Medikamente verstärken.

VIEL VERSPRECHENDE STUDIEN ZU KNOBLAUCH UND KREBS

Bei Krebserkrankungen wurde eine stärkere Wirkung von Knoblauch nachgewiesen, vermutlich, weil die meisten Studien die Wirkung von rohem oder gekochtem Knoblauch und nicht von Knoblauchpräparaten betrachtet haben. Eine Studie zeigte, dass der Verzehr von mindestens 6 Knoblauchzehen wöchentlich das Risiko für Dickdarmkrebs um 30 % und für Magenkrebs um 50 % senkte, verglichen mit dem Verzehr von weniger als eine Zehe wöchentlich. Selbst das Risiko für Prostatakrebs ist vermutlich vermindert. Eine Studie des amerikanischen *National Cancer Institute* belegt, dass das Risiko durch den Verzehr von einer Knoblauchzehe täglich um mehr als 50 % gesenkt wird. Allerdings haben Studien dieser Art einen Haken. Der Verzehr bestimmter Nahrungsmittel wird mit Fragebogen erfasst, und das Erinnerungsvermögen der Probanden ist teilweise unzuverlässig. Außerdem kann starker Knoblauchkonsum Zeichen einer überwiegend vegetarischen Ernährung sein.

Es gibt keine allgemein gültigen Empfehlungen, wie viel Knoblauch verzehrt werden sollte, damit die Wirkung gegen Krebs zum Tragen kommt, und keine Hinweise darauf, ob gekochter und getrockneter Knoblauch die gleichen Vorteile haben wie roher. Allerdings scheint festzustehen, dass der volle Nährwert von Knoblauch aktiviert wird, wenn dieser 10 Minuten (nicht Stunden zuvor!) vor dem Garen gehackt oder zerdrückt wird. Dadurch werden Allicin und seine hochwirksamen Abkömmlinge aktiviert.

DIE KNOBLAUCHFAHNE LINDERN

Es gibt zwar letztlich keine Garantie dafür, dass Knoblauch der Gesundheit nutzt; in jedem Fall sorgt er jedoch für Mund- und Körpergeruch. Petersilie kann die Fahne aufgrund ihres Chlorophyllgehalts dämpfen. Knoblauch kann auch, insbesondere wenn er roh verzehrt wurde, zu Verdauungsstörungen führen. ❖

KOFFEIN

Pluspunkte

- Erhöht vorübergehend das Konzentrationsvermögen und macht wach
- Kann die sportliche Leistungsfähigkeit vorübergehend verbessern
- Kann einen Asthmaanfall durch Erweitern der verengten Bronchialmuskeln beenden

Minuspunkte

- Besitzt ein leichtes Suchtpotenzial und kann daher Entzugssymptome hervorrufen
- Kann zu Schlaflosigkeit führen
- Übermäßiger Genuss kann Zittern, Herzrasen und Beklemmungen auslösen
- Erhöht die Urinausscheidung
- Erhöht Kalziumverluste über Stuhl und Urin
- Kann den Blutdruck kurzzeitig erhöhen

Unser beliebtestes (und harmlosestes) Suchtmittel, Koffein, ist eine anregende Substanz, die in Kaffee, Tee, Schokolade und bestimmten Limonaden vorkommt. Außerdem ist es in einigen Schmerzmitteln, Erkältungspräparaten, Gewichtsreduktionsmitteln und Präparaten zur Förderung der Aufmerksamkeit enthalten. Innerhalb weniger Minuten nach der Aufnahme gelangt das Koffein aus dem Dünndarm ins Blut und zu den Organen. Es beschleunigt den Herzschlag, regt das Zentralnervensystem an, erhöht die Urinausscheidung und die Herstellung von Verdauungssäften und entspannt die glatten Muskeln beispielsweise in den Blutgefäßwänden und Atemwegen.

In Maßen genossen, ist Koffein meist harmlos, plötzliches Absetzen führt jedoch oft zu Kopfschmerzen, Reizbarkeit und anderen Symptomen, die von Mensch zu Mensch unterschiedlich ausgeprägt sind. Koffein kann bei überempfindlichen Menschen Migräne auslösen, während es bei anderen die Migräne behebt, indem es die verengten Gehirngefäße erweitert, die für den pulsierenden Kopfschmerz verantwortlich sind. Menschen mit bestimmten Herzklappenerkrankungen wird oft empfohlen, Koffein ganz zu meiden, weil es Herzrhythmusstörungen auslösen kann.

HÖHERE LEISTUNGSFÄHIGKEIT DURCH KOFFEIN

Das Stimulans Koffein regt die geistige Leistungsfähigkeit an, indem es die Aufmerksamkeit und Konzentrationsfähigkeit erhöht. Viele Menschen benötigen morgens eine Tasse Kaffee, um in Gang zu kommen, Kaffee- und Teepausen im Lauf des Tages machen wieder fit.

Sportlern ist seit langem bekannt, dass eine oder zwei Tassen Kaffee eine Stunde vor einem Wettkampf die Leistungsfähigkeit verbessern, insbesondere bei Ausdauersportarten wie Laufen. Studien bestätigen, dass 250 mg Koffein die Ausdauer verstärken, vermutlich weil Koffein die Fettverbrennung im Körper ankurbelt. Hohe Dosen können zwar die Leistungsfähigkeit steigern, aber auch Nebenwirkungen haben. Jeder Sportler sollte deshalb wissen, wie viel er verträgt.

MÖGLICHE NEBENWIRKUNGEN

Nimmt man zu spät abends Koffein zu sich, kann es zu Schlafstörungen kommen. Übermäßiger Genuss kann zu Koffeinismus führen, einem Syndrom mit Schlaflosigkeit, Angst und Reizbarkeit, Herzrasen, Zittern und starkem Harndrang. Die Symptome lassen langsam nach, wenn der Koffeinspiegel sinkt. Ansonsten ist Koffein kaum giftig. Um sich eine tödliche Dosis (für einen Erwachsenen etwa 10 g) zuzuführen, müsste man 80–100 Tassen Kaffee auf einmal trinken.

Da Koffein, insbesondere das im Kaffee enthaltene, die Produktion von Magensäure fördert, wird Patienten mit Magengeschwüren oft empfohlen, nur noch eine Tasse Kaffee (auch entkoffeinierten) nach dem Essen zu trinken. Die meisten dieser Patienten vertragen jedoch Tee.

Koffein kann den Blutdruck kurzzeitig mäßig erhöhen und den Herzschlag beschleunigen. Die meisten Herzpatienten brauchen Kaffee und Tee nicht gänzlich zu meiden, sollten sie aber in Maßen genießen – Kardiologen empfehlen meist eine Beschränkung auf 400–450 mg Koffein täglich. Ältere Menschen mit Bluthochdruck reagieren oft empfindlicher auf Koffein und sollten nur noch eine Tasse Kaffee täglich trinken.

Der Kaffeekonsum während der Schwangerschaft wird unterschiedlich beurteilt. Einige Studien legen nahe, dass eine oder zwei Tassen Kaffee täglich mit einem geringfügig erhöhten Fehlgeburtsrisiko und zu niedrigem Geburtsgewicht des Kindes einhergehen, andere Studien können dies nicht bestätigen. Deutliche Hinweise existieren jedoch dafür, dass das Trinken von sehr viel Kaffee

GANZ EINFACH!

Nehmen Sie Acetylsalicylsäure mit Cola ein

Wenn Sie wegen Kopfschmerzen Acetylsalicylsäure einnehmen, trinken Sie Cola dazu. Wegen des Koffeins wirkt das Medikament schneller. Außerdem kann das Koffein auch direkt gegen den Kopfschmerz wirken, da es die verengten Kopfgefäße erweitert. Aber übertreiben Sie es nicht: Zu viel Koffein kann zu erneuten Kopfschmerzen führen.

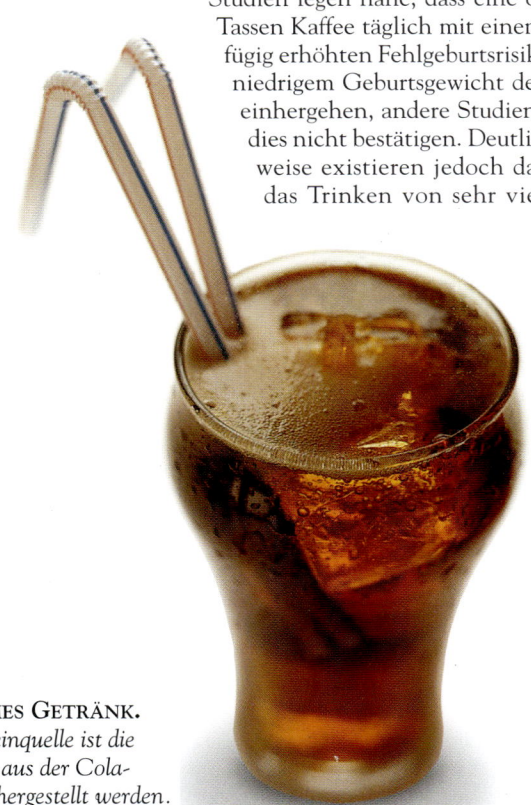

WIRKSAMES GETRÄNK.
Eine Koffeinquelle ist die Kolanuss, aus der Cola-Getränke hergestellt werden.

HIER STECKT KOFFEIN DRIN

Durchschnittlicher Koffeingehalt

Kaffee (150 ml)	Milligramm
Entkoffeiniert	1–5
Espresso (60 ml)	90–100
Filterkaffee:	
Handfilter	100–180
Kaffeemaschine	75–170
Löslicher Kaffee	65–120

Tee (150 ml)	
1 Minute gezogen	9–33
3 Minuten gezogen	20–46
5 Minuten gezogen	20–50
Entkoffeiniert	1–5
Eistee (aus Pulver)	22–36
Instant-Tee	12–28

Erfrischungsgetränke (350 ml)	
Cola-Getränke (klassisch und light)	35–50

Schokolade	
Kakaopulver (1 TL)	etwa 12
Bitterschokolade (100 g)	200
Zartbitterschokolade (100 g)	60
Milchschokolade (100 g)	25

Schmerzmittel	
Aspirin forte ® TN (Acetylsalicylsäure, 500 mg)	50
Dolomo® TN (Acetylsalicylsäure und Paracetamol, je 250 mg)	50

während der Schwangerschaft das Risiko für Fehl- oder Frühgeburten und zu niedriges Geburtsgewicht des Kindes erhöht. Einige Experten schlagen vor, Schwangere sollten ganz auf Kaffee verzichten, während andere bis zu 150 mg Koffein (siehe Tabelle oben) verteilt über den Tag als Grenzwert ansehen. Da Koffein auch in die Muttermilch gelangt, sollten Stillende entweder ganz auf koffeinhaltige Getränke verzichten oder sie spätestens 3 Stunden vor dem Stillen trinken.

Koffein vermindert die Kalziumaufnahme, wodurch das Osteoporose-Risiko steigt, insbesondere bei älteren Frauen. Starke Kaffeetrinker sollten mehr Milch, fettarmen Joghurt, andere kalziumreiche Nahrungsmittel und evtl. zusätzlich Kalziumpräparate zu sich nehmen. ❖

Viele Menschen würden gern entkoffeinierten Kaffee trinken, fürchten aber, dass beim Entkoffeinieren schädliche Substanzen in den Kaffee gelangen. Der Vorgang wirkt sich zwar auf den Kaffeegeschmack aus, nicht aber auf den Kaffeetrinker: Die grünen Kaffeebohnen werden dazu in Wasser eingeweicht, um das Koffein zu extrahieren. Anschließend wird das Koffein-Wasser mit einem Lösungsmittel behandelt, in dem Koffein gut löslich ist. Solche Lösungsmittel gelangen niemals in Kontakt mit den Bohnen und werden ohnehin wieder entfernt. ❖

KOHL

Pluspunkte
- Enthält viel Vitamin C
- Kalorienarm und ballaststoffreich
- Trägt vermutlich zur Vorbeugung von Dickdarmkrebs und bösartigen östrogenabhängigen Tumoren bei

Minuspunkte
- Kann zu Blähungen führen
- Setzt beim Kochen einen unangenehmen, schwefeligen Geruch frei
- Krautsalat kann viele Kalorien enthalten, Sauerkraut sehr salzig sein

Kohl ist zwar nicht so nahrhaft wie Brokkoli, Rosenkohl und Blumenkohl, wird jedoch mehr verzehrt als diese Sorten. In einigen Teilen der Welt isst man ebenso viel Kohl wie Kartoffeln. Kohl ist mit seinem hohen Gehalt an Ballaststoffen und dem niedrigen Kaloriengehalt (100 g Weißkohl enthalten etwa 25 kcal) eine gute Vitamin-C-Quelle (mit etwa 50 mg pro 100 g). Rotkohl liefert sogar doppelt so viel Vitamin C wie Weißkohl, während die grünen Kohlsorten doppelt so viel Folsäure enthalten wie die roten. In beiden stecken Kalium und Ballaststoffe. Wirsingkohl enthält zudem viel Beta-Karotin.

POPULÄRE IRRTÜMER

Irrtum: Kohlsaft ist eine Wundermedizin gegen Magengeschwüre.

Tatsache: Es gibt wenig wissenschaftliche Belege für die Wirksamkeit von Kohl. Trotzdem schadet es vermutlich nicht, bei Magengeschwüren ergänzend zu den verordneten Medikamenten Kohlsaft zu trinken.

KOHL ENTHÄLT VIELE KREBSBEKÄMPFENDE SUBSTANZEN

Kohl gehört zu den Kreuzblütlern, denen viele gesundheitsfördernde Eigenschaften nachgesagt werden. Seit langem ist bekannt, dass Menschen, die viel Kohl essen, seltener an Dickdarmkrebs erkranken. Diese schützende Wirkung wird auf die Bioflavonoide Indole, Monoterpene und andere sekundäre Pflanzenstoffe zurückgeführt. Diese hemmen das Tumorwachstum, indem sie die Zellen vor Schäden durch freie Radikale schützen. Das sind instabile Moleküle, die bei der Sauerstoffverwertung entstehen. Einige dieser Substanzen beschleunigen auch den Östrogenstoffwechsel. Deswegen erkranken Frauen, die reichlich Kohl und damit verwandtes Gemüse essen, seltener an Brustkrebs. Außerdem scheint diese Wirkung auch vor Gebärmutter- und Eierstockkrebs zu schützen. Von besonderer Bedeutung ist die Substanz Indol-3-Carbinol, ein Kohlbestandteil, der in Tierstudien das Krebsrisiko reduzieren konnte. Die Empfehlung mancher Hersteller, diese Substanz in Tablettenform einzunehmen, ist jedoch etwas verfrüht.

ZUBEREITUNGSARTEN

Kohl kann als Krautsalat roh serviert werden, man kann ihn aber auch kochen (z. B. als Kohleintopf oder Kohlgemüse) oder zu Sauerkraut verarbeiten. Zur Herstellung von Sauerkraut wird Weißkohl mit Salz milchsauer vergoren. Der Salzgehalt lässt sich verringern, indem man das Kraut vor dem Zubereiten mit Wasser kurz abspült. Bei der industriellen Herstellung werden Sauerkraut Sulfite (schwefelhaltige Verbindungen) zugegeben; Sulfite können bei bestimmten Menschen eine Allergie auslösen. Asthmatiker und Allergiker sollten deshalb genau das Etikett lesen.

Dämpfen und kurzes Anbraten bewahrt den Nährstoffgehalt. Verwenden Sie keine Kochtöpfe aus Aluminium; sie rufen eine chemische Reaktion hervor, bei der das Gemüse Farbe und Geschmack ändert. ❖

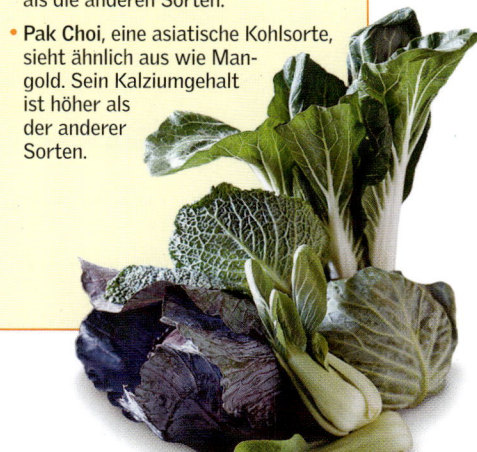

SORTENVIELFALT

Es gibt hunderte unterschiedliche Kohlsorten, nachfolgend sind die in Deutschland bekanntesten kurz dargestellt:

- **Weißkohl**, die bekannteste Kohlsorte, ist mild im Geschmack und schmeckt roh oder gegart.
- **Rotkohl** enthält mehr Vitamin C als die anderen Kohlsorten.
- **Wirsingkohl** hat krause Blätter und enthält mehr Beta-Karotin als die anderen Sorten.
- **Pak Choi**, eine asiatische Kohlsorte, sieht ähnlich aus wie Mangold. Sein Kalziumgehalt ist höher als der anderer Sorten.

KOHLENHYDRATE

■ EINE NEUBEWERTUNG ■

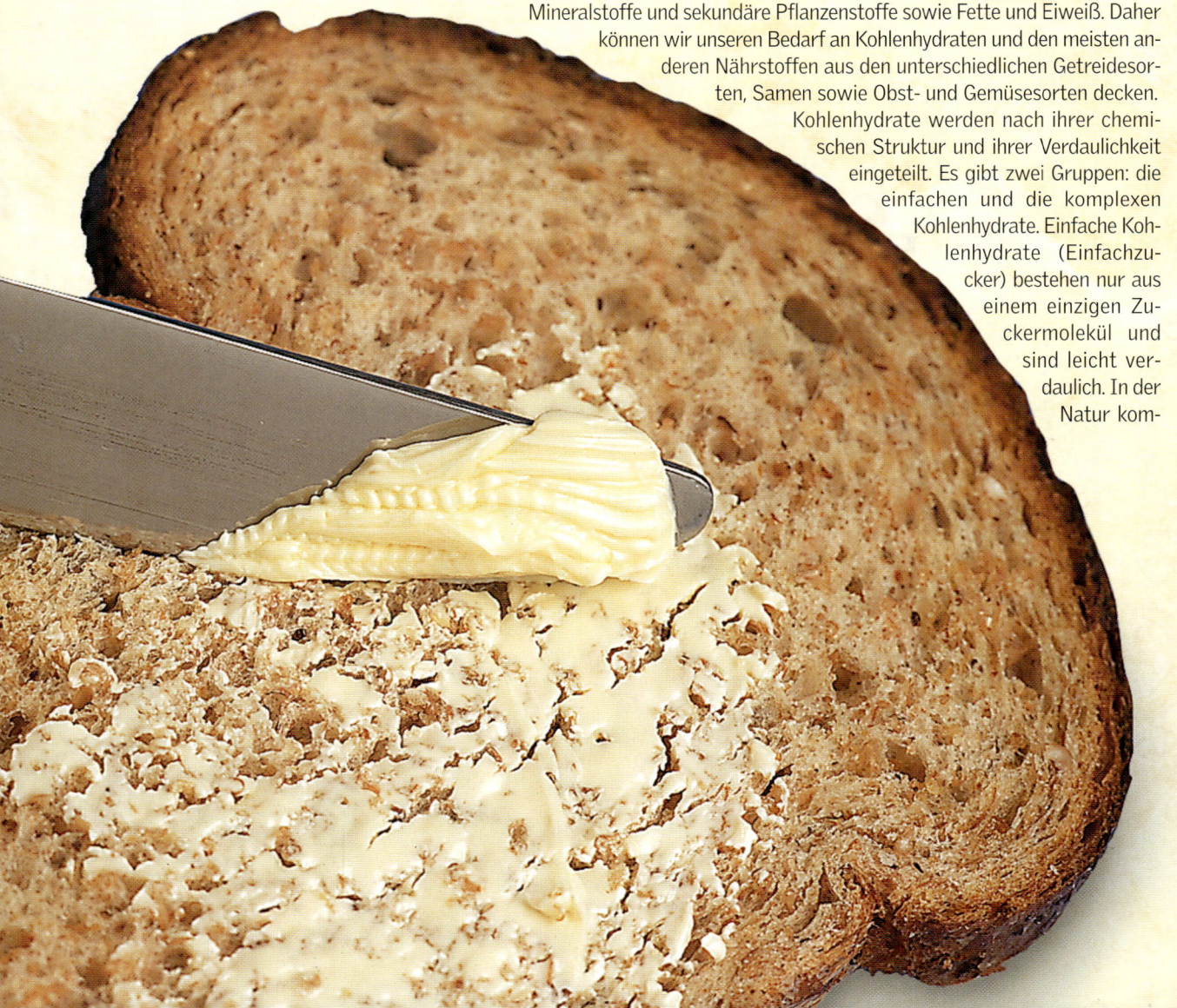

Die vermutlich heftigste Debatte wird derzeit über die Bedeutung der Kohlenhydrate bei der Ernährung geführt. Kohlenhydratarme Diäten (wie die Atkins-Diät) sind inzwischen ebenso bekannt wie andere Gewichtsreduktionsdiäten. Dadurch gehen immer mehr Menschen davon aus, dass Kohlenhydrate im Grunde genommen schlecht sind. Dies stimmt so jedoch nicht. Stärke und Zucker sind unsere wichtigsten Energiequellen. Ballaststoffe, eine andere Kohlenhydratart, sind ebenfalls lebensnotwendig.

Stärke und Zucker, die von Menschen zur Energiegewinnung verwendet werden, stammen fast ausschließlich von Pflanzen, einzige wichtige Ausnahme ist Milchzucker (Laktose). Pflanzen sind komplexe Nahrungsmittelfabriken, die mittels Wasser aus der Erde, Kohlendioxid aus der Luft und Sonnenenergie Glukose herstellen, einen Einfachzucker, der später in Stärke umgewandelt wird. Während die Pflanze sich weiterentwickelt und wächst, produziert sie Vitamine, Mineralstoffe und sekundäre Pflanzenstoffe sowie Fette und Eiweiß. Daher können wir unseren Bedarf an Kohlenhydraten und den meisten anderen Nährstoffen aus den unterschiedlichen Getreidesorten, Samen sowie Obst- und Gemüsesorten decken.

Kohlenhydrate werden nach ihrer chemischen Struktur und ihrer Verdaulichkeit eingeteilt. Es gibt zwei Gruppen: die einfachen und die komplexen Kohlenhydrate. Einfache Kohlenhydrate (Einfachzucker) bestehen nur aus einem einzigen Zuckermolekül und sind leicht verdaulich. In der Natur kommen Einfachzucker in vielen Früchten, einigen Gemüsesorten und Honig vor. Raffinierte (industriell aufbereitete) Einfachzucker sind Tafelzucker, brauner Zucker und Melasse. Komplexe Kohlenhydrate (Mehrfachzucker) können unterschiedlich aussehen, riechen und aufgebaut sein. Alle bestehen aus (unterschiedlich vielen) aneinander gereihten Zuckermolekülen und werden weiter unterteilt in Stärken und Ballaststoffe. Unser Verdauungssystem kann die meisten Stärken abbauen und verstoffwechseln. Es fehlen uns aber die Enzyme, die zum Abbau der Ballaststoffe (z. B. Zellulose und Pektin) erforderlich sind. Dennoch sind Ballaststoffe ein wichtiger Bestandteil unserer Ernährung: Sie gewährleisten eine reibungslose Darmfunktion und können dazu beitragen bestimmte Krebserkrankungen, Herzinfarkte und andere Krankheiten zu verhindern.

Energie-Nährstoffe

Unser Körper verstoffwechselt Einfachzucker und Stärke zu Glukose, seinem wichtigsten Energielieferanten. Kohlenhydrate sind hocheffektive Brennstoffe, denn sie können im Vergleich zu Fett und Eiweiß leichter abgebaut werden.

Glukose ist das einzige Kohlenhydrat, das der Körper direkt als Energiequelle nutzen kann. Für Gehirn, Nervensystem, Muskeln und Organe ist Glukose lebensnotwendig. Ein gesunder Körper hält den Glukosebedarf für eine Stunde im Blut bereit, damit keine Notsituation entstehen kann. Glukose, die nicht sofort zur Energiegewinnung verwendet wird, wird in Form von Glykogen in Leber und Muskeln gespeichert. Sobald ein erhöhter Bedarf an Glukose besteht, kann Glykogen wieder in Glukose umgewandelt werden. Der Körper kann für mehrere Stunden mäßiger Anstrengung Glykogen speichern.

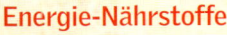

Forscher, die sich mit dem glykämischen Index (GI) befassen, haben festgestellt, dass auch die Geschwindigkeit, mit der kohlenhydrathaltige Nahrungsmittel verdaut und die Kohlenhydrate ins Blut aufgenommen werden, die Gesundheit beeinflussen. Die Geschwindigkeit, mit der der Blutzucker nach der Aufnahme eines Nahrungsmittels ansteigt, kann gemessen und mit einem Zahlenwert dargestellt werden. Dieser Messwert wird als der glykämische Index des Nahrungsmittels bezeichnet. Nahrungsmittel mit niedrigem GI (z. B. Roggenvollkornbrot, ungeschälter Reis, Bulgur, ungezuckertes Müsli, Linsen, Kirschen, Äpfel, Birnen und Joghurt) werden langsamer verdaut und erhöhen den Blutzucker nur allmählich. Die Energie wird dabei nach und nach freigesetzt, und der Energiespiegel bleibt nahezu konstant. Nahrungsmittel mit niedrigem GI sind besser zur Blutzuckerkontrolle bei Diabetikern geeignet und helfen bei der Gewichtsreduktion. Die Kohlenhydrate in Nahrungsmitteln mit hohem GI (z. B. Weißbrot, weißer Reis, Kartoffelbrei, Cornflakes und Wassermelonen) werden rascher aufgenommen und sind eine schnellere Energiequelle. Sportlich aktive Menschen profitieren von Nahrungsmitteln mit hohem GI, da sie beim Erzielen zeitlich begrenzter körperlicher Höchstleistungen helfen und zur schnelleren Kräfteregeneration beitragen. Nahrungsmittel mit niedrigem GI sind für Ausdauersportler günstiger.

Sobald die Glukosereserven schrumpfen, baut der Körper zunächst Eiweiß und dann erst Fett zu Glukose um. Durch das Verbrennen von Eiweiß verliert der Körper jedoch fettarmes Muskelgewebe. Außerdem entstehen bei Koh-

Nicht alle Kohlenhydrate sind schlecht

Viele Menschen glauben, dass sie umso gesünder leben, je weniger Kohlenhydrate sie zu sich nehmen. Zahlreiche Studien belegen jedoch, dass das falsch ist. Die Entscheidung für die richtigen Kohlenhydrate, insbesondere Vollkornprodukte, ist wichtig für die Gesundheit. Es ist bekannt, dass Vollkornprodukte hervorragende Ballaststoffquellen sind. Neuere Untersuchungen zeigen zudem, dass der gesundheitliche Nutzen auch von dem Gehalt an Vitaminen, Mineralstoffen, Antioxidanzien und anderen sekundären Pflanzenstoffen herrührt. Zahlreiche große Studien haben belegt, dass der Verzehr von Vollkornprodukten vor Diabetes, Krebs und Herzkrankheiten schützt. Im Rahmen einer Langzeitstudie mit fast 90 000 Frauen und einer weiteren mit etwa 44 000 Männern zeigte sich, dass die Teilnehmer, die möglichst viele Ballaststoffe aus Getreide zu sich nahmen, ein um 30 % niedrigeres Risiko hatten, einen Typ-2-Diabetes zu entwickeln. Die *Nurses' Health Study*, die derzeit von der *Harvard School of Public Health* durchgeführt wird, lässt außerdem ein geringeres Risiko für Herzkrankheiten und Schlaganfall bei Menschen vermuten, die regelmäßig Vollkornprodukte essen.

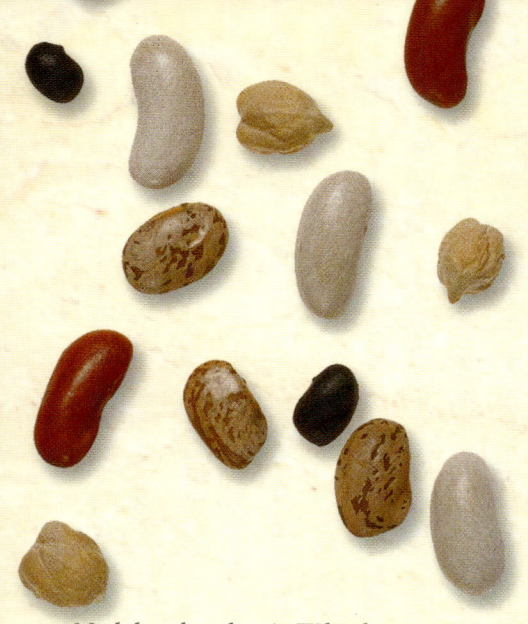

Kohlenhydrat-Fibel

● Hülsenfrüchte, wie Trockenbohnen und -erbsen, liefern den höchsten Nährwert.
● Nur weil Zucker nicht auf einer Zutatenliste auftaucht, kann im Produkt trotzdem welcher sein. Suchen Sie nach Wörtern mit der Endung -ose (Saccharose, Laktose, Maltose, Fruktose, Glukose und Dextrose), allem, was als Sirup bezeichnet wird (wie Mais- oder Malzsirup) sowie Honig und Melasse.
● Kohlenhydrate und Eiweiß liefern 4 kcal pro Gramm im Vergleich zu 9 kcal pro Gramm Fett. Zucker und Stärke machen nur dick, wenn sie mit fetthaltigen Zutaten kombiniert oder in weitaus größeren Mengen verzehrt werden, als der Körper zügig verwerten kann – dann wird der Überschuss zu Fett umgebaut und dieses gespeichert.

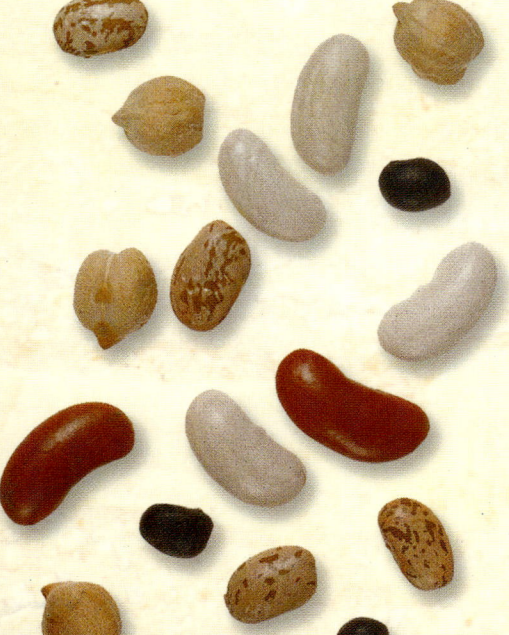

lenhydratmangel durch die Fettverbrennung giftige Nebenprodukte , die Ketonkörper, die zu einem möglicherweise gefährlichen Ungleichgewicht im Stoffwechsel führen können.

Komplexe Kohlenhydrate

Die Ernährung aller Menschen besteht überwiegend aus komplexen Kohlenhydraten. Bevölkerungsgruppen, die mehr Kohlenhydrate und weniger Fett zu sich nehmen, sind meist am gesündesten. Die vegetarische, mediterrane und asiatische Ernährung beziehen einen großen Kalorienanteil aus komplexen Kohlenhydraten in Nahrungsmitteln wie Vollkornprodukte, Linsen, Bohnen, Obst und Gemüse. In unseren Breitengraden besteht aufgrund des hohen Konsums von be- und verarbeiteten Lebensmitteln ein zu großer Anteil der Kohlenhydrate aus Einfachzuckern. Die zunehmende Vermarktung fettarmer Nahrungsmittel ist ein weiterer Grund dafür. Oft nimmt der Verbraucher an, dass fettreduzierte Produkte auch kalorienarm sind. Meistens wurde das Fett jedoch nur durch Kohlenhydrate ersetzt, weshalb die Kalorienersparnis eher gering ausfällt. Zu den zahlreichen fettarmen, kohlenhydratreichen Nahrungsmitteln zählen fettarme Kekse, Kuchen und diverse Knabbersachen, die allesamt zur Vergrößerung des Taillenumfangs beitragen.

Wie viel braucht man?

In Deutschland werden so wenig Kohlenhydrate verzehrt, dass sie im Durchschnitt nur 40 % der Energie liefern. Die Deutsche Gesellschaft für Ernährung (DGE) empfiehlt, diesen Wert auf mindestens 50 % zu steigern. Dabei sollten am besten überwiegend komplexe Kohlenhydrate aufgenommen werden. In Gramm ausgedrückt bedeutet das: bei einer täglichen Energiezufuhr von 2000 kcal sollten 1000 kcal aus Kohlenhydraten (250 g) stammen. Sowohl Kinder als auch Erwachsene sollten mindestens 130 g Kohlenhydrate täglich zu sich nehmen – die Mindestmenge, um den Glukosebedarf des Gehirns zu decken.

Zwar sind die Kohlenhydrate, wie sie in weißem Mehl und weißem Reis enthalten sind, ebenso wertvolle Energiequellen wie die in Weizenvollkornmehl und braunem Reis. Durch die Be- und Verarbeitung der Getreidekörner werden ihnen jedoch wertvolle Nährstoffe entzogen beispielsweise wichtige B-Vitamine, Eisen und andere Mineralstoffe sowie Ballaststoffe. Eine gesunde, ausgewogene Mischkost sollte aus Vollkorngetreide(produkten) oder niedrig ausgemahlenen Mehlen, Hülsenfrüchten, Bohnen sowie Obst und Gemüse bestehen – darin sind genügend komplexe Kohlenhydrate enthalten.

Kohlenhydrate speichern

Die Ernährung beeinflusst die Leistungsfähigkeit von Sportlern. Durch regelmäßigen Sport lernt der Körper, Glukose wirkungsvoller zu verarbeiten und Glykogen im Muskelgewebe zu speichern. Je besser also der Trainingszustand ist, umso größer ist die Fähigkeit des Körpers, das zusätzlich für Ausdauerleistungen wie Langstreckenlauf erforderliche Glykogen zu speichern. Kohlenhydrate sind der beste Brennstoff für Sportler.

Diabetiker, aufgepasst!

Kohlenhydrate können in fast jede Ernährungsform eingebracht werden. Diabetiker allerdings müssen die Gesamtmenge und Art der aufgenommenen Kohlenhydrate bei jeder Haupt- und Zwischenmahlzeit erfassen. Anders als gemeinhin angenommen, wird Diabetes nicht durch Zuckerverzehr verursacht, und Diabetiker müssen Zucker nicht vollständig vom Speiseplan streichen.

KOHLRABI

Pluspunkte

- Enthält viel Vitamin C, Kalium, vor Krebs schützende Antioxidanzien und Bioflavonoide
- Ballaststoffreich

Minuspunkte

- Kann zu Blähungen führen

Kohlrabi gehört wie Rüben und Kohl zur Familie der Kreuzblütler. Er enthält viel Vitamin C; 150 g roher Kohlrabi decken fast den Tagesbedarf eines Erwachsenen. Außerdem liefert diese Menge etwa 480 mg Kalium, knapp 2 g Ballaststoffe und nur 35 kcal.

In Kohlrabi stecken viele Bioflavonoide. Sie verhindern gemeinsam mit Vitamin C und anderen Antioxidanzien Zellschäden, die zu Krebs führen können. Kohlrabi enthält außerdem viele Indole – sekundäre Pflanzenstoffe, die die Östrogenwirkung und somit auch das Risiko für Brustkrebs vermindern. Isothiozyanate, die ebenfalls in Kohlrabi vorkommen, fördern die Aktivität von Enzymen, die gegen Dickdarmkrebs wirken.

Kohlrabi sollte vor der vollen Reife geerntet werden, sonst wird er holzig. Er kann geraspelt, in Scheiben oder Würfel geschnitten und roh gegessen werden; die beste Garmethode ist das Dämpfen. Wer nach dem Verzehr anderer Kreuzblütler Blähungen bekommt, wird dieses Problem auch mit Kohlrabi haben. ❖

KOKOSNÜSSE

Pluspunkte

- Enthalten Eisen und Ballaststoffe
- Reich an leicht verdaulichen Fettsäuren

Minuspunkte

- Reich an gesättigten Fettsäuren und Kalorien

Die Kokosnuss ist der Samen eines Palmenbaums, der vorwiegend in tropischen Gegenden wächst, und wird zu zahlreichen Nahrungsmitteln und anderen Produkten verarbeitet. Das Öl wird als Bratfett, in Kaffeeweißern und Glasuren und für viele industriell hergestellte Gebäcksorten verwendet. Außerdem ist es in Shampoos, Feuchtigkeitslotionen, Seifen und zahlreichen anderen Kosmetika enthalten. Das sahnige Kokosnussfleisch, das die Innenseiten der harten Nussschale auskleidet, wird roh gegessen oder in Speiseeis, Süßwaren und Gebäck verarbeitet. Die fast

fettfreie Kokosmilch, die süße weiße Flüssigkeit aus dem Inneren der Nuss, wird als Getränk serviert oder als Marinade verwendet.

Getrocknetes Kokosnussfleisch (Kopra) ist ölhaltig. Mehr als 90 % der Fettsäuren in Kokosnüssen sind gesättigt – in Kokosnussöl stecken mehr gesättigte Fettsäuren als in Butterfett oder rotem Fleisch. Deshalb verträgt Kokosöl hohe Temperaturen (Frittieren!) und wird kaum ranzig. Allerdings birgt es auch einen entscheidenden Nachteil: gesättigte Fettsäuren erhöhen den Cholesterinspiegel. Daher rät man Menschen mit hohen Cholesterinwerten oder anderen Risikofaktoren für Herzkrankheiten, Kokosöl und -fett zu meiden.

Vorteilhaft ist die leichte Verdaulichkeit der Fettsäuren, außerdem ist Kokosnussfleisch reich an Selen und Ballaststoffen. ❖

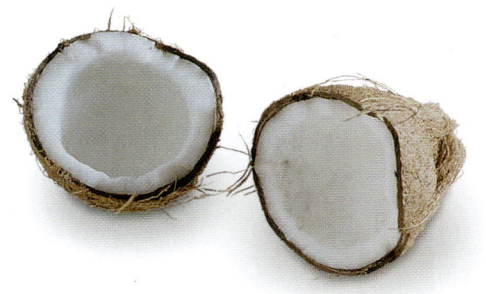

EINKAUFSTIPP. *Achten Sie beim Kauf von Kokosnüssen auf eine feste Schale ohne dunkle oder weiche Stellen.*

KONFITÜREN UND ANDERE BROTAUFSTRICHE

Pluspunkte

- Konfitüren, Marmeladen und Gelees enthalten Einfachzucker, die rasch Energie liefern
- Erdnusscreme enthält wertvolles Eiweiß, B-Vitamine und Mineralstoffe

Minuspunkte

- Konfitüren, Marmeladen und Gelees sind weniger nahrhaft als das frische Obst
- Erdnusscreme ist salz- und fetthaltig
- Zahlreiche Brotaufstriche sind relativ fett- und salzhaltig

Konfitüren und Co. wurden vor langer Zeit entwickelt, um Obst zu konservieren, das sonst schnell verdirbt. So verarbeitetes Obst ist haltbar, weil Mikroorganismen nicht ausreichend Wasser vorfinden, um sich zu vermehren. Schimmel auf der Oberfläche kann verhindert werden, indem man ein Stück Zellophan auf die Oberfläche legt und/oder einen Schuss Hochprozentiges darübergießt.

In Zucker gekochtes Obst geliert durch die Wechselwirkungen zwischen Fruchtsäuren und Pektin, einem löslichen Ballaststoff, der durch das Kochen aus den Zellwänden herausgelangt. Äpfel, Weintrauben sowie die meisten Beeren enthalten ausreichend natürliches Pektin, bei anderen Obstsorten wie Aprikosen und Pfirsichen muss es ergänzt werden. Kalorienarme, im Zuckergehalt reduzierte Konfitüren, also Fruchtaufstriche, müssen nach Anbruch im Kühlschrank aufbewahrt und bald verbraucht werden, weil die Zuckermenge zum Konservieren nicht ausreicht. Der Nährwert von frischem Obst und Konfitüre lässt sich nicht vergleichen, da die meisten Nährstoffe, insbesondere das Vitamin C, durch die Hitze beim Kochen zerstört werden. Zwar enthält Konfitüre viel Pektin, das gegen einen hohen Cholesterinspiegel hilft, dieser Vorteil wird aber durch den hohen Zuckergehalt wieder zunichte gemacht. Wegen der Einfachzucker sind Konfitüre und alle süßen Fruchtaufstriche jedoch schnelle Energiequellen.

ERDNUSSCREME

Erdnüsse können aufgrund ihres hohen Fettgehalt leicht zu einer Paste verarbeitet werden; allerdings wird das Öl bei Licht- und Sauerstoffeinwirkung schnell ranzig. Wenn man das Öl abgießt, das sich oben auf der Creme bildet, kann man den Fettgehalt reduzieren. Erdnussbutter sollte in einem Glas im Kühlschrank aufbewahrt werden, wo die Dunkelheit den Verlust der B-Vitamine und die Kälte ein Absetzen des Öls verhindert. Erdnusscreme, die sich überhaupt nicht trennt, enthält meist gehärtete Pflanzenöle. Dadurch ist sie reich an Trans-Fettsäuren, die schlecht für das Herz sind.

Erdnussbutter kann eine wertvolle Nährstoffquelle für Kinder sein, die für ihr Wachstum und ihre Entwicklung zusätzliches Fett aus der Nahrung benötigen. Ein Teelöffel voll enthält etwa 95 kcal, 5 g Eiweiß, 8 g mehrfach ungesättigte Fettsäuren sowie größere Mengen an B-Vitaminen, Kalium und Magnesium, außerdem 100 mg Salz (NaCl) und Spuren von Eisen und Zink.

ANDERE BROTAUFSTRICHE

Die Supermarktregale sind voll mit allen nur erdenklichen Brotaufstrichen, von Schmelzkäse und Käsecremes über pflanzliche Kräuteraufstriche bis hin zu Nuss-Nougat-Creme. Die meisten der auf Käse basierenden Produkte liefern kleinere Mengen an Vitamin A und Kalzium, sind aber auch reich an Salz, Fett und Cholesterin; die pflanzlichen Aufstriche sind zum Teil sehr fettreich; Nuss-Nougat-Creme liefert außer Kalorien praktisch nichts. ❖

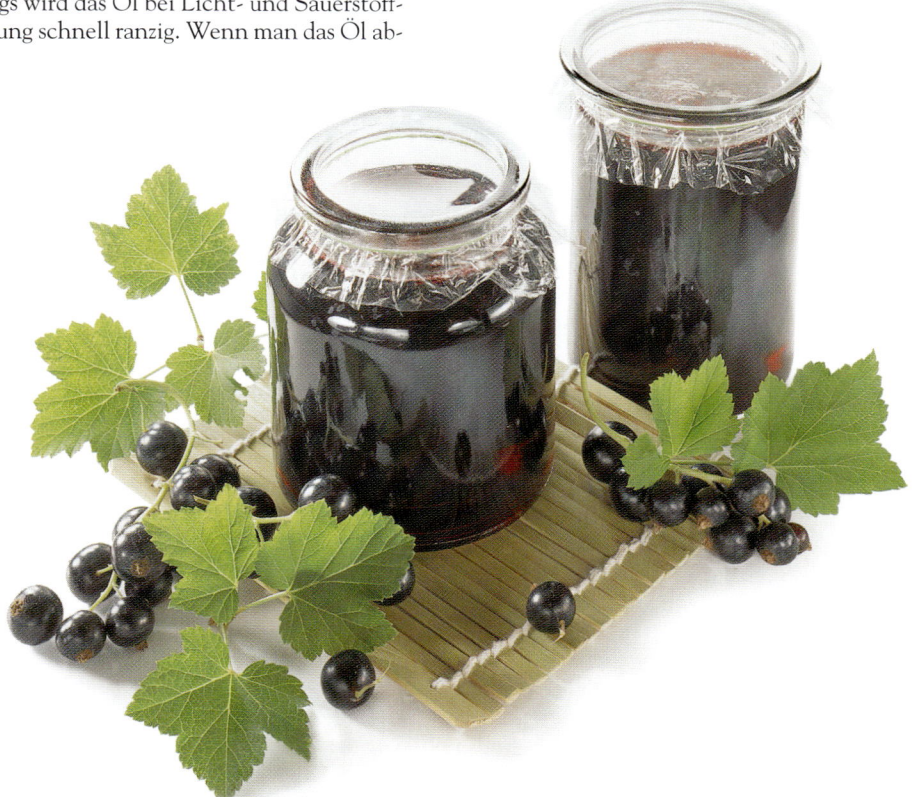

KRÄUTER
▪ UND HEILPFLANZEN ▪

Die Kräuterheilkunde ist der Vorläufer der modernen Pharmakologie. Etwa ein Viertel aller verordneten synthetischen Medikamente wurde von Kräutern und anderen Pflanzen abgeleitet. Daher stehen viele Ärzte und Forscher der traditionellen Kräuterheilkunde nicht mehr so skeptisch gegenüber.

Bezüglich des Nutzens und der Sicherheit von pflanzlichen Arzneimitteln gibt es einige Missverständnisse. Viele Menschen glauben, dass sie wegen der natürlichen Inhaltsstoffe ungefährlicher sind als synthetische Arzneimittel. Tatsächlich jedoch können einige pflanzliche Medikamente ebenso wie ihre pharmazeutisch hergestellten Entsprechungen Nebenwirkungen haben. Zu hoch dosiert, sind einige sogar giftig.

Eine lange Geschichte

Jede Gesellschaft hat sich in früheren Zeiten zur Behandlung von Krankheiten der Heilkräfte von Kräutern bedient, und in vielen Gesellschaften hat die Kräuterheilkunde weiterhin einen hohen Stellenwert. So werden bei der traditionellen chinesischen Medizin und bei der ayurvedischen Medizin weiterhin althergebrachte Kräuterzubereitungen verwendet, die je nach Bedarf mit moderneren medizinischen Behandlungsverfahren kombiniert werden. In den Industrienationen werden die meisten Arzneimittel künstlich hergestellt, selbst jene, die ursprünglich von Pflanzen abgeleitet wurden. Allerdings gibt es Ausnahmen: Digitalis, das älteste wirksame Herzmedikament, wird noch immer aus Fingerhut gewonnen, Morphin und Kodein weiterhin aus der Mohnblume, und Vincristin, mit dem Leukämie behandelt wird, entstammt dem Madagaskar-Immergrün.

Heilkräuter und Heilpflanzen

Das Interesse an Heilkräutern hat in den vergangenen Jahren deutlich zugenommen. Inzwischen stehen den Verbrauchern zahlreiche Präparate gegen viele Krankheiten zur Verfügung, einschließlich Herzkrankheiten, Krebs, Arthritis, Immunschwäche, Depression, Erkältung und Wechseljahrebeschwerden. Mit der Auswahl hat auch die Verunsicherung zugenommen. Wie soll man aus der Vielfalt der Produkte wählen? Richten Sie sich nach der Checkliste rechts und der folgenden Liste.

Aus der Apotheke der Natur

Ein Überblick über die wichtigsten Kräuter und Pflanzen mit heilender Wirkung.
Aloe vera. Die Blätter dieser Sukkulente enthalten einen Saft, der – äußerlich angewandt – bei leichteren Verbrennungen (einschließlich Sonnenbrand), Schnittwunden und Insektenstichen hilft. Manche Naturheilkundler empfehlen, den Saft als Tonikum oder bei entzündlichen Darmerkrankungen zu trinken; allerdings gibt es dazu bislang kaum Forschungsergebnisse.

Verbraucher-Checkliste Kräuter- und Pflanzenpräparate

✔ Beginnen Sie vorsichtig. Dass Kräuter aus der Natur stammen, bedeutet nicht, dass alle ungefährlich sind.
✔ Wählen Sie eine Zubereitungsform:
1. Tee ist am billigsten und verträglichsten und bei schlechter Verdauung besonders geeignet.
2. Tinkturen sind am wirkungsvollsten, am längsten haltbar und leicht vom Körper aufzunehmen.
3. Kapseln sind zwar praktisch, aber kürzer haltbar. Achten Sie auf die Verfallsdaten.
4. Tabletten überdecken den Geschmack der pflanzlichen Inhaltsstoffe und bestehen u. a. aus Bindemitteln und Füllstoffen.
5. Standardisierte Heilpflanzenpräparate mit festgelegter Potenz gibt es in unterschiedlicher Form und sind meist teuer.
✔ Beginnen Sie mit der niedrigsten empfohlenen Dosis.
✔ Tees und Tinkturen sollten auf leeren Magen, Kapseln und Tabletten zu den Mahlzeiten eingenommen werden.

POPULÄRE IRRTÜMER

Irrtum: Basilikum ist krebserregend.

Tatsache: Wenn Versuchstiere mit großen Mengen Estragol gefüttert werden, einer natürlicherweise in Basilikum vorkommenden Substanz, erkranken sie an Krebs; daher kann man diese Substanz zu Recht als krebserregend bezeichnen. Doch selbst beim Verzehr großer Mengen Basilikum reicht die Dosis bei weitem nicht aus, um bei Menschen Krebs auszulösen.

Küchenkräuter

Küchenkräuter sind zwar nicht so wirksam wie Heilkräuter, haben aber durchaus einen gesundheitlichen Nutzen. Sie enthalten viele aktive Pflanzenstoffe, die der Gesundheit dienlich sind und vor chronischen Krankheiten schützen.

Basilikum. Es kann in größeren Mengen als Tonikum und Erkältungsmittel verwendet werden.

Dill. Er hilft gegen Blähungen.

Minze. Die Blätter zu kauen hilft gegen Mundgeruch; Pfefferminztee ist gut für die Verdauung.

Petersilie. Bei Verzehr von mindestens 30 g liefert frische Petersilie nennenswerte Mengen an Vitamin C, Kalzium, Eisen und Kalium. Außerdem enthält sie reichlich Bioflavonoide, Monoterpene und andere Substanzen, die vor Krebs schützen.

Rosmarin. In seinen Blättern kommt ein Öl vor, das in Einreibemitteln gegen Muskelschmerzen enthalten ist. Rosmarintee soll gegen Kopfschmerzen helfen.

Salbei. Salbeitee unterstützt die Verdauung, dient zum Mundspülen und Gurgeln bei Zahnfleischbeschwerden, Mundgeschwüren und Halsschmerzen. Einige Studien lassen vermuten, dass Salbeiöl den Acetylcholinspiegel im Gehirn erhöht und so das Erinnerungsvermögen verbessert.

Schnittlauch. Dieser kleine Verwandte der Zwiebel enthält Schwefelkomponenten, die in großen Mengen den Blutdruck senken.

Thymian. Er hilft als Tee bei Reizdarmsyndrom, als Gurgellösung gegen Halsschmerzen und ist als Sirup schleimlösend und hustenreizstillend.

Brennnessel. Einer der Vorteile dieses Wildkrauts ist, dass es die Heuschnupfensymptome, wie verstopfte Nase und tränende Augen, lindern kann. Es ist eine gute Quelle für Quercetin, ein Flavonoid, das die Histaminfreisetzung hemmt. Brennnessel ist ein Entwässerungsmittel.

Echinacea. Einige der Zubereitungen aus dem Roten Sonnenhut stärken die Immunabwehr und vermindern die Schwere von Virusinfektionen wie der Erkältung. Studien zur Wirksamkeit von Echinacea kommen zu unterschiedlichen Ergebnissen. Die Gründe hierfür: Es gibt viele Sorten dieser Pflanzenart, und die chemische Zusammensetzung eines Produkts hängt davon ab, welche Pflanzenteile verwendet und welche Lösungsmittel eingesetzt werden. Da es die Immunabwehr stärkt, sollten Menschen mit Autoimmunerkrankungen wie Arthritis, Multipler Sklerose und Lupus dieses Heilkraut meiden.

Gingko biloba. Neuere Studien zeigen, dass Gingko die Durchblutung von Gehirn, Armen und Beinen anregt, indem er die Wandspannung und Elastizität der Blutgefäße verbessert. Weil Gingko Blutgerinnsel vorbeugen kann, wird jetzt untersucht, ob er auch Herzinfarkte und Schlaganfälle verhindern kann. Wegen seiner gerinnungshemmenden Wirkung sollte Ginkgo nicht gleichzeitig mit Blutverdünnern eingenommen werden.

Ginseng. Die Chinesen verwenden diese Wurzel seit langem, um das Immunsystem zu stärken, Fieber und Schmerzen zu lindern, die Wundheilung zu fördern, Depressionen und Müdigkeit zu bekämpfen und Impotenz zu behandeln. Allerdings ist die Wirksamkeit bislang wissenschaftlich kaum belegt.

Heidelbeere. Heidelbeerextrakt ist das wichtigste pflanzliche Heilmittel für die Behandlung zahlreicher Augenkrankheiten wie Makuladegeneration, Nachtblindheit und Sehschwäche durch grelles Tageslicht. Die medizinischen Eigenschaften verdankt die Heidelbeere ihren Hauptbestandteilen, den Anthozyanen, hochwirksamen Antioxidanzien.

Johanniskraut. Es wird zur Behandlung leichter Depressionen eingesetzt und soll den Serotoninspiegel erhöhen. Dies ist eine Substanz, die Stimmungen und Gefühle beeinflusst. Außerdem hilft Johanniskraut bei Begleitsymptomen der Depression (z. B. Angst), bei Stress, prämenstruellen Symptomen, Fibromyalgie und Schlaflosigkeit. Es hat Wechselwirkungen mit einigen Medikamenten und kann deren Wirksamkeit vermindern.

Mariendistel. Diese für ihre Wirkung bei Lebererkrankungen bekannte Pflanze schützt die Leber vor Giftstoffen, die z. B. in Medikamenten enthalten sind. Sie wirkt vermutlich bei Leberzirrhose und Hepatitis und kann Leberschäden, die durch übermäßigen Alkoholkonsum entstanden sind, vermindern. Außerdem fördert sie die Neubildung gesunder Leberzellen.

Mutterkraut. Dieses Heilkraut reduziert die Häufigkeit und Schwere von Migräneattacken, indem es die Freisetzung von Prostaglandinen verhindert; diese stellen die Blutgefäße weit und verursachen Entzündungen. Allerdings wirkt es nur vorbeugend, im akuten Migräneanfall ist es wirkungslos.

Süßholz. Diese gut untersuchte Heilpflanze regt die Nebennieren an, wirkt entzündungshemmend und erhöht den Interferonspiegel. Diese antivirale Substanz wird vom Immunsystem hergestellt. Sie hilft bei Atmungsstörungen, Husten und Halsschmerzen und wird gegen chronische Müdigkeit, Fibromyalgie und andere Krankheiten eingesetzt, die durch den Kortisolspiegel des Körpers beeinflusst werden. In hohen Dosen kann der Wirkstoff Glyzyrrhizin im Süßholz die Kaliumspeicher entleeren und den Blutdruck erhöhen.

Weißdorn. Diese Pflanze wurde früher als Entwässerungsmittel und zur Behandlung von Nieren- und Blasensteinen verwandt. Heute ist sie in Europa das meisteingesetzte pflanzliche Heilmittel. Es stellt die Blutgefäße weit, erhöht die Energieversorgung des Herzens und verbessert dessen Pumpfähigkeit.

KREBS-ERKRANKUNGEN

Empfehlenswert

- Zitrusfrüchte und anderes Obst, dunkelgrünes, gelbes und rotes Gemüse zur Versorgung mit Vitamin C, Beta-Karotin, Bioflavonoiden und anderen schützenden Pflanzenstoffen
- Vollkornbrot und -zerealien sowie andere ballaststoffreiche Nahrungsmittel für eine reibungslose Dickdarmfunktion

Bedenklich

- Fettreiche Nahrungsmittel, insbesondere mit viel gesättigten Fettsäuren
- Alkoholische Getränke
- Gepökelte, geräucherte, vergorene und über Holzkohle gegrillte Nahrungsmittel

Zu meiden

- Nahrungsmittel mit Pestizidrückständen und Umweltschadstoffen

Neue Forschungsergebnisse lassen die Rolle, die die Ernährung bei der Vorbeugung und Behandlung von Krebserkrankungen spielt, in einem völlig neuen Licht erscheinen. Es wird immer deutlicher, dass bestimmte Nahrungsbestandteile die Entwicklung und Ausbreitung von bösartigen Tumoren begünstigen, während andere das Tumorwachstum verlangsamen oder unterdrücken. Man schätzt, dass etwa 35 % aller Krebserkrankungen mit der Ernährung zusammenhängen, insbesondere mit sehr fettreichen und bearbeiteten Lebensmitteln, und dass viele dieser Krebsarten durch eine Ernährungsumstellung zu verhindern sind.

DIE ANTIKREBSDIÄT

Essen Sie mehr Obst und Gemüse. Inzwischen steht unwiderruflich fest, dass eine Ernährung mit ausreichend viel Obst und Gemüse das Risiko für viele der gefährlichsten Krebsarten verringern kann. Diese Nahrungsmittel enthalten reichlich Bioflavonoide und andere sekundäre Pflanzenstoffe, Ballaststoffe, Folsäure sowie die Antioxidanzien Beta-Karotin und Vitamin C. Diese Substanzen können den Vorgang, der zur Krebsentstehung führt, verlangsamen, aufhalten oder sogar umkehren. Dazu gibt es verschiedene Schutzmechanismen: die Neutralisierung oder Entgiftung der krebserregenden Substanzen (Kanzerogene), das Verhindern von Veränderungen im genetischen Material der Zellen durch Kanzerogene, UV-Strahlung und andere Um-

weltfaktoren, die Bildung von schützenden Enzymen und die Hemmung von Hormonen, die das Tumorwachstum fördern. Folsäure ist für die normale Herstellung und Reparatur der DNS unentbehrlich, und man geht davon aus, dass ein zu niedriger Folsäurespiegel die Zellen krebsanfällig machen.

Essen Sie weniger Fett. Zahlreiche Studien haben einen Zusammenhang zwischen einer sehr fettreichen Ernährung bzw. Fettsucht mit einem erhöhten Risiko für Dickdarm-, Gebärmutter-, Prostata- und Hautkrebs (einschließlich Melanom, der aggressivsten Form) hergestellt. Für Brustkrebs wird der Zusammenhang kontrovers beurteilt. Experten betonen, dass nicht mehr als 30 % der Gesamtkalorien aus Fett stammen sollten, viele setzen diesen Grenzwert sogar bei 20 % an. Oft sind nur einige wenige Änderungen der Ernährung erforderlich, um die Fettaufnahme zu reduzieren: mageres Fleisch kaufen, Fettränder abschneiden, mehrere vegetarische Mahlzeiten pro Woche, fettarme Garmethoden und sparsamer Gebrauch von Streichfetten.

Nehmen Sie mehr Ballaststoffe zu sich. Erhöhte Ballaststoffaufnahme schützt durch mehrere Mechanismen vor Krebs. Ballaststoffe beschleunigen den Transport der Abfallstoffe durch den Dickdarm, was nach Ansicht zahlreicher Forscher das Risiko für Darmkrebs vermindert. Außerdem schützt eine kalorienarme, ballaststoffreiche Ernährung vor Fettsucht und reduziert so das Risiko, an Krebsformen zu erkranken, die mit einem hohen Körperfettanteil zusammenhängen.

LEGEN SIE SCHÄDLICHE GEWOHNHEITEN AB

Begrenzen Sie den Alkoholkonsum. Ärzte warnen vor starkem Alkoholkonsum, da er das Risiko für Krebserkrankungen von Mund, Kehlkopf, Speiseröhre und Leber erhöht. Übermäßi-

ESSEN GEGEN KREBS

Äpfel, Beeren, Brokkoli, andere Gemüse aus der Familie der Kreuzblütler sowie Zitrusfrüchte enthalten Flavonoide; diese wirken antioxidativ. Außerdem verhindern Flavonoide vermutlich DNS-Schäden in den Zellen.

Tomaten und Tomatenprodukte enthalten Lykopin; es schützt u. a. vor Prostatakrebs.

Zwiebeln und Knoblauch enthalten Schwefelverbindungen, die die natürlichen Verteidigungsmechanismen des Immunsystems gegen Krebs anregen und vermutlich das Tumorwachstum verlangsamen. Studien legen nahe, dass Knoblauch die Häufigkeit von Magenkrebs deutlich reduzieren kann.

Grüner Tee enthält EGCG. Dieses Katechin bekämpft Krebs auf dreierlei Weise: Es kann die natürliche Körperabwehr stärken und die Krebsentstehung unterdrücken. Einige Forscher glauben, dass EGCG zu den wirksamsten bislang entdeckten Antikrebssubstanzen gehört.

Paranüsse, Meeresfrüchte, einige Fleisch- und Fischsorten, Brot, Weizenkleie, Weizenkeime, Hafer und ungeschälter Reis sind die besten Selenquellen. Selen ist ein Spurenelement und hochwirksamer Krebsbekämpfer. In einer groß angelegten Studie verminderte Selen deutlich die Häufigkeit von Lungen-, Prostata- und kolorektalem Krebs bei den Teilnehmern, die über 4,5 Jahre täglich 200 mg Selen einnahmen. Dies führte zu weiteren Studien, die die Schutzwirkung von Selen in Kombination mit Vitamin E bei Prostatakrebs untersuchten. Pflanzliche Nahrungsmittel, vor allem Weizen, sind in unseren Breitengraden die besten Selenquellen. Der Selengehalt in der Pflanze hängt dabei vom Gehalt im Boden, auf dem sie gewachsen ist, ab.

ger Alkoholkonsum hindert den Körper an der Verwertung von Beta-Karotin, das vor diesen Krebsformen schützt. Außerdem kann Alkohol die Speicher von Folsäure, Thiamin und anderen B-Vitaminen sowie von Selen leeren. Von Folsäure ist bekannt, dass sie die Teilung von Krebszellen verhindert, sodass ein niedriger Folsäurespiegel mit einem erhöhten Risiko für mehrere Krebsformen einhergeht. Forscher haben ermittelt, dass Folsäurepräparate die Vermehrung von Krebszellen verlangsamen.

Werden Sie Nichtraucher. Rauchen erhöht das Krebsrisiko mehr als jede andere Angewohnheit; damit aufzuhören ist der wichtigste Schritt im Kampf gegen Krebs. Rauchen fördert nicht nur Lungenkrebs, es besteht auch ein enger Zusammenhang mit Krebserkrankungen von Speiseröhre, Mund, Kehlkopf, Bauchspeicheldrüse und Harnblase. Neuere Studien stellten sogar einen Einfluss auf Brustkrebs fest. Wer nicht mit Rauchen aufhören kann, sollte sein Krebsrisiko durch eine gezielte Ernährung vermindern. Dazu sollten mehrmals in der Woche Brokkoli oder ein anderer Kreuzblütler auf dem Speiseplan stehen, Diese Mitglieder der Kohlfamilie haben einen hohen Gehalt an bestimmten krebsbekämpfenden Substanzen, wie Bioflavonoiden, Indolen, Monoterpenen, Phenolsäuren und Pflanzensterolen, aus denen im Körper Vitamin D entsteht. Sulforaphan, das besonders konzentriert in Brokkoli vorkommt, gehört zu den wirksamsten bislang bekannten Krebsbekämpfern. Zahlreiche Studien belegen, dass mehrere Portionen Brokkoli in der Woche die Häufigkeit von Lungenkrebs bei Rauchern deutlich gegenüber denjenigen reduzieren, die dieses Gemüse nicht essen.

Ein niedriger Vitamin-C-Spiegel wurde mit einem erhöh-

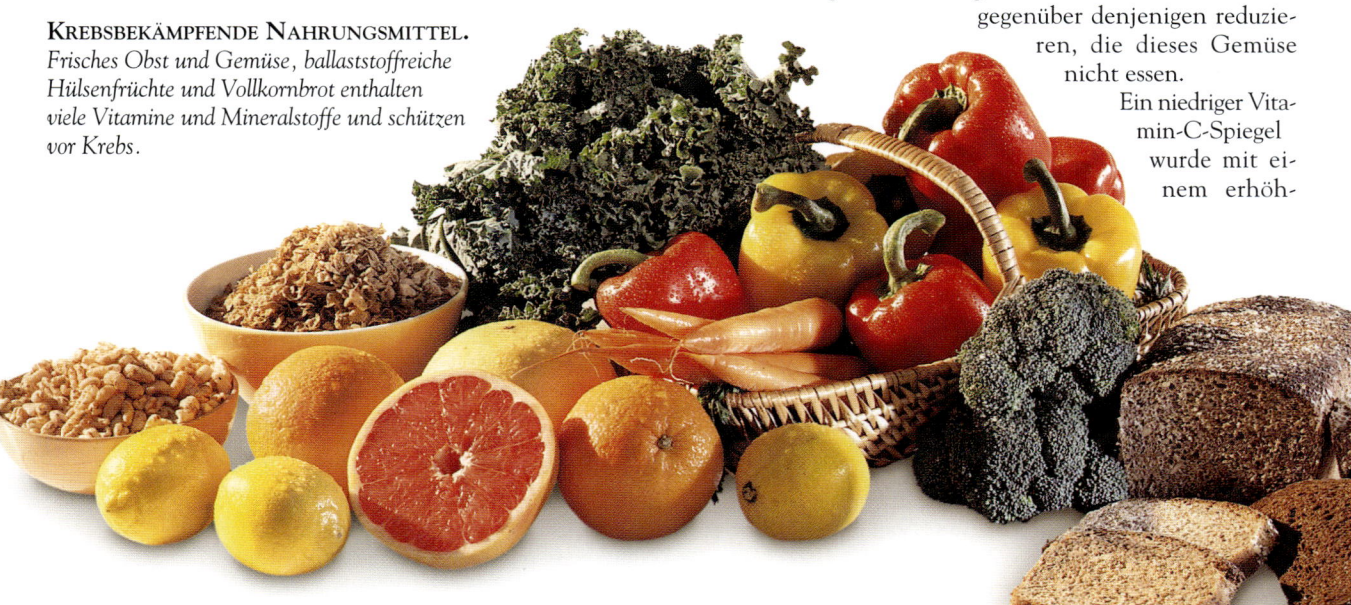

KREBSBEKÄMPFENDE NAHRUNGSMITTEL.
Frisches Obst und Gemüse, ballaststoffreiche Hülsenfrüchte und Vollkornbrot enthalten viele Vitamine und Mineralstoffe und schützen vor Krebs.

ten Risiko für viele Krebsformen in Verbindung gebracht, die mit dem Rauchen zusammenhängen. Da Rauchen die Vitamin-C-Speicher leert, sollten Raucher mehr Zitrusfrüchte und andere Vitamin-C-haltige Lebensmittel zu sich nehmen. Rauchen leert auch die Speicher von Folsäure und anderen B-Vitaminen, was durch den vermehrten Verzehr von magerem Fleisch, Getreide, angereicherten Zerealien, Hülsenfrüchten und grünem Blattgemüse ausgeglichen werden kann.

Essen Sie weniger bearbeitete Lebensmittel. Wer viel geräuchertes, eingelegtes, gepökeltes, gebratenes, auf Holzkohle gegrilltes oder Wurstwaren isst, erhöht sein Risiko für Magen- und Speiseröhrenkrebs. Geräucherte Nahrungsmittel enthalten chemische Verbindungen (polyzyklische aromatische Kohlenwasserstoffe), die als Krebserreger bekannt sind. Das Salz in Gepökeltem kann die Magenwände schädigen und die Tumorbildung begünstigen. Nitrite, die u. a. in Speck und Wurstwaren vorkommen, können im Körper zu Nitrosaminen, bekannten Krebserregern, umgeformt werden. Der gleichzeitige Verzehr von guten Vitamin-C- und -E-Quellen reduziert die Nitrosaminbildung jedoch.

WENN KREBS AUSBRICHT

Bei jeder Krebsbehandlung sollte ein Ernährungsberater hinzugezogen werden; sowohl zur Erholung von der Krankheit als auch für ihre Behandlung ist eine ausgewogene Ernährung wichtig. So setzen besonders Operationen, die bei Krebs oft erforderlich sind, eine nährstoffreiche Ernährung voraus, damit der Heilungs- und Genesungsprozess voranschreiten kann. Krebs kann auch selber zu Ernährungsstörungen führen, die gemeinsam mit der Grundkrankheit behandelt werden müssen. So verursacht Dickdarmkrebs durch die chronischen Blutungen oft eine Eisenmangelanämie.

Viele Krebspatienten verlieren an Gewicht, die meisten durch die Krebserkrankung selber. Aber auch die mit der Diagnose einer potenziell tödlichen Krankheit einhergehende Depression und Schmerzen sind verständliche Ursachen dafür, dass ihnen der Appetit vergeht. Außerdem beeinträchtigt die Krebsbehandlung, insbesondere die Bestrahlung und die Chemotherapie, den Appetit und ruft als Nebenwirkung häufig Übelkeit hervor. Auch Operationen können den Appetit hemmen, insbesondere wenn sie den Verdauungstrakt betreffen.

Ein gut ausgebildeter Ernährungsexperte kann einen geeigneten Speiseplan zusammenstellen und Ergänzungspräparate empfehlen, um die Zufuhr von Kalorien, Eiweißen und anderen Nährstoffen sicherzustellen, die zum Halten des Gewichts und für den Heilungsverlauf unbedingt erforderlich sind.

Ernährungsrichtlinien für Krebspatienten müssen Stadium und Art des Krebses berücksichtigen. In den meisten Fällen sollten sich Patienten mit lokal begrenztem Krebs oder solchem im Frühstadium fettarm ernähren, reichlich Vollkorn- und andere Stärkeprodukte sowie viel Obst und Gemüse essen. Fette, insbesondere tierische, begünstigen vermutlich das Tumorwachstum. Im Gegensatz dazu enthalten Obst und Gemüse zahlreiche sekundäre Pflanzenstoffe mit krebshemmender Wirkung.

(Wertvolles) Eiweiß ist essenziell, der Körper braucht es, um Gewebeschäden reparieren zu können. Außerdem ist Eiweiß für die Wundheilung wichtig. Daher sollten Patienten nach Operationen mindestens zweimal täglich mageres Fleisch, fettarme Milchprodukte, Eier, Fisch bzw. Muscheln oder Fleischersatz wie Tofu und andere Sojaprodukte essen. Viele Krebspatienten haben eine Abneigung gegen rotes Fleisch, da es oft einen metallischen Beigeschmack hat. In diesen Fällen können stattdessen Eiklar, Geflügel und eine Kombination aus Hülsenfrüchten und Getreide zugeführt werden, die den Bedarf an Eiweiß und Zink decken. Gelegentlich müssen auch Ergänzungspräparate verordnet werden.

WEISHEIT DES KÖRPERS

Ein Schlag in das Gesicht der Schulmedizin sind Empfehlungen von immer mehr Krebsspezialisten, die nicht länger dafür plädieren, Krebspatienten zum Essen zu zwingen. Bislang wurde eine Zwangsernährung für die Betroffenen empfohlen, um deren Nährstoffversorgung sicherzustellen. Dies führte jedoch meist weder zu einer Gewichtszunahme noch zu einer Lebenszeitverlängerung. Stattdessen starben viele der zwangsernährten Patienten vorzeitig. Man vermutet deshalb, dass die Nahrungszufuhr das Tumorwachstum anschiebt. Inzwischen gehen viele Mediziner davon aus, dass Anorexie (Magersucht) und Kachexie (eine schwere Form von Mangelernährung und Kräfteverfall) bei Patienten mit fortgeschrittenen Krebserkrankungen Beispiele für die Selbstheilungskräfte des Körpers sind, der versucht, den Tumor regelrecht auszuhungern. Obwohl es für Freunde und Angehörige schlimm sein mag mitzusehen, dass der Patient nicht mehr isst und immer mehr abnimmt, fordern entsprechend geschulte Ärzte inzwischen, dass kachektische Patienten unter bestimmten Bedingungen weniger essen dürfen, während die Ärzte den Tumor mit einer aggressiven Therapie zerstören. Anschließend kehrt der Appetit zurück, und der Patient legt im Rahmen des Genesungsprozesses wieder an Gewicht zu.

VERLOCKENDE NÄHRSTOFFPRÄPARATE

Hoch dosierte Vitamin- und Mineralstoffpräparate sollten ohne vorherige Rücksprache mit einem Arzt nicht eingenommen werden. Jüngste Berichte über die Wirkung von Antioxidanzien gegen Krebs haben zu einem erhöhten Absatz von Präparaten mit Beta-Karotin und den Vitaminen A, C und E geführt. Die Schlussfolgerung, wenn kleine Mengen eines Nährstoffs vor Krebs schützen, dann werden hohe Dosen noch besser schützen, liegt nahe, sie scheint jedoch leider nicht richtig zu sein. Der Grund: Werden Nährstoffe in der Menge, in der sie in Nahrungsmitteln enthalten sind, aufgenommen, entfalten sie eine antioxidative Wirkung. Diese begrenzt die möglichen krebsauslösenden Schäden, die natürlicherweise im Körper durch bestimmte Stoffwechselreaktionen entstehen. Werden antioxidativ wirksame Nährstoffe jedoch in extremen Dosierungen zugeführt, können diese Substanzen die entgegengesetzte Wirkung entfalten. Neuere Forschungen belegen, dass sie in so genannte Präoxidanzien (Vorstufen von aggressiven Sauerstoffverbindungen) umgewandelt werden, die den Schaden durch die freien Radikale (die instabilen Moleküle, die bei der Sauerstoffverarbeitung entstehen) noch verstärken. Außerdem kann Vitamin A in hohen Dosen giftig sein.

Bei Patienten, die sich gerade einer Krebstherapie unterziehen, sieht die Situation allerdings etwas anders aus. Bei einigen können hoch dosierte Nährstoffpräparate erforderlich sein, anderen wird empfohlen, bestimmte Nährstoffe zu meiden. Da die Krebszellen bei manchen Therapieformen durch freie Radikale zerstört werden sollen, kann die Einnahme von Antioxidativa kontraproduktiv sein. Daher sollte vor einer Ernährungsumstellung oder der Einnahme von Nährstoffpräparaten ein Arzt befragt werden. Es gibt keine wissenschaftlichen Belege dafür, dass Alternativtherapien, wie Maitake-Pilze, chinesische Heilpflanzen, blaugrüne Algen oder Haiknorpel-Extrakte bei der Krebsbehandlung von Nutzen sind. ❖

KUCHEN UND SÜSSES GEBÄCK

Pluspunkte
- Schon kleine Mengen liefern schnell Energie
- Vollkorngebäck kann ein wertvoller Beitrag zu einer gesunden Ernährung sein
- Gewürztes Gebäck, wie Weihnachtsgebäck, verbessert die seelische Befindlichkeit

Minuspunkte
- Enthalten meist viel Fett und Kalorien
- Enthalten meist wenig Vitamine und Mineralstoffe
- Enthalten oft Trans-Fettsäuren

Sie gehören zu den Leibspeisen der meisten Menschen: Kuchen, Kekse, Torten und anderes süßes Gebäck. Oft enthalten diese Schleckereien jedoch viel Fett und Zucker, zugleich relativ wenig Vitamine, Mineralstoffe, wertvolles Eiweiß und komplexe Kohlenhydrate. Weil zum Backen oft Butter oder andere Fette mit einem hohen Anteil an gesättigten Fettsäuren verwendet wird, kann ein übermäßiger Genuss den Cholsterinspiegel erhöhen.

Häufig wird für Kuchen und Gebäck hoch ausgemahlenes Mehl (z. B. Weizenmehl Type 405) genommen, das im Vergleich zu niedrig ausge-

---

SCHON GEWUSST?

Richtige Ernährung kann ein Wiederauftreten von Brustkrebs verhindern

Es gibt Belege dafür, dass eine fettarme Ernährung mit viel Vollkorn, Fisch, Obst und Gemüse am besten dazu beiträgt, dass Patienten nach einer Chemotherapie krebsfrei bleiben. Einige Daten legen nahe, dass die Rückfallrate bei einer Verringerung der Kalorienaufnahme um 10–15 % am niedrigsten ist. Bei aktiver Krankheit, während einer Therapie und ohne ärztliche Aufsicht sollte man von einer Kalorienreduzierung absehen.

In den vergangenen Jahren wurden viele beliebte Kuchen, Torten und Plätzchen zucker- und fettarme Versionen entwickelt. Zugegeben: Im Vergleich zu den traditionellen Kuchen haben sie eine andere Konsistenz und schmecken auch etwas anders. Wenn man sich jedoch erst einmal an das neue, gesündere Gebäck gewöhnt hat, wird man gern immer wieder zugreifen.

Experimentieren Sie: Backen Sie mit weniger Fett und Zucker. Meistens genügen zwei Drittel der im traditionellen Rezept angegebenen Fettmenge und die Hälfte der angegebenen Zuckermenge, ohne dass Konsistenz und Geschmack wesentlich beeinträchtigt werden. Hier einige Tipps zur Verminderung von Fett und Zucker:

1. Ersetzen Sie einen Teil des Fettes durch Apfelmus oder Fruchtpüree. Die Früchte liefern Feuchtigkeit, natürliche Süße und Aroma.

2. Geben Sie bei Obstkuchen wenig bis gar keinen Zucker zu und verbessern Sie den Geschmack durch Gewürze wie Zimt und Naturvanille.

3. Verzichten Sie bei gedeckten Mürbeteigkuchen auf die obere Teigplatte. Dadurch sparen Sie gut ein Drittel der angegebenen Teigmenge.

4. Ersetzen Sie Eigelb durch Eiklar im Teig – das reduziert den Cholesterin- und Fettgehalt. Dennoch wird der Teig geschmeidig.

5. Verwenden Sie für Glasuren Vollmilch statt Schlagsahne und fettreduzierten Frischkäse statt Doppelrahmfrischkäse. Früchte und Fruchtsaucen sind kalorienarme Alternativen für Glasuren.

6. Haferflockenplätzchen oder selbst gemachte Müsliriegel sind eine nährstoffreiche, fettarme Alternative zu traditionellen Plätzchen.

7. Servieren Sie zum Nachmittagskaffee mal Schokoladenbiskuit (aus Kakaopulver) mit frischen Beeren oder Beerensauce. Und anstelle der Schlagsahne einen mit etwas Honig oder Akaziendicksaft gesüßten Naturjoghurt.

8. Verwenden Sie für Cremes und sonstige Füllungen anstelle von Schlagsahne und vollfetten Milchprodukten die fettreduzierten Alternativen.

9. Fettarme Rührkuchen werde saftiger, wenn man sie nach dem Backen mit Fruchtsaft (Orangen- oder Zitronensaft) tränkt.

10. Schlagsahne ist nur halb so fett, wenn man unter die geschlagene Sahne steif geschlagenes Eiweiß hebt. Und der Zucker kann durch wenige Tropfen flüssigen Süßstoff ersetzt werden.

mahlenem Mehl (z. B. Weizenmehl Type 1050) nährstoff- und ballaststoffarm ist.

Der hohe Zuckergehalt in Kuchen und Gebäck kann Karies fördern und für Diabetiker problematisch sein. Neuere Studien haben allerdings gezeigt, dass Diabetiker mit Zucker gesüßten Kuchen in kleine Mengen durchaus vertragen.

Warum der Appetit auf gewürzte Plätzchen und Schokolade (Weihnachtsgebäck) vor allem in der dunklen Jahreszeit steigt, begründen Wissenschaftler so: Gewürze in Süßwaren unterstützen das Wohlbefinden, indem sie einen direkten Einfluss auf den Serotoninspiegel haben und so unsere Laune verbessern. Zum anderen lösen Gewürze durch die ätherischen Öle positive Gefühle und Emotionen aus. Und da der Serotoninspiegel im Gehirn u. a. von der Intensität des Tageslichts abhängt, wird deutlich, warum wir vor allem in der dunklen Jahreszeit mehr Lust auf Kuchen, Gebäck und Schokolade verspüren. ❖

KÜRBIS

Pluspunkte

- Enthält viele Karotinoide
- Die Sommersorten enthalten Folsäure, Beta-Karotin und Vitamin C
- Reich an Eisen und Kalium
- Ballaststoffreich
- Kürbiskerne enthalten viel wertvolles Eiweiß, Eisen, Kalium, Zink, B-Vitamine und Vitamin E
- Winter- und Gartenkürbisse lassen sich lange lagern

Etwa 850 bekannte Kürbisarten gibt es weltweit. Die Vielfalt an Aromen, Formen, Größen und Farben ist kaum zu überschauen. Man unterscheidet zwischen Wintersorten wie Speisekürbissen (Riesenkürbis oder Squash, Spaghettikürbis oder Patisson) und ungenießbaren Zierkürbissen. Aber auch Zucchini, Salatgurken, Melonen und Sommerkürbisse gehören zu der großen Familie der Kürbisgewächse. Wie alle orangefarbenen Gemüse enthalten Kürbisse Karotinoide, v. a. Beta-Karotin, das im Körper zu

GANZ EINFACH!

Kürbiskerne rösten

Die ausgelösten Kürbiskerne auf einer Fläche ausbreiten und gut trocknen lassen. Dann schälen und auf einem Backblech verteilen. Die Kerne mit Öl beträufeln. Im Backofen bei 180 °C (Umluft 160 °C; Gas Stufe 2–3) etwa 30 Minuten rösten. Währenddessen alle 5–10 Minuten durchmischen. Sobald die Kerne goldbraun sind und angenehm duften, diese salzen und pfeffern. Abkühlen lassen und luftdicht verschlossen aufbewahren.

Vitamin A umgewandelt wird. Studien haben gezeigt, dass diese antioxidativ wirksame Substanz die Entstehung bestimmter Krebserkrankungen verhindern kann. In 100 g Kürbis sind durchschnittlich etwa 25 kcal, rund 2 mg Karotinoide, 0,8 mg Eisen und rund 385 mg Kalium enthalten. Letzteres ist für die Regulation des Blutdrucks notwendig. Zerkleinertes Kürbisfleisch verliert, wie andere Gemüsesorten auch, beim Kochen einen Teil seiner wasserlöslichen Inhaltsstoffe.

SOMMERKÜRBISSE

Sommerkürbisse, auch Squashs genannt, werden unreif geerntet. Sie haben eine weiche, dünne Schale und festes Fleisch. Kürbisse dieser Sorte sind reich an Vitamin C und Folsäure und enthalten kleine Mengen Beta-Karotin. Squashs mit dunklem Fruchtfleisch sind reicher an Beta-Karotin als solche mit hellerem.

Sommerkürbisse können roh gegessen werden. Beim Kochen, Anbraten und Dämpfen gehen nur wenige Nährstoffe verloren, und das Fruchtfleisch zerfällt nicht – im Vergleich zu dem von Winterkürbissen. Einige Sommerkürbisse mit dünner Schale können im Ganzen und ungeschält gegart werden. Der milde Geschmack passt zu Eintöpfen, Suppen und gemischtem Gemüse. Weil der Wassergehalt von Sommerkürbissen sehr hoch ist, könnten sie Speisen zu flüssig machen. Um das zu vermeiden, kann ein Teil des Wassers entzogen werden, indem man die Scheiben oder Stücke mit Salz bestreut und für ein paar Minuten ruhen lässt. Vor dem Garen des Fruchtfleischs muss das Salz gründlich unter fließendem Wasser entfernt werden.

WINTERKÜRBISSE

Die bei voller Reife im Herbst geernteten Winterkürbisse haben eine harte Schale und große Kerne. Winterkürbisse sind größer, dunkler und nährstoffreicher als Sommerkürbisse. Acorn-Squash und Butternut-Squash enthalten viel Beta-Karotin, wobei dessen Gehalt mit der Farbe des Fruchtfleischs variiert. Winterkürbisse sind ballaststoffreicher als ihre im Sommer geernteten Verwandten. Die Kerne enthalten reichlich unlösliche Ballaststoffe, die vor Verstopfung schützen; das Kürbisfleisch enthält dagegen lösliche Ballaststoffe, die den Cholesterinspiegel senken.

Winterkürbisse können an einem kühlen, dunklen Ort mehrere Monate gelagert werden – allerdings nicht im Kühlschrank, da sie bei Temperaturen unter 4 °C relativ rasch verderben. Zwischendurch sollte man die Früchte ab und zu wenden und auf faule Stellen untersuchen.

Gebacken oder gedämpft schmecken die Winterkürbissorten am besten. Oft werden die großen runden Früchte ausgehöhlt, dazu mit einem Eintopf, Ragout o. ä. gefüllt und im Ofen gegart.

KÜRBISKERNE: GESUNDE KNABBEREI

Kürbiskerne sind, getrocknet oder gebacken, als Snacks geeignet. Sie enthalten u. a. Eisen, Kalium, Zink sowie andere Mineralstoffe und etwas Eiweiß, Beta-Karotin und B-Vitamine. Das in den Kernen enthaltene Kalium wirkt entwässernd, und der hohe Anteil an ungesättigten Fettsäuren und Phytosterinen (hormonähnlichen pflanzlichen Substanzen) hilft, den Cholesterinspiegel zu senken, und verringern dadurch das Risiko für Herz-Kreislauf-Erkrankungen. Darüber hinaus wird Kürbiskernen eine positive Wirkung bei Prostatabeschwerden nachgesagt. ❖

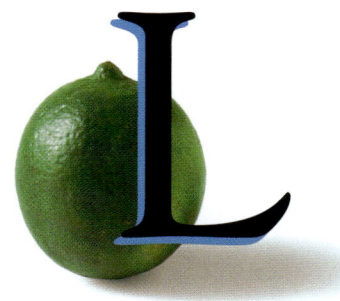

LAKTOSE-UNVERTRÄGLICHKEIT

Empfehlenswert

- Laktosereduzierte Milch und, sofern Sie Milch nicht verdauen können, Laktase-Tabletten oder -Tropfen
- Hartkäse, Quark und Joghurt; diese enthalten wenig Laktose

Zu meiden

- Nahrungsmittel, die Beschwerden verursachen
- Medikamente mit Laktose als Füllstoff – vorausgesetzt, es sind Alternativen dazu erhältlich

STOFFWECHSELFEHLFUNKTION

Laktoseintoleranz, also die Unfähigkeit, Milchzucker verdauen zu können, kommt sehr häufig vor. Laktose ist der natürlich in Milch und Milchprodukten enthaltene Zucker. Damit er vom Körper aufgenommen und verarbeitet werden kann, muss er durch das Enzym Laktase in Glukose und Galaktose gespalten werden. Hat der Körper nicht genügend Laktase zur Verfügung, um die Laktose in der Nahrung verarbeiten zu können, entstehen nach dem Verzehr laktosehaltiger Nahrungsmittel eine ganze Reihe unangenehmer Symptome wie Aufstoßen, Blähungen, Durchfall und Krämpfe. Ursache hierfür ist, dass die nicht absorbierte Laktose in den Dickdarm gelangt und dort von Bakterien abgebaut wird. Als Nebenprodukte dieser Bakterientätigkeit entstehen Gase wie Wasserstoff und Methan, die die Beschwerden auslösen.

Diagnostizieren lässt sich diese Stoffwechselstörung, indem man vor und nach der Aufnahme von Laktose die Menge des ausgeatmeten Wasserstoffs misst. Ein sehr hoher Wasserstoffgehalt bestätigt die Laktoseunverträglichkeit. Laktose kommt natürlicherweise in Milch und Milchprodukten sowie in einigen nicht essbaren Sträu-

chern vor. In prähistorischen Zeiten nahm ein Mensch nach dem Abstillen keine Laktose mehr zu sich und benötigte demzufolge auch keine Laktase mehr, um den Milchzucker im Verdauungstrakt aufzuspalten. Im Lauf der Evolution wurde der menschliche Körper so programmiert, dass die Laktase mit zunehmendem Alter verschwindet. Etwa 70 % der über 60-jährigen Europäer fehlt dieses Enzym.

Eine vorübergehende oder dauerhafte Laktoseunverträglichkeit kann als Folge einer Erkrankung der Darmschleimhaut auftreten, z. B. nach einer Magen-Darm-Krankheit, Zöliakie oder Crohn-Krankheit, oder auch im Anschluss an eine Behandlung mit Antibiotika oder entzündungshemmenden Medikamenten. In manchen Fällen besteht die Laktoseunverträglichkeit nur vorübergehend und verschwindet, sobald sich die Darmfunktion wieder normalisiert hat. In anderen Fällen liegt eine Unverträglichkeit ab einem bestimmten Schwellenwert vor, d. h. geringe Mengen Laktose werden vertragen, größere Dosen jedoch nicht.

Laktose steckt nicht nur in Milch und Milchprodukten, sie findet sich auch als Bestandteil oder Zutat in Nahrungsmitteln wie Keksen, Broten und Wurst, in manchen künstlichen Süßstoffen und sogar einigen Medikamenten. Achten Sie beim Kauf, ob Milch, feste Bestandteile der Milch, Sahne, Molke, Käse-Geschmacksstoffe, Quark und/oder fettfreies Milchpulver auf dem Etikett angegeben sind.

Nehmen Sie in geringen Mengen Milchprodukte zu sich. Die meisten Menschen mit Laktoseintoleranz vertragen geringe Mengen Milch ohne größere Beschwerden. Vergorene Milchprodukte wie Joghurt können sie ebenfalls bedenkenlos essen, weil die für die Fermentation verwendeten Bakterien die Laktose größtenteils zur Energiegewinnung nutzen. Für Menschen mit schwerer Laktoseunverträglichkeit, die auf Milchprodukte nicht verzichten möchten, bieten viele Lebensmittelgeschäfte auch laktosereduzierte Milchprodukte an. In Apotheken sind Enzymtropfen erhältlich, die der Milch zugefügt werden können, sowie Kapseln oder Tabletten, die man vor dem Verzehr einnehmen kann.

WIEDERGEWÖHNUNG AN MILCH

Selbst bei Laktoseunverträglichkeit können Sie Milchprodukte in Ihren Speiseplan einbauen. Beachten Sie dabei jedoch Folgendes:

- Fangen Sie sehr langsam damit an. Beginnen Sie zunächst mit etwa 3 EL Milch, und steigern Sie die Menge ganz allmählich. Sie werden merken, dass Ihnen Milch im Lauf der Zeit besser bekommt. Je mehr Sie Milchprodukte meiden, desto weniger gut vertragen Sie sie.

- Trinken Sie die Milch zu den Mahlzeiten, nie auf leeren Magen.

- Lassen Sie sich Joghurt schmecken. Die lebenden Kulturen darin machen ihn sehr leicht verdaulich.

- Essen Sie Hartkäse wie Emmentaler, Gruyère oder Bergkäse; diese enthalten nur geringfügige Laktosemengen.

- Trinken Sie laktosereduzierte Milch.

Warnung: Verwechseln Sie eine Laktoseunverträglichkeit nicht mit einer Milchallergie. Letztere äußert sich bei einer Überempfindlichkeit gegenüber dem Eiweiß in Milchprodukten. Wenn Sie allergisch auf Milch reagieren, können Sie dies auch nicht durch laktosereduzierte Milchprodukte verhindern. ❖

LAMMFLEISCH

Pluspunkte
- Liefert reichlich Eiweiß und B-Vitamine
- Reich an Mineralstoffen wie Eisen und Phosphor

Minuspunkte
- Manche Stücke sind sehr fettreich

Lammfleisch ist ein sehr hochwertiges, nährstoffreiches Fleisch, das viele vom Körper leicht resorbierbare Mineralstoffe und B-Vitamine enthält, insbesondere Vitamin B_{12}. Als Lammfleisch bezeichnet man das Fleisch von Schafen, die jünger als ein Jahr sind. Eine Spezialität ist das Fleisch von 8 Wochen bis 6 Monate alten Milchlämmern.

HOHER NÄHRSTOFFGEHALT
Unter den roten Fleischsorten hat Lamm einen herausragenden Nährwert. Manche Stücke sind zwar fettreich; der größte Teil des Fetts befindet sich aber an der Außenseite des Fleisches und kann problemlos weggeschnitten werden. Außerdem ist das Fleisch zart, weil die Muskulatur der jungen Tiere noch nicht stark beansprucht worden ist. Eine Portion (150 g) mageres Lammfleisch hat rund 180 kcal, einen Eiweißgehalt von etwa 30 g und weniger als 10 g Fett.

Lamm liefert nicht nur reichlich Eiweiß und B-Vitamine, sondern auch Eisen, Phosphor, Kalzium und Kalium. Da es leicht verdaulich ist und so gut wie nie Allergien auslöst, stellt es eine ideale Eiweißquelle für Menschen jeden Alters dar.

Lammfleisch enthält auch Linolsäure, eine Fettsäure, die natürlicherweise in Fleisch und Milch(produkten) von Wiederkäuern vorkommt. Tierversuchen zufolge kann sie den Cholesterinspiegel verbessern und die Entwicklung von Arteriosklerose verzögern. Außerdem hat sie vermutlich krebsbekämpfende Eigenschaften. Die Schutzfunktionen der Linolsäure rücken zunehmend ins Interesse, und es werden immer mehr wissenschaftliche Untersuchungen auf diesem Gebiet durchgeführt. ❖

LAUCH

Pluspunkte
- Kalorienarm; enthält etwas Eisen, Kalzium und Folsäure

Minuspunkte
- Kann wie andere Zwiebelgewächse auch Mundgeruch und Blähungen verursachen

Lauch, auch Porree genannt, ist eng mit der Zwiebel verwandt – was bereits der Geschmack verrät. Beide gehören zur Familie der Lauchgewächse und sind weit entfernte Verwandte des Spargels. Zwar ist die gesamte Lauchpflanze essbar, aber die meisten Menschen verwenden nur den fleischigen weißen unteren Teil sowie die zarten inneren Blätter und werfen die oberen, bitteren dunkelgrünen Blätter weg.

Der kalorienarme Lauch liefert nennenswerte Mengen an Mineralstoffen und Ballaststoffen. 100 g Lauch enthalten nur 25 kcal, aber immerhin fast 60 Mikrogramm Folsäure, 0,8 mg Eisen und etwa 65 mg Kalzium.

Gemüse aus der Lauchfamilie haben möglicherweise eine Schutzwirkung gegen Magenkrebs. Der im Lauch enthaltene sekundäre Pflanzenstoff Kämpferol beugt Krebs vor, indem er das Entstehen krebserregender Substanzen hemmt. Genau wie Zwiebeln kann auch Lauch den Cholesterinspiegel senken.

Nachteilig ist, dass Lauch Mundgeruch und bei manchen Menschen auch unangenehme Blähungen hervorruft.

Bei vielen Gerichten schätzt man das feine Zwiebelaroma des Lauchs. Für eine kalte Lauchcremesuppe (Vichyssoise) wird er gegart und zusammen mit Kartoffeln püriert. Man kann Lauch auch in Brühe schmoren und heiß servieren oder für eine Gemüseplatte leicht mit Öl bestreichen und grillen. Wer eine kalorienreduzierte Quiche zubereiten möchte, dämpft für den Belag Lauch, schneidet ihn dann klein und vermischt das Gemüse mit Eiern und fettarmem Joghurt. ❖

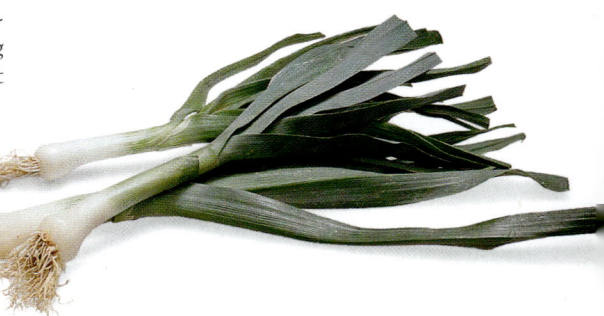

LEBENSMITTEL

■ HYGIENE IN DER KÜCHE ■

Lebensmittelvergiftungen lassen sich weitestgehend vermeiden, wenn Lebensmittel nach dem Kauf sachgerecht transportiert, im Haushalt gelagert und behandelt werden. Halten Sie sich beim Einkauf und zu Hause an die Zwei-Stunden-Regel! Sie besagt: Zwei Stunden nach dem Einkauf oder der Zubereitung sollten alle leicht verderblichen Lebensmittel entweder wieder im Kühlschrank oder im Tiefkühlgerät sein. Wärme und Feuchtigkeit lassen Lebensmittel deutlich schneller verderben als niedrige Temperaturen und niedrige Luftfeuchtigkeit. Bei warmem Sommerwetter gilt deshalb eine Frist von einer Stunde, und leicht Verderbliches sollte möglichst in einer Kühltasche vom Einkaufsort nach Hause gebracht werden. Dies gilt vor allem für Fleisch, Fisch und Meeresfrüchte, Geflügel, Eier, Milch- und Milchprodukte, aber auch für selbst zubereitete mayonnaisehaltige Salate oder Desserts, die rohes Ei enthalten.

Lebensmittel richtig aufbewahren

Da selbst Konserven nicht unbegrenzt haltbar sind, sollten sie ihrem Mindesthaltbarkeitsdatum entsprechend im Vorrat gehalten werden. Das bedeutet: Konserven älteren Datums nach vorne stellen und zuerst verbrauchen, dann die jüngeren Datums. Halten Sie sich bei allen Nahrungsmitteln an die Regel: „Was zuerst da war, wird zuerst verzehrt." Lagern Sie Dosen trocken und bei Temperaturen zwischen 10 und 21 °C.

Trockene Produkte sollten in einer kühlen, trockenen Speisekammer oder einem Vorratsschrank aufbewahrt werden. Auch hier gilt es, das Mindesthaltbarkeitsdatum im Auge zu behalten.

Lesen Sie die Etiketten immer sorgfältig. Oft werden dort wichtige Lagerempfehlungen gegeben und Mindesthaltbarkeits- bzw. Verbrauchsdaten genannt. Im Zweifelsfall sollten Sie mit dem Hersteller Kontakt aufnehmen – die meisten bieten kostenlose Hotlines an. Als Grundsatz gilt: Wenn Sie unsicher sind, ob etwas verdorben ist oder nicht, werfen Sie es weg!

Getreide und Nüsse

Getreide(produkte) und Nüsse sind meist in Papier oder Karton verpackt. Um diese Lebensmittel vor dem Befall von Insekten (z. B. Getreidemotten) zu schützen, sollte man sie in fest verschließbare Kunststoff-, Metall- oder Glasbehälter umfüllen. Selbst das ist allerdings keine Garantie dafür, dass Mehle oder Nüsse frei von Insekten bleiben. Sind bereits Insekten-Eier im gerade gekauften Lebensmittel, schlüpfen diese und verderben das Lebensmittel, selbst wenn es noch so sorgsam gelagert wird. Dafür gibt es jedoch Abhilfe: Man kann das Produkt vor dem Umfüllen für 2–3 Minuten auf höchster Stufe in der Mikrowelle erhitzen, um alle eventuell darin vorkommenden Eier abzutöten. Unter normalen Lagerbedingungen hält sich helles Mehl etwa ein Jahr. Im Tiefkühlgerät kann Mehl, luftdicht verpackt, länger aufbewahrt werden. Vollkornmehle verderben innerhalb weniger Wochen, da das in ihnen enthaltene Fett ranzig wird. Bei Lagerung im Kühlschrank halten sie länger.

Backmischungen halten sich etwa ein Jahr bei Raumtemperatur, danach nimmt die Qualität ab.

Was besagt das Mindesthaltbarkeitsdatum?

Das Mindesthaltbarkeitsdatum (MHD) auf verschlossenen Lebensmittelverpackungen besagt, bis zu welchem Datum der Hersteller dafür garantiert, dass der Inhalt der Packung bei angemessener Lagerung in Farbe, Geruch und Geschmack erhalten bleibt. Es handelt sich also nicht um ein Verfalls- oder Verbrauchsdatum. Ist das MHD nur kurzfristig überschritten, können Sie davon ausgehen, dass das Produkt noch in Ordnung ist – wie gesagt: Das gilt nur für die originalverschlossene Packung.

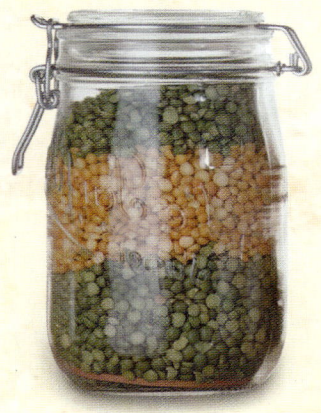

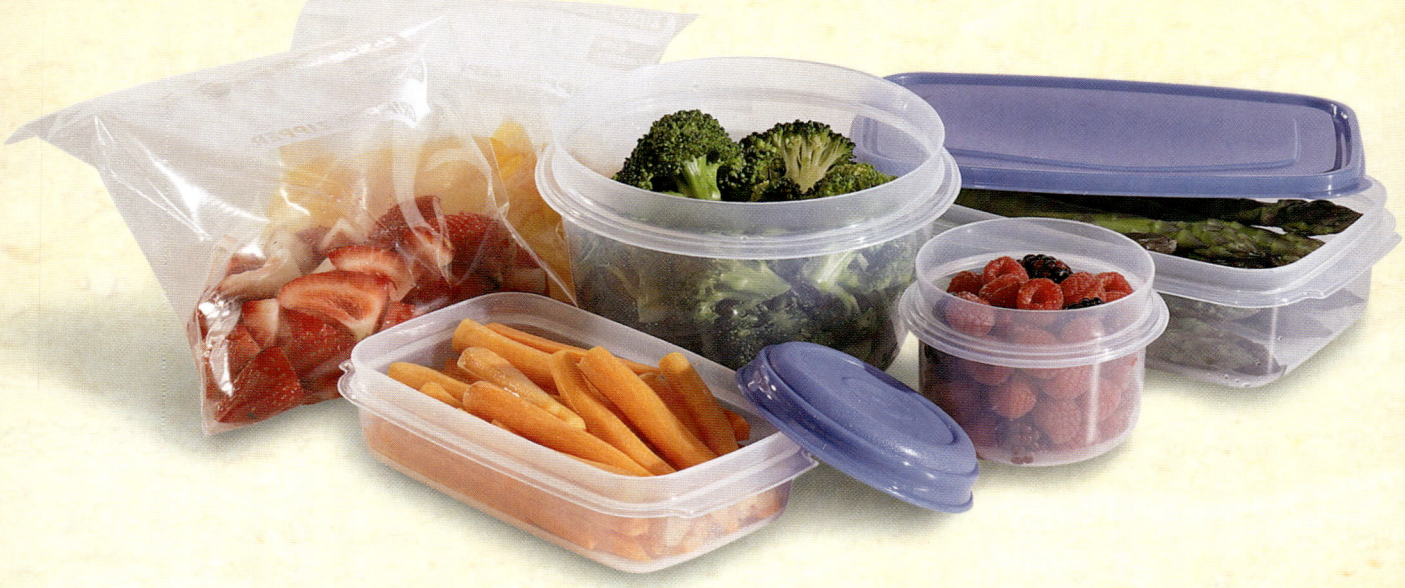

Tipps für Aufbewahrung und Zubereitung

■ Frische Kräuter waschen und in ein Glas stellen, das 2,5–5 cm mit Wasser gefüllt ist. Dann in einen Gefrierbeutel geben und diesen verschließen. Die Kräuter im Kühlschrank aufbewahren.

■ Beeren zum Einfrieren in einer Schicht auf einem Tablett ausbreiten, dann so einfrieren. Die gefrorenen Beeren dann in einen Gefrierbeutel füllen.

■ Obst und Gemüse erst unmittelbar vor der Verarbeitung unter fließendem Wasser waschen.

■ Die Schale von Obst und Gemüse enthält besonders viele Nährstoffe, allerdings auch Krankheitserreger und Pestizidrückstände. Zwar gehen einige der Nährstoffe beim Schälen verloren, allerdings nicht alle. Werfen Sie auch die welken äußeren Blätter von Blattgemüse weg.

■ Eier in die dafür vorgesehenen Behälter im Kühlschrank geben und mit dem passenden Klappdeckel verschließen. Durch die Poren können die Eier sonst Fremdgerüche aus dem Kühlschrank annehmen. Der Deckel verhindert also, dass die Eier nach ein paar Tagen nach Salami, Fisch oder Knoblauch schmecken. Die Eier immer mit dem stumpfen Ende, in dem sich die Luftkammer befindet, nach oben setzen. So lagern sie am stabilsten und gehen nicht so schnell kaputt.

■ Legen Sie Frischhaltefolie auf eine angebrochene Packung Speiseeis, bevor Sie diese wieder ins Gefriergerät stellen. Das verhindert die Bildung von Eiskristallen.

Brot, Zerealien und Gebäck sollten am besten in verschlossenen Gefäßen bei Raumtemperatur gelagert werden.

Hefebrote und Hefegebäck halten sich einige Tage in einem Gefrierbeutel oder in Frischhaltefolie eingeschlagen, kühl und dunkel aufbewahrt.

Ungeschälte Nüsse können für 3–6 Monate bei Raumtemperatur gelagert werden, geschälte und zerkleinerte Nüsse hingegen werden schneller ranzig, sofern sie nicht tiefgefroren oder gekühlt werden. Werfen Sie alle Nusskerne weg, die muffig riechen oder gar Schimmel aufweisen.

Backpulver hält sich in der Regel 12–18 Monate, sofern nichts anderes auf der Verpackung angegeben ist. Um die Qualität zu testen, mischt man 1 TL voll Backpulver mit 50 ml heißem Wasser: Schäumt es auf, hat das Backpulver noch Triebkraft. Lagern Sie Backpulver an einem trockenen Ort.

Obst und Gemüse

Bei Obst und Gemüse sinkt der Vitamingehalt, wenn sie bei Raumtemperatur gelagert werden. Tropische Früchte verderben hingegen rasch, wenn sie im Kühlschrank aufbewahrt werden. Die meisten Obst- und Gemüsesorten halten sich am besten bei Temperaturen um die 10 °C, das entspricht oft der Temperatur im Gemüsefach des Kühlschranks. Bewahren Sie Obst und Gemüse möglichst nicht für längere Zeit in verschlossenen Kunststoffbeuteln auf, da diese luftundurchlässig sind, was die Lebensmittel schneller verderben lässt. Papier und Zellophan sind besser geeignet, da sie porös und luftdurchlässig sind. Frucht- und Gemüsesäfte sollten Sie in dunklen Gefäßen kühl aufbewahren, damit möglichst wenig Vitamine durch Licht und Wärme zerstört werden. Wer einen kühlen trockenen Vorratskeller hat, der kann dort Möhren, Kartoffeln und Äpfel einlagern.

Schneiden Sie das Grün von Wurzelgemüse (Möhren, Rote Bete, Pastinaken, Rüben) vor der Lagerung ab. Das Grün würde während der Lagerzeit Nährstoffe aus den Wurzeln ziehen. Bei Lagerung unter 4 °C bekommen Kartoffeln einen süßlichen Geschmack, da die Stärke in Zucker umgewandelt wird. Die Süße verschwindet jedoch, sobald die Knollen wieder Raumtemperatur angenommen haben. Lagern Sie Kartoffeln möglichst dunkel, da unter Lichteinwirkung Solanin und Chakonin entstehen, für manche Menschen unverträgliche Substanzen. Empfindliches Obst wie Beeren sollte man stets erst kurz vor dem Verzehr bzw. der Verarbeitung putzen. Dasselbe gilt für Erbsen und Bohnen: Sie sollten erst kurz vor dem Verbrauch enthülst werden.

Friert man Obst und Gemüse ein, bildet das in ihnen enthaltene Wasser Eiskristalle. Diese zerstören die Zellwände, weshalb frisches Obst und Gemüse nach dem Auftauen matschig ist. So sieht Obst und Gemüse nicht nur unappetitlich aus, es kann auch durch enzymatische Prozesse verdorben sein. Blanchieren vor dem Einfrieren behebt dieses Problem: Dafür Gemüse für einige Sekunden in kochendes Wasser tauchen (um die Enzyme zu deaktivieren), dann sofort mit kaltem Wasser abschrecken, damit das Gemüse nicht weitergart. Die meisten Früchte können nicht blanchiert werden, man kann sie jedoch in Zuckerlösung (mit oder ohne Ascorbinsäure) einfrieren.

Tiefgefrorenes Gemüse sollte erhitzt werden, ohne vorher aufgetaut zu sein, ansonsten könnten die zerstörerischen Enzyme und Mikroorganismen reaktiviert werden. Einmal Aufgetautes darf nicht wieder eingefroren werden!

Einmachen oder Einkochen ist eine weitere Möglichkeit, Obst und Gemüse haltbar zu machen. Bei dieser Konservierungsmethode werden durch Hitze Mikroorganismen abgetötet und Enzyme in ihrer Aktivität gestoppt. Unzureichend erhitzte Nahrungsmittel können zu schweren Lebensmittelvergiftungen führen. Dosen und Gläser, in denen Blasen erkennbar sind oder die beschädigte Verschlüsse aufweisen oder bei denen beim Öffnen Gas entweicht, müssen weggeworfen werden!

Industriell haltbar gemachte Lebensmittel, vor allem tiefgekühlte, sind oft nährstoffreicher als frische. Das liegt daran, dass das verwendete Obst und Gemüse vollreif geerntet und schnell verarbeitet wird, um Aussehen und Nährwert zu bewahren. Viele frische Obst- und Gemüsesorten werden hingegen unreif geerntet und reifen unter Kühlung nach. Dadurch erreichen sie niemals ihr volles Aroma – und auf keinen Fall erhöht sich der Nährwert. Saisonal geerntetes Obst und Gemüse aus der Region haben normalerweise den höchsten Nährwertgehalt.

Fleisch, Geflügel und Fisch

■ Lagern Sie Fleisch im Kühlschrank. Fisch und Meeresfrüchte bewahren Sie am besten im Nullgradfach des Kühlschranks auf – wenn nicht vorhanden, an der kühlsten Stelle im Kühlschrank und auf Eis. Frieren Sie Fleisch in Gefrierbeuteln ein, damit kein Gefrierbrand auftritt.

■ Muscheln können nur wenige Stunden bei Kühlschranktemperatur gelagert werden; auf Eis bei Temperaturen unter dem Gefrierpunkt halten sie sich 2–3 Tage.

■ Verpackte Wurstwaren können Sie bis zum Mindesthaltbarkeitsdatum ungeöffnet im Kühlschrank lagern. Nach dem Öffnen sollten sie wieder luftdicht verschlossen aufbewahrt und binnen Kürze aufgebraucht werden. Dasselbe gilt für frische Wurstwaren.

■ Gepökeltes und geräuchertes Fleisch sollten in der Originalpackung gelagert werden. Verfärbtes Fleisch oder solches mit eigenartigem Geruch oder Schimmel unbedingt wegwerfen.

■ Tauen Sie Fleisch, Geflügel und Fisch niemals bei Raumtemperatur auf, sondern im Kühlschrank.

Milch und Milchprodukte

■ Frische Milch und Sahne sollten fest verschlossen im Kühlschrank aufbewahrt werden, damit sie nicht den Geruch von anderen Lebensmitteln annehmen. Der Vitamin-A- und Riboflavingehalt von Milch bleibt erhalten, wenn sie vor Licht geschützt ist.

■ Frischkäse, Quark und Butter müssen gut abgedeckt im Kühlschrank lagern. Butter lässt sich in ihrer Originalverpackung gut einfrieren.

Sicherer Umgang mit Fleisch, Geflügel und Fisch

✔ Geflügel vor der Zubereitung unter fließendem Wasser waschen und mit Küchenpapier trockentupfen. Dabei darauf achten, dass das rohe Geflügel nicht mit anderen Lebensmitteln oder sauberem Geschirr in Berührung kommt.

✔ Fisch ebenfalls kalt waschen und mit Küchenpapier trockentupfen.

✔ Mit einem Fleischthermometer lässt sich leicht überprüfen, ob Fleisch wirklich gar ist. Nur dann ist gewährleistet, dass krankmachende Keime abgetötet wurden.

✔ Rinderbraten und Steaks sollten eine Kerntemperatur von mindestens 60 °C erreichen. Bakterien leben nur auf der Oberfläche von rohem Fleisch.

✔ Hackfleisch muss grundsätzlich völlig durchgegart sein und Temperaturen von mindestens 70 °C erreichen.

✔ Geflügel ist gar, wenn beim Hineinstechen mit einem spitzen Messer in die dickste Stelle klare Flüssigkeit herausläuft. Gares Fischfleisch lässt sich mit einer Gabel leicht trennen. Gegartes Schweinefleisch sollte pinkfarben sein.

Thermometerfibel

1. Messen Sie die Temperatur in flachen Fleischteilen wie Frikadellen innerhalb von 60 Sekunden, nachdem Sie sie aus der Pfanne genommen haben, in größeren Fleischstücken nach 5–10 Minuten.

2. Stecken Sie das Thermometer in den dicksten Teil des Fleischstücks, nicht in die Nähe von Knochen, Fett oder Knorpel.

3. Warten Sie 30 Sekunden, bis Sie das Thermometer ablesen.

4. Messen Sie die Temperatur in unregelmäßig geformten Fleischstücken an mehreren Stellen.

5. Reinigen Sie das Thermometer nach jedem Gebrauch mit heißer Spülmittellauge.

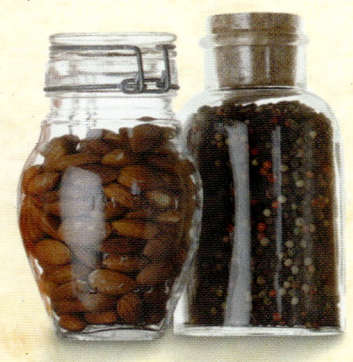

Kräuter und Gewürze

Bei sachgemäßer Lagerung halten sich getrocknete Kräuter 1–2 Jahre, gemahlene Gewürze 2–3 Jahre und ungemahlene Gewürze 4 Jahre. Luft, Licht, Feuchtigkeit und Wärme beschleunigen den Geschmacks- und Farbverlust der würzenden Zutaten. Bewahren Sie Kräuter und Gewürze deshalb in fest schließenden Behältern an einem dunklen kühlen Ort auf. Überprüfen Sie Gewürze und Kräuter von Zeit zu Zeit, ob sich ihr Geruch, Aussehen und Geschmack verändert haben. Ein sichtbarer Farbverlust ist ein klarer Hinweis auf einen Verlust an Würzkraft.

■ Hartkäse sollten ebenso wie andere reife Käse nicht im Kühlschrank aufbewahrt werden, sondern möglichst an einem dunklen, kühlen Ort. Das Käsefach in der Kühlschranktür ist für kleine Mengen eine Alternative. Wird Käse dennoch im Kühlschrank aufbewahrt, muss er gut verpackt sein, damit er nicht austrocknet. Vor dem Verzehr sollte man ihn rechtzeitig aus dem Kühlschrank nehmen, damit sich sein Aroma entfalten kann.

Speiseöle und -fette

Die Haltbarkeit hängt von der Ölsorte und vom Herstellungsverfahren ab. Einige Hersteller geben nach dem Öffnen bis zu einem Jahr an, zwei Jahre ungeöffnet, je nach Öl, und empfehlen die Aufbewahrung im Kühlschrank nach dem Öffnen. Eher kürzer haltbare Öle sind Walnuss-, Sesam-, Haselnuss- und Mandelöl, die am besten im Kühlschrank aufbewahrt werden sollten. Achten Sie auf die Lagerungsempfehlungen auf dem Etikett. Fette werden bei Luftkontakt ranzig und nehmen den Geruch anderer Nahrungsmittel an. Bewahren Sie die fest verschlossenen Öle in einem dunklen Schrank oder dem Kühlschrank auf. Durch Licht- und Wärmeeinwirkung nimmt der Gehalt an den Vitaminen A und E ab. Manche Öle werden im Kühlschrank trüb, was jedoch bei Wiedererlangen der Raumtemperatur verschwindet.

Margarine sollte ebenso wie Butter gut abgedeckt im Kühlschrank aufbewahrt oder für den späteren Gebrauch tiefgefroren werden. Auch gekaufte Mayonnaise muss nach dem Öffnen im Kühlschrank aufbewahrt werden. Selbst gemachte Mayonnaise sollte unmittelbar nach der Zubereitung verbraucht werden und Reste sollten wegen der Gefahr einer Salmonellenbesiedlung weggeworfen werden.

Süßes

Sirupe sollten nach dem Öffnen im Kühlschrank aufbewahrt werden. Gleiches gilt für angebrochene Konfitüre. Raffinierter Zucker kann ungeöffnet viele Jahre lang kühl und trocken in seiner Originalverpackung aufbewahrt werden. Lagern Sie Zucker in einem luftdichten Behälter oder Gefrierbeutel. Wenn Zucker hart werden sollte, kann man eine Apfel- oder Orangenscheibe dazu legen, damit seine ursprüngliche Konsistenz wiederhergestellt wird. Alternativ kann harter Zucker vor dem Verbrauch 20–30 Sekunden in der Mikrowelle erhitzt werden.

LAGERZEITEN

Produkt	Kühlschrank (4 °C)	Gefriergerät (−18 °C)
Hackfleisch	1 Tag	3–4 Monate
Frühstücksspeck	7 Tage	1 Monat
Geflügel	1–2 Tage	1 Jahr
Fisch	1 Tag	3–8 Monate
Butter	6 Wochen	6 Monate
Margarine	4–5 Monate	1 Jahr
Milch (pasteurisierte)	4–7 Tage	2 Monate
Sahne (mind. 30 % Fett)	2 Wochen	1 Monat
Eier in der Schale	3–4 Wochen	ungeeignet
Brot	1 Woche	2–3 Monate

LEBENSMITTEL-VERGIFTUNG

Empfehlenswert

- Verdünnte gesüßte Getränke, um einer Austrocknung entgegenzuwirken, und zur Energieversorgung
- Bananen, Reis, Apfelmus und trockenen Toast (die BRAT-Diät) für 24–48 Stunden nach Abklingen der Symptome

Zu meiden

- Zu häufiges Anfassen von Nahrungsmitteln
- Die Verunreinigung roher oder gekochter Nahrungsmittel mit Keimen, z. B. durch Kontakt mit der Arbeitsfläche
- Rohe oder nicht ausreichend gekochte Eier, wie in Mayonnaise, Saucen, Cremespeisen oder Kuchenteig
- Alte Nahrungsmittelreste oder Nahrungsmittel mit überschrittenem Verbrauchsdatum

Als Lebensmittelvergiftungen werden Krankheiten bezeichnet, die durch Verderbniskeime (Bakterein, Viren, Pilze) in Nahrungsmitteln verursacht werden. Das Krankheitsbild reicht vom Magen-Darm-Katarrh bis zu schwerwiegenden Erkrankungen des Nervensystems.

Bakterien kann man nicht sehen, riechen oder schmecken. Gerade deshalb sollte man davon ausgehen, dass sie immer und überall vorhanden sind. Die krankmachende Wirkung von Bakterien beruht entweder auf ihrer raschen Vermehrung im Körper (bakterielle Infektion) oder auf den von ihnen produzierten Giftstoffen (Bakterienvergiftung). Durch Erhitzen der Nahrungsmittel lassen sich zwar die Bakterien vernichten, doch manche ihrer Giftstoffe, z. B. die von Staphylokokken produzierten, sind hitzeresistent. Auch Parasitenbefall durch Verzehr von rohem oder nicht ausreichend gekochtem Fleisch oder Fisch kann zu einer Lebensmittelvergiftung führen. Dank strenger Sicherheitsvorschriften bei der Nahrungsmittelherstellung und der Verwendung von Zusatzstoffen gehören Erkrankungen durch bewusste Verfälschung von Nahrungsmitteln der Vergangenheit an.

Auf dem langen Weg von der Ernte über die Verarbeitung, die Verpackung und den Transport bis zur Warenauslage ergeben sich viele Möglichkeiten für eine Verunreinigung von Lebensmitteln mit krankheitserregenden Keimen (Kontamination). Die meisten Lebensmittelvergiftungen entstehen jedoch durch eine bakterielle Verunreinigung nach dem Kauf, und zwar durch falsche Lagerung, Behandlung und Zubereitung zu Hause, im Restaurant oder in Großküchen. Die häufigsten Erreger sind *Clostridium botulinum*, *Clostridium perfringens*, *Escherichia coli*, *Listeria monocytogenes*, *Salmonellen-Stämme* und *Staphylococcus aureus*.

TYPISCHE SYMPTOME

Eine Lebensmittelvergiftung ruft meist Übelkeit, Erbrechen, Durchfall, Krämpfe und Kopfschmerzen hervor, manchmal auch Fieber und Schwächegefühl. Für Babys, Kleinkinder, Menschen mit chronischen Krankheiten (z. B. Aids oder anderen Krankheiten des Immunsystems) oder gebrechliche alte Menschen kann eine solche Infektion lebensgefährlich sein. Wer zu einer dieser Risikogruppen gehört, sollte bei Symptomen, die eine Lebensmittelvergiftung vermuten lassen, unbedingt einen Arzt rufen. Ansonsten heilt die Erkrankung meist ohne ärztliche Hilfe von selbst.

Eine seltene, aber schwer wiegende Form der Lebensmittelvergiftung ist der Botulismus. Ursache dafür ist das Nervengift des Bakteriums *Clostridium botulinum*. Das Gift schädigt Nerven und Muskeln, was sich durch Symptome wie Doppeltsehen sowie Schwierigkeiten beim Sprechen, Kauen, Schlucken und Atmen äußert. Jedes dieser Symptome muss sofort ärztlich behandelt werden.

Der Körper entledigt sich der Erreger einer Lebensmittelvergiftung durch Erbrechen und Durchfall. Das mag zwar sehr unangenehm sein, aber am besten lässt man der Natur ihren Lauf. Belasten Sie Ihr Verdauungssystem so lange nicht mit Nahrung, bis es sie wieder verarbeiten kann. Damit Sie nicht austrocknen, sollten Sie schluckweise mit Wasser verdünnten Apfelsaft oder schwachen Tee trinken. Wenn es Ihnen allmählich besser geht, können Sie leicht verdauliche Nahrungsmittel wie Bananen, geriebene Äpfel und Zwieback zu sich nehmen; anschließend etwa gekochtes Huhn oder Kartoffelbrei. Auf frisches Obst sollten Sie einige Tage lang verzichten.

EINFACHE VORSICHTSMASSNAHMEN

Nahrungsmittel tierischen Ursprungs werden am leichtesten mit Keimen verunreinigt. Das Muskelfleisch gesunder Tiere ist von Natur aus zwar bakterienfrei, bietet jedoch einen idealen Nährboden für das Wachstum von Bakterien, die durch Berührung oder bei der Verarbeitung auf Fleisch übertragen werden. Beim lebenden Tier bildet die Haut eine Barriere, durch die Bakterien nicht ins Fleisch eindringen können. Beim Schlachten können die Mikroorganismen jedoch

WELCHER ERREGER IST ES?

Bei Symptomen einer Lebensmittelvergiftung sollte man versuchen das verantwortliche Bakterium herauszufinden. Überlegen Sie, wann Sie was gegessen haben. Bei länger (mehrere Tage) andauernden Symptomen oder Fieber sollten Sie einen Arzt aufsuchen.

MIKROORGANISMEN	SYMPTOME
CAMPYLOBACTER JEJUNI	
Die Infektion erfolgt meist über infizierte Tiere oder durch kontaminierte Nahrungsmittel (oft durch rohes oder nicht ausreichend gekochtes Geflügel).	Fieber, Übelkeit, Bauchschmerzen; Durchfall, der auch blutig sein kann. Typischerweise kommen und gehen die Symptome. Leber und Milz können vergrößert sein.
CLOSTRIDIUM BOTULINUM (BOTULISMUS)	
Selbst eingemachte Nahrungsmittel, ungenügend verschlossene und sterilisierte Konserven, mit Keimen verunreinigtes Obst und Gemüse, Fisch und Würzsaucen. Seltener finden sich Keime auf Fleisch und Geflügel, in Milchprodukten, oder in Öl Eingelegtem.	Innerhalb von 18–36 Stunden kommt es zum Doppeltsehen und Schwierigkeiten bei der Muskelkoordination, z. B. beim Kauen, Schlucken, Atmen und Sprechen. Zunehmende Muskelschwäche und Lähmungen können zu Atemstillstand und damit zum Tod führen.
CLOSTRIDIUM PERFRINGENS	
Infektionen erfolgen häufig durch kontaminiertes Fleisch.	Innerhalb von 8–24 Stunden treten schwerer Durchfall, Bauchschmerzen und Blähungen auf.
ESCHERICHIA COLI (E. COLI)	
Nicht ausreichend gegartes Fleisch und unpasteurisierte Milch. Die meisten Fälle sind auf kontaminiertes Rinderhack zurückzuführen, wenige Fälle aber auch auf blutiges Roastbeef.	Blutiger Durchfall und Erbrechen. In schweren Fällen auch Krampfanfälle, Lähmungen bis zum Tod. Symptome entstehen innerhalb von 24–48 Stunden. Evtl. Einlieferung ins Krankenhaus.
LISTERIA MONOCYTOGENES	
Die Organismen finden sich im Boden und im Verdauungstrakt von Menschen, Säugetieren, Vögeln und Insekten. Die Infektion erfolgt gewöhnlich durch den Verzehr kontaminierter Milchprodukte oder rohen Gemüses.	Bei Erwachsenen entwickelt sich mitunter eine Hirnhautentzündung mit Kopfschmerzen, Nackensteifheit, Übelkeit und Erbrechen. Manchmal treten Augenentzündungen und Lymphknotenschwellungen auf. Symptome innerhalb von 8–24 Stunden.
SALMONELLA	
Kontaminiertes Fleisch und Geflügel, nicht pasteurisierte Milch sowie Eier und Eiprodukte.	Innerhalb von 12–48 Stunden treten Übelkeit, Bauchschmerzen, Durchfall, Erbrechen, Fieber auf. Symptomdauer: 1–4 Tage.
STAPHYLOCOCCUS AUREUS	
Wird meist über Menschen mit Hautinfektionen verbreitet, die die Erreger z. B. über Cremespeisen, Milch, Fleisch oder Fisch übertragen. Die Vergiftung wird überwiegend durch den bakteriellen Giftstoff hervorgerufen.	Innerhalb von 2–8 Stunden treten starke Übelkeit und Erbrechen, aber auch Durchfall, Bauchkrämpfe, Kopfschmerzen und Fieber auf. In sehr seltenen Fällen kann es zu einem Schock, Entkräftung und Störung des Elektrolythaushalts kommen.
TRICHINEN	
Rohes oder nicht durchgegartes Fleisch von Schweinen, die mit kontaminiertem Fleisch gefüttert wurden.	Innerhalb von 24–48 Stunden treten Fieber und Durchfall auf, verbunden mit Schmerzen und Atemproblemen.

von der Haut auf das Muskelfleisch übertragen werden. Am leichtesten verderblich sind daher Geflügelteile mit Haut. Selbst nach gründlichem Waschen verbleiben Bakterien auf der Haut.

Fleisch, Fisch, Meeresfrüchte, Geflügel. Hände vor der Zubereitung gründlich mit heißem Wasser und Seife waschen, evtl. auch zwischendurch. Ringe abnehmen, auf saubere Fingernägel achten – vor und nach der Zubereitung! Frikadellen sollten beim Braten in der Mitte immer 70 °C erreichen.

Saubere Arbeitsflächen und Schneidbretter. Gegarte Nahrungsmittel niemals auf eine Arbeitsfläche legen, an der noch rohe Lebensmittelreste sind. Geschirr oder Küchenutensilien, die für rohes Fleisch oder Geflügel verwendet wurden, gründlich spülen.

Rohe Lebensmittel separat von anderen aufbewahren. Jeden Kontakt von rohen mit anderen Lebensmitteln meiden: rohen Fleischsaft nicht mit anderen Nahrungsmitteln in Berührung bringen. Rohe Lebensmittel in verschlossenen Behältern aufbewahren.

Saubere Spüllappen. Spüllappen stets gründlich auswaschen, vor allem regelmäßig wechseln. Geschirrtücher täglich wechseln!

Aufbewahrung im Kühlschrank. Essensreste im Kühlschrank aufbewahren oder einfrieren. Lebensmittel nie länger als 2 Stunden bei Raumtemperatur stehen lassen.

Im Zweifelsfall: Wegwerfen! Niemals Nahrungsmittel aus beschädigten Dosen oder Packungen verwenden oder Nahrungsmittel, die verdorben aussehen, probieren, auch nicht daran riechen. Ganz wichtig: Dosen mit nach außen gewölbtem Deckel oder Boden enthalten höchstwahrscheinlich giftige Gase, die von Bakterien produziert wurden. Die meisten krankheitserregenden Bakterien sind geruch- und geschmacklos. Das Verkosten fraglicher Lebensmittel ist deshalb riskant. Manche Bakterien, wie bestimmte E.-coli-Stämme, wirken in kleinsten Mengen krankheitserregend.

ÜBER GUTE UND SCHLECHTE KEIME

Es scheint verwirrend, dass bei der Gärung eingesetzte Bakterien und Hefen gesunde Nahrungsmittel produzieren, während andere die unterschiedlichsten Krankheiten auslösen. Der Grund: Die nützlichen Bakterien (z. B. *Lactobacillus acidophilus* und *L. bifidus* in manchen Joghurts) hemmen das Wachstum unerwünschter Organismen; so verdrängen sie z. B. potenziell gefährliche Vertreter der Clostridien, Bazillen und Streptokokken. Offenkundig sind also nicht alle Bakterien gleich – es gibt nützliche und schädliche. ❖

LEBER-ERKRANKUNGEN

Empfehlenswert

- Fettreicher Fisch sowie Walnüsse, Sojabohnen, Vollkorn, Leinsamen und Rapsöl wegen der Omega-3-Fettsäuren
- Frisches Obst und Gemüse wegen der Vitamine, Mineralstoffe und sekundären Pflanzenstoffe
- Häufiger kleinere Mahlzeiten und Imbisse, wenn dies mehr anspricht als große Menüs

Zu meiden

- Alkohol in jeglicher Form

Die Leber erfüllt lebenswichtige Stoffwechselfunktionen. Dazu gehört u. a. das Speichern von fettlöslichen Vitaminen, Eisen, anderen Mineralstoffen und Glykogen sowie die Produktion von Cholesterin und Aminosäuren. Sie reinigt das Blut von Abfallstoffen, baut Alkohol, Umweltschadstoffe und Medikamente ab.

Der Körper kann auch dann noch normal arbeiten, wenn nur noch ein Viertel der Leber funktionsfähig ist. Im Gegensatz zu anderen Organen kann sie sich durch neues Zellwachstum auch nach erheblichen Schäden selbst regenerieren. Bei schweren Erkrankungen oder exzessivem Alkohol- oder Drogenmissbrauch kann die Leber jedoch versagen – oft mit Todesfolge.

Lebererkrankungen kommen häufig vor; viele Fälle könnten aber, so die Meinung zahlreicher Experten, durch bewusste Ernährung und Hygiene verhindert werden. Die häufigsten Lebererkrankungen sind Hepatitis, Leberzirrhose und Leberkrebs. Bei einer Zirrhose oder nach bestimmten Formen von durch Viren ausgelöster Hepatitis erhöht sich das Risiko für Leberkrebs; häufiger jedoch finden sich in der Leber Metastasen, die von anderen Organen ausgestreut haben. Symptome treten häufig erst bei fortgeschrittener Krankheit auf. Das augenfälligste Symptom einer Lebererkrankung ist Gelbsucht.

Menschen mit einer Lebererkrankung fehlt es oft an wasserlöslichen Vitaminen sowie an den fettlöslichen Vitaminen A und D. Vitaminmangel ist besonders bei Alkoholikern ausgeprägt, auch wenn sie sich normal ernährt haben. Die Leber wird durch den Alkohol übermäßig strapaziert und muss in erster Linie entgiften, statt ihre Stoffwechselfunktionen zu erfüllen. Lebererkrankungen rufen auch Probleme bei der Verwertung von Kohlenhydraten hervor.

NAHRUNG FÜR DIE LEBER

Essen Sie häufig kleinere, leichte Mahlzeiten. Die Ernährung eines Patienten, der sich von einer Lebererkrankung erholt, sollte das Organ so wenig wie möglich belasten. Häufig haben die Patienten wenig Appetit, und es fällt ihnen leichter, statt ganzer Mahlzeiten nährstoffreiche kleine Imbisse zu sich zu nehmen.

Achten Sie auf Omega-3-Fettsäuren. Omega-3-Fettsäuren scheinen die Verarbeitung von Fett in der Leber zu erleichtern. Werden dem Körper viele dieser Nährstoffe zugeführt, produziert die Leber weniger Triglyzeride; das kommt Menschen mit Kreislauf- und Herzproblemen zugute.

Ernähren sie sich eiweißreich. Laut verschiedenen Untersuchungen benötigen Menschen mit einer Lebererkrankung täglich mindestens 0,8 g Eiweiß pro kg Körpergewicht, empfohlen werden jedoch 1,2–1,5 g/kg.

Nehmen Sie viel Vitamin D zu sich. Wenn durch die Lebererkrankung die Reserven an Vitamin D (wichtig für den Kalziumhaushalt) erschöpft sind, kann es zu Osteoporose kommen. In diesen Fällen sind unter Umständen Kalzium- und Vitamin-D-Präparate erforderlich. In der Hauptsache sollten die Vitamine und Mineralien jedoch über die Nahrung zugeführt werden.

Absolut kein Alkohol. Bis zur vollständigen Genesung sollte man auf Alkohol vollständig verzichten; in manchen Fällen ist diese Einschränkung ein Leben lang erforderlich. ❖

LEBERZIRRHOSE

Empfehlenswert

- Als Eiweißquelle anstelle von Fleisch eine Kombination aus Getreide und Hülsenfrüchten
- Kohlenhydrate als Energielieferanten
- Zerealien, Brot, Kartoffeln und Hülsenfrüchte wegen der B-Vitamine
- Obst und Gemüse wegen des Vitamins C

Bedenklich

- Tierisches Eiweiß, Salz und Fett

Zu meiden

- Alkohol und stark gesalzene Fertiggerichte

Bei Leberzirrhose, einer chronisch fortschreitenden Erkrankung, werden die normalen Leberzellen durch Narbengewebe ersetzt. Häufigste Ursache dafür ist schwerer Alkoholmissbrauch über einen längeren Zeitraum; die Krankheit kann aber auch Folge einer Hepatitis, einer Entzündung oder einer Blockade der Gallengänge sein, erblich bedingt oder eine Reaktion auf Medikamente oder Umweltgifte.

In den Frühstadien einer Leberzirrhose treten nicht unbedingt Symptome auf. Mit zunehmender Vernarbung der Leber können dann Erschöpfung und Übelkeit sowie Appetitverlust auftreten. In späteren Stadien kann sich eine Gelbsucht entwickeln, und auf der Haut werden u. U. feine sternförmige Blutgefäße („Lebersternchen") sichtbar. Die Schädigung der Leber ist zwar irreversibel, man kann jedoch das Fortschreiten der Zirrhose aufhalten und Komplikationen durch Diät und andere Maßnahmen behandeln.

DIE LEBER STÄRKEN

Keinerlei Alkohol. Damit die Schädigung der Leber nicht weiter voranschreitet, sollte man unbedingt auf jeglichen Alkoholkonsum verzichten, unabhängig davon, ob die Zirrhose alkoholbedingt ist oder nicht. Das vernarbte Gewebe kann zwar nicht mehr ersetzt werden; dennoch hat die Leber eine bemerkenswerte Fähigkeit zur Regeneration. Um dies zu unterstützen und einen eventuellen Gewichtsverlust wieder auszugleichen, muss man täglich etwa 2000–3000 kcal zu sich nehmen. Die meisten Patienten mit Zirrhose leiden jedoch unter Appetitlosigkeit; deshalb sind mehrere kleine Mahlzeiten für viele attraktiver als drei große.

Eiweißreiche Ernährung. Es ist sehr wichtig, dass die Nahrung ausreichende Mengen Eiweiß enthält. Die empfohlene Tagesmenge für Patienten mit Zirrhose beträgt 1,2 g pro kg Körpergewicht, also mehr als bei gesunden Menschen. Es gibt Hinweise darauf, dass Nahrungsmittel günstig sind, die viel pflanzliches Eiweiß enthalten, wie Sojabohnen, Erbsen und andere Hülsenfrüchte. Dies gilt insbesondere für Patienten, die eine Funktionsstörung des zentralen Nervensystems entwickeln (hepatische Enzephalopathie). Außerdem benötigt der Körper viele komplexe Kohlenhydrate. Mäßige Mengen mehrfach ungesättigter Fettsäuren (z. B. in fettreichem Fisch, Maisöl, Rapsöl) liefern ebenfalls die benötigten Kalorien, ohne die Leber zu sehr zu belasten.

Ausreichend Vitamine und Mineralstoffe. Häufig kommt es bei Zirrhosepatienten zu einem Nährstoffmangel. Durch mit Vitaminen und Mineralstoffen angereicherte Zerealien, Brot und Nudeln sowie Obst und Gemüse kann man dem entgegenwirken. Das in frischem Obst und Gemüse enthaltene Vitamin C stärkt z. B. das Immunsystem Häufig verschreibt der Arzt auch spezielle Nahrungsergänzungspräparate.

WARNZEICHEN
Folgende Symptome können auf eine Zirrhose hindeuten: Gewichtsverlust, Übelkeit, Erbrechen, Impotenz, Gelbsucht und Schwellungen an den Beinen.

FLÜSSIGKEIT UND SALZ

Bei einem gesunden Menschen zirkuliert das Blut durch die Gefäße in der Leber. Doch das bei der Zirrhose entstandene starre Narbengewebe behindert den Blutfluss. Der Rückstau des Bluts wiederum bewirkt einen Druckanstieg in den Blutgefäßen. Dadurch wird das Plasma aus den Blutgefäßen in das umliegende Gewebe gepresst. Zirrhosepatienten haben daher oft eine so genannte Bauchwassersucht (Aszites), erkennbar am aufgetriebenen Bauch. Die Nieren registrieren die Mangeldurchblutung, die durch den Volumenverlust in den Blutgefäßen entstanden ist, und die Nebennieren lösen mit dem Hormon Aldosteron Alarm aus. Dies hilft jedoch nicht, sondern bewirkt im Gegenteil, dass der Körper Natrium zurückbehält (statt es wie normal mit dem Urin auszuscheiden). Dadurch sammelt sich noch mehr Flüssigkeit an, und der Aszites verschlimmert sich weiter. Der ganze Körper wird aufgeschwemmt und schwillt an. Dieser teuflische Kreislauf geht mit weiteren Komplikationen einher, weil das Blut die Stauung in der Leber zu umgehen versucht. So kommt es u. a. zu einem vermehrten Blutfluss durch die Gefäße benachbarter Organe, z. B. durch die Venen in der Speiseröhre, und bei manchen Zirrhosepatienten entstehen dadurch Krampfadern in der Speiseröhre (Ösophagus-Varizen). Diese können reißen und starke Blutungen hervorrufen.

Menschen mit Zirrhose sollten – insbesondere bei bereits bestehender Bauchwassersucht – wenig Salz zu sich nehmen und täglich etwa vier bis sechs Gläser Flüssigkeit trinken. Sind Ösophagus-Varizen vorhanden, sollte die Nahrung weich sein und gut gekaut werden. ❖

LEINSAMEN

Pluspunkte

- Eine gute Quelle für Ballaststoffe und Alpha-Linolensäure
- Enthält vor Krebs schützende Lignane

Minuspunkte

- Wer Tamoxifen einnimmt, sollte sich zum Thema Leinsamen von einem Arzt beraten lassen oder Vorsicht walten lassen

Leinsamen sind die sehr nährstoffreichen Samen des Leins (Flachs), deren Inhaltsstoffe eine wichtige Rolle in der Ernährung spielen können.

Leinsamen ist eine hervorragende Quelle für lösliche Ballaststoffe. Diese tragen zur Senkung des Cholesterinspiegels bei und vermindern dadurch das Risiko von Herzerkrankungen. Laut Studien der Universität Toronto kann schon der Verzehr von 25–50 g Leinsamen pro Tag den Cholesterinspiegel signifikant senken. Die im Leinsamen ebenfalls enthaltenen unlöslichen Ballaststoffe beugen Verstopfung vor.

Leinsamen ist reich an Alpha-Linolensäure. Diese Omega-3-Fettsäure gilt als gesund für das Herz. Da der Körper Alpha-Linolensäure nicht selbst herstellen kann, muss man sie mit der Nahrung aufnehmen. Omega-3-Fettsäuren wirken blutverdünnend, d. h. das Herz muss nicht mehr so schwer arbeiten, um das Blut durch die Gefäße zu pumpen. Zusätzlich vermindern sie auch die Klebrigkeit der Blutplättchen und damit deren Neigung, Gerinnsel zu bilden.

Leinsamen enthält Lignane, die vom Körper in östrogenähnliche Stoffe umgewandelt werden. Diese haben zwar eine wesentlich schwächere Wirkung als Östrogene, können jedoch die Östrogenrezeptoren in den Zellen besetzen und dadurch die mögliche schädliche Wirkung stärkerer Östrogene verhindern. Zahlreiche Studien beschäftigen sich mittlerweile damit, ob man Leinsamen zur Verminderung des Risikos hormonbedingter Krebsarten wie Brust- und Darmkrebs einsetzen kann. Tierversuche haben bereits ergeben, dass Leinsamen einen Tumor verkleinern kann und sogar dazu beiträgt, dass weniger Tumoren entstehen. Versuche am Menschen sind begrenzt durchführbar. Bei einer Studie zeigte sich jedoch ein verringertes Tumorwachstum bei Brustkrebspatientinnen, die täglich ein Muffin mit 25 g Leinsamenschrot aßen.

Leinsamen enthält kein Gluten, ist preiswert und hat einen angenehm nussigen Geschmack. Eine bestimmte Tagesmenge wird nicht empfohlen, die meisten Studien gehen jedoch von 1–2 EL gemahlenem Leinsamen täglich aus.

Man kann Leinsamen zwar im Ganzen verzehren, aber dann wird er meist unverdaut ausgeschieden. Damit der Körper die Nährstoffe aufnehmen kann, ist geschroteter Leinsamen vorzuziehen. Es gibt ihn fertig geschrotet zu kaufen, man kann ihn aber auch selbst im Blitzhacker oder im Mixer zerkleinern. Geschroteten Leinsamen sollte man in einem luftdichten, lichtundurchlässigen Behälter im Kühlschrank oder im Gefriergerät aufbewahren.

Leinöl liefert zwar die Omega-3-Fettsäuren von Leinsamen, allerdings nicht die Ballaststoffe und Lignane. Es sollte im Kühlschrank aufbewahrt werden und ist nur begrenzt haltbar (Mindesthaltbarkeitsdatum). Da Leinöl nicht hitzestabil ist, eignet es sich nicht zum Kochen.

So können Sie Leinsamen verwenden:
- Unter Zerealien oder Brot-, Pfannkuchen- und Kuchenteig gemischt.
- Geschrotet in Joghurt, Milchmixgetränke, Saft oder Apfelmus gerührt.
- Über Salat gestreut, das bringt eine nussige Geschmacksnote.
- In Eintöpfen, Frikadellen oder Hackbraten.
- Geschrotet in einer Pestosauce mit frischem Basilikum, Knoblauch, Leinöl und geriebenem Parmesankäse.
- Als Öl zu Quark und Kartoffeln, für Salatsaucen oder direkt vor dem Servieren über gedämpftes Gemüse geträufelt. ❖

LIBIDO

Empfehlenswert
- Obst und Gemüse wegen des Vitamins C
- Öle, Nüsse und Samen, grünes Gemüse und Weizenkeime zur Vitamin-E-Versorgung
- Fleisch, Fisch, Hülsenfrüchte, Nüsse und Samen sowie angereicherte Zerealien wegen des Eisengehalts
- Austern, Fleisch, Geflügel, Eier, Milch, Bohnen, Nüsse und Vollkorn wegen des Zinks

Bedenklich
- Gesättigte Fettsäuren und Alkohol

Zu meiden
- Nikotin

Manche Menschen schwören darauf, dass sich bestimmte Nahrungsmittel auf die Libido auswirken; doch die Behauptungen über die aphrodisierende Wirkung einzelner Zutaten oder Speisen entbehren jeder wissenschaftlichen Grundlage. Während die Sexualfunktion an sich eher die körperliche Reaktion ist, die durch Hormone ausgelöst wird, wird die Libido hauptsächlich durch einen aktiven Geist in einem gesunden Körper aufrechterhalten.

Ein gesundes Sexualleben ist u. a. von einer guten Nährstoffversorgung abhängig. Voraussetzung für eine aktive Sexualität sind eine gute Funktion der Nerven, ausgeglichene Hormonspiegel und eine ungehinderte Blutzirkulation im Beckenbereich. Damit diese Systeme funktionsfähig bleiben, sollte die Ernährung auf Hülsenfrüchten, Getreideprodukten und anderen komplexen Kohlenhydraten basieren, reichlich Obst und Gemüse sowie maßvolle Mengen an Eiweiß enthalten. Eine solche Ernährung sichert eine sehr gute Versorgung mit Vitaminen und Mineralstoffen. Besonders wichtig sind Zitrusfrüchte wegen ihres Vitamins C, das die Wände der Blutgefäße stärkt. Fettarme Milchprodukte, angereicherte Zerealien, Vollkornprodukte und grünes Gemüse enthalten viel Riboflavin, das sich vorteilhaft auf die Schleimhäute der Vagina auswirkt.

Vitamin E und Sexualfunktion. Trotz fehlender klinischer Studien sind viele Experten der Ansicht, dass ohne eine gute Versorgung mit Vitamin E die Sexualfunktion wahrscheinlich leidet. Vitamin-E-reiche Nahrungsmittel sind Öle, Margarine, Nüsse, Samen, grünes Gemüse und Weizenkeime.

SPORT UND EISEN GEGEN ERSCHÖPFUNG

Häufig sind Erschöpfung und Depression die Ursache für sexuelle Probleme, und nicht selten stehen beide miteinander in Zusammenhang. Durch regelmäßige sportliche Betätigung kann man dem teilweise entgegenwirken, da Sport die Produktion der körpereigenen stimmungsaufhellenden Endorphine ankurbelt. In manchen Fällen kann auch eine Eisenmangelanämie der Grund für die Müdigkeit sein. Durch eine Ernährung mit reichlich Fleisch, Fisch und Meeresfrüchten, Nüssen und Samen, Hülsenfrüchten, angereicherten Vollkornprodukten und Zerealien, grünem Gemüse und Trockenobst kann man die leeren Eisenspeicher wieder auffüllen.

Nehmen Sie mehr Zink zu sich. Man kennt zwar den Einfluss von Zink auf die Sexualfunktion, seine Bedeutung für die Libido ist jedoch noch nicht geklärt. Bei Kindern ohne ausreichende Zinkversorgung verzögert sich die sexuelle Entwicklung, und Männer benötigen Zink für die Produktion der Spermien. Zink ist reichlich in Nahrungsmitteln tierischen Ursprungs enthalten, z. B. in Meeresfrüchten (v. a. Austern), Fleisch, Geflügel und Leber, außerdem in Eiern, Milch, Bohnen, Nüssen und Vollkornprodukten.

Meiden Sie gesättigte Fettsäuren. Viele Menschen wissen, dass der Konsum von Lebensmitteln, die einen hohen Gehalt an gesättigten Fettsäuren haben, zu einem hohen Cholesterinspiegel und der Bildung arteriosklerotischer Fettablagerungen in den Herzkranzgefäßen führt. Weit weniger bekannt ist jedoch, dass sich ähnliche Ablagerungen auch in den unzähligen winzigen Blutgefäßen im Penis entwickeln. Ohne ungehinderte Blutzirkulation kann aber der Penis auf Meldungen der Libido nicht körperlich reagieren.

Trinken Sie Alkohol nur in Maßen. Die Wirkung von Alkohol auf die Sexualfunktion wurde schon von William Shakespeare (in dem Drama *Macbeth*) anschaulich auf den Punkt gebracht: Das Trinken „fördert das Verlangen, aber dämpft das Tun". Übermäßiger Alkoholkonsum nimmt zwar viele Hemmungen, diese befreiende Wirkung kann aber dadurch, dass Alkohol auch depressiv machen kann, wieder aufgehoben werden. Außerdem wirkt Alkohol ähnlich wie das weibliche Hormon Östrogen. Das kann sich verheerend auf die Männlichkeit auswirken und bei Männern, die zu viel trinken, zu Impotenz und zum Schrumpfen der Hoden führen.

Werden sie Nichtraucher. Nikotin ist ein Feind der Arterien. Es fördert nicht nur die Bildung arteriosklerotischer Ablagerungen in den Blutgefäßen des Penis, sondern verengt diese Gefäße auch noch zusätzlich. ❖

APHRODISIAKA – DIE WAHRHEIT

- Naturheilkundler empfehlen häufig Safran als sexuell anregendes Mittel; seine aphrodisierende Wirkung ist allerdings nicht erwiesen. Manche raten auch zu Bohnenkraut als sexuellem Stimulans und Stärkungsmittel sowie zu Berg- oder Winterbohnenkraut, um die Libido zu dämpfen. Keine dieser Behauptungen wurde jemals belegt.

- Ginseng gilt als unbedenklich, seine aphrodisierende oder medizinische Wirksamkeit ist jedoch fraglich. Studien zufolge fördert Ginseng die Ausdauer und das Paarungsverhalten bei Mäusen und Ratten. Man sollte sich aber lieber nicht darauf verlassen, dass die Wirkungen bei Menschen und Mäusen ähnlich sind.

- Yohimbin aus der Rinde des tropischen Yohimbe-Baums wird in manchen Ländern eine aphrodisierende Wirkung zugeschrieben. Das Mittel wirkt möglicherweise auf die Psyche, kann außerdem die Blutgefäße erweitern und dadurch bei Impotenz hilfreich sein. Über seine Wirksamkeit gibt es widersprüchliche Studien.

- Spanische Fliege, ein Extrakt aus zerriebenen getrockneten Käfern, reizt die Harnwege und Genitalien, was manche Menschen als sexuelles Stimulus fehldeuten. In Wirklichkeit ist der Wirkstoff Cantharidin potenziell tödlich.

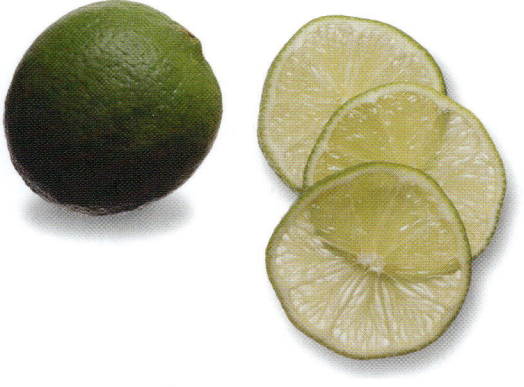

LIMETTEN

Pluspunkte
- Sehr reich an Vitamin C
- Zum Würzen und zum Zartmachen von Fleisch, Geflügel und Fisch verwendbar

Minuspunkte
- Die Schale enthält Psoralen, das zu erhöhter Lichtempfindlichkeit führt

Mitte des 18. Jh. stellte der schottische Marinearzt James Lind fest, dass sich durch Trinken von Limetten- und Zitronensaft Skorbut verhindern lässt, die Geißel der Seeleute auf langen Seereisen. Schon bald nahmen englische Schiffe reichliche Vorräte dieser Früchte mit an Bord, was den Seeleuten den Spitznamen „Limey" einbrachte. Erst später fand man heraus, dass Skorbut durch einen Mangel an Vitamin C hervorgerufen wird und dass Limetten sehr viel von diesem lebensnotwendigen Nährstoff enthalten.

Limetten sind reich an Bioflavonoiden und anderen sekundären Pflanzenstoffen, die zum Schutz vor Krebs und anderen Krankheiten beitragen. Der in der Schale vorkommende Stoff Limonen hilft möglicherweise zusätzlich, das Krebsrisiko zu senken.

Limetten eignen sich gut zur Geschmacksabrundung. Im Gegensatz zu Zitronen haben sie keinen starken Eigengeschmack; sie wirken vielmehr als Zartmacher und unterstreichen den Geschmack anderer Nahrungsmittel, insbesondere den von Fisch und Geflügel. Bei Fleisch- und Fischgerichten kann Limettensaft das Salz ersetzen. Beträufeln mit Limettensaft verhindert, dass Früchte wie Äpfel und Bananen braun werden.

Limettenschalen enthält Psoralen, einen Stoff, der die Haut empfindlicher gegenüber Sonnenlicht macht; daher sollte man darauf achten, möglichst wenig Hautkontakt mit Limettenschale zu haben. Am besten schält man die Limetten vor dem Auspressen, damit das Psoralen aus den ätherischen Zitrusölen nicht in den Saft gelangt. ❖

LUPUS ERYTHEMATODES

Empfehlenswert
- Grapefruit, Brokkoli, Kohl und Grünkohl wegen der Antioxidanzien und Bioflavonoide
- Milchprodukte sowie angereicherte Soja- und Reisgetränke wegen des Gehalts an Kalzium und Vitamin D
- Nahrungsmittel mit reichlich essenziellen Fettsäuren , z. B. Fisch, Nüsse, Leinsamen, Omega-3-Eier

Bedenklich
- Fette, insbesondere tierische Fette

Zu meiden
- Alfalfa in allen Formen
- Sellerie, Pastinaken, Petersilie, Zitronen, Limetten und Feigen bei starker Lichtempfindlichkeit

Beim systemischen **Lupus erythematodes** (SLE) handelt es sich um eine chronische Autoimmunkrankheit. Häufigste Symptome sind arthritische Gelenkschmerzen, Hautausschläge, Schwäche und trockener Mund, es können aber auch innere Organe angegriffen werden.

Ursache der Krankheit ist vermutlich eine genetische Vorbelastung. Andere, äußere Faktoren können die Krankheit verschlimmern.

GEEIGNETE NAHRUNGSMITTEL
Zerealien, Obst und Gemüse. Diese Nahrungsmittel sind reich an den Antioxidanzien Vitamin C, Beta-Karotin, Zink und Selen. Sie wirken sich auch günstig auf den Cholesterinspiegel aus, der bei vielen Menschen mit SLE erhöht ist. Ebenso geht SLE auch mit erhöhten Blutfettwerten und einer Verminderung von frei zirkulierendem Vitamin E einher; Tierversuche deuten darauf hin, dass Vitamin E den Verlauf der Krankheit verzögern kann. Gute Vitamin-E-Lieferanten sind Nüsse, Samen, Öle und Weizenkeime.

Kohlgemüse, Zitrusfrüchte und fettreicher Fisch. Brokkoli und andere Gemüse aus der Kreuzblütlerfamilie enthalten Indole, Substanzen, die den Östrogenstoffwechsel auf eine für den Krankheitsverlauf günstige Art verändern. Frische Zitrusfrüchte sind reich an Bioflavonoiden und daher offensichtlich hilfreich für Lupus-Patienten. Weil Lupus-Patienten direkte Sonneneinstrahlung meist meiden müssen, sollten sie Vitamin D aufnehmen, vorzugsweise aus fettreichem Fisch. ❖

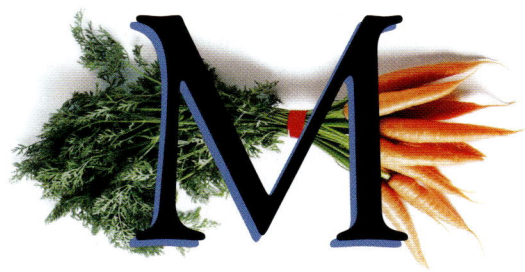

MAGEN-DARM-KATARRH

Empfehlenswert

- Viel trinken, z. B. natriumreiches Mineral-wasser oder Brühe
- Glukose-Elektrolyt-Lösung für Säuglinge und Kleinkinder
- Allmählich mit fester Nahrung beginnen

Bedenklich

- Milch, Milchprodukte, fetthaltige Nahrungs-mittel, solange der Durchfall anhält

Zu meiden

- Alkohol und Koffein, sie regen die Ver-dauung an
- Acetylsalicylsäurehaltige Medikamente

VORSICHT IN DEN TROPEN

Warmes, feuchtes Klima begünstigt das Wachstum von krank-machenden Erregern. In tropischen Ländern sollten Sie also auf keinen Fall ungekochtes Wasser trinken, auf Eiswürfel in Getränken verzichten, nur Obst essen, das Sie schälen können, und darauf achten, dass Speisen frisch zubereitet und durchgegart sind.

Ein Magen-Darm-Katarrh (Gastroenteritis) kann viele Ursachen haben: Virus- oder Bakterien-infektion; Parasiten; Vergiftung; Lebensmittel-allergie oder -unverträglichkeit; Medikamente; Antibiotika (sie schädigen die Darmflora); Miss-brauch von Abführmitteln. Eine Ansteckung kann überall und auf vielfältige Weise geschehen: durch mangelnde Hygiene beim Umgang mit Le-bensmitteln, verunreinigtes Trinkwasser oder en-gen Kontakt mit einem infizierten Menschen.

Symptome zeigen sich 1–7 Tage nach der An-steckung: Erbrechen, Appetitlosigkeit, Bauch-schmerzen, Durchfall und häufig auch Fieber. Nach 12–48 Stunden hört meist das Erbrechen auf, nach 2–7 Tagen der Durchfall.

Liegt der Erkrankung eine Infektion mit Viren oder Bakterien zugrunde, ist sie meist nach we-nigen Tagen überstanden. Bei älteren und ge-schwächten Personen, Menschen mit HIV und insbesondere Babys sollte ein Arzt hinzugezogen werden – für sie kann ein Magen-Darm-Katarrh lebensbedrohlich werden.

Halten Durchfall und Erbrechen länger als 48 Stunden an, sollten Sie unbedingt zum Arzt gehen. Beides kann schnell zum Austrocknen des Körpers führen.

Trinken Sie viel. Nach Beginn der Krankheit sollte man zunächst auf feste Nahrung verzich-ten, aber viel Flüssigkeit zu sich nehmen. Emp-fehlenswert ist natriumhaltiges Mineralwasser, Brühe oder eine Glukose-Elektrolyt-Lösung aus der Apotheke. Säuglingen verabreicht man die Flüssigkeit mit der Flasche, Kleinkindern mit ei-nem Löffel. Kinder und Erwachsene trinken schluckweise. Sollte gelegentlich erbrochen wer-den, ist dies kein Grund, die Flüssigkeitsgaben einzustellen. Bei anhaltendem Erbrechen muss er-wogen werden, Flüssigkeit über eine Magensonde oder sogar intravenös zuzuführen. Cola-Getränke werden nicht mehr empfohlen, weil sie kein Salz, aber viele Kohlenhydrate enthalten. Koffein kann außerdem anregend auf die Verdauung wirken.

Schrittweise wieder mit der Nahrungsauf-nahme beginnen. Sobald sich das Allgemein-befinden gebessert hat, kann man allmählich zur gewohnten Ernährung zurückkehren. Für Säug-linge unter 6 Monaten empfiehlt sich eine Mi-schung aus Säuglingsmilch und Elektrolyt-Lö-sung (1:1), ältere Säuglinge erhalten Mutter- oder Säuglingsmilch. Kinder und Erwachsene sollten mit kohlenhydratreichen, fettarmen Lebensmit-teln beginnen: geriebener Apfel, pürierte Banane, Zwieback, Reis- oder Gerstenschleimsuppe, mit Wasser angerührter Kartoffelbrei, Reis, Brühe, trockenes Weißbrot mit Konfitüre. Milchpro-dukte sollten erst später verzehrt werden: Wäh-rend eines Magen-Darm-Katarrhs kann die Lak-tose-Verträglichkeit beeinträchtigt sein. Fett-armer Joghurt wird aber von vielen Kranken gut vertragen. ❖

MAGENGESCHWÜRE

Empfehlenswert

- Ausgewogene, abwechslungsreiche Ernährung
- Mageres Fleisch und Geflügel, Brot und Zerealien, Hülsenfrüchte und Trockenobst wegen des Eisengehalts

Zu meiden

- Kaffee, auch entkoffeinierter, und anderes Koffeinhaltiges
- Gewürze wie Pfeffer, Chili, Nelken und Knob-lauch, sie regen die Säureproduktion an
- Alkohol und Rauchen
- Fettreiche Speisen, Snacks spät am Abend

Als Geschwüre bezeichnet man alle Entzündungen, die die Schleimhäute oder die Haut zerfressen und in die darunter liegenden Muskelschichten eindringen. Bei einem Geschwür im unteren Teil der Speiseröhre, im Magen oder im Zwölffingerdarm spricht man genauer vom peptischen Ulkus, weil es in Bereichen auftritt, die der Magensäure und dem Verdauungsenzym Pepsin ausgesetzt sind. Je nach Lage unterscheidet man zwischen Magen- oder Zwölffingerdarmgeschwür. Der Zwölffingerdarm ist jener Teil des Dünndarms, der unmittelbar an den Magen anschließt.

Betroffene beschreiben die Schmerzen oft als nagend oder brennend und können häufig den genauen Schmerzpunkt lokalisieren. Normalerweise treten die Schmerzen etwa 2–3 Stunden nach dem Essen auf und verschlimmern sich bei leerem Magen. Sie lassen sich lindern, indem man eine Kleinigkeit isst oder ein Antazidum (säureneutralisierendes Mittel) einnimmt. Manche Menschen haben zwar keinerlei Geschwürschmerzen, können aber dennoch an Darmblutungen, Sodbrennen, Blähungen und Übelkeit bis hin zum Erbrechen leiden.

URSACHEN VON MAGENGESCHWÜREN

Die übermäßige Magensäureproduktion spielt zwar bei der Entstehung von Magengeschwüren durchaus eine Rolle, die meisten Geschwüre entstehen jedoch durch Infektion des Verdauungstrakts mit dem Bakterium *Helicobacter pylori*.

Die andere Hauptursache ist schwerer Missbrauch von Medikamenten wie Acetylsalicylsäure (ASS), Ibuprofen, Naproxen u. a. nichtsteroidalen Antirheumatika (NSAR); sie greifen die Schleimhäute an. ASS ist besonders schädlich, da es zusätzlich noch die Blutgerinnung herabsetzt und so Blutungen fördert.

Rauchen, emotionaler Stress und Alkoholmissbrauch erhöhen das Risiko für die Entstehung eines Magengeschwürs. Manche Menschen haben auch eine erbliche Veranlagung dafür. Häufig treten Geschwüre bei extremem körperlichem Stress auf, etwa als Folge schwerer Verbrennungen oder nach Operationen.

MEDIKAMENTÖSE BEHANDLUNG

Bestätigt sich bei Tests das Vorhandensein von *H. pylori*, werden zur Behandlung Antibiotika verabreicht, die den Erreger abtöten sollen, und zusätzlich ein Säurehemmer, der die Magensäurereproduktion in den Magenzellen verhindert. Normalerweise kann man auf diese Weise die Bakterien innerhalb einer Woche vernichten, aber bei einem hohen Prozentsatz der Patienten treten Nebenwirkungen wie Übelkeit, Durchfall oder ein metallischer Geschmack im Mund auf. Diese Symptome lassen sich durch täglichen Verzehr von Joghurt mit lebenden *Lactobacillus*- und *Bifidus*-Kulturen lindern.

Hören Sie auf zu rauchen. Rauchen beeinträchtigt die Heilung des Geschwürs und fördert dessen erneutes Auftreten. Raucher leiden häufig so lange an wiederkehrenden Magengeschwüren, bis sie das Rauchen aufgeben.

Stellen Sie die Einnahme schädigender Medikamente ein. Menschen, deren Magengeschwür durch die Einnahme von NSAR hervorgerufen wurde, dürfen das betreffende Medikament nicht länger einnehmen. Sofern Sie aufgrund einer Krankheit wie Arthritis auf Dauer Schmerzmittel einnehmen müssen, sollten Sie Ihren Arzt bitten, Ihnen eine mildere Alternative zu verschreiben.

Treiben Sie Sport, um Ihren Endorphinspiegel zu erhöhen. Regelmäßiger Sport kurbelt die Ausschüttung von Endorphinen an. Das sind körpereigene Stoffe des Gehirns, die Schmerzen dämpfen und die Stimmung heben. Menschen mit Magengeschwüren können auch von Entspannungstechniken profitieren, weil diese helfen, mit Stress besser umzugehen.

HAUSMITTEL

Viele Leute behandeln durch Geschwüre hervorgerufene Magenschmerzen mit frei verkäuflichen Medikamenten oder mit Hausmitteln, die z. B. Natriumhydrogenkarbonat (Backpulver) enthalten, um die Magensäure zu neutralisieren. Diese wirken, wenn überhaupt, jedoch nur kurzfristig. Durch die langfristige Anwendung von aluminiumhydroxidhaltigen Säurehemmern kann der Körper zudem nicht genügend Phosphor aufnehmen, was zu einem Abbau der Mineralstoffe in den Knochen führt. Die Aufnahme von Natriumhydrogenkarbonat oder Säurehemmern mit Kalziumkarbonat über längere Zeit hinweg kann zu einer Anreicherung von Kalzium und Alkalisalzen führen, was wiederum zu Übelkeit, Kopfschmerzen sowie Mattigkeit oder sogar Nierenschäden führen kann.

Viele Patienten mit Magenproblemen berichten über eine Linderung durch die Einnahme von Süßholz (Lakritze). Neuesten Forschungsergebnissen zufolge könnte dies u. a. darauf beruhen, dass eine in der Süßholzwurzel enthaltene Substanz (Glycyrrhetinsäure) das Bakterium *Helicobacter pylori* abtötet. Trinken Sie dreimal täglich eine halbe Tasse Süßholzwurzeltee.

ERNÄHRUNG BEI MAGENGESCHWÜREN

Früher bestand die Therapie größtenteils in der Verordnung von Schonkost. Diese wird heute nicht mehr empfohlen, weil sie die Heilung nicht nachweislich beschleunigt. Die Ernährung sollte hauptsächlich darauf abzielen, eine extreme Magensäureproduktion zu verhindern und die Magenschleimhaut nicht zu reizen.

Meiden Sie Reizstoffe. Was als Reizstoff wirkt, ist individuell unterschiedlich. Häufig sind es jedoch Kaffee (auch entkoffeinierter), koffeinhaltige Getränke, Schokolade, Alkohol, Pfefferminze und Tomaten sowie aus Tomaten hergestellte Produkte. Pfefferminze und Schokolade können auch den Verschlussmechanismus der Klappe zwischen Magen und Speiseröhre stören. Auf Grund dessen kann säurehaltiger Magensaft in die Speiseröhre zurückfließen, was Sodbrennen erzeugt. Fettreiche Speisen können die Entleerung des Magens verzögern und die Säureproduktion anregen. Milch und Milchprodukte können zwar vorübergehend die Schmerzen lindern, anschließend bewirken sie jedoch wiederum einen Anstieg der Säureproduktion. Bestimmte Nahrungs- und Würzmittel, die die Magensäureproduktion anregen, z. B. schwarzer Pfeffer, Knoblauch und Chili, verträgt nicht jeder gut, weshalb sie gemieden oder zumindet eingeschränkt verwendet werden sollten. Bei manchen Menschen löst auch Zitronensaft Beschwerden aus.

Essen Sie eisenreiche Nahrungsmittel. Blutungen aus unbehandelten Geschwüren können zu einer Eisenmangel-Anämie führen. Patienten mit einer Anämie sollten im Rahmen ihrer Ernährung auf eisenreiche Nahrungsmittel achten. Dazu zählen Rindfleisch, dunkles Geflügelfleisch, Brot und Zerealien. Auch Trockenobst, getrocknete Bohnenkerne und andere Hülsenfrüchte sowie dunkelgrüne Gemüse sind gute Eisenlieferanten. ❖

GANZ EINFACH!

Essen Sie regelmäßig!

Mittlerweile empfehlen Experten nicht mehr, häufig kleinere Mahlzeiten zu sich zu nehmen. Vielmehr schlagen sie einige nicht zu üppige Mahlzeiten in regelmäßigen Abständen vor. Spät abends sollten Sie nichts mehr essen, weil dies die Magensäureproduktion während des Schlafs anregen würde.

MAGENSCHLEIMHAUTENTZÜNDUNG

Empfehlenswert

- Regelmäßige, ausgewogene Mahlzeiten mit stärkehaltigen Nahrungsmitteln, Obst, Gemüse und fettarmen Eiweißprodukten

Zu meiden

- Fettreiche Nahrungsmittel, Tomatenprodukte, Schokolade, Alkohol, Koffein und Pfefferminze, da sie einen Säurereflux verursachen können
- Stark gewürzte Speisen, wenn diese Reizungen verursachen
- Häufige Einnahme von Acetylsalicylsäure oder anderen Schmerzmitteln gegen Arthritis

Eine Entzündung der Magenschleimhaut (Gastritis) äußert sich normalerweise in einer Magenverstimmung, manchmal in Verbindung mit Blutungen im Verdauungstrakt. Eine akute Magenschleimhautentzündung entsteht meist, wenn Menschen plötzlich auftretenden Stresssituationen ausgesetzt sind, z. B. durch schwere Verbrennungen, andere lebensbedrohliche Verletzungen oder Krankheiten. Sie kann auch nach Operationen auftreten und zu Stressgeschwüren und schweren Darmblutungen führen.

Ist die akute Gastritis die Folgeerscheinung einer Krankheit oder Verletzung, so befinden sich die Patienten meist schon sowieso im Krankenhaus, und die Magenschleimhautentzündung wird im Rahmen der umfangreichen medizinischen Betreuung behandelt.

Eine chronische Entzündung kann durch eine langfristige Einnahme bestimmter Medikamente (z. B. Acetylsalicylsäure und Arthritis-Medikamente), durch Magen-Darm-Erkrankungen (z. B. Crohn-Krankheit), Alkoholismus oder Virus-Infektionen entstehen. Wie seit einiger Zeit bekannt ist, werden viele Fälle von Magenschleimhautentzündungen durch das Bakterium *Helicobacter pylori* verursacht. Dieser Mikroorganismus trägt auch zur Entstehung von Magengeschwüren bei und ist der bisher einzige bekannte Erreger, der in der sauren Umgebung des menschlichen Magens überleben kann.

Mit zunehmendem Alter treten häufiger Magenschleimhautentzündungen auf. Die meisten Erkrankten klagen über Verdauungsstörungen, Sodbrennen, Übelkeit und Aufstoßen. Andere

Betroffene spüren keine merklichen Symptome. Dies kann gefährlich sein, wenn die Magenschleimhautentzündung durch ein Zerfressen der Magenschleimhaut verursacht wird, was auch häufig mit Blutungen verbunden ist. Normalerweise ist dies die Folge einer dauerhaften Einnahme von Acetylsalicylsäure oder anderen Medikamenten.

Meiden Sie stark gewürzte oder säurereiche Nahrungsmittel. Diese Nahrungsmittel sind zwar nie die Ursache einer Magenschleimhautentzündung; dennoch sollten Patienten mit Symptomen auf stark gewürzte und säurereiche Speisen verzichten. Gleiches gilt für Fettreiches, auf Tomatenbasis hergestellte Produkte, Schokolade, koffeinhaltige Getränke, aber auch entkoffeinierten Tee und Kaffee sowie Pfefferminze und Alkohol. Diese Nahrungs- und Genussmittel lassen die Klappe zwischen Speiseröhre und Magen erschlaffen, sodass der Mageninhalt leichter zurück in die Speiseröhre fließen und weitere Reizungen hervorrufen kann.

Falls Sie ein Schmerzmittel benötigen, sollten Sie Ihren Arzt bitten, Ihnen ein nicht reizendes Alternativmittel zu Acetylsalicylsäure oder anderen nichtsteroidalen Antirheumatika zu verschreiben. Eine durch *H. pylori* verursachte Magenschleimhautentzündung kann mit Antibiotika behandelt werden. In manchen Fällen können Säurehemmer die Reizung lindern, bis die Symptome abgeklungen sind. ❖

MAGEN-VERSTIMMUNG UND SODBRENNEN

Empfehlenswert
- Kleine Mahlzeiten in regelmäßigen Abständen

Bedenklich
- Alkohol, Kaffee u. a. Koffeinhaltiges
- Tomatenprodukte und andere säurehaltige Nahrungsmittel

Zu meiden
- Fettreiche Nahrungsmittel
- Essen innerhalb von 2 Stunden vor dem Schlafengehen
- Jegliche Form von Tabakkonsum

Viele Menschen leiden gelegentlich an einer Magenverstimmung, manche sogar täglich. Häufigstes Symptom ist Sodbrennen – brennende Schmerzen hinter dem Brustbein, die durch den Rückfluss von Magensäure und -inhalt in die Speiseröhre entstehen. Im Gegensatz zum Magen hat die Speiseröhre keine schützende Schleimhautschicht, weshalb Säure schneller Reizungen und sogar Geschwüre verursachen kann. Auch bei Übergewicht oder Schwangerschaft kann es zu Sodbrennen kommen, da der erhöhte Druck innerhalb des Bauchraums die Magenflüssigkeit leicht in die Speiseröhre drückt. Eine weitere mögliche Ursache ist ein Zwerchfellbruch.

Durch Rückfluss verursachtes Sodbrennen lässt sich häufig schon allein durch die Änderung von Lebensgewohnheiten vermindern. Das beginnt mit einer ausgewogenen gemüse- und obstreichen Ernährung, die angemessene Anteile an Fett, Eiweiß und Kohlenhydraten enthält. Fettreiches Essen wird langsamer verdaut und verzögert dadurch die Entleerung des Magens. Kaffee, auch entkoffeinierter, fördert die Säurebildung; gleiches gilt für Tee, Cola-Getränke und andere Koffeinquellen. Auch säurereiche Zitrusfrüchte und Säfte können Probleme verursachen. Zwar gibt es bislang keine Beweise, dass auch stark gewürztes Essen zu Magenverstimmung führt. Falls man sich jedoch im Anschluss an ein entsprechendes Essen unpässlich fühlt, sollte man scharfe Gewürze wie Pfeffer und Chili besser meiden. Durch Genussmittel wie Schokolade oder Pfefferminze wird der Rückfluss noch verstärkt, da diese den Schließmuskel zwischen Speiseröhre und Magen erschlaffen lassen.

Essen Sie nie zu viel auf einmal, insbesondere nicht spät am Tag. In den letzten beiden Stunden vor dem Schlafengehen sollten Sie möglichst gar nichts mehr essen. Setzen Sie sich nach dem Essen aufrecht hin, bei vorgebeugter oder liegender Position verstärkt sich der Druck auf den Magen und begünstigt so den Rückfluss.

Hören Sie mit dem Rauchen auf – auch Nikotin entspannt den Schließmuskel. Schränken Sie zudem Ihren Alkoholkonsum bis auf ein gelegentliches Glas Bier oder Wein ein.

Die Einnahme nicht verschreibungspflichtiger Säurehemmer, die durch Neutralisierung der Magensäure gegen Sodbrennen helfen sollen, ist fragwürdig. Das Problem ist nicht die Menge der Säure, sondern dass die Säure nicht im Magen bleibt, sondern in die Speiseröhre gelangt. Falls Sie jedoch das Gefühl haben, dass sie Ihnen helfen, sollten Sie sich genau an die Dosierungsanleitungen halten und sie nicht länger einnehmen als empfohlen. So genannte Protonenpumpenhemmer wie Omeprazol wirken sehr effektiv bei Säurerückfluss. ❖

MAGERSUCHT

Empfehlenswert

- Verschiedene nährstoffreiche Nahrungsmittel in kleinen Mengen
- Kalorienangereicherte Flüssignahrung, evtl. auch Multivitaminpräparate, wenn dies vom Arzt befürwortet wird

Bedenklich

- Light-Erfrischungsgetränke und kalorienarme Diätnahrungsmittel
- Appetitzügler, harntreibende Mittel und Abführmittel

Das typische Kennzeichen der Magersucht (Anorexia nervosa), das freiwillige Hungern, wird durch eine komplexe psychische Störung hervorgerufen. Betroffen sind immer mehr überwiegend jüngere Frauen, aber mittlerweile auch junge Männer; Tendenz steigend. Magersucht hat langfristig eine der höchsten Sterblichkeitsraten aller psychiatrischen Störungen.

Die Krankheit beginnt häufig im Teenageralter, also in einem Lebensabschnitt, der von starken hormonellen und psychischen Veränderungen geprägt ist. Meist sind es Mädchen, die (unabhängig von ihrem tatsächlichen Gewicht) fest davon überzeugt sind, zu dick zu sein. Infolge dessen beginnen sie, zwanghaft Diät zu halten. Manche schränken die Nahrungsaufnahme extrem ein. Andere beschäftigen sich unverhältnismäßig intensiv mit Ernährung und Essen, sie planen und bereiten beispielsweise aufwändige Mahlzeiten zu, die sie dann jedoch nicht essen wollen. Wenn die Betroffenen doch etwas gegessen haben, bringen sie sich häufig selbst zum Erbrechen, um nicht an Gewicht zuzunehmen. Oft nehmen sie auch übermäßig Abführmittel ein. Viele Magersüchtige treiben zwanghaft Sport.

Verräterische Anzeichen. Mit dem Fortschreiten der Krankheit bleibt bei Frauen die Menstruation aus, und es entsteht ein massiver Nährstoffmangel. Viele Magersüchtige versuchen, ihre Magerkeit mit übergroßer Kleidung zu kaschieren. Körperliche Anzeichen für Magersucht sind u. a. ständige Müdigkeit, Nervosität oder Hyperaktivität, aber auch trockene Haut, Haarausfall und ein gesteigertes Kälteempfinden. Zu den schwerwiegenderen Folgen der Krankheit zählen Herzrhythmusstörungen, eine Verringerung der Knochendichte und Nierenversagen. In etwa 6 % der Fälle endet die Magersucht tödlich.

BEHANDLUNGSFORMEN

Wohlmeinende Ratschläge von Freunden oder Angehörigen, mehr zu essen, sind für die Betroffenen kaum hilfreich. Die Kranken leugnen den Krankheitscharakter ihres Verhaltens meist vollständig. Kommen sie auf mehr oder weniger sanften Druck der Familie in ärztliche oder psychologische Behandlung, besteht der erste und schwierigste Schritt darin, sie dazu zu bringen, ihre Krankheit zu erkennen, und die Betroffenen zu einer Therapie zu motivieren.

Die Behandlungsmethode der Wahl ist die Psychotherapie. Meist wird eine Verhaltenstherapie durchgeführt. Es kommen aber auch psychoanalytisch orientierte Einzel- und Gruppentherapien sowie Familientherapien in Betracht. Angesichts der krankheitsbedingten Verleugnungen und der ständigen Gefahr der „Trickserei" müssen die Therapiebedingungen klar formuliert und überwacht werden.

Die größten Hürden bei der Behandlung der Magersucht sind, der Patientin oder dem Patienten die krankhafte Angst vor dem Essen zu nehmen und die gestörte Selbstwahrnehmung zu überwinden. Ziel der Therapie ist es, die Ursachen für die Ängste zu erkennen. Zu Beginn werden der Patientin kleine Portionen nährstoffreicher und leicht verdaulicher Nahrungsmittel angeboten, z. B. Eier, gehaltvolle Suppen und Milchshakes. Allmählich vergrößert man die Portionen und steigert die Vielfalt der Nahrungsmittel, um eine stetige Gewichtszunahme zu erreichen. Dazu sind keineswegs riesige Nahrungsmengen erforderlich. Ärzte und Ernährungsberater empfehlen eine abwechslungsreiche Ernährung mit genügend Eiweiß zum Wiederaufbau des abgemagerten Gewebes, Kohlenhydraten als Energielieferanten und mäßig Fett wegen der zusätzlichen Kalorien. Teilweise werden Nährstoffpräparate verabreicht.

Beobachten Sie die Essgewohnheiten genau. Magersüchtige sind sehr geschickt darin, andere über ihre Nahrungsaufnahme zu täuschen. Rückfälle sind nicht selten, und manchmal kann man nur durch sehr genaue Beobachtung sicherstellen, dass die Betroffenen wirklich essen. Schenken Sie dem Essen andererseits nicht zu viel Aufmerksamkeit, und lassen Sie es nicht zu einem ständigen Streitpunkt werden. Eine Gruppentherapie kann hilfreicher sein als ständiges Nörgeln der Angehörigen. ❖

MAIS

Pluspunkte

- Gute Quelle für Folsäure und Thiamin
- Reich an dem Karotinoid Lutein
- In Heißluft hergestelltes, ungebuttertes und ungezuckertes Popcorn ist kalorienarm und sehr ballaststoffreich

Minuspunkte

- Niazin im Mais kann vom menschlichen Verdauungstrakt nicht aufgeschlossen werden
- Mais fehlen die beiden essenziellen Aminosäuren Lysin und Tryptophan, die zur Herstellung von körpereigenem Eiweiß wichtg sind

Ursprünglich ist Mais in der westlichen Hemisphäre beheimatet, es stellt aber mittlerweile weltweit das nach Weizen am häufigsten angebaute Getreide dar. Der Großteil des in den Vereinigten Staaten und Kanada angebauten Maises ist Zahnmais. Er reift auf dem Halm und wird ge-trocknet als Viehfutter oder zur Mehlherstellung für Zerealien verwendet. Hartmais, eine andere Feldsorte, ist wirtschaftlicher als Zahnmais und wird zur Herstellung von Maismehl verwendet. Weich- oder Stärkemais hat weiche, stärkereiche Körner, die sich leicht zu Mehl oder Grieß mahlen lassen. Man kann daraus Tortilla, Polenta u. a. Maisgerichte zubereiten.

Zuckermais wird in noch unreifem Zustand geerntet und als Gemüse gegessen. Er kann auf unterschiedliche Weise zubereitet werden: Man gart den ganzen Kolben oder die angelösten weichen Körner. Zuckermais ist in Form des ganzen Kolbens frisch erhältlich, die abgelösten Körner werden in der Regel tiefgefroren und in Dosen bzw. Gläsern angeboten.

NÄHRWERT VON MAIS

Mais enthält sehr viel Stärke und Eiweiß, ihm fehlen aber die beiden essenziellen Aminosäuren (Eiweißbausteine) Lysin und Tryptophan. Deshalb ist Mais kein Ersatz für Lebensmittel, die wertvolles Eiweiß enthalten. In Entwicklungsländern werden Kinder manchmal überwiegend mit Mais ernährt. Dies kann zwei unterschiedliche Mangelerkrankungen hervorrufen: das Kwashiorkor-Syndrom, das durch unzureichende Eiweißversorgung entstehen kann, und Pellagra, die sich als Folge eines Niazinmangels bilden kann. Kombiniert man Mais mit Bohnen und anderen Hülsenfrüchten, werden die fehlenden Aminosäuren ergänzt und das Mais-Eiweiß in seinem Wert erhöht.

100 g Zuckermaiskörner liefern rund 90 kcal und über 40 Mikrogramm Folsäure, das entspricht mehr als 10 % des Tagesbedarfs für Erwachsene. Außerdem enthalten Maiskörner Kalium, Thiamin und Ballaststoffe.

NEUESTEN STUDIEN ZUFOLGE ...

... werden beim Garen von Zuckermais Nährstoffe freigesetzt, die laut einer in den USA veröffentlichten Studie das Risiko für Herzkrankheiten und Krebs beträchtlich senken können. Die Forscher fanden heraus, dass umso mehr nützliche Antioxidanzien freigesetzt werden, je länger der Mais gekocht wird. Ein weiterer gesundheitsfördernder Nährstoff ist Ferulasäure. Diese hemmt wahrscheinlich die Wirkung krebsauslösender Substanzen.

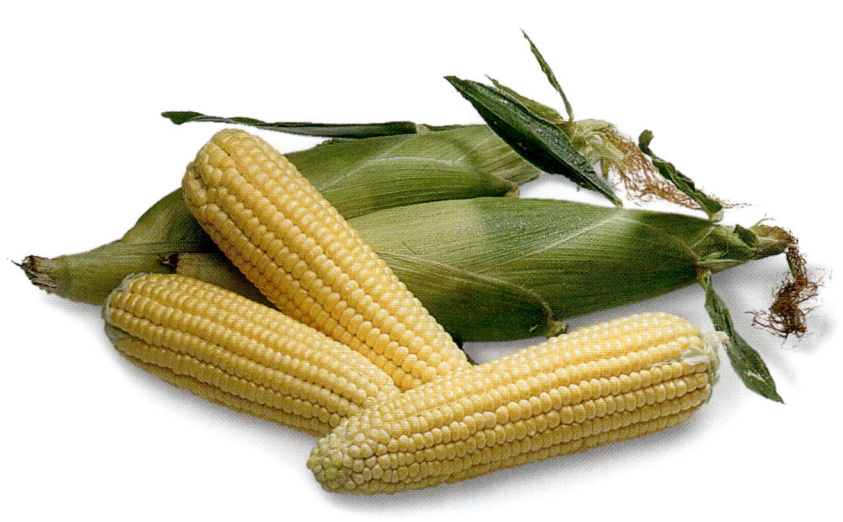

Mais ist auch reich an an dem Karotinoid Lutein. Dieses wirkungsvolle Antioxidanz kann das Risiko für eine altersbedingte Makuladegeneration vermindern, die bei älteren Menschen oft zur Erblindung führt.

Niazin liegt im Mais größtenteils in Form von Niazytin vor, das im menschlichen Verdauungstrakt nicht aufgeschlossen werden kann. Früher war es den Ernährungswissenschaftlern ein Rätsel, warum Mexikaner und Südamerikaner nicht an Pellagra erkrankten, obwohl ihre Nahrung überwiegend aus Mais bestand. Später fanden sie heraus, dass das Niazin im Niazytin durch Kombination von Mais mit einer alkalischen Substanz freigesetzt wird. Folglich schützt die Zubereitung des Tortillateigs aus Maismehl mit kalkhaltigem Wasser vor Pellagra. Südamerikanische Völker mahlen den Mais mit Pottasche, um die Schalen zu entfernen. Dies trägt ebenfalls zur Freisetzung des Niazins aus dem Niazytin bei und verhindert die Vitaminmangelkrankheit Pellagra.

ALLERGIKER, AUFGEPASST!

Als eine der weltweit bedeutendsten Feldfrüchte wird Mais nicht nur als Futter für Schweine, Rinder und andere Fleischlieferanten verwendet, sondern auch in zahlreichen Nahrungsmitteln z. B. in Form von Maisstärke, verarbeitet. Deshalb müssen Menschen, die an einer Maisallergie leiden, beim Kauf von Fertigprodukten die Zutatenliste beachten. ❖

MANDARINEN

Pluspunkte

- Gute Quellen für Vitamin C, Beta-Karotin und Kalium
- Enthalten den löslichen Ballaststoff Pektin und tragen dadurch zur Senkung des Cholesterinspiegels im Blut bei

Minuspunkte

- Öle aus der Schale führen bei manchen Menschen zu Hautreizungen

Die Bezeichnung Mandarine wird meist als Oberbegriff für verschiedene Sorten verwendet, zu denen z. B. Tangerinen, Klementinen und Satsumas zählen. Diese süßen Zitrusfrüchte mit locker sitzender Schale stammen ursprünglich aus China, werden mittlerweile aber in vielen Teilen der Welt angebaut. Im Zuge der Verbreitung der Mandarinen in andere tropische und subtropische Gebiete wurden sie mit anderen Zitrusfrüchten gekreuzt.

Mandarinen enthalten bei gleicher Gewichtsmenge zwar nicht so viel Vitamin C wie Orangen (100 g Mandarine liefern nur 30 mg Vitamin C, 100 g Orange dagegen 50 mg), aber dennoch nützliche Mengen dieses Antioxidanz. Mandarinen sind dagegen reicher an wertvollen Karotinoiden (Beta-Karotin) als jede andere Zitrusfrucht: 100 g Mandarine enthalten 340 Mikrogramm Karotinoide, 100 g Orange hingegen nur 90. Die kleine Zitrusfrucht ist auch reich an dem löslichen Ballaststoff Pektin, der den Blutcholesterinspiegel senkt. Außerdem steckt in Mandarinen das Flavonoid Tangeretin, das in Versuchen das Wachstum von Krebszellen vermindern konnte.

SCHON GEWUSST?

Mandarinen helfen bei Verdauungsstörungen

Chinesen verwenden Mandarinen schon seit langem bei Verdauungsbeschwerden, zum Lindern von Übelkeit und als schleimlösendes Mittel. In Frankreich verabreicht man Kindern die süßen Früchte, um Magenverstimmungen und Schluckauf zu lindern.

Die Schale von Mandarinen enthält – wie die anderer Zitrusfrüchte auch – ätherische Öle, die juckende Hautausschläge hervorrufen können. Weil sich Mandarinen aber leicht schälen lassen, kann man dies normalerweise vermeiden.

MANDARINENSORTEN

Die meisten Sorten sind von November bis März erhältlich. Hier die wichtigsten Sorten:

Klementinen. Diese Früchte sind kernlos und kleiner und süßer als die meisten anderen Sorten. Die meisten Klementinen werden aus Spanien, Israel und Marokko importiert.

Murcott-Mandarinen. Diese Sorte ist eine Kreuzung aus Tangerine und Orange. Sie hat zwar eine grünere Schale, aber ein orangefarbeneres Fruchtfleisch und ist süßer im Geschmack als Mandarinen.

Satsumas. Sie sind etwas größer als Klementinen, fast kernlos und haben eine sehr dünne Schale. Hauptsächlich aus Japan und Spanien.

Tangelos. Diese Früchte sind eine Kreuzung zwischen Mandarine und Grapefruit und sehen aus wie Orangen. Sie schmecken aromatischer als Mandarinen und süßer als Grapefruits.

Tangors. Diese Kreuzung aus Mandarine und Orange sieht aus wie eine Mandarine, schmeckt aber wie eine Orange. Sie ist süß und saftig, enthält aber viele Kerne.

MANDELN

Siehe Nüsse

MANGOS

Pluspunkte

- Ausgezeichnete Quelle für Beta-Karotin und Vitamin C
- Kalorienarm und ballaststoffreich

Mangos sind exotische Früchte, die sich hierzulande immer größerer Beliebtheit erfreuen. Sie werden mittlerweile vermehrt aus Mittelamerika und Asien importiert. Reife Mangos sind wegen ihres weichen, saftigen Fruchtfleischs schwierig zu schälen und zu essen. Aber Übung macht den Meister, und die Mühe lohnt sich.

Mangos gelten in vielen Teilen der Welt als Delikatesse. Sie enthalten ein dem Papain in Papayas entsprechendes Verdauungsenzym. Deswegen kann man sie auch sehr gut als Fleischzartmacher verwenden.

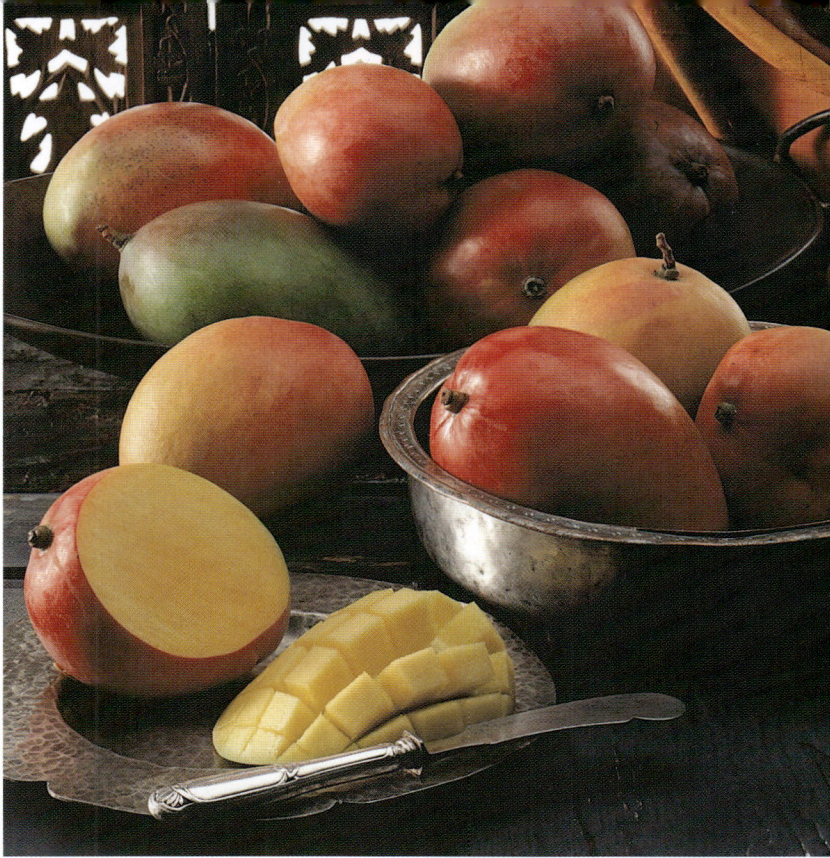

NÄHRWERT

Mangos enthalten genau wie andere Früchte mit orangefarbenem oder dunkelgelbem Fruchtfleisch ausgesprochen viel Beta-Karotin; der Körper wandelt es in Vitamin A um. Eine mittelgroße Mango (etwa 230 g) hat 140 kcal und liefert in etwa den empfohlenen Tagesbedarf an Vitamin C. Außerdem enthält sie 4 g Ballaststoffe und eine gesunde Menge Kalium. Die Früchte sind zudem reich an dem löslichen Ballaststoff Pektin, der für die Senkung des Cholesterinspiegels im Blut wichtig ist.

Es gibt Hunderte verschiedener Sorten von Mangos in unterschiedlichen Größen. Das Gewicht variiert dabei zwischen etwa 100 g und

DIE MANGO GILT WELTWEIT ALS DIE KÖNIGIN DER FRÜCHTE.
Mangos sind in Indien und anderen tropischen Ländern sehr begehrt, werden wegen ihres einzigartigen Aromas aber auch bei uns immer beliebter.

SO ISST MAN EINE MANGO

Manche Mango-Liebhaber empfehlen, reife Früchte am besten unter der Dusche zu genießen, weil es dort nichts ausmacht, wenn man sich mit dem Saft bekleckert. Nachfolgend bekommen Sie eine praktikablere Methode geliefert: Schneiden Sie senkrecht beiderseits des Kerns je eine dicke Scheibe ab, und lösen Sie den Rest der Frucht mit einem scharfen Messer von dem großen, flachen Kern. Danach können Sie das Fruchtfleisch in Scheiben schneiden und die Scheiben einzeln schälen und dann würfeln. Nun lässt sich die Frucht problemlos genießen.

mehr als 1,8 kg. Mangos werden gewöhnlich grün geerntet und per Schiff, aber auch per Flugzeug verfrachtet. Mit zunehmender Reife färbt sich die Schale je nach Sorte orange oder rötlich.

Wählen Sie beim Kauf eine Mango mit kräftig gefärbter Schale, deren Fruchtfleisch bei leichtem Druck etwas nachgibt. Große dunkle Flecken können auf Quetschungen des Fruchtfleischs hinweisen. Bei völlig grüner Schale ist die Frucht wahrscheinlich noch nicht reif; eine überalterte Frucht hat eine runzlige Schale. Eine reife, aromatische Mango verströmt einen blumigen, honigartigen Duft.

In einer dunklen Papiertüte an einem kühlen Platz gelagert, reift eine unreife Mango innerhalb von 2–3 Tagen nach (auf keinen Fall in die Sonne legen, dies kann das Aroma verderben!). Reife Mangos sollten so bald wie möglich gegessen werden. ❖

MARGARINE

Siehe Butter und Margarine

MARONEN

Pluspunkte

- Reich an Folsäure und den Vitaminen C und B6
- Gute Quellen für Eisen, Phosphor, Riboflavin und Thiamin
- Wesentlich fett- und kalorienärmer als Nüsse

Minuspunkte

- Sind nicht überall erhältlich – regionale Unterschiede

Im Gegensatz zu Nüssen bestehen Maronen (Esskastanien) fast ausschließlich aus Kohlenhydraten und sind daher fett- und kalorienarm. Außerdem enthalten sie große Mengen wichtiger Nährstoffe. Mit 100 g Maronenfruchtfleisch decken Sie ein Viertel des empfohlenen Tagesbe-

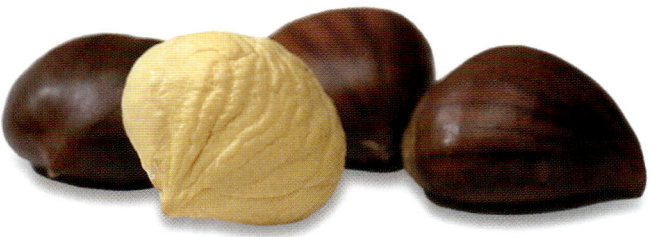

CHINESISCHE WASSERKASTANIEN

Chinesische Wasserkastanien werden für viele asiatische Gerichte verwendet. Die knackigen Früchte sind jedoch nicht mit den Esskastanien verwandt. Es handelt sich bei ihnen nicht um Nüsse und sie wachsen auch nicht an Bäumen. Es sind vielmehr Sprossknollen von Binsen, die in Sümpfen oder im flachen Wasser an Seeufern in China, Japan u. a. asiatischen Regionen wachsen. Die Chinesen bauen Wasserkastanien als Zweitfrucht auf ihren Reisfeldern an. Die im Handel erhältlichen Wasserkastanien stammen meist aus China. Sie enthalten mäßig viel Eiweiß und Vitamin C, sind aber nicht so nährstoffreich wie Kartoffeln und andere Wurzelgemüse.

darfs an Vitamin C. 100 g enthalten etwa 190 kcal sowie 2–3 g Eiweiß, knapp 2 g Fett und jeweils 10–20 % der empfohlenen Tageszufuhr an Eisen, Phosphor, Riboflavin und Thiamin, außerdem Folsäure und ein wenig Vitamin B6.

REICH AN NATÜRLICHEM ZUCKER

Nach der Ernte verwandelt sich die Stärke der Maronen allmählich in Zucker, was ihnen ihren milden, süßen Geschmack verleiht. Maronen werden vor dem Verzehr fast immer gegart – geröstet oder in Wasser gekocht. Beim Erhitzen quillt die Marone; die dünne weiche Schale springt auf und lässt sich dann leicht abschälen. Noch einfacher wird das Schälen, wenn man die Schalen der Maronen vor dem Garen kreuzweise einschneidet.

Häufig werden Maronen für gebackene Desserts verwendet. Geröstete Maronen kann man trocknen und zu Mehl mahlen, das besonders Tartes und Pasteten eine sehr aromatische Kruste verleiht. Gekochte Maronen haben eine ähnliche Konsistenz wie Kartoffeln. Man kann sie pürieren und für Kuchenteig oder als Füllung für Blätterteig verwenden. Sie eignen sich auch als Beilage – klassisch ist die Kombination von Rotkraut und Maronen zu festlichem Gänsebraten. Im Elsass mag man Rosenkohl oder Sauerkraut mit Maronen, in den USA nimmt man sie gern zum Füllen von Geflügel oder für Desserts (auch in Österreich schätzt man Maroni süß, z. B. im Kastanienreis). In Feinkostgeschäften werden als Delikatesse glacierte Maronen angeboten, das sind in süßen Sirup eingelegte, ganze geschälte Maronen.

Esskastanien entwickeln sich im Innern einer stachligen Hülle. Im Frühherbst fallen sie vom Baum und können aufgesammelt werden. Man sollte sie aber nicht mit der für Menschen ungenießbaren Rosskastanie verwechseln. ❖

MEDIKAMENTE UND ERNÄHRUNG

■ VERSTECKTE RISIKEN ■

Medikamente und Nährstoffe werden vom Körper über die gleichen Wege aufgenommen und verstoffwechselt. Daher besteht die Gefahr von Wechselwirkungen.

So wirken Nährstoffe auf Medikamente

Nahrungsmittel können die Wirksamkeit von Medikamenten auf vielerlei Weise beeinflussen. Am häufigsten beeinträchtigen sie deren Aufnahme. So bindet das in Milch enthaltene Kalzium an Tetrazykline (eine Antibiotikagruppe). Diese werden dadurch schlechter resorbiert. Außerdem können Nährstoffe und andere Nahrungsbestandteile den Abbau von Medikamenten im Körper beeinflussen. Und schließlich können Nahrungsmittel auch die Ausscheidung von Medikamenten beeinträchtigen.

Daher sollten einige Medikamente nicht zu den Mahlzeiten eingenommen werden, andere hingegen nur zu den Mahlzeiten, um eine Reizung der Magenschleimhaut zu verhindern.

Wirkungen von Medikamenten auf Nährstoffe

Manche Medikamente behindern die Aufnahme von Nährstoffen. So vermindern einige Cholesterinsenker die Aufnahme fettlöslicher Vitamine. Andere, wie bestimmte Entwässerungsmittel, beeinflussen die Nutzung und Ausscheidung von Nährstoffen. Das kann z. B. zu extremen Kaliumverlusten führen.

Gefährliche Wechselwirkungen

Nachfolgend sind einige schwer wiegendere Wechselwirkungen genannt, die zwischen Nahrungsmitteln und Medikamenten auftreten können.

MAO-Hemmer und tyraminhaltige Nahrungsmittel. Eine der gefährlichsten Wechselwirkungen zwischen einem Medikament und Nahrungsmitteln tritt ein, wenn man Monoaminooxidasehemmer (MAO-Hemmer), gegen Depressionen wirksame Medikamente, und Lebensmittel mit hohem Gehalt an Tyramin gleichzeitig zu sich nimmt. Es kommt zu raschem Blutdruckanstieg, Kopfschmerzen, Kreislaufkollaps und sogar zum Tod. Tyraminhaltige Nahrungsmittel sind z. B. reifer Käse, Hühnerleber, bestimmte Rotweine, Hefeextrakte, Fleischprodukte, getrockneter oder eingelegter Fisch, Hülsenfrüchte, Sojabohnen und Bier.

Grapefruits. Grapefruitsaft enthält eine Substanz, die die Aufnahme bestimmter Medikamente, z. B. von Aids-Medikamenten, Cholesterinsenkern (Statinen), Kalziumantagonisten und Blutdrucksenkern, verstärkt. Am besten verzichtet man ganz auf Grapefruitsaft, wenn man Medikamente einnimmt. Da die Bestandteile von Grapefruitsaft bis zu 24 Stunden im Blut nachweisbar sind, können Wechselwirkungen sogar bei getrennter Zufuhr auftreten.

Vitamin-K-haltige Nahrungsmittel. Vitamin K ist für die Blutgerinnung unerlässlich. Nahrungsmittel mit hohem Gehalt an Vitamin K (Mangold, Kohl, Spinat, Rosenkohl, Brokkoli und andere Blattgemüse) können die Wirksamkeit gerinnungshemmender Medikamente beeinträchtigen.

Alkohol. Alkohol und Arzneimittel vertragen sich schlecht. Alkohol verlangsamt bestimmte Stoffwechselabläufe, sodass Medikamente länger wirken können, als sie sollen. Gelegentlich kann diese Mischung sogar tödlich sein.

SCHON GEWUSST?

Medikamente gegen Bluthochdruck leeren die Kaliumspeicher

Viele der gegen Bluthochdruck verordneten Medikamente reduzieren die Kaliumreserven des Körpers. Kalium ist ein Elektrolyt, der für das Flüssigkeitsgleichgewicht sowie die Nerven- und Muskelfunktion wichtig ist. Wer derartige Medikamente einnimmt, sollte häufig Bananen, Zitrusfrüchte, Trockenobst, Tomaten und andere kaliumreiche Nahrungsmittel zu sich nehmen.

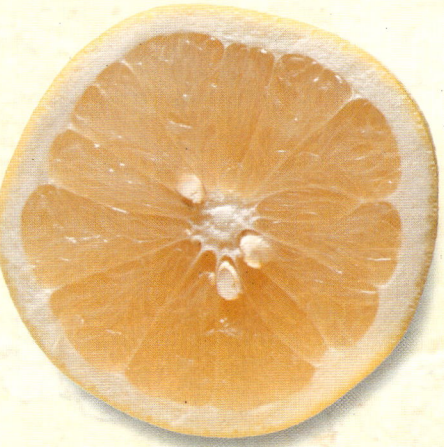

6 Tipps für eine sichere Medikamenteneinnahme

1. Führen Sie Buch über Art und Dosis der von Ihnen eingenommenen Medikamente.
2. Informieren Sie Ihren Arzt über von Ihnen eingenommene Medikamente, wenn er Ihnen ein neues Präparat verordnen will. Dazu gehören auch frei verkäufliche Medikamente und Vitaminpräparate.
3. Suchen Sie bei Nebenwirkungen so bald wie möglich Ihren Arzt oder Apotheker auf.
4. Verordnete Medikamente sollte man am besten mit einem Glas Wasser einnehmen, um Magenreizungen zu verhindern und die Aufnahme zu beschleunigen. Nie mit Limonaden oder gar Grapefruitsaft einnehmen!
5. Medikamente solllten Sie nicht gleichzeitig mit Speisen oder Getränken aufnehmen, es sei denn, Ihr Arzt oder Apotheker hat dies ausdrücklich empfohlen.
6. Lesen Sie aufmerksam die Herstellerangaben auf dem Beipackzettel.

Nahrungsmittel und Medikamente, die nicht zusammenpassen

Wenn Sie vorhaben, ein Medikament einzunehmen, sollten Sie zuvor immer den Beipackzettel lesen und Ihren Arzt fragen, ob in Sachen Ernährung Vorsichtsmaßnahmen erforderlich sind. Einige Medikamente können den Nährstoffbedarf verändern. Und einige Lebensmittel können die Wirkungsweise von Medikamenten beeinflussen. Diese Tabelle zeigt, welche Wechselwirkungen es zwischen bestimmten Medikamenten und Lebensmitteln gibt.

Medikament	Wirkung und Vorsichtsmaßnahmen
ANTIBIOTIKA	
Cephalosporine, Penicillin	Auf nüchternen Magen einnehmen, um die Aufnahme zu beschleunigen
Ciprofloxacin	2 Stunden vor und nach der Einnahme keine Milchprodukte, kein Koffein und keine Ergänzungspräparate, die Kalzium, Eisen oder Zink enthalten
Erythromycin	Nicht mit Fruchtsaft oder Wein einnehmen, beide vermindern die Wirkung des Medikaments
Sulfonamide	Erhöhen das Risiko eines Vitamin-B_{12}-Mangels
Tetrazycline	Verlangsamen die Vitamin-C-Aufnahme. Milchprodukte verringern die Wirksamkeit des Medikaments
ANTIKOAGULANZIEN	
Cumarine	Vitamin-K-reiche Lebensmittel können die Wirksamkeit dieser Medikamente verringern. Essen Sie so viel Brokkoli, Spinat, Grün-, Rosen- oder Weißkohl wie sonst auch – nicht mehr
ANTIKONVULSIVA	
Phenobarbital	Kann Mangel an Folsäure und anderen B-Vitaminen hervorrufen (führt zu Anämie, Nervenproblemen)
ANTIDEPRESSIVA	
Fluoxetin	Appetitzügler, der zu extremem Gewichtsverlust führen kann
Lithium	Salzarme Ernährung fördert die Giftwirkung; salzreiche Ernährung verringert die Wirksamkeit
MAO-Hemmer	Tyraminreiche Lebensmittel (u. a. reifer Käse, Fleischprodukte, Hülsenfrüchte, Wein, Bier) können zu bedrohlichem Blutdruckanstieg führen
Trizyklische Antidepressiva	Viele Nahrungsmittel – insbesondere Hülsenfrüchte, Fleisch, Fisch und Vitamin-C-Reiches – behindern die Aufnahme des Medikaments
ANTIHYPERTENSIVA, HERZMEDIKAMENTE	
ACE-Hemmer	Auf nüchternen Magen einnehmen, um die Aufnahme zu verbessern
Alpha-Blocker	Mit Flüssigkeit oder Nahrung einnehmen, um einen extremen Blutdruckabfall zu verhindern
Antiarrhythmika	Meiden Sie Koffein, es kann zu Herzrhythmusstörungen führen
Beta-Blocker	Auf nüchternen Magen nehmen; Speisen (Fleisch!) verstärken die Wirkung des Medikaments, können Benommenheit und Blutdruckabfall verursachen
Digitalis	Milch und ballaststoffreiche Nahrungsmittel können die Aufnahme verringern. Das Medikament erhöht die Kaliumausscheidung
Diuretika	Erhöhen das Risiko eines Kaliummangels
Kalium sparende Diuretika	Wenn vom Arzt nicht anders empfohlen, nicht mit Kaliumpräparaten oder Salzersatz zusammen einnehmen: Überversorgung mit Kalium droht
Thiaziddiuretica	Machen empfindlicher gegenüber Mononatriumglutamat (MSG)

Medikament	Wirkung und Vorsichtsmaßnahmen
ANTIASTHMATIKA	
Theophyllin	Gegrillte und sehr eiweißreiche Nahrungsmittel verringern die Aufnahme. Koffein erhöht das Risiko der Giftwirkung
CHOLESTERINSENKER	
Cholestyramin	Erhöht die Ausscheidung von Folsäure und den Vitaminen A, D, E und K
Statine	Meiden Sie fettreiche Lebensmittel: Sie verringern die cholesterinsenkende Wirkung
MEDIKAMENTE GEGEN SODBRENNEN/MAGENGESCHWÜRE	
Antazida	Behindern die Aufnahme zahlreicher Mineralstoffe; für beste Wirksamkeit 1 Stunde nach dem Essen einnehmen
H2-Antihistaminika	Meiden Sie sehr eiweißreiche Nahrungsmittel, Koffein und andere Substanzen, die die Magensäureproduktion anregen
HORMONPRÄPARATE	
Orale Kontrazeptiva	Sehr salzige Speisen verstärken die Wassereinlagerungen. Die „Pille" verringert die Aufnahme von Folsäure, Vitamin B_6 und anderen Nährstoffen (verstärkt über die Nahrung aufnehmen!)
Steroide	Sehr salzige Speisen verstärken die Wassereinlagerungen. Essen Sie mehr Nahrungsmittel mit viel Kalzium, Vitamin A, Kalium und Eiweiß
Schilddrüsenmedikamente	Jodreiche Lebensmittel vermindern die Wirksamkeit
LAXANZIEN	
Paraffin	Übertriebene Anwendung kann zu Mangel an den Vtaminen A, D, E und K führen
ANALGETIKA	
Nicht steroidale Antiphlogistika	Immer zum Essen einnehmen, um den Magen-Darm-Trakt zu schützen. Nicht mit Alkohol einnehmen, er erhöht das Blutungsrisiko. Langzeitanwendung der Medikamente verschlechtert die Aufnahme von Folsäure und Vitamin C
Kodein	Nehmen Sie mehr Wasser und Ballaststoffreiches zu sich, um Verstopfung vorzubeugen
SCHLAFMITTEL	
Benzodiazepine	Nie mit Alkohol einnehmen. Koffein regt an und verringert die Wirksamkeit des Medikaments

MEERESFRÜCHTE

Pluspunkte

- Fettarme Quelle für wertvolles Eiweiß
- Reichhaltige Quelle für verschiedene Mineralstoffe wie Kalzium, Fluorid, Jod, Eisen und Zink
- Liefern zahlreiche Vitamine der B-Gruppe

Minuspunkte

- Manche enthalten viel Cholesterin
- Leicht verderblich und häufig mit Umweltgiften belastet
- Können bei manchen Menschen allergische Reaktionen auslösen

Meeresfrüchte ist der Oberbegriff für alle im Meer lebenden Weich- und Krustentiere. Manche Weichtiere, z. B. Austern und Miesmuscheln, haben sehr harte Schalen und verankern sich an Felsen oder Pfahlkonstruktionen. Kraken und Kalmare (kleine Tintenfische), die ebenfalls zu den Weichtieren gehören, leben frei schwimmend und haben keine Schalen – Kalmare haben jedoch einen innen liegenden Schalenrest, den so genannten Schulp. Eine weitere Weichtiergruppe bilden die Schnecken, die sich z. T. an Land fortbewegen, teilweise aber auch im Wasser leben und ihre Schalen mit sich tragen.

Die weichen Körper von Krustentieren aus der Familie der Krebse, wie Hummer, Garnelen und Krabben, sind von Chitinplatten bedeckt, die scharnierartig miteinander verbunden sind und so Beweglichkeit ermöglichen, aber vor Feinden schützen. Butterkrebse sind bestimmte Arten von Schwimmkrabben, die gleich nach dem Panzerwechsel gefangen werden. Sie gelten als Delikatesse und können im Ganzen gegessen werden.

NÄHRWERT

Meeresfrüchte gehören zu den wertvollsten Quellen für qualitativ hochwertiges Eiweiß. Sie enthalten nur wenig Fett und auf ihr Gewicht bezogen auch weniger Kalorien als andere Nahrungsmittel tierischen Ursprungs. Außerdem enthalten sie Vitamin B_{12}.

Meeresfrüchte sind besonders reich an Mineralstoffen: Kalzium und Phosphor für gesunde Knochen und Zähne; Kupfer für die Produktion von Blutzellen, Bindegewebe und Nervenfasern; Jod für die Schilddrüsenfunktion; Eisen für die roten Blutkörperchen; Magnesium für Stoffwechsel, Knochenwachstum und die Produktion von genetischem Material; Kalium für die Nerven- und Muskelfunktion und den allgemeinen Stoffwechsel; Selen, ein wichtiges Antioxidanz, das das Krebsrisiko senkt; und Zink, das wichtig für das Immunsystem und die Gesundheit der Fortpflanzungsorgane ist.

Manche Sorten, etwa Kalmare und Garnelen, enthalten recht viel Cholesterin. Dieser Nachteil tritt jedoch nach neueren Erkenntnissen in den Hintergrund. Demnach scheint das mit der Nahrung aufgenommene Cholesterin wenig Einfluss auf den Blutcholesterinspiegel zu haben.

MÖGLICHE GEFAHREN

Bei Meeresfrüchten, die aus schadstoffbelastetem Wasser stammen, besteht ein erhöhtes Risiko, sich mit Hepatitis zu infizieren. Sammeln Sie keine Meeresfrüchte am Strand oder in der Nähe von Molen oder bebautem Gelände. Bei Muscheln aus dem Flachwasser besteht eher die Gefahr einer Schadstoffbelastung als etwa bei Kammmuscheln und anderen Tiefwasserbewohnern, die weniger mit Schadstoffen in Berührung kommen.

Am besten kaufen Sie Meeresfrüchte beim Fischhändler. Dort lagert man sie auf Eis. Hummer werden meist in Aquarien mit zirkulierendem und mit Sauerstoff angereichertem Wasser gehalten. Werden Meeresfrüchte nicht sofort verarbeitet, können sie, mit Eis bedeckt, mehrere Stunden bei 0 °C gelagert werden. Auf jeden Fall müssen sie am Tag des Kaufs gegessen werden.

Austern sind das ganze Jahr über erhältlich und können gegart jederzeit bedenkenlos gegessen werden. Für Urlauber am Golf von Mexiko können rohe Austern zum Gesundheitsrisiko werden: Die Delikatesse birgt oft ein Bakterium namens *Vibrio vulnificus*, das bei Menschen mit geschwächtem Immunsystem sogar zum Tod führen kann.

Von Zeit zu Zeit tritt in Küstengewässern das Naturschauspiel der „roten Tiden" (Algenblüte) auf. Ausgelöst wird es durch ein Massenauftreten winziger Plankton-Organismen. Meeresfrüchte, die mit der Algenblüte in Kontakt kommen, nehmen die Mikroorganismen auf. Diese produzieren ein Gift, das beim Kochen nicht immer vernichtet wird. Symptome einer derartigen Vergiftung treten normalerweise innerhalb von 30 Minuten nach dem Verzehr belasteter Meeresfrüchte auf. Zu den

GIFTSTOFFE

Miesmuscheln reichern sich schneller mit Giftstoffen an als andere Meeresfrüchte. Deshalb verwenden Wissenschaftler sie als Indikator-Organismen für die Güte des Meerwassers. Jakobsmuscheln hingegen stellen ein geringeres Risiko dar als andere Muscheln: Man verzehrt nicht das ganze Tier, sondern lediglich den Muskel, der die Schalenhälften zusammenhält.

VORSICHT!

Manche Menschen sind gegen Meeresfrüchte allergisch. Eine allergische Reaktion auf eine Sorte bedeutet häufig eine generelle Allergie gegen Meeresfrüchte. Schwer wiegende Reaktionen wie ausgedehnter Nesselausschlag, Schwellungen und Atemschwierigkeiten deuten möglicherweise auf einen anaphylaktischen Schock hin, einen lebensbedrohlichen Notfall. Menschen mit Meeresfrüchteallergie reagieren mitunter auch auf das Jod, das in vielen Röntgenkontrastmitteln enthalten ist. Informieren Sie deshalb Ihren Arzt darüber, wenn Sie bereits allergisch auf Meeresfrüchte reagiert haben.

NÄHRSTOFFE IN EINIGEN MEERESFRÜCHTEN

Meeresfrüchte sind reich an B-Vitaminen und Eiweiß und liefern wichtige Spurenelemente. Da sie jedoch anfällig für Schadstoffbelastung sind, sollte man beim Kauf, bei der Zubereitung und beim Kochen von Meeresfrüchten besondere Vorsicht walten lassen. Wenn nicht anders vermerkt, gelten die folgenden Angaben für 100 g.

Meeresfrucht	Eiweiß (in g)	Fett (in g)	Natrium (in mg)	Vitamine	Mineralstoffe
Abalone (ausgelöst)	19	4	250	Gute Quelle für Thiamin; enthält etwas Riboflavin und Niazin	Guter Eisen- und Magnesiumlieferant
Alaska-Königskrabbe (gedämpft)	19,3	1,5	180	Guter Lieferant von Vitamin A, Folsäure, Pantothensäure und etwas Vitamin B_6	Gute Quelle für Zink; enthält etwas Eisen und Magnesium
Austern (ausgelöst)	9	1	200	Enthalten etwas Thiamin, Riboflavin und die Vitamine A und C	Reich an Zink; ausgezeichnete Eisenquellen; enthalten etwas Magnesium
Garnelen, Shrimps (ausgelöst)	17	1	375	Enthalten etwas Niazin, Vitamin B_6 und Folsäure	Gute Eisenquellen; liefern außerdem etwas Zink und Magnesium
Hummer (ausgelöst)	16	2	270	Enthält ausgesprochen viel Vitamin B_{12} und etwas Folsäure	Gute Quelle für Zink; liefert außerdem etwas Magnesium, Kalium und Kalzium
Jakobsmuscheln (ausgelöst)	16	0,1	200	Gute Quellen für Vitamin B_{12}	Enthalten etwas Magnesium und Zink
Venusmuscheln (ausgelöst)	12,6	16	60	Enthalten nützliche Mengen der Vitamine A und C sowie Riboflavin	Ausgezeichnete Quellen für Eisen, Kalium und Zink; enthalten etwas Kalzium
Krabben (ausgelöst)	19	2	140	Gute Niazinlieferanten; enthalten etwas Vitamin B_6, Riboflavin, Thiamin	Gute Eisenquellen; enthalten etwas Kalzium und Magnesium
Miesmuscheln, (ausgelöst)	10	1	300	Etwas Vitamin A und E, Riboflavin, Thiamin, Niazin	Gute Quelle für Eisen, Zink und Magnesium
Nordseekrabben (ausgelöst)	19	1	145	Liefern Pantothensäure, Niazin, Vitamine A und B_6	Zinkquellen; liefern Kalium, Magnesium, Eisen
Tintenfisch (roh)	16	1	390	Enthält etwas Riboflavin	Gute Eisenquelle; enthält etwas Zink

Symptomen gehören Blässe, Atemprobleme und Muskelschwäche. Sammeln Sie daher niemals Meeresfrüchte in Gebieten mit Algenblüte. Ein anderer von Algen produzierter Giftstoff ist die Domosäure; damit verseuchte Muscheln sind für den Verbraucher nicht zu erkennen.

Da Meeresfrüchte sehr leicht verderben, sollte man die meisten bis zur Zubereitung am Leben erhalten. Bei Muscheln aller Art sollten die Schalen beim Kauf immer fest geschlossen sein. Offene Schalen sind ein Zeichen dafür, dass die Muscheln nicht mehr leben und nicht mehr genießbar sind. Andererseits sollten Sie auch alle Exemplare wegwerfen, die nach dem Garen noch geschlossen sind. Nur die Muscheln, die nach dem Garen geöffnet sind, sind essbar!

Frische Meeresfrüchte, ob mit oder ohne Schale, riechen salzig – keinesfalls auch nur andeutungsweise nach Jod oder fischig. Frische Austern und Venusmuscheln zucken zusammen, wenn man sie mit Zitronensaft beträufelt.

Garnelen und Krabbenfleisch bilden die einzige Ausnahme von der Regel, dass man nur lebende Meeresfrüchte kaufen sollte. Die meisten Garnelen werden schon auf See geschält, zu Blöcken gefroren und für den Verkauf wieder aufgetaut. Auf diese Weise behandelte Garnelen müssen als „vorgefrostet" gekennzeichnet sein. Krabbenfleisch (Crabmeat) wird meist im Panzer gekocht oder aus dem Panzer gelöst, dann pasteurisiert und anschließend eingefroren. Eingefrorene oder eingedoste Meeresfrüchte sind in der Regel essfertig.

ZUBEREITUNG VON MEERESFRÜCHTEN

Meeresfrüchte haben, wie Fisch, sehr empfindliches Fleisch und sollten gerade so lange gegart werden, bis es fest ist. Zu lange gegart, wird es hart oder trocknet aus und fällt auseinander.

Frittierte Tintenfischringe sind sehr kalorienreich, weil sie paniert oder in Teig getaucht und dann in heißem Fett ausgebacken wurden.

Häufig enthalten die zu Meeresfrüchten gereichten Dips oder Saucen viele Kalorien und gesättigte Fettsäuren. Doch auch gehackte, mit Zitronensaft und Kräutern abgeschmeckte Schalotten passen gut zu Meeresfrüchten. Eine kalziumreiche Sauce erhalten Sie, wenn Sie die Schalen von Garnelen oder Hummer zerstampfen und mit Fischfond, Zitronensaft, Weißwein und Kräutern einkochen lassen. ❖

MEERESFRÜCHTETELLER
Meeresfrüchte enthalten nur wenig gesättigte Fettsäuren und sind reich an herzgesunden Omega-3-Fettsäuren.

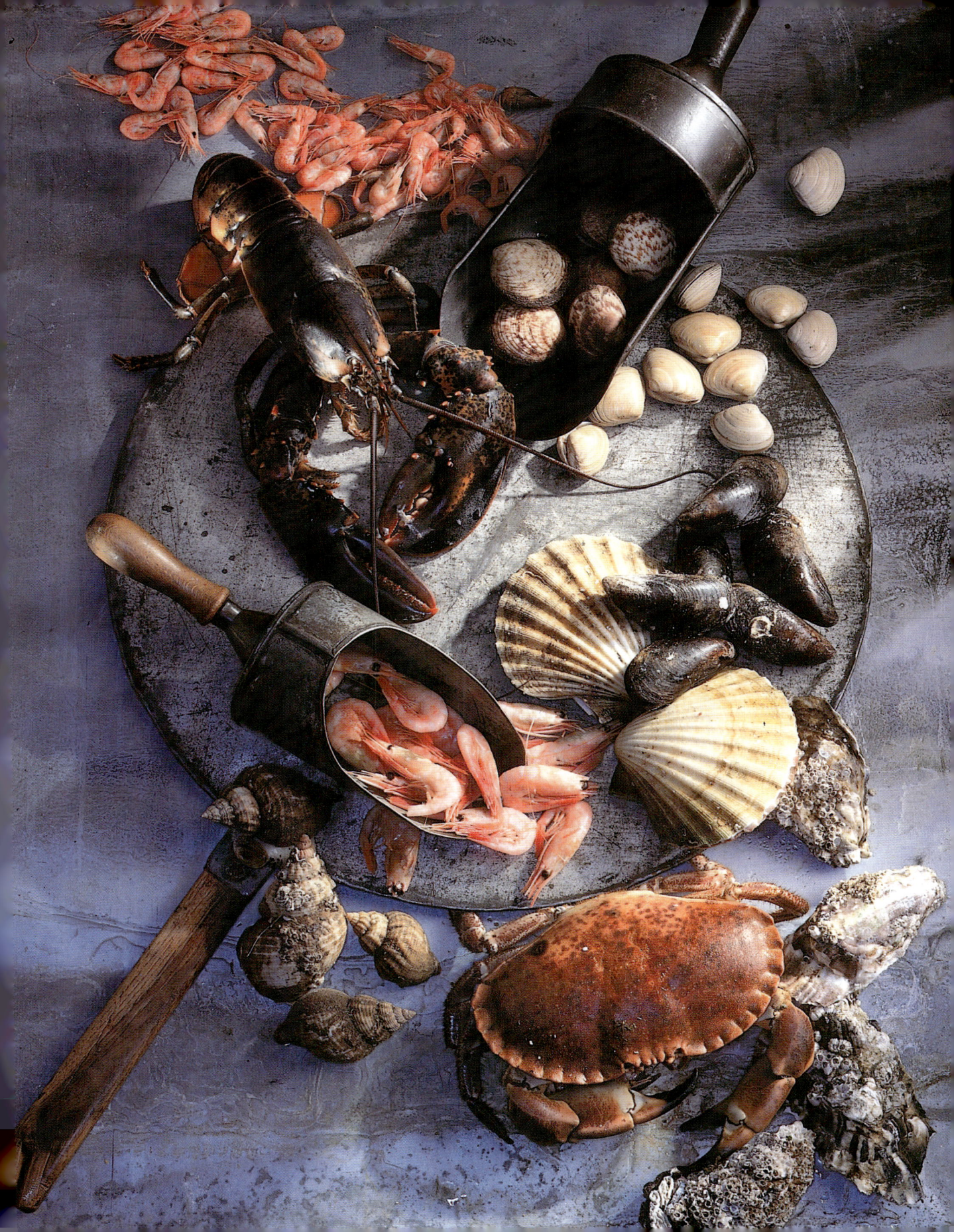

MEERESGEMÜSE

Pluspunkte

- Ausgezeichnete Jodquelle
- Liefert viele verschiedene Mineralstoffe, z. B. Kalzium, Kupfer, Eisen, Magnesium und Kalium
- Manche Sorten sind reich an B-Vitaminen, Vitamin C und Beta-Karotin
- Manche Sorten sind gute Eiweißquellen

Minuspunkte

- Einige Sorten enthalten sehr viel Natrium

WÜRZEN MIT MEERESGEMÜSE

Getrocknete Noriblätter oder -streifen verleihen Gerichten wegen ihres hohen Natriumgehalts ein unverwechselbares, salziges Aroma. Man erhält sie in Asia-Läden und Reformhäusern. Mit Nori kann man Salate, Suppen oder Nudelgerichte würzen. Mit eingeweichten Noriblättern umwickelt man Reiskuchen oder Sushi.

Als vielseitiges und schmackhaftes Meeresgemüse werden manche Algen gegessen. Insgesamt gibt es mehr als 2500 verschiedene Algenarten – angefangen von Grünalgen, die sich auf Teichen bilden, bis hin zu Riesen- und anderen Meeresalgen. Klassifiziert werden Algen meist nach ihrer Farbe in Braun-, Rot- und Grünalgen sowie Blaugrüne Algen.

Meeresgemüse kann auf unterschiedlichste Weise zubereitet werden. In Japan macht es rund 25 % der gesamten Ernährung aus. Es wird nicht nur als Gemüse gegessen, sondern dient auch zur Geschmacksverfeinerung für viele Gerichte, z. B. Salate, Suppen, Fleisch- und Fischgerichte. Kombu, eine der am häufigsten vorkommenden Braunalgen, nimmt man zum Würzen von Suppenbrühen. Wakame-Algen verwendet man in Japan für Suppen und Wok-Gerichte.

Auch in anderen Kulturen steht Meeresgemüse auf dem Speiseplan. So gehört beispielsweise Laverbread, ein Gebäck aus Rotalgen (bretonische Nori), in die irische und walisische Traditionsküche. In Schottland wird aus Dulse, einem weiteren Meeresgemüse, eine Suppe zubereitet. Das aus der Rotalge Irisch Moos gewonnene Carrageen (E 407), wird als Verdickungsmittel in der Lebensmittelindustrie eingesetzt.

Die meisten Meeresgemüse enthalten sehr viele verschiedene essenzielle Nährstoffe, einschließlich Eiweiß, und liefern reichlich Jod. Die Schilddrüse benötigt Jod zur Produktion von Hormonen, die den Stoffwechsel regulieren.

Der Mineralstoffgehalt der verschiedenen Meeresgemüse ist nicht identisch, die meisten liefern jedoch Kalzium, Kupfer, Eisen, Kalium und Magnesium. Manche enthalten auch Beta-Karotin, die Vorstufe von Vitamin A; der Gehalt variiert allerdings je nach Zubereitungsart.

Weil Algen zu 90 % aus Wasser bestehen, sind sie äußerst kalorienarm. 100 g frische Algen liefern durchschnittlich knapp 40 kcal, 6 g hochwertiges Eiweiß, nur 0,4 g Fett sowie 2,1 g Kohlenhydrate. An wertbestimmenden Nährstoffen stecken in dem Meeresgemüse neben 50 Mikrogramm Jod noch 1,1 mg Zink, 100 mg Magnesium, 70 g Kalzium sowie 108 mg des B-Vitamins Folsäure.

Hauptnachteil vieler Meeresgemüse ist ihr sehr hoher Natriumgehalt: 100 g frische Algen enthalten knapp 100 mg Natrium. Wenn eine salzarme Ernährung erforderlich ist, sollte man daher Nahrungsmittel mit Algen meiden. ❖

POPULÄRE IRRTÜMER

Irrtum: Algentabletten, Spirulina, Chlorella und andere Nahrungsergänzungsmittel auf Algenbasis sind schnelle Energielieferanten. Nach Ansicht mancher Alternativmediziner stärken sie auch das Immunsystem.

Tatsache: Keine dieser Behauptungen konnte bisher bewiesen werden. In Wirklichkeit können diese Nahrungsergänzungsmittel sogar gesundheitliche Probleme hervorrufen. In hoher Dosis können Algentabletten einen Akneschub auslösen. Der hohe Jodgehalt kann Funktionsstörungen der Schilddrüse hervorrufen, und stark eisenhaltige Sorten können zu einem Eisenüberschuss führen.

MEHL

Pluspunkte

- Liefert reichlich Stärke
- Vor allem Vollkornmehle enthalten relativ viel an Kalium, Eisen, Zink und B-Vitamine

Minuspunkte

- Vitamine, Mineralstoffe und Ballaststoffe gehen durch das hohe Ausmahlen verloren

Seit Tausenden von Jahren mahlen die Menschen verschiedene Körner, Samen und andere Nahrungsmittel zu Mehl. Anfangs wurden die Körner geröstet und zwischen zwei Steinen zerrieben, damit man sie besser essen konnte; irgendwann fügte man dann dem Mehl Wasser hinzu und buk die entstandene Masse zu einem einfachen Brot. Mit dem Aufkommen des Ackerbaus entwickelten die frühen Gesellschaften auch zunehmend ausgefeiltere Methoden zum Mahlen und Sieben von Getreide und Körnern. Heutzutage produzieren riesige vollautomatisierte Mühlen Tonnen von Mehl, das dann zu Broten, Nudeln und Backwaren oder zu Verdickungsmitteln und anderen Nahrungsmittelzusätzen weiterverarbeitet wird.

NÄHRWERT

Mehl ist normalerweise kalorienreicher als sein Ausgangsmaterial, da diesem die Flüssigkeit entzogen wurde. So enthalten z. B. 100 g Weizenkörner 298 kcal, die gleiche Menge Vollkornweizenmehl 307 kcal; 100 g Maismehl hat etwa 324 kcal, im Vergleich zu 72 kcal, die in Maiskörnern aus der Dose stecken. Wegen der höheren Kaloriengehalts stellen Hilfsorganisationen auch lieber Mehl aus Getreide, Hülsen- und Knollenfrüchten zur Verfügung als die entsprechenden Ausgangsprodukte.

MEHL AUS GETREIDEKÖRNERN

Durch das Mahlen und die Verarbeitung von Getreide gehen sehr viele Nährstoffe verloren. Beim Mahlen von Weizenmehl, der beliebtesten Mehlsorte, wird das Korn zwischen zwei Stahlrollen aufgebrochen. Die Kleie und der Weizenkeim werden ausgesiebt, und der verbliebene Anteil des Samens (das Nährgewebe) wird über mehrere Etappen gewalzt und gesiebt; so erhält man ein feines, pudriges Endprodukt. Durch das Entfernen der Kleie und des Weizenkeims sinkt der Anteil der im vollen Korn noch enthaltenen Ballaststoffe, und Vitamin- und Mineralstoffgehalt nehmen ab.

Bei Vollkornmehl werden am Ende des Mahlprozesses Kleie und Weizenkeime wieder hinzugegeben. Deshalb enthält es mehr Ballaststoffe, Eiweiß, Vitamin E und Spurenelemente als Weißmehlsorten.

MEHLSORTEN

Alle Getreidesorten sowie Kastanien, Linsen und Kichererbsen können zu Mehl vermahlen werden. Mehle aus Weizen, Roggen, Gerste, Dinkel, Grünkern und Hafer enthalten Gluten, einen Eiweißstoff, der für die Backfähigkeit dieser Mehlsorten entscheidend ist.

Menschen, die an der Krankheit Zöliakie leiden, müssen ihr Leben lang auf glutenhaltige Mehle und daraus hergestellte Produkte verzichten. Als Alternative bieten sich glutenfreie Mehle und entsprechende Produkte an. Die folgenden Mehle sind glutenfrei.

Amaranthmehl enthält größere Mengen an Eiweiß und der essenziellen Aminosäure Lysin als die meisten anderen Mehlsorten.

Buchweizen ist kein Getreide, sondern gehört zur Familie der Knöterichgewächse. Das Mehl (aus den Samen) enthält viel Lysin.

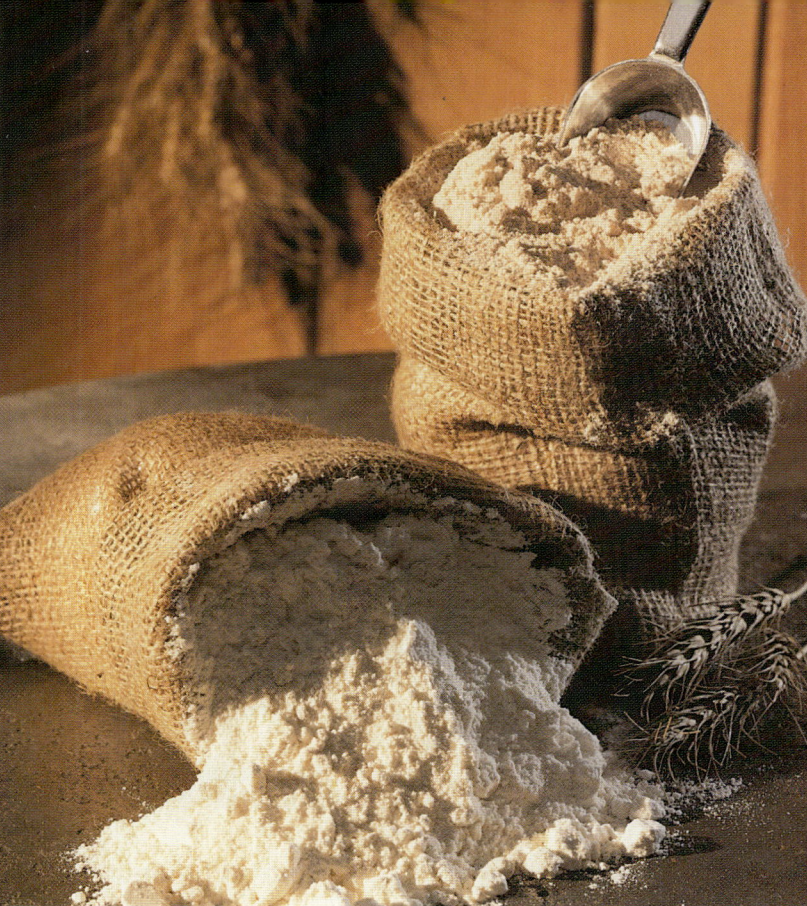

Kartoffelmehl (Kartoffelstärke) wird aus gedämpften und getrockneten Kartoffeln hergestellt und zum Backen sowie häufig als Verdickungsmittel verwendet.

Maismehl ist nicht so nährstoffreich wie viele andere Mehlsorten, liefert aber in Kombination mit Bohnen und anderen Hülsenfrüchten das komplette Eiweiß.

Reismehl kann aus geschältem, poliertem, aber auch aus ungeschältem braunem Reis hergestellt werden; es wird u.a. für Nudeln, Süßspeisen, Breie sowie zum Andicken verwendet.

Sojamehl aus Sojabohnen kann man unter Weizenmehl mischen, um den Eiweißgehalt von Backwaren zu erhöhen. ❖

VOLLER MEHL-GESCHMACK

Durch das Mischen von Vollkornmehl und Auszugsmehl kann der Bäcker ein Produkt herstellen, das aromatischer und nährstoffreicher als Auszugsmehl ist, aber dennoch eine feine Beschaffenheit hat.

SCHON GEWUSST?

Der Ausmahlungsgrad …

… ist der Anteil der Mehlausbeute an der Gesamtmenge des verarbeiteten Getreides. Wenn aus 100 kg Getreide 100 kg Mehl entstanden sind, weil nichts abgetrennt oder ausgesiebt wurde, ergibt sich also ein Ausmahlungsgrad von 100 % – genau das entspricht dem Vollkornmehl, es ist hoch ausgemahlen. Ein helles Mehl (z. B. Type 405) dagegen ist niedrig ausgemahlen.

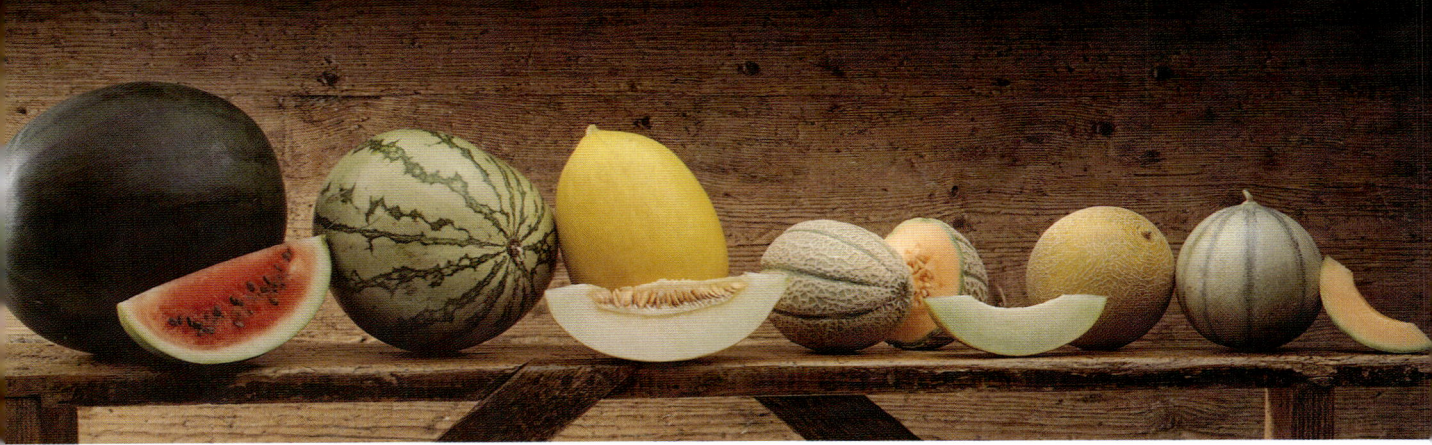

MELONEN

Pluspunkte

- Süß und geschmackvoll, dabei kalorienarm
- Gelbe Sorten enthalten viele Karotinoide, die in Vitamin A umgewandelt werden können
- Die meisten Sorten sind reich an Vitamin C und Kalium
- Manche Sorten enthalten viel Pektin, einen löslichen Ballaststoff, der den Blutcholesterinspiegel senkt

Melonen bestehen zwar hauptsächlich aus Wasser, sind aber dennoch sehr nährstoffreich. Sie liefern Beta-Karotin (Provitamin A) und Vitamin C sowie Kalium und andere Mineralien.

Gelb- oder orangefleischige Sorten sind besonders reich an Beta-Karotin. 100 g Cantaloupe-Melone enthalten z. B. fast 5 mg Beta-Karotin, außerdem gut 30 mg Vitamin C, also knapp ein Drittel der empfohlenen Tagesmenge, 310 mg Kalium und nur rund 55 kcal.

Wegen ihres hohen Wassergehalts sind Melonen recht kalorienarm. Das Fruchtfleisch von Melonen ist frei von Fasern und anderen unlöslichen Ballaststoffen, enthält aber den löslichen Ballaststoff Pektin, der zur Senkung des Cholesterinspiegels im Blut beiträgt.

SCHON GEWUSST?

Wassermelonen können vor Prostatakrebs schützen

Wassermelonen enthalten eine große Menge vom Antioxidanz Lycopen; es senkt das Risiko für Prostatakrebs.

KAUF EINER MELONE

Melonen reifen nicht nach. Folglich können unreif geerntete Melonen niemals ihren vollen Geschmack entfalten. Eine vollreife Melone erkennen Sie an der weichen, leicht eingesunkenen Narbe am Stielansatz. Sie beweist, dass die Melone bei der Ernte reif war und sich leicht abpflücken ließ. Befindet sich an der Narbe jedoch noch ein Teil des Stiels, so wurde die Melone unreif geerntet.

Am besten kann man den Reifegrad von Melonen am Geruch erkennen – reife Melonen verströmen einen intensiven Duft. Also scheuen Sie sich nicht, vor dem Kauf an der Melone Ihrer Wahl zu schnuppern.

Reife Wassermelonen rasseln beim Schütteln, weil die Kerne sich mit zunehmender Reife der Frucht lockern; beim Klopfen sollte ein etwas hohler Klang wahrnehmbar sein. ❖

MENSTRUATIONS-STÖRUNGEN

Bedenklich

- Alkoholische und koffeinhaltige Getränke

Zu meiden

- Stark gesalzene Nahrungsmittel, die Wassereinlagerungen verursachen

Die meisten Frauen spüren während der Menstruation leichte Krämpfe oder Stiche im unteren Bereich des Rückens. Dies ist normal, beeinträchtigt nicht die üblichen Aktivitäten und ist kein Symptom für eine Erkrankung. Stärkere Beschwerden, starke Krämpfe und Übelkeit jedoch, die möglicherweise mehrere Tage anhalten, beeinträchtigen das Leben erheblich.

SCHMERZHAFTE REGELBLUTUNG

Menstruationskrämpfe (Dysmenorrhoe) sind besonders bei Frauen verbreitet, die noch keine Schwangerschaft hinter sich haben. In den meisten Fällen liegt keine organische Ursache vor. Die Symptome bessern sich vielfach nach einer Schwangerschaft oder durch Einnahme der Pille.

Kräutertees können helfen. Himbeerblättertee enthält eine Substanz, die die Gebärmutter entspannt und krampflösend wirkt. Auch Kamillentee entkrampft und kann helfen.

Nehmen Sie ein Schmerzmittel. Laut Untersuchungen spielen Prostaglandine als Auslöser der Menstruationskrämpfe eine Rolle. Diese hormonähnlichen Substanzen bewirken Kontraktionen der Gebärmutter, wobei die genauen Mechanismen noch nicht bekannt sind. Acetylsalicylsäure, Ibuprofen und andere nichtsteroidale Antirheumatika können die Prostaglandinproduktion hemmen und dadurch die Menstruationskrämpfe lindern. Setzen Sie diese Medikamente aber mit Bedacht ein, da sie den Magen reizen und Probleme bei der Blutgerinnung hervorrufen können.

In manchen Fällen ist eine schmerzhafte Regelblutung organisch bedingt, beispielsweise bei Myomen (gutartigen Geschwülsten der Gebärmutter) oder Endometriose (Gebärmutterschleimhaut außerhalb der Gebärmutter). Diese Erkrankungen müssen vom Gynäkologen behandelt werden.

ÜBERMÄSSIG STARKE MENSTRUATION

Zu Beginn und gegen Ende der fruchtbaren Zeit einer Frau sind die Menstruationsblutungen häufig sehr stark und unregelmäßig. Ursache der starken Blutungen sind meist Hormonschwankungen; dabei findet in den Monaten nach der ersten Menstruationsblutung (Menarche) und im Zeitraum von 1–2 Jahren vor den Wechseljahren (Menopause) häufig kein Eisprung statt.

Ernähren Sie sich eisenreich. Starke Blutungen können zwar sehr unangenehm sein, sind aber nur selten ein Anzeichen für eine schwerwiegendere Erkrankung. Durch die starken Blutungen verliert der Körper jedoch mehr Eisen, was zu einer Anämie führen kann. Eine erwachsene Frau benötigt täglich 15 mg Eisen. Gute Quellen hierfür sind Brot, Fleisch, Wurstwaren, Gemüse, Hülsenfrüchte, Nüsse und Samen. Damit der Körper das Eisen besser aufnehmen kann, sollte man bei der gleichen Mahlzeit auch Vitamin-C-reiche Nahrungsmittel zu sich nehmen.

Bei sehr starken Menstruationsblutungen über einen längeren Zeitraum sollte ein Gynäkologe konsultiert werden, damit dieser feststellen kann, ob ein behandlungsbedürftiges Problem vorliegt oder ob die Frau vor den Wechseljahren steht und einer entsprechenden Beratung bedarf.

AUSBLEIBEN DER MENSTRUATION

Der wahrscheinlichste Grund für das Ausbleiben der Menstruationsblutung ist eine Schwangerschaft. Der Menstruationszyklus kann jedoch auch durch Hormonstörungen unterbrochen sein. Ursachen hierfür können u. a. Fettleibigkeit oder Diabetes sein, eine Schilddrüsenerkrankung, Wechsel der Pille oder eine Essstörung wie Magersucht. Frauen, die Hochleistungssport be-

treiben, haben häufiger Menstruationsprobleme, weil bei ihnen der Körperfettanteil, der bei der Östrogenproduktion eine Rolle spielt, zu gering ist. Mit einem systematischen Ernährungsplan können Sie die erforderliche Nährstoffzufuhr sicherstellen, um einerseits Hochleistungssport betreiben zu können, gleichzeitig aber gesund zu bleiben. Bei unregelmäßiger Periode sollten sich Frauen gründlich von einem Gynäkologen untersuchen lassen. ❖

MIGRÄNE UND KOPFSCHMERZEN

Bedenklich

- Koffeinhaltige Getränke (z. B. Kaffee, schwarzer Tee, Cola)

Zu meiden

- Alkohol, v. a. Rotwein, Wermut und Bier
- Jedes Nahrungsmittel, das bei Ihnen Anfälle ausgelöst hat

Kopfschmerzen plagen etwa 70 % aller Erwachsenen und veranlassen jedes Jahr Millionen von Menschen, einen Arzt aufzusuchen. Die meisten Kopfschmerzen gehen vorüber und werden lediglich durch Anspannung oder eine momentane Erkrankung, z. B. eine Erkältung oder Grippe, verursacht. Manche Kopfschmerzen sind jedoch Anzeichen für eine schwer wiegende Krankheit. Ständig wiederkehrende Kopfschmerzen müssen medizinisch abgeklärt werden, damit man die bestmögliche Behandlung bestimmen kann.

Zum Arztbesuch sollten Sie eine genaue schriftliche Beschreibung Ihrer Kopfschmerzen mitbringen. Diese sollte enthalten, wie stark die Schmerzen sind (leicht bis unerträglich), wie häufig und zu welchen Anlässen sie auftreten, wie lange sie andauern, in welchen Bereichen sie genau auftreten und ob Begleitsymptome wie Übelkeit vorhanden sind.

MIGRÄNE-KOPFSCHMERZEN

Etwa jeder zehnte Mensch leidet an Migräne, einseitigen, starken, pochenden Kopfschmerzen, die oft mit Licht- und Geräuschempfindlichkeit sowie Übelkeit und Erbrechen einhergehen. Migräne wird auch als vaskulärer Kopfschmerz bezeichnet, weil dabei Spasmen in den Arterien im Gehirn auftreten, die die pulsierenden Schmerzen hervorrufen. Die Kopfschmerzen können wenige Stunden, aber auch mehrere Tage lang andauern.

PMS LÄSST SICH LINDERN

Ab etwa der Zyklusmitte leiden viele Frauen am Prämenstruellen Syndrom (PMS). Nach Ansicht mancher Wissenschaftler tragen u. a. Vitamin-B6-reiche Nahrungsmittel zur Linderung der Symptome bei. Vitamin B6 kurbelt die Produktion von Serotonin an und vermindert dadurch PMS-bedingte Angstzustände und depressive Verstimmungen. Falls Sie Vitaminpräparate einnehmen, sollten Sie die Obergrenze von 100 mg Vitamin B6 pro Tag nicht überschreiten. Übermäßig viel Vitamin B6 kann die Nerven schädigen.

Etwa 10 % aller Migränepatienten bemerken vor Beginn der Schmerzen eine sog. Aura. Dieses Frühsymptom ist mit Sehstörungen wie partiellem oder vorübergehendem Sehverlust oder Licht- und Farbblitzen verbunden. Die Aura kann auch ein Kribbeln auf einer Seite des Gesichts oder des ganzen Körpers oder Störungen in der Geruchswahrnehmung hervorrufen. Aber auch Patienten, die an Migräne ohne Aura leiden, können in den Stunden vor Auftreten der Migräne Frühwarnzeichen bemerken, z. B. Frösteln, Heißhunger auf bestimmte Nahrungsmittel, Stimmungsschwankungen, einen plötzlichen Energieschub oder häufiges Gähnen.

Von Migräne sind etwa dreimal mehr Frauen als Männer betroffen; meist treten die ersten Anfälle im Alter zwischen 18 und 44 Jahren auf. Nach Ansicht von Ärzten beginnt die Erkrankung damit, dass bestimmte Auslöser – ernährungsbedingte, hormonelle, emotionale, Umwelt- und andere Faktoren – bewirken, dass sich die Blutgefäße im Gehirn zunächst zusammenziehen und dann wieder entspannen. Diese fehlgesteuerten Blutgefäße veranlassen die Nervenenden dazu, Schmerzsignale auszusenden.

Versuchen Sie es mit Entspannung. Zusätzlich zur Anwendung von Entspannungstechniken wie z. B. Yoga empfehlen mittlerweile manche Ärzte, auch einen Kurs in Biofeedback zu absolvieren. Dabei lernt man u. a., wie man die Temperatur in den Händen erhöhen und dadurch den Blutfluss aus dem Kopf in andere Körperteile lenken kann. Diese Technik kann zu Beginn eines Migräneanfalls angewandt werden.

Medikamente. Zur Behandlung von Migräne steht eine ganze Reihe von Medikamenten zur Verfügung. Sie lassen sich grob in zwei Kategorien unterteilen: solche, die einen bereits bestehenden Anfall unterbinden sollen, und Medikamente zur Vorbeugung eines Anfalls. Medikamente zur Vorbeugung lassen sich einteilen in die Kategorien Betablocker, Kalziumantagonisten und Serotonin-Antagonisten. Neueren Untersuchungen zufolge können auch hohe Dosen des B-Vitamins Riboflavin (400 mg) Migräneanfälle verhindern. Manchmal werden auch Medikamente gegen Krampfanfälle eingesetzt, wenn andere Mittel versagen.

BEKANNTE MIGRÄNE-AUSLÖSER

Die Auslöser für Migräneanfälle sind individuell sehr verschieden. Manche der folgenden Auslöser kann man gänzlich meiden, andere dagegen nur minimieren.

Umweltbedingte Auslöser. Hierzu gehören Blitzlicht, helles Licht, laute Geräusche, intensive Gerüche, Zigarettenrauch und Schwankungen von Temperatur, Wetterlage oder Höhe.

Hormonelle Auslöser. Diese betreffen Frauen und sind nortmalerweise an den Menstruationszyklus gekoppelt. Migräne kann aber auch durch die Einnahme von Östrogenpräparaten oder einer stark östrogenhaltigen Pille zur Empfängnisverhütung bedingt sein.

Aktivitätsabhängige Auslöser. Hierzu gehören unregelmäßige oder mangelnde Bewegung, Schlafmangel oder zu viel Schlaf, überanstrengte Augen und Reisekrankheit.

Emotionale Auslöser. Normalerweise sind dies negative Gefühle wie Wut, Ärger, Niedergeschlagenheit sowie Angst, Stress und Erschöpfung.

Ernährungsbedingte Auslöser. Diese lassen sich am einfachsten kontrollieren. Führen Sie ein Ernährungstagebuch, notieren Sie darin, welche Nahrungsmittel offenbar die Symptome auslösen, und lassen Sie diese dann weg. Essen Sie regelmäßig, da auch Hunger oder ein niedriger Blutzuckerspiegel Kopfschmerzen auslösen können.

NAHRUNGSMITTEL UND MIGRÄNE

Viele Lebensmittel, Zusatzstoffe und andere Nahrungsmittelbestandteile können Migräne verursachen. Die Auslöser sind jedoch individuell verschieden. In der folgenden Liste sind einige der häufigsten Auslöser aufgeführt.

- Reifer Käse, saure Sahne und bestimmte andere Milchprodukte
- Frische Hefe, Sauerteig- und Hefebrote
- Vergorene Lebensmittel einschließlich Sauerkonserven, Sojasauce und Miso
- Manche Hülsenfrüchte, v. a. getrocknete Bohnen, Linsen und Sojaprodukte
- Nüsse, Samen und Erdnusscreme
- Schokolade und Kakao
- Innereien, gepökeltes, getrocknetes und geräuchertes Fleisch oder anderes Fleisch, das Nitrit enthält
- Sardinen, Anchovis und eingelegter Hering
- Viele Früchte, z. B. Avocados, Bananen, Zitrusfrüchte, Feigen, Trauben, Papayas, Maracujas, Kochbananen, Himbeeren, Susinen (rote Pflaumen) und Rosinen
- Alkohol, insbesondere Rotwein
- Hühnerleber
- Gewürze und Geschmacksverstärker, v. a. künstliche Süßstoffe, Ingwer und Melasse
- Sulfite, die als Konservierungsmittel Wein, Trockenfrüchten und auch Sauerkraut zugesetzt werden
- Natriumglutamat, z. B. in Würzmischungen

Das Koffein in Kaffee und anderen Getränken sowie in vielen frei verkäuflichen Schmerzmitteln kann bei Migräne eine zwiespältige Wirkung haben. Der regelmäßige und übermäßige Konsum von Koffein kann die Häufigkeit der Kopfschmerzen erhöhen. Andererseits können Sie, wenn Sie vollkommen vom Koffein entwöhnt sind, mit Koffein einen bevorstehenden Migräneanfall verhindern, weil das Koffein die erweiterten Blutgefäße verengt. Beim ersten Anzeichen von Schmerzen oder einer Aura sollten Sie in diesem Fall eine Tasse starken Kaffee oder ein Glas Cola trinken, 600 mg Acetylsalicylsäure einnehmen und sich in einem dunklen, ruhigen Raum hinlegen. Der Anfall kann dann innerhalb einer Stunde vorbei sein.

CLUSTER-KOPFSCHMERZ

Von allen vaskulären Kopfschmerzen ist dieser Typ am unerträglichsten; er hält zwischen 15 Minuten und 3 Stunden an. Der Cluster-Kopfschmerz tritt charakteristischerweise in einem bestimmten Zeitraum innerhalb weniger Tage oder Wochen gehäuft auf und verschwindet dann wieder für Monate oder sogar Jahre. Die bohrenden, stechenden Schmerzen treten bevorzugt aus dem Schlaf heraus auf und sind streng auf eine Seite des Kopfes beschränkt, häufig hinter einem oder um ein Auge.

Männer sind sehr viel häufiger von Cluster-Kopfschmerz betroffen als Frauen, v. a. wenn sie stark rauchen und häufig Alkohol trinken. Vielfach verschwinden die Kopfschmerzen, wenn man diese Gewohnheiten ablegt. Da es ähnlich wie bei Migräne auch für Cluster-Kopfschmerz bestimmte Auslöser gibt, kann es hilfreich sein, über die Ernährungsgewohnheiten und den Lebensstil Tagebuch zu führen.

SPANNUNGS- UND ANDERE KOPFSCHMERZEN

Spannungskopfschmerz ist die häufigste Kopfschmerzform. Sie entsteht durch Muskelkontraktionen oder ein Ungleichgewicht der natürlich im Gehirn vorkommenden Substanzen. Die Schmerzen erzeugen einen ringförmigen Druck um den gesamten Kopf und können von einem Gefühl vermehrter Anspannung der Kopf-, Nacken- und Schultermuskulatur begleitet sein. Sie beginnen meist nachmittags oder abends und erzeugen einen Dauerschmerz. Das beste Gegenmittel ist die Vorbeugung. Bei vielen Menschen helfen Entspannungstechniken wie Biofeedback, Massage, Meditation und Visualisierung. Empfehlenswert ist außerdem, auf alles Koffeinhaltige und Medikamente zu verzichten: Diese können Anspannung und Angst verstärken und dadurch zu den Kopfschmerzen beitragen.

GANZ EINFACH!

Ein pflanzliches Migränemittel

Studien zufolge kann die regelmäßige Einnahme von gefriergetrocknetem Mutterkraut (täglich 1–2 Kapseln) die Häufigkeit und Intensität von Migräne und der sie begleitenden Übelkeit vermindern. Da manche Menschen jedoch allergisch auf Mutterkraut reagieren, sollten Sie vorsichtig anfangen. Falls bei Ihnen keine Nebenwirkungen zu erkennen sind, können Sie die Therapie auf unbestimmte Zeit fortführen. Ein bereits bestehender Migräneanfall lässt sich nicht mit Mutterkraut unterbinden.

Auch eine Nasennebenhöhlenentzündung kann zu Kopfschmerzen führen. Dabei entsteht ein tiefer, dumpfer Schmerz um die Augen, manchmal auch hinter der Stirn und in den Ohren. Als recht sicherer diagnostischer Hinweis kann gelten, wenn sich die Schmerzen beim Vornüberbeugen verschlimmern.

Der so genannte Medikamentenkopfschmerz kann die Folge von zu häufiger Einnahme frei verkäuflicher oder verschriebener Schmerzmittel, Beruhigungsmittel und auch koffeinhaltiger Medikamente sein. Dieser Missbrauch führt zu einem teuflischen Kreislauf zwischen einer steigenden Toleranz gegenüber dem Mittel und einer zunehmenden Abhängigkeit davon. Die dadurch bedingten Kopfschmerzen sind eher leicht bis mäßig. Auf lange Sicht gesehen, hilft nur ein Medikamentenentzug, auch wenn der Betroffene eine oder mehrere Wochen überstehen muss, in denen er von Kopfschmerzen geplagt wird.

Auch Zahnprobleme können sehr schwere einseitige Kopfschmerzen verursachen, die sich z. T. genau wie Migräne oder Cluster-Kopfschmerz anfühlen. Dies ist insbesondere bei einem Zahnabszess der Fall.

Wer stundenlang in die Sonne blinzelt, kann ebenfalls mit Kopfschmerzen rechnen. Zu den vielfältigen sonstigen Ursachen für Kopfschmerzen gehören Überanstrengung der Augen, Hunger, übermäßiger Alkoholkonsum und zu viel oder zu wenig Schlaf. ❖

MILCH UND MILCHPRODUKTE

Pluspunkte

- Ausgezeichnete Kalziumquellen
- Gute Lieferanten der Vitamine A, B_{12} und D sowie von Riboflavin, Phosphor, Zink und Magnesium
- Fettarme Milchprodukte sind cholesterinarm und eiweißreich

Minuspunkte

- Vollmilch und Sahne enthalten gesättigte Fettsäuren
- Manche Menschen können Milchzucker nicht verdauen
- Milcheiweiß kann bei entsprechend veranlagten Menschen allergische Reaktionen auslösen

Milch ist ein ausgezeichneter Kalziumlieferant. Kalzium benötigt der Körper zum Aufbau gesunder Knochen und Zähne und zur Aufrechterhaltung zahlreicher grundlegender Funktionen. Der Mineralstoff trägt somit erheblich zum Schutz vor Osteoporose bei und kann zudem vor Bluthochdruck und Darmkrebs schützen. Der tägliche Tagesbedarf eines Erwachsenen beträgt (laut DGE) 1000 mg. In 250 ml Milch (Vollmilch, fettarmer oder entrahmter Milch) stecken etwa 300 mg Kalzium, die gleiche Menge wie in etwa 40 g Schnittkäse oder 75 g Weichkäse – je fester der Käse, desto höher sein Kalziumgehalt. Schafsmilch liefert sogar noch mehr Kalzium: 450 mg in 250 ml. Zudem liefert Milch, gleich ob von der Kuh, vom Schaf oder von der Ziege, qualitativ hochwertiges Eiweiß, Vitamine und viele Mineralstoffe.

Milch besteht aus zwei Hauptkomponenten: Fett, einschließlich der fettlöslichen Vitamine, und den nicht fetten Bestandteilen, zu denen Eiweiße, Kohlenhydrate, wasserlösliche Vitamine und Mineralstoffe gehören. Das Eiweiß besteht zu 82 % aus dem ausschließlich in Milch vorkommenden Casein.

Etwa 5 % aller Nordeuropäer vertragen keine Milch, weil sie an Laktoseunverträglichkeit leiden. Ihnen fehlt das Enzym zur Verdauung von Milchzucker (Laktose). Meist vertragen sie kleinere Mengen Milch, können aber auch auf laktosereduzierte Milch zurückgreifen. Diese schmeckt zumeist süßer als herkömmliche Milch. Bei Säuglingen und Kleinkindern kann Kuh-

milch eine Allergie auslösen. Daher sollte sie im ersten Lebensjahr nicht gegeben werden. In manchen Fällen kann Milch eine Verstopfung der Nase und der Nebenhöhlen hervorrufen, was wiederum Ohreninfektionen begünstigen kann.

Warme Milch ist gut bei kalter Witterung. Viele Kinder ekeln sich jedoch vor der Haut, die sich auf der Oberfläche der Milch bildet, wenn Wasser verdampft und sich Kalzium und Eiweiß aus der Milch verbinden. Durch das Entfernen der Haut gehen jedoch wertvolle Nährstoffe verloren. Erhitzen Sie die Milch daher besser in einem Gefäß mit Deckel, damit die Verdampfung geringer ist.

VERARBEITUNG DER MILCH

In den meisten Fällen wird die Milch noch verarbeitet – zur besseren Haltbarkeit oder damit sie bestimmten Verbraucheransprüchen oder Diäterfordernissen genügt (beispielsweise durch die Verringerung des Fettgehalts). Beim Homogenisieren wird die Milch mit hohem Druck durch feine Düsen gepresst; dadurch werden die Fettkügelchen kleiner und verteilen sich gleichmäßiger.

Weit verbreitete Milchsorten sind Vollmilch (mit mindestens 3,5 % Fettgehalt), teilentrahmte/fettarme Milch (Fettgehalt zwischen 1,5 und 1,8 %) und Magermilch (höchstens 0,5 % Fett) sowie Buttermilch (weniger als 1 % Fett). H-Milch, also ultrahoch erhitzte Milch (UHT-Milch), wird sehr kurz auf eine hohe Temperatur gebracht und ist ohne Kühlung längere Zeit haltbar.

PASTEURISIEREN

Roh- bzw. Vorzugsmilch ist allen Behauptungen zum Trotz keineswegs gesünder als erhitzte Milch. Häufig finden sich in unpasteurisierter Milch Krankheitserreger, die von der Kuh, den mit der Milchverarbeitung beschäftigten Menschen oder

SCHON GEWUSST?

Sie können abnehmen, wenn Sie statt Erfrischungsgetränken Milch trinken

Laut einer Studie aus dem Jahr 2003, an der eine Gruppe von 323 Mädchen auf Hawaii teilnahm, können Milchprodukte zur Gewichtsabnahme beitragen. Die Mädchen nahmen täglich 1 1/2 Portionen Milchprodukte zu sich und verloren sowohl an Gewicht als auch an Körperumfang. Eine Tasse Milch oder ein kleines Stück Käse bewirkten eine Abnahme des Bauchumfangs um 0,9 mm und eine Gewichtsabnahme von 1 kg. Diese positiven Auswirkungen wurden wieder aufgehoben, sobald die Mädchen Erfrischungsgetränke tranken.

den Melk- und Verarbeitungsgerätschaften stammen. Beim Pasteurisieren wird die Milch 30 Sekunden lang bei 72–75 °C erhitzt. Dabei werden die meisten Krankheitserreger abgetötet, Geschmack und Nährwert der Milch aber nicht beeinträchtigt. Roh- und Vorzugsmilch dürfen bei uns nur unter kontrollierten Bedingungen verkauft werden. Schwangeren Frauen und Menschen mit geschwächtem Immunsystem ist vom Verzehr von Rohmilchkäse abzuraten.

HALTBARKEIT

Achten Sie beim Kauf von Milch auf das aufgedruckte Mindesthaltbarkeitsdatum, und kaufen Sie möglichst nur Milch, die noch ein paar Tage haltbar ist. Selbst pasteurisierte Milch enthält Bakterien und verdirbt schnell, wenn sie nicht gekühlt wird. (Die Haltbarkeit von Milch lässt sich um 4–5 Tage verlängern, wenn man sie vor dem Kühlen für 60–90 Sekunden in der Mikrowelle erhitzt.) Stellen Sie die Milch im Kühlschrank an die Rückwand – dort ist es kühler als in der Tür. Ideal sind Temperaturen knapp über dem Gefrierpunkt; Milch sollte jedoch nicht eingefroren werden. Außerdem ist Milch sehr lichtempfindlich, da sich Riboflavin unter Lichteinwirkung leicht zersetzt, was zu unangenehmen Geschmacksbeeinträchtigungen führt. Daher sind Tetrapacks oder braune Glasflaschen für Milch besser geeignet als durchsichtige Kunststoffbehälter oder helle Glasflaschen.

SAUERMILCH

Werden der Milch Milchsäurebakterienkulturen zugegeben, verwandeln diese den Milchzucker in Milchsäure; die Milch wird dickflüssig und schmeckt säuerlich. Die dickflüssige, trinkbare Sauermilch wird auch Schwedenmilch genannt.

ZIEGENMILCH

Ziegenmilch hat zwar einen strengeren Geschmack als Kuhmilch, ist aber dennoch eine gute Alternative zu Soja- oder Reismilch. Die Zusammensetzung ähnelt der von Kuhmilch, das Fett ist aber leichter verdaulich. 250 ml Ziegenmilch bringen es auf etwa 325 mg Kalzium. Achtung: Menschen mit Laktoseunverträglichkeit oder Milcheiweißallergie vertragen Ziegenmilch nicht besser als Kuhmilch; Ziegenkäse allerdings bekommt einigen Betroffenen recht gut.

KAKAOGETRÄNKE

Kakaogetränke werden aus Milch, Zucker und Kakaopulver oder Schokolade hergestellt. Den Fett- und Zuckergehalt können Sie dem Etikett entnehmen. ❖

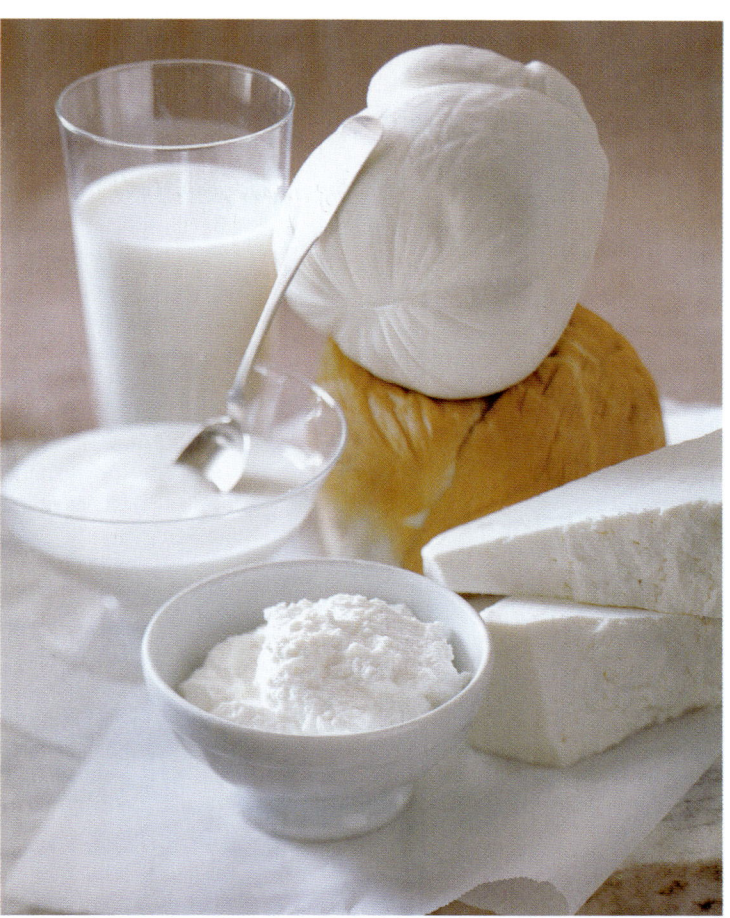

DIE MILCHKONTROVERSE

Unter Wissenschaftlern gibt es einen anhaltenden, erbitterten Streit über die beliebtesten Kalziumlieferanten in unserer Ernährung – Milch und Milchprodukte – und darüber, wie viel wir davon zu uns nehmen sollten. Manche von ihnen sind der Ansicht, dass die derzeit empfohlenen 3–4 Portionen täglich das Osteoporose-Risiko senken können. Andere wiederum glauben, dass der Bedarf an Milchprodukten außerordentlich übertrieben wird und zu viele Milchprodukte sogar eher schaden können. Nachgewiesenermaßen ist aber eine angemessene Versorgung mit Kalzium über die Nahrung erforderlich, um das Osteoporose-Risiko zu senken, und Milch ist dafür eine gute Quelle. Außerdem liefert sie viel Eiweiß. Die Zufuhr von Kalzium über Milchprodukte hat neben der Gesunderhaltung der Knochen noch weitere gesundheitliche Vorteile, denn sie kann das Risiko für Bluthochdruck und Darmkrebs senken. Schon ein Glas Milch pro Tag reicht aus, um von den meisten dieser gesundheitlichen Vorteile zu profitieren.

DIE VIELEN GESICHTER DER MILCH. *Milch ist immer äußerst nährstoffreich – ob als Getränk, Joghurt oder in Form der vielen verschiedenen Käsesorten.*

MINERALSTOFFE
■ WAS SIE WISSEN SOLLTEN ■

Der menschliche Körper besteht zu etwa 4 % aus Mineralstoffen, die zahlreiche Funktionen wahrnehmen und ohne die wir nicht gesund wären: Der Stoffwechsel und viele andere Körperfunktionen würden nicht richtig ablaufen. Mineralstoffe werden allgemein anhand des jeweiligen Tagesbedarfs klassifiziert. Kalzium, Phosphor und Magnesium sind Makromineralstoffe, auch Mengenelemente genannt, da man große Mengen benötigt und speichern kann. Eisen, Fluor, Mangan, Jod, Selen, Zink, Molybdän, Chrom und Kupfer werden als Mikromineralstoffe oder Spurenelemente bezeichnet, da nur wenig benötigt wird und der Körper nur geringe Mengen speichern kann. Die Elektrolyte – Natrium, Kalium und Chlorid – sind an der Erzeugung der elektrischen Impulse zur Weiterleitung von Informationen an den Nerven beteiligt und sorgen für das chemische und das Flüssigkeitsgleichgewicht im Körper. Alle Mineralstoffe sind lebensnotwendig. Weil der Körper sie nicht selbst herstellen kann, müssen sie mit der Nahrung zugeführt werden.

Eine ausgewogene und abwechslungsreiche Kost liefert in der Regel alle erforderlichen Mineralstoffe. In manchen Fällen sind Ergänzungspräparate notwendig – in der Schwangerschaft wird beispielsweise zusätzliches Eisen benötigt. Außerdem hängt der Mineralstoffgehalt von Nahrungsmitteln davon ab, wo die Pflanzen wuchsen oder die Tiere weideten. In Gebieten, in denen die Erde bestimmte Mineralien nicht enthält, können daher Ergänzungspräparate erforderlich sein. Sie sollten aber nur in Rücksprache mit dem Arzt eingenommen werden.

Die Fähigkeit des Körpers zur Aufnahme und Verwertung von Mineralstoffen wird von zahlreichen Faktoren beeinflusst. Allgemein kann der Körper sie bei erhöhtem Bedarf leichter aufnehmen. So wird jemand mit Anämie mehr Eisen aus seiner Nahrung aufnehmen als jemand mit normalen Eisenreserven. Kleie und andere Ballaststoffe binden einige Mineralstoffe und vermindern deren Aufnahme, während Vitamin C die Aufnahme von Eisen und manchen anderen Mineralstoffen verbessert.

Mengenelemente (Makromineralstoffe)

Mineralstoffe machen 3–5 % des normalen Körpergewichts aus, wobei sich der überwiegende Teil in den Knochen befindet. Daneben zirkulieren Mineralstoffe auch im Blut.

Kalzium. Der mengenmäßig am stärksten im Körper vertretene Mineralstoff ist Kalzium. Der Körper eines Mannes enthält durchschnittlich 980–1260 g Kalzium, der einer Frau hingegen nur 760–900 g. Da Kalzium für den Aufbau und die Aufrechterhaltung kräftiger Knochen und Zähne essenziell ist, überrascht es nicht weiter, dass diese 99 % des Körperkalziums enthalten. Außerdem sorgt dieser Mineralstoff für eine korrekte Nerven- und Muskelfunktion. Dazu wird Kalzium aus den Knochen freigesetzt und wieder eingelagert und zirkuliert im Blut. Es trägt auch zur Vorbeugung vor Osteoporose bei, reguliert den Blutdruck und senkt vermutlich das Risiko für Dickdarmkrebs.

Kalzium aus Milch kann der Körper leichter aufnehmen als dasjenige aus pflanzlichen Nahrungsmitteln. Die in Zerealien vorkommenden Phytate und die Oxalate in Gemüse wie Spinat und Rhabarber können die Aufnahme behindern.

Bei Kalziummangel kann sich bei Kindern Rachitis entwickeln, bei Erwachsenen Osteoporose. Manchmal entsteht Kalziummangel im Gefolge eines

Vitamin-D-Mangels – ohne dieses Vitamin kann der Körper Kalzium nicht aufnehmen. Außerdem kann Kalziummangel Folge körperlicher Inaktivität sein; insbesondere strenge Bettruhe beschleunigt den Kalziumverlust.

Magnesium. Der Körper enthält etwa 28 g Magnesium, von dem 60 % in den Knochen gespeichert sind, der Rest zirkuliert im Blut oder ist im Muskelgewebe enthalten. Magnesium ist für den Knochenaufbau essenziell und wird für eine korrekte Muskelfunktion, den Energiestoffwechsel, für die Weiterleitung von Nervenreizen sowie für die Herstellung von genetischem Material und Eiweißen benötigt.

Ein echter Magnesiummangel ist selten. Es gibt jedoch Hinweise darauf, dass die Versorgungslage in unseren Breitengraden mit Magnesium nicht den Zufuhrempfehlungen der Deutschen Gesellschaft für Ernährung (DGE) entspricht. Diese gibt für Männer von 19–24 Jahren 400 mg täglich an, für gleichaltrige Frauen 310 mg, sowie 350 mg für Männer ab 25 Jahren und 300 mg für Frauen ab 25 Jahren. Die Körperspeicher können durch Alkoholabhängigkeit, starke Durchfälle, Leber- oder Nierenerkrankungen, schweren Diabetes oder eine schlechte Ernährung entleert werden.

Phosphor. Der zweithäufigste Mineralstoff des Körpers, Phosphor, verleiht Knochen und Zähnen gemeinsam mit Kalzium und Fluor ihre Härte und Widerstandskraft. Im Durchschnitt macht Phosphor 1 % des Körpergewichts aus, davon sind 85 % in den Knochen enthalten, der Rest im Weichgewebe. Phosphor ist für viele Stoffwechselvorgänge und die Energiegewinnung essenziell, ebenso für die Aktivierung der Vitamine des B-Komplexes und vieler Enzyme.

Nahrungsmittel mit hohem Kalziumgehalt enthalten normalerweise auch viel Phosphor.

Spurenelemente (Mikromineralstoffe)

Von den nachfolgend genannten Mineralstoffen sind nur geringe Mengen täglich erforderlich, um den Körperbedarf zu decken.

Chrom. Insulin und Chrom arbeiten bei der Verstoffwechslung von Glukose zusammen, dem wichtigsten Brennstoff des Körpers.

Eisen. Der Körper enthält nur 3–5 g Eisen, von denen 75 % in Hämoglobin gebunden sind, dem roten Blutfarbstoff, der den Sauerstoff transportiert. Die Eisenmangelanämie ist die häufigste Nährstoffmangelerkrankung in den Industrienationen.

Es gibt zwei Formen von Eisen: Häm-Eisen kommt nur in tierischen Lebensmitteln vor, Nicht-Häm-Eisen überwiegend in Obst, Gemüse, Säften, Getreide und angereicherten Zerealien. Der Körper kann nur 20–30 % des Häm-Eisens aus der Nahrung aufnehmen, vom Nicht-Häm-Eisen sogar noch weniger – jeweils abhängig vom aktuellen Bedarf und von gleichzeitig zugeführten Nahrungsmitteln.

Die gleichzeitige Aufnahme von Vitamin C oder Fleisch und Nicht-Häm-Eisen verbessert dessen Aufnahme. Kleie, Tannine in Tee, Phytate in Getreide und Oxalate in vielen anderen Nahrungsmitteln hemmen die Aufnahme.

Beim Abbau der roten Blutkörperchen recycelt der Körper das meiste in ihnen enthaltene Eisen. Ein gesunder Mann verliert etwa 1 mg Eisen täglich im Vergleich zu 1,5 mg bei Frauen im gebärfähigen Alter. Am häufigsten treten Anämien

(Fortsetzung auf Seite 252)

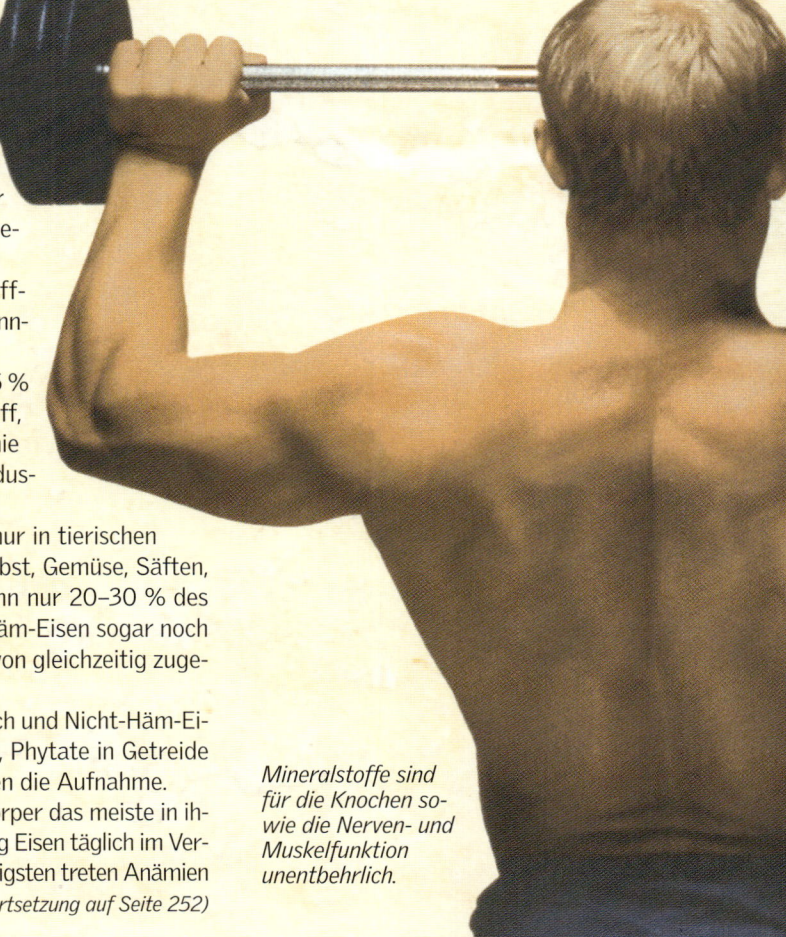

Mineralstoffe sind für die Knochen sowie die Nerven- und Muskelfunktion unentbehrlich.

Wissenswertes über Mineralstoffe

Mineralstoff	Beste Nahrungsquellen	Bedeutung für die Gesundheit
MENGENELEMENTE		
Kalzium	Milch und Milchprodukte; angereicherte Soja- und Reisgetränke, angereicherter Fruchtsaft; Sardinen und Sprotten (mit Gräten); Hülsenfrüchte; Mandeln	Baut starke Knochen und Zähne auf; unerlässlich für Muskel- und Nervenfunktion, Blutgerinnung und Stoffwechsel
Magnesium	Vollkornprodukte; Milch und Milchprodukte; Leber, Geflügel, Fisch; Kartoffeln, Gemüse, Hülsenfrüchte; Beerenobst, Orangen, Bananen; Kaffee, Tee	Unterstützt die Neubildung der Knochen; wichtig für die Reizübertragung in Muskeln und Nerven sowie den Energiestoffwechsel
Phosphor	Fleisch, Geflügel, Fisch, Eidotter; Milch, Milchprodukte; diverse Erfrischungsgetränke	Sorgt mit dafür, dass Knochen und Zähne kräftig bleiben; unerlässlich für den Stoffwechsel
SPURENELEMENTE		
Chrom	Fleisch, Leber, Eier; Haferflocken; Tomaten, Kopfsalat; Kakao; Pilze	Ist am Kohlenhydratstoffwechsel beteiligt
Eisen	Brot; Fleisch, Wurstwaren; Gemüse, Hülsenfrüchte; Nüsse und Samen	Wird für die Produktion von Hämoglobin benötigt; dieses transportiert Sauerstoff zu den Körperzellen
Fluorid	Fluoridiertes Speisesalz; grüner und schwarzer Tee	Hält Knochen und Zähne gesund
Jod	Jodiertes Speisesalz; Fisch und Meeresfrüchte	Wichtig für die Produktion von Schilddrüsenhormonen
Kupfer	Getreideprodukte; Innereien (Leber), Fisch, Schalentiere; grüne Gemüse; Kakao, Schokolade; Kaffee, Tee	Unterstützt die Eisenaufnahme; wichtig für rote Blutkörperchen, Bindegewebe, Nervenfasern und Hautpigmente; Bestandteil diverser Enzyme
Mangan	Schwarzer und grüner Tee; Lauch, Kopfsalat, Spinat; Erdbeeren; Haferflocken	Bestandteil vieler für den Stoffwechsel wichtiger Enzyme; für Knochen- und Sehnenbildung erforderlich
Molybdän	Hülsenfrüchte (Erbsen, Bohnen, Linsen); Getreide	Bestandteil stoffwechselrelevanter Enzyme; spielt eine Rolle bei der Speicherung von Eisen im Körper
Selen	Fleisch, Fisch, Eier; Linsen; Spargel; Kokosnuss	Schützt als Antioxidanz zusammen mit Vitamin E die Zellen vor oxidativen Schäden
Zink	Rind- und Schweinefleisch, Geflügel, Eier; Milch, Käse	Bestandteil oder Aktivator zahlreicher Enzyme und Hormone; wichtig für Wachstum, Fruchtbarkeit und Immunsystem; unterstützt die Insulinspeicherung
ELEKTROLYTE		
Chlorid	Speisesalz; Fisch und Meeresfrüchte; Fleisch, Eier; Milch	Spielt eine wichtige Rolle im Säuren-Basen-Haushalt; an der Bildung von Verdauungssäften beteiligt
Kalium	Bananen, Trockenobst; Kartoffeln, Spinat, Champignons; Vollkornprodukte	Reguliert mit Natrium den Flüssigkeitshaushalt des Körpers; wichtig für Stoffwechsel und Muskelfunktion
Natrium	Speisesalz, Gewürzmischungen; Milchprodukte; Fischkonserven; Wurstwaren; Fertiggerichte	Reguliert mit Kalium den Flüssigkeitshaushalt des Körpers; wichtig für einwandfreie Funktion der Muskeln

Diese Tabelle basiert auf den D_A_CH Referenzwerten für die Nährstoffzufuhr der DGE. Alle Angaben beziehen sich auf gesunde Erwachsene.

Empfohlene Tagesdosis Für Erwachsene		Tageshöchstmenge ohne gesundheitliches Risiko
Männer	**Frauen**	**Für Erwachsene**
1000 mg	1000 mg	2000 mg
400 mg (19–24 J.) 350 mg (ab 25 J.)	310 mg (19–24 J.) 300 mg (ab 25 J.) 390 mg Stillende	350 mg
700 mg	700 mg	3500 mg
30–100 mcg	30–100 mcg	200 mcg
10 mg	15 mg 10 mg (ab 51 J.)	k. A.
3,8 mg	3,1 mg	1 mg/kg Körpergewicht
200 mcg/180 mcg (ab 51 J.) *)	200 mcg/180 mcg (ab 51 J.) ¹)	500 mcg
1–1,5 mg	1–1,5 mg	k. A.
2–5 mg *)	2–5 mg *)	k. A.
50–100 mcg *)	50–100 mcg *)	10–15 mg
30–70 mcg	30–70 mcg	400 mcg
10 mg	7 mg 10 mg Schwangere (ab 4. M.) 11 mg Stillende	30 mg
830 mg **)	830 mg **)	k. A.
2000 mg **)	2000 mg **)	k. A.
550 mg **)	550 mg **)	k. A.

¹) Schwangere 230, Stillende 260 Mikrogramm; Schweizer Empfehlung: 150 Mikrogramm für Männer und Frauen, 200 Mikrogramm für Schwangere und Stillende.
*) Schätzwerte für eine angemessene Zufuhr
**) Schätzwerte für eine minimale Zufuhr
k. A.: kein verbindlicher Wert angegeben
mg: Milligramm; mcg: Mikrogramm

POPULÄRE IRRTÜMER

Irrtum: Chrompräparate bauen Muskeln auf und verbrennen Fett.

Tatsache: Das Spurenelement Chrom, das in den meisten Nahrungsmitteln vorkommt, wirkt als Schlüssel, der Insulin aufschließt. Ohne Chrom kann Insulin nur schwer den Blutzucker regulieren und Eiweiße aufbauen. Studien belegen, dass etwa 90 % der deutschen Bevölkerung mit 25–30 Mikrogramm täglich deutlich weniger Chrom zu sich nehmen, als die DGE empfiehlt (50–200 Mikrogramm). Daher nehmen inzwischen viele Menschen Chrompräparate ein. Allerdings nicht, um ihren Blutzuckerspiegel zu beeinflussen, sondern weil sie an angebliche wissenschaftliche Belege dafür glauben, dass dieser Mineralstoff, der oft als Chrompikolinat verkauft wird, Muskelmasse auf- und Fettgewebe abbaut. In den letzten 20 Jahren konnte jedoch nicht nachgewiesen werden, dass Chrom bei der Gewichtsreduktion hilft. Der Einfluss von Chrompräparaten auf die Muskelmasse ist weiterhin unklar.

bei Teenagern, Frauen im gebärfähigen Alter und Schwangeren, Kleinkindern, einigen Sportlern und Menschen, die Extremdiäten durchführen, auf.

Fluorid. Das für seine vorbeugende Wirkung bei Karies und anderen Zahnerkrankungen bekannte Fluor ist auch für kräftige Knochen erforderlich. Fluor kommt als Fluorid in manchen Gegenden natürlich vor, dadurch wurde auch der Zusammenhang zwischen dem selteneren Auftreten von Karies und Fluor entdeckt. Fluoridiertes Speisesalz wird angeboten, in den USA ist darüber hinaus der Zusatz von Fluor zum Trinkwasser erlaubt.

Jod. Dieser Mineralstoff hat nur bei Menschen eine nachgewiesene Funktion: Wir benötigen Jod zur Herstellung von Schilddrüsenhormonen. Durch Jodmangel kann die Schilddrüse so wachsen, dass eine Struma (Kropf) entsteht. In schweren Fällen kann auch eine Hypothyreose (Schilddrüsenunterfunktion) auftreten.

Kinder von Schwangeren mit Schilddrüsenunterfunktion können nach der Geburt eine schwere geistige Behinderung entwickeln. Jodiertes Speisesalz bietet eine gute Möglichkeit, derartigen Gefahren vorzubeugen.

Kupfer. Kupfer, das Bestandteil vieler Enzyme ist, ist für die Herstellung von roten Blutkörperchen, Hautpigment, Bindegewebe und Nervenfasern unentbehrlich; außerdem fördert es die Eisenaufnahme. Bei Zinküberschuss scheint der Körper Kupfer schlechter aufnehmen und speichern zu können.

Ein Kupfermangel führt zu Anämie, Herzmuskelschwäche, reduzierter Elastizität der Blutgefäße, verschiedenen Skelettschäden, Nervendegeneration, Haut- und Haarveränderungen sowie Unfruchtbarkeit.

Die Verwendung unbeschichteter Kupferpfannen kann zu einer Kupfervergiftung führen. Bei Kupferüberschuss können schwere Leberschäden und Geisteskrankheiten auftreten. Auch zahlreiche Stoffwechselerkrankungen können zu Kupferablagerungen in der Leber und anderen Geweben führen. Daher nehmen beispielsweise Patienten, die an der Wilson-Krankheit leiden, Medikamente ein, die das Kupfer aus ihrem Körper entfernen.

Mangan. Dieser Bestandteil vieler Enzyme ist wichtig für den Stoffwechsel sowie zum Aufbau von Knochen und Sehnen. Ein Manganmangel beim Menschen ist nicht bekannt, vor allem weil die meisten pflanzlichen Nahrungsmittel kleinere Mengen enthalten.

Molybdän. Auch Molybdän kommt in vielen Enzymen vor und ist außerdem an der Eisenspeicherung und der Harnsäureproduktion beteiligt. Ein Mangel ist fast ausgeschlossen.

Selen. Dieses wichtige Antioxidanz verhindert gemeinsam mit Vitamin E, dass freie Radikale, die bei der Sauerstoffverwertung entstehen, das Fettgewebe und andere Gewebe schädigen.

Derzeit laufen Forschungen zur Bedeutung von Selen bei der Senkung des Risikos für Lungen-, Prostata-, Magen-, Dickdarm- und Enddarmkrebs.

Ein Selenmangel ist in selenarmen Gebieten wie Deutschland und Österreich nicht selten. In diesen Ländern sind Fleisch und Wurstwaren sowie Hühnerfleisch und Eier gute Selenlieferanten. Der Grund dafür: Dem Kraftfutter der Tiere wird Selen zugesetzt. Relativ gute Lieferanten sind Fisch und Fischwaren, während Brot, Backwaren und Teigwaren deutlich weniger, Obst und Gemüse sehr wenig Selen enthalten. In Ge-

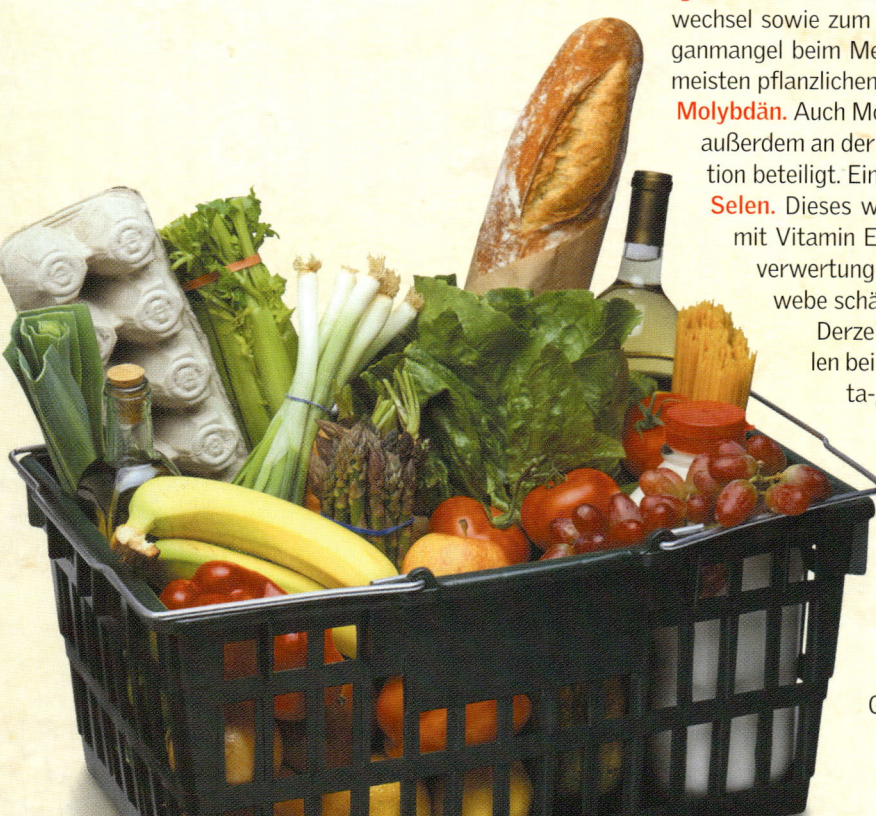

genden, wo Pflanzen auf selenreichen Böden wachsen, ist eine ausreichende Versorgung mit Selen über pflanzliche Lebensmittel kein Problem.

Eine Selenvergiftung ist ungewöhnlich, kann jedoch bei Zufuhr extrem hoher Dosen auftreten. Symptome sind Übelkeit, Durchfall, Müdigkeit, Haut- und Nervenschäden sowie das Ausfallen von Haaren und Finger- bzw. Fußnägeln.

Zink. Zink ist essenzieller Bestandteil zahlreicher Enzyme und für mehrere Stoffwechselvorgänge, gesundes Wachstum und die sexuelle Entwicklung sowie ein intaktes Immunsystem wichtig. Ein Mangel führt zu Infektanfälligkeit, Müdigkeit, Appetitlosigkeit, Glatzenbildung und Geschmacksveränderungen.

Zink kommt in vielen Nahrungsmitteln vor. Besonders reichhaltige Quellen sind Rindfleisch und andere Fleischsorten, Austern und andere Meeresfrüchte, Eier, Milch, Joghurt, Weizenkeime und Nüsse. Allerdings binden die Phytate in Vollkorn- und anderen pflanzlichen Produkten Zink und behindern so dessen Aufnahme. Daher müssen Vegetarier bis zu 50 % mehr Zink zu sich nehmen als Nichtvegetarier.

Nahrungszink ist ungefährlich. Zinkpräparate können jedoch in zu großen Mengen schädlich sein und zur Immunschwäche führen, sodass die Infektanfälligkeit zunimmt. Die Einnahme hoher Dosen kann außerdem die Aufnahme von Kupfer behindern, den Blutspiegel des gesunden HDL-Cholesterin senken und die Bildung roter Blutkörperchen beeinträchtigen.

Elektrolyte

Drei essenzielle Mineralstoffe werden als Elektrolyte bezeichnet. Im Körper leiten Elektrolyte elektrische Ströme weiter und sind unabdingbar für die Nerven- und Muskelfunktion. Zudem regulieren sie den Flüssigkeitshaushalt.

Chlorid. Dieser Bestandteil von Speise- oder Kochsalz dient zur Reizweiterleitung in den Nerven und im Magen zur Produktion der Salzsäure, die für die Verdauung benötigt wird. Um genügend versorgt zu sein, reicht die Zufuhr mäßig gesalzener Speisen. Mangelzustände sind selten, können aber bei übermäßigem Schwitzen, bei Erbrechen oder Durchfällen auftreten.

Kalium. Gemeinsam mit Natrium reguliert Kalium das Flüssigkeitsgleichgewicht im Körper. Kalium ist für viele Stoffwechselvorgänge essenziell, ebenso für die Reizweiterleitung in den Nerven, die Muskelfunktion und einen normalen Blutdruck. Die meisten pflanzlichen Nahrungsmittel enthalten unterschiedlich viel Kalium.

Länger dauernde Durchfälle sowie die Einnahme bestimmter Entwässerungsmittel bei Bluthochdruck können zu Kaliummangel führen. Typische Symptome sind Herzrhythmusstörungen, Muskelschwäche und Reizbarkeit. Bei der Einnahme von Kaliumpräparaten ist jedoch Vorsicht angebracht, da eine Überdosis Übelkeit, Durchfälle und schwere Herzrhythmusstörungen verursachen kann, die wiederum zum plötzlichen Herztod führen können.

Natrium. Speise- oder Kochsalz besteht aus Natrium und Chlorid. Natrium kommt in allen Körperflüssigkeiten vor und ist maßgeblich dafür verantwortlich, dass der Körper seinen Wassergehalt aufrecht erhält. Ebenso wie Kalium trägt es außerdem zur Steuerung von Nerven und Muskeln bei. Kalium und Natrium sorgen für das Flüssigkeitsgleichgewicht zwischen den Körperzellen und ihrer Umgebung.

Ein Natriummangel ist ausgesprochen selten, ein Zuviel ist weitaus häufiger. Bei anfälligen Menschen führt eine übermäßige Kochsalzzufuhr zu Bluthochdruck, daneben können Finger- und Sprunggelenke als Zeichen einer vermehrten Flüssigkeitseinlagerung anschwellen. Natrium kommt in vielen Nahrungsmitteln vor, der weitaus größte Anteil wird jedoch bei der Zubereitung von Speisen in Form von Speisesalz zugegeben.

GANZ EINFACH!

Nehmen Sie nicht zu viel Eisen zu sich

Seit Jahren streiten Forscher über den Einfluss einer Eisenüberversorgung auf Herzkrankheiten. Viele Studien haben belegt, dass Menschen mit sehr hohen Bluteisenspiegeln ein erhöhtes Risiko für Herzerkrankungen haben. Im Rahmen einer Studie wurde bei gesunden Männern der Blutfluss gemessen, nachdem sie sehr hohe Dosen von Eisen erhalten hatten. Es wurde festgestellt, dass die normale Weitstellung der Blutgefäße um mehr als ein Drittel vermindert war. Daher wird empfohlen, Eisenpräparate nur in Rücksprache mit dem Arzt einzunehmen. Frauen nach den Wechseljahren, deren Eisenspiegel nicht länger durch die Regelblutungen beeinträchtigt wird, sollten ihren Arzt fragen, bevor sie eisenhaltige Multivitaminpräparate einnehmen.

MÖHREN

Pluspunkte

- Ausgezeichnete Quellen für Beta-Karotin, die biologische Vorstufe von Vitamin A
- Liefern viele Ballaststoffe und Kalium
- Tragen zur Vorbeugung von Nachtblindheit bei
- Senken den Cholesterinspiegel im Blut und schützen vor Krebs

Minuspunkte

- Übermäßiger Verzehr kann zu einer Gelbfärbung der Haut führen

MÖHREN FÜR DAS HERZ

Untersuchungen zufolge senken hohe Dosen von Beta-Karotin das Risiko für Herz-Kreislauf-Erkrankungen um etwa 45 %. Möhren sind außergewöhnlich reich an diesem wichtigen Karotinoid. Hohe Dosen Beta-Karotin in Form von Tabletten können jedoch Herzkrankheiten nicht verhindern, wie sich in Untersuchungen zeigte.

Möhren (je nach Region auch Karotten, gelbe Rüben oder Wurzeln genannt) stammen ursprünglich aus Afghanistan und sind unsere reichhaltigste Beta-Karotin-Quelle. Dieser Inhaltsstoff wirkt als Antioxidanz und kann vom Körper in Vitamin A umgewandelt werden. Beta-Karotin ist überaus wichtig für gesunde Haare, Haut, Augen, Knochen und Schleimhäute und schützt vor Infektionen. Je intensiver die Farbe der Möhren ist, desto mehr dieses wichtigen Karotinoids enthalten sie. 100 g Möhren liefern knapp 30 kcal, 3,5 g Ballaststoffe und etwa 2 mg Beta-Karotin.

Gemäß einer Schweizer Studie sind Menschen mit niedrigen Beta-Karotin-Werten im Blut häufiger von schweren Herz-Kreislauf-Erkrankungen betroffen und erleiden öfter Herzinfarkte als Menschen mit höheren Werten.

SEHEN IM DUNKELN

Die bei uns am häufigsten auftretenden Sehprobleme wie Kurz- und Weitsichtigkeit lassen sich durch den Verzehr von Möhren nicht verhindern oder korrigieren. Durch einen Mangel an Vitamin A wird jedoch häufig eine als Nachtblindheit bezeichnete Sehschwäche hervorgerufen. Darunter versteht man eine deutlich verminderte Sehfähigkeit in der Dämmerung oder in der Dunkelheit. In den Stächenzellen des Auges wird Vitamin A zur Regeneration des seh-purpurs benötigt. Dieses Vitamin ermöglicht das Sehen in der Dunkelheit. Schon der Verzehr einer Möhre alle paar Tage reicht aus, um eine durch Vitamin-A-Mangel hervorgerufene Nachtblindheit zu verhindern oder zu bekämpfen – der Körper wandelt nur so viel Beta-Karotin in Vitamin A um, wie es seinem aktuellen Bedarf entspricht. Was nicht gebraucht wird, wird ausgeschieden.

ROH ODER GEKOCHT?

Durch ihre natürliche Süße sind Möhren eine ideale Zwischenmahlzeit, die darüber hinaus noch ballaststoffreich und kalorienarm ist. Interessanterweise erhöht das Garen sogar noch den Nährwert von Möhren, da hierdurch die festen Zellwände aufgebrochen werden, die das Beta-Karotin einschließen. Da Beta-Karotin fett-, aber nicht wasserlöslich ist, benötigt der Körper etwas Fett, damit er das Beta-Karotin gut aufnehmen kann. Geben Sie deshalb zu den gekochten Möhren ein Stückchen Butter oder Margarine, dann kann der Körper diesen Nährstoff in vollem Umfang nutzen. Gekochte und anschließend pürierte Möhren sind eine ideale Anfangsnahrung für Säuglinge, da sie von Natur aus süß und sehr nährstoffreich sind.

Möhren enthalten außer Beta-Karotin noch weitere Karotinoide, z. B. Alpha-Karotin, und Bioflavonoide. Die positiven Wirkungen von Möhren lassen sich nicht durch die Einnahme einzelner Nährstoffpräparate erzielen. Laut zahlreicher Untersuchungen können Beta-Karotin-Präparate sogar schädlich sein, insbesondere für Raucher. Dies ist zwar bei übermäßigem Genuss von Möhren nicht zu befürchten, doch kann sich die Haut orange-gelblich verfärben. Dieser harmlose Zustand wird als Karotinodermie bezeichnet und verschwindet innerhalb weniger Wochen, wenn man den Möhrenkonsum reduziert. Bleibt die Gelbfärbung der Haut bestehen oder ist auch das Weiße im Auge gelblich verfärbt, kann eine Gelbsucht vorliegen, die unter Umständen Symptom einer Lebererkrankung ist. Das sollte vom Arzt mithilfe von Blutuntersuchungen geklärt werden. ❖

MORBUS CROHN

Siehe Crohn-Krankheit

MUKOVISZIDOSE

Empfehlenswert

- Fisch, Geflügel, Eier, Fleisch und andere eiweißreiche Nahrungsmittel für das Wachstum
- Stärkereiche Nahrungsmittel und maßvoll Süßigkeiten als Energielieferanten
- Fett (so viel man verträgt) wegen der zusätzlichen Kalorien
- Salz als Ersatz für den Salzverlust durch Schwitzen
- Viel Flüssigkeit, damit es nicht zu Verstopfung kommt

Zu meiden

- Kalorienarme Diätprodukte

Mukoviszidose, häufig auch zystische Fibrose genannt, ist eine Erbkrankheit, von der allein in Deutschland etwa 6000–8000 Menschen betroffen sind. Die Krankheit wirkt sich auf diejenigen Drüsen aus, die Schleim, Schweiß, Enzyme und andere Sekrete abgeben. Typisches Merkmal ist die Bildung eines sehr zähen Schleims in Lunge, Bauchspeicheldrüse und Dünndarm, der diese Organe in ihrer Funktion beeinträchtigt. Der Schleim in der Lunge begünstigt die Entstehung von Lungenentzündungen und anderen Infektionen. Wenn die Ausführgänge von der Bauchspeicheldrüse den Dünndarm verstopfen, können Fette und Eiweiße nicht mehr so leicht aufgeschlossen werden, und auch andere Verdauungsprobleme treten auf. Über Schweiß und Speichel gehen enorme Mengen Salz verloren – das kann zu schwerwiegenden Störungen im Körperhaushalt führen.

Gegenwärtig ist Mukoviszidose nicht heilbar, mittlerweile laufen aber schon wissenschaftliche Tests für eine Gentherapie; hierbei soll der zugrundeliegende Gendefekt korrigiert werden. Indessen hat sich eine Kombination aus angereicherter Ernährung, Vitaminpräparaten, Verdauungsenzymen, Antibiotika und anderen Medikamenten sowie regelmäßiger Lagerungsdrainage zur Absonderung des Schleims aus der Lunge als beste Behandlung erwiesen und die Prognose für Mukoviszidose-Patienten entscheidend verbessert.

NÄHRSTOFFBEDARF

Die Ernährung spielt bei der Behandlung von Mukoviszidose eine entscheidende Rolle. Deshalb wird vom Behandlungsteam oft ein Ernährungsberater hinzugezogen. Kinder mit Mukoviszidose benötigen für ein normales Wachstum in der Regel weitaus mehr Kalorien, als für gesunde Kinder empfohlen werden.

In der Vergangenheit war es fast unmöglich, diesen enormen Kalorienbedarf zu decken, weil der Körper der Patienten Fette und Eiweiß nicht ausreichend verdauen und absorbieren kann. Dieses Problem konnte durch die Entwicklung verbesserter Enzympräparate gelöst werden. Diese ergänzen oder ersetzen die normalerweise in der Bauchspeicheldrüse gebildeten Enzyme.

Größere Portionen und viele Zwischenmahlzeiten. Es gibt für Mukoviszidose keine spezielle Diät, die die Symptome lindert. Man sollte das Kind vielmehr dazu auffordern, bei den Mahlzeiten größere Portionen zu essen und häufig Zwischenmahlzeiten zu sich zu nehmen. Säuglingen mit Mukoviszidose kann man ein Präparat mit vorverdauten Fetten verabreichen.

Mehr Eiweiß und Fett. Bei älteren Kindern sollte man auf eiweißreiche Nahrungsmittel wie Fleisch, Geflügel, Fisch, Eier und Milch Wert legen und ihnen wegen der zusätzlichen Kalorien so viel Fett geben, wie sie vertragen.

Mehr Natrium. Salz ist ebenfalls wichtiger Bestandteil der Ernährung, weil bei Mukoviszidose auch Schweiß- und Speicheldrüsen betroffen sind und diese mit Schweiß bzw. Speichel sehr hohe Mengen an Natrium und Chlorid ausscheiden. Besonders gefährlich kann dies bei heißem Wetter oder beim Sport sein; dann müssen die Betroffenen dem Körper zusätzlich Salz zuführen. Ansonsten reicht eine mäßige Verwendung von Speisesalz zum Würzen des Essens aus, um den normalen Natriumspiegel aufrechtzuerhalten.

Nahrungsergänzungsmittel. Häufig sind bei Mukoviszidose Vitamin- und Mineralstoffpräparate erforderlich, die aber nur nach Absprache mit dem behandelnden Arzt eingenommen werden sollten.

Wenn trotz der Einnahme von Enzymen Verdauungsprobleme auftreten, kann der Arzt im Einzelfall zur Nahrungsergänzung Präparate mit vorverdauten Fetten verschreiben; in manchen Fällen können auch

ERNÄHRUNGSTIPPS

Ausgangspunkt ist eine ausgewogene Ernährung, die sich für die gesamte Familie eignet. Darauf aufbauend können Sie dafür sorgen, dass der Mukoviszidose-Patient zusätzliche Kalorien und Nährstoffe bekommt:

- Servieren Sie größere Portionen, insbesondere von kalorienreichen Nahrungsmitteln.
- Reichern Sie Vollmilch mit Milchpulver an, um den Eiweißgehalt zu erhöhen.
- Bieten Sie häufig kleine Zwischenmahlzeiten an wie Trockenfrüchte, Nüsse, Toast mit Konfitüre oder Gelee, Eis, Brot mit Erdnusscreme und Honig oder Pizza.
- Reichen Sie kurz vor dem Schlafengehen noch einen kalorienreichen Imbiss.
- Bieten Sie zum Essen statt Mineralwasser lieber Säfte oder Fruchtsaftgetränke an.
- Rühren Sie unter Puddings, Cremespeisen und andere kalorienreiche Gerichte zusätzlich Eier; sie sind leicht verdaulich.

hochkalorische Nahrungsergänzungsmittel erforderlich sein. Normalerweise können diese oral eingenommen werden, in schweren Fällen werden sie aber auch während der Nacht über eine Sonde verabreicht. Eine intravenöse Gabe ist selten notwendig, und wenn doch, kann diese zu Hause erfolgen.

Bei manchen Patienten entwickelt sich im Lauf der Zeit Diabetes, weil die Bauchspeicheldrüse immer mehr verstopft und dadurch nicht mehr genügend Insulin produzieren kann. Da der Körper dieses Hormon aber für den Kohlenhydratstoffwechsel benötigt, muss es ggf. gespritzt werden. Bei Mukoviszidose treten ebenfalls häufig Verstopfungen und sogar Darmverschluss auf. Daher sollten die Patienten unbedingt genügend trinken; ballaststoffreiche Lebensmittel sind jedoch nicht zu empfehlen. Manchmal verschreibt der Arzt vorbeugend ein Abführmittel.

UNTERSCHIEDLICHE ERNÄHRUNG

Eltern betroffener Kinder haben oft Probleme mit deren Ernährungsanforderungen. Man muss einfach begreifen, dass der Nährstoffbedarf eines Menschen mit Mukoviszidose sich grundlegend von dem eines gesunden Menschen unterscheidet. Die Ernährung muss sehr kalorienreich sein und so viel Eiweiß und Fett enthalten, wie der Patient vertragen kann. Enzympräparate, die dem Körper die Aufnahme von Fett und Eiweiß erleichtern, haben das Leben mit der Krankheit wesentlich vereinfacht. Fett liefert pro Gramm mehr Kalorien als alle anderen Nährstoffe und stellt daher eine wichtige Kalorienquelle dar. Außerdem benötigt der Körper Fett, damit er die Vitamine A, D, E und K absorbieren kann. ❖

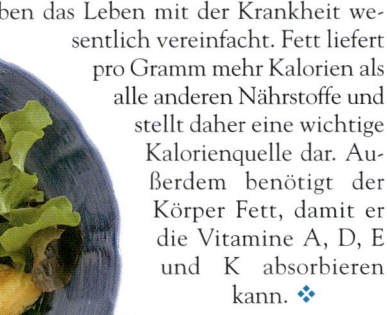

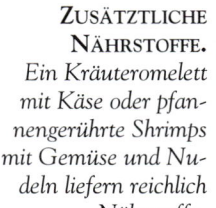

ZUSÄTZLICHE NÄHRSTOFFE. *Ein Kräuteromelett mit Käse oder pfannengerührte Shrimps mit Gemüse und Nudeln liefern reichlich Nährstoffe.*

MULTIPLE SKLEROSE

Empfehlenswert
- Ballaststoffreiche Nahrungsmittel, um einer Verstopfung vorzubeugen
- Cranberrysaft, um eine Blasenentzündung zu verhindern
- Pürierte Nahrungsmittel – sie lassen sich leichter schlucken

Bedenklich
- Koffein, es reizt die Blase

Zu meiden
- Nahrungsmittel, die eingeatmet werden und so zum Ersticken führen können

Multiple Sklerose (MS) ist eine chronische Erkrankung des Zentralnervensystems, die häufig zu bleibenden Behinderungen führt. Die Erkrankung beginnt meist zwischen dem zwanzigsten und vierzigsten Lebensjahr. MS ist charakterisiert durch die allmähliche Zerstörung der Markscheiden, die die einzelnen Nervenfasern isolieren. Dies führt dazu, dass der Nerv die Impulse nicht mehr weiterleiten kann. Die Art der Symptome hängt davon ab, an welchen Stellen im Gehirn und Rückenmark die Markscheiden zerstört sind. Die meisten Betroffenen leiden an abnormer Müdigkeit, Seh-, Sprach- und Gleichgewichtsstörungen, Verlust der Muskelkoordination, Schwierigkeiten beim Kauen und Schlucken, Zittern, Problemen mit Harn- und Stuhlinkontinenz und in schweren Fällen Lähmungen.

MS UND ERNÄHRUNG

Eine fettarme Ernährung mit Obst, Gemüse und Vollkorngetreide kann bei der Behandlung der Multiplen Sklerose hilfreich sein. Sie liefert Energie und Nährstoffe, um das Gewebe zu reparieren und zu erhalten, schützt vor Infektionen und weitestgehend vor Verstopfung.

Die Swank-Diät. Manche Ärzte und MS-Selbsthilfe-Gruppen plädieren für die Swank-Diät, bei der tierische Fette strikt begrenzt werden. Die Wirkung dieser und ähnlicher Diäten wurde über viele Jahre hinweg bei zahlreichen MS-Patienten ausgewertet, allerdings ohne das gewünschte Ergebnis. Zwar stellt eine fettarme Ernährung keinerlei Risiko dar und ist für gesunde und kranke Menschen gleichermaßen vorteilhaft, doch die Swank-Diät kann das Fortschreiten einer Multiplen Sklerose nicht nachweislich verhindern. Andere zur Behandlung der Multiplen Sklerose vorgeschlagene Diäten sind wesentlich riskanter, da sie zu unausgewogener oder unzureichender Nährstoffversorgung führen können. Zu diesen Diäten zählen u. a. Flüssigdiäten, Crash-Diäten (sie können zu Kaliummangel führen!), Rohkostdiäten, Diäten, die die Aufnahme von Pektin und Fruktose beschränken, sowie eine glutenfreie Ernährung. Keine dieser Diäten hat sich als wirksam erwiesen.

Vitamintherapie. Angeblich soll eine Vitamintherapie bei Multipler Sklerose helfen, es gibt jedoch keinerlei Beweise, dass Multiple Sklerose durch Vitaminmangel verursacht wird.

Vitamin D. Manchen Studien zufolge soll Vitamin D das Fortschreiten der Krankheit verhindern können oder andere Schutzfunktionen ausüben. Außerdem kann durch Vitamin D das Risiko, an Osteoporose zu erkranken, das bei MS-Patienten erhöht ist, erheblich gesenkt werden. Vitamin-D-reiche Nahrungsmittel sind u. a. fettreiche Fische und bestimmte Margarinesorten.

Antioxidanzien. Nach Ansicht mancher Wissenschaftler können freie Radikale das Fortschreiten einer Multiplen Sklerose begünstigen. Vermutlich können Antioxidanzien diesem Effekt der freien Radikale entgegenwirken. Daher sollte man am besten Nahrungsmittel, die reich an Antioxidanzien sind, in den täglichen Speiseplan einbauen. Hierzu gehören Obst und Gemüse wegen des Vitamins C und Beta-Karotins, Öle, Nüsse und Samen mit hohem Vitamin-E-Gehalt sowie Vollkorngetreide, Nüsse und Meeresfrüchte wegen des Gehalts an Selen.

Die Ernährung sollte bei MS-Patienten darauf ausgerichtet sein, spezielle krankheitsbedingte Probleme unter Kontrolle zu bekommen, etwa Müdigkeit, Verstopfung und Harnwegsinfektionen. Auch auf Schwierigkeiten beim Kauen und Schlucken muss Rücksicht genommen werden. Durch eine gesunde Ernährung und ein ausgeglichenes Verhältnis zwischen Sport und Ruhephasen lässt sich Müdigkeit gut bekämpfen. Häufigere kleine Mahlzeiten liefern ständig gleichmäßig Energie. Auch ein nährstoffreiches Frühstück ist sehr wichtig und sorgt für den ersten Energieschub des Tages.

KOMPLIKATIONEN VERMEIDEN

Achten Sie auf Ihr Gewicht. Sie sollten unbedingt ein Ihrer Körpergröße angemessenes Gewicht haben. Übergewicht kann zu Bewegungseinschränkungen und Müdigkeit beitragen und außerdem Atemwege und Kreislauf zusätzlich belasten. Die Haut wird gereizt und altert bei übergewichtigen, relativ inaktiven Menschen rascher. Untergewicht ist allerdings auch nicht wünschenswert, weil dies die Widerstandskraft gegen Infektionen schwächt und das Risiko für Druck- und andere Hautgeschwüre erhöht.

Flüssigkeitszufuhr. Bei MS-Patienten treten oft Harnwegsinfektionen auf, insbesondere wenn häufig ein Katheter gelegt werden muss. Durch das Trinken von Cranberrysaft wird der Urin saurer, und es entsteht ein lebensfeindliches Milieu für die Bakterien. Bei bestehender Harninkontinenz sollten MS-Patienten auf koffeinhaltige Getränke wie Tee, Kaffee und Colagetränke verzichten und nur ausnahmsweise einmal Schokolade essen (auch sie enthält Koffein), da Koffein eine harntreibende Wirkung hat und die Blase reizt.

Ballaststoffzufuhr. Verstopfung wird durch eine unzureichende Flüssigkeitszufuhr noch verstärkt. Viel Wasser und ballaststoffreiche Nahrungsmittel wie Obst, Gemüse und Vollkornprodukte sorgen für eine reibungslose Darmfunktion. Besonders geeignet sind Pflaumensaft, mit Ballaststoffen angereicherte Milchprodukte und kleiehaltige Getreideprodukte zum Frühstück. Schränken Sie den Verzehr stark be- und verarbeiteter Lebensmittel ein, da sie leicht zu Verstopfung führen.

Meiden Sie Nahrungsmittel, die Ihnen Probleme bereiten. Manche MS-Patienten haben Probleme mit Stuhlinkontinenz, die sich durch die Ernährung noch verschlimmern können. Versuchen Sie, auf verdächtige Nahrungs- und Genussmittel ein paar Tage lang zu verzichten, z. B. auf Kaffee, Alkohol und stark gewürzte Speisen. Anschließend können Sie eins nach dem anderen wieder zu sich nehmen und dabei beobachten, ob das Problem erneut auftritt. Außerdem sollten Sie nicht rauchen, da Nikotin (neben anderen, gesundheitschädigenden Auswirkungen) die Darmtätigkeit anregt.

Beschaffenheit der Nahrungsmittel. Schwierigkeiten beim Kauen und Schlucken der Nahrung kann man umgehen, indem man die Nahrungsmittel einfach anders zubereitet. Ersetzen Sie z. B. harte oder trockene Speisen durch Mixgetränke, Joghurt, Obst- oder Gemüsepüree, dicke Suppen oder Puddings. Statt Salat können Sie gehackten Spinat essen und statt frischer Äpfel oder Birnen gedämpfte Fruchtschnitze als Kompott. Mit einem Mixer oder in der Küchenmaschine können Sie Nahrungsmittel ganz einfach auf die gewünschte Art zerkleinern. Essen Sie außerdem häufiger kleine Mahlzeiten. Gegebenenfalls kann Ihnen Ihr Arzt einen Logopäden empfehlen, der Sie über die Positionierung der Nahrung im Mund oder die richtige Atemtechnik beraten kann, um Schluckschwierigkeiten zu lindern. ❖

FRAUEN KÖNNEN IHR MS-RISIKO MIT VITAMIN D UM 40 % SENKEN

Frauen erkranken doppelt so häufig an MS wie Männer. Sie können ihr Risiko jedoch um 40 % senken, wenn sie einfach nur täglich etwa 400 internationale Einheiten oder 10 Mikrogramm Vitamin D zu sich nehmen. Dies ergab eine neuere Studie der Harvard-Universität. Wie Forscher herausfanden, lässt sich dieser Effekt sowohl durch Einnahme von Vitamin-D-Präparaten als auch durch entsprechende Mengen Vitamin D aus der Nahrung und zusätzlichen Präparaten erzielen.

MUSCHELN

Siehe Meeeresfrüchte

MUSKELKRÄMPFE

Empfehlenswert

- Fettarme Milchprodukte wegen des Gehalts an Kalzium, das die Muskelkrämpfe unter Kontrolle hält
- Kaliumreiche Nahrungsmittel wie Bananen, Zitrusfrüchte, Tomatensaft, Cantaloupe-Melonen, Sommerkürbis, Blattsalate, Kartoffeln, Milch und Avocados
- Komplexe Kohlenhydrate wie Reis, Hülsenfrüchte und Nudeln als Energiespender
- Vollkornbrot und Vollkornzerealien wegen des Eisens und der B-Komplex-Vitamine, die für die Energieumwandlung benötigt werden
- Wasser zur Aufrechterhaltung des Kreislaufs sowie zum Ausschwemmen von Milchsäure und anderen Stoffwechselendprodukten aus den Muskeln

Bedenklich

- Koffein in Kaffee, Tee und Cola, da es die Blutversorgung der Muskeln beeinträchtigen kann

Zu meiden

- Stark gesalzene Nahrungsmittel, sie können zu Flüssigkeitseinlagerungen führen
- Rauchen, weil es die Blutversorgung der Muskeln einschränkt

Krämpfe sind schmerzhafte Muskelkontraktionen, die hauptsächlich in den Beinen (häufig sind nächtliche Wadenkrämpfe) und den Füßen auftreten. Gewöhnlich dauert ein Krampf nur wenige Minuten und hört von selbst wieder auf. Massage und Dehnung können dies beschleunigen, und mit bestimmten Nahrungsmitteln kann man wiederkehrenden Krämpfen möglicherweise vorbeugen.

Der menschliche Körper besteht aus etwa 600 Muskelgruppen, die zusammen ungefähr 40 % des Körpergewichts ausmachen. Jeder einzelne Muskel besteht wiederum aus Tausenden von langen Fasern, die durch Bindegewebe miteinander verbunden sind. Die gebündelten Fasern können sich strecken oder zusammenziehen; dadurch kontrahiert oder entspannt der Muskel.

WIE DIE MUSKELN FUNKTIONIEREN

Hauptenergielieferant für die Aktivität der Muskeln ist Glukose, das Endprodukt des Kohlenhydratstoffwechsels. Glukose wird in Form von Glykogen in der Leber und in den Muskeln gespeichert.

Vitamine. Die Vitamine der B-Gruppe sind für die Energiegewinnung der Muskeln aus Kohlenhydraten, Eiweiß und Fett entscheidend. Unser Bedarf an Thiamin (Vitamin B$_1$) steht in direktem Zusammenhang zur Menge der Energie, die wir aufwenden.

Mineralstoffe. Eisen wird zur Bildung von Hämoglobin benötigt. Dieser Blutfarbstoff versorgt die Muskeln mit Sauerstoff; er ist für die Energieumwandlung erforderlich. Ebenso wichtig für die Muskelfunktion sind Kalium, Natrium und Chlorid. Man nennt diese Mineralstoffe auch Elektrolyte, weil ihre elektrisch aufgeladenen Teilchen (Ionen) Nervenimpulse vom Gehirn zu den Muskeln leiten und diese anweisen, sich zusammenzuziehen oder zu entspannen. Kalzium löst die Muskelkontraktionen aus. Und – um den Kreislauf zu schließen – wird Kalium zusammen mit Glykogen in den Muskeln gespeichert und (wie Glykogen) schnell aufgebraucht, wenn Muskeln stark beansprucht werden.

Bei der Energiegewinnung im Muskel wird Glykogen verbrannt. Als Abfallprodukt entsteht Milchsäure – diese verbleibt so lange im Muskel, bis das zirkulierende Blut sie abtransportiert. Bei intensiver sportlicher Betätigung kann sich sehr viel Milchsäure bilden und zu Muskelschmerzen und Erschöpfung führen. Die Schmerzen klingen durch Ruhephasen ab, in denen das Blut die Milchsäure abtransportiert.

Ein ausgeglichener Flüssigkeitshaushalt ist für die Funktion der Muskeln entscheidend. Die Muskelkontraktionen bei richtigen Krämpfen können durch mangelnde Durchblutung, Überdehnung oder eine Verletzung bedingt sein. Wenn das Flüssigkeitsvolumen zu gering ist, gerät der Elektrolythaushalt aus dem Gleichgewicht. Die Nieren reagieren darauf, indem sie sehr viel Natrium zurückhalten, wodurch sich Flüssigkeit im Gewebe anstaut. Dadurch zirkuliert nicht genügend Flüssigkeit im Körper, um die Abfallprodukte auszuschwemmen und eine gleichmäßige Muskelkontraktion zu gewährleisten. Damit die Impulse von den Nerven zu den Muskeln weitergeleitet werden können, müssen die Elektrolyte in der richtigen Konzentration vorliegen. Dazu muss der Flüssigkeitshaushalt ausgeglichen sein. Auch zu viel Flüssigkeit ist ungünstig – sie verdünnt das Blut und verringert die Elektrolytkonzentration.

Eine ausgewogene Ernährung liefert dem Körper reichlich Elektrolyte, sodass es nur selten zu einem Mangel an diesen Mineralstoffen kommt. Elektrolyte werden zwar mit dem Schweiß ausgeschieden, aber selbst bei sehr starkem Schwitzen infolge körperlicher Anstrengung nur in äußerst geringen Mengen. Eine Ausnahme bildet dabei Kalium; es wird zusammen mit Glykogen aus den körpereigenen Speichern abgebaut.

UMGANG MIT MUSKELKRÄMPFEN

Muskelkrämpfe treten bei bestimmten Personengruppen gehäuft auf, z. B. bei Sportlern, die bei sehr intensivem Training ihre Glykogenreserven aufbrauchen und durch starkes Schwitzen noch mehr Kalium und viel Salz verlieren. Betroffen sind auch Menschen, deren Bluthochdruck mit Betablockern oder bestimmten harntreibenden Mitteln behandelt wird – diese steigern die Ausscheidung von Kalium mit dem Urin. Frauen scheiden in den letzten Monaten der Schwangerschaft ebenfalls mehr Kalium mit dem Urin aus.

Ernähren Sie sich kaliumreich. Eine Portion eines kaliumreichen Nahrungsmittels pro Tag kann ausreichen, um Muskelkrämpfen vorzubeugen oder deren ständiges Wiederauftreten zu verhindern. Geeignet sind z. B. eine Handvoll Trockenobst, ein Glas Tomatensaft, Zitrusfruchtsaft oder Milch, eine Scheibe Melone, eine Orange oder eine Banane.

Koffein und Nikotin meiden. Die beiden Substanzen verengen die Blutgefäße und beeinträchtigen dadurch die Blutversorgung der Muskeln, was zur Entstehung von Krämpfen beiträgt. Falls Sie Raucher sind und an Muskelkrämpfen leiden, sollten Sie versuchen, das Rauchen aufzugeben, und auf koffeinfreie Getränke ausweichen.

Menschen, die für längere Zeit ans Bett gefesselt sind oder viel sitzen müssen, leiden häufig an Muskelkrämpfen. Neben der richtigen Ernährung sind die besten Mittel dagegen regelmäßige Übungen zum Anspannen der Muskeln und für eine bessere Durchblutung. Krümmen und strecken Sie abwechselnd die Zehen ein Dutzend Mal schnell hintereinander. Beugen Sie mit ausgestreckten Beinen Füße und Zehen nach oben und strecken Sie sie anschließend wieder nach vorn, als ob Sie auf den Zehenspitzen stünden. Wiederholen Sie das Ganze ein Dutzend Mal schnell hintereinander. Machen Sie die beschriebenen Übungen mehrmals täglich.

Gelegentlich auftretende Krämpfe, die innerhalb weniger Minuten wieder aufhören, sind kein Grund zur Besorgnis. Häufige oder lang andauernde Krämpfe oder Spasmen, die insbesondere bei älteren Menschen von anderen Symptomen begleitet werden, sollten vom Arzt abgeklärt werden.

RESTLESS-LEGS-SYNDROM

Manche Menschen wachen nachts durch Zuckungen in ihren Beinmuskeln auf, andere wiederum leiden an schmerzenden Missempfindungen, die der Arzt als Restless-Legs-Syndrom (unruhige Beine) bezeichnet. Ursachen dieser Erkrankung können bestimmte Medikamente sein, die das Nervensystem beeinträchtigen, manchmal tritt sie aber auch ohne erkennbare Ursache auf. Evtl. diagnostiziert der Arzt Eisen-, Folsäure- oder Magnesiummangel und empfiehlt entsprechende Präparate. In manchen Fällen können Medikamente helfen, ansonsten stehen Sie am besten auf und laufen etwas herum oder ändern häufig die Schlafposition – auch das kann zu Linderung führen. ❖

GEGEN MUSKELKRÄMPFE. *Mithilfe bestimmter Nahrungsmittel lassen sich Muskelkrämpfe vermindern. Geeignet sind z. B. Joghurt, Nudeln, Bananen, Tomatensaft, Milch, Wasser, Orangen und Vollkornbrot.*

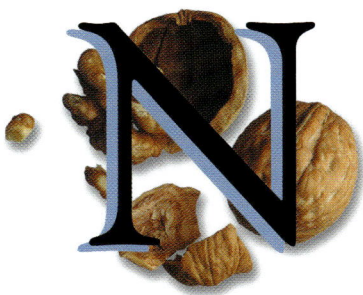

NAGELPROBLEME

Empfehlenswert

- Mageres Fleisch, Geflügel und Fisch zur Versorgung mit Eisen und hochwertigem Eiweiß
- Zitrusfrüchte wegen des Vitamin-C-Gehalts
- Dunkelgrünes Blattgemüse, Vollkornprodukte, Hülsenfrüchte und Fruchtsäfte wegen der Folsäure und anderer B-Vitamine

Zu meiden

- Übermäßiger Gebrauch von Nagellackentfernern und anderen aggressiven Chemikalien

Die meisten Nagelprobleme entstehen durch äußere Einflüsse, vom Nägelkauen bis zur übermäßigen Verwendung von Nagellackentfernern und anderen aggressiven Substanzen. Manchmal weisen unnatürlich veränderte Nägel jedoch auf einen Nährstoffmangel oder eine Erkrankung hin.

Finger- und Zehennägel bestehen aus Keratin, dem gleichen Eiweißstoff, aus dem auch die äußerste Hautschicht und die Haare bestehen. Der sichtbare Teil des Nagels, die Nagelplatte, wächst aus der blassen, halbmondförmigen Nagelwurzel (Lunula) heraus. Das Nagelhäutchen bildet die schützende dichte Verbindung zwischen Haut und Nagel. Nur die Nagelwurzel ist lebendes Gewebe, der Rest des Nagels besteht aus abgestorbenen Zellen. Dennoch liefern die Nägel wichtige Hinweise auf den Gesundheitszustand eines Menschen. So weisen z. B. weiche, vorn löffelförmig nach oben gewölbte Nägel auf eine Eisenmangelanämie hin. Abgerundete, keulenförmige Nägel sind ein Hinweis auf Durchblutungsstörungen oder eine schwere Lungenkrankheit;

NAGELPFLEGEMITTEL

Spröde und brüchige Nägel entstehen meist durch extreme Austrocknung, die natürlicherweise mit dem Alter zunimmt und durch Reinigungsmittel und Chemikalien noch verstärkt wird. Pflegen Sie daher Ihre Nägel regelmäßig, indem sie sie in Wasser einweichen und anschließend mit einer feuchtigkeitsspendenden Handcreme oder mit einem Pflegemittel speziell für die Fingernägel eincremen. Durch das Auftragen von Nagelhärtern können Sie die Nägel mit einer schützenden Schicht versehen, die ebenfalls dazu beiträgt, die Feuchtigkeit zu bewahren. Entgegen manchen Werbeversprechungen dringen auf die Oberfläche aufgetragene Nagelpflegesubstanzen nicht in die Hornschicht ein und können diese daher auch nicht „nähren".

POPULÄRE IRRTÜMER

Irrtum: Gelatine, Kalzium- oder Zinkpräparate, die als Nagelbildner, Nagelhärter und Nagelheilmittel angepriesen werden, fördern die Gesundheit der Nägel.

Tatsache: Diese Präparate tragen wenig oder gar nicht zur Gesundheit der Nägel bei. Gelatine enthält nicht die Aminosäuren (Eiweißbausteine), die Nägel stärken. Kalzium ist in Nägeln natürlicherweise nur sehr wenig enthalten, daher kann man ihr Wachstum oder ihre Stabilität durch Kalziumpräparate nicht verbessern. Gleiches gilt für Zink. Früher glaubte man, weiße Flecken auf den Nägeln seien auf Zinkmangel zurückzuführen. Es handelt sich dabei jedoch meist um Lufteinschlüsse durch geringfügige Verletzungen des Nagelbetts, die sich nicht durch Zink beseitigen lassen.

Verdickungen und Verfärbungen der Nägel können durch Pilzinfektionen hervorgerufen werden, Psoriasis (Schuppenflechte) kann zu Grübchen im Nagel führen, und Querrillen deuten u. U. auf eine Infektion im ganzen Körper hin.

Gesunde Nägel sind kräftig, glatt und leicht rosa gefärbt. Genau wie die Haare benötigen auch sie Feuchtigkeit, um elastisch zu bleiben, andernfalls werden sie gelblich und brechen oder splittern leicht. Für ein normales Wachstum sind ständig Sauerstoff und Nährstoffe nötig.

Damit Keratin entstehen kann, braucht der Körper hochwertiges Eiweiß wie es z. B. in magerem Fleisch, Geflügel, Fisch und Meeresfrüchten, aber auch in der Kombination aus Getreide und Hülsenfrüchten vorhanden ist.

Vielleicht benötigen Sie mehr Eisen. Bei Eisenmangel- und anderen Anämien transportiert das Blut nicht ausreichend Nährstoffe zu den Nägeln. Eine leichte Eisenmangelanämie kann manchmal schon durch den Verzehr eisenhaltiger Nahrungsmittel geheilt werden. Dazu gehören mageres Fleisch, Geflügel, Fisch und Meeresfrüchte, aber auch getrocknete Aprikosen. Bei Verdacht auf Anämie sollte man einen Arzt konsultieren, der die genaue Ursache abklärt und eine passende Behandlung empfiehlt. Vitamin C hilft dem Körper, das Eisen aus pflanzlicher Nahrung zu verwerten. Daher gehören zu einer ausgewogenen Ernährung frisches Obst und Gemüse.

Ernähren Sie sich folsäurereich. Manche Formen von Anämie, die sich auch auf die Nägel auswirken, werden durch einen Mangel an Folsäure hervorgerufen. Vollkornprodukte, Hülsenfrüchte, dunkelgrünes Blattgemüse, Erbsen, Nüsse und Orangensaft liefern neben anderen B-Vitaminen auch reichlich Folsäure. ❖

NAHRUNGS-ERGÄNZUNG

■ WER BRAUCHT SIE? ■

Unbestritten ist, dass Lebensmittel die besten Quellen für Vitamine, Mineralstoffe, essenzielle Fettsäuren, Aminosäuren und Ballaststoffe sind. Dennoch nehmen Millionen von Menschen regelmäßig Nahrungsergänzungspräparate zu sich. Die Beweggründe dafür sind unterschiedlich: Die einen wollen damit Nährstoffdefizite wettmachen, weil sie sich unausgewogen ernähren, andere benötigen Präparate aus gesundheitlichen Gründen, z. B. weil die Resorption bestimmter Nährstoffe im Darm vermindert ist. Schließlich werden Vitamine & Co. zur Vorbeugung von Krankheiten und zur Steigerung des allgemeinen Wohlbefindens genommen.

Die Wirksamkeit von Nahrungsergänzungsmitteln eindeutig nachzuweisen ist hochkompliziert. Sie hängt davon ab, wie viel von dem jeweiligen Nährstoff bereits aus der Nahrung aufgenommen wurde, sowie von weiteren Faktoren, die dessen Aufnahme und Verstoffwechslung beeinflussen. Außerdem dauert es oft Jahre, bis sich der gesundheitliche Nutzen von Ergänzungspräparaten bemerkbar macht, sodass ihr Effekt schwer zu beobachten und zu messen ist. Obwohl bis heute kein eindeutiger Wirksamkeitsnachweis vorliegt, zweifelt kaum noch jemand am Nutzen von Nahrungsergänzungsmitteln.

Multivitaminpräparate

Sie sind die beliebtesten Ergänzungspräparate. Es gibt Hinweise darauf, dass die tägliche Einnahme von derartigen Präparaten das Risiko für Herzkrankheiten, Schlaganfälle und bestimmte Krebserkrankungen senkt und die Immunabwehr stärkt. Vor allem Frauen im gebärfähigen Alter, Erwachsene, die regelmäßig alkoholische Getränke in Maßen zu sich nehmen, sowie diejenigen, die sich unausgewogen ernähren, und ältere Menschen profitieren von Multivitaminpräparaten. Doch sie gleichen die gesundheitlichen Nachteile, die durch eine unausgewogene Ernährung, wenig Bewegung, Rauchen und Übergewicht entstehen, nicht aus – sie können Nahrungsmittel nicht ersetzen. Denn neben Vitaminen und Mineralstoffen liefern jene weitere gesundheitsfördernde Substanzen wie Ballaststoffe, sekundäre Pflanzenstoffe und essenzielle Fettsäuren.

VORSICHT!

Beachten Sie Wechselwirkungen zwischen Medikamenten und Nährstoffen. Sie werden auf die gleiche Weise vom Körper aufgenommen und verstoffwechselt, wodurch es zu unerwünschten Begleiterscheinungen kommen kann. So bindet sich Kalzium beispielsweise an bestimmte Antibiotika und blockiert so deren Aufnahme (und damit die Wirkung). Sprechen Sie vor der Einnahme von Ergänzungspräparaten mit Ihrem Arzt!

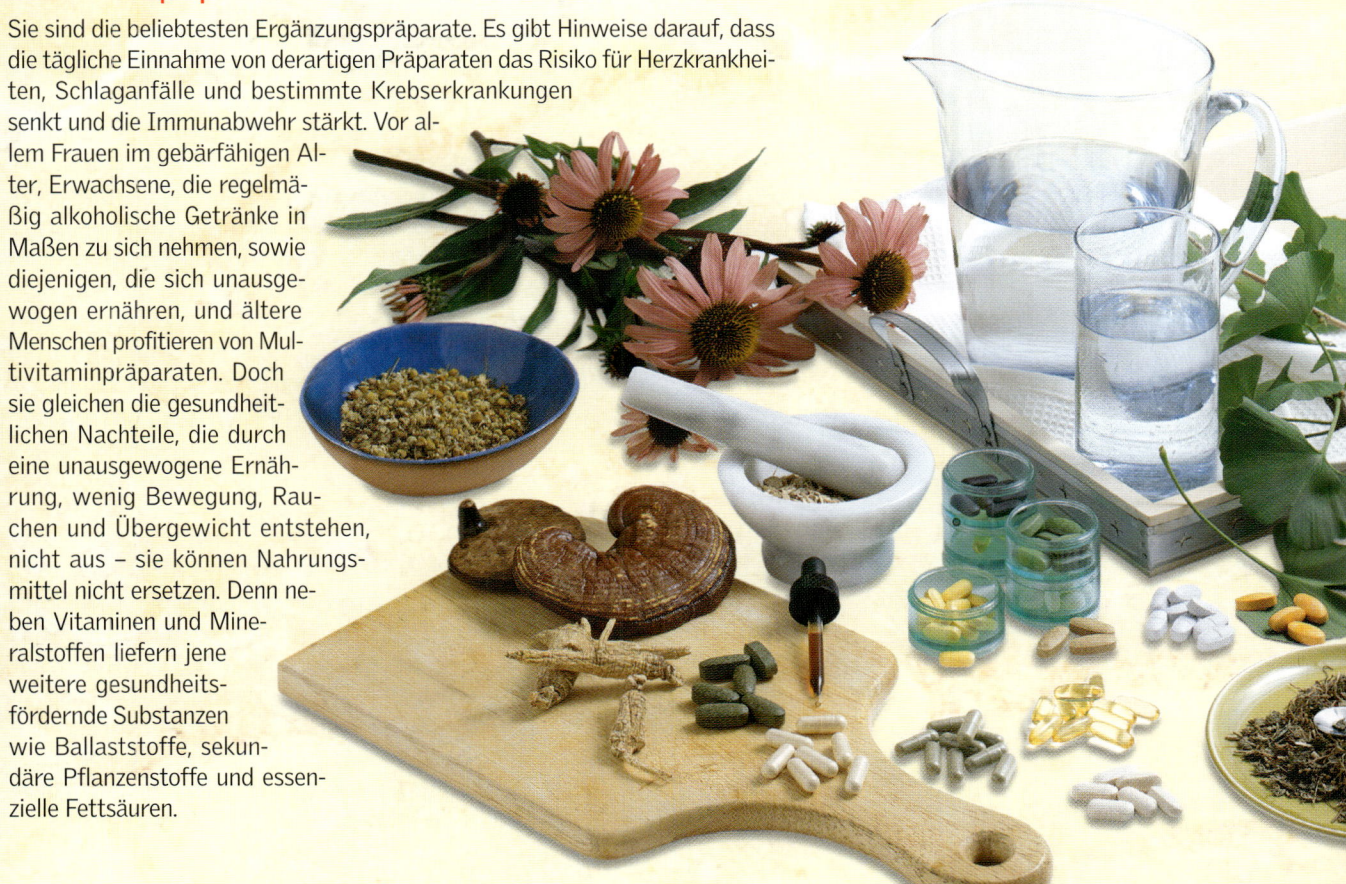

Bedenken Sie

■ Ergänzungspräparate machen eine schlechte Ernährung nicht wett. Essen Sie ausgewogen, also viel Obst und Gemüse, Vollkornprodukte, Fisch und Fleisch sowie Milch und Milchprodukte.

■ Seien Sie vorsichtig. Die in Multivitaminpräparaten enthaltenen Dosierungen sind unbedenklich. Falls Sie jedoch hoch konzentrierte Einzelpräparate einnehmen wollen, sollten Sie vorher Ihren Arzt oder Apotheker oder einen Ernährungsberater fragen.

■ Hüten Sie sich vor gerade modernen Allheilmitteln. Manche Ergänzungspräparate werden stark beworben, obwohl die Behauptungen durch nichts bewiesen sind. Es gibt keine Wundermittel.

■ Bei einer Krebsbehandlung muss die Einnahme von Ergänzungspräparaten mit dem Arzt besprochen werden, da sie in solchen Fällen gelegentlich sogar der Gesundheit schaden können.

Folsäure

Inzwischen gilt als bewiesen, dass Folsäure Neuralrohrdefekte wie die Spina bifida (offener Rücken) beim ungeborenen Kind verhindern kann. Durch die Einnahme von 400 Mikrogramm Folsäure täglich ab spätestens 4 Wochen vor Beginn der Schwangerschaft und während der Schwangerschaft sinkt das Risiko für Fehlbildungen bei der Entwicklung des Kindes im Mutterleib um die Hälfte.

Darüber hinaus gibt es sichere Hinweise darauf, dass Folsäure das Risiko für Herzkrankheiten senken kann. So wurde gezeigt, dass Menschen mit einer hohen Homocysteinkonzentration im Blut ein verstärktes Risiko für Herzkrankheiten haben. Bei Einnahme von Folsäurepräparaten sinkt der Homocysteinspiegel. Auch hier scheint die erforderliche Dosis bei 400 Mikrogramm pro Tag zu liegen.

Vitamin B_{12}

Vor allem ältere Menschen weisen häufig einen niedrigen Vitamin-B_{12}-Spiegel auf. Der Grund liegt darin, dass im Alter weniger Magensäure produziert wird. Diese ist jedoch für die Aufnahme von Vitamin B_{12} nötig. Zu wenig Vitamin B_{12} im Blut führt zu höheren Homocysteinspiegeln, was einen Risikofaktor für Herzkrankheiten darstellt. Das in Ergänzungspräparaten enthaltene Vitamin B_{12} kann auch ohne Magensäureeinwirkung vom Körper aufgenommen werden. Die Einnahme von mindestens 25 Mikrogramm aus einem Multivitamin- oder Vitamin-B_{12}-Präparat reicht meist aus. Studien weisen darauf hin, dass viele ältere Menschen von Vitamin-B_{12}-Präparaten profitieren würden.

Vitamin D

Dieses fettlösliche Vitamin ist für gesunde Knochen genauso wichtig wie Kalzium. Darüber hinaus ist es u. a. für das Funktionieren von Muskeln und Nerven unerlässlich. Reichhaltige Quellen für Vitamin D sind Fischleberöle, Meeresfische wie Sardinen, Heringe, Lachs und Makrelen. Margarine und Säuglingsmilchnahrung sind die einzigen Lebensmittel.in Deutschland, die mit Vitamin D angereichert sind. Einen entscheidenden Beitrag zur täglichen Versorgung mit Vitamin D leistet Sonnenlicht: Unter Einwirkung von UV-Strahlen entsteht aus einer im Körper gebildeten Vorstufe in der Haut Vitamin D. Allerdings nimmt die Fähigkeit der Haut, unter Einfluss von Sonnenlicht Vitamin D zu bilden, mit zunehmendem Alter ab, und viele ältere Menschen halten sich nur selten im Freien auf. Sie sind deshalb von Vitamin-D-Mangel besonders bedroht. Auch Säuglinge sind gefährdet, denn Muttermilch enthält nur wenig Vitamin D. Experten empfehlen, gesunden Säuglingen täglich 12–12,5 mg Vitamin D in Form eines Präparats zu geben. Ältere Menschen ab 65 Jahren sollten täglich 10 mg, ab 70 Jahren 15–20 mg Vitamin D aufnehmen. Diese Mengen können oft nur mit einem Präparat erreicht werden.

Gefährliche Dosierungen

In Deutschland werden Nahrungsergänzungsmittel als Arzneimittel eingestuft, wenn die Dosierung der einzelnen Nährstoffe das Dreifache der von der Deutschen Gesellschaft für Ernährung (DGE) empfohlenen Tagesmenge übersteigt. Ansonsten werden sie als Lebensmittel behandelt. Entscheidend für den Schutz vor einer Überdosierung ist, dass die Einnahmeempfehlungen auf der Packung eingehalten und nicht verschiedene Präparate parallel eingenommen werden. Die Einnahme höher dosierter und spezieller Präparate sollten Sie mit Ihrem Arzt abstimmen, unter Berücksichtigung ihrer individuellen Bedürfnisse.

NASENNEBEN-HÖHLENENTZÜNDUNG

Empfehlenswert

- Flüssigkeit, beispielsweise Wasser oder Saft
- Frisches Obst und Gemüse zur Versorgung mit Vitamin C und Bioflavonoiden
- Knoblauch, Zwiebeln und Chilis; sie wirken abschwellend

Zu meiden

- Rauchen
- Trockene, überheizte Räume

Bei einer Nasennebenhöhlenentzündung (Sinusitis) sind die Schleimhäute in den Nasennebenhöhlen schmerzhaft entzündet. Eine akute Nasennebenhöhlenentzündung wird gewöhnlich durch Viren, Bakterien oder Pilze verursacht und tritt meist in Folge einer Erkältung auf. Eine chronische Nasennebenhöhlenentzündung wird eher durch allergische Reaktionen oder Zahninfektionen hervorgerufen.

Normalerweise fließt der in den Nasennebenhöhlen produzierte Schleim durch enge Gänge in die Nasenhöhle ab. Bei einer Nasennebenhöhlenentzündung schwillt die Schleimhaut an und verhindert das Abfließen des Sekrets. Die Nebenhöhlen fühlen sich verstopft an, schwellen mitunter selbst an, es kommt zu dumpfen Kopfschmerzen, die sich typischerweise beim Vornüberbeugen verstärken. Das Nasensekret kann zähflüssig, gelb oder grünlich sein. Je nach Ursache verschreibt der Arzt Antihistaminika, abschwellende Mittel, Antibiotika oder Steroide.

DIÄTETISCHE MASSNAHMEN UND ANDERE BEHANDLUNGSANSÄTZE

Die Ernährung spielt bei Nasennebenhöhlenentzündungen zwar keine direkte Rolle, einige diätetische Maßnahmen können die Symptome jedoch lindern und somit das Wohlbefinden etwas steigern. In einer Studie wird berichtet, dass Patienten mit chronischer Nasennebenhöhlenentzündung eine Besserung verspürten, nachdem sie auf Milchprodukte verzichtet hatten. Wenn Sie dies ausprobieren möchten, sollten Sie Ihre tägliche Kalziumzufuhr über andere Nahrungsmittel oder Ergänzungspräparate sicherstellen.

Flüssigkeit verdünnt die Sekrete und unterstützt ihr Abfließen. Trinken Sie täglich mindestens 2 l Wasser, mit Wasser verdünnten Obst- und Gemüsesaft, Tee oder Brühe.

Essen Sie viel frisches Obst und Gemüse zur Versorgung mit Vitamin C. Zitrusfrüchte (ganze sind besser als nur deren Saft), Weintrauben und Heidelbeeren sind gut geeignet, weil sie zusätzlich noch Bioflavonoide enthalten. Das sind sekundäre Pflanzenstoffe, die entzündungshemmend wirken.

Zinkreiche Nahrung stärkt das Immunsystem. Außerdem wirkt das Spurenelement vermutlich auch entzündungshemmend. Zinkreiche Nahrungsmittel sind z. B. Meeresfrüchte, Fleisch, Geflügel, Bohnen, Nüsse und Vollkornprodukte.

Manche Nahrungsmittel wirken von Natur aus abschwellend. Hierzu gehören Knoblauch, Zwiebeln und Meerrettich. Kräuter und Gewürze wie Chilis, Ingwer, Nelken und Zimt, Kreuzkümmel und Thymian wirken abschwellend.

Falls Sie rauchen, sollten Sie unbedingt damit aufhören. Rauchen (auch Passivrauchen) provoziert eine Entzündung der Nasen- und Nasennebenhöhlenschleimhaut. Auch trockene Luft führt dazu, dass die Schleimhäute austrocknen und anschwellen und so leichter eine Nasennebenhöhlenentzündung entsteht.

Zur schnellen Linderung können Sie heiße feuchte Tücher auf das Gesicht legen. Dies fördert das Abfließen des Sekrets und die Durchblutung der Nasenschleimhäute. Auch Inhalieren hilft, den Schleim abfließen zu lassen. ❖

NEKTARINEN

Pluspunkte

- Enthalten Beta-Karotin und Kalium
- Sehr reich an dem löslichen Ballaststoff Pektin

Minuspunkte

- Das Fruchtfleisch wird an der Luft braun
- Die Samenkerne enthalten Blausäure

Nektarinen sind süßer und nährstoffreicher als die mit ihnen eng verwandten Pfirsiche. Oft werden die saftigen Früchte auch als Pfirsiche ohne Flaum beschrieben. Eine mittelgroße Nektarine von 125 g liefert 65 kcal und mehr als 450 Mikrogramm Beta-Karotin, dazu etwa 335 mg Kalium. Allerdings enthält die Frucht vergleichsweise wenig Vitamin C – nur etwa 7 mg.

Das Fruchtfleisch von Nektarinen enthält viele Antioxidanzien, insbesondere Karotinoide wie Beta-Karotin; diese schützen vor Krebs und anderen Krankheiten, indem sie vor solchen Zellschäden schützen, die von aggressiven Substanzen hervorgerufen werden, die während des normalen

---

Eine allzu häufige Erkrankung

In Deutschland wurden im Zeitraum eines Jahres (2000/2001) 6,3 Mio. Mal eine akute und 2,6 Mio. Mal eine chronische Nasennebenhöhlenentzündung diagnostiziert. Sie ist damit eine der häufigsten Erkrankungen mit dramatisch steigender Tendenz. Dies ist wahrscheinlich u. a. auf die schlimmer werdende Umweltverschmutzung und die zunehmende Resistenz vieler Menschen gegenüber Antibiotika zurückzuführen.

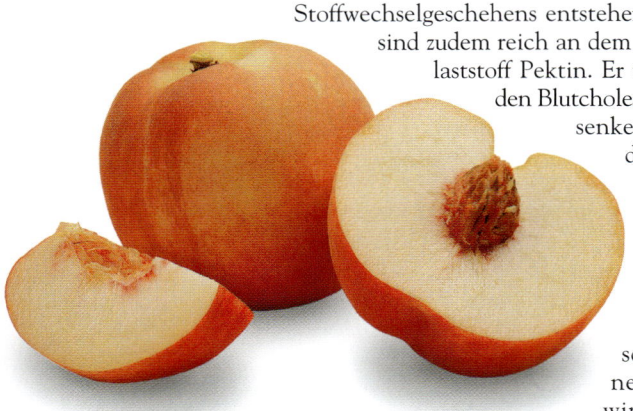

Stoffwechselgeschehens entstehen. Nektarinen sind zudem reich an dem löslichen Ballaststoff Pektin. Er trägt dazu bei, den Blutcholesterinspiegel zu senken. Die Schale der Frucht steuert außerdem verdauungsfördernde unlösliche Ballaststoffe Beim Aufschneiden einer Nektarine wird durch den Kontakt mit Luftsauerstoff ein Enzym in der Frucht aktiviert, das eine dunkle Verfärbung des Fruchtfleischs bewirkt. Die Nektarine sieht dann zwar weniger appetitlich aus, ihr Geschmack und Nährwert verändern sich dadurch jedoch nicht. Aufhalten kann man diese Verfärbung, indem man die aufgeschnittene Frucht sofort in eine säurehaltige Flüssigkeit taucht (z. B. in mit Zitronensaft versetztes Wasser) oder sie mit Zitronen- bzw. Limettensaft beträufelt.

Warnung: Nektarinensamen, die im Inneren des harten, porigen Steins verborgen sind, enthalten Amygdalin, eine Substanz, aus der im Magen Blausäure freigesetzt wird. Ein einzelner versehentlich geschluckter Kern ist nicht gesundheitsschädigend, wenn man aber schnell mehrere hintereinander isst, kann dies zu einer Blausäurevergiftung führen.

SAFTIGE SÜSSE.
Weltweit gibt es mehr als 150 verschiedene Nektarinensorten.

EINKAUFSTIPPS
Wählen Sie mäßig feste, kräftig gefärbte Früchte. Den richtigen Reifegrad haben Nektarinen, wenn sie einen süßen, fruchtigen Duft verströmen und das Fruchtfleisch auf leichten Druck etwas nachgibt. Noch relativ feste Nektarinen kann man problemlos innerhalb von 2–3 Tagen in einer Papiertüte bei Raumtemperatur nachreifen lassen. Nektarinen mit noch grünlicher Schale oder zu harte Früchte sollten Sie jedoch besser nicht kaufen, da diese eindeutig zu früh geerntet wurden. Sehr unreife Früchte werden zwar nach einigen Tagen noch weich, aber schmecken auf keinen Fall so süß und aromatisch wie reif geerntete Nektarinen. ❖

POPULÄRE IRRTÜMER

Irrtum: Nektarinen sind eine Kreuzung zwischen Pfirsich und Pflaume.

Tatsache: Nektarinen sind eine genetische Variante des Pfirsichs. Wenn Pfirsichbäume untereinander gekreuzt werden (und sogar bei Selbstbestäubung), können einige Früchte entstehen, deren Samen sich später zu Nektarinenbäumen entwickeln; aus den Samen anderer Früchte wachsen wieder Pfirsichbäume. Verblüffenderweise wachsen manchmal sogar Nektarinen auf Pfirsichbäumen und Pfirsiche auf Nektarinenbäumen.

NERVENSCHMERZEN

Empfehlenswert
- Mageres Fleisch, Geflügel, Eier und fettarme Milchprodukte wegen des Vitamins B_{12}, grünes Gemüse und Kartoffeln zur Versorgung mit Vitamin B_6
- Pflanzliche Öle, Nüsse, Samen, Weizenkeime, Avocados und Vollkornprodukte wegen des Vitamins E

Zu meiden
- Alkohol in jeglicher Form

Als Nervenschmerzen oder fachsprachlich Neuralgien bezeichnet man alle permanent bestehenden oder anfallsweise auftretenden Schmerzen entlang eines oder mehrerer peripherer Nerven. In manchen Fällen ist für den Arzt keine Ursache erkennbar, in anderen Fällen können eine Infektion oder eine Erkrankung wie Arthritis, Diabetes oder Syphilis die Nervenschmerzen verursachen. Auch Tumore, gutartige wie bösartige, können Neuralgien hervorrufen, und nicht zuletzt können gequetschte oder eingeklemmte Nerven der Grund sein; bekanntestes Beispiel hierfür ist das Ischias-Syndrom. Weiterhin können verschiedene Medikamente und Giftstoffe Neuralgien verursachen.

Achten Sie auf Vitamin B_6 in der Nahrung. Die Langzeitanwendung von Hydralazin (einem starken blutdrucksenkenden Mittel) oder Isoniazid (zur Behandlung von Tuberkulose) kann zu Vitamin-B_6-Mangel führen, der sich in Störungen der Nervenerregbarkeit und in Neuralgien äußert. Patienten, die diese Medikamente einnehmen, sollten viel Vitamin B_6 mit der Nahrung zuführen. Gute Lieferanten sind u. a. mageres Fleisch, Geflügel, Fisch, Spinat, Kartoffeln, Bananen und Birnen. Der Arzt kann Vitamin-B_6-Präparate verschreiben; ohne Rücksprache dürfen keine hohen Dosen Vitamin B_6 eingenommen werden, sonst können die sensorischen Nerven geschädigt werden, d. h. die Impulsleitung an das Zentralenervensystem wird gestört.

Vergessen Sie Vitamin B_{12} nicht. Vitamin B_{12} ist in allen tierischen Produkten enthalten. Ein Mangel daran kann zu einer Degeneration des Rückenmarks und umfangreichen Neuralgien führen. Meist ist der Vitamin-B_{12}-Mangel durch einen Mangel an Intrinsic-Faktor bedingt. Diese Substanz wird vom Magen gebildet und ist für die Absorption des Vitamins erforderlich. Seltener führt eine strikte vegetarische Ernährung zu einem Mangel an Vitamin B_{12}.

In vereinzelten Fällen ist ein zu niedriger Vitamin-E-Spiegel die Ursache einer Neuralgie. Um dem entgegenzuwirken, sollten auf dem Speiseplan regelmäßig Nüsse, Samen, Keime, pflanzliche Öle, aber auch Eier und fettreiche Fische stehen. ❖

NESSELFIEBER

Zu meiden

- Nahrungsmittel, die schon einmal Nesselfieber oder andere allergische Reaktionen bei Ihnen hervorgerufen haben
- Nahrungsmittel und Medikamente mit dem gelben Farbstoff E 102 (Tartrazin), wenn Sie auf diesen Zusatzstoff empfindlich reagieren
- Nahrungsmittel, die Salizylate enthalten, wenn Sie allergisch gegen Acetylsalicylsäure sind, z. B. Weintrauben und Trockenfrüchte

Der medizinische Fachbegriff für Nesselfieber lautet Urtikaria. Als Folge einer allergischen Reaktion auf Nahrungsmittel oder andere reizende Substanzen entwickelt sich ein Nesselausschlag mit juckenden, geröteten Quaddeln. Der Nesselausschlag kann mit anderen Allergiesymptomen, wie Anschwellen der Augen oder anderer Organe, einhergehen.

Warnung: Wenn zusätzlich zum Nesselausschlag die Kehle zuschwillt und Probleme beim Atmen, Sprechen oder Schlucken auftreten, sollte sofort ein Arzt gerufen werden. Diese Symptome deuten auf einen anaphylaktischen (allergischen) Schock hin. Er kann lebensbedrohlich sein.

BEKANNTE AUSLÖSER

Der fleckige Ausschlag kann nach dem Verzehr von fast jedem Nahrungsmittel auftreten, am häufigsten ist dies jedoch bei Meeresfrüchten, Nüssen und Beeren der Fall. Bei manchen Menschen lösen beispielsweise bestimmte Medikamente – mit dem Wirkstoff ASS (Acetylsalicylsäure) oder Penizillin und verwandte Antibiotika – Nesselfieber aus. Bei anderen ist ein Insektenstich oder der Kontakt mit brennenden bzw. Milchsaft enthaltenden Pflanzen wie Brennnesseln oder Giftsumach (Zierpflanze) oder mit Tieren (Quallen) der Auslöser. Wenn jemand allergisch gegen ASS ist, sollte er auch mit Nahrungsmitteln vorsichtig sein, die natürliche Salizylate enthalten. Hierzu gehören Aprikosen, Beeren, Weintrauben, Rosinen und andere Trockenfrüchte, aber auch Schwarztee und mit Essig verarbeitete Nahrungsmittel. Auch Stress,

intensive Sonneneinstrahlung, Hitze oder Kälte (selbst Eiswürfel in Getränken) und Virusinfektionen sind bekannte Auslöser von Nesselfieber.

Meiden Sie Tartrazin. Angeblich rufen viele Nahrungsmittelzusätze Allergien hervor, nachgewiesen wurde dies bisher jedoch nur für den Farbstoff Tartrazin (E 102), und auch das nur bei statistisch weniger als einem von 10 000 Menschen. Wer an einer Allergie gegen Tartrazin leidet, sollte die Zutatenlisten auf Nahrungsmitteln, Medikamenten und Vitaminpräparaten immer sorgfältig durchlesen.

In der Regel entwickelt sich das Nesselfieber innerhalb von Stunden nach Kontakt mit dem Auslöser, in seltenen Fällen kann der Ausschlag aber auch erst Tage später auftreten. Das erschwert es natürlich, die auslösende Substanz zu identifizieren. Am häufigsten treten solche verzögerten Reaktionen bei Medikamenten auf. Falls bei Ihnen im Verlauf einer medikamentösen Therapie Nesselfieber auftritt, sollten Sie dies unbedingt sofort Ihrem Arzt mitteilen. Manchmal kommt es zu dieser Unverträglichkeitsreaktion erst nach Monaten oder sogar Jahren der problemlosen Einnahme. Durch Medikamente ausgelöste Ausschläge beginnen meist am Kopf und breiten sich von dort über den Körper aus.

VERHALTEN BEI NESSELFIEBER

Der Ausschlag kann innerhalb von Minuten wieder zurückgehen oder tage- und sogar wochenlang andauern. Wenn Sie ein bestimmtes Nahrungsmittel mit dem Nesselfieber in Verbindung bringen können, sollten Sie es von nun an meiden und einen Arzt aufsuchen. Hält das Nesselfieber mehrere Tage lang an, kann der Arzt ein Antihistaminikum und eine den quälenden Juckreiz stillende und entzündungshemmende Salbe verschreiben.

Essen Sie niazinreiche Nahrungsmittel. Nesselausschläge und andere allergische Symptome werden durch die Ausschüttung von Histaminen ausgelöst. Da das B-Vitamin Niazin vermutlich die Ausschüttung von Histamin hemmt, kann es hilfreich sein, mehr niazinreiche Nahrungsmittel zu essen. Dazu gehören z. B. Geflügel, Meeresfrüchte, Samen, Nüsse und Vollkornprodukte. Beachten Sie allerdings, dass manche dieser Nahrungsmittel gleichzeitig auch Auslöser von Allergien – und damit auch von Nesselfieber – sein können.

Bei einer schweren allergischen Reaktion auf eine Substanz sollten Sie Ihren Arzt fragen, ob es empfehlenswert sei, für den Notfall spezielle Medikamente mit sich zu führen. Hilfreich sind auch ein Allergiepass oder ein Notfallanhänger, in dem Ihre Allergien aufgeführt sind. Im Notfall wird dadurch das medizinische Personal auf eine bestehende Allergie aufmerksam gemacht, wenn Sie selbst nicht dazu in der Lage sind, es zu tun. ❖

NEURALGIE

Siehe Nervenschmerzen

NIEREN-ERKRANKUNGEN

Empfehlenswert

- Kalorienarme, alkoholfreie Getränke

Bedenklich

- Oxalatreiche Nahrungsmittel (Zitrusfrüchte, Beeren, Rhabarber, grünes Blattgemüse, Rote Bete, Paprika und Schokolade), denn sie können Nierensteine verursachen
- Salz, weil es Flüssigkeit im Körper enlagert und Bluthochdruck begünstigen kann

Zu meiden

- Frei verkäufliche Schmerzmittel, Vitamin- und Kalziumpräparate, da sie bisweilen Neben- und Wechselwirkungen haben, die zu Nierenschädigungen führen.

Eine Nierenerkrankung kann primärer Art sein, dazu gehören etwa Nierensteine, oder sekundärer Art, d. h. sie tritt als Folge anderer Krankheiten wie Bluthochdruck, Arteriosklerose oder Diabetes auf. Diese ursächlichen Erkrankungen schädigen allesamt die Blutgefäße der Organe, also auch die der Nieren. Ältere Männer haben, bedingt durch eine Vergrößerung der Prostata, ein höheres Risiko für Niereninfektionen. Schwangere und Diabetiker sind besonders anfällig für Harnwegsinfektionen. Schwere Nierenschädigungen durch Nebenwirkungen von Medikamenten sind häufig, aber vermeidbar. Von den nicht verschreibungspflichtigen Medikamenten können z. B. Paracetamol, Medikamente mit Acetylsalicylsäure und andere nichtsteroidale entzündungshemmende Medikamente

---

ERNÄHRUNG NACH EINER NIERENTRANSPLANTATION

Zwar muss sich ein Patient nach einer Nierentransplantation in jedem Fall anfangs an bestimmte Ernährungsrichtlinien halten, aber diese sind in der Regel nicht so streng wie bei einer chronischen Niereninsuffizienz. Weil sich die Ernährung auch nach den Medikamenten richtet, die eine Abstoßung der neuen Niere verhindern sollen, passen Ernährungsfachkraft und Arzt die Ernährung kontinuierlich dem Genesungsprozess an.

In den Wochen unmittelbar nach der Transplantation wird den Betroffenen in der Regel empfohlen, mehr Eiweiß zu essen, z. B. in Form von Eiern, fettarmem Fleisch, Fisch, Geflügel, Magermilch und fettarmem Käse. Die Zufuhr von Kohlenhydraten soll meist eingeschränkt werden, um Wechselwirkungen mit den hoch dosierten Steroiden zu vermeiden, die eine Abstoßungsreaktion verhindern sollen. Komplexe Kohlenhydrate in Form stärkereicher Nahrungsmittel sind erlaubt, einfache Zucker (in Süßem) sollte man jedoch meiden. Salzige Nahrungsmittel und Fertigprodukte (die zumeist überreichlich gesalzen sind) sollten vom Speiseplan gestrichen werden, außerdem sollte man auch in der Küche mit Salz sehr sparsam umgehen. Kaliumreiche Nahrungsmittel sollten gemieden werden, ggf. werden entsprechende Ergänzungspräparate empfohlen.

Sobald das Transplantat voll funktionsfähig ist, erübrigt sich eine spezielle Diät. Bei einer Einschränkung der Nierenfunktion wird diätetisch vorgegangen wie bei einer Niereninsuffizienz.

---

sowie Präparate mit Kalzium und Vitamin D Nierenschäden hervorrufen. Besonders schädlich ist die Kombination von Acetylsalicylsäure und Paracetamol. Bei jedem Arztbesuch sollten Sie sämtliche frei verkäuflichen Medikamente oder Vitaminpräparate erwähnen, die Sie – wenn auch nur gelegentlich – eingenommen haben.

Als gesunder Mensch sollte man sich so ernähren, dass man Nierenerkrankungen möglichst verhindert. Das bedeutet vor allem, viel zu trinken: Das spült die Harnwege durch und ersetzt ausgeschiedene Flüssigkeit. Ernähren Sie sich außerdem fettbewusst sowie mit reichlich kohlenhydrat- und ballaststoffreichen Nahrungsmitteln wie Gemüse und Obst.

Die Ernährung spielt bei der Behandlung von Nierenerkrankungen eine wesentliche Rolle. Wenn Sie an einer schwer wiegenden Nierenkrankheit leiden, wird Ihr Arzt Ihnen wahrscheinlich eine Ernährungsberatung empfehlen, wo man Sie über eine nötige und wünschenswerte Änderung Ihrer Ernährungsgewohnheiten aufklärt und Sie unterstützt.

NIERENSTEINE

Männer sind von Nierensteinleiden etwa dreimal häufiger betroffen als Frauen. Bei mindestens der Hälfte aller Betroffenen treten später erneut Nierensteine auf. Manche Menschen bekommen erstmals Nierensteine, wenn sie anfangen, regelmäßig Sport zu treiben, z. B. zu joggen, und dabei zu wenig trinken, um den durch Schwitzen erlittenen Flüssigkeitsverlust auszugleichen.

Nierensteine bilden sich durch Auskristallisieren und Verklumpen von Substanzen, die normalerweise im Urin gelöst sind und mit ihm ausgeschieden werden. Die Steine variieren beträchtlich in der Größe – von der Größe eines Sandkorns bis hin zu der eines Kieselsteins. Ursachen können z. B. Gicht oder eine andere Stoffwechselerkrankung sein, aber auch Veränderungen innerhalb der Niere. Wenn Nierensteine an irgendeiner Stelle die Harnwege blockieren, treten starke Schmerzen auf, v. a. wenn Harnleiter oder Blase betroffen sind. Teilweise werden die Steine von selbst ausgeschieden, manchmal müssen sie jedoch auch chirurgisch entfernt oder durch Lithotripsie (Steinzertrümmerung) mittels Stoßwellen zerstört werden.

Damit keine Rückfälle auftreten, muss man die Ursache der Nierensteine feststellen. Die meisten dieser Steine bestehen aus Kalziumoxalat oder Kalziumphosphat. Seltener bilden sie sich aus Harnsäurekristallen, wie insbesondere bei Gichtkranken. Der vierte Typ, die Zystinsteine, kommt nur bei sehr seltenen Stoffwechselerkrankungen vor.

Viel, viel Flüssigkeit. Bei allen Arten von Nierensteinen ist es außerordentlich wichtig, genügend zu trinken, damit der Flüssigkeitshaushalt ausgeglichen ist und die steinbildenden Mineralien ausgeschwemmt werden. Die meisten Menschen, die schon einmal an Nierensteinen gelitten haben, könnten allein durch vermehrtes Trinken (idealerweise von Wasser oder Saftschorle) ihr Risiko für eine erneute Steinbildung senken. Die ausgeschiedene Urinmenge sollte pro Tag etwa 2 l betragen.

Zwar enthalten die meisten Nierensteine Kalzium, aber es ist dennoch nicht anzuraten, die Kalziumzufuhr über die Nahrung einzuschränken, es sei denn, der Arzt empfiehlt dies ausdrücklich. Ein Grund: Wenn der Körper über die Nahrung nicht genügend Kalzium bekommt, entzieht er diesen Mineralstoff den Knochen, was wiederum das Risiko für Osteoporose und brüchige Knochen erhöht.

Phosphatreiche Nahrungsmittel tragen zur Bildung von Kalziumphosphat-Steinen bei. Das richtige Mengenverhältnis von Phosphat und Kalzium im Körper ist jedoch sehr wichtig. Fragen Sie einen Ernährungsspezialisten oder Ihren Arzt, bevor Sie die Zufuhr von einem dieser beiden lebenswichtigen Mineralstoffe verändern, damit auch weiterhin eine ausgewogene Nährstoffversorgung gewährleistet ist.

Schränken Sie den Verzehr von oxalsäurereichen Nahrungsmitteln ein. Dazu gehören z. B. Rhabarber, Rote Bete, Nüsse, Tofu, Schokolade, Schwarztee, Rote Johannisbeeren, Mandarinen, Weizenkleie und Weizenkeime sowie Bohnen, Linsen und die meisten grünen Blattgemüse. Streichen Sie diese Nahrungsmittel aber nicht komplett vom Speiseplan, denn sie liefern auch lebenswichtige Vitamine und Mineralstoffe. Ein Ernährungsberater kann Sie über die Auswahl und die emp-

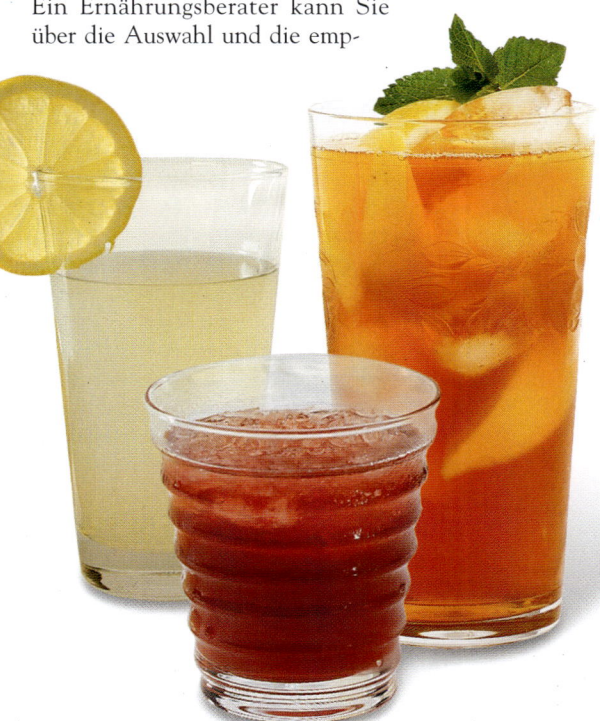

Viel Flüssigkeit für gesunde Nieren. *Damit die Nieren reibungslos funktionieren, ist eine ausreichende Flüssigkeitszufuhr außerordentlich wichtig. Wasser und Saftschorle helfen, die Bildung von Nierensteinen zu verhindern.*

fohlenen Mengen beraten. Gichtkranke sollten nur purinarme Lebensmittel zu sich nehmen, um das Risiko der Bildung von Harnsäuresteinen zu vermindern.

Strenge Vegetarier leiden nur selten an Nierensteinen. Der genaue Zusammenhang zwischen dem Verzehr von Eiweiß (Fleisch und anderen tierischen Produkte) und der Bildung von Nierensteinen ist noch nicht völlig geklärt. Bekanntermaßen macht Eiweiß aber den Urin saurer, was wahrscheinlich eine Rolle spielt. Viele Menschen können ihr Rückfallrisiko senken, wenn sie ihren Eiweißkonsum auf die üblich empfohlene Menge von täglich 0,8–1,0 g/kg Körpergewicht reduzieren. Am einfachsten gelingt dies, wenn man Lebensmittel mit tierischem Ursprung nur in geringen Mengen zu sich nimmt.

NIERENENTZÜNDUNG

Eine Nierenentzündung – der medizinische Fachbegriff dafür ist Nephritis – kann als Folge einer bakteriellen Infektion auftreten. Manchmal wird die Infektion aber auch über das Blut in die Niere getragen, oder sie gelangt aus der Blase über die Harnleiter in die Nieren. Die Entzündung kann aber auch zahlreiche andere Ursachen haben, z. B. Nebenwirkungen von Medikamenten. Niereninfektionen müssen vom Arzt untersucht und mit Antibiotika behandelt werden. Normalerweise sind keine diätetischen Maßnahmen erforderlich, Patienten mit Niereninfektionen sollten jedoch viel trinken.

NIERENINSUFFIZIENZ

Niereninsuffizienz bedeutet, dass die Fähigkeit der Nieren, für den Körper giftige Substanzen auszuscheiden, eingeschränkt ist. Dies kann entweder eine vorübergehende Reaktion auf einen akuten Schock oder eine Verletzung sein (akutes Nierenversagen), oder aber eine chronische, sich fortschreitend verschlechternde Erkrankung.

Akutes Nierenversagen kann durch schwere Infektionen, Verbrennungen, Durchfall oder Erbrechen, Vergiftungen (einschließlich Neben- oder Wechselwirkungen von Medikamenten), Operationen oder Nierenverletzungen ausgelöst werden. Mit der Behandlung der Ursachen normalisiert sich die Nierenfunktion in der Regel wieder. Für chronische Niereninsuffizienz kann z. B. ein unbehandelter Bluthochdruck, ein schlecht eingestellter Diabetes oder eine angeborene Krankheit die Ursache sein. Patienten mit chronischem Nierenversagen im Endstadium sind auf eine Dialyse angewiesen. Manchmal ist auch eine Nierentransplantation möglich.

Bei der Behandlung einer akuten Niereninsuffizienz spielt die Ernährung eine wesentliche Rolle. Im Vordergrund steht dabei die Flüssigkeitszufuhr, die kontrolliert werden muss, um die Nieren möglichst wenig zu belasten. Die Ernährung des Patienten sollte eiweiß-, kalium- und natriumarm sein. Bei Dialysepatienten können die sehr strengen Diätvorschriften in Abhängigkeit von der Dialysehäufigkeit ggf. gelockert werden.

Achtung: Bei allen Arten und in allen Stadien einer Niereninsuffizienz ist eine hoch spezialisierte medizinische Versorgung erforderlich. Ohne Rücksprache mit dem Arzt und Ernährungsfachkräften sollte man auf keinen Fall seine Ernährung umstellen. ❖

NUDELN

Pluspunkte

- Gute Quelle für B-Vitamine, Eisen und andere Mineralstoffe
- Fett- und natriumarm
- Vielseitig und preiswert

Minuspunkte

- Werden oft mit fettreichen Saucen gegessen

Nudeln sind aus unserem Speiseplan nicht mehr wegzudenken. Die meisten von uns – und nicht nur Kinder – essen Gerichte wie Makkaroni mit Tomatensauce, Spaghetti Bolognese oder Lasagne sehr gern. In dem Maße jedoch, wie kohlenhydratarme Diäten an Popularität gewinnen, geraten Nudeln mehr und mehr in Verruf. Doch sind Teigwaren wirklich ungesund?

Gewöhnliche Nudeln werden aus weißem, so genanntem Auszugsmehl hergestellt. Dieses Mehl besteht fast ausschließlich aus Stärke, der dafür vermahlene Weizen wird von allen ballaststoff- und mineralstoffreichen Randschichten sowie vom fetthaltigen Keim befreit. Da Auszugsmehl – weil ihm verdauungsverzögernde Ballaststoffe nahezu völlig fehlen – sehr schnell verdaut wird, d. h. die Stärke rasch in ihre Zuckerbausteine zerlegt wird, lässt eine große Portion Nudeln den Blutzuckerspiegel nach der Mahlzeit rasch und weit hochschnellen. Nach einigen Stunden fällt der Blutzuckerspiegel aber genau so schnell wieder ab, was ein erneutes Hungergefühl auslöst. Daraus folgt, dass wieder gegessen wird. Die logische (und langfristige) Folge ist eine Gewichtszunahme. Deshalb empfehlen Ernährungsexperten, nur wenig aus Auszugsmehl hergestellte Nahrungsmittel wie Weißbrot und Nudeln zu essen.

Im Gegensatz zu hellen Nudeln enthalten Vollkornnudeln dreimal mehr Ballaststoffe als helle Nudeln und führen damit nicht zu derart starken Schwankungen des Blutzuckerspiegels. Eine Ernährung mit einem hohen Anteil an Vollkornprodukten vermindert nachweislich das Risiko für Diabetes, Herzkrankheiten und verschiedene Krebsarten.

Immer häufiger werden Nudeln, die mit Maismehl, Buchweizen- und anderen Mehlsorten hergestellt sind, angeboten. In Reformhäusern und Naturkostläden findet sich eine besonders große Vielfalt an Nudeln aus den verschiedensten Mehlsorten mit mehr oder weniger hohem Vollkornanteil. Darüber hinaus gibt es Nudelsorten, die mit Spinat oder Tomaten aromatisiert und gefärbt sind (oder auch mit farbgebenden Gewürzen) und dadurch einen geringfügig höheren Nährwert haben.

DIE KALORIENFRAGE

Nudeln – gleich ob helle oder Vollkornnudeln, ob Hartweizen- oder Eiernudeln – sind an sich nicht besonders kalorienreich. Eine große Beilagen- bzw. kleine Hauptspeisenportion (etwa 170 g) gekochte Nudeln entspricht etwa 60 g Rohgewicht und liefert knapp 210 kcal. Das Problem ist, dass viele Menschen weit mehr als diese 170 g Nudeln pro Mahlzeit essen – insbesondere im Restaurant. Hinzu kommt, dass die Nudeln häufig mit Butter oder Olivenöl sowie Käse und anderen reichhaltigen Zutaten zu einem ausgesprochen fett- und kalorienreichen Gericht

kombiniert werden. Es gibt aber viele Möglichkeiten, die zusätzlichen Kalorien einzusparen. Traditionell zubereitete Lasagne mit Hackfleisch und Béchamelsauce z. B. liefert pro Portion (170 g) 400–500 kcal. Dies lässt sich ganz einfach auf die Hälfte reduzieren, wenn man das Hackfleisch teilweise durch Gemüse ersetzt und beim Käse zum Überbacken zu fettarmen Sorten greift.

NÄHRWERT

Nudeln sind nicht nur eine hervorragende Quelle für komplexe Kohlenhydrate, sondern auch relativ reich an Eisen: In 100 g Vollkornnudeln stecken mehr als 3 mg, in hellen Nudeln ohne Ei immerhin etwa 2 mg. Dem Eiweiß in Hartweizennudeln ohne Ei fehlen einige essenzielle Aminosäuren, die man aber durch Bestreuen mit geriebenem Käse ergänzen kann. Eiernudeln hingegen liefern ein Eiweiß, das alle vom Körper benötigten Eiweißbausteine enthält, allerdings auch fast 100 mg Cholesterin pro 100 g Nudeln.

NUDELN MACHEN GUTE LAUNE

Serotonin, ein Neurotransmitter oder Nervenbotenstoff, bewirkt, dass man sich entspannt und wohl fühlt. Durch die Aufnahme von Kohlenhydraten, wie sie in allen Nudeln vorkommen, steigt der Blutzucker- und damit auch der Serotoninspiegel. Das durch den Botenstoff bewirkte Wohlgefühl stellt sich innerhalb von 30 Minuten ein und hält dann mehrere Stunden lang an. Vollkornnudeln verlängern den Effekt, weil sie langsamer verdaut werden. Ein gleichzeitiger Verzehr von viel Eiweiß (z. B. Fleisch, Fisch) kann diese Wirkung jedoch zunichte machen.

GANZ EINFACH!

Auf die Menge kommt es an

Zwar liefert eine Portion gekochter Nudeln (etwa 170 g) nur 210 kcal, meist gönnt man sich jedoch eine größere Portion, die dementsprechend mehr Kalorien hat. Achten Sie darauf, dass die Größe einer Beilagenportion die eines Tennisballs nicht überschreitet.

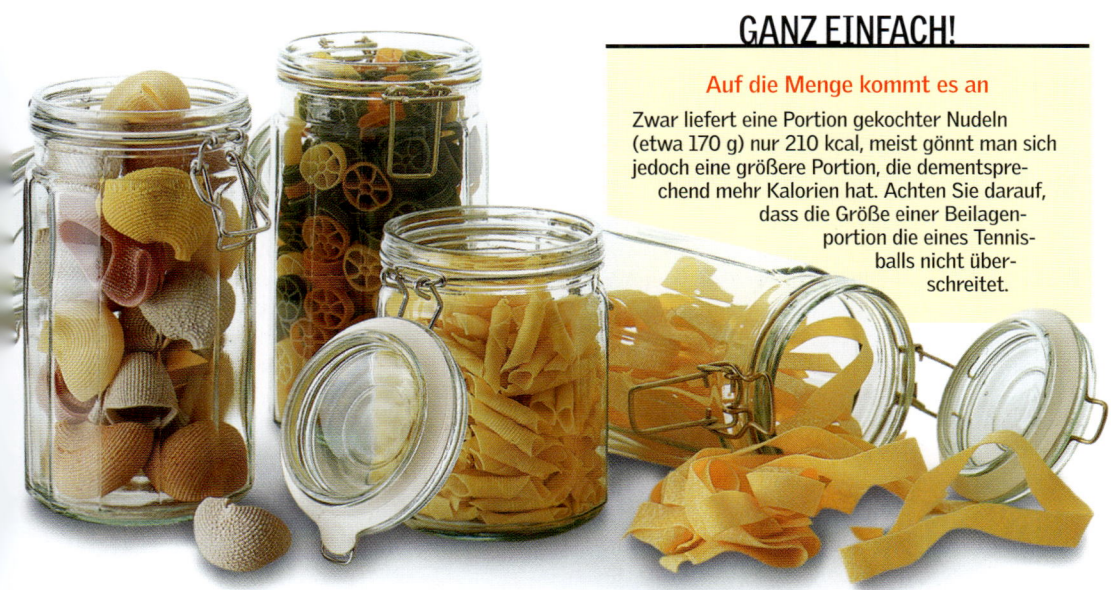

NUDELVIELFALT. *Nicht alle Nudeln sind gleich. Helle Nudeln sind arm an Ballaststoffen – Vollkornnudeln enthalten viele Ballaststoffe.*

GESUNDE NUDELSAUCEN

Mit verschiedenen Saucen kann man Nudelgerichte immer wieder variieren. Gern verwendet werden z. B. die gesunden mediterranen Zutaten Olivenöl, Knoblauch, Zwiebeln, Pilze, Tomaten und frisches Basilikum. Viele klassische Nudelsaucen wie Käsesauce, Pesto und Bolognese-Sauce sind jedoch fett- und damit sehr kalorienreich. Hier einige Anregungen für leckere, kalorienarme Nudelgerichte:

- Frische gewürfelte Tomaten und reichlich gehackte gemischte Kräuter unter die Nudeln mischen.

- Die im Pesto-Rezept angegebenen Mengen an Olivenöl, Nüssen und Käse halbieren und stattdessen den Anteil an Basilikum und Knoblauch erhöhen. Falls die Sauce zu trocken wird, etwas Gemüsebrühe oder Weißwein zufügen.

- Gemüse der Saison mit Kräutern und Gewürzen bei schwacher Hitze garen, anschließend pürieren.

- Bei der Zubereitung einer Sahnesauce die Sahne durch Milch ersetzen; die Sauce eventuell mit etwas Speisestärke binden.

- Das Dressing für Nudelsalat mit Joghurt oder saurer Sahne (10 % Fett) zubereiten statt mit fettreicher Mayonnaise, Schlagsahne oder Crème fraîche.

- Kombiniert mit getrockneten (und anschließend gegarten) Bohnenkernen, Linsen oder Kichererbsen ergeben Nudeln ein vollwertiges und eiweißreiches vegetarisches Gericht.

- Nudeln statt in einer fettreichen Käsesauce in etwas milder Brühe servieren und nur wenig geriebenen Parmesan oder Pecorino darüberstreuen.

EIN VIELSEITIGES NAHRUNGSMITTEL

Am gesündesten sind die kohlenhydratreichen Nudeln in der Kombination mit Nahrungsmitteln, die reichlich andere Nährstoffe (Eiweiß, Vitamine, Mineralstoffe) liefern, z. B. Gemüse, Fisch oder mageres Fleisch. Für ein Mittagessen können Sie beispielsweise Gemüse, Thunfisch oder Geflügelstreifen unter Nudeln mischen. Sautiertes oder pfannengerührtes Gemüse ergibt gemischt mit Nudeln ein leichtes Gericht, das als Vorspeise, Beilage oder Hauptgang gereicht werden kann. Bei besonderen Gelegenheiten können Sie die Nudeln mit einer Meeresfrüchtemischung servieren.

Übrigens: Beim Kochen der Nudeln reicht schon eine geringe Menge Öl (1 TL) aus, um das Überkochen und ein Zusammenkleben der Nudeln nach dem Abgießen zu verhindern. ❖

NÜSSE UND SAMEN

Pluspunkte

- Reich an Vitamin E und Kalium
- Die meisten Arten sind mineralstoffreich, enthalten z. B. Kalzium, Eisen, Magnesium und Zink
- Viele sind gute Quellen für Folsäure, Niazin und andere B-Vitamine
- Eine gute Eiweißquelle, v. a. in Kombination mit Hülsenfrüchten

Minuspunkte

- Fett- und kalorienreich
- Insbesondere zerkleinerte Nüsse werden schnell ranzig
- Lösen häufig Allergien aus
- Schimmelpilze auf Nüssen und Erdnüssen können krebserregende Aflatoxine bilden

Bei Nüssen und Samen handelt es sich um die Keimkammern verschiedener Bäume, Sträucher und anderer Pflanzen, vollgepackt mit all den Nährstoffen, die für das Wachstum einer neuen Pflanze nötig sind. Schon seit prähistorischen Zeiten werden Nüsse und Samen wegen ihres außergewöhnlichen Nährwerts geschätzt und die Pflanzen kultiviert.

Die heute weltweit wichtigsten Nüsse sind Kokosnüsse, gefolgt von Erdnüssen, die zwar botanisch gesehen zu den Hülsenfrüchten gehören, aber wie Nüsse verwendet werden.

NÄHRWERT

Hinsichtlich ihres Nährwerts sind Nüsse und Samen Spitzenklasse. Der regelmäßige Verzehr hat zahlreiche positive Auswirkungen auf die Gesundheit. Die meisten Nüsse und Samen sind gute Vitaminquellen, v. a. für Folsäure, andere B-Vitamine wie Niazin und Thiamin sowie Vitamin E. Sie liefern außerdem verschiedenste Mineralstoffe wie Eisen, Kalzium, Selen, Magnesium, Mangan, Phosphor, Zink und Kalium. Darüber hinaus enthalten sie wie alle unverarbeiteten pflanzlichen Produkte Ballaststoffe und sekundäre Pflanzenstoffe (z. B. Flavonoide oder pflanzliche Sterole). Nicht zuletzt sind Nüsse und Samen wichtige Lieferanten für lebenswichtige Fettsäuren.

Manche Nüsse und Samen enthalten besonders hohe Mengen bestimmter Nährstoffe. So liefern z. B. 40 g Mandeln, Pistazien oder Sonnenblumenkerne um die 300 mg Kalium – in etwa so viel, wie in einer kleinen Banane enthalten ist. Haselnüsse und Mandeln sind außerdem gute Kalziumlieferanten.

Generell zählen Nüsse und Samen zu den besten Quellen für Vitamin E – ein wichtiges Antioxidans, das das Immunsystem stärkt, die Zellmembranen schützt und an der Bildung der roten Blutkörperchen beteiligt ist. Nur 30 g Mandeln oder Haselnüsse versorgen uns mit etwa 50 % des empfohlenen Tagesbedarfs eines Erwachsenen an Vitamin E. Dieselbe Menge Sonnenblumenkerne liefert nur geringfügig weniger.

Der Eisengehalt von 30 g Mandeln liegt bei 4 mg, von Pistazien sogar bei über 7 mg, das ist fast die Hälfte der für Erwachsene empfohlenen Tagesmenge an Eisen. Kürbiskerne, Sesam- und Leinsamen sind ebenfalls gute Eisenlieferanten.

Walnüsse enthalten viel Ellagsäure, einen sekundären Pflanzenstoff, der u. a. das Wachstum von Krebszellen hemmen kann. Außerdem sind diese Nüsse reich an Omega-3-Fettsäuren.

Die meisten Nüsse liefern nennenswerte Mengen an hochwertigem pflanzlichem Eiweiß. Für Vegetarier sind Nüsse daher eine wertvolle Eiweißquelle. Allen Nüssen – außer Erdnüssen – fehlt die essenzielle Aminosäure Lysin, die man jedoch einfach durch Kombination der Nüsse mit Hülsenfrüchten ergänzen kann.

Der regelmäßige Verzehr von Nüssen und Samen hat eine cholesterinsenkende Wirkung, vermindert das Risiko für Herzinfarkt und Schlaganfall und kann sogar dazu beitragen, das Gewicht zu halten. Dies hängt höchstwahrscheinlich mit der günstigen Fettsäurenzusammensetzung in Kombination mit dem Gehalt an Eiweiß, Ballaststoffen, Vitamin E und Magnesium zusammen. Eine Studie ergab, dass Frauen, die wöchentlich mehr als 140 g Nüsse aßen, ein um 35 % geringeres Risiko für eine tödlich ver-

laufende Herzerkrankung hatten als Frauen, die keine oder weniger als einmal pro Monat Nüsse aßen. Laut einer anderen Untersuchung sank das Risiko eines plötzlichen Herzstillstands bei Männern, die zwei- bis dreimal pro Woche Nüsse aßen, um 47 % im Vergleich zu Männern, die selten oder nie Nüsse verzehrten. Und eine dritte Studie zeigte, dass Menschen mit erhöhtem LDL-Cholesterinspiegel diesen durch den Verzehr von Mandeln senken konnten.

DAS THEMA FETT

Nüsse sind wegen ihres hohen Fettgehalts sehr kalorienreich. Mit Ausnahme des Fetts von Kokosnüssen bestehen Nussfette jedoch größtenteils aus ein- oder mehrfach ungesättigten Fettsäuren. Diese gelten als herzschützend, insbesondere wenn sie gesättigte Fettsäuren im Speiseplan ersetzen. So zeigte sich bei den meisten Untersuchungen, dass Nüsse und Samen dann ihre beste Wirkung entfalten, wenn sie im Austausch mit gesättigten Fettsäuren verwendet werden und nicht zusätzlich. Dennoch sollte man Nüsse nur in Maßen verzehren, denn die meisten enthalten zwischen 560 und 700 kcal pro 100 g.

Achtung: Geschälte und zerkleinerte Nüsse sollte man im Kühlschrank aufbewahren oder einfrieren. Bei Zimmertemperatur, Lichteinwirkung und Kontakt mit Sauerstoff verderben sonst die Nussfette rasch und werden ranzig. Verwenden Sie keinesfalls Nüsse, die schimmlig sind oder schlecht schmecken. Die Schimmelpilze, v. a. auf Erdnüssen, bilden Aflatoxine, und diese verursachen Leberkrebs.

ALLERGIEN GEGEN NÜSSE

Einige Nusssorten lösen bei vielen Menschen Allergien aus; das gilt insbesondere für Erdnüsse, aber auch für Haselnüsse. Die Symptome reichen dabei von einem Jucken im Mund über Nesselfieber bis hin zu einem lebensbedrohlichen anaphylaktischen Schock. Da die verschiedenen Nusssorten jedoch nicht sehr nah miteinander verwandt sind, verträgt man etwa bei einer Allergie gegen Walnüsse möglicherweise durchaus andere Nüsse oder Samen, z. B. Mandeln. ❖

SCHON GEWUSST?

Erdnüsse helfen das Gewicht zu halten

Wissenschaftler fanden heraus, dass nach dem Verzehr von Erdnüssen oder Erdnusscreme das Hungergefühl der Probanden für 2 1/2 Stunden vermindert war. Beim Verzehr von anderen Nahrungsmitteln (auch anderen Nüssen) verspürten die Testpersonen bereits innerhalb von 30 Minuten wieder ein Hungergefühl. Weil sie sich so lange gesättigt fühlten, nahmen die Erdnussesser – obwohl Erdnüsse kalorienreich sind – insgesamt nicht mehr Kalorien zu sich als zuvor. Zusätzlich verbesserte sich aufgrund der hochwertigen Fette in den Erdnüssen die Fettsäurezusammensetzung der Gesamternährung positiv.

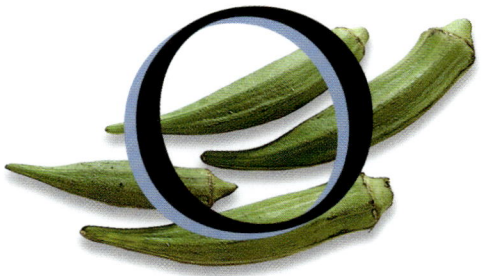

OBST

Pluspunkte

- Liefert viele Vitamine und Mineralstoffe, insbesondere Vitamin C, Beta-Karotin und Kalium
- Enthält zahlreiche Polyphenole, die zum Schutz vor Krebs und anderen Krankheiten beitragen
- Ballaststoffreich und kalorienarm
- Liefert für den Körper rasch verfügbare Energie in Form von Fruchtzucker

Minuspunkte

- Manche Obstarten lösen bei überempfindlichen Menschen allergische Reaktionen und Asthma aus

Seit Urzeiten sind Früchte ein beliebtes Nahrungsmittel, und das aus gutem Grund: Obst schmeckt gut und liefert schnell verfügbare Energie sowie jede Menge Vitamine und Mineralstoffe.

Die frühen Jäger und Sammler suchten wilde Früchte und Beeren. Später lernten die Menschen, fruchttragende Büsche und Bäume zu kultivieren. Es wurden Verfahren entwickelt, Früchte durch Trocknen haltbar zu machen – so standen sie auch außerhalb der Saison als Nahrung zur Verfügung.

NÄHRWERT

Obst enthält zahlreiche Antioxidanzien. Zahlreiche Studien belegen, dass diejenigen, die viel Obst essen, seltener an Krebs erkranken und ein geringeres Risiko für Herzinfarkte und Schlaganfälle haben. Im Rahmen einer groß angelegten Studie wurde festgestellt, dass Frauen, die fünf- bis sechsmal am Tag Obst bzw. Gemüse verzehren, seltener Schlaganfälle erlitten. Eine weitere groß angelegte Harvard-Studie belegte, dass mindestens acht Obst- oder Gemüsemahlzeiten täglich das Risiko für Herzkrankheiten stärker ver-

minderten als weniger als drei derartige Mahlzeiten. Forscher glauben, dass diese Schutzwirkung vor Infarkten und vermutlich auch anderen Krankheiten auf den hohen Gehalt der meisten Obstsorten an Antioxidanzien wie Vitamin C und Beta-Karotin, zurückzuführen ist.

Antioxidanzien verhindern Zellschäden durch freie Radikale; das sind aggressive Substanzen, die im Stoffwechsel natürlicherweise entstehen. Auch die im Obst reichlich enthaltenen sekundären Pflanzenstoffe (die Polyphenole) haben antioxidative Eigenschaften und tragen somit u. a. dazu bei, das Wachstum von Tumoren zu verhindern oder zu verlangsamen.

Zitrusfrüchte gehören zu den besten Quellen für Vitamin C. Ernährungsexperten empfehlen, mindestens einmal täglich Zitrusfrüchte zu verzehren. Eine Mahlzeit entspricht dabei einem 200-ml-Glas reinem Fruchtsaft. Andere sehr Vitamin-C-reiche Obstsorten sind Kiwis, Erdbeeren, Himbeeren, Mangos und Papayas. Auch Cranberrysaft ist eine gute Vitamin-C-Quelle.

10 TIPPS FÜR MEHR OBST

1. Bereiten Sie Müsli mit in Scheiben geschnittenen Bananen oder mit Mangos, frischen Beeren oder Trockenobst (Rosinen oder Aprikosen) zu, und trinken Sie morgens ein kleines Glas Saft.

2. Füllen Sie Melonenschiffchen mit fettarmem Frischkäse – ein einfacher und aparter Snack.

3. Nehmen Sie für den Zwischenimbiss im Büro bereits verzehrfertig vorbereitetes Obst in Frischhaltedosen mit.

4. Stecken Sie Obst wie Äpfel, Birnen, Bananen, Mandarinen oder Trockenobst griffbereit ins Handschuhfach oder in die Aktentasche.

5. Gesunde Sommergetränke sind Milchshakes mit pürierten frischen Früchten oder Tiefkühlbeeren.

6. Mischen Sie für eine Zwischenmahlzeit Joghurt oder Quark mit Obst.

7. Wenn Sie gern backen, probieren Sie die verschiedensten Obstkuchen aus. Geben Sie beispielsweise Beeren in einen Rührteig.

8. Bestellen Sie in Restaurants Obst als Vor- oder Nachspeise.

9. Werfen Sie überreife Bananen nicht weg. Frieren Sie sie ein, so kann man sie später ohne Weiteres zum Backen verwenden, z. B. für Muffins oder Bananenbrot.

10. Klein geschnittene Äpfel, Birnen oder Mandarinen passen gut in pikante Salate.

Obst ist reich an sekundären Pflanzenstoffen. Obstarten mit orangefarbenem oder gelbem Fruchtfleisch – wie Aprikosen, Cantaloupe-Melonen und Mangos – verdanken diese Farbe dem natürlichen pflanzlichen Pigment Beta-Karotin, das im Körper zu Vitamin A umgewandelt wird. Auch von anderen sekundären Pflanzenstoffen, wie Lykopin in roten Früchten, und Bioflavonoiden, wie Quercetin in Weintrauben, nimmt man an, dass sie zum Schutz vor Herzkrankheiten beitragen. Tatsächlich zeigen neuere Studien, dass Quercetin und außerdem Resveratrol diejenigen Inhaltsstoffe des Weins sind, die bei mäßigen Weintrinkern für die niedrigere Rate an Herzkrankheiten und Schlaganfällen verantwortlich sind.

Viele Früchte sind sehr reich an Kalium, einem Mineralstoff, der für einen ausgeglichenen Flüssigkeitshaushalt des Körpers unabdingbar ist. Eine ausreichende Kaliumzufuhr scheint außerdem mit einem geringeren Risiko für Bluthochdruck zusammenzuhängen. Wer Diuretika einnimmt, die die Kaliumausscheidung mit dem Urin erhöhen, sollte besonders häufig kaliumreiche Obstarten wie Bananen, Melonen, Aprikosen und Trockenobst verzehren.

Die meisten Obstsorten sind kalorienarm und ballaststoffreich und damit wichtige Bestandteile einer kalorienbewussten Ernährung. Äpfel, Birnen und viele andere Früchte enthalten Pektin, einen löslichen Ballaststoff, der zur Senkung eines erhöhten Blutcholesterinspiegels beiträgt. Beeren, Zitrusfrüchte und Dörrobst sind besonders reich an löslichen *und* unlöslichen Ballaststoffen.

ZUM THEMA PFLANZENSCHUTZMITTEL

Obstbäume können von zahlreichen Schädlingen befallen werden. Deshalb kommen im konventionellen Obstanbau verschiedenste chemische Pflanzenschutzmittel zum Einsatz. Viele Menschen fürchten, dass diese eine Gesundheitsgefahr darstellen. Die in Deutschland verwendeten Pflanzenschutzmittel entsprechen jedoch, wie Experten betonen, hohen (Gesundheits-)Sicherheitsstandards, sodass der gesundheitliche Nutzen durch den Verzehr von Obst ein etwaiges Risiko überwiegt. Trotzdem sollte man konventionell angebautes Obst vor dem Verzehr gründlich waschen oder, je nach Sorte, auch schälen.

SCHON GEWUSST?

Birnen und Äpfel helfen vermutlich beim Abnehmen

In einer Studie wurde der Einfluss des Obstverzehrs auf die Abnehmerfolge übergewichtiger Frauen untersucht. Diejenigen, die im Rahmen einer Reduktionsdiät täglich 300 g Äpfel und Birnen aßen, nahmen schneller ab als jene, die keinerlei Obst aßen.

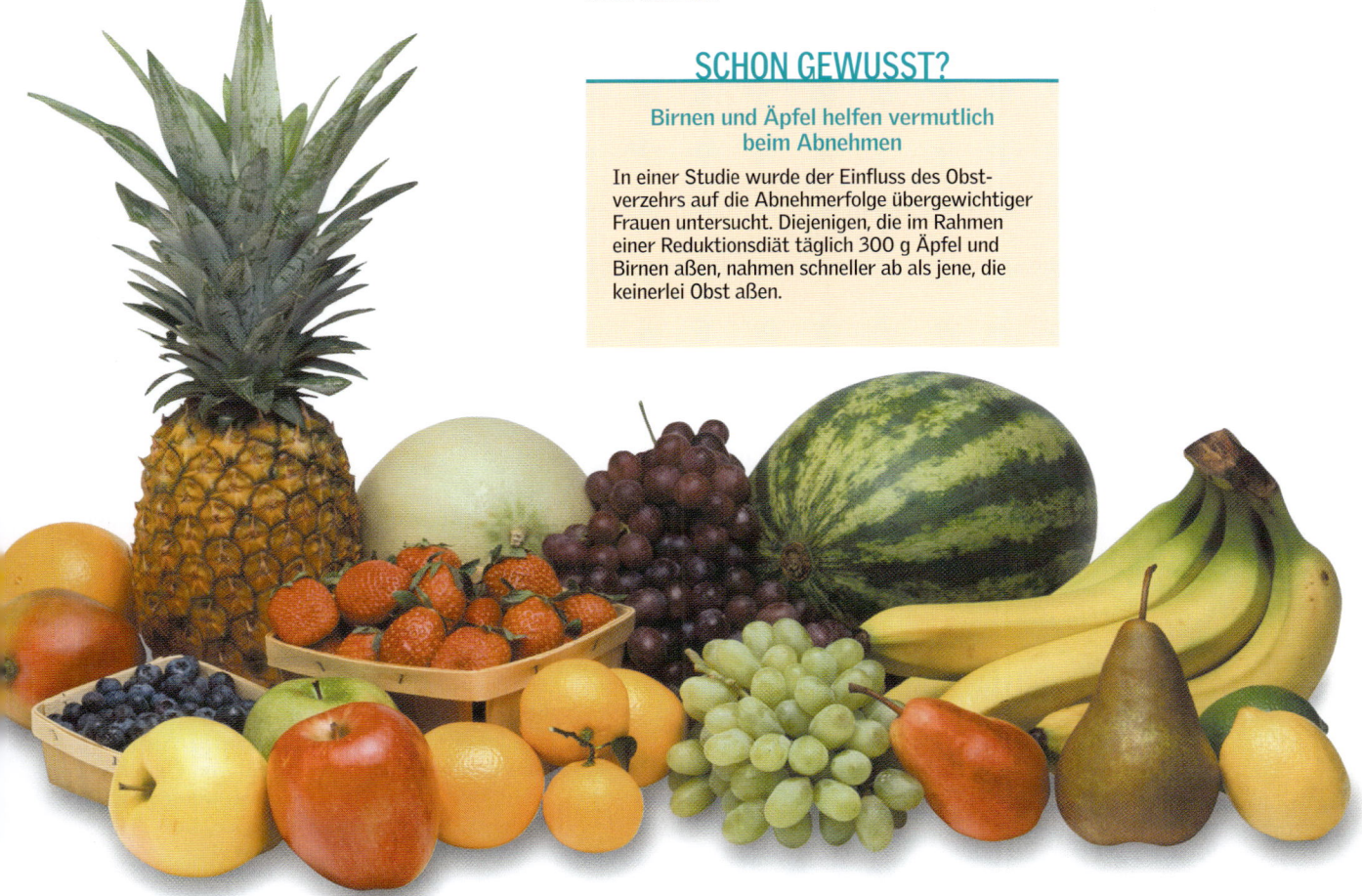

Auch die Schalen von Zitrusfrüchten sind oft behandelt. Daher empfiehlt es sich, Orangen oder Zitronen mit der Aufschrift „Schale zum Verzehr geeignet" zu kaufen, wenn deren Schale zum Kochen oder Backen benötigt wird. In jedem Fall sollten Zitrusfrüchte auch vor dem Auspressen gründlich mit heißem Wasser gewaschen und anschließend abgerieben werden.

Wer kein mit chemischen Pflanzenschutzmitteln behandeltes Obst kaufen will, kann inzwischen nicht nur im Bioladen unbehandeltes Obst bekommen: Viele Supermärkte bieten heute neben konventionell angebautem Obst auch solches aus biologischem Anbau an. ❖

OKRASCHOTEN

Pluspunkte

- Reich an löslichen und unlöslichen Ballaststoffen
- Enthalten die Vitamine C, B₆ und Thiamin sowie Magnesium und Kalium
- Fett- und kalorienarm
- Eignen sich zum Andicken von Suppen und Eintöpfen

Minuspunkte

- Manchem Esser behagt die schleimige Konsistenz der Garflüssigkeit nicht

Okraschoten sind die unreif geernteten Früchte eines ursprünglich in Afrika heimischen Malvengewächses. Man bekommt sie auch hierzulande beim Gemüsehändler und im ausländischen Lebensmittelgeschäft. Okraschoten schmecken bohnenähnlich, herb-würzig und säuerlich-pikant.

Das kalorienarme Gemüse ist eine wertvolle Quelle für die Antioxidanzien Beta-Karotin und Vitamin C. Außerdem enthält es viel Kalium, das u. a. für die Regulierung des Flüssigkeitshaushalts wichtig ist sowie für die Weiterleitung von Nervenimpulsen und damit für die reibungslose Funktion der Muskulatur.

Okraschoten eignen sich hervorragend für Suppen und Eintöpfe: Beim Kochen sondern die

MULTITALENTE. *Wer mit Okra eine Suppe andickt, tut gleichzeitig etwas Gutes für seinen Cholesterinspiegel.*

klein geschnittenen Schoten einen schleimigen Saft ab, der die Garflüssigkeit andickt. Diese Wirkung beruht z. T. auf dem hohen Gehalt an Pektin und anderen löslichen Ballaststoffen. Pektin hat eine positive gesundheitliche Wirkung: Es kann zur Senkung des Cholesterinspiegels beitragen, weil es im Darm Gallenflüssigkeit bindet, die daraufhin ausgeschieden wird. Normalerweise wird die cholesterinhaltige Gallenflüssigkeit vom Körper wieder „recycelt". Wird allerdings Gallenflüssigkeit ausgeschieden, ist der Körper gezwungen – unter Verwendung von Cholesterin aus dem Blut – neue herzustellen.

Der hohe Gehalt an Ballaststoffen beugt außerdem Verstopfung vor, weil die löslichen Ballaststoffe im Darm viel Wasser aufnehmen, dadurch aufquellen und so das Stuhlvolumen vergrößern.

Wer die schleimige Konsistenz der Garflüssigkeit von Okraschoten nicht schätzt, darf die Schoten vor dem Garen nicht zerkleinern und sollte die Stiele lediglich durch bleistiftartiges Zuspitzen der Schoten entfernen. Das Gelieren des Pflanzensafts lässt sich auch mindern, indem man Okraschoten mit einem säurehaltigen Gemüse wie Tomaten zubereitet. Okraschoten schmecken sogar roh mit Dips oder zusammen mit anderem frischem Gemüse als Rohkost oder im Salat. ❖

ÖLE

Pluspunkte

- Liefern essenzielle Fettsäuren
- Ermöglichen die Aufnahme der fettlöslichen Vitamine A, D, E und K in den Körper
- Verbessern den Geschmack vieler Speisen

Minuspunkte

- Kalorienreich
- Öle mit vielen gesättigten Fettsäuren können den Cholesterinspiegel im Blut erhöhen

Schon immer dienten verschiedene Pflanzenöle in der menschlichen Ernährung als lebenswichtige Energie- und Nährstoffquellen, aber auch als Konservierungsmittel: Vor der Erfindung des Kühlschranks war die Haltbarmachung von Nahrungsmitteln durch das Einlegen in Öl überlebenswichtig. Auch heute bilden Öle einen zentralen Bestandteil der Ernährung. Sie verleihen Speisen einen appetitanregenden Geschmack und unterstreichen deren Eigenaroma. Sie sorgen für eine angenehme Konsistenz von Gerichten, und weil sie langsamer verdaut werden als die anderen Lebensmittel, sättigen sie gut.

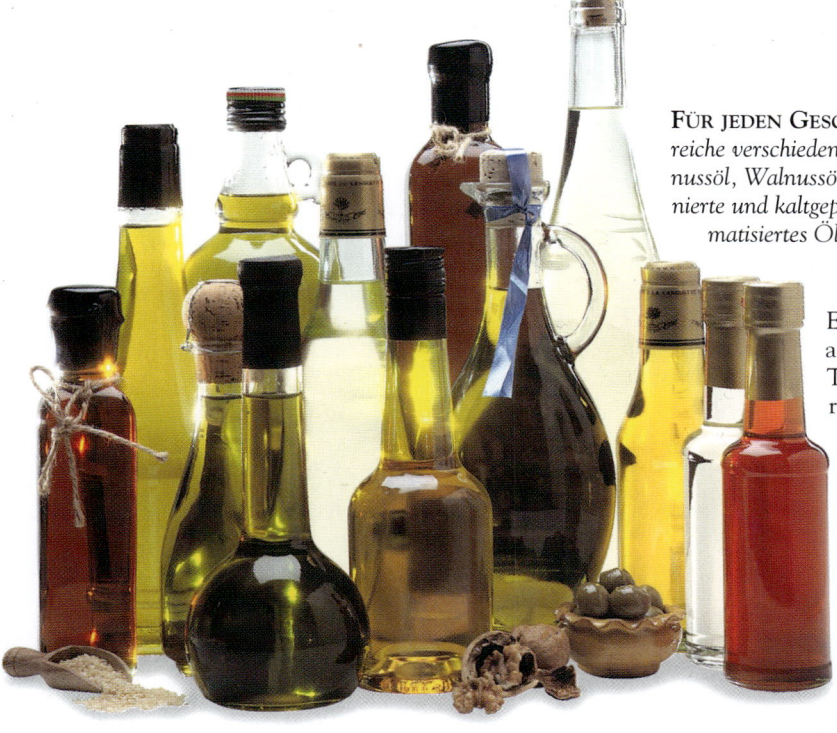

FÜR JEDEN GESCHMACK DAS RICHTIGE ÖL. *Heute sind zahlreiche verschiedene Öle erhältlich, z. B. Sesamöl, Olivenöl, Erdnussöl, Walnussöl, Sonnenblumenöl und Distelöl. Es gibt raffinierte und kaltgepresste (native) Sorten und darüber hinaus aromatisiertes Öl wie Knoblauch- oder Chiliöl.*

Erfolgt dies schonend, also bei niedrigen Temperaturen und rein mechanisch, spricht man von kaltgepressten oder nativen Ölen. Andere Öle werden bei höheren Temperaturen gepresst, der Rückstand wird mit Lösungsmitteln und Hitze nochmals entölt, um die das Ölausbeute zu erhöhen. Diese Öle werden anschließend raffiniert, d. h. einer Laugebehandlung, Zentrifugation, Filtration und Dampfbehandlung unterzogen. Dadurch werden unerwünschte Feststoffe sowie leicht verderbliche pflanzliche (natürliche) Begleitstoffe – u. a. Farb- und Aromastoffe – entfernt. Eine Besonderheit stellt das in der Steiermark, im Burgenland und in Kärnten sehr beliebte Kürbiskernöl dar: Die Kerne des Ölkürbis werden direkt vor dem Pressen gemahlen und geröstet.

Öle und Fette gehören zur selben Stoffgruppe. Beide werden in Maßen für verschiedene lebensnotwendige Körperfunktionen benötigt, sie unterscheiden sich u. a. in ihrem Schmelzpunkt. Öle sind bei Raumtemperatur flüssig, Fette dagegen fest. Alle Fette und Öle haben einen praktisch identischen Kaloriengehalt von 9 kcal pro Gramm. Öle liefern aber mit ihren Fettsäuren auch Bausteine, die für den Aufbau und die Erhaltung der Zellmembranen, zur Produktion von Wachstums- und Sexualhormonen sowie von Prostaglandinen (hormonähnliche Substanzen, die viele Körperfunktionen steuern) unerlässlich sind. Pflanzliche Öle enthalten im Gegensatz zu tierischen Produkten wie Butter kein Cholesterin. Damit der Körper die fettlöslichen Vitamine A, D, E und K aufnehmen und verarbeiten kann, braucht er Fett – die Sorte des Öls bzw. Fetts spielt dabei keine Rolle.

Zu den ältesten Ölfrüchten gehören die Oliven – sie werden seit mindestens 6000 Jahren im europäischen Mittelmeerraum angebaut –, aber auch Sesam, der von Afrika bis Indien angepflanzt wird. Kokos- und Ölpalmen wachsen seit jeher wild in den Tropen, ihre Nüsse werden zur Ölgewinnung aufgesammelt. Öl wird heute u. a. auch aus Mais- und Weizenkeimen, Sojabohnen, Erdnusskernen, Sonnenblumen, Rapssaat, Distel- und Baumwollsamen sowie verschiedensten (echten) Nüssen gewonnen.

Die meisten Pflanzenöle sind in den Samen und Früchten der Pflanzen enthalten und werden daraus durch Pressen oder Mahlen gewonnen.

GESUNDHEITLICHE ASPEKTE

Öle enthalten unterschiedliche Mengen an gesättigten, einfach ungesättigten und mehrfach ungesättigten Fettsäuren. Gesättigte Fettsäuren tragen dazu bei, dass sich der Anteil des gefäßschädigenden LDL-Cholesterins im Blut erhöht. Einfach und mehrfach ungesättigte Fettsäuren dagegen haben eine senkende Wirkung auf den LDL-Cholesterinspiegel. Daher wird bei Problemen mit einem zu hohen Cholesterinspiegel empfohlen, gesättigte Fettsäuren zu meiden und diese durch einfach und mehrfach ungesättigte Fettsäuren zu ersetzen, wie sie z. B. in Raps-, Mais-, Oliven-, Erdnuss-, Distel-, Soja- und Sonnenblumenöl enthalten sind.

SCHON GEWUSST?

Kokosfett treibt den Cholesterinspiegel hoch

Für das Ansteigen des Blutcholesterinspiegels sind in erster Linie die gesättigten Fettsäuren Laurinsäure, Myristinsäure und Palmitinsäure verantwortlich. Sowohl Kokos- als auch Palmöl enthalten sehr große Mengen dieser Fettsäuren. Man erkennt das bereits an der Konsistenz: Diese pflanzlichen Fette sind, wie tierische Fette, die ebenfalls reich an gesättigten Fettsäuren sind, bei Raumtemperatur nämlich fest.

Pflanzliche Öle, die man zur Herstellung von Margarine oder Backfett verwendet, werden oft gehärtet, um sie nicht nur fester, sondern auch länger haltbar zu machen. Bei der Fetthärtung entstehen jedoch so genannte Trans-Fettsäuren, die die gleiche Wirkung wie gesättigte Fettsäuren haben: Sie lassen den Spiegel des schädlichen LDL-Cholesterins ansteigen und senken den des gesunden (auch „guten") HDL-Cholesterins. Es gibt inzwischen allerdings viele Margarinesorten, bei denen auf das Härten der Fette verzichtet wird – hier lohnt sich ein genauer Blick auf die Verpackung: Gehärtete Fette müssen explizit in der Zutatenliste aufgeführt sein. (Mehr zu Trans-Fettsäuren siehe S. 78).

GANZ EINFACH!

Tomaten-Crostini statt Butterbrot

Beträufeln Sie geröstetes Baguette mit wenig Olivenöl – pro Scheibe reicht ein knapper Teelöffel voll –, statt es dick mit Butter zu bestreichen. Darauf kommen ein paar gewürzte Tomatenwürfelchen. Das ist nicht nur ein appetitanregender Augen- und Gaumenschmaus, sondern auch noch gesund: So sparen Sie rund 40 kcal und ersetzen gesättigte Fettsäuren durch ungesättigte.

VERWENDUNG VON ÖLEN

Pflanzenöle verleihen Salaten und Saucen einen ausgezeichneten Geschmack und eine bessere Konsistenz. In vielen Backrezepten kann man tierische Fette durch Öl oder Margarine ersetzen. Zum Grillen, Braten und Rösten sind Öle fast unverzichtbar. Beim Braten nehmen die Nahrungsmittel nicht so viel Öl auf, wenn das Öl die richtige Temperatur hat, bevor die übrigen Zutaten hineingegeben werden. Das lässt sich am besten mit einem Ölthermometer beurteilen. Vor dem Servieren sollten Sie das überschüssige Öl des Bratguts auf Küchenpapier abtropfen lassen.

OMEGA-3-FETTSÄUREN

Das vor allem in Kaltwasserfischen enthaltene Fischöl ist reich an einer bestimmten Art von mehrfach ungesättigten Fettsäuren, den so genannten Omega-3-Fettsäuren. Diese schützen u. a. wegen ihrer positiver Wirkung auf den Blutcholesterinspiegel vor Herz-Kreislauf-Krankheiten und können bei manchen entzündlichen Erkrankungen, z. B. rheumabedingter Arthritis, hilfreich sein. Die gesundheitlichen Vorteile dieser Öle kann man sich in vollem Umfang zunutze machen, indem man mehrmals pro Woche Seefisch wie Hering, Makrele, Sardinen, Thunfisch oder auch Lachs isst. Omega-3-Fettsäuren sind auch in verschiedenen Pflanzenölen enthalten, z. B. in Rapsöl, Leinöl und Walnussöl.

Bei Fischölpräparaten sollte man Vorsicht walten lassen. Zu hohe Dosen können Übelkeit und Durchfall hervorrufen. Da Fischöle blutverdünnend wirken, sind diese Präparate nicht für Menschen zu empfehlen, die Medikamente zur Blutverdünnung wie Heparin oder Cumarine einnehmen. Vorsicht bei Lebertranpräparaten! Sie enthalten viel Vitamin A und D, die, in höheren Dosen über einen längeren Zeitraum eingenommen, zu Vergiftungen führen können. ❖

OLIVEN UND OLIVENÖL

Pluspunkte
- Reich an einfach ungesättigten Fettsäuren, die den Cholesterinspiegel im Blut senken

Minuspunkte
- In Salz eingelegte Sorten sollten von salzempfindlichen Bluthochdruckpatienten gemieden werden

Oliven sind im gesamten Mittelmeerraum heimisch und aus den dortigen Regionalküchen nicht wegzudenken. Sie werden in den verschiedensten Gerichten mitgeschmort, auf Pizzas mitgebacken, sie kommen aber auch kalt, als Vorspeise, Imbiss, Beilage oder Zutat für Salate auf den Tisch. Früher wurde das aus den Früchten gepresste Olivenöl rund um das Mittelmeer häufig als Brennstoff für Lampen, für die Herstellung von Kosmetika und hochwertigen Seifen verwendet, heute wird es überwiegend zum Kochen benutzt. Seinen Siegeszug in die Küchen Mitteleuropas hat das Öl längst angetreten, wo man es heutzutage sowohl in der warmen als auch in der kalten Küche, etwa für Salatdressings und Marinaden, verwendet.

Eine mittelgroße grüne Olive liefert ungefähr 7 kcal, eine reife dunkle – je nach Sorte rötlichviolette bis bläulich schwarze – etwa 10 kcal. Oliven und Olivenöl enthalten nur wenig gesättigte, aber große Mengen an einfach ungesättigten Fettsäuren. Letztere haben eine positive Wirkung auf das gefäßschützende HDL-Cholesterin. Man nimmt an, dass dies ein Grund für die geringe Rate an Herz-Kreislauf-Krankheiten in den Mittelmeerländern ist. Oliven liefern darüber hinaus geringe Mengen an Kalzium und Eisen. In Salzlake oder trockenes Salz eingelegte Oliven enthalten jedoch viel Natrium, weshalb salzempfindliche Bluthochdruckpatienten diese Art von Oliven meiden sollten. (Ob Sie zu dieser Gruppe der salzempfindlichen Hypertoniker gehören, klären Sie am besten in Zusammenarbeit mit Ihrem Arzt.)

GRÜN ODER DUNKEL?
*Grüne Oliven sind unreif,
dunkle Früchte dagegen
voll ausgereift.*

Oliven können nicht frisch vom Baum gepflückt gegessen werden. Um ihnen die Bitterstoffe zu entziehen, werden sie nach der Ernte zunächst in Salz- oder Natronlauge eingelegt. Im Anschluss daran werden sie meist in Salzlake oder Öl konserviert. Hier kommt es – ohne Zugabe von weiteren Zutaten – zu einer spontanen Gärung (durch natürlich vorkommende Essig- und Milchsäure produzierende Bakterien), was die Früchte haltbar macht. Trocken gesalzene schwarze Oliven sind allein durch das Salz lange lagerfähig. Da die Früchte vor dem Salzen eingestochen werden, kann das Salz tief ins Fruchtfleisch eindringen. Achten Sie beim Kauf von Oliven aufs Etikett: Mit Eisenoxid geschwärzte – ursprünglich grüne, also unreife – Oliven halten geschmacklich nicht, was sie mit ihrer appetitlichen schwarzen Farbe versprechen.

OLIVENÖL

Olivenöl ist der Hauptfettlieferant in der mediterranen Ernährung. Es ist reich an sekundären Pflanzenstoffen, Vitamin E und einfach ungesättigten Fettsäuren, die allesamt zum Schutz vor Arteriosklerose beitragen. Verschiedene antioxidativ wirkende sekundäre Pflanzenstoffe im Olivenöl ergänzen einander wahrscheinlich in ihrer Wirkung und tragen u. a. zum Schutz vor Infektionen, Bluthochdruck, Herz-Kreislauf-Erkrankungen und Brustkrebs bei. Auch die in „nativem Olivenöl extra" (kaltgepresstem Olivenöl bester Qualität) enthaltenen Lignine können vor Krebs schützen, indem sie die Zellen vor schädigenden Einflüssen bewahren und damit krebsartige Veränderungen verhindern.

Die EU ist weltgrößter Olivenproduzent mit dem Haupterzeugerland Spanien. Die Qualität des Olivenöls wird vor allem durch die Olivensorte, die Bodenbeschaffenheit, das Klima, Erntezeitpunkt und -methode sowie das Pressverfahren beeinflusst. In der EU existieren mehrere anerkannte Güteklassen von Olivenöl:

„Natives Olivenöl extra" ist Olivenöl erster Güteklasse und wird ausschließlich durch mechanische Verfahren ohne Wärmezufuhr gewonnen. Es ist garantiert kaltgepresst und darf einen Säuregrad von 1,0 % (1 g Fettsäure pro 100 g Öl) nicht übersteigen. Natives Olivenöl extra wird sehr geschätzt. Es hat einen ausgesprochen vollmundigen, fruchtigen Geschmack und bestes Aroma.

„Natives Olivenöl" (je nach Herkunftsland auch „vergine", „virgen", „vierge") wird ebenfalls ausschließlich durch mechanische Verfahren gewonnen. Der Säuregehalt darf etwas höher sein und maximal 2,0 % betragen.

„Olivenöl" ist eine Mischung aus raffiniertem Olivenöl und nativem Olivenöl.

Für „Oliventresteröl" wird „rohes Oliventresteröl", das für den Verzehr nicht geeignet ist, raffiniert und mit nativem Olivenöl gemischt.

Ist ein Olivenöl trüb, so ist dies ein Zeichen dafür, dass es naturbelassen ist. Die Schweb- und Trübstoffe sind winzige Fruchtfleischteile, die besonders viel Vitamin E enthalten.

Damit Geschmack und Qualität erhalten bleiben, sollte man Olivenöl in einem luftdicht verschlossenen Gefäß kühl und dunkel aufbewahren. Im Kühlschrank gelagertes Öl kann ausflocken, was jedoch keine Qualitätsbeeinträchtigung darstellt; das Öl verflüssigt sich wieder vollständig, sobald es bei Raumtemperatur etwas wärmer geworden ist. Ist trübes Olivenöl einmal ausgeflockt, lassen sich die Schwebstoffe nicht mehr aufschütteln. ❖

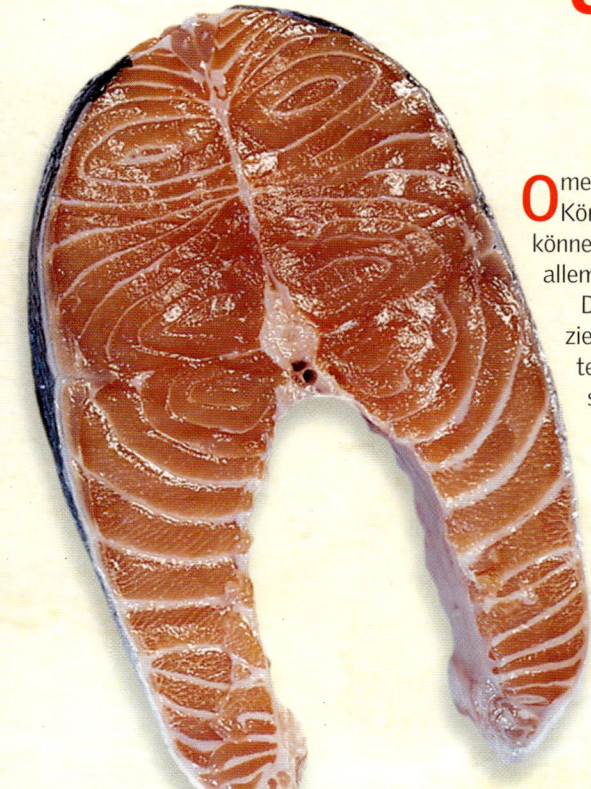

OMEGA-3- UND OMEGA-6- FETTSÄUREN
▪ LEBENSNOTWENDIG ▪

Omega-3-Fettsäuren werden als essenziell bezeichnet, da sie für unseren Körper lebensnotwendig sind, jedoch nicht von ihm hergestellt werden können. Deswegen müssen sie mit der Nahrung aufgenommen werden, vor allem über fettreichen Fisch und bestimmte Pflanzenöle.

Das Verhältnis von Omega-3- zu Omega-6-Fettsäuren (ebenfalls essenzielle Fettsäuren, die in vielen Samen, Nüssen und Pflanzenölen enthalten sind) muss ausgewogen sein, da beide im Zusammenspiel der Gesundheit nutzen. Omega-3-Fettsäuren wirken entzündungshemmend, die meisten Omega-6-Fettsäuren entzündungsfördernd. Daher trägt ein Ungleichgewicht zur Krankheitsentstehung bei. Bei gesunder Ernährung sollten bis zu viermal mehr Omega-6- als Omega-3-Fettsäuren zugeführt werden, meistens sind es jedoch ein- bis dreißig Mal mehr. Daher sollten die meisten Menschen bewusst versuchen, mehr Omega-3-Fettsäuren zu sich zu nehmen. Die mediterrane Küche ist diesbezüglich recht ausgewogen, vermutlich weil weniger Fleisch (reich an Omega-6-Fettsäuren) verzehrt wird.

Unterschiedliche Formen

Die drei Hauptformen von Omega-3-Fettsäuren sind Alpha-Linolensäure (ALA), Eicosapentaensäure (EPA) und Docosahexaensäure (DHA). Der Körper verfügt über Enzyme, die ALA in EPA und DHA umwandeln; diese Fettsäuren sind für ihn leichter zu verarbeiten. EPA und DHA kommen in Fischen, vor allem in fettreichen Kaltwasserfischen wie Lachs, Thunfisch, Makrele, Hering und Sardinen vor. ALA findet sich vor allem in Leinsamen, Leinöl und Walnüssen, in geringeren Mengen in dunkelgrünem Blattgemüse.

Gesundheitlicher Nutzen

Der gesundheitliche Nutzen der Omega-3-Fettsäuren wurde bei der Erforschung der Inuit auf Grönland aufgedeckt. Dieses Volk leidet erheblich seltener unter bestimmten Erkrankungen, wie Herzkrankheiten, rheumatoider Arthritis und Psoriasis (Schuppenflechte), als andere, obwohl es sich ausgesprochen fettreich ernährt – mit Wal, Robbe und Lachs. Die Forscher stellten fest, dass diese Nahrungsmittel reich an Omega-3-Fettsäuren sind, und diese wiederum sind für die niedrigere Erkrankungsrate verantwortlich.

Die Untersuchung dieser essenziellen Fettsäuren geht weiter. Derzeit sind die Belege für eine Wirkung bei Herzkrankheiten am überzeugendsten, doch daneben gibt es zahlreiche weitere Einsatzgebiete.

Herzkrankheiten

Es gibt Hinweise darauf, dass die im Fischöl enthaltenen Fettsäuren EPA und DHA das Risiko für Herzkrankheiten senken können, dazu gehört, dass sie Bluthochdruck und erhöhte Cholesterinwerte günstig beeinflussen. Auch konnte gezeigt werden, dass diese Fettsäuren die Entwicklung von Fettablagerungen

Die besten Quellen für Omega-3-Fettsäuren

✔ **Fettreicher Fisch:** Lachs, Sardinen, Hering, Tunfisch und Makrele; am besten mehrmals pro Woche.
✔ **Geschroteter Leinsamen:** Streuen Sie ihn über Zerealien, Salate und Suppen. Nehmen Sie am Tag 1 bis 2 TL zu sich.
✔ **Walnüsse:** Geben Sie die frischen, schmackhaften Walnüsse zu Salaten oder essen Sie gelegentlich eine Hand voll davon. Auch Walnussöl passt gut zu Salaten.

NEUE EMPFEHLUNGEN ZUM THEMA FISCHÖLE

Bis vor Kurzem empfahl die *American Heart Association* Fisch und Fischöle zur Vorbeugung von Herzkrankheiten. Inzwischen ist man davon überzeugt, dass auch Menschen, die bereits Herzpatienten sind, davon profitieren können – ebenso wie alle, die hohe Triglyzeridwerte haben. Hier die Empfehlungen.

DIAGNOSE	ERNÄHRUNGSEMPFEHLUNG
Erhöhtes Risiko für Herzerkrankungen	Mindestens 2 Fischmahlzeiten (fettreicher Meeresfisch) pro Woche
Überstandener Herzanfall oder zurückliegende andere Herzerkrankung	Täglich etwa 1 g Fischöl, kombiniert aus Fischmahlzeiten (fettreicher Meeresfisch) und – nach Rücksprache mit dem Arzt – Ergänzungspräparaten
Hoher Triglyzeridspiegel	Täglich 2–4 g Fischöl aus Ergänzungspräparaten – unter ärztlicher Betreuung

in den Gefäßen und von Blutgerinnseln verhindern, den Triglyzeridspiegel senken, Herzrhythmusstörungen vermindern und vor bestimmten Formen des plötzlichen Herztodes schützen. Untersuchungen bei Herzinfarktpatienten zeigten, dass die tägliche Einnahme von Omega-3-Präparaten die Sterblichkeit ebenso senkt wie die Häufigkeit nachfolgender Herzinfarkte und Schlaganfälle.

Diabetes

Diabetiker haben oft hohe Triglyzeridspiegel und niedrige HDL-Cholesterinwerte. Die Omega-3-Fettsäuren EPA und DHA aus Fischöl können die Triglyzeridwerte senken und den HDL-Cholesterinspiegel erhöhen. ALA ist bei Diabetikern vermutlich weniger wirksam, da sie oft nicht in der Lage sind, ALA effektiv zu EPA und DHA umzubauen.

Arthritis

Zahlreiche Studien belegen, dass Omega-3-Präparate die Gelenkschmerzen reduzieren und die Morgensteifigkeit vermindern können sowie eine Dosissenkung der erforderlichen Schmerzmedikamente ermöglichen.

Depressionen

Menschen, die zu wenig Omega-3-Fettsäuren zu sich nehmen, haben vermutlich ein erhöhtes Risiko für Depressionen. Diese Fettsäuren erleichtern die Kommunikation der Nervenzellen untereinander.

Aufmerksamkeitsdefizit-/Hyperaktivitätssyndrom

Kinder mit Hyperaktivitätssyndrom mangelt es oft an essenziellen Fettsäuren. Studien zeigten, dass Kinder mit niedrigen Omega-3-Fettsäurespiegeln häufiger Lern- und Verhaltensstörungen aufweisen als solche mit normalen Fettsäurespiegeln. Eine Ernährung, die reich an Omega-3-Fettsäuren ist, scheint ein viel versprechender Ansatz zu sein, um die Störungen lindern zu können.

Brustkrebs

Ein ausgewogenes Verhältnis von Omega-3-zu Omega-6-Fettsäuren scheint wichtig zu sein, um Entstehung und Wachstum von Brustkrebs in Grenzen zu halten. Allerdings sind weitere Untersuchungen erforderlich. Einige Forscher vermuten, dass sich Omega-3-Fettsäuren in Kombination mit Nährstoffen wie Vitamin C, Vitamin E und Selen bei der Vorbeugung und Behandlung von Brustkrebs als nützlich erweisen werden.

VORSICHT!

Fischöl kann die Blutgerinnungszeit verkürzen. Deshalb sollte man Ergänzungspräparate nur nach Rücksprache mit seinem Arzt einnehmen – das gilt vor allem, wenn gleichzeitig Gerinnungshemmer wie Marcumar® eingenommen werden.

ORANGEN

Pluspunkte

- Eine ausgezeichnete Vitamin-C-Quelle
- Enthalten viel Folsäure, Thiamin und Kalium

Minuspunkte

- Können bei entsprechend veranlagten Menschen Allergien auslösen

Orangen gehören zu den beliebtesten Zitrusfrüchten und werden völlig zu Recht mit Vitamin C in Verbindung gebracht. Denn eine mittelgroße Orange liefert gut 70 mg dieses Vitamins, das entspricht mehr als 70 % der empfohlenen Tagesmenge. Als Antioxidanz schützt Vitamin C die Zellen vor Schäden durch freie Radikale, die natürlicherweise bei Stoffwechselabläufen im Körper entstehen. Nicht zuletzt dadurch trägt dieses Vitamin dazu bei, das Risiko für bestimmte Krebsarten, für Herzinfarkte, Schlaganfälle und andere Krankheiten zu verringern. Außerdem enthalten Orangen in geringeren Mengen noch weitere Vitamine, z. B. Thiamin und Folsäure, sowie den Mineralstoff Kalium. Zitrusfrüchte enthalten darüber hinaus sekundäre Pflanzenstoffe, u. a. die Farbstoffe Rutin, Hesperidin und andere Bioflavonoide. Sie tragen dazu bei, das Wachstum von Tumoren zu verhindern bzw. zu verzögern. Cryptoxanthin ist ein in Orangen und anderen orangefarbenen Zitrusfrüchten enthaltenes Karotinoid, das mit vor Darmkrebs schützt. Nobiletin wirkt entzündungshemmend.

Orangen sind kalorienarm: Eine Frucht liefert nur etwa 70 kcal. Die Trennhäutchen zwischen den einzelnen Segmenten der frischen Frucht enthalten reichlich Pektin. Dieser lösliche Ballaststoff trägt u. a. zur Regulierung des Cholesterinspiegels im Blut bei. Frische Orangen eignen sich hervorragend als gesunde süßsaure Zwischenmahlzeit oder Dessert sowie

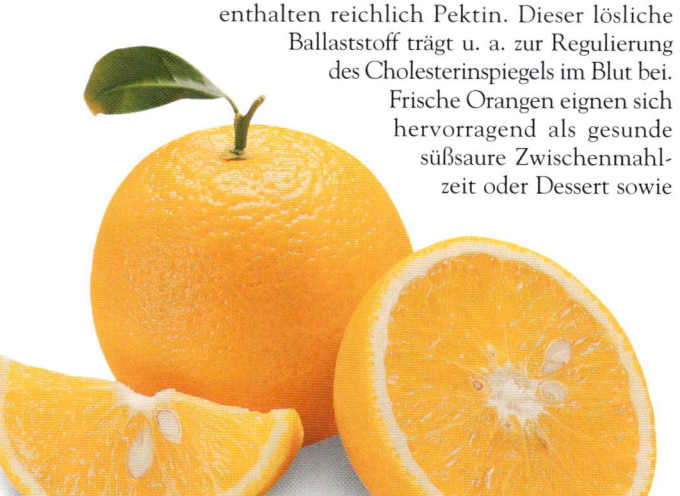

als aromatische Zutat für süße und pikante Salate sowie für Fleisch- und Geflügelgerichte (z. B. Ente mit Orangensauce). Ein kleines Glas (ca. 120 ml) frisch gepresster Orangensaft enthält annähernd so viele Nährstoffe wie die ganze Frucht. Bei vielen im Handel erhältlichen Säften ist jedoch das gesamte Fruchtfleisch oder zumindest ein Großteil davon herausgefiltert. Um möglichst viele Nährstoffe der ganzen frischen Frucht zu bekommen, sollte man besser Orangensaft mit Fruchtfleisch – ist auf dem Etikett ausgezeichnet – wählen.

GANZ EINFACH!

Essen Sie das Weiße mit

In der weißen, schwammigen Schicht zwischen Schale und Fruchtfleisch sind reichlich Ballaststoffe und Antioxidanzien enthalten. Essen Sie diese Schicht also möglichst mit – das ist bei Bio-Orangen völlig unbedenklich. Wenn man die Orangen z. B. für Obstsalat klein schneidet, kann man die weiße Schicht mit verwenden – dies bedeutet keine Geschmacksbeeinträchtigung.

ORANGENSORTEN

Die folgenden Sorten und Typen werden häufig angeboten:

- Valencia-Orangen sind spät reifende Früchte, sie sind säuerlich und aromatisch. Sie werden sowohl zum Frischverzehr als auch zum Entsaften verwendet.
- Hamlin heißt eine kernlose, weiche Orangensorte, die hauptsächlich in Florida angebaut und überwiegend zur Saftgewinnung verwendet wird.
- Navel-Orangen sind süß und kernlos. Den Namen verdankt die Frucht ihrem nabelförmigen Ansatz. Er stammt von einer angezüchteten zweiten, kleineren Frucht, die die Samen der großen Orange aufnehmen soll.
- Navelinas sind in Größe und Form den Navel-Orangen sehr ähnlich. Sieht man genau hin, erkennt man die länglichere Form, die glattere Schale und die kräftigere Farbe.
- Jaffa-Orangen werden aus Israel und anderen sonnigen Regionen importiert. Sie sind etwas süßer als Valencia-Orangen.
- Blutorangen sind süße, mehr oder weniger intensiv rotfleischige Orangen, die zumeist aus Italien (die Sorten Moro und Tarocco), aber auch aus Spanien stammen.
- Nicht für den Frischverzehr eigenen sich Sevilla-Orangen. Sie gehören zu den Bitterorangen und werden hauptsächlich zur Herstellung von Marmelade verwendet. ❖

OSTEOPOROSE

Empfehlenswert
- Kalziumreiche Nahrungsmittel wie Milch, Joghurt und andere Milchprodukte
- Nahrungsmittel, die reich an Vitamin D sind, z. B. fettreicher Fisch
- Hülsenfrüchte für eine ausreichende Versorgung mit Phosphor
- Betreiben Sie Sportarten, die den gesamtem Bewegungsapparat trainieren
- Bewegen Sie sich viel draußen im Tageslicht wegen der Vitamin-D-Produktion

Bedenklich
- Alkohol
- Kaffee, Cola und andere koffeinhaltige Getränke, Schwarztee

Zu meiden
- Rauchen

Unsere Knochensubstanz wird während unseres gesamten Lebens ständig erneuert, man spricht dabei von Umbau. Einige Knochenzellen gehen zugrunde, werden abgebaut, und gleichzeitig werden andere Zellen neu gebildet, um jene zu ersetzen. Erfolgt der Abbau jedoch schneller als der Wiederaufbau neuer Substanz, werden die Knochen mit der Zeit porös und instabil, und die Gefahr von Knochenbrüchen steigt. Dieses Krankheitsbild bezeichnet man als Osteoporose. Schlüsselfaktor hierbei scheint ein Mangel an Östrogen zu sein, aber auch eine verringerte Produktion von männlichen Sexualhormonen, verbunden mit unzureichender Kalzium- und Vitamin-D-Zufuhr.

Während der Kindheit wachsen die Knochen ständig und nehmen dabei auch an Dichte zu. Im jugendlichen Alter wird das Längenwachstum abgeschlossen (gewöhnlich im Alter von 18–20 Jahren), und die Knochendichte nimmt noch weiter zu. Am höchsten ist sie normalerweise im dritten Lebensjahrzehnt. Je höher zu diesem Zeitpunkt die Knochendichte ist, desto geringer ist das Risiko, später an Osteoporose zu erkranken. Ist die maximale Knochendichte erst einmal erreicht, kann man sie nicht weiter verbessern. Bestimmt wird diese durch genetische Faktoren und die Nährstoffversorgung.

Sowohl bei Männern als auch bei Frauen verlieren die Knochen mit zunehmendem Alter ganz natürlicherweise an Dichte. Bei Frauen wird dieser Abbauprozess durch das Absinken der Ös-trogenproduktion mit Beginn der Wechseljahre stark beschleunigt. Osteoporose kann jedoch Frauen wie Männer betreffen.

Regelmäßiger, aber mäßiger, den gesamten Bewegungsapparat trainierender Sport nützt den Knochen in jedem Lebensalter. In der Tat kann man durch sportliche Aktivität die Stabilität der Knochen im späteren Leben nachweislich verbessern. Wenn jedoch Mädchen bereits in der Jugend Hochleistungssport betreiben, baut ihr Körper zu viel Fett ab, das zur Produktion und zum Sspeichern von Östrogen benötigt wird. Deshalb haben solche Teenager, z. B. auch Ballerinen (die häufig Menstruationsstörungen aufweisen), ein höheres Risiko, schon früh an schwerer Osteoporose zu erkranken. Besonders gefährdet sind außerdem magersüchtige Mädchen, deren Körperfettanteil weit unter dem Normalwert liegt.

Auch Rauchen erhöht das Risiko einer schweren Osteoporose. Raucherinnen haben unterdurchschnittliche Östrogenwerte und kommen bis zu fünf Jahre früher in die Wechseljahre als Nichtraucherinnen. Außerdem vermindert Nikotin die Aufnahme von Kalzium, einem für den Knochenaufbau unverzichtbaren Mineralstoff.

Nach einer operativen Entfernung der Eierstöcke kommt es zu einem plötzlichen Wegfall der Östrogenproduktion, statt zu einem allmählichen Absinken wie beim natürlichen Prozess. Dadurch entwickelt sich häufig eine schwerwiegendere Osteoporose als in den Wechseljahren. Auch Nierenerkrankungen und die Anwendung von Kortikoiden erhöhen das Risiko.

VORBEUGUNG

Die Osteoporose-Vorbeugung sollte schon in der Kindheit durch gesunde Ernährung und regelmäßigen Sport beginnen. Der Körper benötigt in dieser Phase viel Kalzium als Baustein für die Knochen sowie Vitamin D. Für 7- bis 10-Jährige beträgt die empfohlene Tagesmenge an Kalzium 900 mg, für 13- bis 19-Jährige 1200 mg und für Erwachsene 1000 mg. Phosphor ist ebenfalls für die Knochenbildung erforderlich. Es kommt in Lebensmitteln meist in Verbindung mit Kalzium vor und ist außerdem in Fleisch, Geflügel und Eiern enthalten.

Kalzium. Zu den Nahrungsmitteln, die besonders reich an Kalzium und Phosphor sind, gehören Milch und Milchprodukte, getrocknete Hülsenfrüchte, Tofu und verschiedene Nüsse und Samen, z. B. Haselnüsse, Paranüsse, Pistazien und Mandeln. Wenn Sie wegen des Fettgehalts keine Vollmilch trinken möchten, können Sie bedenkenlos auch auf fettarme oder entrahmte Milch ausweichen. Der Kalziumgehalt ist unabhängig

Vitamin K
Neueren Untersuchungen zufolge trägt Vitamin K dazu bei, die Knochendichte zu erhöhen. Zwei voneinander unabhängige Studien zeigten, dass Menschen, die besonders viel Vitamin K zu sich nahmen, ein geringeres Risiko für Oberschenkelhalsbrüche hatten als diejenigen, die weniger zu sich nahmen. Reichlich Vitamin K ist in grünem Blattgemüse und in Blattsalaten, grünen Erbsen, Brokkoli und anderen Kohlarten sowie in Leber enthalten. Geringere Mengen finden sich auch in Eigelb, Milchprodukten und Pflanzenölen wie Raps-, Soja- und Olivenöl.

vom Fettgehalt. Auch andere fettarme Milchprodukte sind ausgezeichnete Kalziumlieferanten, ebenso laktosefreie Milch. Strenge Vegetarier (Veganer) können ihren Kalziumbedarf mit angereicherter Soja- oder Reismilch sowie mit Tofu, Hülsenfrüchten, Nüssen und reichlich dunkelgrünem Gemüse decken.

Vitamin D. Vitamin D ist genauso wichtig zur Vorbeugung von Osteoporose wie Kalzium. Der Körper benötigt es, damit er das Kalzium aufnehmen kann. Die empfohlene Tagesmenge an Vitamin D beträgt für Kinder über einem Jahr und Erwachsene bis 65 Jahre 5 Mikrogramm, für Senioren ab 65 Jahren 10 Mikrogramm. Damit Vitamin D im Körper aus seinen Vorstufen, die mit der Nahrung aufgenommen werden und unter der Haut vorhanden sind, gebildet werden kann, ist Sonnenlicht notwendig. Man kann dem Körper Vitamin D zusätzlich durch Milch, Eigelb, fettreichen Fisch, Butter und Margarine zuführen.

Soja. Untersuchungen haben gezeigt, dass Soja bei der Vorbeugung von Osteoporose eine Rolle spielen kann. Sojabohnen enthalten bestimmte sekundäre Pflanzenstoffe, so genannte Isoflavone. Diese wirken wie eine Art pflanzliches Östrogen, das insbesondere ab dem Eintritt in die Wechseljahre mit dazu beiträgt, die Knochenmasse zu erhalten.

Leinsamen. Gemäß einer Studie mit Frauen in den Wechseljahren kann auch Leinsamen dazu beitragen, die Knochenmasse zu erhalten. Ursache ist der hohe Gehalt an Lignanen – das sind ebenfalls sekundäre Pflanzenstoffe, die eine vermehrte Ausscheidung von Kalzium über den Urin verhindern.

Vitamin C. Wie sich in Studien gezeigt hat, ist eine höhere Vitamin-C-Zufuhr mit einer höheren Knochendichte verbunden. Zu den besten Lieferanten für Vitamin C gehören Obst und Gemüse, v. a. Zitrusfrüchte, Beeren und Paprika.

Regelmäßiger Belastungssport. Walking, Joggen, Aerobic, Tennis und Tanzen sind nur einige Beispiele für Sportarten, die für die Gesunderhaltung der Knochen hervorragend geeignet sind. Sie regen den Aufbauprozess an und verbessern die Durchblutung, was wiederum eine bessere Versorgung der Knochen mit Vitaminen und Mineralstoffen zur Folge hat.

SCHON GEWUSST?

Kräftige Knochen werden in der Jugend angelegt

Das Jugendalter ist der entscheidende Zeitraum für die Entwicklung starker Knochen, die ein Leben lang halten müssen. Einer neueren Studie zufolge haben Frauen über 50, die als Mädchen weniger als ein Glas Milch am Tag tranken, eine signifikant niedrigere Knochendichte und ein doppelt so hohes Risiko für Knochenbrüche, verglichen mit solchen, die pro Tag ein Glas Milch oder mehr zu sich nahmen. Dieser Unterschied ergab sich unabhängig davon, wie viel Milch die Frauen als Erwachsene tranken und wie hoch ihre Kalziumzufuhr war.

VORSICHT KALZIUMVERLUST

Koffein. Koffeinhaltige Getränke erhöhen die Kalziumausscheidung ebenso wie das Teein in Schwarztee.

Zu eiweißreiche Ernährung. Auch dies kann zu einer erhöhten Kalziumausscheidung führen. Vermindern Sie Ihre Eiweißzufuhr, indem sie mehr pflanzliches (Hülsenfrüchte, diverse Gemüse, Nüsse und Samen) als tierisches Eiweiß (Fleisch und Fleischprodukte, Milch und Milchprodukte) zu sich nehmen.

Medikamente können den Kalziumspiegel im Körper beeinflussen. Magensäurehemmer, die Aluminium enthalten, können die Kalziumausscheidung fördern. Auch die Langzeitanwendung anderer Medikamente kann in manchen Fällen zum Verlust von Kalzium führen. Dies gilt u. a. für bestimmte Antibiotika, Diuretika und Kortikoide.

MESSUNG DER KNOCHENDICHTE

Viele Ärzte empfehlen Frauen zu Beginn der Wechseljahre eine erste Tomographie zur Bestimmung der Knochendichte. Falls es das Ergebnis erfordert, kann der Arzt dann Kalzium- und Vitamin-D-Präparate oder eine andere Therapie verordnen.

ÖSTROGENERSATZTHERAPIE

Bei Frauen in und nach den Wechseljahren wurde Osteoporose bisher häufig mit einer Hormonersatztherapie behandelt, um das weniger werdende bzw. fehlende Östrogen zu ersetzen. Neueren Untersuchungen zufolge wirkt diese Hormonersatztherapie lediglich bei Frauen, die bei Beginn der Therapie bereits an Osteoporose litten, nicht vorbeugend. Außerdem ist eine Hormonersatztherapie mittlerweile auch aus anderen Gründen umstritten.

Neuere nichthormonale Medikamente sind sowohl für Männer als auch für Frauen eine Alternative. Hierzu gehören Bisphosphonate wie Etidronat (Didronel®) und Alendronat (Fosamax®). Sie vermindern den Knochenabbau und regen die Neubildung von gesundem Knochengewebe an. Kalzitonin (Miacalcin®) ist ein ähnlicher Wirkstoff, der gespritzt oder in Form von Nasenspray verabreicht wird. Im Vergleich zu Bisphosphonaten ist sein Wirkungsgrad zur Stärkung der Knochensubstanz jedoch deutlich geringer. Ein weiteres noch relativ neues Medikament gegen Osteoporose ist Raloxifen (Evista®). Es verändert die Östrogenrezeptoren des Körpers und bietet viele der Vorteile des Östrogens, ohne jedoch das Risiko für Brust- und Gebärmutterkrebs zu erhöhen. ❖

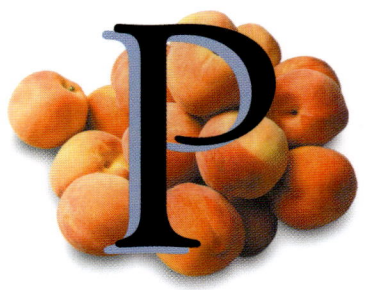

PAPAYAS

Pluspunkte

- Enthalten viel Vitamin C und Kalium
- Reich an Folsäure und Beta-Karotin
- Papainextrakt wird als Fleischzartmacher verwendet

Minuspunkte

- Kann bei manchen Menschen Dermatitis (Hautentzündung) hervorrufen

Papayas stammen aus Mittelamerika, werden mittlerweile aber weltweit in allen tropischen Regionen angebaut.

Wie die meisten gelb-orangefarbenen Früchte enthalten Papayas viel Vitamin C und Beta-Karotin. Eine mittelgroße Papaya (bzw. 300 g Fruchtfleisch) liefert knapp 250 mg Vitamin C – das entspricht dem zweieinhalbfachen empfohlenen Tagesbedarf für Erwachsene – und mehr als 650 mg Kalium, darüber hinaus nennenswerte Mengen an Folsäure.

Papayas enthalten das Enzym Papain, das Eiweiß spaltet, ähnlich dem menschlichen Verdauungsenzym Pepsin. Deshalb eignet sich Papainextrakt aus Papayas als Fleischzartmacher. Papainhaltige Medikamente werden u. a. bei Sportverletzungen eingesetzt, um den Abbau von Ödemen und Hämatomen sowie von Stoffwechselprodukten zu fördern. Bei manchen Men-

schen kann das Papain eine Dermatitis verursachen, wobei diese Reizung nicht unbedingt eine allergische Reaktion darstellen muss.

Normalerweise werden Papayas roh gegessen. Dazu schneidet man sie der Länge nach auf und entfernt die schwarzen Kerne. Meist werden die Kerne weggeworfen, man kann sie aber auch trocknen und über Desserts streuen.

Papayas – insbesondere unreife – eignen sich auch zum Kochen: Sie verleihen beispielsweise Hähnchen- und Fischgerichten ein karibisches Aroma. Ein paar Scheiben Papaya als Zutat in herzhaften Eintöpfen machen das Fleisch darin besonders zart. Zudem binden sie den Eintopf etwas, weil Papayas Pektin enthalten, das als natürliches Bindemittel dient. ❖

PAPRIKASCHOTEN

Pluspunkte

- Reich an Beta-Karotin und Vitamin C

Gemüse- und Gewürzpaprika stammen ursprünglich aus der westlichen Hemisphäre, heute wird Paprika jedoch weltweit in tropischen und gemäßigten Zonen angebaut.

Je nach Reifegrad variiert die Farbe der Gemüsepaprikaschoten von grün über gelb und orange bis hin zu rot und schwarzviolett. Grüne Paprikaschoten sind grundsätzlich unreif geerntete Früchte. Sie können noch rötlich nachfärben, werden aber niemals so gleichmäßig rot wie vollreif geerntete Früchte. Je reifer Paprikaschoten sind, desto süßer schmecken sie und desto mehr Vitamin C enthalten sie. Die verschiedenen Paprikasorten sind allesamt Varianten, die aus Zuchtversuchen entstanden sind. Einzige Ausnahme ist der Tomatenpaprika, neben dem Gemüse- und Gewürzpaprika eine weitere aus Ungarn stammende Sorte mit angenehm süßlich-scharfem Aroma und dickem Fruchtfleisch.

NÄHRWERT

Eine rote Paprikaschote (200 g) enthält etwa 65 kcal. In Bezug auf ihr Nettogewicht (den verzehrbaren Anteil) liefert eine rote Paprikaschote

AUCH DIE PAPAYASAMEN SIND ESSBAR. *Kurz unter Wasser abgespült, trockengetupft und nach Belieben grob zerkleinert, verleihen sie exotischen Salaten ein nussiges, leicht pfeffriges Aroma.*

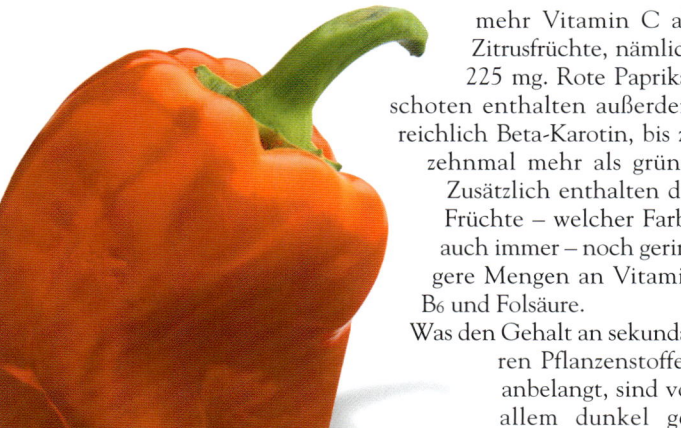

mehr Vitamin C als Zitrusfrüchte, nämlich 225 mg. Rote Paprikaschoten enthalten außerdem reichlich Beta-Karotin, bis zu zehnmal mehr als grüne. Zusätzlich enthalten die Früchte – welcher Farbe auch immer – noch geringere Mengen an Vitamin B6 und Folsäure.

Was den Gehalt an sekundären Pflanzenstoffen anbelangt, sind vor allem dunkel gefärbte Schoten reich an vor Krebs schützenden Pflanzenfarbstoffen sowie an Phenolsäuren, die die Bildung krebserregender Nitrosamine hemmen, und an pflanzlichen Sterolen, Vorstufen des Vitamin D, die vermutlich ebenfalls vor Krebs schützen. Außerdem liefern die Schoten die Karotinoide Lutein und Zeaxanthin, die das Risiko für die Entstehung einer Makuladegeneration, der Hauptursache für Erblindung bei alten Menschen, senken können.

VERWENDUNG IN DER KÜCHE

Man kann Paprikaschoten dünsten, braten, schmoren oder roh, z. B. in Salaten und als Rohkost, verzehren. Gut schmecken sie in Streifen geschnitten auch als Dip-Gemüse. Durch schonendes und kurzes Garen wie Dünsten, Pfannenrühren oder Dampfgaren wird ihr Nährwert nicht wesentlich beeinträchtigt. ❖

PARKINSON-SYNDROM

Empfehlenswert

- Frisches Obst und Gemüse; Vollkornprodukte
- Weiche oder pürierte Nahrungsmittel, die das Schlucken erleichtern
- Viel Flüssigkeit, um die Verdauung zu fördern

Bedenklich

- Eiweißreiche Nahrungsmittel bei Einnahme von Levodopa

Zu meiden

- Übermäßige Gewichtszunahme

In Deutschland erkranken etwa 100 von 100 000 Menschen am Parkinson-Syndrom. Es handelt sich hierbei um eine chronische, fortschreitende Nervenerkrankung, die zu unkontrollierbarem Schütteln oder Zittern, starrem Gesichtsausdruck, Muskelstarre, gebeugter Haltung und kleinschrittigem, auch schlurfendem Gang führt. Die Krankheit ist individuell unterschiedlich ausgeprägt. Manche Patienten entwickeln Sprech- und Schluckprobleme, während andere an zunehmender Demenz leiden. In der Regel beginnt die Krankheit erst ab einem Alter von etwa 50 Jahren, wobei Männer und Frauen gleichermaßen betroffen sind.

Die Symptome des Parkinson-Syndroms werden durch eine allmähliche Zerstörung des als *Substantia nigra* bezeichneten Teils des Gehirns ausgelöst. In dieser Hirnregion bilden Zellen den Nervenbotenstoff Dopamin, der die Muskelfunktion mitsteuert. Normalerweise kann man keine Ursache für die Krankheit ausmachen. In manchen Fällen jedoch haben Kokainmissbrauch und Kopfverletzungen, wie sie z. B. bei Boxern auftreten, zu einer Art von Parkinson geführt. In einigen wenigen Fällen hat auch die Einnahme einer so genannten Designerdroge, einer abgewandelten Version von Demerol, bei Drogenabhängigen ein Parkinson-Syndrom ausgelöst. Diskutiert wird im Zusammenhang mit dieser Krankheit auch der Einfluss von Pestiziden, wie es z. B. bei in der Landwirtschaft tätigen Personen der Fall sein kann.

Das Parkinson-Syndrom ist nicht heilbar. Für die Behandlung stehen jedoch verschiedene Medikamente zur Verfügung, die Symptome lindern und das Fortschreiten der Erkrankung verlangsamen. Levodopa ist das wirksamste Medikament.

Noch nicht wissenschaftlich abgesicherte Untersuchungen deuten darauf hin, dass das Nahrungsergänzungsmittel Coenzym Q10 hilfreich sein kann. Auch chirurgische Eingriffe sind möglich, werden jedoch gewöhnlich erst bei schwerer fortgeschrittener Erkrankung durchgeführt.

ERNÄHRUNG HILFT

Das Parkinson-Syndrom lässt sich nicht mit bestimmten Nährstoffen behandeln. Eine gezielte Ernährung kann jedoch die Wirksamkeit der Levodopa-Behandlung erhöhen und Probleme wie Verstopfung oder Kau- und Schluckbeschwerden lindern.

Die Wirkung des Medikaments Levodopa steigern. Seine volle Wirksamkeit entfaltet Levodopa nur, wenn es nach der Einnahme schnellstmöglich vom Körper aufgenommen wird. Manche Ärzte empfehlen, das Medikament

SCHON GEWUSST?

Levodopa ist eine Vorstufe des Nervenbotenstoffs Dopamin

Da es – im Gegensatz zu Dopamin selbst – in der Lage ist, die Blut-Hirn-Schranke zu passieren, findet Levodopa bei der Therapie des Parkinson-Syndroms Anwendung. Es wird im Hirn zu Dopamin umgewandelt und lindert vor allem die Bewegungseinschränkung und Krampfsymptome.

20–30 Minuten vor einer Mahlzeit einzunehmen. Wenn dies jedoch Übelkeit auslöst, kann man das Medikament auch mit etwas Kohlenhydratreichem wie Brot einnehmen. Eiweiß verzögert die Aufnahme von Levodopa. Deshalb sollte man dieses Medikament nie gleichzeitig mit tierischen Lebensmitteln (Milchprodukten, Fleisch, Fisch) einnehmen. Einigen Berichten zufolge soll auch eine insgesamt reduzierte Eiweißzufuhr hilfreich sein.

Eine ausgewogene Ernährung hilft auch bei Verdauungsbeschwerden. Verstopfung lässt sich weitestgehend vermeiden, wenn man reichlich ballaststoffreiche Lebensmittel wie frisches Obst und Gemüse sowie Vollkorngetreide(produkte) isst. Zusätzlich sollte man täglich mindestens 1,5 l kalorienarme, alkoholfreie Getränke zu sich nehmen. Auch regelmäßige Bewegung fördert die Darmtätigkeit und wird allen Parkinson-Kranken empfohlen, weil sie darüber hinaus die Muskelspannung und Kraft erhält. Übergewicht sollte unbedingt vermieden werden, da dies die Bewegungsfähigkeit weiter einschränkt.

ESSEN BEI KAU- UND SCHLUCK-BESCHWERDEN

Parkinson-Patienten leiden oft auch an Kau- und Schluckbeschwerden, weil die Krankheit auch Zungen- und Gesichtsmuskeln beeinträchtigt.

Cremiges und Püriertes essen. Der Speichelfluss lässt sich durch Medikamente vermindern. Darüber hinaus sollte das Essen für Parkinson-Patienten leicht zu kauen und zu schlucken sein. Hierzu gehören z. B. Suppen, Getreidebreie sowie Kartoffelbrei, Gemüse- und Obstpürees, Nudeln, Rührei, zartes Geflügelfleisch, weich gegartes grätenfreies Fischfilet sowie auch Pudding, Joghurt und Säfte. Wenn das Essen als anstrengend empfunden wird, sollten häufiger kleinere Mahlzeiten vorgesehen werden.

Verschlucken vermeiden. Sitzen Sie aufrecht, und neigen Sie Ihren Kopf beim Schlucken leicht nach vorn. Nehmen Sie nur kleine Bissen, und kauen Sie diese gründlich, bevor Sie sie hinunterschlucken und einen erneuten Bissen

nehmen. Konzentrieren Sie sich darauf, das Essen mit der Zunge nach hinten in den Mund zu schieben, und schlucken Sie erneut, wenn Sie das Gefühl haben, dass der Bissen noch nicht ganz hinuntergerutscht ist. Trinken Sie zwischen den einzelnen Bissen einen Schluck, um das Essen hinunterzuspülen. Beugen Sie sich vor, wenn Sie husten oder würgen müssen, und drücken Sie dabei Ihr Kinn in Richtung Brust. ❖

PASTINAKEN

Pluspunkte

- Kalorienarm und ballaststoffreich
- Wohlschmeckende Alternative zu Kartoffeln
- Eine gute Quelle für Vitamin C, Folsäure und Kalium

Pastinaken haben einen süßen, nussigen Geschmack, der Suppen und Eintöpfe aufwertet und gut mit anderem Gemüse harmoniert. Die Wurzeln können aber auch solo gut als Gemüse- bzw. kohlenhydratreiche Beilage, z. B. anstelle von Kartoffeln, serviert werden.

Am besten schmecken Pastinaken nach dem ersten Frost, da bei Kälte ein Teil der enthaltenen Stärke in Zucker umgewandelt wird. Pastinaken werden ausschließlich gegart serviert, für den Rohverzehr sind sie zu faserig.

Die Wurzeln sind ein kalorienarmes, stärke- und ballaststoffreiches Nahrungsmittel, das reich an wertvollen Inhaltsstoffen ist. Eine Portion Pastinaken (200 g) liefert 130 kcal sowie 900 mg Kalium, immerhin noch um die 35 mg Vitamin C und 120 Mikrogramm Folsäure.

Wählen Sie beim Kauf Pastinaken, die so groß wie mittelgroße Möhren sind. Nehmen Sie feste Exemplare ohne Wurzeln, und schneiden Sie vor dem Lagern eventuell vorhandenes Grün ab, denn dies würde den Wurzeln Feuchtigkeit entziehen. Im Gemüsefach des Kühlschranks kann man Pastinaken problemlos einige Wochen aufbewahren. ❖

PESTIZIDE UND SCHADSTOFFE
■ WIE SICHER SIND LEBENSMITTEL? ■

Pestizide helfen das Angebot an Lebensmitteln zu sichern – im Hinblick auf die Menge. Doch gibt es berechtigte Hinweise darauf, dass der Einsatz von Pflanzenschutzmitteln (Insektiziden, Herbiziden, Fungiziden) die Qualität von Obst und Gemüse vermindert und der Verzehr bestimmter Sorten sogar zu Gesundheitsschäden führen kann.

Die enorme Produktivität der Landwirtschaft beruht größtenteils auf dem Einsatz einer fast unüberschaubaren Vielfalt an synthetisch hergestellten chemischen Substanzen. Das Spektrum reicht von Kunstdüngern über Pestizide für Pflanzen bis zu Antibiotika, Hormonen und angereichertem Tierfutter für die Tierzucht- und -mast. Für den Verbraucher bedeutet dies, jederzeit reichlich Nahrungsmittel zu einem niedrigen Preis bekommen zu können.

Es lässt sich kaum vermeiden, dass pflanzliche und tierische Nahrungsmittel noch Spuren der eingesetzten chemischen Substanzen enthalten. Sie können während der Wachstumsphase und der Verarbeitung in die Nahrung geraten. Zudem gelangen Umweltschadstoffe wie beispielsweise die löslichen Kohlenwasserstoffe PCBs und Dioxine über Luft, Wasser und Boden hinein.

Doch Lebensmittel, die mit bestimmten chemischen Substanzen belastet sind, sind nicht zwangsläufig schädlich. Die Gefahr, die von einer Substanz ausgeht, beruht nämlich nicht nur auf ihrer Giftigkeit (Toxizität), sondern vor allem auf der Menge, die man davon aufnimmt.

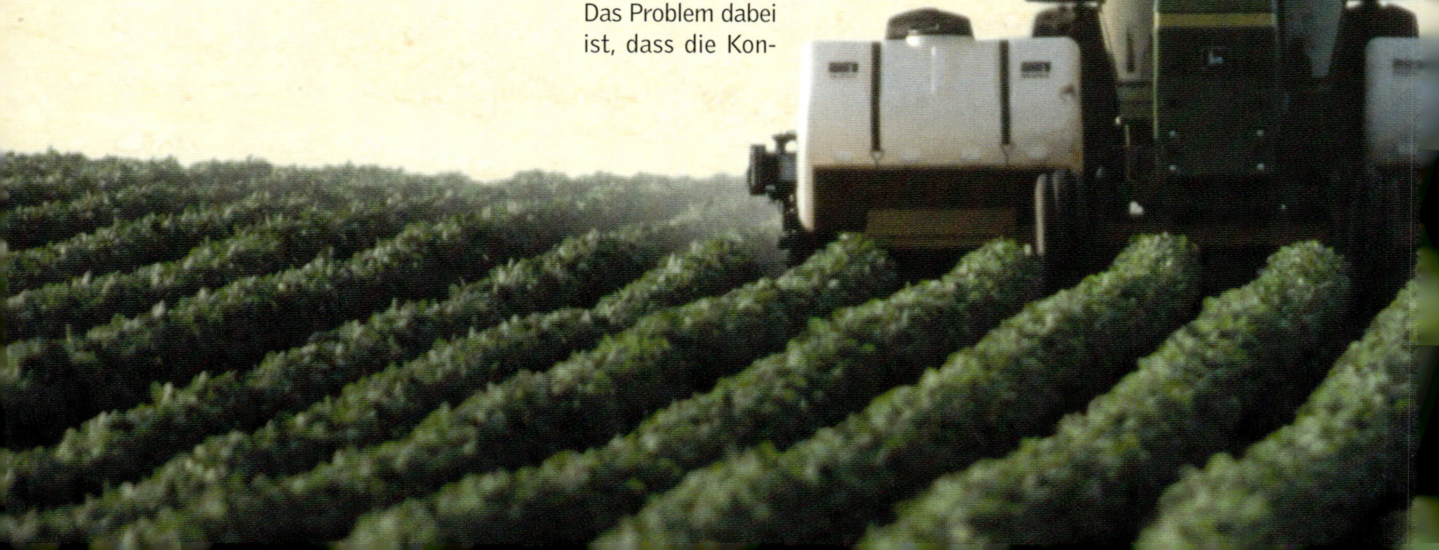

Menschen, die beispielsweise in der Landwirtschaft mit Pflanzenschutzmitteln in Berührung kommen, sind einem wesentlich höherem Risiko ausgesetzt als Menschen, die Nahrungsmittel mit minimalen Rückstanden der gleichen Pestizide essen. Ähnlich sind Substanzen, die sich in hohen Dosen im Tierversuch als gesundheitsschädlich erwiesen haben, für Menschen in geringer Menge im Rahmen einer ausgewogenen Ernährung vergleichsweise harmlos. Wie auch immer, es gibt giftige Substanzen, die seit Jahren unsere Umwelt belasten und so in die Nahrungsmittel gelangen. Das Problem dabei ist, dass die Kon-

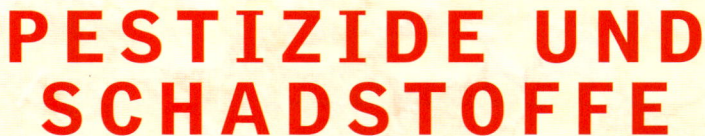

zentration der gefährlichen Stoffe immer höher wird, je weiter sie in die Nahrungskette gelangen. Genau dadurch werden bestimmte Nahrungsmittel, wie beispielsweise mit Blei belasteter Fisch, zu einer echten gesundheitlichen Bedrohung.

Sind Pflanzenschutzmittel sicher?

Die gesundheitliche Gefahr eines Pflanzenschutzmittels hängt davon ab, wie es eingesetzt wird. Eines steht fest: Es gibt keine garantierte Sicherheit. Schließlich wurden Insektizide, Herbizide und Fungizide dafür entwickelt, Insekten, Unkräuter und Pilze zu töten.

Um die Risiken für die Bevölkerung so niedrig wie möglich zu halten, muss jedes Pflanzenschutzmittel, das zum Einsatz kommt, nach strenger Prüfung auf gesundheitliche Risiken durch den Gesetzgeber zugelassen werden. Doch das allein genügt noch nicht. Wichtig ist auch, dass die Mittel sachgemäß angewendet werden, dass beispielsweise bestimmte Wartezeiten zwischen Einsatz und Ernte von den Landwirten eingehalten werden, damit möglicherweise gefährliche chemische Substanzen weitestgehend in den Pflanzen abgebaut werden können.

Wie können Sie das Risiko so niedrig wie möglich halten

Vor eventuellen Schäden durch Pestizidrückstände können Sie sich in gewissem Maß schützen, indem Sie beispielsweise regelmäßig unterschiedliche Obst- und Gemüsesorten verzehren. Diese enthalten natürliche Pflanzenschutzstoffe (sekundäre Pflanzenstoffe), die nicht nur Pflanzenzellen, sondern auch Körperzellen vor Schäden durch Giftstoffe bewahren können.
Darüber hinaus gibt es weitere Möglichkeiten, sich zu schützen:

1. Essen Sie viele unterschiedliche Lebensmittel. Dadurch wird verhindert, dass Sie zu viel von einem Lebensmittel essen, das eventuell mit bestimmten Pflanzenschutzmitteln oder Schadstoffen belastet ist.

2. Entfernen Sie sichtbares Fett vom Fleisch. Vor allem fettlösliche Schadstoffe können sich darin ansammeln.

3.. Weichen Sie auf Lebensmittel aus, die aus kontrolliert biologischem Anbau bzw. aus artgerechter Tierhaltung stammen.

4.. Essen Sie reichlich frisches Obst und Gemüse, Vollkorngetreideprodukte, Nüsse und Samen (möglichst aus biologischem Anbau). Diese Lebensmittel sind besonderes reich an Antioxidanzien, die dazu beitragen, beispielsweise krebserregende Substanzen unschädlich zu machen.

5. Der regelmäßige Verzehr verschiedener Kohlsorten wie Brokkoli, Blumenkohl, Weißkohl und Rosenkohl ist von unschätzbarem Wert für Ihre Gesundheit: Sie enthalten so genannte Isothiocyanate, die die Leber dazu anregen verstärkt Entgiftungsenzyme freizusetzen.

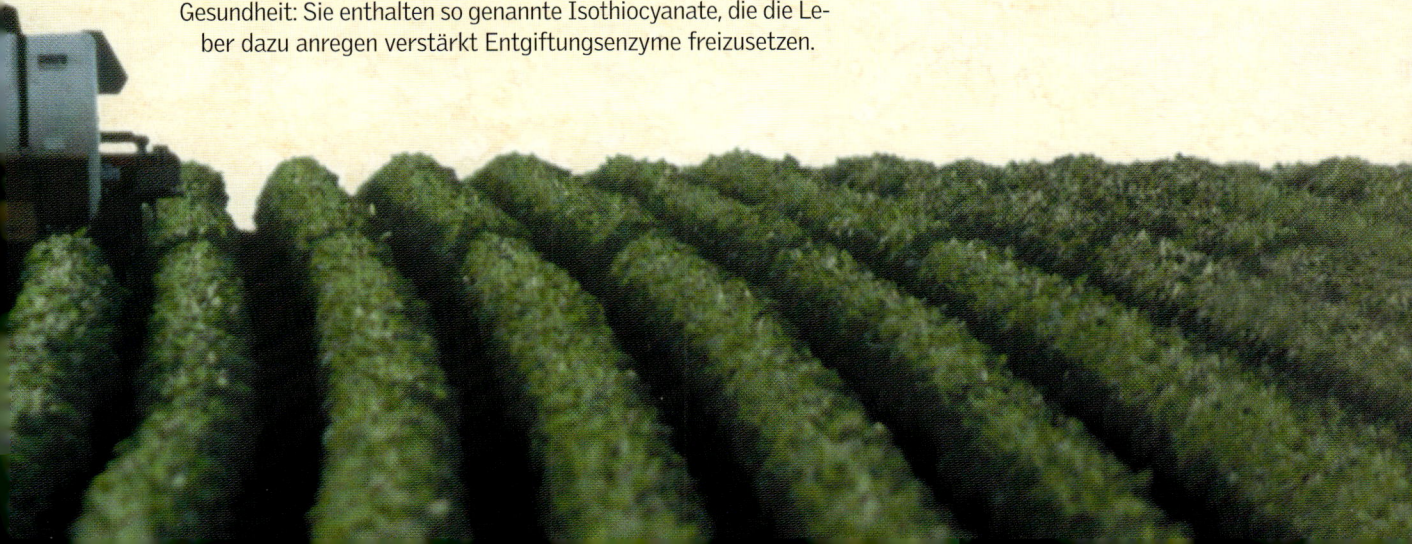

PFEIFFER-DRÜSENFIEBER

Empfehlenswert

- Obst- und Gemüsesaft wegen seines Vitamin- und Mineralstoffgehalts
- Milchmixgetränke, weil sie Kalorien, Mineralstoffe und Vitamin D liefern
- Suppen, weil sie gute Energiespender und reich an Ballaststoffen sind
- Weiche, cremige Nahrungsmittel, um den wunden Hals zu beruhigen

Zu meiden

- Alkohol

Pfeiffer-Drüsenfieber, auch als infektiöse Mononukleose bezeichnet, wird durch das Epstein-Barr-Virus hervorgerufen. Die Krankheit ist weit verbreitet. Besonders häufig sind Kinder und Jugendliche im Alter zwischen 4 und 15 Jahren betroffen. Die Mehrzahl der Infektionen verläuft unbemerkt, weil die Symptome wie leichtes Fieber und Müdigkeit nicht lange andauern und ohne Behandlung wieder vergehen. Übertragen wird das Epstein-Barr-Virus durch Tröpfcheninfektion (Husten, Niesen, Küssen). Menschen, die zu dem Erkrankten nur flüchtigen Kontakt haben, stecken sich meist nicht an.

Bei Jugendlichen und Erwachsenen verläuft die Krankheit meist schwerer als bei Kindern. Typische Symptome sind Müdigkeit, Fieber, starke Halsschmerzen und geschwollene Lymphknoten. Meist haben die Patienten keinen Appetit und klagen über Kopfschmerzen sowie ein allgemeines Krankheitsgefühl. Halsschmerzen mit Fieber werden häufig fälschlicherweise als Mandelentzündung diagnostiziert. Werden die Halsschmerzen mit Ampizillin behandelt, einem penizillinähnlichen Antibiotikum, entwickelt sich bei Patienten mit Pfeiffer-Drüsenfieber ein Ausschlag. Zum Krankheitsbild gehört auch, dass sich die Milz und seltener auch die Leber vergrößern können. In sehr schweren Fällen kann der Patient eine Gelbsucht entwickeln.

Normalerweise halten die Symptome 1–2 Wochen an. Die meisten Betroffenen sind danach wieder arbeitsfähig. Selten kann die Heilung auch Monate dauern: Nach dem Abklingen der anderen Symptome halten leichtes Fieber, Appetitmangel und Müdigkeit an. In solchen Fällen wird das Pfeiffer-Drüsenfieber oft fälschlicherweise als Chronisches Erschöpfungssyndrom diagnostiziert.

DIE GEEIGNETE ERNÄHRUNG

Achten Sie auf immunstärkende Wirkstoffe. Eine ausgewogene Ernährung, mit viel Obst und Gemüse, kann die Heilung fördern und das Immunsystem beim Kampf gegen die Erkrankung stärken. Da der Appetit krankheitsbedingt eher gering sein wird, empfehlen sich mehrere leichte Mahlzeiten über den Tag verteilt.

Trinken Sie täglich mindestens acht Gläser Wasser oder Saft. Besonders in der akuten Krankheitsphase bei hohem Fieber ist eine ausreichende Flüssigkeitszufuhr wichtig, um einer Austrocknung vorzubeugen. Während der Genesung haben Säfte den zusätzlichen Nutzen, dass sie Vitamine und andere das Immunsystem stärkende Inhaltsstoffe liefern. Milchmixgetränke und mit Wasser verdünnte Fruchtsäfte beruhigen den wunden Hals und liefern neben Energie ebenfalls Mineralstoffe und Vitamine.

Versuchen Sie es mit weichen und ballaststoffreichen Nahrungsmitteln. Apfel- und anderes Obstkompott liefern verdauungsfördernde lösliche Ballaststoffe. Getreide- und Gemüsesuppen sind nährstoffreich und einfach zu essen. Weiche Speisen und Nahrungsmittel wie Pudding, Rührei, Quark und Joghurt kann man auch bei Halsschmerzen gut schlucken. Obst und Gemüse püriert man am besten. Reichen Sie Gemüsepüree als Sauce zu Kartoffeln, Reis oder Nudeln. Auch Kräutertees beruhigen den Hals, und Gurgeln mit lauwarmem Salzwasser lindert die Halsschmerzen.

Kein Alkohol. Alkohol sollten Sie meiden, da er das Immunsystem schwächt und die Leber noch stärker schädigen kann.

BEHANDLUNG

Da sich Pfeiffer-Drüsenfieber nur durch eine Blutuntersuchung sicher diagnostizieren lässt, sollten Sie bei Verdacht einen Arzt aufsuchen. Ein wichtiger Faktor zur Genesung ist Ruhe. Zur Linderung der Symptome können Sie Acetylsalicylsäure oder ein anderes nichtsteroidales Antirheumatikum einnehmen. Eine Behandlung mit Antibiotika ist beim Pfeiffer-Drüsenfieber nicht angebracht, da es sich um eine virale und nicht um eine bakterielle Erkrankung handelt. Man muss einfach Geduld haben, bis der Körper selbst die Infektion besiegt hat. Dauerhafte Komplikationen sind selten, dennoch sollten Sie Ihre Aktivitäten erst dann wieder aufnehmen, wenn Sie sich kräftig genug dafür fühlen. Große Anstrengungen sollten Sie vermeiden, bis Ihre Milz laut Aussage des Arztes wieder ihre normale Größe erreicht hat, ansonsten besteht die Gefahr eines Milzrisses. ❖

PFIRSICHE

Pluspunkte

- Liefern reichlich Beta-Karotin und nennenswerte Mengen an Vitamin C und Kalium
- Sind ballaststoffreich

Minuspunkte

- Können bei entsprechend veranlagten Menschen Allergien auslösen

Pfirsiche enthalten reichlich gesundheitsfördernde Inhaltsstoffe und sind vielseitige Früchte. Sie schmecken roh, als Zutat zu Obstsalaten, aber auch in Fleisch- oder Geflügelgerichten. Das Steinobst kann darüber hinaus gebacken, gegrillt, gebraten oder gedünstet werden sowie als Zutat für Kuchen oder Desserts dienen.

Frische Pfirsiche zählen zu den Beta-Karotin-reichen Früchten und enthalten etwas Vitamin C. Darüber hinaus liefern sie Ballaststoffe, v. a. das lösliche Pektin, das dazu beiträgt, den Blutcholesterinspiegel zu senken. Ein mittelgroßer Pfirsich (150 g) hat nur knapp 65 kcal.

TROCKENFRÜCHTE SIND NOCH WERTVOLLER

Bezogen auf das Gewicht sind getrocknete Pfirsiche viel kalorienreicher: Zur Herstellung von 450 g Trockenpfirschen benötigt man immerhin 2,7–3,2 kg Frischobst. Andererseits enthalten die getrockneten Früchte wie alle Trockenfrüchte die wertgebenden Nährstoffe in konzentrierter Form, u. a. Kalium und Eisen. Nach dem Verzehr von Trockenfrüchten sollten Sie gründlich die Zähne putzen, da der klebrige, zuckerreiche Belag Zahnprobleme verursachen kann. Zur Konservierung werden Trockenpfirsiche oft geschwefelt, was bei entsprechend veranlagten Menschen zu allergischen Reaktionen führen kann (der Schwefelzusatz muss auf dem Etikett ausgewiesen sein).

SORTENVIELFALT

Ein typisches Merkmal für Pfirsiche ist vor allem die samtige, flaumige Behaarung der Fruchthaut. Letztere kann in der Farbe von Grünlichgelb über Gelborange bis Rot reichen. Die Farbe des Fruchtfleischs ist meist weiß oder gelb – weißfleischige Sorten haben in der Regel einen intensiveren Geschmack als gelbe. Eine Besonderheit stellen die rotfleischigen, auch als Weinberg- oder Blutpfirsiche bekannten Sorten dar.

Was Geschmack und Aroma anbelangt, gibt es bei Pfirsichen große Unterschiede: Spät reifende Sorten haben in der Regel ein intensiveres Aroma als frühe Sorten. Allen Früchten ist gemeinsam, dass sie ihren Geschmack erst in den letzten Reifetagen entwickeln.

Die Pfirsichsaison beginnt Ende April mit Früchten aus Spanien und Marokko, die Haupterntezeit erstreckt sich von Juni bis September. In Mitteleuropa findet die Haupternte im Wesentlichen im August statt.

Ein Pfirsich ist saftig und reif, wenn er vergleichsweise schwer ist und aromatisch süß duftet. Die Haut sollte glatt sein und eine warme gelbliche oder rötliche Farbe haben. Kaufen Sie Früchte ohne Druckstellen.

Wenn man sie gleich essen möchte, sollte man relativ weiche Pfirsiche auswählen. Werden die Früchte nicht sofort gegessen, bewahrt man sie am besten im Kühlschrank auf. Dort halten sie sich etwa 3–5 Tage. Bei festen Pfirsichen kann man den Reifeprozess beschleunigen, indem man sie in eine Papiertüte gibt und bei Raumtemperatur liegen lässt. Allerdings gewinnen die Früchte auf diese Weise nur an Weichheit, süßer werden sie nach der Ernte nicht mehr. ❖

TIPPS ZUM PFIRSICHKAUF

- Suchen Sie gelbe oder cremefarbene Pfirsiche mit einem rötlichen Farbton aus. Meiden Sie Früchte mit grünlicher Haut, sie sind zu früh geerntet worden.

- Wählen Sie Früchte mit glatter Haut ohne Druckstellen.

- Riechen Sie am Stängelansatz des Pfirsichs, hier sollte der typische Pfirsichgeruch wahrnehmbar sein.

- Achten Sie auf braune Stellen auf der Haut. Sie sind das erste Anzeichen, dass die Frucht verdirbt.

ALLERGIKER, AUFGEPASST!

Menschen mit Allergien gegen verwandte Früchte wie Aprikosen, Pflaumen, Kirschen und Mandeln reagieren manchmal auch auf Pfirsiche allergisch. Der Grund: Alle diese Früchte enthalten Salizylate, die bei entsprechend veranlagten Menschen Reaktionen auslösen.

PFLAUMEN

Pluspunkte

- Eine wertvolle Quelle für Vitamin C und Kalium

Minuspunkte

- Können bei entsprechend veranlagten Menschen Allergien auslösen

Pflaumen sind reich an wichtigen Nährstoffen und gleichzeitig kalorienarm. Man kann sie frisch z. B. als Zutat für Obstsalate nehmen. Sehr begehrt sind sie als Kuchenbelag, Kompott, Konfitüre oder Mus, sie schmecken aber auch in pikanten Fleischgerichten. Eine mittelgroße frische Pflaume liefert nur 16 kcal, gleichzeitig aber reichlich lösliche und unlösliche Ballaststoffe. Außerdem sind in Pflaumen nennenswerte Mengen an anderen gesunden Inhaltsstoffen wie Vitamin C, Karotinoiden und Kalium enthalten. In getrockneter Form, als Trocken-, Kur- oder Backpflaumen, ist das Obst pro Gewichtseinheit zwar kalorienreicher, enthält dafür aber die gesunden Inhaltsstoffe in konzentrierter Form.

Pflaumen enthalten Anthozyane, das sind die rötlichblauen Farbstoffe, die der Haut ihre intensive Farbe verleihen. Diese als Antioxidanzien wirkenden sekundären Pflanzenstoffe tragen u. a. zum Schutz vor Krebs und Herz-Kreislauf-Erkrankungen bei, indem sie zellschädigende freie Radikale neutralisieren.

PFLAUMENSORTEN UND WARENKUNDE

Aus botanischer Sicht ist Pflaume der Oberbegriff für einen ganzen Formenkreis, zu dem Echte Pflaumen, Zwetschen, Mirabellen und Renekloden gehören. Alle zählen botanisch zur Art *Prunus domestica*, der Hauspflaume. Im Handel wird häufig auch die Japanische Pflaume oder Susine als Pflaume bezeichnet, sie gehört aber botanisch einer anderen Prunus-Art (*Prunus salicina*) an.

Frische Pflaumen reifen nach dem Pflücken nicht mehr nach. Achten Sie beim Kauf deshalb auf Früchte, die auf sanften Druck leicht nachgeben. Da die Farbe der einzelnen Sorten sehr unterschiedlich ist, eignet sie sich nur bedingt als Hinweis auf den Reifegrad. Überreife Pflaumen sind meist weich, die Haut weist Druckstellen und Verfärbungen auf und gibt manchmal Saft ab. Noch relativ feste Pflaumen werden weicher, wenn man sie 1–2 Tage bei Raumtemperatur liegen lässt.

NICHT JEDER VERTRÄGT SIE

Pflaumen können Allergien auslösen, insbesondere bei Menschen, die an einer Allergie gegen Aprikosen, Mandeln, Pfirsiche oder Kirschen leiden. Denn all diese Pflanzen gehören ebenso wie Pflaumen zur Familie der Rosengewächse. Auch bei Menschen mit einer Allergie gegen Acetylsalicylsäure kann es nach dem Verzehr von Pflaumen aufgrund der natürlicherweise enthaltenen Salizylate zu einer allergischen Reaktion kommen.
Achtung: Die Steine von Pflaumen enthalten – genau wie die von Pfirsichen und Aprikosen – Amygdalin. Dieser Inhaltsstoff setzt im Magen Blausäure frei und kann in größeren Mengen, bei Kindern bereits in sehr geringen Mengen, zu Vergiftungen führen. ❖

PILZE UND TRÜFFELN

Pluspunkte
- Fettfrei und sehr kalorienarm
- Reich an Mineralstoffen
- Manche Sorten enthalten große Mengen an sekundären Pflanzenstoffen, die dazu beitragen können, das Immunsystem zu stärken

Minuspunkte
- Wildpilze können giftig sein
- Trüffeln sind sehr teuer, weil man sie nicht züchten kann

Pilze sind eine eigenständige Organismengruppe; sie gewinnen ihre Energie nicht wie Pflanzen durch Photosynthese, sondern aus Nährstoffen, die sie beispielsweise dem Humus entziehen. Viele Pilzarten leben aber auch in Symbiose mit Bäumen. Der Pilz entzieht der Wurzel des Baumes Zucker und versorgt den Baum im Gegenzug mit Mineralstoffen wie Phosphor, die der Pilz besser aus dem Boden aufnehmen kann als der Baum.

Pilze haben noch ein weiteres besonders Kennzeichen. Ihre Zellwände bestehen aus Chitin, dem gleichen Material wie die Panzer von Insekten. Im Gegensatz dazu sind die Zellwände von Pflanzen aus Zellulose, einem für uns unverdaulichen Ballaststoff, aufgebaut.

Schon von alters her werden Pilze in allen Kulturen als Nahrungsmittel, aber auch als Me-

SCHON GEWUSST?

Pilze wachsen rasant

Ein junger Champignon verdoppelt alle 24 Stunden seine Größe. Zunächst entwickelt sich eine geschlossene Kappe, später öffnet sich diese, und braune Lamellen sind zu erkennen. Lässt man den Pilz weiter wachsen, so öffnet sich die Kappe mehr und mehr und bildet schließlich einen großen flachen Hut mit auseinander stehenden Lamellen. Je größer der Pilz wird, desto mehr gewinnt er an Geschmack.

IN VERSCHIEDENSTEN GRÖSSEN UND FORMEN.
Zu den gängigsten Pilzarten gehören weiße und braune Champignons (im Bild unten sowie die auf der Kappe liegenden Pilze mit den braunen Lamellen – hier eine Züchtung mit besonders großen Hüten), außerdem Shiitake-Pilze (oben, mit hellen Lamellen), Morcheln und Austernpilze (Mitte rechts und unten).

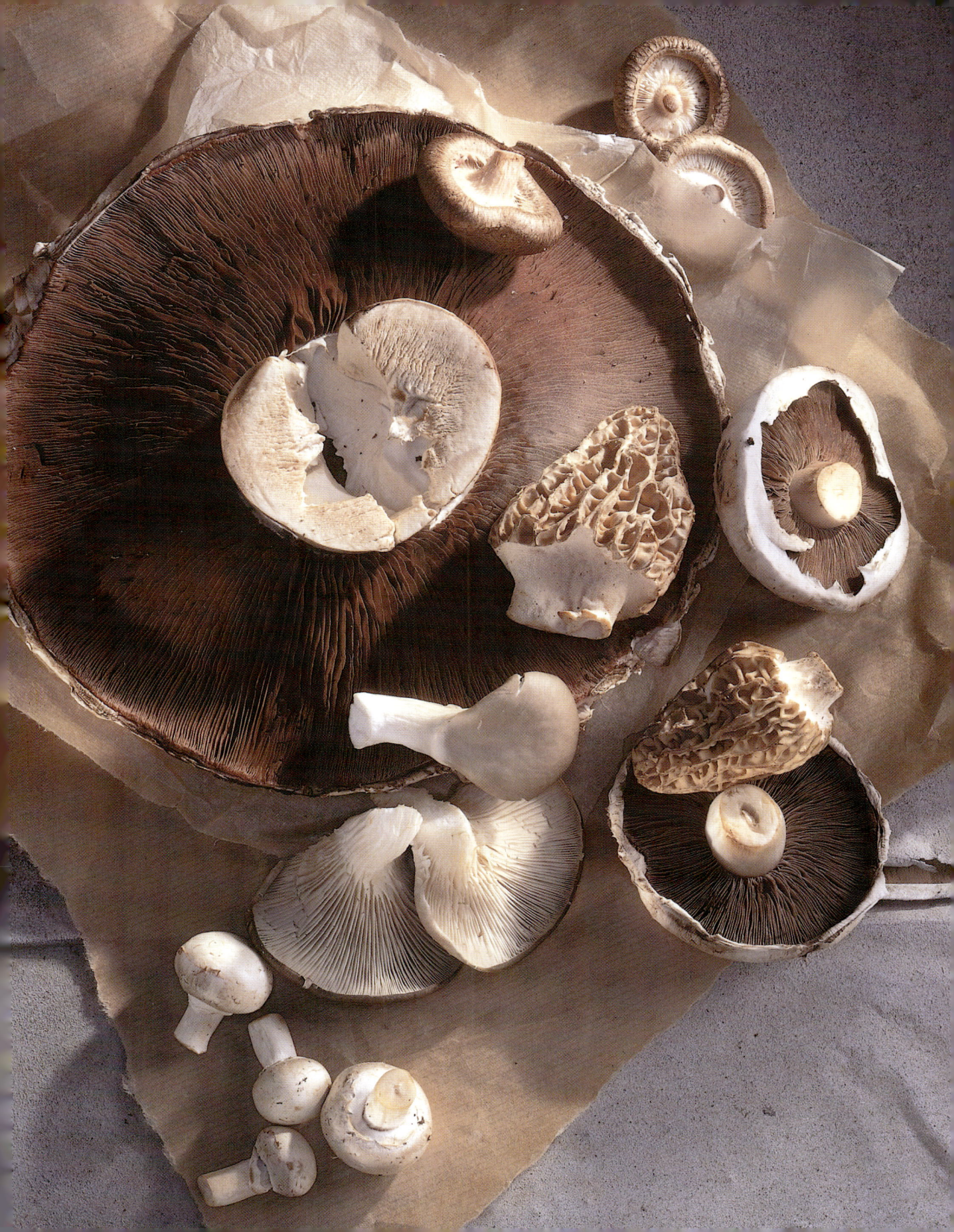

dizin, Stimulanzien oder Halluzinogene verwendet. Die in den Tiroler Alpen entdeckte, 5 000 Jahre alte Gletschermumie Ötzi lieferte darüber hinaus den Beweis, dass Steinzeitmenschen getrocknete Pilze als Zunder benutzten.

ARTENVIELFALT

Champignons wurden erstmals vor 300 Jahren in aufgegebenen Gipsbrüchen in der Nähe von Paris kultiviert. Heute werden Champignons in Beeten aus Dung, Stroh und Erde bei geregelter Temperatur und Luftfeuchtigkeit in abgedunkelten Gebäuden gezüchtet. Erst seit jüngerer Zeit kann man auch zahlreiche andere Pilzarten auf kommerzieller Basis anbauen. Nicht zuletzt dank dieser Entwicklung wird mittlerweile eine große Auswahl von Pilzen in den Supermärkten angeboten – angefangen von weißen und braunen Champignons über die delikaten braunen oder grauen Austernpilze, die orangefarbenen Pfifferlinge, die festfleischigen Shiitake-Pilze mit ihren dunkelbraunen Kappen und weißen Lamellen bis hin zu den knackigen weißen Enokitake-Pilzen mit ihren langen dünnen Stielen und den winzigen Hüten sowie den ominös schwarzen, aber völlig harmlosen Totentrompeten. Viele Arten haben auch in der Kultur den reichen erdigen Geschmack von Wildpilzen bewahrt. Dies gilt insbesondere für die beliebten braunen Champignons oder Egerlinge. Mit ihrer festen, fleischigen Struktur eignen sie sich besonders gut zum Grillen und können in vielen Mahlzeiten das Fleisch ersetzen. Viele Pilzarten sind auch getrocknet erhältlich, z. B. Steinpilze, Totentrompeten, Shiitake- und Mu-Err-Pilze, Strohpilze und Morcheln.

Pilze wirken in vielen Gerichten als natürlicher Geschmacksverstärker. Das beruht auf ihrem hohen Gehalt an Glutaminsäure.

TRÜFFELN – EINE TEURE DELIKATESSE

Trüffeln wachsen unterirdisch zwischen den Wurzeln von Haselsträuchern, Linden und verschiedenen Eichenarten. Ihren moschusartigen Geruch verdanken sie dem Hormon Androstenol, das mit dem Hormon im Speichel männlicher Schweine identisch ist. In den Trüffelregionen von Italien und Frankreich ging man daher früher mit speziell trainierten weiblichen Trüffelschweinen auf die Suche nach den wertvollen Pilzen; sie sind beim Aufspüren wesentlich effizienter als die heute zumeist eingesetzten Hunde. Als Folge einer zu starken Aus-

VORSICHT!

Manche Wildpilze sind zwar allein gegessen unbedenklich, können aber zusammen mit Alkohol tödlich wirken.

KLEINE PILZKUNDE

- Achten Sie beim Kauf von Pilzen darauf, dass die Hüte fest sind und keine Druckstellen aufweisen. Die Pilze in einer luftdurchlässigen Tüte oder einem Korb vorsichtig transportieren und sorgsam behandeln, da sich leicht Druckstellen bilden.

- Der Geschmack entwickelt sich bei Pilzen im Lauf des Wachstums. Deshalb sind größere Exemplare gleich welcher Sorte am geschmackvollsten.

- Bewahren Sie Pilze nicht in Frischhaltefolie oder Plastiktüten auf, sondern besser in einer Papiertüte im Gemüsefach des Kühlschranks.

- Auch im Kühlschrank sollten Zuchtpilze auf keinen Fall länger als 5 Tage gelagert werden.

- Spülen Sie die Pilze erst kurz vor der Zubereitung nur kurz ab – noch besser: Entfernen Sie Erdreste mit einem Kuchen- oder speziellen Pilzpinsel. Entfernen Sie den Stiel möglichst nicht (nur trockene Endstücke abschneiden), und verwenden Sie den Pilz mitsamt der obersten Hautschicht. Die meisten Nährstoffe sitzen bei Pilzen direkt unter der Haut und gehen verloren, wenn man sie abzieht.

- Garen Sie Pilze nicht zu lange. Einem Schmorgericht können Sie die Pilze 20 Minuten vor Ende der Garzeit zufügen.

---

beutung in Kombination mit fortschreitender Abholzung sind Trüffeln mittlerweile so selten und teuer geworden, dass man nur noch minimale Mengen zur Aromatisierung bestimmter Gerichte verwendet. Alle Versuche, Trüffeln kommerziell anzubauen, sind bisher gescheitert.

NÄHRWERT UND GESUNDHEITLICHE BEDEUTUNG

Pilze sind schmackhaft und reich an gesunden Inhaltsstoffen. Sie sind extrem kalorienarm – 100 g enthalten zwischen 11 und 18 kcal –, praktisch fettfrei und ballaststoffreich. Sie liefern reichliche Mengen an Mineralstoffen und Spurenelementen wie Kalium, Selen, Zink sowie an den Vitaminen Riboflavin, Thiamin, Folsäure und Vitamin B_6. Außerdem sind sie eine der besten pflanzlichen Quellen für Niazin. 85 g geputzte Champignons enthalten über 30 % des empfohlenen Tagesbedarfs an Niazin; die gleiche Menge Austernpilze sogar über 60 %, frische Pfifferlinge liegen im Niazingehalt dazwischen. Pilze enthalten auch Vitamin D und wertvolles Eiweiß.

Pilze sind seit langem ein grundlegender Bestandteil der Ernährung vieler asiatischer Kulturen. Japanische Wissenschaftler sind führend bei der Erforschung des gesundheitlichen Werts von Pilzen. Ihren Untersuchungen zufolge haben Pilze einen günstigen Einfluss auf das Immunsystem, was sich möglicherweise als hilfreich bei der Bekämpfung von Krebs, Infektionen und Autoimmunerkrankungen wie rheumatoider Arthritis und Lupus erythematodes (siehe S. 225) erweisen kann. Diese gesundheitsfördernde Eigenschaft der Pilze ist möglicherweise auf ihren hohen Gehalt an Glutaminsäure zurückzuführen. Diese Aminosäure scheint eine wesentliche Rolle bei der Infektionsbekämpfung und anderen Immunreaktionen zu spielen.

Shiitake-Pilze enthalten darüber hinaus den Pflanzenstoff Lentinan, der ebenfalls die Immunabwehr stärkt. Außerdem wurde in ihnen die chemische Verbindung Eritadenin entdeckt, die den Cholesterinspiegel senkt, indem sie die Ausscheidung von Cholesterin fördert, das im Körper gebildet wurde. Bei anderen Inhaltsstoffen von Shiitake-Pilzen wird derzeit noch untersucht, ob sie das Risiko für die Entstehung von Herzerkrankungen, bestimmten Krebserkrankungen sowie Bluthochdruck senken können.

Alle Pilze enthalten nennenswerte Mengen an Kalium, das dazu beitragen kann, den Blutdruck zu senken. Die in vielen chinesischen Gerichten verwendeten Judasohren hemmen die Blutgerinnung, was den Nebeneffekt hat, dass Gefäße und Herz gesund bleiben. Diese Pilzsorte hilft außerdem wahrscheinlich, den Cholesterinspiegel zu senken.

Champignons sind eine gute Quelle für Selen. Da Selen zusammen mit Vitamin E zellschädigende freie Radikale neutralisieren kann, gehört dieses Spurenelement zu einem von vielen Faktoren, die zum Schutz vor verschiedenen Krebserkrankungen beitragen können: Gemäß einer amerikanischen Studie erkranken Männer mit einem sehr niedrigen Selenspiegel im Blut mit vierfacher Wahrscheinlichkeit an Prostatakrebs als solche mit besonders hohem Selenspiegel.

Champignons enthalten Spuren des krebserregenden Stoffes Agaritin, dessen Wirkung jedoch durch Hitze beträchtlich gemindert wird.

GANZ EINFACH!

Ersetzen Sie Fleisch durch Pilze

In zahllosen Rezepten kann man Fleisch durch Pilze ersetzen oder damit kombinieren. Wenn man Pilze mit ganzem oder geschrotetem gegartem Getreide (beispielsweise Weizen oder Hafer) und Ei mischt, bekommt man einen Teig aus dem man, ähnlich wie Frikadellen, Bratlinge zubereiten kann.

Darüber hinaus, so der Stand der Wissenschaft, verursachen die meisten natürlich vorkommenden Karzinogene nur dann Krebs, wenn man sie Labortieren lebenslang und in hohen Dosen verabreicht. Für Menschen stellen sie unter normalen Umständen keine Gefahr dar.

VORSICHT GIFTIG!

Von den über 5 000 bekannten mitteleuropäischen Arten sind nur etwa 150 als Giftpilze identifiziert. Der Grüne Knollenblätterpilz (*Amanita phalloides*) ist der gefährlichste Pilz und für 90 % der Vergiftungen mit Todesfolge verantwortlich. Bereits 60 g des frischen Pilzes sind für einen Erwachsenen tödlich.

Symptome einer Pilzvergiftung können ganz unterschiedlich sein. Einige zeigen sich bereits nach Stunden, andere erst nach Tagen. Häufig sind heftiges Erbrechen, Durchfall, Fieber oder starke Bauchschmerzen.

Viele Wildpilzarten produzieren Giftstoffe, die sowohl roh als auch gekocht bereits in geringen Dosen tödlich wirken können. Giftige Pilze haben kein einheitliches Erkennungsmerkmal und sehen essbaren Arten oft sehr ähnlich. Sammeln und essen Sie Wildpilze deshalb nur, wenn Sie sich ganz sicher sind, um welche Art es sich handelt, oder zeigen Sie die Pilze einem Experten.

Wichtig: Bei einer Vergiftung muss sofort ein Arzt aufgesucht werden!

WIE BELASTET SIND PILZE MIT SCHADSTOFFEN?

Pilze aus dem Wald können Schwermetalle und/oder radioaktive Strahlungen enthalten. Besonders Pilze in der Nähe von Industriegebieten oder stark befahrenen Straßen sind oft mit Schwermetallen wie Blei, Quecksilber oder Kadmium belastet. Für gesunde Menschen sind Wildpilze, in Maßen genossen, dennoch unbedenklich. Um ganz sicher zu gehen, empfiehlt die Deutsche Gesellschaft für Ernährung, nicht mehr als 200–250 g Wildpilze pro Woche zu essen. Kleinkinder, Schwangere und Stillende sollten sie ganz von ihrem Speiseplan streichen.

Zuchtpilze werden in der Regel in geschlossenen Räumen auf speziellen Substraten angebaut. Die Belastung mit Schwermetallen und anderen Schadstoffen ist daher äußerst gering. ❖

POMMES FRITES

Siehe Fast Food

DARF MAN PILZE AUFWÄRMEN?

Der Ratschlag, Pilze nicht wieder aufzuwärmen. stammt aus einer Zeit, in der es noch keine Kühlschränke gab und Pilzgerichte schnell verdarben. Heute kann man Reste von Pilzgerichten ohne Bedenken ein zweites Mal erwärmen, sofern sie nach der ersten Mahlzeit bald im Kühlschrank gelagert wurden. Allerdings verändern sich durch das Wiederaufwärmen die Eiweißstrukturen in den Pilzen. Dadurch kann es bei empfindlichen Menschen eventuell zu Verdauungsstörungen kommen.

PROBIOTISCHE BAKTERIEN

■ FÜR EINE GESUNDE DARMFLORA ■

Probiotika sind Mikroorganismen, die zur Gesundheit und zum Gleichgewicht des Verdauungstrakts beitragen und so vor Krankheiten schützen. Daher werden sie oft auch als „gut" oder „nützlich" bezeichnet. Diese Mikroorganismen gelangen mit der Nahrung in den Darm, siedeln sich dort an und können dort positive gesundheitliche Effekte erzielen. Es gibt zahlreiche probiotische Bakterien. Zu den besser untersuchten gehören Milchsäurebakterien (Laktobazillen) wie *L. acidophilus*, *L. rhamnosus*, *L. casei* und Bifidusbakterien wie *B. lactis*, *B. animalis* und *B. longum*.

Die Forschung hat sich ausgiebig mit der Bedeutung von Probiotika bei der Behandlung von Magen-Darm-Erkrankungen, wie Durchfall und entzündlichen Darmerkrankungen, Colitis ulcerosa und Crohn-Krankheit, befasst. Ebenso mit den Möglichkeiten des Einsatzes bei Harnwegsinfektionen, Scheideninfektionen, Asthma und einigen Krebserkrankungen. Probiotika scheinen das Immunsystem des Körpers zu unterstützen, wobei der genaue Wirkmechanismus noch unbekannt ist.

Zugeführt werden diese nützlichen Bakterien durch den Verzehr fermentierter Nahrungsmittel wie Joghurt, die mittels lebender Kulturen von Milchsäurebakterien und Bifidusbakterien hergestellt wurden. Daneben sind Probiotika als Ergänzungspräparate in Tabletten- und Pulverform erhältlich.

Nach Expertenmeinung müssen täglich 100 Mio. bis 1 Mrd. Bakterien aufgenommen werden, um die Darmflora zu beeinflussen. Weil sie sich nur wenige Tage bis Wochen im Darm ansiedeln, müssen Probiotika über die Nahrung regelmäßig zugeführt werden. Ein einmaliger oder unregelmäßiger Verzehr probiotischer Lebensmittel nützt gar nichs!

Die Erforschung der Probiotika ist ein spannendes Feld mit viel versprechenden Ergebnissen, wobei jedoch weitere Untersuchungen erforderlich sind. Erst ein Teil der gesundheitlichen Wirkungen konnte bislang wissenschaftlich begründet werden. Fest steht bislang:

■ Probiotika können die Darmflora positiv beeinflussen. Sie unterdrücken unerwünschte, krankmachende Keime. Sie stehen in Nahrungskonkurrenz zu Krankheitserregern und hemmen deren Wachstum. Zugleich geben sie antimikrobielle Substanzen ab. So können bakteriell bedingte Durchfallerkrankungen vermieden oder abgeschwächt werden.

■ Probiotika können die Immunabwehr des Körpers anregen.

■ Probiotika können die Konzentration giftiger Substanzen und von Substanzen, die Tumoren erzeugen, im Darm senken. So können sie möglicherweise vor Krebs schützen.

■ Probiotische Joghurts sind auch für Menschen verträglich, die an Laktoseintoleranz leiden.

Probiotische Milchprodukte richtig lagern

Probiotische Bakterien sind empfindlich gegenüber Hitze und Kälte. Dies sollten Sie bei der Lagerung zu Hause bedenken! Bewahren Sie probiotische Lebensmittel deshalb stets im Kühlschrank auf, ohne sie vorher zu lange höheren Temperaturen ausgesetzt zu haben.

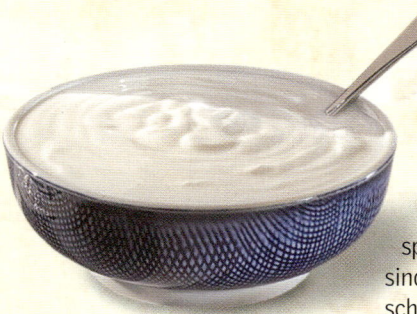

PROSTATAPROBLEME

Empfehlenswert

- Tomaten(produkte), Rosa Grapefruits und Wassermelonen, weil sie Lykopin enthalten
- Innereien, Meeresfrüchte und Vollkornprodukte, weil sie reich an Selen sind
- Pflanzliche Öle, Nüsse und Samen sowie Weizenkeime wegen des Vitamin-E-Gehalts
- Obst, Gemüse und Vollkornprodukte wegen der Antioxidanzien
- Viel Flüssigkeit zum Durchspülen der Blase

Bedenklich

- Fettreiche Nahrungsmittel v. a. tierischer Herkunft

Zu meiden

- Alkohol, Koffein, stark gewürzte Speisen und andere Substanzen, die die Harnwege reizen
- Übermäßige Gewichtszunahme

Die walnussgroße, unmittelbar unterhalb der Blase gelegene Prostata oder Vorsteherdrüse verursacht bei vielen Männern Beschwerden. Die Ursache kann eine gutartige Vergrößerung oder eine Entzündung (Prostatitis) oder auch Krebs sein. Infektionen der Harnwege, eine fettreiche Ernährung und eine ungesunde Lebensführung scheinen bei manchen Männern das Risiko für Prostataprobleme zu erhöhen. Häufig spielen jedoch andere Faktoren eine wesentliche Rolle, auf die man keinen Einfluss hat.

Mit fortgeschrittenem Alter etwa vergrößert sich die Prostata bei den meisten Männern, medizinisch heißt das *benigne Prostatahyperplasie*. Etwa ein Drittel aller Männer über 50 Jahren ist von dieser gutartigen Vergrößerung betroffen, die das Urinieren stark beeinträchtigen kann.

Prostatakrebs ist in Deutschland knapp vor Lungenkrebs die häufigste Krebserkrankung bei Männern. Doch bei einer rechtzeitigen Behandlung schon im Frühstadium sind die Heilungsaussichten sehr gut. In vielen Fällen haben sich aber zum Zeitpunkt der Diagnose bereits Metastasen in anderen Organen gebildet. In Deutschland wird daher Männern ab 45 Jahren einmal jährlich eine Vorsorgeuntersuchung in Form einer rektalen Tastuntersuchung angeboten. Männern ab 50 wird zusätzlich eine Blutuntersuchung zur Messung des Prostata-spezifischen Antigens (PSA) – eines möglichen Krebsindikators – empfohlen.

ERNÄHRUNG KANN HELFEN

Die Ernährung kann bei der Gesunderhaltung der Prostata und der Krebsabwehr helfen.

Lykopin. Dieser sekundäre Pflanzenstoff hilft, das Risiko für Prostatakrebs zu vermindern. Er steckt reichlich in Tomaten(produkten), Rosa Grapefruits und Wassermelonen. Da beim Garen ein noch größerer Teil des Lykopins freigesetzt wird, sind Tomatensaucen und -suppen besonders empfehlenswert. Lykopin ist fettlöslich und kann daher besser vom Körper aufgenommen werden, wenn man es in Verbindung mit etwas Fett isst.

Vitamin E. Es wirkt bekanntermaßen entzündungshemmend und schützt vermutlich vor Prostatakrebs, denn Männer mit einem niedrigen Vitamin-E-Spiegel, v. a. Raucher, scheinen ein erhöhtes Risiko zu haben. Gute Vitamin-E-Quellen sind pflanzliche Öle, Nüsse und Samen, Weizenkeime und Vollkornprodukte.

Selen. Dieses Spurenelement schützt wahrscheinlich vor Prostatakrebs. Selen ist in Bierhefe, Meeresfrüchten, Innereien und Vollkorngetreide enthalten (der Selengehalt ist abhängig vom Boden, auf dem das Getreide gewachsen ist).

Isoflavone. Sojaprodukte können dazu beitragen, eine Prostatavergrößerung zu verhindern und das Tumorwachstum zu verlangsamen, weil sie Isoflavone enthalten. Diese sekundären Pflanzenstoffe senken den Spiegel des männlichen Hormons Di-Hydro-Testosteron, das ein übermäßiges Wachstum des Prostatagewebes anregt.

Andere Nährstoffe, die die Prostata schützen. Eine Ernährung, die reich an Omega-3-Fettsäuren ist, d. h. reichlich Meeresfische und Pflanzenöle enthält, scheint das Risiko für Prostatakrebs zu senken. Gemüse aus der Kohlfamilie, wie Brokkoli, Weißkraut und Blumenkohl, enthalten Isothiocyanate, sekundäre Pflanzenstoffe, die ebenfalls eine Schutzfunktion haben. Vollkornprodukte liefern Selen und Vitamin E, aber auch Ballaststoffe und sekundäre Pflanzenstoffe, die allesamt bei der Krebsvorbeugung eine Rolle spielen.

Trinken Sie viel. Bei vergrößerter Prostata sollte man alkoholfreie Getränke zu sich nehmen und den Koffeinverbrauch einschränken. ❖

KRÄUTER GEGEN PROSTATABESCHWERDEN

Symptome einer gutartig vergrößerten Prostata lassen sich mit den Früchten der Sägepalme lindern. Für die Behandlung von Prostatakrebs sind pflanzliche Heilmittel jedoch nicht zu empfehlen. Die Anwendung der Heilkräutermischung PC-SPES wird nicht mehr so optimistisch beurteilt wie am Anfang – mittlerweile wird vor dem Präparat sogar gewarnt. Die ihm ursprünglich zugeschriebene Wirkung scheint eher auf darin enthaltenen – aber nicht deklarierten – verschreibungspflichtigen Substanzen zu beruhen.

SCHON GEWUSST?

Die Einnahme von Zinkpräparaten kann für Männer gefährlich sein

Eine amerikanische Studie kam zu dem Ergebnis, dass Männer, die täglich mehr als 100 mg Zink einnehmen, ein mehr als doppelt so hohes Risiko haben, an Prostatakrebs zu erkranken, wie jene, die kein Zink einnehmen.

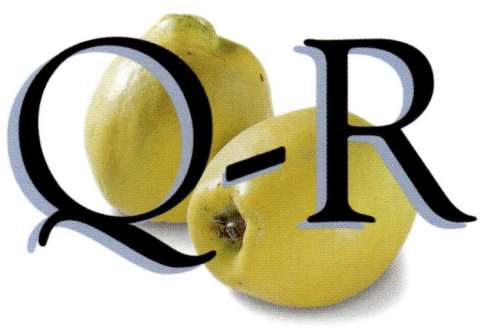

QUINOA

Pluspunkte

- Enthält Eisen, Magnesium und Zink
- Gute Quelle für B-Vitamine und Eiweiß

Minuspunkte

- Nicht überall erhältlich und etwas teurer als bei uns übliche Getreidesorten

Quinoa gehört botanisch zur gleichen Pflanzenfamilie wie Spinat. Daher sind von dieser Pflanze nicht nur die Samen, sondern auch die grünen Blätter essbar. Quinoa stammt aus Südamerika, wo sie seit mehr als 5000 Jahren Hauptnahrungsmittel der Andenbewohner ist. Sie zählt zu den wenigen Pflanzen, die dort problemlos gedeihen.

KLEINES NÄHRSTOFFWUNDER

Die winzigen Quinoasamen stecken voller wichtiger Nährstoffe: 50 g liefern rund 4 mg Eisen und damit mehr als jedes andere Getreide mit Ausnahme von Hirse. In dieser Menge Quinoa sind zudem reichlich lebenswichtige Mineralstoffe enthalten: mehr als 130 mg Magnesium, 160 mg Phosphor, 400 mg Kalium und 1,75 mg Zink. Zahlreiche B-Vitamine, v. a. Vitamin B6, Folsäure, Niazin und Thiamin, stecken ebenfalls in nennenswerten Mengen in den Körnchen.

Darüber hinaus liefert Quinoa überwiegend komplexe Kohlenhydrate und vergleichsweise viel (etwa 7 g pro Portion) wertvolles Eiweiß. Das Getreide enthält nämlich die essenzielle Aminosäure Lysin, die echtem Getreide und auch Mais fehlt. Nicht zuletzt ist Quinoa eine gute Quelle für Saponine. Das sind sekundäre Pflanzenstoffe, die zum Schutz vor Krebs und Herz-Kreislauf-Erkrankungen beitragen.

SCHON GEWUSST?

Quinoa enthält wertvolles Eiweiß

Quinoa liefert alle lebensnotwendigen Eiweißbausteine (Aminosäuren) in nahezu idealer Zusammensetzung. Unter amerikanischen Experten gilt Quinoa als eine der besten pflanzlichen Eiweißquellen – gut zu wissen, vor allem für diejenigen, die sich fleischlos ernähren.

EIN VIELSEITIGES NAHRUNGSMITTEL

Quinoa ist schnell gar, hat dann eine lockere, hirseähnliche Konsistenz, schmeckt delikat und lässt sich vielseitig kombinieren. Man kann es als Alternative zu Reis, Kartoffeln oder anderen kohlenhydratreichen Nahrungsmitteln als Beilage reichen. Beispielsweise kann man aus Quinoa ein Pilaw oder Risotto zubereiten, ebenso bietet es sich als Einlage in Suppen und Eintöpfen an. ❖

QUITTEN

Pluspunkte

- Liefern Vitamin C, Eisen und Kalium
- Reich an dem löslichen Ballaststoff Pektin

Minuspunkte

- Wegen des hohen Säuregehalts werden sie oft mit sehr viel Zucker zubereitet
- Die Kerne enthalten Amygdalin; daraus wird im Körper Blausäure freigesetzt

Quitten gehören wie Äpfel und Birnen zur Familie der Rosengewächse. Wegen ihres herb säuerlichen Geschmacks und ihres harten Fruchtfleischs werden sie kaum roh gegessen. Werden die Früchte gegart, verlieren sie ihre Säure. Zudem werden sie weich wie Birnen und bekommen einen apfelähnlichen, fruchtig süßsäuerlichen Geschmack sowie eine rötliche Farbe.

Eine mittelgroße Quitte (150 g Fruchtfleisch) enthält mehr als 20 mg Vitamin C; durch Erhitzen wird allerdings ein Großteil davon zerstört. 150 g Quittenfruchtfleisch liefern zudem knapp 1 mg Eisen und 250 mg Kalium, bei nur 60 kcal. Quitten sind darüber hinaus reich an dem löslichen Ballaststoff Pektin, der nicht nur die Verdauung reguliert, sondern auch dazu beitragen kann, den Blutcholesterinspiegel zu senken.

Es gibt apfel- und birnenförmige Quitten. Wählen Sie beim Kauf feste, regelmäßig geformte Früchte, deren hellgelbe Schale einen zarten Flaum, aber keine Druckstellen aufweist. Die nährstoffschonendsten Zubereitungsmethoden für Quitten sind Dämpfen und Backen im Ofen. Weil das in ihnen enthaltene Pektin beim Kochen geliert, werden Quitten seit jeher zur Herstellung von Gelee und Quittenbrot verwendet.

Warnung: Entfernen Sie vor dem Kochen immer das Kerngehäuse. Quittenkerne enthalten – genau wie bittere Mandeln – die natürliche Substanz Amygdalin, aus der während des Verdauungsprozesses Blausäure entsteht. Größere Mengen Amygdalin können sogar zu einer Blausäurevergiftung führen. ❖

RADIESCHEN

Pluspunkte

- Kalorienarm und geschmacksintensiv
- Reich an sekundären Pflanzenstoffen (Glukosinolaten)

Minuspunkte

- Können bei manchen Menschen zu Blähungen führen
- Der Gehalt an Salizylaten kann bei entsprechend veranlagten Menschen allergische Reaktionen auslösen

Radieschen gehören zur Familie der Kreuzblütler, sind also mit Kohl und Rüben verwandt. Sie sind zwar nicht besonders nährstoffreich, aber äußerst kalorienarm und schmecken prima als Rohkost zu einem Butterbrot oder als Bestandteil von Salaten und Salatsaucen. Fein gehackt oder geraspelt und mit Frischkäse oder Quark verrührt, ergeben die kleinen scharfen Rübchen einen leckeren Brotaufstrich.

5 mittelgroße Radieschen (35 g) liefern an die 9 mg Vitamin C bei gerade einmal 5 kcal, daneben geringe Mengen an Eisen, Kalium und Folsäure. Ihren speziellen gesundheitlichen Wert verdanken Radieschen ihrem Gehalt an den Glukosinolaten. Das sind sekundäre Pflanzenstoffe, genauer Schwefelverbindungen, die nicht nur für den charakteristischen Geschmack der Radieschen verantwortlich sind, sondern auch zum Schutz vor Krebs beitragen können.

Bei manchen Menschen verursachen Radieschen Blähungen. Außerdem enthalten sie Salizylate. Menschen, die gegen Acetylsalicylsäure allergisch sind, vertragen deshalb Radieschen häufig nicht.

Die Haupterntezeit von Radieschen im Freiland erstreckt sich in unseren Breitengraden von April bis Juli, sie sind jedoch inzwischen das ganze Jahr über erhältlich. Sommerradieschen sind schärfer als die im Frühling oder Herbst geernteten. Am beliebtesten sind die roten runden Sorten, es gibt aber auch länglich ovale oder karottenförmige. Die Farbe kann von rosa über rot bis zu violett und rot-weiß variieren.

Beim Kauf sollten Sie nach Möglichkeit kleine Radieschen wählen, die größeren können leicht holzig sein. Frische Radieschen sind von leuchtender Farbe und haben saftige grüne Blätter. Die Radieschen sollten sich fest anfühlen und makellos aussehen. Werden Sie nicht am gleichen Tag verzehrt, sollten Sie Strünke und Blätter entfernen, da die Radieschen so länger frisch bleiben. Aufbewahrt werden sie am besten in Gefrierbeuteln oder Frischhaltedosen im Gemüsefach des Kühlschranks. ❖

REIS

Pluspunkte

- Liefert in Kombination mit Hülsenfrüchten hochwertiges Eiweiß
- Glutenfrei und daher für Menschen mit Zöliakie verträglich
- Leicht verdaulicher Energielieferant und deshalb als Schonkost geeignet
- Hat ein sehr niedriges Allergiepotenzial

Seit Tausenden von Jahren ist Reis Hauptnahrungsmittel für mehr als die Hälfte der Weltbevölkerung. In manchen asiatischen Ländern ist Reis überlebenswichtig. Der Pro-Kopf-Verbrauch beträgt dort 135 kg jährlich. Im Vergleich dazu liegt der Verbrauch in Mitteleuropa bei unter 4 kg pro Kopf und Jahr.

Wie Gerste- oder Haferkörner müssen Reiskörner von den Spelzen befreit werden, damit man sie für Ernährungszwecke verwenden kann. Weißen Reis erhält man, indem die Körner nach dem Entspelzen geschliffen werden. Dadurch gehen allerdings auch die Randschichten (Silberhäutchen) und der Keim und damit auch wertvolle Nährstoffe verloren. Weißer Reis besteht im Wesentlichen aus energieliefernder Stärke. Ein Großteil des weißen Reises wird poliert, damit er glänzt. Dies ist ein rein kosmetischer Prozess und hat keinen Einfluss auf den Nährwert.

Ungeschälter brauner Reis bzw. Naturreis ist einerseits ernährungsphysiologisch wertvoller als weißer – er enthält mehr Ballaststoffe und andere wertgebende Inhaltsstoffe –, andererseits bleibt auch die so genannte Phytinsäure erhalten. Das ist ein natürlicher Inhaltsstoff des Reises, der die Aufnahme von Eisen und Kalzium durch die Darmwand (Resorption) hemmt.

In den 1940er-Jahren wurde in den USA das moderne Parboiling-Verfahren mit Dampf und

THIAMIN GEGEN BERIBERI

Dank der Parboiling-Methode stellte die als Beriberi bekannte Thiaminmangelkrankheit in Indien und Pakistan nie ein Problem dar. In den Teilen der asiatischen Bevölkerung hingegen, die sich hauptsächlich von nicht vorbehandeltem geschältem weißem Reis ernährten, hatte die Erkrankung verheerende Auswirkungen.

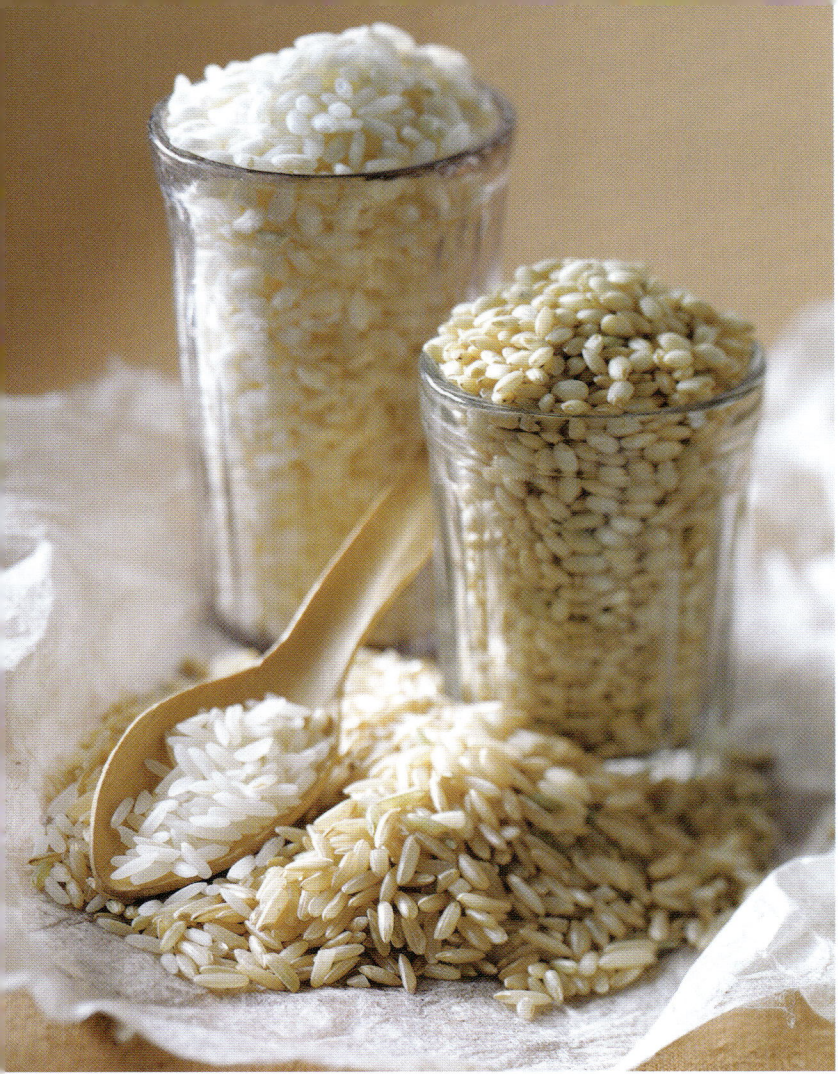

an Ballaststoffen, gut 1 g pro 50 g, im Vergleich zu 0,7 g in weißem Reis. Außerdem enthält Naturreis mehr Selen, Vitamin E, Magnesium, Phosphor und Mangan. Der Eiweißgehalt von Reis beträgt etwa 3,5 mg pro 50 g, ist also geringer als der anderer Getreidearten. Die Eiweißzusammensetzung ist jedoch viel ausgewogener.

GESUNDHEITLICHER NUTZEN

Reis bindet Flüssigkeit und ist daher eine ideale Schonkost bei Durchfall. Die Körner tragen dazu bei, die Darmfunktion zu normalisieren, und liefern Energie (z. B. in Form von Milch-Wasser-Reis), wenn sich ein Patient von einer Durchfallerkrankung erholt.

Mehreren Studien zufolge senkt Reiskleie den Blutcholesterinspiegel und das Risiko für die Entstehung von Darmkrebs. Andere Untersuchungen zeigen, dass Naturreis dazu beitragen kann, den Blutzuckerspiegel bei Diabetikern zu regulieren. Die enthaltenen Kohlenhydrate führen zu einem allmählichen und mäßig hohen Anstieg des Blutzuckerspiegels und nicht zu einem sehr schnellen und hohen, wie dies bei geschältem Getreide oder daraus hergestellten Produkten sowie zuckerreichen Lebensmitteln der Fall ist.

Reis ist ausgesprochen hypoallergen, d. h. er löst nur sehr selten Allergien aus. Diese Eigenschaft macht ihn zum idealen Nahrungsmittel während einer so genannten strengen Eliminationsdiät, mit der man versucht, mögliche Nahrungsmittelallergene zu identifizieren.

IDEALES GRUNDNAHRUNGSMITTEL

Reis ist ein vielseitiges Grundnahrungsmittel. Ein mit Brühe und Gemüse zubereiteter Risotto oder ein orientalisches Reisgericht mit Nüssen und Trockenfrüchten (Pilaw) ist eine preiswerte und nährstoffreiche, dennoch leichte Mahlzeit. Reis ist auch eine ausgezeichnete Grundlage für sättigende Sommersalate und bildet eine gesunde Beilage zu Gemüse, Fisch und Fleisch.

REISSORTEN

Reis wird nach Größe und Form in Lang-, Mittel- und Rundkornreis eingeteilt. Langkornreis bleibt beim Kochen trocken und körnig; Rundkornreis ist feuchter und klebriger und eignet sich besonders gut für die Zubereitung von Milchreis.

Bei Risottoreis (z. B. Arborio) handelt es sich um sämig kochenden italienischen Mittelkornreis, der auch bei sehr langem Garen im Inneren noch bissfest bleibt.

Basmati-Reis ist eine aus Indien und Pakistan stammende aromatische Reissorte. Beim Kochen quellen die Körner nur in der Längsrichtung, was

LEICHT VERDAULICH UND EIN EXTREM NIEDRIGES ALLERGIE-POTENZIAL.
Darum ist Reis oft wichtiger Bestandteil industriell hergestellter Babynahrung.

Druck entwickelt. Durch die Kombination von Feuchtigkeit und Hitze gelangen die wertvollen Inhaltsstoffe des Reiskorns – vor allem die B-Vitamine – aus den Randschichten ins Innere des Korns. Deshalb ist der Nährwert von Parboiled Reis höher als der von weißem Reis. Nach dem Trocknen wird der vorbehandelte Parboiled Reis wie anderer Reis weiterverarbeitet.

Welche Sorte man auch immer wählt: Man sollte Reis stets nur mit etwa dem doppelten Volumen Wasser kochen – falls nötig während des Garens noch Flüssigkeit nachgießen. Der Reis soll das Wasser beim Garen vollständig aufnehmen, dass nichts mehr abgegossen werden muss. So schüttet man auch keine Nährstoffe weg.

NÄHRWERT

90 % der Kalorien stammen beim Reis aus den Kohlenhydraten. Eine Beilagenportion Reis (50 g) – gleich ob weißer Reis oder Naturreis – liefert 175 kcal. Naturreis hat wegen seiner Randschichten einen weitaus höheren Gehalt

ihnen ihr charakteristisches Aussehen verleiht. Die einzelnen Körner bleiben trocken und körnig. Der ebenfalls sehr aromatische Jasminreis stammt aus Thailand. Die weichen feuchten Körner kleben zusammen.

Wildreis ist nur sehr entfernt mit dem gewöhnlichen Reis verwandt. Es handelt sich hierbei um Samen eines in Kanada beheimateten Grases, das dort an Seeufern und in Sümpfen wächst. Früher wurde Wildreis von Chippewa-Indianern in der Wildnis gesammelt, mittlerweile wird er jedoch kommerziell angebaut und mit Maschinen geerntet. Die Grassamen enthalten mehr Eiweiß als Reiskörner und außerdem mehr von der essenziellen Aminosäure Lysin, die den meisten Getreidesorten fehlt. ❖

REIZDARM

Empfehlenswert

- Alkohol- und koffeinfreie Getränke
- Kleinere, dafür häufigere Mahlzeiten
- Ballaststoffreiche Nahrungsmittel (bei Verstopfung)
- Bindende Nahrungsmittel (bei Durchfall)

Bedenklich

- Alkoholische Getränke

Zu meiden

- Frittiertes und alle anderen fettreichen Speisen
- Alle koffeinhaltigen Nahrungsmittel und Getränke
- Blähende Nahrungsmittel wie Hülsenfrüchte

Bis zu knapp einem Drittel der erwachsenen Bevölkerung in Mitteleuropa leiden am Reizdarmsyndrom. Charakteristisch für die Erkrankung sind gestörte Kontraktionen der Darmmuskulatur und/oder eine gestörte Darmsekretion, was zu Flüssigkeitsmangel oder -überschuss im Darm führt. Die Symptome sind individuell sehr unterschiedlich. Manche Patienten leiden an Durchfall, manche an Verstopfung, andere wiederum an Stuhlunregelmäßigkeiten, d. h. abwechselnd Durchfall und Verstopfung. Patienten klagen u. a. über Bauchschmerzen, Krämpfe, Blähungen, Aufstoßen und Übelkeit, insbesondere nach dem Essen. Weitere Symptome sind schleimiger Stuhlgang oder das Gefühl, dass sich der Darm beim Stuhlgang nicht völlig geleert hat. Manche Patienten klagen auch über Müdigkeit, Angst, Kopfschmerzen und Depression.

Reizdarm kann nicht mit speziellen Untersuchungen nachgewiesen werden; vielmehr wird die Krankheit durch Ausschluss anderer Erkrankungen wie Dickdarmentzündung (Colitis), Crohn-Krankheit, Darmkrebs, Blinddarmentzündung, Magen-, Bauchspeicheldrüsen- oder Nierenerkrankungen diagnostiziert. Die genauen Ursachen, die zur Entwicklung eines Reizdarms führen, sind bisher noch nicht bekannt. Nahrungsmittelunverträglichkeiten und -allergien scheinen jedoch die Symptome zu verschlimmern. Auch Stress und emotionale Konflikte wirken sich negativ aus. Verschiedene Ernährungsfaktoren können eine wichtige Rolle spielen und das Reizdarmsyndrom verschlimmern oder verbessern.

Es gibt Medikamente, die die abnormen Muskelkontraktionen unterdrücken und den Durchfall lindern. Hauptansatzpunkte der Therapie sind jedoch bewusste Lebensführung, Stressabbau und Ernährungsänderungen. Neueren Untersuchungen zufolge kann auch eine übermäßige Vermehrung von Darmbakterien das Reizdarmsyndrom verursachen. In einer Studie wurde bei 78 % der untersuchten Patienten ein übermäßiges Bakterienwachstum im Dünndarm festgestellt. Bei der Hälfte der Betroffenen konnte die Krankheit mit Antibiotika behoben werden.

DIE AUSLÖSER HERAUSFINDEN

Um mit den Symptomen des Reizdarms besser fertig zu werden, muss man zunächst die auslösenden Faktoren identifizieren. Dazu führt man am besten ein Tagebuch, in das neben den beobachteten Symptomen auch alle konsumierten Nahrungsmittel und Getränke sowie alle emotional belastenden Ereignisse notiert werden. Frauen sollten darüber hinaus darauf achten, ob die Symptome immer zu einem bestimmten Zeitpunkt ihres Menstruationszyklus auftreten. Notieren Sie stets möglichst genau die Art und die Stellen aller auftretenden Schmerzen, außerdem Häufigkeit und Beschaffenheit des Stuhls sowie jegliche Begleitsymptome, z. B. Kopfschmerzen. Tragen Sie in Ihrem Tagebuch zudem sämtliche eingenommenen Medikamente und Nahrungsergänzungsmittel ein. Das Tagebuch kann Ihrem Arzt helfen, spezielle Auslöser zu identifizieren.

ANPASSUNG DER ERNÄHRUNG

Da sich ein Reizdarmsyndrom individuell verschieden äußert, muss auch die Behandlung individuell auf die Symptome ausgerichtet sein. Anfangs sollten Sie auf alle Nahrungsmittel verzichten, die laut Tagebuch möglicherweise Probleme verursachen.

Essen Sie mehrmals am Tag kleinere Mahlzeiten statt wenige größere. Dadurch lassen sich mitunter die von der Nahrung hervorgerufenen Darmkontraktionen und auch Durchfälle lindern.

Essen Sie langsam. Bei zu schnellem Essen schluckt man viel Luft, wodurch wiederum reizende Darmgase entstehen können. Außerdem wird schnell gegessenes Essen schlecht zerkaut und ist schwerer verdaulich.

Trinken Sie viel. Für einen ausgeglichenen Flüssigkeitshaushalt benötigt der Körper mindestens 1,5 l Wasser oder andere Getränke (ohne Kohlensäure) am Tag. Meiden Sie Alkohol und Koffein, diese können den Darm reizen.

Meiden Sie Fettreiches. Einige Ärzte raten von Frittiertem und anderem fettreichem Essen ab, weil Fett schwerer verdaulich ist als andere Nährstoffe. Manchen Menschen hilft es auch, auf Hülsenfrüchte und andere blähende Nahrungsmittel zu verzichten.

Achten Sie auf Ballaststoffe. Für Reizdarmpatienten mit chronischem Durchfall sind Vollkornprodukte und andere Nahrungsmittel, die viele unlösliche Ballaststoffe enthalten, problematisch. Nahrungsmittel dagegen, die reich an löslichen Ballaststoffen (z. B. Pektin) sind, quellen im Darm und nehmen dabei Flüssigkeit auf, sind also bei akutem Durchfall hilfreich.

Wer an Verstopfung leidet, für den sind ballaststoffreiche Lebensmittel wie frisches Obst und Gemüse, Vollkornbrot und -produkte, Nüsse und Samen zu empfehlen. Unlösliche Ballaststoffe erhöhen das Stuhlvolumen, machen den Stuhl weicher und erleichtern die Ausscheidung. Bei chronischer Verstopfung empfiehlt Ihnen Ihr Arzt eventuell ein ballaststoffreiches Abführmittel. Über einen längeren Zeitraum eingenommen, kann dies allerdings zu Nährstoffmangel führen.

ENTSPANNUNG HILFT
Häufig verschlimmert Stress die Symptome des Reizdarms. Daher sollte man sich bemühen, wirksame Entspannungstechniken zu erlernen, z. B. Meditation, Yoga oder Biofeedback. Ein Experte kann Ihnen dabei helfen, die Stress auslösenden Faktoren zu erkennen und zu lernen, besser damit umzugehen. Sport kann bei Reizdarm sehr hilfreich sein, da er zum Stressabbau und – bedingt durch die Bewegung – zu einer Normalisierung der Darmfunktion beiträgt.

Meiden Sie Zuckeraustauschstoffe. Einer ganzen Reihe von Nahrungsmitteln werden die Zuckeraustauschstoffe Sorbit, Laktit, Mannit und Xylit zugesetzt; diese können bei manchen Menschen Reizdarmsymptome auslösen. Bei anderen haben Milchzucker, Laktose, – in großen Mengen vor allem in ungesäuerten Milchprodukten enthalten – und teilweise auch Fruktose die gleiche Wirkung. ❖

RHABARBER

Pluspunkte
- Enthält Vitamin C, Kalium und Ballaststoffe

Minuspunkte
- Wird meist mit beträchtlichen Mengen Zucker oder anderen Süßungsmitteln zubereitet
- Enthält Oxalsäure, die die Aufnahme von Kalzium und Eisen hemmt
- Die Blätter sind hochgiftig

Rhabarber wird in der Küche wie Obst verwendet, zählt aber botanisch zum Gemüse. Man kann ihn hierzulande frisch von April bis Juni bekommen. Gelegentlich werden die Stangen – zerkleinert und blanchiert – auch tiefgefroren angeboten. 100 g gegarter Rhabarber enthalten lediglich 11 kcal und liefern 6 mg Vitamin C sowie 182 mg Kalium und knapp 50 mg Kalzium. Dennoch kann man Rhabarber nicht als guten Kalziumlieferanten bezeichnen, da er gleichzeitig reichlich Oxalsäure enthält. Diese hemmt die Aufnahme von Kalzium aus dem Darm in den Stoffwechsel – nicht nur von Kalzium aus dem Rhabarber selbst, sondern auch aus anderen kalziumreichen Nahrungsmitteln, beispielsweise solchen, die zum Rhabarberkompott gegessen werden, wie Pudding. Wegen seines hohen Oxalsäuregehalts sollten Menschen, die zur Bildung von Oxalatsteinen in den Nieren oder der Galle neigen, keine größeren Mengen Rhabarber verzehren. Zudem ist zu bedenken, dass der Oxalsäuregehalt in spät geernteten, älteren Rhabarberstangen höher ist als in den frühen, jungen Stangen.

Gegessen werden ausschließlich die Stängel des Rhabarbers, die Blätter sind hochgiftig. Da die rohen Stängel sehr faserig und ausgesprochen sauer sind, wird Rhabarber meist nur gekocht und stark gesüßt geschätzt. Man kann jedoch große Mengen an zusätzlichen Zuckerkalorien einsparen, indem man das Gemüse zusammen mit süßen Früchten wie Erdbeeren oder Äpfeln gart. Etwas gemahlener Ingwer lindert den säuerlichen Geschmack. Rhabarber ist sehr beliebt als Kuchenbelag, man kann ihn aber auch beispielsweise in Apfelsaft dünsten und als Kompott servieren. Außerdem wird Rhabarber gern – eventuell in Kombination mit anderen Früchten – zu Konfitüre verarbeitet.

Man sollte die Stangen nicht in Aluminium- oder Eisentöpfen garen, da das Metall mit der im Gemüse enthaltenen Säure reagiert. Dadurch verfärben sich sowohl die Töpfe als auch der Rhabarber dunkel. ❖

RIND- UND KALBFLEISCH

Pluspunkte
- Wichtige Quellen für hochwertiges Eiweiß
- Enthalten viele verschiedene Nährstoffe, v. a. Vitamin B$_{12}$ und Vitamin B$_6$ sowie Eisen, Niazin und Zink

Minuspunkte
- Rinderfett besteht v. a. aus gesättigten Fettsäuren; sie können ungünstige Auswirkungen auf den Blutcholesterinspiegel haben und das Risiko für Herz-Kreislauf-Erkrankungen erhöhen
- Eine fleischbetonte Ernährung kann das Risiko für Darmkrebs und andere Krebsarten erhöhen
- Rohes Rinderhackfleisch kann E.-coli-Bakterien enthalten

Rindfleisch ist außerordentlich vielseitig: Man kann es braten, schmoren, kochen, pfannenrühren und grillen. Zudem ist es reich an wertvollen Nähr- und Inhaltsstoffen und z. B. eine wichtige Quelle für hochwertiges Eiweiß. Hervorzuheben ist sein Gehalt an Vitamin B$_{12}$, das ausschließlich in tierischen Produkten vorkommt. Eine Portion Rindfleischfilet von 125 g liefert z. B. mehr als 80 % der empfohlenen Tageszufuhr an Vitamin B$_{12}$. Rindfleisch

ist außerdem eine ausgezeichnete Quelle für Vitamin B$_6$, Niazin und Riboflavin sowie die Mineralstoffe Eisen und Zink.

WENIGER IST MEHR

Untersuchungen zufolge erhöht eine fleischreiche Ernährung das Risiko für Herzinfarkte und bestimmte Krebserkrankungen. Ein Schlüsselfaktor ist dabei das tierische Fett, das zum größten Teil aus gesättigten Fettsäuren besteht. Fettreiche Teile des Rinds sind insbesondere die Hochrippe und der Kamm (Nacken).

Mager sind dagegen Stücke aus der Nuss oder der Lende und das Filet. Schneiden Sie am besten das sichtbare, aufliegende Fett ab. Bei der Zubereitung können Sie den Fettgehalt noch weiter reduzieren: Braten oder grillen Sie das Fleisch auf einem Rost, damit das Fett abtropfen kann. Und natürlich hat auch die Größe der Fleischportion Einfluss auf den Gesamtfettgehalt des Essens. Fettarme Eintöpfe und Suppen auf Rindfleischbasis erhält man, indem man die heißen Flüssigkeiten nach der Zubereitung abkühlen lässt und die erstarrte Fettschicht vor dem erneuten Erwärmen einfach abhebt.

HORMONE IM RINDFLEISCH?

In der EU ist der Einsatz von Hormonen als Masthilfsmittel gesetzlich verboten. Auch gilt nach wie vor ein Einfuhrverbot für hormonbehandeltes Fleisch. Grundlage für diese Entscheidung aus dem Jahr 2002 ist eine Auswertung von 17 Studien zu diesem Thema sowie Erkenntnisse aus anderen Quellen. Fachausschüsse der EU haben danach erneut bestätigt, dass die Verwendung von Hormonen als Wachstumsförderer bei Rindern die Gesundheit der Verbraucher gefährden kann.

COLI-BAKTERIEN

Manche tödlich verlaufenden Infektionen mit bestimmten Escherichia-coli-Varianten konnten auf kontaminiertes Rindfleisch zurückgeführt werden. Viele E.-coli-Stämme sind jedoch harmlos, sie sind Bestandteil der gesunden normalen Darmflora des Menschen. 1982 konnten Wissenschaftler im Verdauungstrakt von Rin-

WISSENSWERTES ÜBER RINDFLEISCH

- Wegen der veränderten Verbrauchernachfrage sowie entsprechender Zucht- und Fütterungsbedingungen der Tiere ist der Fettgehalt des Rindfleischs heute geringer als früher.
- Rindfleisch enthält zwar viele gesättigte Fettsäuren, aber bei einem Drittel dieser Fettsäuren handelt es sich um Stearinsäure; diese hat keinen negativen Einfluss auf den Cholesterinspiegel.

dern jedoch einen mutierten, infektiösen *E.-coli*-Stamm, die so genannten EHEC-Bakterien, identifizieren. Diese Bakterien können während des Schlachtprozesses auf das Muskelfleisch übertragen werden. Insbesondere bei der Herstellung von Hackfleisch aus solch kontaminiertem Fleisch breiten sich die Mikroorganismen noch weiter im Fleisch aus. Wird das Hackfleisch dann vor dem Verzehr nicht vollständig durchgebraten, können die Bakterien überleben. Gelangen sie dann in den menschlichen Verdauungstrakt, verursachen sie beim gesunden Erwachsenen leichten bis schweren Durchfall. Kinder, ältere Menschen und allgemein Menschen mit geschwächtem Immunsystem können allerdings schwer erkranken. Bei ihnen besteht die Gefahr, dass die EHEC ein hämolytisch-urämisches Syndrom verursachen. Dabei handelt es sich um eine lebensbedrohliche Erkrankung, die durch eine rasche Zerstörung der roten Blutkörperchen und Nierenversagen charakterisiert ist. Manche Infektionen konnten auf nicht durchgegartes Roastbeef zurückgeführt werden, wenige Fälle auf unpasteurisierte Milch. In der überwiegenden Zahl aller Fälle war aber nicht durchgebratenes Hackfleisch die Infektionsquelle. Gesundheitsexperten zufolge lassen sich praktisch sämtliche *E. coli*-Infektionen über Fleisch vermeiden, indem man das Rindfleisch – insbesondere geformtes (Frikadellen, Hackfleischklöße) – wirklich völlig durchgart. Dies ist der Fall, wenn das Fleischstück innen (im Kern) eine Temperatur von mindestens 70 °C erreicht hat.

BSE

Die **B**ovine **s**pongiforme **E**ncephalopathie, kurz BSE, ist eine tödliche Erkrankung des Nervensystems bei Rindern. Die Ursachen von BSE sind bisher nicht bekannt. In den erkrankten Tieren sind jedoch immer veränderte Eiweißstrukturen in Hirn und Rückenmark, so genannte Prionen, vorhanden. In Deutschland wurden die ersten

---

SCHON GEWUSST?

Rindfleisch ist besser als sein Ruf

Rindfleisch enthält eine bestimmte Fettsäureart, die konjugierte Linolensäure, die sich – zumindest bei Tieren – nachweislich günstig auf das Verhältnis von schlechtem LDL- und gutem HDL-Cholesterin im Blut auswirkt. In Tierversuchen zeigte sich außerdem, dass konjugierte Linolensäure die Entstehung von Arteriosklerose verzögern und möglicherweise sogar beim Abnehmen helfen kann.

WISSENSWERTES ÜBER KALBFLEISCH

Das Fleisch sehr junger Rinder – bis zum Alter von 6 Monaten werden sie Kälber genannt – ist hellrot und fettarm und galt schon immer als Delikatesse. Eine Portion (125 g) mageres gekochtes Kalbfleisch enthält nur etwa 120 kcal und weniger als 2 g Fett. Kalbfleisch ist eine ausgezeichnete Quelle für hochwertiges Eiweiß und liefert außerdem Eisen, Zink und Vitamin B12. Die früher sehr helle Farbe des Fleisches wurde durch eine extrem eisenarme Fütterung erzielt. Sie wurde mit Qualität assoziiert, obwohl das Fleisch damit ernährungsphysiologisch weniger wertvoll war.

Nachdem die neugeborenen Kälber bei ihren Müttern die so genannte Vormilch getrunken haben, die wertvolle essenzielle Nährstoffe und Antikörper enthält, werden sie in den nächsten Monaten mit energiereichen Milchaustauschern gefüttert. Damit werden die vergleichsweise hohen Gewichtszunahmen von über 1,2 kg pro Tag erzielt. Spätestens vom achten Lebenstag an steht aber auch Raufutter, also pflanzliches Futter, zur Verfügung. Geschlachtet werden Kälber bei einem Gewicht zwischen 200 und 250 kg.

BSE-Fälle im Jahr 2000 festgestellt. Im Jahr 2007 wurden noch vier Rinder BSE-positiv getestet.

Die Verfütterung von Tiermehl an Rinder ist vermutlich der Hauptübertragungsweg für BSE. Daher ist EU-weit seit 1994 die Verfütterung von Tiermehl an Wiederkäuer, also Rinder, Ziegen und Schafe, verboten. Seit Januar 2001 umfasst das Verbot in Deutschland auch Tierfette, da Zweifel an deren gesundheitlicher Unbedenklichkeit in Bezug auf BSE-Erreger bestehen.

Beim Menschen gibt es eine BSE-ähnliche Erkrankung, die Creutzfeldt-Jakob-Krankheit (CJK). Es besteht die Gefahr, dass Menschen, die Gewebe des Zentralnervensystems (Gehirn, Rückenmark und Teile des Auges) von BSE-infizierten Rindern essen, an einer als vCJK bezeichneten Variante der Creutzfeldt-Jakob-Krankheit erkranken können.

Als Schutz für den Verbraucher vor einer möglichen Infektion muss Spezifiziertes Risikomaterial (SRM) im Schlachthof entsorgt werden. Dazu zählen z. B. Schädel ohne Unterkiefer, aber einschließlich Gehirn, Augen sowie Rückenmark bei Tieren, die älter als 12 Monate sind; bei Tieren, die älter als 30 Monate sind, gehören zum SRM außerdem noch Wirbelsäule ohne Schwanzwirbel und andere Quer- und Dornfortsätze, aber inklusive Spinalganglien.

Von Rinderknochen darf europaweit kein Separatorenfleisch (Fleisch, das nach dem Zerlegen und Entbeinen noch den Knochen anhaftet und maschinell von diesen gelöst wird) gewonnen werden, weil darin Rückenmarkspuren sein könnten.

Gesunde Rinder, die zum Zeitpunkt der Schlachtung über 30 Monate alt sind, müssen in Deutschland und anderen europäischen Ländern auf BSE getestet werden (in der Schweiz wurde der Test völlig abgeschafft).

FLEISCH IN DER KRITIK

Um 1 kg Rindfleisch zu gewinnen, benötigt man mehr Fläche und andere Ressourcen als zum Anbau der entsprechenden Menge an pflanzlichem Eiweiß. Kritiker unseres hohen Fleischverbrauchs führen außerdem an, dass der immense Bedarf an Fleisch die in vielfacher Hinsicht bedenkliche Massentierhaltung fördert. ❖

ROSENKOHL

Pluspunkte
- Ausgezeichnete Vitamin-C-Quelle
- Gute Quelle für Eiweiß, Folsäure, Beta-Karotin, Eisen und Kalium
- Enthält Bioflavonoide und andere Substanzen, die vor Krebs schützen
- Kalorienarm und ballaststoffreich

Minuspunkte
- Kann Blähungen verursachen

Die Rosen des Rosenkohls ähneln nicht nur optisch kleinen Weißkohlköpfen, auch ihre gesundheitsfördernden Inhaltsstoffe sind mit denen des großen Kohls vergleichbar.

Wie viele andere Gemüsesorten aus der Kohlfamilie enthält auch Rosenkohl Substanzen, die vor Krebs schützen können. Außerdem ist Rosenkohl sehr reich an Vitamin C; eine 200-g-Portion gegarter Rosenkohl liefert immerhin knapp 175 mg – 100 mg sind die für Erwachsene empfohlene Tagesmenge. Weiterhin steuert diese Portion mehr als 15 % des Tagesbedarfs

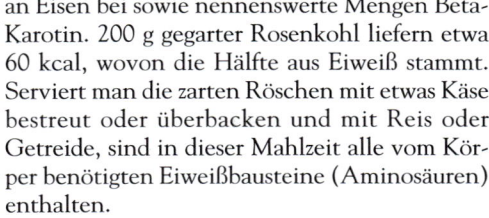

an Eisen bei sowie nennenswerte Mengen Beta-Karotin. 200 g gegarter Rosenkohl liefern etwa 60 kcal, wovon die Hälfte aus Eiweiß stammt. Serviert man die zarten Röschen mit etwas Käse bestreut oder überbacken und mit Reis oder Getreide, sind in dieser Mahlzeit alle vom Körper benötigten Eiweißbausteine (Aminosäuren) enthalten.

DER KREBSSCHUTZFAKTOR

Rosenkohl enthält reichlich Bioflavonoide und Indole. Das sind sekundäre Pflanzenstoffe, die auf mehrfache Weise vor Krebs schützen können. Bioflavonoide wirken als Antioxidanzien und schützen vor Zellschäden und krankhaften Veränderungen durch so genannte freie Radikale. Das sind instabile Moleküle, die im Körper während des Stoffwechselgeschehens entstehen, aber auch beispielsweise durch Umweltgifte in den Körper gelangen können.

Darüber hinaus hemmen Bioflavonoide gemeinsam mit den Indolen und vielleicht auch noch weiteren Pflanzenstoffen bestimmte Hormone, die das Wachstum bösartiger Tumoren fördern. Auf diese Weise kann sich die Ausbreitung einer Krebserkrankung verlangsamen. Indole wirken besonders stark gegen Östrogen; dieses begünstigt das Wachstum mancher Arten von Brustkrebs.

Einigen Studien zufolge können Bioflavonoide und Indole auch vor Prostata- und Gebärmutterkrebs schützen.

UMGANG MIT ROSENKOHL

Achten Sie beim Kauf von Rosenkohl auf kleine, leuchtend grüne Röschen mit dicht anliegenden Blättern. Nicht mehr frischer Rosenkohl hat gelbe Flecken, riecht unangenehm schweflig und schmeckt bitter. Bei tiefgefrorenem Rosenkohl bleiben Nährstoffe und Geschmack weitgehend erhalten.

Man kann Rosenkohl dämpfen oder im offenen Topf in Salzwasser garen. Damit die Röschen gleichmäßig garen, sollten Sie die Strünke unten kreuzförmig einschneiden. Zu langes Garen zerstört das Vitamin C, und der Rosenkohl wird bitter. Beim Dämpfen von Rosenkohl sollten Sie den Deckel des Dampftopfs alle 2–3 Minuten kurz anheben, damit sich keine schwefligen Gase bilden können. ❖

ROSINEN

Siehe Weintrauben

ROTE BETE

Pluspunkte

- Liefert reichlich Ballaststoffe, Folsäure und Kalium
- Kalorienarm
- Reich an Saponinen, die dazu beitragen, das Risiko für Herz-Kreislauf-Erkrankungen zu vermindern
- Die Blätter sind eine gute Quelle für Kalium, Kalzium, Eisen, Beta-Karotin und Vitamin C

Minuspunkte

- Rote-Bete-Blätter enthalten viel Oxalsäure

WISSENSWERTES
ÜBER ROTE BETE
• Rote Bete gehört zu den Gemüsearten mit sehr hohem Zuckergehalt. Dennoch sind sie mit nur 80 kcal pro 200-g-Portion kalorienarm.
• Rote Bete enthält Betazyanin. Dieser Pflanzenfarbstoff kann neueren Studien zufolge zur Krebsabwehr beitragen.
• Manche Naturheilkundler empfehlen heute Rote Bete und Rote-Bete-Saft zur Vorbeugung vor Krebs und zur Stärkung der Abwehrkräfte.
• Meist wird nur die Wurzel der Roten Bete zubereitet, die Blätter werden weggeworfen. Früher dagegen aß man nur die Blätter als Gemüse; die Knollen dienten als natürliches Heilmittel bei Kopf- und Zahnschmerzen.
• Die leuchtend roten Betanin-Pigmente in Roter Bete können extrahiert und als natürlicher Lebensmittelfarbstoff verwendet werden.

Rote Beten sind ein vielseitiges Gemüse. Man kann die charakteristisch süßlich-aromatischen Knollen milchsauer oder in Essig einlegen, als Salat zubereiten und gekocht als Gemüsebeilage reichen. Die roten Knollen passen darüber hinaus auch gut in deftige Suppen und Eintöpfen, sie sind z. B. der Hauptbestandteil des beliebten osteuropäischen Borschtsch.

Eine 200-g-Portion Rote Bete liefert 166 Mikrogramm Folsäure und damit rund 40 % des für Erwachsene empfohlenen Tagesbedarfs. Darüber hinaus stecken in den Knollen Saponine, sekundäre Pflanzenstoffe, die körpereigenes Cholesterin im Darm binden können und so dazu beitragen, den Cholesterinspiegel zu senken.

Die Blätter sind jedoch der vitamin- und mineralstoffreichste Teil der Pflanze. Sie enthalten viel Vitamin C, Beta-Karotin, Kalzium, Eisen und Kalium. Man kann sie wie Spinat oder Mangold zubereiten. Allerdings enthalten Rote-Bete-Blätter viel Oxalsäure und sollten daher nicht verzehrt werden, wenn man Gicht hat oder zur Bildung von Nierensteinen neigt

Am aromatischsten sind kleine Rote Beten mit Blättern. Sie sollten in den Schalen gegart werden, da so die meisten Nährstoffe und die dunkelrote Farbe erhalten bleiben. Nach dem Abkühlen lässt sich die Schale dann leicht abziehen. Je nach Rezept kann man die Knolle in Scheiben bzw. Stücke schneiden oder auch pürieren. Rote-Bete-Saft ist ein ideales Stärkungsmittel für Genesende.

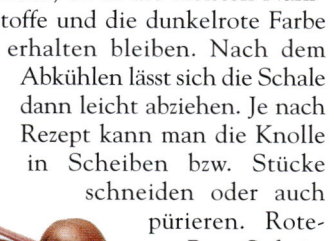

Es besteht kein Grund zur Besorgnis, wenn man nach dem Verzehr von Rote Bete feststellt, dass der Urin und der Stuhl rot gefärbt sind. Das ist harmlos und kommt bei etwa 15 % aller Menschen vor. Ihnen fehlen die entsprechenden Darmbakterien, die normalerweise den leuchtend roten Farbstoff Betazyanin abbauen. Nach 1–2 Tagen ist der Farbstoff meist vollständig ausgeschieden, und die Verfärbungen sind verschwunden. ❖

RÜBEN

Pluspunkte

- Enthalten reichlich Vitamin C sowie etwas Kalzium und Kalium
- Kalorienarme Ballaststofflieferanten
- Können vor bestimmten Krebserkrankungen schützen

Minuspunkte

- Können Blähungen verursachen
- Enthalten Substanzen, die die Produktion der Schilddrüsenhormone behindern

Alle Arten von Rüben sind preiswert, gesund und einfach zuzubereiten. Überraschenderweise enthalten sie sehr viel Vitamin C und einige essenzielle Aminosäuren. Eine Portion von 150 g (rohen) Rüben liefert nur 38 kcal, aber 30 mg Vitamin C, 75 mg Kalzium und 360 mg Kalium. Darüber hinaus enthalten sie wertvolle Ballaststoffe, darunter auch lösliche, die dazu beitragen, das ungünstig wirkende LDL-Cholesterin im Blut zu senken.

Manche Naturheilkundler empfehlen Rüben bzw. Rübensirup zur Behandlung von Bronchitis und Gesichtsherpes. Wirksam insbesondere bei Herpes soll die in dem Gemüse enthaltene Aminosäure Lysin sein. Allerdings ist die Heilkraft von Rüben diesbezüglich nicht wissenschaftlich erwiesen.

Viele Köche werfen die Blätter der Rüben weg, dabei sind diese – zubereitet wie anderes Blattgemüse – sogar noch nährstoffreicher als die Wurzeln. Sie sind im Gegensatz zur Rübenknolle reich an Beta-Karotin.

Wie alle Kreuzblütler, zu denen unter anderem auch Weißkohl, Brokkoli und Radieschen gehören, enthalten auch Rüben schweflige Inhaltsstoffe (sekundäre Pflanzenstoffe), die zum Schutz vor bestimmten Krebserkrankungen beitragen. Andererseits können diese Stoffe aber auch zu Blähungen führen.

SCHLAF UND ERNÄHRUNG

■ ESSEN FÜR GUTEN SCHLAF ■

Die Schlafqualität hat erhebliche Auswirkungen auf den Alltag: Ein schlechter oder gestörter Schlaf kann Arbeitsleistung, Konzentrations- und Kommunikationsfähigkeit beeinträchtigen. Während des Schlafs erholen sich Körper und Geist, sodass man nach gutem Schlaf morgens frisch und fit erwacht.

Das Schlafbedürfnis ist von Mensch zu Mensch unterschiedlich; als optimal gelten 7–9 Stunden in der Nacht. Daran, wie man sich am nächsten Tag fühlt, erkennt man, ob man ausreichend Schlaf hatte – bei zu viel oder zu wenig Schlaf ist man müde und reizbar. Im Schlaf werden Wachstumshormone freigesetzt. Daher brauchen Kinder und Jugendliche mehr Schlaf als Erwachsene.

Schlafforscher haben inzwischen widerlegt, dass das Schlafbedürfnis mit dem Alter abnimmt. Allerdings verändert sich die Art des Schlafs mit zunehmendem Alter, und Schlafstörungen werden häufiger. Auch der Anteil der Tiefschlafphasen nimmt im Alter oft ab, sodass ältere Menschen häufiger nachts wach werden.

Warum schlafen wir?

Darauf gibt es bislang noch keine umfassende Antwort. Man weiß aber, dass sich der individuelle 24-Stunden-Rhythmus unmittelbar nach der Geburt einstellt und als „innere Uhr" bestehen bleibt. Einige vom Körper produzierte Substanzen fördern das Einschlafen, und auch die Ernährung spielt eine Rolle. Von folgenden Dingen weiß man, dass sie den Schlaf beeinflussen:

■ **Voller oder leerer Magen – beides stört den Schlaf.** Eine Kleinigkeit vor dem Zubettgehen zu essen fördert das Einschlafen; zu viel kann jedoch zu Verdauungsstörungen und häufigem Erwachen führen. Menschen, die an Sodbrennen und Säurereflux leiden, sollten spät abends keine schweren Mahlzeiten zu sich nehmen, die lange im Magen verweilen. Legt man sich mit vollem Magen hin, wirkt sich die Schwerkraft negativ aus: Säure und Magensäfte können in die Speiseröhre gelangen und zu Sodbrennen mit Schlafstörungen führen.

■ **Alkohol ist ein zweischneidiges Schwert.** Kleine Alkoholmengen fördern das Einschlafen, durch den Alkoholabbau wird der Schlaf jedoch unterbrochen. Alkohol kann eine Schlaflosigkeit verstärken und stört die REM-Schlafphasen (REM = **r**apid **e**ye **m**ovements), während derer sich der Körper in der Regenerationsphase befindet. Außerdem führt Alkohol zu Wasserverlusten, sodass man am nächsten Tag müde ist.

■ **Wirkung von Koffein.** Koffeinhaltige Nahrungsmittel und Getränke können den Schlaf stören, allerdings nicht bei allen Menschen. So konnte gezeigt werden, dass ältere Menschen, die unter Schlaflosigkeit leiden, sogar von einer erhöhten Koffeinaufnahme profitieren. Falls Sie sensibel auf Koffein reagieren, sollten Sie abends darauf verzichten.

Wegweiser zu gutem Schlaf

■ Führen Sie über mehrere Wochen ein Tagebuch, um Aktivitäten und Verhaltensweisen aufzudecken, die Ihren Schlaf stören. Notieren Sie beispielsweise Einschlaf- und Aufwachzeiten, wann sie koffeinhaltige Getränke zu sich nehmen, Sport treiben oder ein Nickerchen machen.

■ Treiben Sie regelmäßig Sport, jedoch nicht 2–3 Stunden vor dem Zubettgehen: Das könnte das Einschlafen verzögern.

■ Halten Sie höchstens einen kurzen Mittagsschlaf, sonst schlafen Sie nachts schlecht.

■ Essen Sie tagsüber regelmäßig, jedoch nichts Schweres mehr vor dem Zubettgehen.

■ Trinken Sie nach dem Abendessen keine koffeinhaltigen Getränke.

■ Wenn Sie das Rauchen nicht ganz lassen können, sollten sie zumindest 2–3 Stunden vor dem Zubettgehen darauf verzichten.

■ Vermeiden Sie geistige Anstrengungen vor dem Schlafen.

■ Helfen Sie Ihrer inneren Uhr. Gehen Sie jeden Tag zur gleichen Zeit schlafen, und stehen Sie zur gleichen Zeit auf. Etablieren Sie ein Schlafritual, indem Sie jeden Abend die gleichen Vorbereitungen treffen.

■ Sinnvolle Schlafrituale sind beispielsweise ein warmes Bad, Lesen im Bett, Entspannungsmusik hören oder Meditation. Probieren Sie aus, welches Ihnen hilft.

■ Das Schlafzimmer sollte so ruhig und so dunkel wie möglich sein.

■ Im Schlafzimmer sollten Sie wirklich nur schlafen, nicht arbeiten oder fernsehen.

■ Tragen Sie bequeme, nicht zu enge Nachtwäsche.

■ Wenn Sie abends im Bett zu viel grübeln, beschäftigen Sie sich lieber tagsüber mit Ihren Problemen. Reservieren Sie 30 Minuten nach dem Abendessen für das Niederschreiben Ihrer Probleme und möglicher Lösungen und versuchen Sie anschließend abzuschalten.

■ Können Sie nicht einschlafen, dann sollten Sie nach 15 Minuten aufstehen, in ein anderes Zimmer gehen und so lange lesen oder fernsehen, bis Sie wieder müde werden. Stehen Sie am nächsten Morgen aber trotzdem zur gewohnten Zeit auf.

■ **Meiden Sie Fett.** Abends fettreiche Speisen zu sich zu nehmen oder etwas zu essen, von dem man grundsätzlich Verdauungsprobleme und Sodbrennen bekommt, kann den Schlaf unruhig und schlecht werden lassen.

■ **Trinken vor dem Schlafengehen kann problematisch sein.** Trinken Sie nach dem Abendessen möglichst nichts mehr, damit Sie nicht nachts aufstehen und zur Toilette gehen müssen.

■ **Milch und Honig fördern das Einschlafen.** Milch enthält Tryptophan, eine essenzielle Aminosäure, die zu den natürlichen Einschlafmitteln gehört. Tryptophan erhöht die Konzentration von Serotonin, einem natürlichen Beruhigungsmittel, im Gehirn. Ein altes Hausmittel ist warme Milch mit Honig. Der Honig, ein Einfachzucker, hat eine wichtige Funktion: Kohlenhydrate erleichtern das Eindringen von Tryptophan ins Gehirn. Ein Putenschnitzel liefert eine weitere Schlaf fördernde Kombination aus Tryptophan und Kohlenhydraten. Bananenmilch enthält Vitamin B_6; dieses wandelt Tryptophan in Serotonin um.

Nützliche Heilpflanzen

Vielen Heilpflanzen wird eine schlaffördernde Wirkung nachgesagt. Am bekanntesten und zuverlässigsten ist Baldrian. Seine Wirksamkeit als Beruhigungsmittel wurde belegt: Die aktiven Bestandteile der Pflanze drosseln die Aktivität des Zentralnervensystems und entspannen die glatte Muskulatur. Baldrian, als Tee aufgebrüht, als Kapsel oder Tinktur eingenommen, verkürzt die Zeit bis zum Einschlafen und führt zu einem tiefen, erholsamen Schlaf, ohne eine Abhängigkeit oder einen „Kater" zu erzeugen. Während der Schwangerschaft und Stillzeit sollte Baldrian gemieden werden – bis jetzt liegen keine Untersuchungen zu eventuellen Auswirkungen auf das Ungeborene vor. Die Naturheilkunde empfiehlt bei Schlafstörungen auch Hopfentee – und sogar viele Ärzte raten, vor dem Zubettgehen ein Gläschen Bier zu trinken.

Die Bedeutung von Melatonin

Das vom Gehirn hergestellte Hormon Melatonin ist maßgeblich an der Steuerung des Schlaf-Wach-Rhythmus beteiligt. Man geht davon aus, dass es den Beginn der Pubertät, den Regelzyklus der Frau, die allgemeine Stimmung beeinflusst sowie für die Freisetzung von Wachstumshormonen sorgt. Melatonin hilft bei Schlaflosigkeit und beim Jetlag. Da es jedoch auch zu gesundheitlichen Beeinträchtigungen führen kann und die Langzeitwirkungen einer Zufuhr von außen noch gänzlich unbekannt sind, ist es in Deutschland, Österreich und den meisten Kantonen der Schweiz als Arzneimittel nicht zugelassen.

Schlafstörungen

Schlaflosigkeit kann als Symptom u. a. bei Angststörungen, Depressionen und Stress auftreten. Außerdem kann Übergewicht den Schlaf durch eine Beeinträchtigung der Atmung stören. Die Schlaf-Apnoe ist eine potenziell gefährliche Erkrankung, bei der auf einige Schnarchlaute eine Atempause folgt, während der der Betroffene kurz erwacht. Sie kommt vor allem bei Übergewichtigen und bei Männern mittleren Alters vor. Menschen mit Schlaf-Apnoe können dabei für bis zu 10 Sekunden oder länger zu atmen aufhören und bis zu mehrere hundert Mal pro Nacht erwachen. Muskelkrämpfe und das Restless-Legs-Syndrom sind weitere Ursachen für Schlafstörungen.

Die Schlafqualität kann wieder verbessert werden, wenn die zugrunde liegende Ursache behoben wird, wobei auch die Ernährung und andere Aspekte der Schlafhygiene wichtig sind.

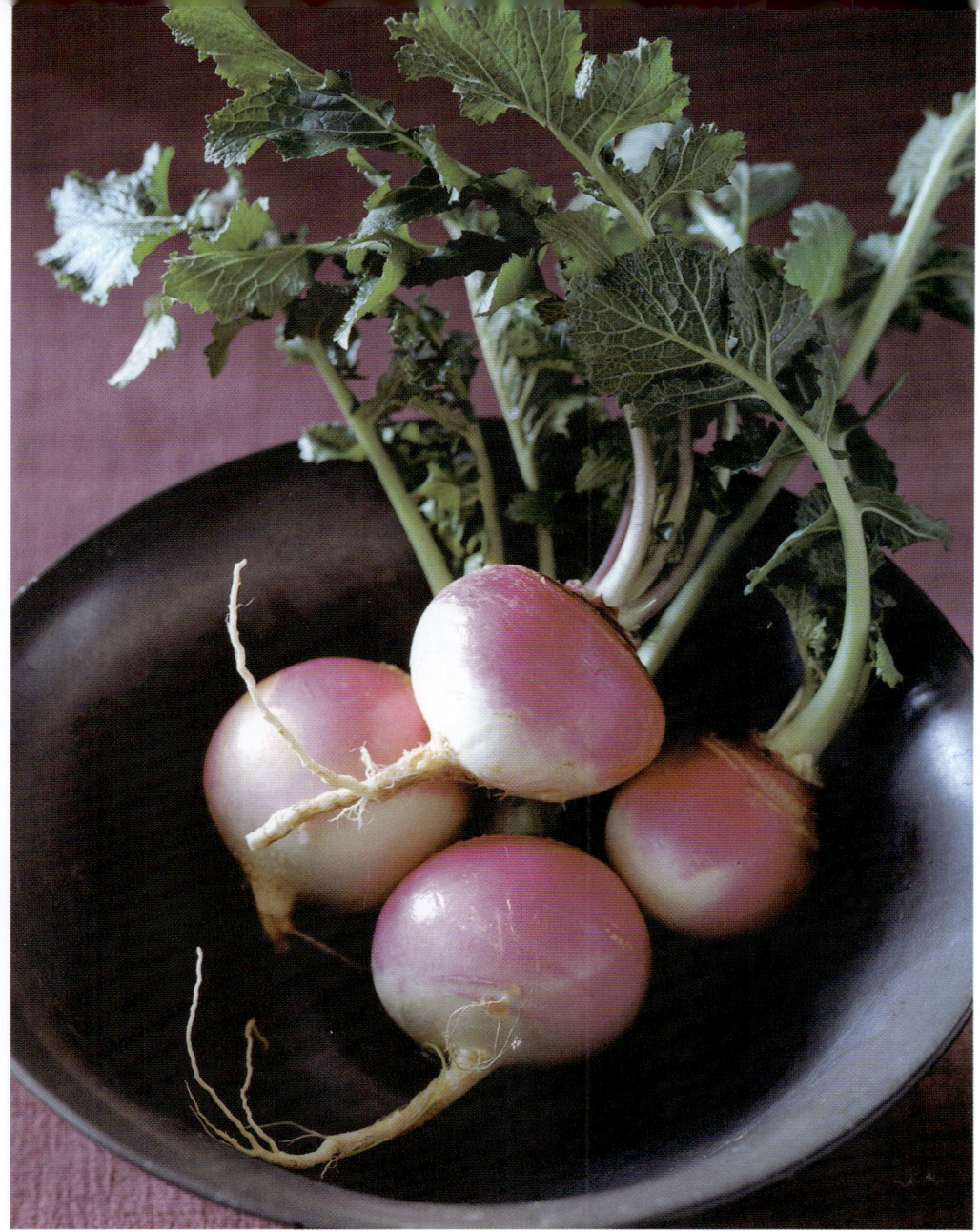

Rüben enthalten die beiden Substanzen Progoitrin und Glukonasturtiin, so genannte Goitrogene, die eine Kropfbildung fördern. Sie beeinträchtigen die normale Bildung von Hormonen in der Schilddrüse. Für gesunde Menschen, die nur gelegentlich Rüben essen, stellt dies keinerlei Risiko dar. Bei einer bereits bestehenden Schilddrüsenunterfunktion sollte man Rüben allerdings – wenn überhaupt – nur gegart verzehren. Durch Erhitzen werden Goitrogene höchstwahrscheinlich inaktiviert.

RÜBENKÜCHE

Meist werden Rüben gekocht bzw. gedünstet serviert, man kann sie aber auch in Scheiben geschnitten braten und schmoren. Sie eignen sich hervorragend als aromatische Zutat für Salate, Eintöpfe, Suppen oder Gemüsegerichte.

In der Küche des Mittleren Ostens werden die weißfleischigen Rüben oft zusammen mit Roten Beten eingelegt, um ihnen eine rosa Farbe zu verleihen. Dazu werden kleine weiße Rüben in Scheiben oder Stücke geschnitten, zusammen mit Rote-Beten-Scheiben, Knoblauchzehen und Sellerieblättern in ein Glasgefäß geschichtet und dann mit einer Mischung aus Wasser und Essig im Verhältnis 3:1 sowie reichlich Salz übergossen. Anschließend wird das Gefäß verschlossen und das Gemüse an einen warmen Ort gestellt, an dem es etwa 10 Tage durchziehen kann. ❖

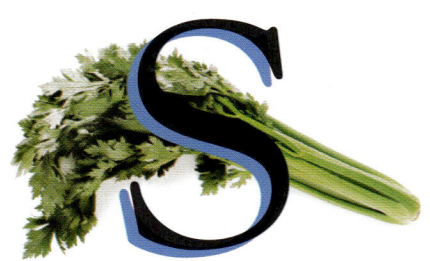

SÄFTE

Pluspunkte

- Sind Obst und Gemüse in konzentrierter Form

Minuspunkte

- Beim Pressen gehen Fruchtfleisch und Ballaststoffe verloren
- Können kalorienreich sein

Obst und Gemüse sind reich an Vitaminen, Mineralstoffen und gesundheitsfördernden Substanzen, die vor Krebs und anderen Krankheiten schützen können. Deshalb wird immer wieder empfohlen, täglich mehr Obst und Gemüse zu essen. Ein Teil davon sollte in unverarbeiteter Form verzehrt werden, damit möglichst viele Nährstoffe erhalten bleiben. Als Faustregel gilt: 5–10 Portionen Obst und Gemüse am Tag tragen zum Schutz unserer Gesundheit bei. Diese Menge ist mehr, als der durchschnittliche Mitteleuropäer gegenwärtig tatsächlich zu sich nimmt.

TRINKEN SIE OBST UND GEMÜSE

Frucht- und Gemüsesäfte sind eine gute Möglichkeit, die empfohlenen Mengen an Obst und Gemüse aufzunehmen. Sie enthalten fast alle

VORSICHT!

Nur verdünnte Säfte für Kinder

Fruchtsäfte und Gemüsesäfte wie Möhren- oder Apfelsaft enthalten verschiedene Kohlenhydrate, z. B. Zucker (Saccharose), der Energie liefert, aber auch die Entstehung von Karies begünstigen kann. Zu viel Saft kann auch zu Durchfall führen. Deshalb ist reiner Saft als Durstlöscher für Babys, kleine und auch ältere Kinder auf keinen Fall geeignet, schon gar nicht zum Dauernuckeln aus der Flasche.

Wird ein Teil reiner Saft mit zwei Teilen Wasser verdünnt, kann er problemlos als Getränk gereicht werden. Zum Verdünnen bietet sich Trinkwasser aus der Leitung oder kohlensäurearmes bzw. -freies Mineralwasser an. Anstelle von reinen Säften ist es besser, den Kindern klein geschnittenes Obst anzubieten.

Nährstoffe der jeweiligen Obst- und Gemüsesorte und zudem viel Flüssigkeit. Wer auf Kalorien achtet, für den sind Säfte allerdings nicht unbedingt die erste Wahl, um den täglichen Nährstoff- und Flüssigkeitsbedarf zu decken. Unbestritten sind Säfte zwar hervorragende Nährstofflieferanten, sie enthalten jedoch auch mehr oder weniger viel Fruchtzucker, der sich im Kaloriengehalt niederschlägt. Im Vergleich zu frischem Obst oder Gemüse enthalten sie deutlich weniger Ballaststoffe, die für ein anhaltendes Sättigungsgefühl sorgen. So liefert z. B. eine frische Orange mehr als 2 g Ballaststoffe, der daraus gepresste Saft (etwa 100 ml) jedoch nur 0,2 g.

Kaufen Sie Fruchtsäfte ohne Zuckerzusatz. Vorsicht bei Bezeichnungen wie Fruchtnektar oder Fruchtsaftgetränk: Diesen Getränken ist Zucker und Wasser zugesetzt; sie bestehen nur zum Teil aus Fruchtsaft und liefern bei weitem nicht so viele Nährstoffe wie reiner Fruchtsaft (100 %). Gemüsesäfte enthalten in der Regel weniger Zucker als Fruchtsäfte. Lesen Sie beim Kauf von Gemüsesäften sorgfältig das Etikett, um den Salzgehalt (NaCl) zu erfahren: Wählen Sie eine salzarme Sorte aus. ❖

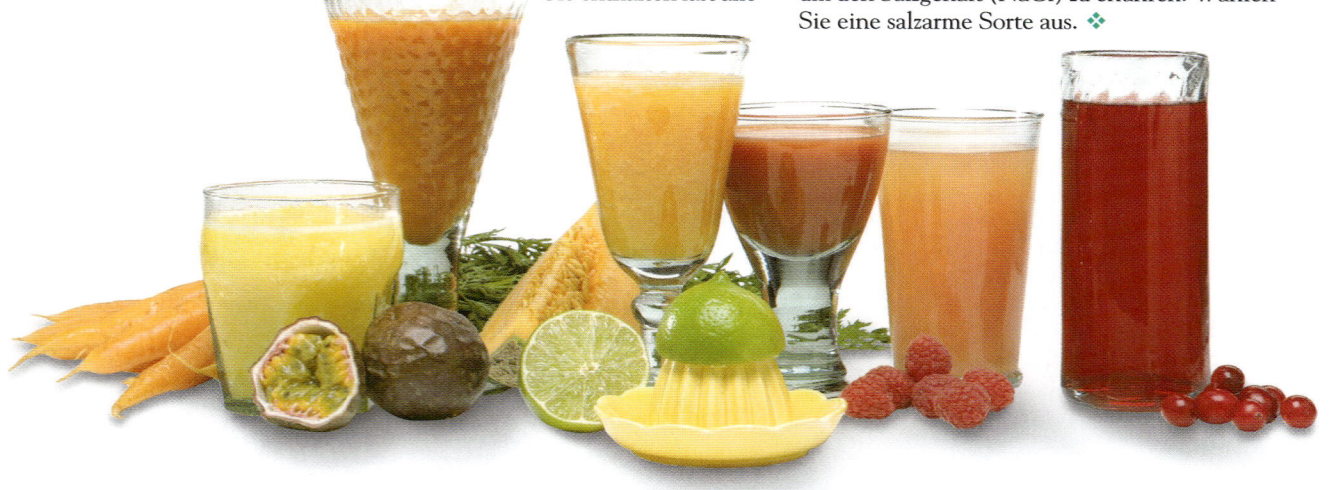

SÄUGLINGS-NAHRUNG

Siehe Babynahrung

SALATSAUCEN

Pluspunkte

- Machen Blattsalate geschmacklich interessanter
- Meist gute Quellen für Vitamin E

Minuspunkte

- Dressings mit Käse, Sahne, Öl oder Mayonnaise enthalten viel Fett
- Mit rohen Eiern zubereitete Salatsaucen können Salmonellen enthalten
- Zusatzstoffe können bei entsprechender Veranlagung Allergien oder Unverträglichkeitsreaktionen hervorrufen

Kopfsalat und anderen Blattsalaten kann man durch unterschiedliche Saucen mehr Geschmack und Pep verleihen. Bei Kartoffel-, Eier-, Thunfisch- und ähnlichen Salaten dienen sie auch dazu, die einzelnen Zutaten miteinander zu verbinden. Die verwendeten pflanzlichen Öle liefern lebenswichtiges Vitamin E und ungesättigte Fettsäuren, die den Cholesterinspiegel nicht erhöhen. Mayonnaisehaltige Saucen enthalten dagegen gesättigte Fettsäuren und Cholesterin und machen Salate kalorienreich.

Die klassische Vinaigrette ist eine Mischung aus Essig und Öl. Im Standardrezept sind normalerweise drei bis vier Teile Öl auf zwei Teile Essig angegeben. Sie können den Ölanteil jedoch auf unterschiedliche Weise verringern: So benötigen Sie z. B. weniger Öl, wenn Sie einen milden Balsamico-, Wein- oder Reisessig verwenden. Sie können auch einen Teil des Öls durch Wasser, entfettete Brühe, Wein oder Saft ersetzen, je nachdem, welche Geschmacksnote Sie wünschen. Bei sehr aromatischen Ölen, wie Walnuss- oder Olivenöl, können Sie die Menge ebenfalls reduzieren.

Durch Zugabe von fettarmem Joghurt erhält eine Vinaigrette eine sahnige Konsistenz, ohne dass dabei der Gehalt an gesättigten Fettsäuren erhöht wird. Sie können auch einen Teil des Öls durch Buttermilch ersetzen.

Probieren Sie verschiedene frische oder getrocknete Kräuter und Gewürze aus. Mischen Sie sich auch im Restaurant Ihr eigenes fettarmes Dressing – bitten Sie einfach um etwas Öl und Essig oder Zitronensaft. Wenn Sie das Hausdressing bevorzugen, lassen Sie es sich in einem separaten Schälchen zum Salat servieren.

Am fett- und kalorienreichsten sind Salatsaucen mit Blauschimmelkäse – ihr unverwechselbarer Geschmack lässt sich nur schwer mit fettarmen Alternativen nachahmen. Probieren Sie dennoch einmal eine Sauce aus saurer Sahne, Joghurt und etwas Essig und krümeln Sie nur ein wenig Blauschimmelkäse darüber, um die Sahnesauce zu aromatisieren.

Wenn im Rezept Mayonnaise angegeben ist, sollten Sie eine möglichst fettarme Variante wählen und diese zur Hälfte mit fettarmem Joghurt mischen.

EIGELB KÖNNTE EIN RISIKO SEIN

Für manche Dressings benötigt man rohes Eigelb. Wer bezüglich des Salmonellenrisikos auf Nummer Sicher gehen will, sollte besser auf Ei-Ersatzprodukte ausweichen. Diese wurden speziell behandelt, um eventuell vorhandene Bakterien abzutöten. Industriell hergestellte Salatsaucen sind pasteurisiert, d. h. alle Mikroorganismen wurden unschädlich gemacht. Außerdem verhindert der hohe Essiggehalt das Wachstum neuer Bakterien. Häufig enthalten industriell hergestellte Dressings Weizen- oder Maisstärke, Soja und mitunter auch Eier. Menschen mit Nahrungsmittelallergien bzw. -unverträglichkeiten oder Zöliakie sollten deshalb vor dem Kauf immer sorgfältig das Etikett lesen. ❖

SALZ UND NATRIUM

Pluspunkte

- Natrium trägt zur Aufrechterhaltung des Flüssigkeitshaushalts bei, reguliert den Blutdruck und leitet Nervenimpulse weiter
- Salz verbessert den Geschmack vieler Speisen
- Salz ist ein nützliches Konservierungsmittel

Minuspunkte

- Durch Natrium wird mehr Flüssigkeit im Körper gespeichert, es kann auch zu Bluthochdruck beitragen

Die beiden Begriffe Salz und Natrium werden oft in einem Atemzug genannt, bedeuten aber durchaus nicht dasselbe. Wenn sich das Element Natrium mit Chlor verbindet, entsteht Natriumchlorid (chemisch NaCl) – und das ist Speise-

WENIGER IST MEHR

In Dressing getränkter Salat hat unnötig viele Kalorien. Außerdem werden Kopf- und andere Blattsalate durch den Essig schnell welk und fallen zusammen. Beträufeln – oder noch besser besprühen – Sie die Blätter am besten zuerst mit ganz wenig Öl, und mischen Sie die anderen Salatzutaten, wie rohes Gemüse oder Artischockenherzen, mit etwas Essig. Heben Sie die Salatblätter erst unmittelbar vor dem Servieren darunter.

salz. Natrium kommt von Natur aus in den meisten Nahrungsmitteln vor, und Speisesalz ist in der Ernährung die wichtigste Natriumquelle. Für den Säure-Basen-Haushalt und den Flüssigkeitshaushalt des Körpers ist Natrium sehr wichtig. Außerdem hat es eine große Bedeutung bei der Steuerung der Nervenfunktion und der Muskelbewegung.

NATRIUMMANGEL IST KAUM ZU BEFÜRCHTEN

Wissenschaftlich betrachtet bezieht sich die Bezeichnung Salze auf eine Stoffklasse aus verschiedenen Ionen – elektrisch geladene Teilchen, die kraft ihrer unterschiedlichen Ladung zusammengehalten werden. Kalziumkarbonat (Kalk) ist deshalb ebenso ein Salz wie Natriumhydrogenkarbonat (Backpulver). Natriumchlorid ist das am häufigsten natürlich in Nahrungsmitteln vorkommende Salz. Allerdings benötigt der Körper wesentlich weniger Natrium, als normalerweise aufgenommen wird. Wie viel gebraucht wird, hängt von den Lebensumständen und dem Klima ab. In Mitteleuroa wird gesunden Kindern ab 13 Jahren und Erwachsenen die tägliche Zufuhr von 550 mg Natrium empfohlen. Aufgrund unserer salzreichen Ernährung ist ein Natriummangel sehr unwahrscheinlich. Bei einer durchschnittlichen Ernährungsweise kommt man leicht auf 4000–7000 mg am Tag. Allein ein Teelöffel Salz liefert mehr als 2000 mg Natrium. Folglich können Sie die Salzmenge in der Ernährung ohne jedes Risiko für Ihre Gesundheit reduzieren.

Natrium gelangt auf unterschiedliche Weise ins Essen. Zum Teil ist es schon von Natur aus enthalten, oder es wird in Form von Kochsalz während des Garens, bei der Verarbeitung oder bei Tisch zugefügt. Hauptquellen sind Fertignahrungsmittel und konservierte Lebensmittel. Bei salzigen Produkten wie Kartoffelchips, Salzstangen und gesalzenen Nüssen nimmt man das Salz sofort wahr, aber es gibt auch verstecktes Natrium, das auf dem Etikett angegeben sein muss. Zerealien, Wurstaufschnitt, Dosensuppen, Gemüsekonserven, Fertiggerichte und industriell hergestellte Backwaren enthalten besonders viel Natrium. Zudem ist Natrium in dem Geschmacksverstärker Natriumglutamat, in Knoblauchsalz und anderen Gewürzsalzen, Fleischzartmachern, Fertigsaucen und Würzsaucen wie Ketchup und Sojasauce sowie in Suppen, geräucherten oder gepökelten Nahrungsmitteln, Oliven und Sauerkonserven enthalten. Ganz allgemein gilt: Je stärker ein Nahrungsmittel verarbeitet ist, desto höher ist sein Gehalt an Natrium.

BLUTDRUCK UND SALZ

Bei hohem Blutdruck wird geraten, den Salzkonsum einzuschränken, denn Natrium beeinträchtigt die Nierenfunktion. Bei zu viel Natrium können die Nieren nicht mehr genügend Abfallprodukte und Wasser ausscheiden. Ist der Natriumspiegel im Körper niedrig, filtern die Nieren das Natrium aus dem Urin heraus, und es gelangt so wieder in den Blutkreislauf. Manche Menschen haben jedoch eine genetische Veranlagung, dass die Nieren ständig Natrium zurückhalten – unabhängig vom Natriumspiegel. Dadurch erhöht sich ihr Risiko, an Bluthochdruck zu erkranken. Der Grund: Wenn die Nieren mehr Salz als nötig speichern, scheiden sie weniger Urin aus. So verbleibt mehr Flüssigkeit im Körper, um die richtige Natriumkonzentration beibehalten zu können. Als Folge davon muss das Herz wegen der überschüssigen Flüssigkeit schwerer arbeiten, der Blutdruck steigt an, um den Blutfluss zu bewältigen. Durch eine eingeschränkte Salzzufuhr lässt sich diese Form des Bluthochdrucks korrigieren.

Wie stark sich der Salzkonsum auf den Blutdruck auswirkt, ist äußerst umstritten. Dass bei hohem Blutdruck eine salzarme Diät angebracht ist, steht außer Zweifel, aber im Hinblick auf allgemeine Empfehlungen sind sich die Experten uneins. Einige sind der Meinung, es gäbe keinen ausreichend wissenschaftlich belegten Grund dafür, allen Menschen zu raten, den Salzkonsum einzuschränken. Dagegen spricht, dass zahlreiche Menschen an hohem Blutdruck leiden, ohne es zu wissen. Sie würden von einer salzärmeren Ernährung profitieren.

Untersuchungen zufolge steigt der Blutdruck mit dem Salzgehalt in der Ernährung. Bei Völkern mit geringem Salzkonsum haben

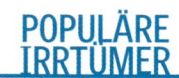

POPULÄRE IRRTÜMER

Irrtum: Meersalz ist gesünder als Speisesalz.

Tatsache: Meersalz hat nachweislich keine gesundheitlichen Vorteile. Der Natriumgehalt ist gleich.

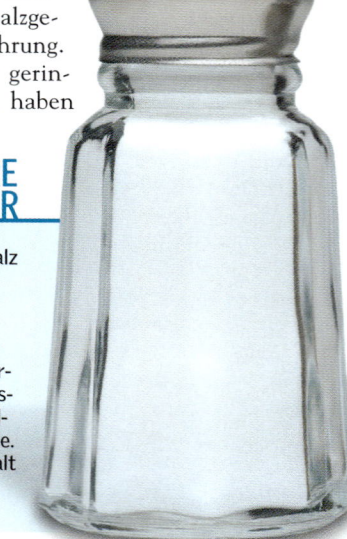

Fünf Möglichkeiten, Salz zu sparen

1. **Verwenden Sie Gewürze, die kein Salz enthalten,** z. B. frische und getrocknete Kräuter, Knoblauchpulver oder frischen Knoblauch, Koriander, abgeriebene Zitronenschale, Kreuzkümmel, Chilipulver, mildes und scharfes Currypulver, frische und getrocknete Ingwerwurzel, Cayennepfeffer, Pfeffer

2. **Bereiten Sie Salatsaucen mit wenig Salz selbst zu** statt fertige zu kaufen. Durch Verwendung von aromatisiertem Essig werden die Saucen noch schmackhafter.

3. **Essen Sie mehr frisches oder tiefgekühltes Obst und Gemüse.** Bei Gemüsekonserven sollten Sie salzarme Produkte auswählen. Servieren Sie anstelle von Kartoffelpüree besser frische Kartoffeln und frische Gurken statt Salz- oder Gewürzgurken. Geben Sie beim Kochen von Gemüse nur wenig Salz und dafür zusätzlich Gewürze und Kräuter ins Kochwasser.

4. **Essen Sie frischen oder tiefgefrorenen Fisch** statt Räucherfisch oder Fischkonserven. Wählen Sie statt Mortadella, Salami oder anderer Wurstsorten besser aufgeschnittenes Roastbeef oder Putenwurst.

5. **Erziehen Sie Ihre Geschmacksknospen um.** Probieren Sie das Essen, bevor Sie es salzen. Kochen Sie mit frischen Zutaten, statt Fertiggerichte zu verwenden. Bereiten Sie Ihre Lieblingsgerichte nur mit der Hälfte der angegebenen Salzmenge zu.

die Menschen im Durchschnitt einen niedrigeren Blutdruck. Die brasilianischen Yanomami-Indianer z. B. salzen ihr Essen nicht – bei ihnen ist Bluthochdruck unbekannt. Im Gegensatz dazu ist Bluthochdruck in den westlichen Industrieländern wegen der Vorliebe für salzige Nahrungsmittel wie Pommes frites und Pizza sehr weit verbreitet.

Eine salzarme Ernährung ist bei Menschen unbedenklich, die nicht an Bluthochdruck leiden. Die Ernährung wird automatisch gesünder, wenn sie weniger salzige Fertignahrungsmittel und generell weniger Salz enthält. Eine verminderte Salzzufuhr schadet auf keinen Fall.

Manche Menschen reagieren stärker auf Salz als andere und ziehen demnach auch den größten Nutzen aus einer salzarmen Ernährung. Diabetiker und ältere Leute scheinen sensibler auf Salz zu reagieren als andere Menschen.

Früher wurde Frauen empfohlen, während der Schwangerschaft den Salzkonsum einzuschränken, um dem Bluthochdruck vorzubeugen. Heute ist bekannt, dass der Salzkonsum keine Auswirkung auf die Entstehung des Hochdrucks hat, weshalb gesunde schwangere Frauen ihren normalen Salzkonsum beibehalten sollten. ❖

SAUCEN

Pluspunkte

- Sparsam verwendet, runden Saucen den Geschmack ab und lassen das Essen appetitlicher aussehen
- Dips und Saucen aus frischem Gemüse, wie z. B. Salsas, liefern Ballaststoffe und Vitamine, vorausgesetzt, die Saucen wurden schonend zubereitet
- Nudelsaucen aus frischem Gemüse und Olivenöl sind gute Quellen für Vitamine, Ballaststoffe, komplexe Kohlenhydrate und ungesättigte Fettsäuren

Minuspunkte

- Traditionell zubereitete Saucen mit Butter, Mehl, Sahne und Eigelb sind reich an Fett, gesättigten Fettsäuren und Cholesterin
- Asiatische Saucen enthalten viel Salz und sollten im Rahmen einer salzarmen Ernährung gemieden werden

Sowohl das Wort Sauce als auch die Bezeichnung Salsa bedeuten von ihrem Ursprung her salzig. Früher waren Saucen stark gesalzen und gewürzt: Sie sollten das Essen haltbar machen und den Geschmack von eventuell verdorbenem Fleisch überdecken. Heute dienen Saucen dazu, den Geschmack der Nahrungsmittel besser zur Geltung zu bringen oder zu vervollkommnen.

Die Vielfalt an frisch zubereiteten Saucen ist unbegrenzt. Sie reichen von weltberühmten klassischen Zubereitungen, z. B. Béchamelsauce, bis hin zu spontanen selbst erfundenen Kreationen. Fertigsaucen wie Grill- oder Chilisaucen sind oft nach patentierten Rezepten hergestellt.

Traditionell gibt es vier verschiedene Saucentypen: eingekochte Saucen, die durch Reduzieren von Fleisch- oder Gemüsebrühe entstehen; Mehlschwitze, für die Mehl in Fett angeschwitzt wird und dann mit Milch oder einer anderen Flüssigkeit aufgegossen und zu einer samtigen Konsistenz verrührt wird; warme Eiersaucen (z. B. Hollandaise), für die man aus Eigelb und Butter mit konzentriertem Wein oder Essig und Gewürzen eine Emulsion herstellt; und schließlich kalte Eiersaucen (z. B. Mayonnaise), wofür man Öl mit Eigelb und Wein oder Zitronensaft zu einer cremigen Konsistenz verrührt.

Saucen aus Milch, Sahne, Butter und Eigelb enthalten geringe Mengen an fettlöslichen Vitaminen. Wenn man jedoch die üblichen kleinen Saucen-Portionen bedenkt, spielt der Vitamingehalt sowieso keine Rolle, doch die negativen Auswirkungen der gesättigten Fettsäuren und der Kalorien überwiegen bei weitem. 2 EL hausgemachte weiße Sauce liefern immerhin etwa 50 kcal, fügt man noch geriebenen Käse hinzu, steigt die Kalorienzahl auf 125.

Aus Fertigsaucenpulver hergestellte Saucen sind etwas kalorienärmer als hausgemachte, enthalten aber viel Natrium (aus Salz) und nur wenig wertvolle Nährstoffe.

Die in den 1970er-Jahren aufkommende kalorienbewusste Nouvelle cuisine gab den ersten Anstoß, von den Mehlsaucen abzukommen. Profi- wie Hobbyköche nahmen langsam Abstand von Saucenbindern und Butterflöckchen und bevorzugten immer mehr den reinen, intensiven Geschmack, den man durch Reduzieren fettfreier Brühen und durch Gemüsepürees erhält. Traditionelle Saucen sind zumeist mit gesättigten Fettsäuren und Cholesterin überladen, während die neue Saucen-Generation sehr pikant, dabei aber fett- und kalorienarm ist.

SALSA

Eine frische Salsa ist eine Mischung aus klein geschnittenem frischem Gemüse oder Obst, kräftig gewürzt mit Knoblauch, Schalotten, Zitronensaft und frischen Kräutern wie Koriandergrün und Basilikum. Im Gegensatz zu den traditionellen Saucen ist hausgemachte Salsa – wenn man sie ohne Öl zubereitet – praktisch fettfrei. Sie ist äußerst ballaststoffreich, kalorienarm und

GESUNDE GARNITUR. *Salsa ist wesentlich gesünder als butter- und sahnehaltige Saucen.*

reich an Antioxidanzien wie Vitamin C und Beta-Karotin. Industriell hergestellte Salsa dagegen besteht meist aus aufbereiteten Sauerkonserven, die mit Stärke angedickt wurden.

NUDELSAUCEN

Nudelsaucen mit Sahne, Butter, Eigelb und Käse enthalten sehr viel Fett und Cholesterin. Man sollte sie nur sparsam verwenden und bei hohem Cholesterinspiegel ganz darauf verzichten.

Der Vielfalt an Pastasaucen sind lediglich durch die Fantasie des Kochs und die vorhandenen Zutaten Grenzen gesetzt. Aus zerkleinerten frischen Tomaten lassen sich mit Kräutern und Knoblauch, fein abgeschmeckt, ausgezeichnete Saucen zubereiten. Alle Tomatensaucen liefern Ballaststoffe, Beta-Karotin, die Vitamine C und E, Lykopin und geringe Mengen an ungesättigten Fettsäuren.

BRATENSAUCEN

Bratensaucen sind meist Variationen auf Basis einer Mehlschwitze. Dabei wird Mehl in heißes zerlassenes Fett bzw. den Bratenfond eingerührt und das Ganze dann mit Flüssigkeit aufgegossen. Es sind auch unzählige Fertigprodukte auf dem Markt. Bei einer salzarmen Ernährung sollte man besser auf industriell hergestellte Bratensaucen verzichten, da diese extrem viel Salz enthalten. Sowohl die handelsüblichen als auch die selbst gemachten Bratensaucen enthalten beträchtliche Mengen Fett, aber kaum Nährstoffe.

ASIATISCHE SAUCEN

Viele der in der asiatischen Küche verwendeten Würzsaucen enthalten extrem viel Natrium. Die bekanntesten Sorten sind Soja-, Fisch und Austernsauce (nuoc mam oder nam pla), Hoisinsauce und andere aus Bohnen hergestellte Saucen sowie Wok-Sauce (eine Mischung aus verschiedenen Saucen). Teilweise sind diese mit Weizengluten angedickt und sollten daher bei Zöliakie gemieden werden.

DESSERTSAUCEN

Dessertsaucen wie heiße Schokoladensauce (aus reiner geschmolzener Schokolade) erhöhen den Kaloriengehalt eines Eisbechers ganz beträchtlich. Zwar sind von vielen klassischen Dessertsaucen auch fettfreie Varianten erhältlich, aber diese sind dennoch äußerst kalorienreich und enthalten nur wenige oder gar keine Nährstoffe. Gesündere Alternativen sind Saucen aus cremig gerührtem fettarmem Joghurt, pürier-

SAUCE ZUR WEIHNACHTSGANS

Bei der Zubereitung einer Weihnachtsgans kann man Fett und Kalorien sparen und den Nährwert erhöhen, indem man die Sauce folgendermaßen zubereitet:

Während die Gans gart, Innereien und abgeschnittene Teile der Gans im heißen Backofen rösten. Anschließend das Fett abgießen und die gebräunten Stücke mit Gemüse und Kräutern (einer ungeschälten und mit einer Nelke gespickten Zwiebel, Suppengrün, Beifuß, Petersilienstängeln, Pfefferkörnern und einem Lorbeerblatt) bei schwacher Hitze köcheln lassen – das ergibt eine reichhaltige Brühe. Diese durch ein Sieb gießen, das Gemüse wegwerfen. Das Fett lässt sich nach dem Abkühlen der Brühe leicht als Schicht abheben. Die entfettete Brühe auf die Hälfte oder ein Drittel ihres Volumens einkochen. Wenn die Gans gar ist, das Gänsefett aus dem Bräter abschütten und die Brühe in den Bräter gießen, um damit den Bratensatz zu lösen. Durch erneutes Aufkochen verbinden sich die Aromen miteinander. Falls nötig, nochmals nachwürzen. Die Sauce heiß zur Gans servieren.

tem Obst und Beeren sowie die seit jeher beliebten Schokoladen- oder Vanillesaucen, die aus Puddingpulver unter Zugabe von Milch und Zucker (die Hälfte der auf der Packung angegebenen Menge Zucker genügt!), zubereitet werden. ❖

SCHILDDRÜSEN-ERKRANKUNGEN

Empfehlenswert
- Meeresfrüchte, dunkelgrünes Blattgemüse und Milchprodukte wegen des Jods

Bedenklich
- Alkohol und Koffein bei Schilddrüsenüberfunktion
- Rohes Gemüse aus der Kohlfamilie bei Schilddrüsenunterfunktion

Zu meiden
- Rauchen
- Hoch dosierte Algenpräparate

Die schmetterlingsförmige Schilddrüse liegt über der Luftröhre (Trachea) und unmittelbar unterhalb des Adamsapfels (Larynx). Sie produziert die beiden Hormone Trijodthyronin (T3) und Thyroxin (T4), die an zahlreichen Funktionen unseres Körpers beteiligt sind. Diese Hormone regulieren den Stoffwechsel, die körperliche und geistige Entwicklung, die Nerven- und Muskel-

funktion sowie den Blutkreislauf. Außerdem beeinflussen die Schilddrüsenhormone die Wirkung anderer Hormone. So verstärken sie beispielsweise die Wirkung von Insulin und die Reaktion des Körpers auf die Nebennierenhormone (Catecholamine), die bei der Reaktion auf Stress eine Rolle spielen.

Im Gegensatz zu anderen hormonproduzierenden Drüsen benötigt die Schilddrüse zur Produktion ihrer Hormone einen bestimmten Nährstoff: Jod. Sowohl ein Mangel als auch ein Überangebot an diesem Spurenelement können zu einer Fehlfunktion der Schilddrüse führen. Ein übermäßiges Wachstum der Schilddrüse macht sich durch einen äußerlich sichtbaren Kropf bemerkbar und ist Anzeichen einer Schilddrüsenstörung. In so genannten Jodmangelgebieten, in denen die Feldfrüchte auf jodarmen Böden angebaut werden und keine anderen Jodquellen in der Ernährung vorhanden sind, kommt es vermehrt zu Kropfbildung. Auch in der japanischen Bevölkerung, die sehr große Mengen jodhaltiger Meeresgemüse isst, leiden viele Menschen an einem Kropf.

Menschen mit Jodmangel scheinen empfänglicher für die toxischen Wirkungen radioaktiven Jods zu sein. Deshalb sollen bei einem Unfall in einem Atomkraftwerk auch Kaliumjodid-Tabletten an die Bevölkerung verteilt werden. Das in den Tabletten enthaltene Jod sättigt die Schilddrüse und verhindert dadurch die Aufnahme des radioaktiven Jods.

In den Entwicklungsländern ist Jodmangel noch immer eine häufige Ursache für Schilddrüsenerkrankungen. In Deutschland, Österreich und der Schweiz sind Kropferkrankungen durch die Einführung von jodiertem Speisesalz mittlerweile selten geworden. Meerwasser hat einen hohen Jodgehalt; deshalb enthalten Feldfrüchte aus Küstengebieten im Allgemeinen ausreichende Mengen dieses Mineralstoffs. In Gebirgs- oder Binnenregionen tritt Jodmangel häufiger auf.

Schilddrüsenerkrankungen kommen bei beiden Geschlechtern vor, wobei Frauen jedoch häufiger betroffen sind als Männer. Beim angeborenen Kretinismus, der durch einen Jodmangel der Mutter während der Schwangerschaft entsteht, kommt es zu geistiger Behinderung und Wachstumsstörungen. In Teilen Chinas ist Kretinismus noch immer verbreitet, bei uns aber mittlerweile sehr selten, da am 5. oder 6. Lebenstag bei allen Neugeborenen ein Hypothyreose-Screening durchgeführt wird.

Schilddrüsenerkrankungen sind meist durch eine Unter- oder Überfunktion der Schilddrüse bedingt. Es gibt zwar einige Überschneidungen bei den Symptomen, doch die meisten Symptome einer Überfunktion sind fast ein genaues Spiegelbild einer Unterfunktion. Häufig werden Schilddrüsenstörungen durch Infektionen, Autoimmunkrankheiten, Hormonstörungen, Tumoren oder hohe Dosen ionisierender Strahlung hervorgerufen; sie können auch angeboren bzw. vererbt sein.

SCHILDDRÜSENÜBERFUNKTION

Bei einer Schilddrüsenüberfunktion (Hyperthyreose, Basedowsche Krankheit) sind die Patienten häufig unruhig und nervös. Ihr Stoffwechsel ist beschleunigt, und sie nehmen trotz ständigen Hungers ab. Neben anderen Symptomen kommt es auch zu Muskelschwäche und Herzrasen. Den Betroffenen ist immer zu warm, und sie schwitzen sehr viel. Ein Kropf kann – muss jedoch nicht – vorhanden sein, bei einer Schilddrüsenüberfunktion treten jedoch immer die Augäpfel hervor.

Die Behandlung richtet sich nach der jeweiligen Ursache. Auf jeden Fall muss die Hormonproduktion vermindert werden. Dazu werden radioaktives Jod oder Mittel verabreicht, die die Produktion der Schilddrüsenhormone hemmen. Im schlimmsten Fall wird die Schilddrüse teilweise oder ganz operativ entfernt.

SCHILDDRÜSENUNTERFUNKTION

Bei einer Schilddrüsenunterfunktion (Hypothyreose) verlangsamt sich der Stoffwechsel, was in der Regel bei den Betroffenen zu Gewichtszunahme und Lethargie führt. Die frühen Symptome wie fortschreitende Müdigkeit, Schlaflosigkeit und Muskelschwäche werden leicht übersehen. Oft klagen die Patienten über Konzentrations- und Gedächtnisschwäche. Sie frieren selbst an heißen Tagen. Ihre Haut ist sehr trocken, die Haare fallen aus, und die Nägel wachsen langsam und werden spröde. Weil sich der Stoffwechsel verlangsamt, kommt es häufig zu Gewichtszunahme, auch wenn der Patient weniger isst als normal. Bei Frauen treten häufig Menstruationsstörungen auf; Verstopfung ist ebenfalls ein verbreitetes Problem.

In vielen Fällen ist die Unterfunktion durch eine chronische Entzündung aufgrund einer Autoimmunerkrankung bedingt. Gewöhnlich ist eine lebenslange Hormonersatztherapie mit Thyroxintabletten erforderlich.

WIE VIEL JOD BRAUCHT MAN?

Der empfohlene Tagesbedarf an Jod beträgt für Jugendliche und Erwachsene (bis 51 Jahre) 200 Mikrogramm. Schwangeren Frauen wird die tägliche Zufuhr von 230 (Deutschland/Österreich) bzw. 200 Mikrogramm (Schweiz) empfohlen, stillenden Müttern sogar 260 Mikrogramm (Deutschand/Österreich) bzw. 200 (Schweiz).

Die unterschiedlichen Empfehlungen beruhen darauf, dass die Menschen in Deutschland und Österreich bis vor einiget Zeit schlechter mit Jod versorgt waren als die Schweizer Bevölkerung. Durch die Verwendung von jodiertem Speisesalz kann man den normalen Bedarf decken. Schwangeren Frauen wird hingegen oft noch eine ergänzende Jodzufuhr mittels Tabletten empfohlen. Auch bei einer salzarmen Diät kann man durch Meeresfrüchte, grünes Blattgemüse und Milchprodukte genügend Jod zu sich nehmen.

Bestimmte Gemüsesorten, insbesondere Kohlgemüse, enthalten kropfbildende Substanzen (so genannte Goitogene). Diese blockieren die Wirkung der Schilddrüsenhormone und können deshalb zur Kropfbildung beitragen. Durch die Hitze beim Garen werden diese Substanzen jedoch unschädlich gemacht.

Bei einer Schilddrüsenstörung sollten Sie wegen ihres hohen Jodgehalts viel Meeresfrüchte, Milchprodukte, Eier, Spinat und andere Gemüse zu sich nehmen. Fisch, Milchprodukte, Eier sowie dunkelgelbes oder orangefarbenes Obst oder Gemüse und dunkelgrünes Blattgemüse enthalten Beta-Karotin. Daraus entstehen unter Beteiligung von Thyroxin im Körper zwei Moleküle Vitamin A (Retinol). Bei Schilddrüsenunterfunktion ist deshalb ggf. eine höhere Beta-Karotin-Zufuhr nötig, um den Bedarf an Vitamin A zu decken.

Meiden Sie Koffein. Koffein kann die Nervosität bei Menschen mit Schilddrüsenüberfunktion noch verschlimmern. Entkoffeinierter Kaffee, Tee und Limonade können ebenso erfrischen, ohne nervös zu machen. Auch das Nikotin im Tabak trägt zusätzlich zur Nervosität bei. Alkohol kann bei Schilddrüsenunterfunktion die Müdigkeit und Erschöpfungszustände verstärken. ❖

VORSICHT!

Missbrauch kann gefährlich sein

Manche Menschen, insbesondere Frauen, die übermäßig auf ihr Gewicht achten, nehmen Schilddrüsenhormone als Schlankheitsmittel ein. Das kann gefährliche Folgen haben: beispielsweise eine medikamentenbedingte Schilddrüsenüberfunktion, Stoffwechselanomalien und Herzrhythmusstörungen. Deshalb: Schilddrüsenpräparate sollten nur unter sorgfältiger medizinischer Überwachung eingenommen werden und niemals zur Gewichtskontrolle.

SCHLAGANFALL

Empfehlenswert

- Frisches Obst und Gemüse wegen des Gehalts an Vitamin C, Kalium und Antioxidanzien
- Nüsse, Samen, pflanzliche Öle und Weizenkeime wegen des Vitamins E
- Fettreicher Fisch wegen der Omega-3-Fettsäuren
- Haferkleie, Hülsenfrüchte, Leinsamen, Flohsamen und Obst wegen der löslichen Ballaststoffe
- Zwiebeln und Knoblauch, da sie blutverdünnend wirken

Bedenklich

- Lebensmittel tierischer Herkunft und Milchprodukte, die reich an gesättigten Fetten und Cholesterin sind
- Salz, da es zu einer Erhöhung des Blutdrucks führen kann
- Alkohol

Zu meiden

- Rauchen
- Übermäßige Gewichtszunahme

Schlaganfall ist die dritthäufigste Todesursache in Deutschland – ein Fünftel der über 65-Jährigen ist davon betroffen.

Knapp 90 % aller Schlaganfälle sind so genannte ischämische Schlaganfälle und entstehen durch einen plötzlichen Gefäßverschluss, bei dem ein Blutgerinnsel (Thrombus) die Blutversorgung eines Teils des Gehirns unterbindet. Die meisten dieser Thromben entstehen in einer bereits durch Arteriosklerose verengten Arterie – entweder im Gehirn selbst oder häufiger noch in der Halsschlagader. Nur knapp 10 % der Schlaganfälle sind hämorrhagisch, d. h. es entsteht eine Blutung im Gehirn, z. B. durch Reißen eines Blutgefäßes oder eine schwere Kopfverletzung. Hämorrhagische Schlaganfälle führen häufiger zum Tod als ischämische und kommen verstärkt bei Menschen mit Bluthochdruck vor.

Zu den Warnzeichen eines Schlaganfalls gehören plötzliche Schwäche oder Taubheitsgefühl im Gesicht, in den Armen oder Beinen einer Körperhälfte sowie Sprech- oder Verständnisschwierigkeiten, Sehstörungen in einem Auge und ein unerklärlicher Schwindel, Gangunsicherheit oder ein plötzlicher Sturz. Ganz wichtig ist eine unverzügliche Behandlung, selbst wenn die Symptome wie bei einer transitori-schen ischämischen Attacke (TIA) wieder verschwinden – häufig ist dies der Vorbote eines großen Schlaganfalls. Eine sofortige Behandlung kann lebensrettend sein und dazu beitragen, bleibende Schäden zu minimieren. Hierzu gehören Bewegungseinschränkungen, Sprach- und Sehstörungen sowie geistige Defizite.

VORBEUGENDE MASSNAHMEN

Die Sterblichkeit infolge eines Schlaganfalls beträgt trotz verbesserter Behandlungsmöglichkeiten noch immer rund 10 %. Obwohl die zugrunde liegenden Ursachen und die Hauptrisikofaktoren eines Schlaganfalls wie Bluthochdruck, Herzkrankheiten, Arteriosklerose und Diabetes hinreichend bekannt sind, behalten viele Menschen ihren ungesunden Lebensstil bei und erhöhen damit ihr Schlaganfallrisiko. Rauchen, übermäßiger Alkoholkonsum, Übergewicht und Bewegungsarmut sind riskante Gewohnheiten.

Durch entsprechende Ernährung lassen sich die Risikofaktoren deutlich vermindern oder ausmerzen. Tatsächlich gelten viele der Ernährungsempfehlungen bei Herzkrankheiten, Bluthochdruck und erhöhtem Cholesterinspiegel auch für Menschen mit erhöhtem Schlaganfallrisiko oder solche, die bereits einen Schlaganfall hatten.

Wenig Fett – viel Vollkorn. Als Erstes sollten Sie Ihren Fettverbrauch einschränken, v. a. an gesättigten Fettsäuren, wie sie in tierischen Fetten und Kokosfett vorliegen. Wegen der Vitamine, Mineralstoffe und sekundären Pflanzenstoffe sollten Sie viel Obst und Gemüse, auch Hülsenfrüchte und Getreideprodukte essen. Viele dieser Nahrungsmittel, speziell Hafer, Linsen und Leinsamen, sind reich an löslichen Ballaststoffen, die den Cholesterinspiegel und das Risiko für Arteriosklerose senken. Die damit einhergehende Verengung der Arterien schafft die Voraussetzung für die Bildung von Blutgerinnseln, die die Versorgung des Gehirns mit Blut unterbinden. Laut verschiedenen Untersuchungen lässt sich durch eine auf Vollkornprodukten basierende Ernährung das Risiko für Arteriosklerose und damit auch für einen Schlaganfall verringern. Nach vorläufigen Ergebnissen kann auch der Pflanzenstoff Resveratrol, der in Trauben, Nüssen und Rotwein vorkommt, die Bildung von Blutgerinnseln verhindern und zur Entspannung der Blutgefäße beitragen. Wie Studien mit bestimmten Bevölkerungsgruppen ergaben, können die in Äpfeln und Beeren enthaltenen Flavonoide – v. a. Quercetin – dazu beitragen, dass sich in den Arterien weniger Fettablagerungen bilden, die die Blutzufuhr zum Gehirn blockieren können.

WARNZEICHEN: EIN „KLEINER" SCHLAGANFALL

So genannte „kleine" Schlaganfälle sind vorübergehende, räumlich beschränkte Minderdurchblutungen von Hirnregionen (transitorische ischämische Attacke, TIA). Laut einer neueren Erhebung haben 2,5 % aller Erwachsenen über 18 Jahren schon einmal derartige Erscheinungen erlebt. Bei älteren Menschen sind sie besonders häufig. TIAs dauern von wenigen Sekunden bis zu 24 Stunden an. Sie hinterlassen keine dauerhaften Schäden. Dennoch sind sie ein Warnzeichen. Schätzungen zufolge erleiden annähernd 30 % aller Menschen, die schon einmal TIAs hatten, später einen ausgeprägten Schlaganfall.

Achten Sie auf Omega-3-Fettsäuren. Auch zahlreiche andere Nahrungsmittel scheinen das Schlaganfallrisiko zu senken. Beispielsweise können Omega-3-Fettsäuren die Bildung von Blutgerinnseln reduzieren, weil sie die Klebrigkeit der Blutplättchen vermindern. Manche Fischsorten sind reich an diesen Fettsäuren. Daher empfehlen Experten, zwei- bis dreimal pro Woche Lachs, Makrele, Sardinen oder anderen fettreichen Fisch zu essen. Auch Walnüsse, Walnussöl, Rapsöl, Leinsamenöl, Sojabohnen und Blattgemüse liefern Omega-3-Fettsäuren.

Essen Sie Zwiebeln und Knoblauch. Zwiebeln und Knoblauch scheinen eine blutverdünnende Wirkung zu haben, sie fördern außerdem die natürlichen gerinnselauflösenden Mechanismen des Körpers.

Probieren Sie chinesische Po-Ku-Pilze. Ähnliche Wirkung können auch die chinesischen Po-Ku-Baumpilze haben. Diese Pilze kann man getrocknet in Asienläden oder Delikatessengeschäften kaufen. In etwas kochendem Wasser saugen sie sich wieder voll und sind eine schmackhafte Zutat für Suppen, Eintöpfe und Schmorgerichte. Laut einer neueren Studie ist der Verzehr von 1 TL dieser vollgesaugten Pilze drei- bis viermal pro Woche genauso wirkungsvoll zur Vorbeugung vor Schlaganfall oder Herzinfarkt wie die tägliche Einnahme von Aspirin. Dabei umgeht man jedoch das Risiko von Magen-Darm-Reizungen, die häufig bei Aspirineinnahme auftreten.

Essen Sie Nüsse, Samen, Weizenkeime und grüne Blattgemüse. Diese Lebensmittel sind reich an Vitamin E. Es mehren sich die wissenschaftlichen Beweise dafür, dass auch dieses Anti-

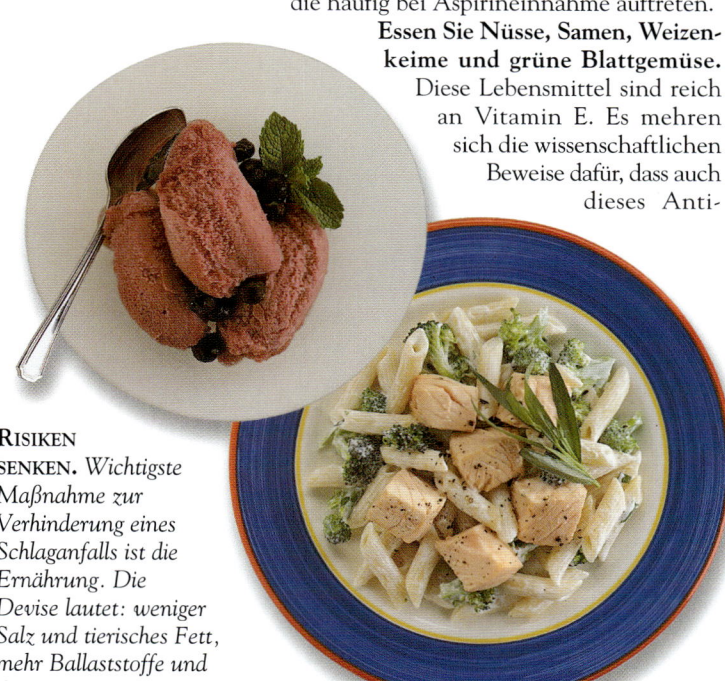

RISIKEN SENKEN. *Wichtigste Maßnahme zur Verhinderung eines Schlaganfalls ist die Ernährung. Die Devise lautet: weniger Salz und tierisches Fett, mehr Ballaststoffe und Omega-3-Fettsäuren.*

SCHON GEWUSST?

Allein durch die Ernährung lässt sich das Schlaganfallrisiko um 43 % senken

Laut einer Untersuchung, an der mehr als 43 000 Mediziner teilnahmen, hatten Männer, die ein- bis dreimal im Monat 85–140 g Fisch aßen, ein um 43 % geringeres Risiko, innerhalb der darauffolgenden 12 Jahre einen Schlaganfall durch Ischämie (Blutpfropf) zu erleiden. Durch häufigeren Fischkonsum ließ sich das Risiko nicht weiter senken – offensichtlich wirken kleinere Mengen genauso gut wie größere. Eine Untersuchung an 80 000 Frauen ergab, dass der Verzehr von Fisch das Risiko eines Schlaganfalls durch Embolie oder Thrombose senkt. Die meisten aller Schlaganfälle sind auf eine dieser Ursachen zurückzuführen. Der Studie zufolge konnten Frauen, die zwei- bis viermal pro Woche etwa 115 g Fisch aßen, ihr Risiko um 48 % verringern. Bei seltenerem Fischkonsum konnte auch noch eine leichte Verringerung des Risikos festgestellt werden. Laut einer anderen Untersuchung können sowohl Männer als auch Frauen ihr Risiko für einen ischämischen Schlaganfall vermindern, wenn sie täglich 5–6 Portionen Gemüse, Obst und Zitrussäfte zu sich nehmen.

oxidanz die Tendenz zur Gerinnselbildung vermindert. Ein anderes Antioxidanz ist Vitamin C, das die Wände der Blutgefäße stärkt und somit vor Hirnblutungen schützen kann. Die meisten Früchte, insbesondere Zitrusfrüchte, sind reich an Vitamin C.

Viel Kalium, wenig Salz. Obst und Gemüse enthalten u. a. reichlich Kalium. Dieser Elektrolyt ist sehr wichtig für die Aufrechterhaltung eines normalen Blutdrucks. Bei Bluthochdruck oder familiärer Vorbelastung für Bluthochdruck oder Schlaganfall sollte man die Salzzufuhr auf jeden Fall einschränken. Übermäßig viel Natrium, ein Hauptbestandteil von Kochsalz, erhöht das Flüssigkeitsvolumen im Körper und dadurch den Blutdruck.

Schränken Sie Ihren Alkoholkonsum ein. Zahlreiche Studien sehen einen Zusammenhang zwischen erhöhtem Schlaganfallrisiko und übermäßigem Alkoholkonsum (mehr als zwei alkoholische Getränke am Tag für Männer und mehr als ein Getränk für Frauen). Am besten ist es, Alkohol nur in Maßen zu trinken und außerdem völlig auf Rauchen zu verzichten.

Treiben Sie Sport. Regelmäßige körperliche Bewegung und Sport wirken sich positiv auf das Körpergewicht und den Cholesterinspiegel aus. Deshalb trägt Bewegung zu einem verminderten Risiko für Schlaganfall und Herzinfarkt bei. Darüber hinaus steigert sich dadurch das allgemeine Wohlbefinden. ❖

SCHOKOLADE

Pluspunkte

- Kann bei manchen Menschen stimmungs-aufhellend wirken
- Enthält wie andere pflanzliche Nahrungs-mittel verschiedene Antioxidanzien
- Schmeckt phantastisch

Minuspunkte

- Fett- und kalorienreich
- Kann Migräne auslösen

Im Jahr 1502 brachte Columbus von seiner vier-ten Reise die ersten Kakaobohnen aus der Neuen Welt nach Europa. Die Spanier stellten daraus mit Vanille und anderen Aromastoffen, Zucker und Milch ein Getränk her, „für das man sterben könnte", wie ein Schreiber dieser Zeit bemerkte. Der Aztekenherrscher Montezuma beschrieb es als „Göttertrank, der die Widerstandskraft stärkt und die Müdigkeit bekämpft".

Jahrhundertelang wurde Schokolade aus-schließlich als Getränk gereicht. Eine feste Form – wahrscheinlich eher an Marzipan erinnernd als an die Schokolade, die wir kennen – wurde im 18. Jh. in Frankreich als tafelfertiges Frühstück angepriesen. Wegen ihres Koffeingehalts wirkt Schokolade anregend und galt deshalb als be-sonders hilfreiches Nahrungsmittel für Soldaten, die nachts Wache halten mussten.

Schokoladentafeln kamen erstmals um 1910 in den Handel und regten die Phantasie der Menschen an, als sie während des Zweiten Welt-kriegs als „Kampfnahrung" für die amerikani-schen Truppen ausgegeben wurden.

HERKUNFT DER SCHOKOLADE

Schokolade wird aus Kakaobohnen gemacht. Diese wachsen in Hülsen auf den immergrünen Kakaobäumen, die in den Flusstälern Südameri-kas beheimatet sind. Die Eingeborenen Mittel- und Südamerikas schätzten die Kakaobohnen so sehr, dass sie diese sogar als Zahlungsmittel ver-wendeten. Heute stammen rund drei Viertel der Weltkakaoernte aus Westafrika und ein Groß-teil der restlichen Menge aus Brasilien.

Nach der Ernte der Kakaobohnen erfolgt zu-nächst eine Fermentationsphase. Im Anschluss daran werden die Bohnen bei niedriger Tem-peratur geröstet und erhalten dadurch erst das typische Aroma. Es folgen noch diverse weitere Verarbeitungsschritte, je nachdem, ob daraus feste Schokolade oder Kakaopulver werden soll.

In dem Bemühen, die Qualität von Trink-schokolade zu verbessern, setzte die Amsterda-mer Familie Van Houten 1828 eine neue Presse ein, mit der sich ein Großteil der Kakaobutter aus der Kakaomasse entfernen ließ. Das ergab nicht nur ein besseres Getränk – wie sich he-rausstellen sollte, konnte man durch Vermischen der extrahierten Kakaobutter mit gemahlenen Kakaobohnen auch eine glattere, fettreiche feste Masse herstellen, die Zucker aufnehmen konnte. Dies war die Vorstufe der Essschokolade.

BESTANDTEILE

Schokolade liefert wertvolle Nährstoffe in ge-ringen Mengen und ist in Maßen genossen nicht schädlich, insbesondere, wenn man sich an die dunkleren Sorten hält.

In 30 g Zartbitterschokolade stecken rund 150 kcal und rund 3 g Eiweiß. Die ursprüngliche Kakaobohne enthält größere Mengen an Vitamin E und B-Vitaminen. Diese Nährstoffe werden jedoch bei der moder-nen Schokoladenherstellung so stark verdünnt, dass sie im Endprodukt nur noch in Spu-ren vorhanden sind.

Schokolade enthält je nach Sorte 30–40 % Fett bzw. Kakaobutter. Sowohl Schokolade als auch Kakaopulver liefern Chrom, Eisen, Magnesium, Phosphor und Kalium. Wegen des hohen Fettgehalts – eine Tafel Scho-kolade liefert gut die Hälfte der täglich empfoh-lenen Fettmenge – ist Schokolade allerdings nicht gerade die geeignete Quelle für diese Mi-neralstoffe. Aufgrund ihrer chemischen Zu-sammensetzung wird Kakaobutter nicht so schnell ranzig und bietet sich deshalb als wert-volles, haltbares Nahrungs- und Kosmetikfett an.

Weiße Schokolade ist eine Mischung aus Ka-kaobutter, Milchpulver und Zucker. Sie enthält keine Kakaomasse. Im Gegensatz zu Milchscho-kolade ist weiße Schokolade nicht lange haltbar, weil ihr die Komponenten fehlen, die die Milch-bestandteile vor dem Ranzigwerden schützen.

Schokolade ist bei Raumtemperatur fest. Da ihr Schmelzpunkt jedoch unmittelbar unter der Körpertemperatur des Menschen liegt, beginnt sie sofort im Mund zu schmelzen und ihre Aro-mastoffe freizusetzen.

DER WOHLFÜHLFAKTOR

Schokolade enthält die beiden anregend wirken-den chemischen Substanzen Theobromin und Koffein im Verhältnis von ungefähr 10:1. Theo-

GANZ EINFACH!

Bevorzugen Sie dunkle Schokolade

Wählen Sie statt Milchschokolade dunkle Schokolade. Sie enthält mehr Antioxidanzien und weniger Fett. Milchschokolade enthält Milchfett mit mehrfach gesättigten Fettsäuren.

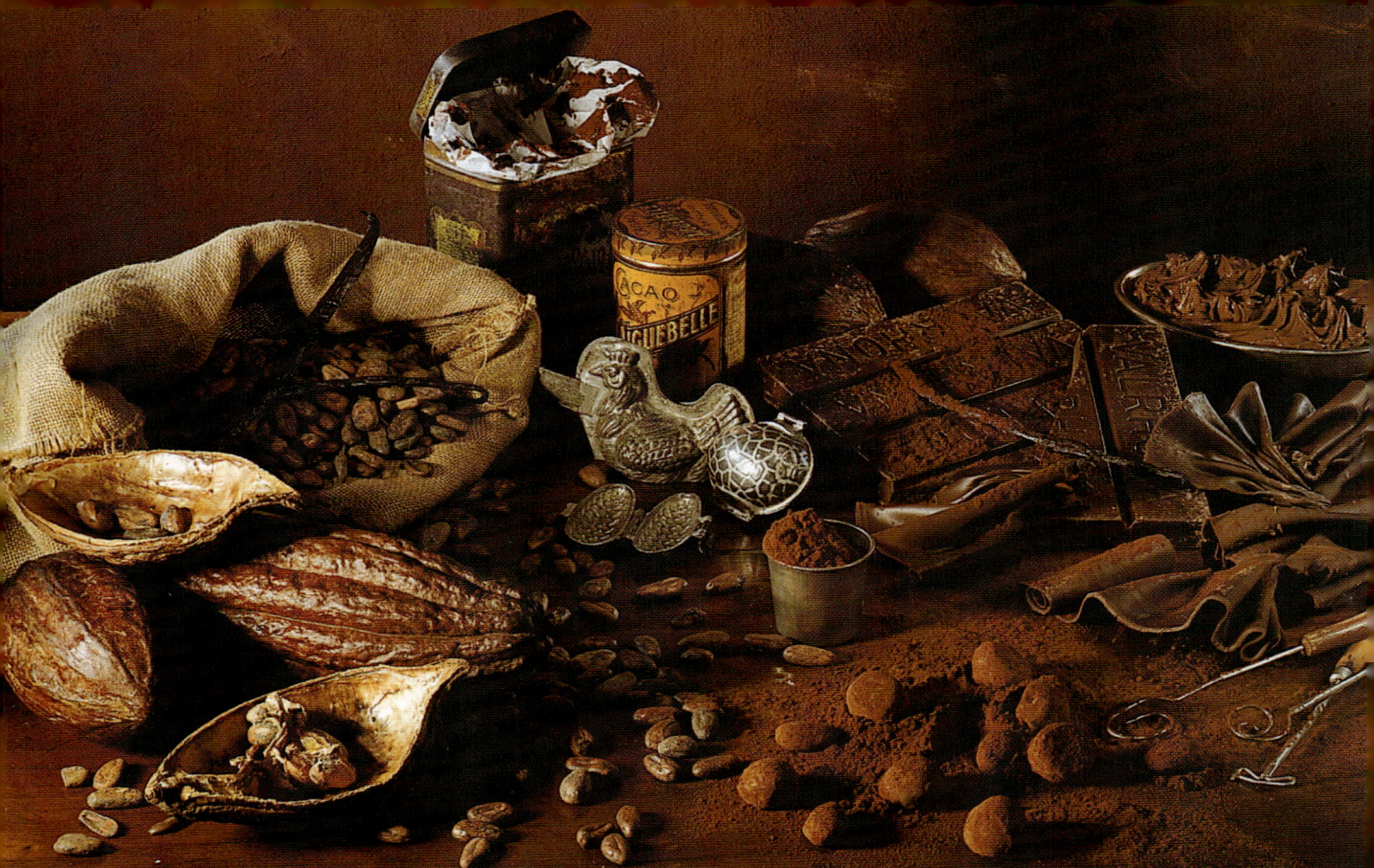

ZARTER SCHMELZ.
Schokolade gibt es in unterschiedlichen Formen, mit unterschiedlicher Konsistenz, Farbe und Süße – so ist für jeden etwas dabei.

bromin regt im Gegensatz zu Koffein nicht das Zentralnervensystem an, sondern wirkt in erster Linie harntreibend. Handelsübliche Schokoladenprodukte enthalten minimale Mengen an Koffein, die weitaus weniger anregend wikren als die gleiche Volumenmenge entkoffeinierter Kaffee. Am meisten Koffein enthält Bitterschokolade mit rund 200 mg in 100 g. In 100 g Zartbitterschokolade stecken 60 mg, und in Vollmilchschokolade lediglich 25 mg.

Schokolade ist auch reich an der natürlich vorkommenden Substanz Phenylethylamin, die ähnlich wirkt wie Amphetamine. Bei entsprechender Veranlagung kann diese Substanz Migräne auslösen.

Manche Menschen (v. a. Frauen) neigen dazu, nach starker emotionaler Belastung übermäßig viel Schokolade zu essen. Dieses Verhalten ist wissenschaftlich nicht zu erklären. Eventuell ist bei diesen „Schokoholikern" der Mechanismus zur Regulierung ihres Phenylethylaminspiegels fehlerhaft; es kann aber auch einen Zusammenhang zwischen der Schokoladengier und Hormonveränderungen geben, z. B. während der Pubertät oder während der prämenstruellen Zyklusphase.

Die einstmals gerühmte aphrodisierende Wirkung von Schokolade muss nach jahrhundertelanger Forschung verneint werden. In ihren unzähligen modernen Varianten stellt Schokolade jedoch eine immerwährende Versuchung und eine kulinarische Quelle der Lust dar.

NEUERE UNTERSUCHUNGEN

Ein im Februar 2003 in der amerikanischen Zeitschrift *Journal of the American Dietetic Association* erschienener Bericht wirft ein positives Licht auf die Schokolade. Wissenschaftler überprüften zahlreiche Studien auf mögliche positive Wirkungen von Schokolade, insbesondere der dunklen Sorten und Kakao. Dabei fanden sie heraus, dass die in der Schokolade enthaltenen Flavonoide krankheitsbekämpfende antioxidative Eigenschaften haben – ebenso wie die in Rotwein und einigen Obst- und Gemüsesorten – und somit das Risiko einer Herzerkrankung senken.

Schokolade sollte man nicht im Kühlschrank aufbewahren, da sich die Kakaobutter bei Kälte abtrennt und weiße Flocken bildet. So genießen Sie Schokolade richtig: am besten auf leeren Magen verkosten. Das Schokoladenstück zunächst für einige Sekunden auf die Zunge legen, damit sich die primären Aromen entfalten können. Anschließend wenige Male durchkauen, um die sekundären Aromen freizusetzen. Lassen Sie die Schokolade dann erneut am Gaumen ruhen – und Sie erleben den vollen Geschmack. ❖

SCHWANGERSCHAFT

Empfehlenswert

- Mageres Fleisch, Geflügel, Fisch, getrocknete Bohnen, Linsen und Eier wegen des Gehalts an Eiweiß und Eisen
- Milch und Milchprodukte, Sardinen und Sprotten in Dosen (mitsamt Gräten) sowie andere kalziumreiche Nahrungsmittel
- Zitrusfrüchte, dunkelgrünes Blattgemüse, Hülsenfrüchte, Vollkorngetreide sowie angereicherte Zerealien wegen der Folsäure

Bedenklich

- Fettreiche Nahrungsmittel
- Süße Nachspeisen und Süßigkeiten
- Kaffee und andere koffeinhaltigen Getränke

Zu meiden

- Alkoholkonsum und Rauchen
- Jegliche Medikamente mit Ausnahme der vom Arzt verschriebenen

In keiner anderen Lebensphase ist für eine Frau eine ausgewogene Nährstoffversorgung so wichtig wie in der Schwangerschaft. Der tägliche Energiebedarf erhöht sich durchschnittlich um nur 250 kcal (meist erst ab dem 4. Schwangerschaftsmonat), doch der Bedarf an manchen Nährstoffen steigt um mehr als das Doppelte an. Daher muss die Schwangere ihre Ernährung sehr sorgfältig auf die veränderten Bedürfnisse umstellen. Oft genügt schon eine veränderte Auswahl von Lebensmitteln (z. B. Vollkornbrot statt Weißbrot) und die Einführung von Zwischenmahlzeiten (Obst/Joghurt). Schon vor einer geplanten Schwangerschaft sollte eine Frau auf ihre Essgewohnheiten achten und sich gut ernähren. Zu dünne Frauen bekommen häufig Kinder mit einem geringen Geburtsgewicht, während übergewichtige Frauen ein größeres Risiko für Schwangerschaftsdiabetes und übergroße Babys haben. Babys, die bei der Geburt zu klein oder zu groß waren, leiden oft an ernsthaften Gesundheitsstörungen, etwa Atemproblemen.

Auf Alkohol sollte man schon bei geplanter Schwangerschaft verzichten, weil dieser dem Embryo in den ersten Wochen der Schwangerschaft am meisten Schaden zufügt. Zu einem Zeitpunkt also, an dem die Frau sich ihrer Schwangerschaft vielleicht noch gar nicht bewusst ist. Untersuchungen zufolge bekommen Frauen, die pro Tag ein oder zwei alkoholische Getränke zu sich nehmen, häufiger untergewichtige Babys. Eine wesentlich größere Gefahr besteht sogar, wenn die Frau in der Frühschwangerschaft Alkoholikerin ist. Bei diesen Frauen besteht ein sehr hohes Risiko, dass das Baby am fetalen Alkoholsyndrom leidet; das ist eine Kombination verschiedener angeborener Defekte wie geistige Behinderung, Gesichts- und Herzfehlbildungen, zu kleiner Kopf und Minderwuchs.

Vitaminpräparate sollte man nur in Abstimmung mit dem Arzt einnehmen. Insbesondere hohe Vitamin-A-Dosen sollte man schon einige Monate vor der angestrebten Schwangerschaft absetzen, da ein Zuviel an Vitamin A zu schweren Geburtsfehlern führen kann. Hingegen wird allen Frauen mit Kinderwunsch die tägliche Einnahme von 400 Mikrogramm Folsäure mittels Medikamenten empfohlen.

ERNÄHRUNGSEMPFEHLUNGEN

Die empfohlene Gewichtszunahme während der Schwangerschaft beträgt bei einer Frau mit durchschnittlichem Ausgangsgewicht und normaler Einlingsschwangerschaft zwischen 11 und 16 kg. Frauen, die zum Zeitpunkt der Empfängnis untergewichtig sind, müssen jedoch mitunter bis zu 18 kg zunehmen, übergewichtige Frauen sollten dagegen nicht mehr als 7–11 kg an Gewicht zulegen. Übergewichtige Frauen sollten nicht gerade während der Schwangerschaft versuchen abzunehmen, da dies für ihr Baby zahlreiche Gefahren birgt.

Der Verlauf der Gewichtszunahme ist genauso wichtig wie die Gesamtzunahme. In den ersten drei Schwangerschaftsmonaten nehmen die meisten Frauen überhaupt nicht zu. Später nimmt eine gesunde Frau, die bei der Empfängnis Normalgewicht hatte, pro Woche durchschnittlich knapp 500 g zu; untergewichtige Frauen sollten wöchentlich etwas mehr zunehmen, übergewichtige etwas weniger.

Damit das Ungeborene sich im Mutterleib gesund entwickeln kann, sollte die werdende Mutter pro Tag etwa 250 kcal mehr zu sich nehmen, insbesondere während der letzten sechs Schwangerschaftsmonate. Das entspricht gerade einmal etwa einer großen Banane, 70 g Haferflocken, 200 g Fruchtjoghurt mit Müsli, 50 g Milchschokolade oder 60 g Goudakäse (40 % Fett i.Tr.).

HEISSHUNGERATTACKEN

Es gibt zahlreiche Geschichten über Heißhungerattacken von Schwangeren, in denen von sauren Gurken bis zu Gummibärchen die Rede ist. Diese Heißhungerattacken gibt es tatsächlich, doch spiegeln sie nur in Ausnahmefällen einen wirklichen Nährstoffmangel wider. Ausnahme hiervon ist lediglich der Heißhunger nach Eiscreme, der auf eine Eisenmangel-Anämie hindeuten kann. Manche Frauen entwickeln unerklärlicherweise eine als Pika-Syndrom bezeichnete Gier nach absonderlichen, nicht essbaren Substanzen wie Ton, Erde, Farbe, Kaffeesatz oder Wäschestärke. In manchen Studien wurde dies auf Eisenmangel zurückgeführt, obwohl das Essen von Erde, Ton oder Stärke in Wirklichkeit die Absorption von Eisen vermindert.

führen. Eiweißreiche Nahrungsmittel sind z. B. mageres Fleisch, Geflügel und Fisch; diese enthalten zudem noch reichlich B-Vitamine, Eisen und andere Spurenelemente. Auch Eier, Milch und Käse sowie eine Kombination aus Getreide und Hülsenfrüchten liefern wertvolles Eiweiß. Schwangere Frauen, die sich vegetarisch, also fleischfrei, ernähren, haben kein Problem, genügend Eiweiß zu erhalten. Voraussetzung ist jedoch, dass Milch und Milchprodukte, am besten auch Eier auf dem Speiseplan stehen. Ungeeignet hingegen ist eine streng vegetarische Ernährung, bei der auch auf Milch und Milchprodukte sowie Eier verzichtet wird.

Vitaminpräparate. Nach übereinstimmender Ansicht von Experten sollten Frauen während der Schwangerschaft Folsäure- und Eisenpräparate einnehmen – die Einnahme anderer Präparate ist jedoch umstritten. Viele Ärzte halten eine ausgewogene Ernährung für ausreichend, um den Bedarf weitgehend zu decken, andere empfehlen als Schutz vor möglichen Mangelerscheinungen ein Nahrungsergänzungsmittel.

Kalzium. Schwangere benötigen 1000 mg Kalzium am Tag. Bereits vor einer geplanten Schwangerschaft sollte man sich kalziumreich ernähren. Besonders wichtig ist dies für Frauen unter 30, da ihre Knochendichte noch zunimmt. Die besten Kalziumquellen sind fettarme Milch und Milchprodukte, kalziumreich sind aber auch angereicherte Soja- und Reismilch und Tofu, Nüsse und Samen sowie Blattgemüse. 250 ml Milch liefern 300 mg Kalzium, also fast ein Drittel des empfohlenen Tagesbedarfs. Falls Sie keine Milch mögen, können Sie auf Milchprodukte und Käse oder eines der oben aufgeführten kalziumreichen Lebensmittel zurückgreifen. 100 ml Milch oder Joghurt entsprechen, gemessen am Kalziumgehalt, etwa 15 g Schnittkäse (Gouda oder Emmentaler) oder 30 g Weichkäse (Camembert oder Brie). Auf den Genuss von Rohmilch und Weichkäse aus Rohmilch sollte in der Schwangerschaft verzichtet werden. Der Grund dafür ist, dass bestimmte Bakterien, so genannte Listerien, durch diese Lebensmittel auf Menschen übertragen werden können. Während gesunde Menschen weniger anfällig sind und nicht erkranken, zählen Schwangere und Personen mit einem geschwächten Immunsystem zu den Risikogruppen.

Eiweiß. Schwangere benötigen täglich 25 g mehr Eiweiß als sonst. So viel steckt z. B. in etwa 250 g Magerquark oder 125 g Rinderfilet. Da die meisten Mitteleuropäer jedoch sowieso schon mehr Eiweiß als nötig aufnehmen, muss die Zufuhr dieses Nährstoffs während der Schwangerschaft in der Regel nicht weiter erhöht werden. Laut einigen Untersuchungen kann zu viel Eiweiß sogar schädlich für das Ungeborene sein und zu Wachstumsstörungen und Frühgeburt

ESSEN FÜR ZWEI?
Bitte nicht! Eine ausgewogene Ernährung während der Schwangerschaft ist das Beste für Mutter und Kind.

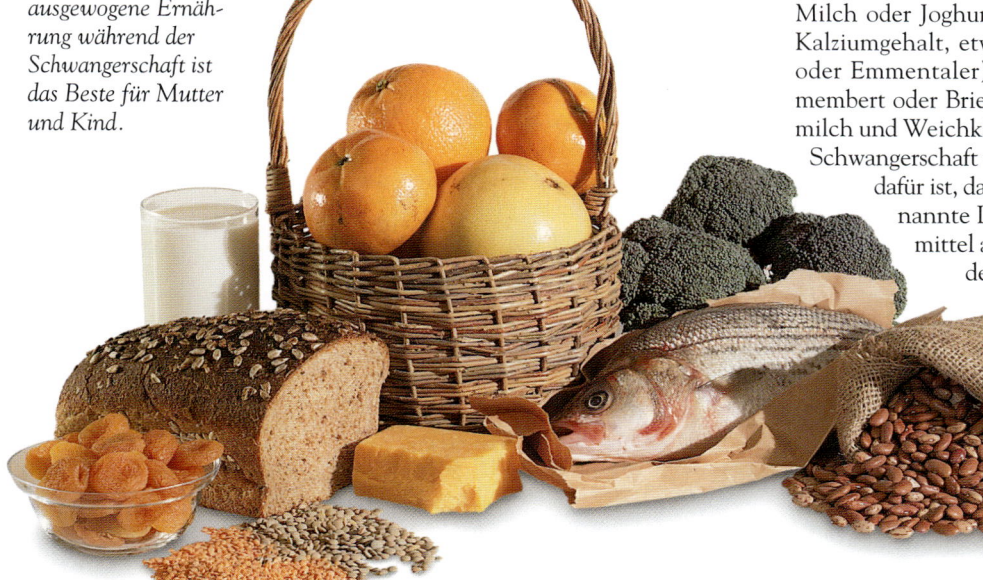

Falls der Arzt ein Kalziumpräparat empfiehlt, sollte es stets zu den Mahlzeiten eingenommen werden. Die Kalziumaufnahme wird dadurch verbessert, es treten seltener Magenbeschwerden auf.

Eisen. Der Eisenbedarf einer Frau steigt in der Schwangerschaft um die Hälfte von 18 mg auf 27 mg pro Tag. Der Grund: Die Blutmenge der Frau verdoppelt sich, und für das Kind müssen Eisenspeicher für die ersten Lebensmonate angelegt werden. Eisenreiche Lebensmittel sind z. B. rotes Fleisch, Fisch, Geflügel, Hülsenfrüchte, Eier, Trockenobst und grünes Blattgemüse. Das Häm-Eisen aus tierischen Produkten wird jedoch wesentlich effizienter aufgenommen als das Nicht-Häm-Eisen aus Pflanzen und Eiern. Die Aufnahme von Eisen aus pflanzlichen Lebensmitteln kann gesteigert werden, indem man diese zusammen mit Vitamin-C-reichem zu sich nimmt wie beispielsweise mit Orangensaft.

Selbst eine ausgewogene Ernährung liefert nur etwa 12–15 mg Eisen am Tag. Wenn die Eisenspeicher einer Frau schon zu Beginn der Schwangerschaft nicht ausreichend gefüllt sind, besteht die Gefahr einer Anämie. Vielen Frauen wird vor allem in den letzten sechs Schwangerschaftsmonaten vom Arzt ein Eisenpräparat empfohlen. Dieses möglichst zwischen den Mahlzeiten mit Flüssigkeit einnehmen. Kaffee, schwarzer Tee und Milch sind dazu jedoch ungeeignet, da sie die Eisenaufnahme vermindern.

Folsäure. Eine ausreichende Folsäurezufuhr verringert das Risiko von Fehlentwicklungen beim Ungeborenen, insbesondere an Gehirn und Rückenmark (z. B. Spina bifida – offener Rücken). Schätzungsweise 50–70 % derartiger Defekte könnten vermieden werden, wenn alle Frauen im gebärfähigen Alter Folsäure einnähmen. Der empfohlene Tagesbedarf an Folsäure beträgt für nicht schwangere Frauen 400 Mikrogramm, steigt während der Schwangerschaft auf 600 Mikrogramm an und sinkt in der Stillzeit auf 500 Mikrogramm. Viele Frauen haben einen niedrigen Folsäurespiegel, v. a. wenn sie vor der Schwangerschaft die Pille genommen haben. Die kritische Phase bezüglich der Folsäureversorgung sind die ersten 4–6 Schwangerschaftswochen, da sich in diesem Zeitraum das Zentralnervensystem des Embryos ausbildet. Deshalb sollten Frauen, die eine Schwangerschaft planen, bereits Folsäurepräparate einnehmen. Folsäurereiche Nahrungsmittel sind z. B. grüne Blattgemüse, Orangensaft, Linsen, Erbsen, Bohnen, Spargel, Leber und angereichertes Speisesalz.

Natrium. Früher empfahl man routinemäßig allen Schwangeren, ihren Salzkonsum einzuschränken. Man vermutete, dass zu viel Salz das Risiko für eine mitunter lebensbedrohliche Schwangerschaftsgestose erhöht. Durch Einsparen von Salz lässt sich eine Gestose aber nicht nachweislich verhindern oder lindern – in Wirklichkeit erhöht sich der Natriumbedarf während der Schwangerschaft. In den meisten Fällen liefert die bei uns übliche Ernährung bereits genug Natrium.

Süßstoffe. Die Verwendung künstlicher Süßstoffe gab Anlass zu vielen Diskussionen. Umfangreichen Untersuchungen zufolge soll Aspartam in der Schwangerschaft ungefährlich sein, es sei denn, die Mutter leidet an der Stoffwechselkrankheit Phenylketonurie (PKU). Saccharin kann zwar die Plazenta passieren, es gibt jedoch keine Hinweise dafür, dass es dem Ungeborenen schadet. Azesulfam K und Sucralose werden im Verdauungstrakt nicht aufgenommen und unverändert wieder ausgeschieden; bisher konnte keine toxische Wirkung nachgewiesen werden. Nach Ansicht der meisten Experten ist die Verwendung von Süßstoffen in Maßen während der Schwangerschaft unbedenklich.

Koffein. Einer neueren Studie zufolge haben Schwangere, die täglich mehr als 150 mg Koffein – in 150 ml Kaffee stecken durchschnittlich 100 mg Koffein – zu sich nehmen, ein erhöhtes Risiko für eine Fehlgeburt oder die Geburt eines untergewichtigen Babys. Es gibt auch Hinweise darauf, dass hohe Koffeinmengen die Empfängnis verzögern. In anderen Studien ergaben sich keine Hinweise auf einen Zusammenhang zwischen Koffeinkonsum und Geburtsfehlern oder Frühgeburten. Aufgrund der negativen Auswirkungen von hohen Koffeinmengen ist es empfehlenswert, während der Schwangerschaft auf koffeinhaltiger Getränke wie starken Kaffee, starken schwarzen Tee, grünen Tee und Colagetränke in großen Mengen zu verzichten. Gegen den Genuss von zwei bis drei Tassen Kaffee oder Tee pro Tag ist aber nichts einzuwenden.

Quecksilber ist ein verbreiteter und für Menschen bekanntermaßen giftiger Umweltschadstoff. Schwangere und Frauen, die eine Schwangerschaft planen, sollten daher auf Fische wie Makrelen, Hai, Schwertfisch oder Thunfisch verzichten, außerdem auf Wildpilze und auf die Leber von Wild und von Tieren, die mit Fischmehl gefüttert wurden. Diese Lebensmittel sind relativ stark mit Quecksilber belastet. ❖

VORSICHT!

Rohes Fleisch birgt Gefahren

Um sich vor Toxoplasmose (einer für Schwangere und ihr Ungeborenes gefährlichen parasitären Erkrankung) zu schützen, sollten werdende Mütter auf rohes Fleisch wie Carpaccio, Tatar, Mett sowie auf Rohwurst – z. B. Teewurst und Mettwurst – verzichten. Achten Sie darauf, dass Fleisch stets ganz durchgebraten ist, also seine rote Fleischfarbe verloren hat. Von gepökelten Rohdauerwaren wie Rohschinken oder Salami geht keine Toxoplasmosegefahr aus.

SCHWEINEFLEISCH

Pluspunkte

- Frisches, mageres Schweinefleisch ist eine gute Quelle für hochwertiges Eiweiß, B-Vitamine und Zink

Minuspunkte

- Schinken, Speck und andere geräucherte Schweinefleischprodukte enthalten viel Salz und können sehr fettreich sein

Sparsame Köche scherzten schon immer, dass man von einem Schwein alles verwenden könne außer seinem Quieken. Ein Schwein liefert u.a. Schnitzel, Koteletts, Haxen und Bratenfleisch. Bestimmte Fleischteile werden seit jeher geräuchert oder anders haltbar gemacht, am bekanntesten sind Schinken oder Speck.

Weltweit ist Schweinefleisch das meistverzehrte Fleisch, und der Verbrauch steigt weiter an. Nach neuesten Daten sind 41 % des auf der ganzen Welt verbrauchten Fleischs Schweinefleisch (im Vergleich zu 29 % Geflügel und 25 % Rindfleisch). Innerhalb der letzten 20 Jahre ist der Konsum von Schweinefleisch insgesamt um 73 % gestiegen.

Viele aus Schweinefleisch hergestellten Produkte wie Wurst, durchwachsener Speck, Schweinebauch oder Koteletts enthalten viel Fett und damit gesättigte Fettsäuren. Tatsächlich zählt Schweinefleisch jedoch zu den magersten Fleischsorten. Es hat einen geringeren Fettgehalt als Rind- oder Lammfleisch und ist so fettarm wie Hähnchen ohne Haut. So haben 100 g mageres Schweinefleisch (z. B. Filet) nur 2,4 g Fett und gerade einmal 108 kcal. Filet, Hüfte und Lende sind die magersten Fleischstücke. Darüber hinaus enthält Schweinefleisch beträchtliche Mengen an hochwertigem Eiweiß sowie die B-Vitamine Thiamin, Riboflavin, Niazin, B_6 und B_{12}. 100 g Schweinefleisch liefern rund 75 % des empfohlenen Tagesbedarfs an Thiamin für junge Erwachsene, für ältere sogar fast den gesamten Bedarf. Außerdem enthält mageres Schweinefleisch wichtige Mineralstoffe wie Phosphor, Magnesium, Eisen und Zink. Fast die Hälfte des Eisens liegt beim Schweinefleisch in der Häm-Form vor, die am besten vom menschlichen Körper aufgenommen und verwertet werden kann.

Gegartes Schweinefleisch sollte eine Kerntemperatur von 75 °C aufweisen. Bei dieser Temperatur werden auf jeden Fall Parasiten wie Trichinen abgetötet, die eine Trichinose verursachen können.

Schweinefleisch enthält trotz des insgesamt geringen Fettgehalts mehr gesättigte Fettsäuren als anderes Fleisch und daher auch mehr Cholesterin. Welche Rolle mit der Nahrung aufgenommenes Cholesterin spielt, ist noch immer unklar. Neueren Studien zufolge hat es eine geringere Auswirkung auf den Cholesterinspiegel im Blut als gesättigte Fette. Dennoch gilt die Empfehlung, täglich nicht mehr als 300 mg Cholesterin zu sich zu nehmen.

Manche Produkte wie Würstchen und Speck sind sehr fettreich und sollten nur in Maßen gegessen werden. Außerdem enthält Speck Nitrate, aus denen krebserregende Nitrosamine entstehen können. Gepökelte Schweinefleischprodukte enthalten zudem sehr viel Natrium. ❖

SELLERIE

Pluspunkte

- Kalorienarm und ballaststoffreich
- Knollensellerie enthält geringe Mengen an Vitamin C und Vitamin B_6
- Staudensellerie ist reich an Kalium
- In größeren Mengen wirkt Staudensellerie entzündungshemmend und kann vor Krebs schützen

Knollen- oder Wurzelsellerie ist ein winterliches Wurzelgemüse und gehört wie der nahe Verwandte Staudensellerie und die Petersilie zur Familie der Doldenblütler. Frischer Knollensellerie sieht aus wie eine große, runde und knorrige Rübe. Schält man die Knolle jedoch, kommt weißes Fleisch mit intensivem würzigem Geruch zum Vorschein.

Knollensellerie zeichnet sich ähnlich wie Stauden- oder Stangensellerie durch milden Geschmack aus und ist für viele verschiedene Gerichte geeignet. Man kann ihn beispielsweise roh in Salat raspeln; gekocht und püriert macht er

SCHON GEWUSST?

Schweinefleischgenuss muss nicht zum Ansteigen des Cholesterinspiegels führen

Schweinefleisch ist zwar reich an gesättigten Fettsäuren, aber etwa 30 % dieses Fetts bestehen aus Stearinsäure. Diese Form scheint im Vergleich zu anderen gesättigten Fettsäuren wesentlich weniger schädlich für das Herz zu sein. Manchen Untersuchungen zufolge kann Stearinsäure den Cholesterinspiegel sogar senken.

Suppen und Eintöpfe sämiger und aromatischer. Gehackt kann man ihn als Zutat für Geflügelfüllungen verwenden oder in Scheiben geschnitten in Bierteig ausbacken. Sautiert kann er sogar als Fleischersatz dienen. In 100 g rohem Knollensellerie stecken knapp 20 kcal, 8 mg Vitamin C und 0,2 mg Vitamin B6. Sein Nährstoffgehalt entspricht weitgehend dem des Staudenselleries. Figurbewusste Menschen essen oft besonders viel Staudensellerie, weil er so kalorienarm ist. Es ist jedoch ein Irrglaube, das Kauen von Sellerie verbrauche mehr Kalorien, als der Sellerie selbst liefere. Zwei Stangen Sellerie enthalten weniger als 10 kcal (95 % des Gewichts bestehen aus Wasser), sind aber durch ihren Ballaststoffgehalt dennoch sehr sättigend. Staudensellerie liefert viel Kalium, geringe Mengen Vitamin C und etwas Folsäure. Die Stangen sind zwar nicht sehr nährstoffreich, können durch ihren einzigartigen Geschmack jedoch viele Gerichte bereichern, insbesondere Suppen, Salate und Eintöpfe. Die nährstoffreichsten Teile des Staudenselleries sind die Blätter – sie enthalten mehr Kalzium, Eisen, Kalium, Beta-Karotin und Vitamin C als die Stangen. Mit den gehackten Blättern erhalten Suppen, Salate und andere Gerichte einen feinen Selleriegeschmack.

MEDIZINISCHE EIGENSCHAFTEN

Naturheilkundler verwenden frischen Staudensellerie oder Tee aus Selleriesamen zur Behandlung von Gicht und anderen Formen entzündlicher Arthritis sowie bei hohem Blutdruck und Ödemen. Untersuchungen zufolge können die im Staudensellerie enthaltenen Phthalide den Spiegel bestimmter Hormone senken, die die Blutgefäße verengen und den Blutdruck ansteigen lassen. Die ebenfalls im Sellerie vorkommenden Polyacetylene vermindern angeblich die Produktion bestimmter Prostaglandine, die für Entzündungsreaktionen wesentlich sind. Es ist jedoch noch nicht wissenschaftlich bewiesen, dass Staudensellerie Arthritisschmerzen lindern und den Blutdruck senken kann oder eine harntreibende Wirkung hat.

Theoretisch könnte Staudensellerie das Risiko für bestimmte Krebsarten verringern. Die Polyacetylene zerstören krebserregende Benzopyrene, die beim Garen mancher Nahrungsmittel bei hoher Temperatur entstehen. Durch den hohen Gehalt an Pflanzennitraten kann dieser Vorteil jedoch wieder teilweise aufgehoben werden, weil der Körper diese in krebserregende Nitrosamine umwandelt. Das Krebsrisiko durch Nitrosamine ist nach Ansicht einiger Forscher jedoch gering, da die meisten Pflanzen, die reich an Nitraten und anderen möglicherweise krebserregenden Substanzen sind, zusätzlich Stoffe enthalten, die diese schädliche Wirkung wieder neutralisieren. Der Nitratgehalt des Staudenselleries lässt sich überdies durch Kochen, Schmoren oder Dämpfen verringern. ❖

SINUSITIS

Siehe Nasennebenhöhlenentzündung

SOJAPRODUKTE

Pluspunkte

- Liefern hochwertiges Eiweiß und Eisen
- Reich an B-Vitaminen, Kalium, Zink und anderen Mineralstoffen
- Kalorienarm, enthalten wenig gesättigte Fettsäuren

Minuspunkte

- Fermentierte Sojaprodukte enthalten viel Natrium und können Allergien auslösen
- Sojaeiweiß kann die Eisenaufnahme beeinträchtigen

Lange Zeit wurden Sojaprodukte hauptsächlich von Vegetariern als Alternative zu Fleischprodukten verzehrt. In den letzten Jahren legen jedoch immer mehr Verbraucher Wert auf einen gesünderen Lebensstil; dadurch hat auch der Verbrauch von Sojaprodukten allmählich zugenommen. Unterstützt wurde dieser Trend noch durch die sich mehrenden Hinweise auf die gesundheitsfördernde Wirkung dieser vielseitigen Nahrungsmittel. Da aber nach wie vor einige Fragen zu Soja und seiner Wirkung auf die Gesundheit offen sind, gehen die Forschungen auf diesem Gebiet weiter.

Sojabohnen gehören zu den nährstoffreichsten und vielseitigsten pflanzlichen Nahrungsmitteln. Bei gleicher Gewichtsmenge liefert Soja mehr Eiweiß und Eisen als Rindfleisch, mehr Kalzium

SOJAVIELFALT

Tofu. Wird aus pürierten Sojabohnen hergestellt und gepresst. Ungepressten, cremigen Tofu bezeichnet man als Seidentofu. Passt in pfannengerührte Gerichte oder kann zum Grillen und als Zutat für Suppen, Lasagne, Käsekuchen, Dips oder Milchmixgetränken verwendet werden.

Sojamilch. Frisch oder in Tetrapacks erhältlich. Kann in Rezepten statt Milch oder einer anderen Flüssigkeit verwendet werden. Manche Sorten sind mit Kalzium und Vitamin D angereichert und aromatisiert.

Sojabohnen. Praktisch sind Sojabohnen in Dosen. Abgetropft und abgespült kann man sie zu Schmorgerichten, Suppen oder Chili geben, püriert zu vegetarischen Bratlingen verarbeiten.

Grüne Sojabohnen *(Edamame)*. Gibt es geschält oder in den Hülsen zu kaufen. Man serviert sie als Zwischenmahlzeit oder als Gemüsegericht.

Sojamehl. Kann als Ersatz für herkömmliches Mehl verwendet werden, was das Gericht wesentlich eiweißreicher macht. Es ist teilweise auch in Zerealien, Fertigbackmischungen, und anderen bearbeiteten Nahrungsmitteln enthalten.

TVP (Textured Vegetable Protein = strukturiertes pflanzliches Eiweiß). Wird aus entfettetem und entwässertem Sojamehl hergestellt. Kann als Fleischersatz für viele verschiedene Gerichte dienen, z. B. für Hackbraten oder Nudelsaucen.

Tempeh. Wird aus fermentierten Sojabohnen hergestellt und gepresst. Dieser Fleischersatz wird für viele verschiedene Gerichte verwendet.

Miso. Eine vergorene Paste aus Sojabohnen und Reis; dient als Suppengrundlage oder Würze.

Geröstete Sojakerne. Enthalten mehr Ballaststoffe und weniger Fett als Nüsse. Zum Knabbern und Bestreuen von Salat oder Wokgerichten.

Soja-Eiweiß-Pulver. Wird aus isoliertem Soja-Eiweiß hergestellt. Unter Mixgetränke gerührt, ergibt es ein eiweißreiches Frühstück.

als Milch und mehr Lezithin als Eier. Soja-Eiweiß enthält alle essenziellen Aminosäuren. Es ist also das einzige pflanzliche Eiweiß, das wie tierische Produkte alle Eiweißbausteine liefert. Somit stellt es eine hervorragende Alternative zu Fleischprodukten dar. Sojabohnen sind auch reich an B-Vitaminen, Kalium, Zink und anderen Mineralstoffen. Als Krönung des Ganzen enthält Sojabohnenöl im Gegensatz zu tierischen Fetten wenig gesättigte Fettsäuren. Zudem liefert Soja wichtige sekundäre Pflanzenstoffe wie Isoflavone, Saponine, Lignane und Phytosterole, die sich allesamt positiv auf die Gesundheit auswirken.

GESUNDHEITLICHER NUTZEN

Die gesundheitsfördernde Wirkung von Sojaprodukten bei Herzkrankheiten, manchen Krebserkrankungen, Osteoporose und Beschwerden in den Wechseljahren steht im Blickpunkt wissenschaftlicher Forschung. Es gibt sehr viele Untersuchungen, die die gesundheitsfördernden Effekte von Soja belegen konnten. So erkranken z. B. Menschen, die viel Soja und Sojaprodukte essen, seltener an Brust- und Prostatakrebs, und es treten weniger Beschwerden während der Wechseljahre auf. Manche Wirkungen sind dabei besser wissenschaftlich belegt als andere.

SCHUTZ VOR HERZERKRANKUNGEN

In diesem Bereich sind die Forschungsergebnisse eindeutig. Es gibt zahlreiche Beweise dafür, dass man durch teilweisen Austausch tierischer Produkte gegen Sojaeiweiß das Risiko für eine Herzerkrankung senken kann. Grund hierfür ist, dass Soja den Spiegel an arterienverstopfendem LDL-Cholesterin (**L**ow-**D**ensity-**L**ipoprotein) senkt, nicht jedoch den Spiegel an nützlichem HDL-Cholesterin (**H**igh-**D**ensity-**L**ipoprotein). Die Beweise sind so stichhaltig, dass in den USA die Hersteller von Produkten, die reich an Sojaprotein sind, sogar auf dem Etikett angeben dürfen, dass der Verzehr dieser Nahrungsmittel Herzkrankheiten vorbeugen kann.

KREBSSCHUTZ

In ganz Asien ist Soja Grundnahrungsmittel. Dort erkranken wesentlich weniger Menschen an Brust- und Prostatakrebs als in westlichen Ländern. Untersuchungen nach ist diese schützende Wirkung auf die Sojaaufnahme im frühen Lebensalter zurückzuführen.

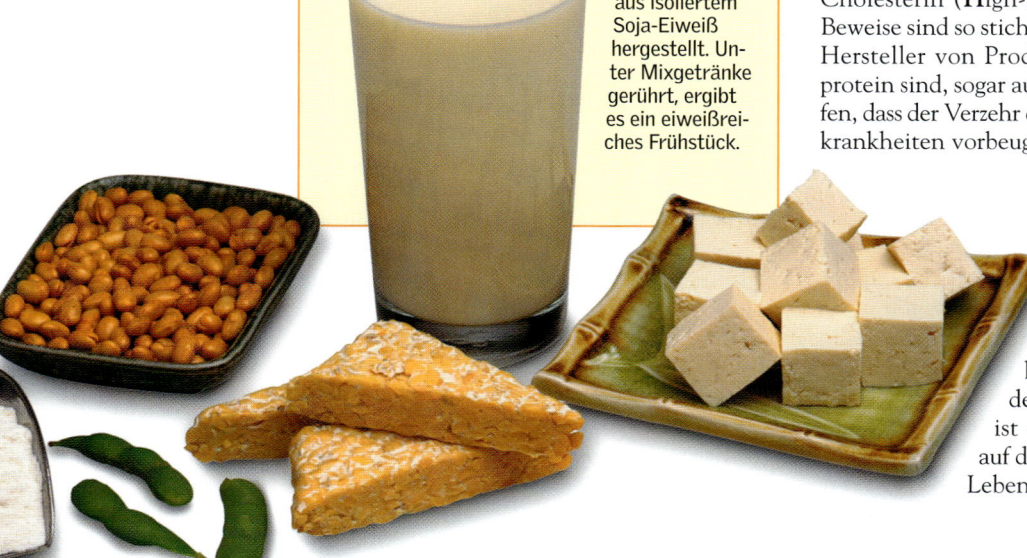

Sojaprodukte enthalten Isoflavone. Diese Stoffe sind eine Unterklasse der sehr viel umfangreicheren Gruppe der Flavonoide. In Soja findet man hauptsächlich die Isoflavone Genistein und Daidzein. Manche Wissenschaftler führen die geringen Krebsraten auf diese Isoflavone zurück. Sie schwächen die Wirkung von Östrogen auf Brust- und Prostatagewebe ab. Bei genetisch vorbelasteten Menschen scheint Östrogen das Tumorwachstum anzuregen.

Die krebsschützende Wirkung von Soja konnte bislang noch nicht bewiesen werden, weshalb auf diesem Gebiet noch viel Forschung notwendig ist. Während es Hinweise auf die brustkrebsvorbeugende Wirkung von Soja gibt, weiß man noch nicht, wie es bei bereits erkrankten Frauen wirkt. Daher scheint es empfehlenswert, Sojaprodukte nur in Maßen zu verzehren und auch bei diagnostiziertem Brustkrebs nicht plötzlich größere Sojamengen zu sich zu nehmen (s. u.).

SCHUTZ VOR OSTEOPOROSE

Neuere Untersuchungen deuten darauf hin, dass die Isoflavone in Soja den Knochenabbau verzögern und sogar die Knochendichte erhöhen können. Allerdings stimmen nicht alle Studien in diesem Ergebnis überein; bei manchen Untersuchungen zeigte sich keinerlei Wirkung von Soja auf den Knochenabbau.

LINDERUNG VON WECHSELJAHRES-BESCHWERDEN

Bei manchen Frauen kann eine Ernährung mit reichlich Sojaprodukten die Beschwerden während der Wechseljahre lindern, insbesondere die Häufigkeit und Intensität der Hitzewallungen. Die Wirkung variiert von Frau zu Frau.

DENNOCH: VORSICHT IST GEBOTEN

Nahrungsmittel aus Soja haben zweifellos Vorteile für die Gesundheit. Manche Wissenschaftler warnen jedoch davor, dass diese v. a. bei einem hohen Verzehr auch Gesundheitsrisiken bergen könnten. Dies gilt z. B. für folgende Punkte:

- Krebs. Wir müssen noch viel über Isoflavone und ihre Wirkungsweise in Erfahrung bringen. Einige neuere Forschungsergebnisse deuten darauf hin, dass ein hoher Isoflavonspiegel das Risiko für bestimmte Krebsarten sogar erhöhen kann, insbesondere für Brustkrebs. Die Bedenken beziehen sich hauptsächlich auf die isolierten Isoflavone in Nahrungsergänzungsmitteln, nicht auf die Produkte aus der ganzen Sojabohne. Bis die Rolle der Isoflavone durch weitere Untersuchungen geklärt ist, sollte man Präparate mit Isoflavonen besser gänzlich meiden. Wenn Sie wegen Brust- oder Prostatakrebs in Behandlung sind oder waren und vorhaben, sich künftig vermehrt von Sojaprodukten zu ernähren, sollten Sie mit ihrem Arzt darüber sprechen oder zumindest Vorsicht walten lassen.

- Demenz. Laut einer neueren Studie kann sich das Risiko für eine Demenz erhöhen, wenn man zweimal oder mehrmals pro Woche Tofu isst. Die Untersuchung wirft diesbezüglich allerdings mehr Fragen auf, als sie Antworten liefert. Bisher konnten diese Ergebnisse auch nicht durch andere Untersuchungen bestätigt werden. Darüber hinaus war diese Wirkung nicht in Studien mit Bevölkerungsgruppen zu erkennen, die große Mengen an Sojanahrungsmitteln konsumieren.

- Schilddrüsenfunktion. Manchen Studien zufolge besteht ein Zusammenhang zwischen dem Verzehr von Soja und einer verminderten Schilddrüsenfunktion. Anscheinend besteht dieses Risiko nur bei Einnahme von Sojapräparaten oder beim Verzehr sehr großer Mengen an Sojanahrungsmitteln; zur Abklärung der Zusammenhänge sind jedoch noch weitere Forschungen notwendig.

FAZIT

Insgesamt gesehen ist Soja ein nährstoffreiches, gesundes Nahrungsmittel und eine willkommene Bereicherung für eine gesunde Ernährung. Man sollte es jedoch immer als Nahrungsmittel betrachten und nicht als Medizin. Soja ist ein hervorragender Eiweißlieferant und eine gleichwertige Alternative zu Eiweiß aus tierischen Produkten. Es kann zum Schutz vor Krankheiten der Herzkranzgefäße beitragen und bei manchen Frauen auch Wechseljahresbeschwerden lindern. Zudem beugen Soja und seine Produkte wahrscheinlich manchen hormongesteuerten Krebsarten vor und bieten einen gewissen Schutz vor Osteoporose.

Wie alle anderen Nahrungsmittel ist jedoch auch Soja eine komplexe Mixtur aus unterschiedlichen Substanzen, die die Wissenschaftler gerade erst in Grundzügen verstehen. Viele Bestandteile erweisen sich als gesundheitsfördernd, aber bei jedem Nahrungsmittel oder -bestandteil besteht auch die Gefahr, dass es in bestimmten Mengen oder bei bestimmten Menschen schädlich wirken kann. Übertreiben Sie es nicht, und nehmen Sie keine Soja- oder Isoflavonpräparate zu sich. Es gibt einfach keine Alternative zu einer ausgewogenen Ernährung mit vielen verschiedenen gesunden Nahrungsmitteln in vernünftigen Mengen. ❖

SPARGEL

Pluspunkte

- Eine kalorienarme Quelle für Folsäure und Kalium
- Sehr ballaststoffreich

Minuspunkte

- Enthält Purine; diese können Gichtanfälle auslösen

Jahrhundertelang war Spargel als reines Frühlingsgemüse geschätzt. Mittlerweile wird dieser essbare Vertreter der Liliengewächse aber so verbreitet angebaut, dass er das ganze Jahr über erhältlich ist. Knapp gar gekocht oder gedämpft kann man Spargel als schmackhafte und nährstoffreiche Vorspeise, Salatzutat oder Beilage essen. In der Saison wird er z. B. mit neuen Kartoffeln und Schinken als Hauptgericht genossen.

Die alten Griechen und Römer schrieben dem königlichem Gemüse eine besondere Heilwirkung zu und behandelten fast alle Krankheiten damit – von Rheuma bis Zahnschmerzen. Zwar konnte keine dieser Wirkungen nachgewiesen werden, aber Spargel ist zweifellos reich an essenziellen Nährstoffen.

Eine Portion weißer Spargel (500 g) enthält 7,5 g Ballaststoffe, rund 1 g Kalium, 3,5 mg Eisen, 100 mg Vitamin C, 540 Mikrogramm Folsäure und insgesamt nur 90 kcal. Grüner Spargel liefert noch eine Extra-Portion Vitamine und Mineralstoffe sowie Beta-Karotin. Aufgrund dieser idealen Nährstoffzusammensetzung regulieren die weißen und grünen Stangen den Wasserhaushalt und den Blutdruck. Darüber hinaus wirkt Spargel positiv auf den Darm. Der hohe Ballaststoffgehalt fördert die Darmtätigkeit und beugt dadurch der Entstehung von Hämorrhoiden vor. Zudem enthält Spargel bestimmte Zuckerarten, die im Darm Milchsäurebakterien zum Wachsen anregen. Diese Bakterien schützen den Körper vor Darminfekten.

SCHON GEWUSST?

Spargel kann schmerzhafte Gichtanfälle auslösen

Spargel enthält Purine. Sie fördern die Produktion von Harnsäure, die schmerzhafte Gichtanfälle auslösen kann. Deshalb sollten an Gicht Leidende möglichst selten Spargel essen.

Spargel sollte möglichst bald nach dem Stechen gegessen werden. Im Kühlschrank lässt er sich, in ein feuchtes Tuch gewickelt, einen Tag aufbewahren. Ebenso kann man die Stangen (möglichst schon geschält) einfrieren.

Wenn Sie an Gicht leiden, sollten Sie auf Spargel besser verzichten: Er enthält Purine, und diese können schmerzhafte Gichtanfälle auslösen. Der strenge Geruch des Urins nach dem Genuss von Spargel ist unbedenklich und entsteht durch die Verarbeitung der Schwefelbestandteile des Spargels im Stoffwechsel. Untersuchungen zufolge tritt der Geruch jedoch nur bei etwa 40 % der Spargelesser auf. ❖

SPINAT

Pluspunkte

- Eine hervorragende Quelle für Vitamin A (in Form von Beta-Karotin), Vitamin K, Folsäure und Kalium
- Enthält die Vitamine C und B_6 sowie Riboflavin

Minuspunkte

- Oxalsäure kann die Aufnahme von Eisen und Kalzium beeinträchtigen sowie die Bildung von Nieren- und Blasensteinen begünstigen

Entgegen der allgemeinen Annahme enthält Spinat nicht ausgesprochen viel Eisen. Der Irrtum hinsichtlich des hohen Eisengehalts rührt von einer Analyse her, bei der fälschlicherweise das Komma um eine Dezimalstelle verrutscht war. Die dunkelgrünen Blätter dieses Gemüses enthalten dennoch relativ viel Eisen im Vergleich zu anderen Gemüsesorten. Außerdem liefert Spinat viele andere wertvolle Nährstoffe, v. a. Antioxidanzien und Bioflavonoide, die krebserregende Substanzen hemmen. So ist Spinat beispielsweise reich an Karotinoiden. Diese sekundären Pflanzenstoffe erzeugen auch die dunkelgrüne Farbe der Blätter. Zu den Karotinoiden zählen nicht nur Beta-Karotin, sondern auch die beiden Substanzen Lutein und Zeaxanthin. Diese schützen vor der altersbedingten Makuladegeneration, der Hauptursache für das Erblinden älterer Menschen. Beim Garen wird das Lutein in eine biologisch besser verfügbare Form umgewandelt. Noch weiter verbessern lässt sich die Karotinoidaufnahme, indem man gleichzeitig geringe Mengen Fett zum Gemüse gibt, vorzugsweise Pflanzenöle, die ein- oder mehrfach ungesättigte Fettsäuren enthalten.

100 g Spinat liefern 3,6 mg Beta-Karotin, über 17 mg andere Karotinoide und 145 Mikrogramm Folsäure. Mit 15 kcal pro 100 g schlägt das Gemüse kaum zu Buche. Besonders wichtig ist Folsäure bei einer geplanten oder bestehenden Schwangerschaft, weil sie u. a. dazu beiträgt, der Entstehung neurologischer Fehlentwicklungen (z. B. Spina bifida) beim ungeborenen Kind vorzubeugen. Folsäuremangel kann auch zu einer schweren Form von Anämie führen.

Die Vorteile des Spinats werden teilweise durch seinen hohen Oxalsäuregehalt aufgehoben. Spinat enthält Eisen, Kalzium und andere Mineralstoffe, deren Aufnahme im Körper jedoch durch die Oxalsäure behindert wird. Man kann die Aufnahme verbessern, indem man den Spinat zusammen mit Vitamin-C-reichen Nahrungsmitteln isst. Ein Nachteil von Oxalsäure ist auch, dass sie für Menschen, die zur Bildung von Nierensteinen neigen, ein Problem darstellen kann.

Vitamin K liegt am häufigsten in der chemischen Form von Phyllochinon vor. Es findet sich in dunkelgrünen Blättern wie denen des Spinats. Dieses Vitamin ist für die ordnungsgemäße Blutgerinnung erforderlich und trägt zur Gesunderhaltung der Knochen bei. Einige Untersuchungen deuten darauf hin, dass es auch die Knochendichte erhöhen und somit Knochenbrüchen vorbeugen kann. In zwei Studien war bei Menschen mit hoher Vitamin-K-Zufuhr das Risiko für Oberschenkelhalsbrüche geringer als bei Menschen mit geringer Vitamin-K-Zufuhr. Menschen, die gerinnungshemmende Medikamente nehmen, sollten Vitamin-K-reiche Gemüse nicht in zu großen Mengen zu häufig essen. Der Grund: Vitamin K beeinträchtigt die Wirkung dieser Medikamente.

ZUBEREITUNG VON SPINAT

Spinat kann man roh oder gegart essen. Damit er nicht zu sehr verkocht, sollte man ihn am besten dämpfen oder als pfannengerührtes Gemüse zubereiten. Diese Zubereitungsmethoden bewahren Aussehen und Geschmack sowie einen

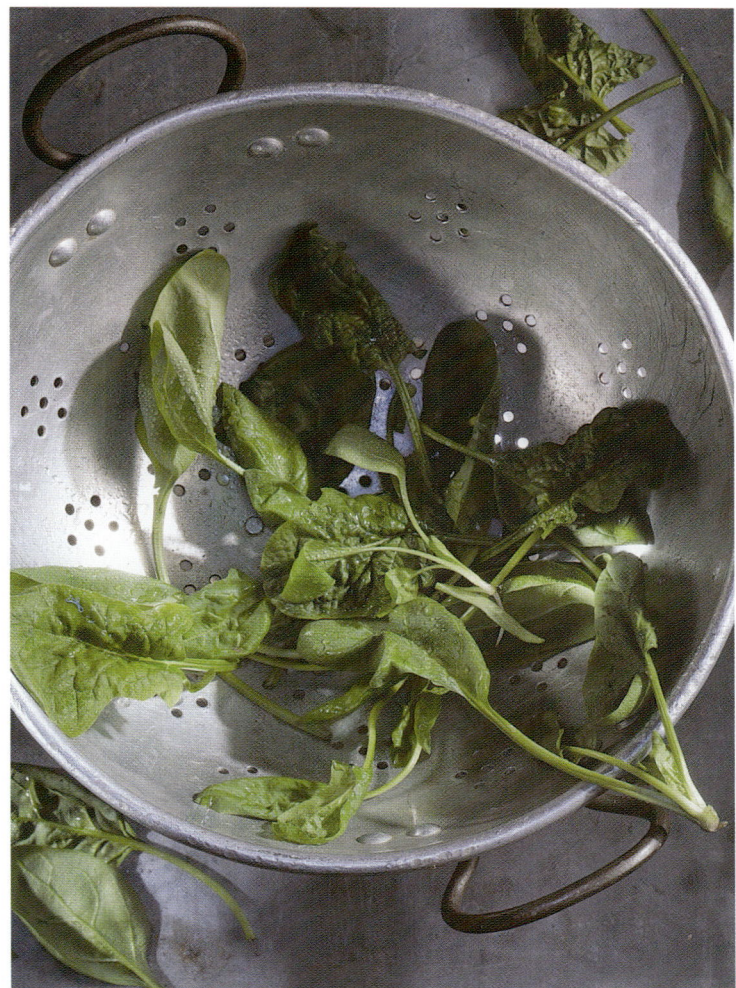

Großteil der wasserlöslichen Vitamine. Beim Garen gehen zwar manche Nährstoffe verloren, aber dennoch liefert eine Portion gegarter Spinat mehr Nährstoffe als roh servierter, weil Spinat durch das Erhitzen auf ein Viertel zusammenfällt und man deshalb mehr davon isst. Außerdem wird das im gegarten Spinat enthaltene Eiweiß leichter verdaulich. Den Nährwert von rohem Spinat kann man erhöhen, indem man Vitamin-C-reiche Getränke oder -Beilagen dazu serviert.

Befreien Sie die Spinatblätter gründlich von Sand und Schmutz, am besten in einer Schüssel mit kaltem Wasser, damit der Sand nach unten sinken kann. Anschließend sollten Sie den Spinat unter fließend kaltem Wasser abspülen. Für die Zubereitung eines Salats sollten Sie ihn danach trockenschütteln oder -schleudern. Zum Dämpfen die tropfnassen Spinatblätter in einen Topf geben, den Topf schließen und die Blätter bei mittlerer Hitze zusammenfallen lassen. ❖

EIN VIELSEITIGES GEMÜSE. *Junge Spinatblätter schmecken sowohl roh als auch kurz gegart ausgezeichnet. Auf jeden Fall sollten Sie den Spinat gründlich waschen und beschädigte Blätter oder harte Stiele entfernen.*

SPORT UND ERNÄHRUNG
■ FÜR AUSDAUER UND ENERGIE ■

Regelmäßige körperliche Betätigung wirkt Wunder für Gesundheit, Form und Stimmung. Irgendeinen Sport kann jeder treiben – unabhängig von Alter, Gesundheitszustand und Fitness. Sport verbrennt Kalorien, sorgt für gesunde Knochen, verbessert die Herz-Kreislauf-Funktion, fördert die Verdauung, strafft Muskeln und Haut und erhöht die Chancen auf einen erholsamen Schlaf. Außerdem veranlasst er das Gehirn zum Freisetzen von Endorphinen, morphinartigen natürlichen Schmerzmitteln, die Schmerzen lindern und zum allgemeinen Wohlbefinden beitragen. Endorphine sind u. a. für den „Kick" verantwortlich, den viele Langstreckenläufer erleben.

Sport liefert Energie

Das Paradoxe am Sport ist, dass durch den Energieverbrauch mehr Energie verfügbar wird. Aerobe Betätigungen – Bewegung, bei der man nicht außer Atem gerät – lassen den Körper effizienter mit Energie umgehen, da die Leistungsfähigkeit des Herzens verbessert wird. Infolgedessen verbrauchen Sie auch bei Alltagsaktivitäten weniger Sauerstoff. Man könnte es damit vergleichen, dass man ein Auto tunt und anschließend weniger Benzin verbraucht. Sollten Sie regelmäßigen Sport nicht gewöhnt sein, werden Sie sich zunächst vielleicht steif, zerschlagen und müde fühlen. Beginnen Sie daher langsam mit dreimal wöchentlich 10 Minuten, und erhöhen Sie allmählich Intensität und Dauer der Übungseinheiten. Nach einigen Wochen mit regelmäßigem Sport berichten die meisten Menschen über einen merklichen Energieschub.

Sport verbrennt Fett

Bei unserer überwiegend sitzenden Lebensführung müssen wir uns regelmäßig sportlich betätigen, damit der Körper durchtrainiert und gesund bleibt. Wenn man mehr isst, als man verbrennt, werden die überschüssigen Kalorien als Fett gespeichert. Die einzige Möglichkeit zur Gewichtsabnahme besteht darin, eine gesunde, kalorienarme Ernährung mit regelmäßigen aeroben Übungen zu kombinieren, wie (Nordic) Walking, Joggen, Radfahren, Schwimmen oder Gymnastik. Durch die beschleunigte Atmung und Herzfrequenz begünstigen aerobe Übungen die Fettverbrennung. Aber selbst bei einem regelmäßigen Übungsprogramm kann man nicht unkontrolliert alles essen, von Pommes über Süßigkeiten bis hin zu Sahnetorte. Tatsächlich liefert nur eine gesunde, ausgewogene Ernährung die Energie, die man bei regelmäßigem Sport benötigt.

Die Ausdauer bringt's

Bei aeroben Übungen verbrennt der Körper zunächst die gesamte im Blut enthaltene Glukose und anschließend das

WIE SIEHT EINE KOHLENHYDRATREICHE KOST AUS?

Ein 60 kg schwerer Sportler, der täglich 2–4 Stunden trainiert, benötigt jeden Tag 360–600 g Kohlenhydrate. Die unten aufgeführten Kohlenhydratmengen zu den jeweiligen Lebensmitteln helfen bei der Zusammenstellung einer kohlenhydratreichen Kost.

Lebensmittel	Kohlenhydrate in g	Lebensmittel	Kohlenhydrate in g
1 Kartoffelkloß (Knödel; 200 g)	38	200 ml Apfelsaft	30
1 gekochte Kartoffel (200 g)	36	1 Banane	27
100 g Reis	78	3 EL Rosinen	25
100 g Vollkornnudeln	61	1 großer Apfel	25
1 Brötchen (Semmel)	25	50 g Haferflocken	32
1 Scheibe Roggenmischbrot (45 g)	20	20 g Konfitüre	12
2 Scheiben Vollkorntoast	27	150 g Fruchtjoghurt (1,5 %) mit Müsli	22
1 Stück Marmorkuchen (70 g)	30	250 Milch	15

in Muskeln und Leber gespeicherte Glykogen sowie einige Fettsäuren. Daher wird bei einer Trainingsdauer von mehr als 20 Minuten mehr Fett verbrannt und nachhaltiger Gewicht verloren als bei kürzeren Trainingseinheiten. Deshalb fördert man den Fettabbau am besten mit gleichmäßigen Anstrengungen über lange Zeit – mindestens 25–30 Minuten am Stück bei 30–40 % der maximalen Leistungsfähigkeit.

Brennstoff für den Körper

Brennstoff für die Leistungen im Fitnessstudio, auf dem Sportplatz und auch zu Hause ist die Nahrung. Das i-Tüpfelchen ist die richtige Kombination aus Nahrungsmitteln und Sport. Hier sind einige Tipps:

1. Kohlenhydrate werden vom Körper als Energiequelle bei körperlicher Tätigkeit bevorzugt und gehören zu jedem Trainingsprogramm. Brot, Getreide, Zerealien, Nudeln, Obst und Gemüse liefern hochwertigen Brennstoff für die Muskeln und beschleunigen deren Erholung nach dem Sport. Wenn Sie als Sportler nicht ausreichend Kohlenhydrate zu sich nehmen, ermüden Sie deutlich schneller. Die erforderliche Kohlenhydratmenge hängt vom jeweiligen Training und dem persönlichen Bedarf ab. Leistungssportler benötigen täglich 6–10 g pro Kilogramm Körpergewicht, ein 60 kg schwerer Sportler, der 2–4 Stunden täglich trainiert, braucht demnach 360–600 g Kohlenhydrate pro Tag.

2. Flüssigkeit ist für ein hohes Leistungsniveau unabdingbar. Bei großer Anstrengung erhöhen Flüssigkeitsverluste die Gefahr für Krämpfe, Hitzeerschöpfung und Hitzschlag. Dies trifft besonders im Sommer zu, gilt aber auch im Winter. Trinken Sie daher vor dem Training, währenddessen und danach, und entwickeln Sie dafür eine Routine. Trinken Sie auch an solchen Tagen viel, an denen Sie sich eine Ruhepause gönnen, beispielsweise Obst- und Gemüsesäfte sowie Mineralwasser. Kaltes Wasser und Sportgetränke werden bei Fitnesstraining und Wettkämpfen empfohlen. Alkohol und Koffein entziehen dem Körper Wasser und zählen daher nicht in der Flüssigkeitsbilanz. Trinken Sie 2 Stunden vor dem Training 400–600 ml sowie 150–350 ml pro 15–20 Trainingsminuten.

Sportgetränke

Sportgetränke liefern während des Sports Wasser und Nährstoffe und ersetzen verlorene Flüssigkeit. Neben Wasser enthalten sie 6–8 % Kohlenhydrate und Elektrolyte wie Natrium und Kalium. Kohlenhydrate sind Brennstoff für die Muskeln, Natrium und Kalium ersetzen die Verluste an diesen Stoffen, die durch Schwitzen entstanden sind. Außerdem kann der Körper Wasser besser aufnehmen und speichern, wenn gleichzeitig Natrium zugeführt wird. Zudem macht Natrium durstig – man trinkt mehr. Sportgetränke sind vor allem bei längeren Trainingseinheiten geeignet. Bei Aktivitäten, die mindestens 45–50 Minuten dauern, werden derartige Getränke leicht aufgenommen und versorgen die arbeitenden Muskeln mit Energie – was Wasser nicht kann. Belegt ist inzwischen, dass Sportgetränke die verlorene Flüssigkeit nach dem Training schneller ersetzen als Wasser.

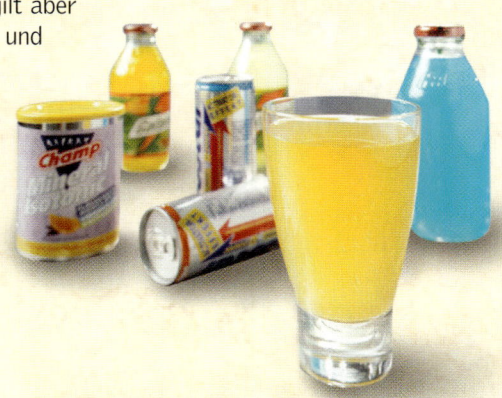

3. Planen Sie Ihre Mahlzeiten. Bei Lauf-Wettbewerben oder anderen Wettkämpfen sollten Sie 2–3 Stunden vorher das letzte Mal essen, am besten eine fettarme, kohlenhydratreiche Mahlzeit, von der Sie wissen, dass Sie sie gut vertragen. Das kann Obst sein, Joghurt, ein Brötchen, ein Milchshake oder ein Müsli. Beim Sport wird Blut aus dem Verdauungstrakt zu den arbeitenden Muskeln transportiert, sodass es bei vollem Magen zu Krämpfen und Völlegefühl kommen kann. Sollten Sie frühmorgens trainieren, haben Sie noch genügend Energiereserven vom vorigen Tag, um 60–90 Minuten durchzuhalten. Findet das Training später am Tag statt und sind mehr als 4 Stunden seit der letzten Mahlzeit vergangen, sollten Sie 45–60 Minuten vorher eine Kleinigkeit essen. Die ausgewählten Nahrungsmittel hängen von Tageszeit, Sportart und Trainingsintensität ab. Sie werden schnell herausfinden, welche Nahrungsmittelkombinationen für Sie am besten sind.

4. Essen Sie vor Ausdauerwettkämpfen kohlenhydratreich. Viele Kohlenhydrate sind vor allem für Langstreckenläufer, Triathleten und Radrennfahrer geeignet. Bei Wettkämpfen, die weniger als 90 Minuten dauern, ist eine normale, kohlenhydratreiche Ernährung ausreichend. Eine Sättigung mit Kohlenhydraten wird erzielt, indem das Training 3–4 Tage vor dem Wettkampf reduziert und gleichzeitig die Kohlenhydrataufnahme auf 70–80 % der Gesamtkalorien erhöht wird.

5. Ersetzen Sie nach dem Training Kohlenhydrate. Nach dem Training müssen die Glykogenspeicher der Muskeln wieder aufgefüllt werden. Essen Sie daher innerhalb von 30 Minuten nach dem Training einen kohlenhydrathaltigen Snack oder eine entsprechende Mahlzeit. Zu diesem Zeitpunkt nehmen die Muskeln Kohlenhydrate am besten auf. Wenn sie mehrmals am Tag trainieren, ist der Verzehr von kohlenhydratreichen Lebensmitteln (Brötchen, Obst und Zerealien beispielsweise sind immer schnell zur Hand) 1–4 Stunden nach dem Training wichtig. Säfte und Sportgetränke sind ebenfalls gute Kohlenhydratquellen, falls Sie direkt nach dem Training keinen Appetit auf etwas Festes haben.

6. Ersetzen Sie vom Körper ausgeschiedenes Natrium und Kalium über die Nahrung. Essen Sie kaliumreiches Obst und Gemüse, wie Bananen, Orangen und Tomaten. Ersetzen Sie mit dem Schweiß verlorenes Natrium, indem Sie das Essen nach dem Sport salzen.

7. Körperliche Aktivität kann den Bedarf an Vitaminen und Mineralstoffen erhöhen. Sofern Sie ausreichend Kalorien zu sich nehmen, um den erhöhten Bedarf durch das Training zu decken, und die Kalorien aus nahrhaften Nahrungsmitteln stammen, sind Ergänzungspräparate nicht nötig.

8. Mehr Eiweiß ist nicht erforderlich. Eiweiß ist für den Aufbau und die Reparatur von Muskulatur und anderen Körpergeweben erforderlich. Viele Sportler glauben, sie bekämen größere Muskeln, wenn sie extra Eiweiß zu sich nehmen. Das ist jedoch ein Irrtum. Der stärkste Wachstumsreiz für Muskeln ist Training – und nicht die Einnahme von Eiweißpräparaten. Sportler haben einen erhöhten Eiweißbedarf; das kann jedoch im Rahmen einer durch-

So decken Sie Ihren Eiweissbedarf

Ein Ausdauersportler benötigt täglich 1,2–1,4 g Eiweiß pro Kilogramm Körpergewicht. Ein 70 kg schwerer Sportler braucht also am Tag 84–98 g Eiweiß. In der folgenden Tabelle ist der jeweilige Eiweißgehalt einiger Lebensmittel aufgeführt. Sie können sehen, wie einfach es ist, sich eiweißreich zu ernähren.

Lebensmittel	Eiweißgehalt in g
100 g Thunfisch (Dose; in Öl)	24
100 g mageres Rind- oder Schweinefleisch	21
1 Gemüseburger (85 g)	17
85 g fester Tofu	13
60 g Mandeln	12
30 g Emmentaler	9
250 g Milch	8
200 g Joghurt	8
100 g Linsen (Dose)	8
1 Hühnerei (60 g)	8
50 g Haferflocken	6
2 Scheiben Vollkorntoast	5
100 g Gemüse (verschiedene Sorten)	2

Nahrungsmittel, die beim Training helfen

■ Stärkehaltige Nahrungsmittel wie Nudeln, Hülsenfrüchte, brauner Reis, Kartoffeln und Vollkornprodukte. Sie liefern komplexe Kohlenhydrate als kontinuierliche Energiequelle

■ Flüssigkeit vor dem Training, währenddessen und danach

■ Obst und Gemüse einschließlich Hülsenfrüchte für die Versorgung mit Vitaminen und Mineralstoffen, insbesondere mit Kalium

■ Mageres Fleisch, Fisch und Geflügel, fettarme Milch und Milchprodukte sowie andere eiweißreiche Nahrungsmittel zur Aufrechterhaltung der Muskulatur

dachten und ausgewogenen Ernährung ohne weiteres aufgefangen werden. Die empfohlene tägliche Eiweißzufuhr liegt für Ausdauersportler bei 1,2–1,4 g pro Kilogramm Körpergewicht, bei Leistungs- und Kraftsportlern beträgt sie 1,6–1,7 g pro Kilogramm Körpergewicht.

Erstellen eines Trainingsplans

✓ Versuchen Sie nicht, Trainingseinheiten in einen vollen Terminkalender zu quetschen. Ersetzen Sie lieber unwichtigere Tätigkeiten wie Fernsehen. Bewegen Sie sich mehr, indem Sie möglichst große Strecken zu Fuß zurücklegen, oder versuchen Sie es mit Sport am Mittag.
✓ Entscheiden Sie sich für eine Sportart, die Ihnen Spaß macht. Sorgen Sie für Abwechslung: Gehen Sie z. B. an einem Tag zügig spazieren und am nächsten zum Krafttraining ins Fitnessstudio. Treten Sie einer Yogagruppe bei, gehen Sie schwimmen …
✓ Fangen Sie langsam an. Jeder über 40 oder mit Bluthochdruck, Herz-, Knochen- oder Gelenkerkrankungen muss ebenso wie Diabetiker und Raucher zuvor einen Arzt aufsuchen.
✓ Falls Sie am liebsten allein sporteln, versuchen Sie es zunächst mit den Kraftmaschinen in einem Studio und schaffen sich dann eine eigene Maschine an.

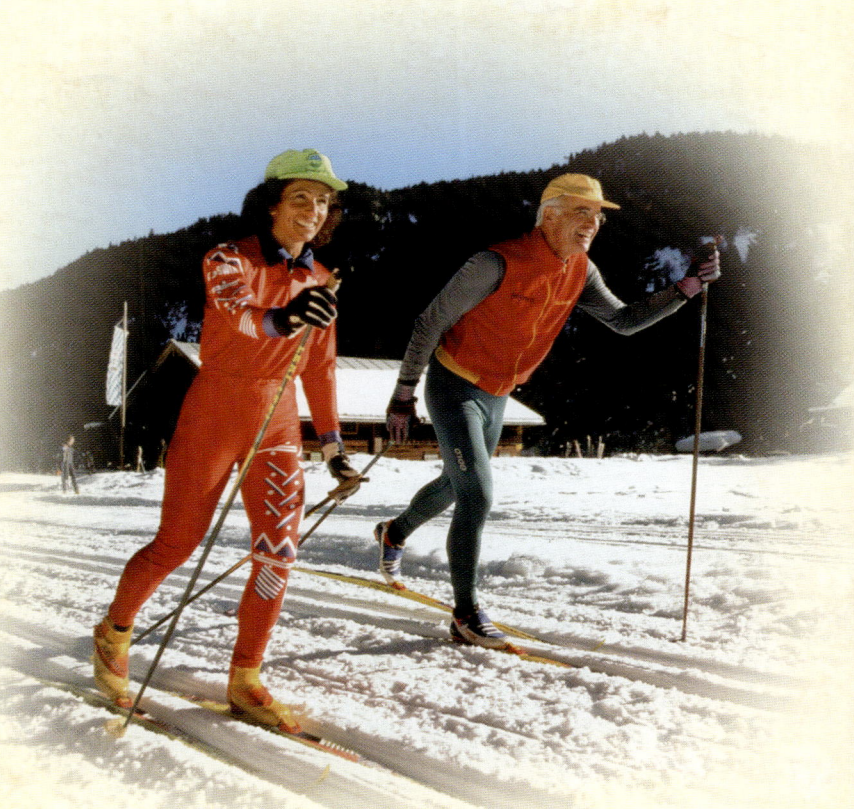

SPROSSEN UND KEIMLINGE

Pluspunkte

- Sind gute Quellen für Eiweiß, B-Vitamine und andere Vitamine sowie Mineralstoffe

Minuspunkte

- Können mit Schimmel verunreinigt sein

Während des Keimens finden im Samen Prozesse statt, bei denen sich der Nährwert der Keimlinge im Vergleich zu dem der Samen verändert. Dabei wird z.B. Stärke zu Zucker abgebaut, wodurch der oft süßliche Geschmack der Keimlinge entsteht. Bei Hülsenfrüchten verringert sich der Anteil an blähenden Stoffen, was sie besser verdaulich macht. Gleichzeitig werden die Keimlinge aber auch vitamin- und mineralstoffreicher: Bei Mungbohnen verdoppelt sich der Gehalt an Vitamin B_1 beim Keimen täglich. Weizen-, Soja- oder Linsenkeimlinge enthalten mehr B-Vitamine und Vitamin C als Tomaten, Möhren oder Kopfsalat. Außerdem sind Keimlinge voll mit Kalium, Kalzium, Phosphor, Magnesium und Zink. Derzeit werden intensiv Brokkolisprossen erforscht, weil sie sehr viel Sulforaphan enthalten – eine der stärksten Antikrebssubstanzen, die man bisher aus Pflanzen gewinnen konnte. Die Sprossen können bis zu 50-mal mehr Sulforaphan enthalten als Brokkoli.

Warnung: Die meisten Sprossen kann man roh essen. Achten Sie jedoch stets darauf, dass sich kein Schimmel gebildet hat. Deshalb die Sprossen immer gründlich abspülen. Sojasprossen sollten nicht roh verzehrt werden: Sie enthalten eine unverträgliche Substanz, die erst durch Garen zerstört wird. ❖

VORSICHT!

Beim Essen roher Sprossen kann man sich mit krankmachenden Bakterien (*E. coli 0157:H7* oder Salmonellen) infizieren. Das größte Risiko besteht hierbei für Kinder, alte Menschen und Menschen mit geschwächtem Immunsystem. Als gesunder Erwachsener können Sie mit den folgenden Vorsichtsmaßnahmen Ihr Risiko minimieren: Sprossen sollten beim Kauf knackig sein und frische Knospen tragen. Achten Sie auf das Haltbarkeitsdatum, kaufen Sie niemals dunkle oder muffig riechende Sprossen. Stellen Sie die Sprossen zu Hause sofort in den Kühlschrank. Durch Garen der Sprossen lässt sich das Krankheitsrisiko noch weiter verringern.

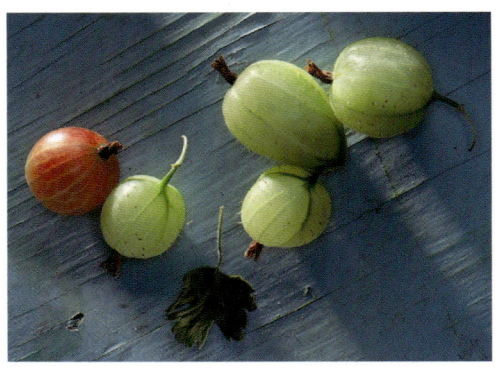

STACHELBEEREN

Pluspunkte

- Gute Quellen für Vitamin C, Kalium und Bioflavonoide
- Enthalten Eisen und Vitamin A
- Ballaststoffreich und kalorienarm

Minuspunkte

- Ihre herbe Säure wird häufig durch Zugabe großer Zuckermengen kompensiert

Weltweit gibt es 50 verschiedene Arten und mehr als 700 Stachelbeersorten. Die borstig behaarten Beeren werden wegen ihrer herben Säure kulinarisch geschätzt. Man verarbeitet sie zu Kuchen, Konfitüre, Kompott oder Gelee. Mittlerweile wurden süßere Sorten gezüchtet, die sich gut zum Rohessen eignen.

Stachelbeeren sind in vielerlei Hinsicht wertvoll für die Ernährung. Sie sind reich an löslichen Ballaststoffen und kalorienarm, zudem enthalten 100 g frische Früchte 35 mg Vitamin C – das entspricht mehr als einem Drittel der täglichen Zufuhrempfehlung – und 200 mg Kalium. Außerdem sind sie reich an Bioflavonoiden (sekundären Pflanzenstoffen), die vor Krebs und anderen Krankheiten schützen. Manche dieser Inhaltsstoffe gehen bei der Verarbeitung allerdings verloren. Konservierte Beeren sind durch die Zuckerzugabe wesentlich kalorienreicher als frische.

In der Volksmedizin wurde früher Stachelbeersaft zur Behandlung von Leber- und Darmerkrankungen empfohlen, und ein aus den Blättern des Strauchs aufgebrühter Tee galt als Heilmittel gegen Harnwegsinfektionen und Menstruationsstörungen. In alten Heilkräuterbüchern heißen Stachelbeeren auch „Fieberbeeren", sie sollen bei entzündlichen Erkrankungen helfen. Eine medizinische Wirkung von Stachelbeeren oder Stachelbeerblättern konnte bislang aber wissenschaftlich nicht bewiesen werden. ❖

STIMMUNGS-SCHWANKUNGEN

Empfehlenswert

- Kleinere Mahlzeiten/Imbisse über den Tag verteilt; lassen Sie keine Mahlzeiten aus

Zu meiden

- Größere Mengen an Koffein und Alkohol, da diese Schlaflosigkeit und Unruhe hervorrufen können

Das Gehirn ist Zentrum all unserer Gedanken, Gefühle, Stimmungen und Einstellungen sowie der Nerven- und Muskelfunktionen. Zwar wirkt sich unsere Ernährung auf die Gesundheit aller Organsysteme aus, aber der Zusammenhang zwischen Ernährung und emotionaler Gesundheit scheint hauptsächlich negativer Art zu sein. So kann z. B. ein Mangel an B-Vitaminen zu Gedächtnisverlust und anderen geistigen und emotionalen Veränderungen führen. Dank des Nahrungsüberflusses und der in den Industrienationen praktizierten Anreicherung von Getreideprodukten sind diese Erkrankungen mittlerweile selten geworden und beschränken sich im Allgemeinen nur auf Menschen mit bestimmten Ernährungsproblemen, z. B. Alkoholiker.

Nehmen Sie mehr Tryptophan zu sich. Die einzelnen Nervenzellen im Gehirn kommunizieren untereinander mithilfe bestimmter chemischer Substanzen, den Neurotransmittern. Sie werden auch Botenstoffe genannt. Diese Stoffe werden nach Bedarf aus Aminosäuren und anderen Nahrungsbestandteilen gebildet.

Die Aminosäure Tryptophan ist in hochwertigem Eiweiß wie in Fleisch, Milch und Eiern zu finden. Sie wird vom Gehirn zur Herstellung von Serotonin benötigt. Dieser Neurotransmitter reguliert u. a. den Schlaf, die Schmerzempfindung und kann die Stimmung positiv beeinflussen. Der Serotoninspiegel im Gehirn hängt von der Aufnahme von Tryptophan ab. Nach einer eiweißreichen Mahlzeit gelangt nur wenig Tryptophan ins Gehirn, weil es mit den anderen Aminosäuren um die Überschreitung der Hirnschranke konkurriert. Nach einer kohlenhydratreichen Mahlzeit werden dagegen die konkurrierenden Aminosäuren durch die Wirkung von Insulin ins Muskelgewebe aufgenommen. Dadurch kann mehr Tryptophan ins Gehirn gelangen und zu Serotonin umgewandelt werden. Die nach einer kohlenhydratreichen Mahlzeit auftretende Schläfrigkeit ist eine typische Wirkung des Serotonins.

WIRKEN NAHRUNGSMITTELZUSÄTZE?

Es gibt keinerlei Beweise dafür, dass Nahrungsmittelzusatzstoffe die Stimmung oder das Verhalten beeinflussen. In seltenen Fällen vertragen Kinder bestimmte Nahrungsmittelzusätze nicht, was sich in Form von Verhaltensauffälligkeiten manifestieren kann. Viele Eltern behaupten auch, ihr Kind werde nach dem Verzehr von zuckerhaltigem Essen hyperaktiv. Zahlreiche wissenschaftliche Untersuchungen haben jedoch genau das Gegenteil bewiesen: Zucker steigert die Serotoninbildung und wirkt daher eher beruhigend auf hyperaktive Kinder.

NAHRUNGS- UND GENUSSMITTEL, DIE DIE STIMMUNG BEEINFLUSSEN

Die wohl bekannteste stimmungsverändernde Substanz ist das stimulierend wirkende Koffein, das z. B. in Kaffee, Tee, Colagetränken und Schokolade enthalten ist. Eine Tasse Kaffee kann durchaus ein willkommenes Anregungsmittel sein – zu viel Koffein führt jedoch zu Herzklopfen, Schlafstörungen und Unruhezuständen.

Achten Sie auf Ihren Alkoholkonsum. Alkohol steht an zweiter Stelle der meistkonsumierten stimmungsbeeinflussenden Substanzen. Er wirkt als Beruhigungsmittel und verlangsamt bestimmte physiologische Vorgänge, z. B. die Atmung. Dadurch kommt es zu einer verminderten Sauerstoffversorgung des Zentralnervensystems. Alkohol kann sogar Depressionen auslösen. Wenn man morgens deprimiert und gereizt aufwacht, nachdem man am Vorabend Alkohol konsumiert hat, sollte man in Zukunft weniger Alkohol trinken. Außerdem beeinträchtigt Alkohol den Schlaf, was u. a. zu Unruhezuständen führen kann.

Lassen Sie keine Mahlzeiten aus. Ihre Stimmung hängt nicht nur davon ab, was Sie essen (Bananen sind z. B. reich an Tryptophan), sondern auch, wann und wie viel Sie essen. Mehrere Zwischenmahlzeiten halten den Energiespiegel und damit auch die Stimmung über den Tag konstanter. Das Auslassen von Mahlzeiten kann sich negativ auf die Stimmung auswirken, der Verzehr sehr großer Mengen auf einmal macht oft müde und antriebsärmer. Es bestehen jedoch nicht nur Zusammenhänge zwischen Nahrung und Stimmung auf chemischer Ebene. Beim Verzehr bestimmter Nahrungsmittel wirken sich auch erlernte Assoziationen und vertraute Gefühle ganz wesentlich auf die Stimmung aus. ❖

EINE BERUHIGENDE MAHLZEIT. Mit Reis und Bohnen gefüllte Paprikaschoten liefern all die Aminosäuren und Kohlenhydrate, die das Gehirn zur Herstellung beruhigender Substanzen benötigt.

STRESS
■ WIE DAMIT UMGEHEN? ■

Wenn über Stress gesprochen wird, ist meist Anspannung oder emotionaler Stress gemeint. Medizinisch ist Stress jedoch als ein Zustand definiert, in dem der Körper übermäßiger Belastung ausgesetzt ist. Ursachen können körperliche Krankheiten, Verletzungen oder Überlastung sowie zahlreiche seelische Probleme sein. Was einen Menschen unerträglich stresst, kann für einen anderen ein besonderer Reiz sein. Auf jeden Fall kann ein Stressor (ein Reiz, der zu Stress führt) das automatische Stressreaktionssystem des Körpers aktivieren. Dadurch wird die Körperabwehr geschwächt, und man wird anfälliger für Krankheiten, von der einfachen Erkältung bis hin zu Herzinfarkt und Krebs.

Natürliche Fluchtreaktion

Während körperlicher Stress meist nur vorübergehend auftritt, ist emotionaler Stress Teil des täglichen Lebens. Dabei handelt es sich um kein neues Phänomen. Unsere Urahnen standen unter weitaus größerem Stress als wir – sie mussten ständig nach Nahrung suchen und sich gegen feindselige Nachbarn und wilde Tiere wehren. Solchen Situationen sind wir zwar normalerweise nicht mehr ausgesetzt, trotzdem reagiert unser Körper auf Stress noch immer wie in der Urzeit. Der Stressbewältigungsmechanismus, die Fluchtreaktion, überschwemmt den Körper mit Adrenalin und anderen Hormonen, die den Blutdruck erhöhen, den Herzschlag beschleunigen, die Muskeln anspannen und alle Systeme in Alarmbereitschaft versetzen. Der Stoffwechsel wird beschleunigt, um zusätzliche Energie zur Verfügung zu stellen, die Verdauung wird angehalten und das Blut vom Verdauungstrakt zu den Muskeln umgeleitet.

Nährstoffbedarf

Besonders in Phasen mit erhöhtem Stress ist eine ausgewogene Ernährung wichtig. Anhaltender körperlicher oder seelischer Stress spielt der Verdauung und der Nährstoffversorgung übel mit. Die Nahrung liefert Energie, Vitamine und Mineralstoffe für den Umgang mit Stress und hilft gegen die negativen Auswirkungen auf das Immunsystem. Zitrusfrüchte und Paprika sind sehr reich an Vitamin C. Es hilft dem Körper, seine Infektabwehr auch bei Stress aufrechtzuerhalten. Außerdem zeigte eine Studie, dass bei gestressten Menschen, die täglich 1000 mg Vitamin C einnahmen, der Blutdruck weniger stark anstieg und die Spiegel der Stresshormone

Stehen Sie unter Stress?

Da Stress zu unterschiedlichen körperlichen und seelischen Symptomen führen kann, ist die wahre Ursache vieler Beschwerden oft nur schwer zu erkennen. Daher können verschiedene ärztliche Untersuchungen erforderlich sein, um Stress als Ursache nachzuweisen. Einige häufige Stresssymptome sind:

Körperliche Symptome
■ Herzstolpern, Kurzatmigkeit, Brustenge und andere Symptome, die auch bei Herzkrankheiten auftreten (diese müssen ausgeschlossen werden)
■ Ungewöhnlich schnelle Atmung, Benommenheit und Schwindel
■ Kribbeln in Händen und/oder Füßen
■ Chronische oder wiederkehrende Rücken- und Nackenschmerzen
■ Häufige Kopfschmerzen
■ Durchfall oder Verstopfung, Sodbrennen und/oder andere Verdauungsstörungen

Seelische Symptome
■ Konzentrations- und Entscheidungsschwäche
■ Schlafstörungen
■ Chronische Müdigkeit, selbst nach ausreichender Ruhe
■ Anhaltende Angstzustände
■ Appetitmangel und häufigerer Griff zu Alkohol, Nikotin, Medikamenten oder gar Drogen
■ Schwierigkeiten im Umgang selbst mit geringfügigen Problemen
■ Zunehmend geringeres Interesse an angenehmen Aktivitäten und Ereignissen

niedriger waren als bei anderen. Auch zinkhaltige Nahrungsmittel wie Meeresfrüchte, Fleisch, Geflügel, Milch, Eier, Vollkornprodukte und Nüsse tragen zur Gesundheit des Immunsystems bei.

Manche Menschen haben immer Hunger, wenn sie unter Stress stehen, andere müssen sich in dieser Situation zum Essen zwingen. Da Stress die Verdauung beeinträchtigt, sollte man statt der meist üblichen drei Hauptmahlzeiten 4–6 kleine Mahlzeiten über den Tag verteilt zu sich nehmen.

Kohlenhydratreiche Speisen erhöhen die Konzentration von Serotonin, einem beruhigenden Botenstoff im Gehirn. Studien haben gezeigt, dass schnell gestresste Menschen, die sich kohlenhydratreich und eiweißarm ernähren, seltener unter stressbedingten Depressionen leiden.

Ernährungstipps für stressige Zeiten

Stress lässt sich durch die Ernährung nicht beheben. Allerdings gibt es einige (Ess-)Möglichkeiten, um stressige Zeiten zu erleichtern:

■ **Frühstücken Sie.** Der Umgang mit Stress wird schwieriger, wenn man hungrig ist.

■ **Essen Sie langsam.** Zu schnelles Essen führt oft zu Verdauungsstörungen, die durch den Stress noch verstärkt werden.

■ **Machen Sie keine Schlankheitskur.** Die Umstellung der Ernährungsgewohnheiten ist schon schwierig genug, wenn man sich wohl fühlt.

■ **Hören Sie auf Ihren Körper.** Meiden Sie Nahrungsmittel, die zu Unwohlsein und Verdauungsstörungen führen.

Nahrung fürs Gemüt

Fast jeder hat eine Lieblingsspeise, die ihm in stressigen Zeiten Erleichterung verschafft. Bei einigen Menschen sind es Nahrungsmittel, die an die Kindheit erinnern, wie Milch. Andere stopfen Schokolade oder Süßigkeiten in sich hinein; diese erhöhen die Herstellung von Serotonin, einer beruhigenden Substanz, im Gehirn. Auch Suppen sind beliebt, ebenso Pudding, Vanillesauce, Joghurt, Kartoffelbrei und Omelett. Probieren Sie aus, was Ihnen gut tut.

Besser nicht

Da Stress der normalen Verdauung übel mitspielt, können Speisen, die sonst gut vertragen werden, unter Stress Verdauungsstörungen und Sodbrennen auslösen. Fettreiche Mahlzeiten, die grundsätzlich schwerer zu verdauen sind, sollten daher möglichst gemieden werden. Außerdem geben viele Menschen an, dass sie scharfe oder stark gewürzte Speisen bei Stress schlechter vertragen.

Meiden Sie koffeinhaltige Getränke – sie machen noch nervöser. Zudem können sie IhrenSchlaf stören, und Alkohol kann Depressionen verstärken.

Bedenken Sie, dass Sie die Höhen und Tiefen des Lebens besser meistern können, wenn Sie ausreichend essen und schlafen und positiv denken.

GANZ EINFACH!

Nehmen Sie ein Multivitaminpräparat ein

Studien haben gezeigt, dass chronisch unter Stress stehende Menschen verminderte Nährstoffspiegel aufweisen. Das kann durch Multivitamin- und Mineralstoffpräparate ausgeglichen werden. Es gibt zwar keine Tablette gegen Stress. wenn Sie aber nicht gut essen, weil es Ihnen schlecht geht, können Sie ein Multivitamin- und Mineralstoffpräparat einnehmen.

8 Wege zur Stressbewältigung

1. Achten Sie auf regelmäßige, gesunde Mahlzeiten, am besten mehrere kleine.
2. Setzen Sie sich jeden Tag für einige Minuten einfach nur mit geschlossenen Augen hin.
3. Treiben Sie regelmäßig Sport, um die Produktion von Endorphinen anzukurbeln, das sind Gehirnbotenstoffe, die die Stimmung aufhellen.
4. Hören Sie Ihre Lieblingsmusik, auch sie erhöht den Endorphinspiegel.
5. Lernen Sie Entspannungstechniken, wie Yoga, Meditation oder Atemübungen.
6. Schreiben Sie nach Dringlichkeit auf, was Sie am Tag zu erledigen haben. Machen Sie nur eine Sache zur gleichen Zeit; und verschieben Sie nicht Erledigtes auf den nächsten Tag.
7. Schaffen Sie sich ein Haustier an. Das Tier zu streicheln beruhigt.
8. Teilen Sie Ihre Probleme mit Familienmitgliedern, Freunden oder einem Therapeuten.

SUPPEN

Pluspunkte

- Können sehr reich an Nährstoffen sein
- Ideal für Genesende
- Schnell und unkompliziert in der Zubereitung

Minuspunkte

- Suppen aus Dosen und Tüten enthalten viel Salz und meist auch viel Fett

EINFACH ODER RAFFINIERT.
Je nach Vorliebe kann man Suppen herzhaft, deftig oder exotisch verfeinert zubereiten.

Suppen sind in der ganzen Welt beliebt – sie sind nährstoffreich, ein richtiges Wohlfühl-Essen und obendrein noch preiswert. Im Rahmen einer Studie wurde herausgefunden, dass die Teilnehmer umso mehr Gewicht verloren, je mehr Suppe sie aßen. Dies hängt sicher damit zusammen, dass Suppen relativ viel Volumen haben und so rasch ein Sättigungsgefühl erzeugen.

SELBST GEMACHTE SUPPEN

Die unterschiedlichsten Lebensmittel lassen sich zu einer Suppe verarbeiten. Man braucht kaum Kocherfahrung, um aus Möhren, Kartoffeln und anderem Gemüse sowie Brühe eine köstliche Suppe zu bereiten. Fleisch oder Fisch vom Vortag, sorgt dafür, dass die Suppe noch mehr Geschmack und Nährwert hat.

Eine selbst gemachte Brühe ist allerdings gesünder als eine aus Brühwürfeln hergestellte. Letztere enthalten meist sehr viel Salz und weitere Zusatzstoffe. Für eine selbst gemachte Fleischbrühe braucht man Rindfleisch und Knochen, die man zusammen mit Gemüse, Kräutern und Gewürzen kochen lässt. Für Gemüsebrühe eignen sich Suppengrün, verschiedene Wurzelgemüse, Pilze und Kräuter. Durch das lange und langsame Sieden konzentriert sich der Geschmack. Eine Fischbrühe lässt sich aus gesäuberten Fischabfällen (z. B. Kopf und Gräten) und Gewürzen herstellen. Den zwangsläufigen Verlust an Vitaminen kann man etwas in Grenzen halten, indem ein Teil des Gemüses erst gegen Ende der Garzeit hinzugefügt wird und nur so lange mitgart, bis es bissfest ist.

Salz lässt sich einsparen, indem z. B. frische Kräuter zum Würzen verwendet werden.

Selbst gemachte Brühe kann man leicht entfetten: dafür die Brühe abkühlen lassen und dann die Fettschicht oben abschöpfen oder (wenn die Suppe kühlschrankkalt ist) abheben.

SUPPEN AUS DOSEN UND TÜTEN

Weil Suppen beim Abfüllen in Konserven gleichzeitig sterilisiert werden, brauchen sie keine zusätzlichen Konservierungsstoffe, um lange haltbar zu sein. Dosensuppen enthalten weniger Nährstoffe als selbst gekochte und meist viel Salz. Tütensuppen enthalten oft noch weniger Nährstoffe als Dosensuppen. Hinzu kommen in der Regel verschiedene Verdickungsmittel, Farb- und Geschmacksstoffe sowie der Geschmacksverstärker Mononatriumglutamat.

BELIEBTE SUPPEN

- Bouillabaisse. Die reichhaltige Fischsuppe stammt ursprünglich aus Marseille und schmeckt am besten mit Mittelmeerfischen. Sie kann aber auch mit anderen Fischen zubereitet werden. Die Tomaten liefern Lykopin, das andere Gemüse Kalzium, und der Fisch steuert Eisen und Eiweiß bei.
- Französische Zwiebelsuppe. Sie gilt in der Volksheilkunde als Mittel gegen Müdigkeit, Frösteln und Erkältung, sie soll auch einen Kater vertreiben.
- Gazpacho. Die kalte spanische Suppe besteht aus Tomaten, Salatgurken und Frühlingszwiebeln. Sie enthält viel Vitamin C.
- Hühnersuppe. Sie gilt als traditionelles Mittel gegen eine verstopfte Nase. Hühnersuppe liefert Eiweiß und B-Vitamine.
- Linsensuppe. Die klassische Hülsenfruchtsuppe ist ideal für Vegetarier. Linsen liefern wertvolles Eiweiß, aber auch Ballaststoffe und Eisen, wenn sie vor dem Kochen Zeit zum Ausquellen hatten.
- Minestrone. Die italienische Gemüsesuppe wird aus frischem Gemüse, getrockneten Bohnen und Nudeln oder Reis zubereitet. Sie liefert Eiweiß, Ballaststoffe und Vitamin C.
- Tomatensuppe. Selbst gemacht aus reifen Tomaten ist sie besonders nährstoffreich. ❖

SUSHI

Pluspunkte

- Aus gesunden Zutaten hergestellt, z. B. Meeresgemüse, Reis, Gemüse und Fisch
- Fettarm

Minuspunkte

- Viele Sorten werden aus rohem Fisch zubereitet, sollten also von Schwangeren und bei geschwächtem Immunsystem gemieden werden, weil ein geringes Risiko für die Infektion mit Bakterien oder Parasiten besteht

Früher als exotische Häppchen betrachtet, hat Sushi mittlerweile auch in Europa sehr viele Liebhaber gefunden. Das verwundert nicht, denn Sushi ist nicht nur nährstoffreich und delikat im Geschmack, sondern auch eine fernöstliche kulinarische Kunstform, die sich im Lauf von Jahrhunderten hinweg entwickelt hat.

Eigentlich bezieht sich die Bezeichnung Sushi auf gesäuerten Reis. Sie wird aber zumeist auf die vielen unterschiedlichen Sorten mundgerechter Happen angewendet, die beispielsweise aus rohem Fisch auf einem Reisbett (Nigiri) bestehen. Eine weitere Sorte sind Röllchen aus Seetang und Reis in unterschiedlichen Größen mit Fisch und/oder Gemüse (Maki).

Die Happen werden – traditionell mit Stäbchen – gegessen, wie sie sind oder vor dem Verzehr in Shoyu (japanische Sojasauce) getaucht. Die Fertigung der kunstvoll aussehenden Sushi erfolgt mit viel Sorgfalt und Hingabe.

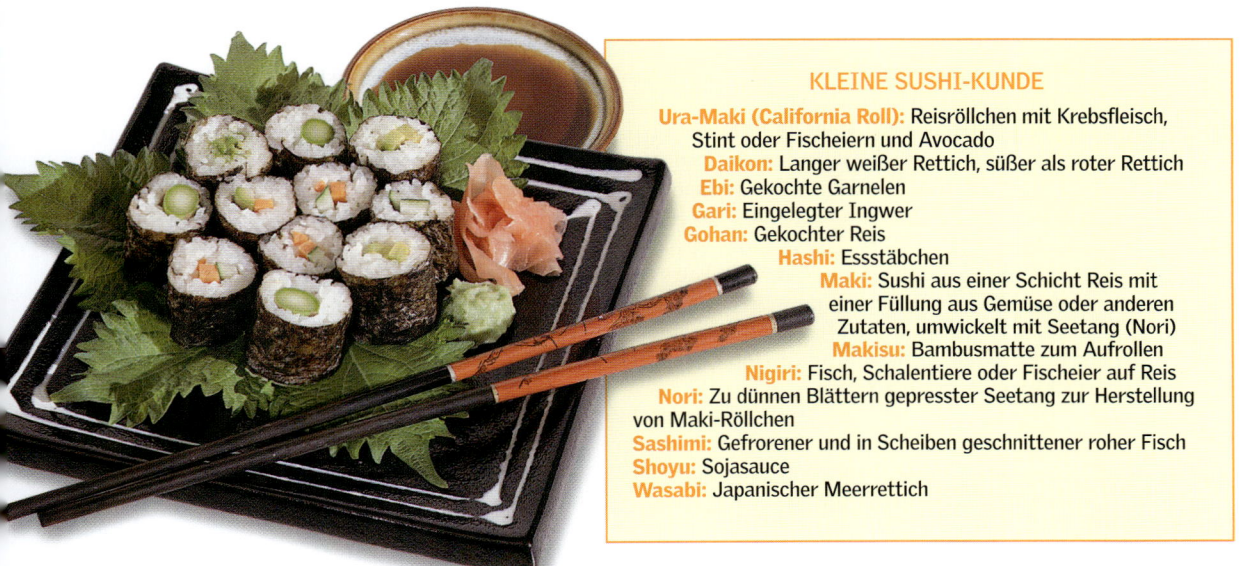

KLEINE SUSHI-KUNDE

Ura-Maki (California Roll): Reisröllchen mit Krebsfleisch, Stint oder Fischeiern und Avocado
Daikon: Langer weißer Rettich, süßer als roter Rettich
Ebi: Gekochte Garnelen
Gari: Eingelegter Ingwer
Gohan: Gekochter Reis
Hashi: Essstäbchen
Maki: Sushi aus einer Schicht Reis mit einer Füllung aus Gemüse oder anderen Zutaten, umwickelt mit Seetang (Nori)
Makisu: Bambusmatte zum Aufrollen
Nigiri: Fisch, Schalentiere oder Fischeier auf Reis
Nori: Zu dünnen Blättern gepresster Seetang zur Herstellung von Maki-Röllchen
Sashimi: Gefrorener und in Scheiben geschnittener roher Fisch
Shoyu: Sojasauce
Wasabi: Japanischer Meerrettich

GESUNDHEITLICHER NUTZEN

Für Sushi werden einfache, gesunde Zutaten verwendet, wie Reis, Meeresgemüse, Fisch und Gemüse. Es ist ein fett- und kalorienarmes Gericht und deshalb hervorragend für Menschen geeignet, die auf ihr Gewicht achten oder denen ihre Cholesterinwerte Sorgen machen. Wenn Sie auf Ihre Salzzufuhr achten müssen, sollten Sie sich bei Sushi-Sorten mit Meeresgemüse (Nori) und Sojasauce etwas zurückhalten.

Die mundgerechten Happen regen zu langsamerem und genussvollem Essen an. Eine typische Portion Sushi besteht aus einer Auswahl von etwa zehn Nigiri und dünnen Röllchen. Sie hat ungefähr 450 kcal. Als allgemeine Regel kann gelten, dass ein Nigiri zwischen 40 und 100 kcal enthält. Davon stammen rund 30 kcal vom Reis, die übrigen Kalorien von den verschiedenen Fischsorten oder sonstigen Garnierungen. Zwei dünne Röllchen sind etwa gleichwertig mit einem Nigiri. Der Kaloriengehalt dicker Röllchen ist sehr unterschiedlich und hängt von den verwendeten Zutaten ab. Eine der beliebtesten Sorten, Ura-Maki, auch California Roll genannt, enthält Fisch und Avocado. Ein Stück bringt es normalerweise nur auf etwa 40 kcal.

VORSICHT

Küchenchefs, die in der Kunst der Sushi-Herstellung ausgebildet sind, halten sich gewöhnlich an die strengen Vorschriften bezüglich Frische der Zutaten und Sauberkeit. Dennoch ist der Verzehr von rohem Fisch mit bestimmten Risiken verbunden. Süßwasser- wie auch Meeresfische können Zwischenwirte von parasitischen Würmern sein. Die meisten zur Herstellung von Sushi verwendeten Fische werden so stark gekühlt, dass die krankmachenden Parasiten absterben. Dennoch sollten sich Sushi-Esser des Infektionsrisikos bewusst sein.

In der Schwangerschaft und bei Störungen des Immunsystems sollte man wegen des Risikos einer Infektion mit Bakterien wie *Listeria monocytogenes* oder Parasiten keinen rohen Fisch essen, auch wenn in seriösen Lokalen das Risiko als sehr gering zu bewerten ist. Wenn Sie keinen rohen Fisch essen möchten, können Sie meist auf eine große Auswahl anderer Zutaten wie gekochtes Krabbenfleisch, Garnelen, Eier, Tofu oder Gemüse zurückgreifen.

Mit Thunfisch gefüllte Sushi sollte man, wie alle Thunfischgerichte, nicht zu häufig essen. Thunfisch zählt nach wie vor zu den mit Quecksilber belasteten Fischarten. ❖

SÜSSIGKEITEN

Pluspunkte
- Köstliche Energiespender

Minuspunkte
- Kalorien- und manchmal auch fettreich
- Zuckerhaltige Bonbons und Lutscher können Zahnschäden verursachen
- Lakritze kann bei empfindlichen Menschen den Blutdruck erhöhen

Süßigkeiten bieten nur einen geringen Nährwert, sind aber dennoch rund um den Erdball bei Groß und Klein beliebt. Der gelegentliche Genuss von Süßigkeiten schadet gesunden Menschen, die sich ansonsten ausgewogen ernähren, normalerweise nicht.

Die Vorliebe für Süßes scheint uns angeboren zu sein, schließlich schmeckt schon das Fruchtwasser im Mutterleib süß.

Man nimmt an, dass Marzipan die erste Süßigkeit war, die für Handelszwecke hergestellt wurde. Die aus Mandeln und Zucker bestehende Masse wurde im Mittelalter von arabischen Händlern nach Italien und Spanien gebracht.

Die ersten Süßigkeiten wurden in Europa von Apothekern hergestellt, die Kräuter in Zucker konservierten. Die Kräuterbonbons wurden nur selten zu besonderen Anlässen genossen, denn der Grundstoff Zucker war seinerzeit ein teures Gewürz. Erst als im 17. und 18. Jh. großflächig Zuckerrüben angebaut wurden und in speziellen Fabriken daraus Zucker gewonnen werden konnte, wurden Süßigkeiten für jeden erschwinglich.

BLUTZUCKERSCHAUKEL

Alle Süßigkeiten stecken voller Einfachzucker wie Saccharose (der normale Haushaltszucker) oder Fruktose (Fruchtzucker). 100 g Zucker liefern fast 400 kcal – und sonst keinerlei Nährstoffe. Zuckerkalorien werden deshalb auch als

POPULÄRE IRRTÜMER

Irrtum: Süßigkeiten machen Kinder hyperaktiv.

Tatsache: Viele Studien haben ergeben, dass Zucker keine Hyperaktivität verursacht. Allerdings können einige Lebensmittelfarbstoffe in Süßigkeiten eine vorhandene Hyperaktivität verstärken.

leere Kalorien bezeichnet.
Der Vorteil von Einfachzuckern liegt darin, dass sie rasch durch die Darmwand ins Blut gelangen und den Blutzuckerspiegel rapide ansteigen lassen – das sorgt für schnelle Energie. Gleichzeitig verursacht ein hoher Blutzuckerspiegel aber einen plötzlichen steilen Anstieg der Insulinausschüttung, was wiederum die Leber dazu anregt, Zucker in Fett umzuwandeln. Und sobald der Blutzuckerspiegel unten ist, fühlt man sich wieder hungrig und müde.

REAKTIONEN AUF ZUSATZSTOFFE

Es gibt fast keine Bonbons und Lutscher, die keine künstlichen Aroma- und Farbstoffe enthalten. Es besteht der Verdacht, dass diese Stoffe allergische Reaktionen auslösen können. Bislang konnten diese Vermutungen jedoch wissenschaftlich noch nicht bewiesen werden.

Echte Lakritze kann bei empfindlichen Menschen den Blutdruck erhöhen. Wenn Sie an Bluthochdruck leiden, sollten Sie besser auf Lakritze verzichten.

SÜSSIGKEITEN UND KARIES

Zucker und Zuckerhaltiges erhöhen den Säuregehalt des Speichels im Mund. Das greift den Zahnschmelz an und bietet Kariesbakterien optimale Wachstumsbedingungen. Wenn man regelmäßig Zähne putzt, verringert man den schädlichen Effekt. Generell sind Lutschbonbons, die längere Zeit im Mund verweilen, schädlicher für die Zähne als solche Süßigkeiten, die man nach kurzer Zeit hinunterschluckt.

Wer keine Zeit zum Zähneputzen nach einer Mahlzeit hat, kann durchaus auch auf zuckerfreies Kaugummi zurückgreifen. Bei zuckerfreiem

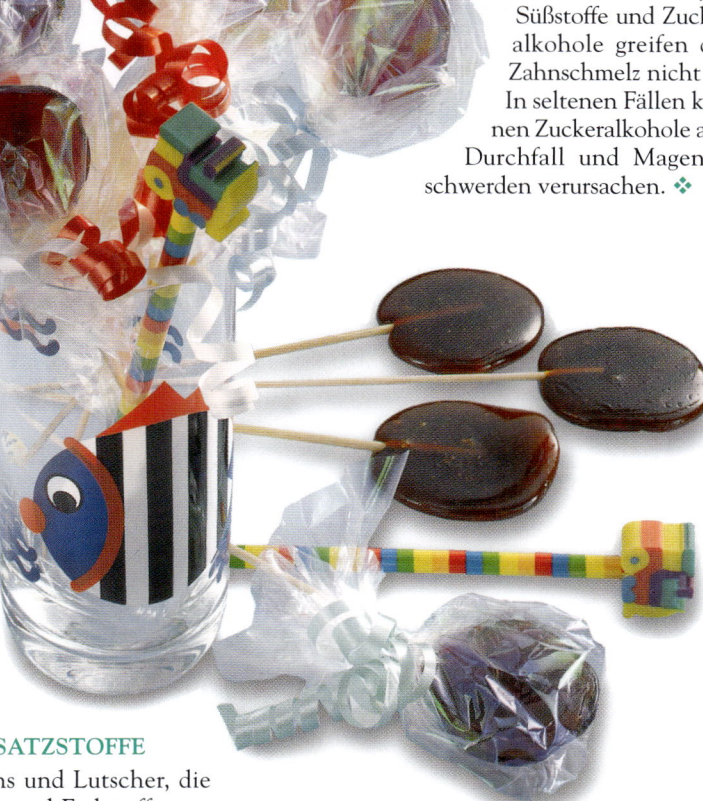

Kaugummi werden zwei Sorten angeboten: Einige enthalten Süßstoff, andere Zuckeralkohole wie Xylit. Süßstoffe und Zuckeralkohole greifen den Zahnschmelz nicht an. In seltenen Fällen können Zuckeralkohole aber Durchfall und Magenbeschwerden verursachen. ❖

SÜSSKARTOFFELN UND YAMSWURZELN

Pluspunkte

- Reichhaltige Quellen für Beta-Karotin
- Liefern viel Vitamin C und Vitamin B_6, Folsäure und Kalium
- Von Natur aus süß und ballaststoffreich

SÜSSKARTOFFELN

Süßkartoffeln sind weder mit den normalen Kartoffeln noch mit Yamswurzeln verwandt. Die nährstoffreichen Knollen haben ein reiches, süßliches Aroma. Sie stammen ursprünglich aus Mittel- und Südamerika und gelangten durch Kolumbus und andere Entdecker nach Europa.

Ihren Geschmack erhalten die Süßkartoffeln durch ein Enzym, das Stärke in Zucker umwandelt. Mit zunehmender Reife und beim Garen gewinnen die Knollen noch an Süße. Sofort nach der Ernte werden Süßkartoffeln 4–6 Tage lang bei 30 °C getrocknet. Dadurch werden sie süßer und verderben nicht so leicht.

GEMÜSE MIT HOHER NÄHRSTOFFDICHTE

Süßkartoffeln sind genau wie andere leuchtend gelb-orange gefärbte Gemüse eine ausgezeichnete Quelle für Beta-Karotin, die Vorstufe von Vitamin A. Beta-Karotin verleiht Süßkartoffeln ihre Farbe und senkt als hoch wirksames Antioxidanz das Risiko für Herzkrankheiten und bestimmte Krebserkrankungen. Im Durchschnitt liefern 100 g Süßkartoffeln knapp 8 mg Beta-Karotin, dazu 30 mg Vitamin C und 270 Mikrogramm Vitamin B_6, außerdem 370 mg Kalium sowie Folsäure und etwas Eisen. Zudem enthalten Süßkartoffeln auch cholesterinsenkende Sterole. Auch der lösliche Ballaststoff Pektin kann zur Regulierung des Cholesterinspiegels beitragen. Ungeschält liefern die Knollen auch noch sehr viele unlösliche Ballaststoffe, die vor Verstopfung und Divertikulose schützen. Süßkartoffeln sind leicht verderblich; verschrumpelte

Knollen oder Knollen mit schimmeligen Stellen sollte man wegwerfen. Die faulen Stellen herauszuschneiden reicht meist nicht, da oftmals schon die ganze Frucht einen unangenehmen Geschmack angenommen hat. Süßkartoffeln sollten an einem kühlen Ort, jedoch nicht im Kühlschrank aufbewahrt werden. Bei Temperaturen unter 10 °C werden sie innen hart und schmecken dann verdorben.

Wegen ihrer dünnen Schale sollten Süßkartoffeln sanft behandelt werden. Nach dem Kochen lässt sich die Schale leicht abziehen. In der Regel werden sie jedoch geschält, mit einer Gabel ringsum eingestochen, mit Öl eingepinselt und anschließend in Folie gewickelt im Ofen gegart. Man kann sie auch mit angedicktem Apfelsaft glasieren und Ananasstücke dazu servieren. In zahlreichen Rezepten kann man Kartoffeln und Kürbis durch Süßkartoffeln ersetzen. Süßkartoffelpüree mit Brühe oder geriebener Orangenschale ist eine vitaminreiche Beilage.

YAMSWURZELN

Sie stammen ursprünglich aus Afrika. Die Wurzeln werden bis zu 45 kg schwer, wiegen also wesentlich mehr als Süßkartoffeln, sind aber bei weitem nicht so vitaminreich. Yamswurzeln sind eine gute Quelle für Kalium und Stärke. In Teilen Afrikas und Asiens sind sie ein kohlenhydratreiches Grundnahrungsmittel. ❖

SÜSSSTOFFE

Pluspunkte

- Schmecken süß, haben aber kaum Kalorien
- Können für Diabetiker als Zuckerersatz dienen
- Verursachen keine Karies

Minuspunkte

- Schwangere oder stillende Frauen sollten die Verwendung von Süßstoffen mit ihrem Arzt besprechen
- Bei Phenylketonurie (PKU) sollte man kein Aspartam zu sich nehmen

Süßstoffe sind dafür geeignet, sowohl die Kalorien- als auch die Zuckeraufnahme zu vermindern. Ihre Süßkraft ist um ein Vielfaches höher als die von Zucker. Bei entsprechender Dosierung haben mit Süßstoffen gesüßte Speisen einen ähnlichen Geschmack wie solche, die mit natürlichen Süßungsmitteln wie Zucker, Honig, Melas-

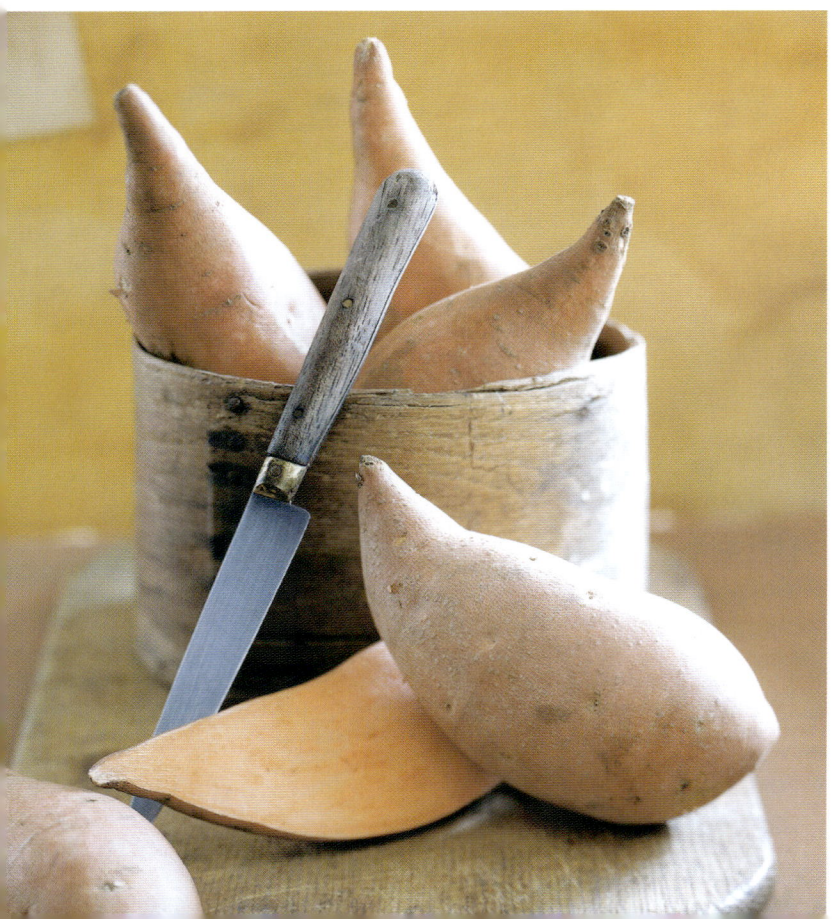

SÜSSE KNOLLEN. *Garen erhöht den Beta-Karotin-Gehalt der Süßkartoffeln und macht sie süßer, weil sich dabei die Stärke in Zucker umwandelt.*

se oder Akaziendicksaft gesüßt wurden. Weil Süßstoffe keine Glukose enthalten, sind sie für Diabetiker geeignet. Es gibt unterschiedliche Darreichungsformen und Geschmacksvarianten. Hinsichtlich Geschmacksintensität und Charakter sind alle Süßstoffe etwas unterschiedlich.

Achten Sie auf Ihren täglichen Süßstoffkonsum. Vor der offiziellen Zulassung für den Markt muss jeder Süßstoff strenge Richtlinien erfüllen und zudem ausführlich getestet worden sein. Die zugelassenen Süßstoffe sind also unbedenklich. Dennoch sollte man sie mit Bedacht und nur in Maßen verwenden. Als akzeptable Tagesmenge wird die Menge betrachtet, die man im Durchschnitt ein Leben lang täglich ohne Bedenken zu sich nehmen kann. Sie basiert auf dem Körpergewicht und schließt eine sehr große Sicherheitsspanne ein.

Im Folgenden sind die gebräuchlichsten Süßstoffe aufgelistet:

- Saccharin ist kalorienfrei und hat in etwa die 300fache Süßkraft von Zucker, aber einen leicht bitteren Nachgeschmack. Saccharin wird zur Herstellung von Light-Produkten und Diabetikernahrungsmitteln ohne (Frucht-)Zuckerzusatz verwendet. In Tierversuchen führten große Mengen Saccharin bei Laborratten zu Krebs. Beim Menschen konnte eine derartige schädliche Wirkung bisher jedoch nicht nachgewiesen werden. Deshalb wurde es mittlerweile in den USA von der Liste der krebserregenden Substanzen gestrichen. Da Saccharin hitzestabil ist, eignet es sich auch zum Kochen und Backen.
- Aspartam besteht aus den beiden Aminosäuren Phenylalanin und Asparaginsäure. Es ist etwa 200-mal süßer als Zucker, kann daher in geringen Mengen verwendet werden. Im Körper wird es als Eiweiß abgebaut. Deshalb ist es auch nicht kalorienfrei, sondern enthält 4 kcal pro Gramm. Aspartam ist nicht hitzestabil und verliert seine Süße, wenn es mit bestimmten Säuren zusammenkommt. Deshalb eignet es sich nicht zum Backen oder Kochen. Es ist in manchen Erfrischungsgetränken, Süßwaren und Desserts enthalten. Die meisten Menschen vertragen Aspartam problemlos, in seltenen Fällen kann es epileptische Anfälle oder Kopfschmerzen auslösen. Wegen des Gehalts an Phenylalanin dürfen Menschen mit Phenylketonurie diesen Süßstoff nicht verwenden.
- Acesulfam ist 200-mal süßer als Zucker und kalorienfrei. Es ist lange haltbar und hitzestabil. Acesulfam wird für Brotaufstriche, Getränke, Süßwaren, Kaugummi und Backwaren

Empfohlene Tageshöchstmengen für Süßstoffe

So bestimmen Sie Ihre persönliche Tageshöchstmenge: Multiplizieren Sie Ihr Körpergewicht in kg mit der in der Tabelle unten angegebenen Höchstmenge des betreffenden Süßstoffes. Wenn Sie z. B. 60 kg wiegen, sollten Sie nicht mehr als 900 mg Acesulfam zu sich nehmen (15 x 60 mg/kg).

Süßstoff	Tageshöchstmenge (mg/kg Körpergewicht)
Acesulfam	15
Aspartam	40–50
Saccharin	5
Sucralose	5–15
Cyclamat	7

verwendet. Bei Allergien gegen Sulfonamide oder bei kaliumarmer Ernährung sollte man Acesulfam meiden.
- Sucralose wird aus Rohrzucker hergestellt und ist 600-mal süßer als Haushaltszucker. Sie ist lange haltbar und kann für Speisen und Getränke sowie zum Kochen und Backen verwendet werden. Verwendung findet Sukralose als Süßungsmittel für Getränke und Fertignahrungsmittel und ist erst seit April 2004 in der EU zugelassen. Sie wird vom Körper unverdaut ausgeschieden .
- Cyclamat ist lange haltbar und hitzestabil. Es eignet sich daher auch zum Backen und Kochen. Seine Süßkraft ist etwa 35- bis 70-mal höher als die von Zucker. Zur Geschmacksabrundung und Süßkraftverstärkung wird Cyclamat oft mit Saccharin kombiniert. Man nimmt es zum Süßen von Getränken, Desserts und Gebäck.
- Zuckeralkohole sind so genannte Zuckeraustauschstoffe. Sie sind pflanzlicher Herkunft, sie werden z. B. aus Früchten gewonnen, liefern Kalorien und können sich auf den Blutzuckerspiegel auswirken. Sie enthalten etwa 40 % weniger Kalorien als Haushaltszucker. Die bekanntesten Zuckeralkohole sind Sorbit, Mannit, Xylit, Maltit und Lactit. Ein wichtiger Vorteil dieser Süßungsmittel ist ihre Rolle bei der Kariesvorbeugung. Verwendet werden sie für Süßwaren, Kaugummi, Konfitüren und Gelees sowie einige Hustensäfte. In höheren Mengen verursachen Zuckeralkohole Blähungen und Durchfall. In manchen Fällen verstärken sie auch die Symptome bei Reizdarm. ❖

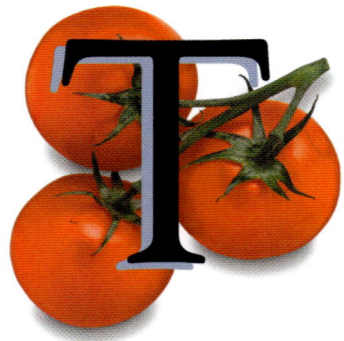

TEE

Pluspunkte

- Belebt, erfrischt und ist praktisch kalorienfrei
- Enthält Antioxidanzien und Bioflavonoide; diese können das Risiko für Krebs- und Herzerkrankungen sowie Schlaganfall senken
- Die enthalten Tannine schützen möglicherweise vor Karies
- Kräutertees enthalten kein Koffein

Minuspunkte

- Wird Tee zu den Mahlzeiten getrunken, hemmt er die Eisenaufnahme
- Wirkt entwässernd und harntreibend
- Kann bei empfindlichen Personen Schlaflosigkeit hervorrufen

Tee ist das beliebteste alkoholfreie Getränk der Welt. Hauptanbaugebiete des Strauchs aus der Kamelien-Familie sind Indien, Sri Lanka, China, Japan, Taiwan und Indonesien. Die besten Qualitäten stammen aus schattigen Hochlagen, und die Spitzen der jungen Triebe liefern die hochwertigsten Blätter. Ihr Gehalt an phenolischen Verbindungen (bestimmten chemischen Substanzen), Enzymen und Koffein ist höher als der anderer Blätter. Studien belegen, dass Tee nicht nur belebt, sondern auch die Gesundheit fördert.

ANTIOXIDATIVE WIRKUNG

Neben hunderten von anderen Inhaltsstoffen enthält Tee Flavonoide (eine Gruppe der phenolischen Verbindungen). Sie wirken stark antioxidativ. Eine Untergruppe der Flavonoide, die Katechine, ist sowohl für den Geschmack als auch für viele der gesundheitsfördernden Eigenschaften des Tees verantwortlich.

Wie viele dieser Wirkstoffe im Teeaufguss noch vorhanden sind, hängt davon ab, wie die Teeblätter bei der Teeherstellung bearbeitet werden. Für schwarzen Tee werden sie zerdrückt. Dadurch werden Enzyme freigesetzt, die mit den Katechinen reagieren und so Farbe und Geschmack der Teeblätter verändern. Dieser Vorgang wird Fermentation genannt. Grüner Tee ist unfermentiert; die Blätter werden gedämpft, damit keine Enzymreaktion stattfinden kann. Oolong-Tee ist teilweise fermentiert. Von allen Teesorten enthält grüner Tee die meisten Katechine, doch auch schwarzer Tee liefert beachtliche Mengen.

Wissenschaftler an der *Tufts University* in Boston verglichen den ORAC-Wert von Tee mit den ORAC-Werten von 22 Gemüsesorten – ORAC steht für **O**xygen **R**adical **A**bsorbance **C**apacity und beschreibt die antioxidative Fähigkeit u. a. von Lebensmitteln: je höher der ORAC-Wert, desto höher die antioxidative Potenz (siehe S. 32). Zwar gab es zwischen den Teesorten Unterschiede, doch am besten schnitten grüner und schwarzer Tee ab, die jeweils 5 Minuten gezogen hatten. Sie stellten sogar die besten Obst- und Gemüsesorten in den Schatten. Das heißt natürlich nicht, dass man Obst und Gemüse durch Tee ersetzen soll, unterstreicht aber die positiven Eigenschaften dieses Getränks.

Außer Fluorid enthält Tee keine nennenswerten Mengen an Vitaminen und Mineralstoffen – abgesehen von Vitamin K in grünem Tee; dieses Vitamin ist für die Blutgerinnung erforderlich.

VORTEILE FÜR DIE GESUNDHEIT

Zahlreiche Studien belegen die gesundheitsfördernde Wirkung von grünem und schwarzem Tee.

Herzerkrankungen und Schlaganfall. Dass Menschen, die viel Tee trinken, seltener an Herzerkrankungen sterben, mag an den im Tee enthaltenen Antioxidanzien liegen. Diese verhindern, dass Cholesterin mit Sauerstoff reagiert und sich dann an den Arterienwänden festsetzen kann. Eine Studie belegt, dass bei Männern, die täglich fünf oder mehr Tassen schwarzen Tee tranken, das Risiko, einen Schlaganfall zu erleiden, um 70 % gesenkt wurde. Andere Studien ergaben, dass das Herzinfarktrisiko bei Männern und Frauen, die eine oder mehrere Tassen Tee am Tag konsumierten, um 40 % sank. Flavonoide scheinen auf zweierlei Art vor einem Schlaganfall zu schützen: Sie verhindern das Verklumpen der Blutplättchen und schützen außerdem davor, dass freie Radikale (instabile Sauerstoffmoleküle, die bei biochemischen Reaktionen im Körper entstehen) die Arterien schädigen.

Krebserkrankungen. Zahlreiche Studien ergaben, dass Tee vor den unterschiedlichsten Krebserkrankungen schützen kann. Ein Flavonoid namens EGCG (Epigallocatechin-Gallat) scheint dabei die führende Rolle zu spielen. EGCG schützt die DNA in den Zellen vor krebsauslösenden Veränderungen. Möglicherweise hemmt es außerdem ein Enzym, das Krebszellen zur Vermehrung benötigen.

Weitere Vorteile. Die im Tee enthaltenen Flavonoide können das Wachstum schädlicher Bakterien hemmen und so vor Infektionen schützen. Die natürlich im Tee vorkommenden Theophylline erweitern die Atemwege der Lunge und können auf diese Weise Patienten mit Asthma und anderen Erkrankungen der Atemwege das Atmen erleichtern. Es wurden Theophyllin-Medikamente zur Behandlung von Asthma, Bronchitis u. ä. Lungenerkrankungen entwickelt.

Tannine kommen in Wein und Tee vor. Diese Gerbstoffe machen im Mund Bakterien, die Karies verursachen, unschädlich. Auch das im – insbesondere grünen – Tee vorhandene Fluorid schützt vor Zahnverfall.

NEBENWIRKUNGEN

Eine Tasse schwarzer oder grüner Tee liefert 35–45 mg Koffein. Bei überempfindlichen Personen kann Tee Migräneanfälle auslösen. Das ebenfalls im Tee enthaltene Theobromin wirkt ähnlich wie Koffein, allerdings schwächer.

Wird Tee zu einer eisenreichen Mahlzeit getrunken, können die darin enthaltenen Tannine die Eisenaufnahme um mehr als 80 % verringern. Besonders für Tee trinkende Vegetarier ist das von Bedeutung. Wer zu Anämie neigt, kann zu den Mahlzeiten Zitrusfruchtsaft trinken und damit die Eisenaufnahme fördern. Ein Spritzer Zitrone oder ein Schuss Milch im Tee bindet die Tannine, sodass mehr Eisen aufgenommen werden kann. Tee, der zwischen den Mahlzeiten genossen wird, hat kei-

nen Einfluss auf die Eisenverwertung. Kinder sollten keinen schwrazen oder grünen Tee trinken, weil dieser das Risiko für eine Eisenmangelanämie erhöht.

Tee wirkt – ebenso wie Kaffee – entwässernd und steigert die Urinproduktion in den Nieren. Übermäßiges Wasserlassen kann den Elektrolythaushalt ins Ungleichgewicht bringen, weil Kalium aus dem Körper gespült wird.

TEES AUS HEILPFLANZEN

Aus vielen Pflanzen, insbesondere aus Kräutern, kann man einen Aufguss, also einen Tee, zubereiten. Für Menschen, die Koffein meiden möchten, sind diese Getränke eine angenehme Alternative, da sie fast alle frei von diesem Stimulanz sind. Manche Kräutertees unterstützen die Verdauung, und die wohltuende Wärme erleichtert es, sich vor dem Schlafengehen zu entspannen.

Wählen Sie Heilpflanzen sorgfältig aus. Pflanzen, Kräuter und Gewürze, aus denen Tees zubereitet werden, sind zwar als Lebensmittel zugelassen. Werden sie aber medizinisch angewendet, können sie gefährlich werden. So ist Muskatnuss harmlos, wenn sie zum Würzen von Speisen eingesetzt wird. Sie kann aber schwere Nebenwirkungen – einschließlich Halluzinationen –, verursachen, wenn man mit ihr einen starken Aufguss zubereitet. Oregano wirkt anregend und kann zu Schlaflosigkeit führen. Beinwell-Tee, regelmäßig getrunken, kann die Leber schädigen.

Ob es für das Ungeborene bzw. den Säugling gefährlich sein kann, wenn die Mutter Kräuter- und andere Tees trinkt, ist wissenschaftlich nicht geklärt. Zitronen- und Orangenschale, Zitronenmelisse und Ingwer gelten, in Maßen genossen, als unbedenklich. Schwangere sollten dieses Thema mit Arzt oder Hebamme besprechen.

TEE STÄRKT DIE ABWEHRKRÄFTE

Einer US-amerikanischen Studie zufolge wird L-Theanin – das auch in grünem und in Oolong-Tee vorkommt – in der Leber in Ethylamin aufgespalten wird. Auf dieses Molekül reagieren die Gamma-Delta-T-Zellen – Abwehrzellen, die in vorderster Reihe an der Abwehr von Krankheitserregern beteiligt sind – mit der Produktion von Interferon. Das ist ein Stoff, der in der Infektabwehr eine zentrale Rolle spielt.

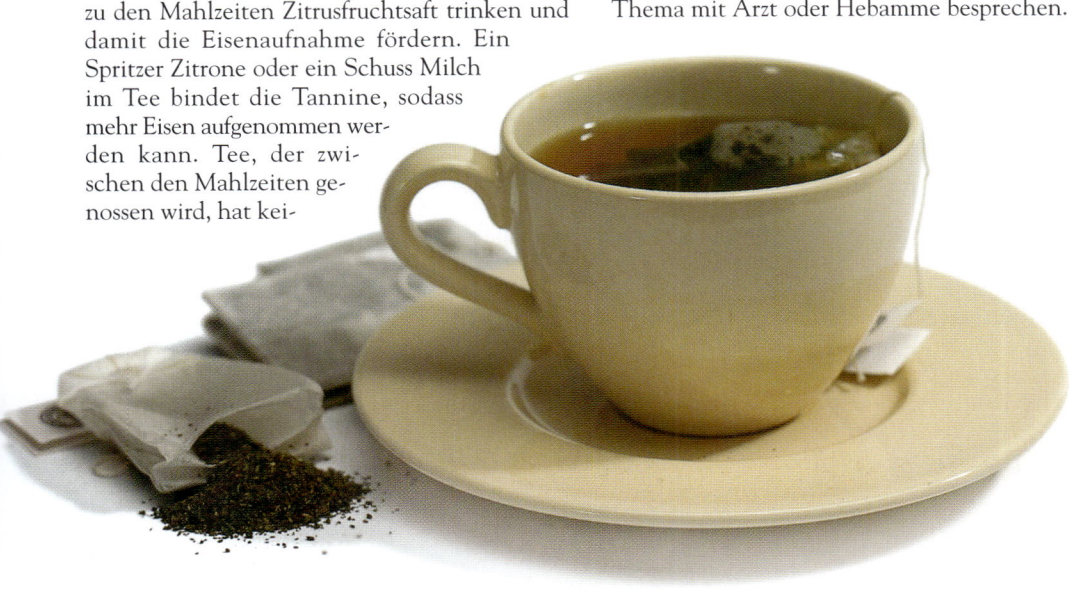

In der Volksmedizin werden Kräuter und Pflanzen schon seit langem als Heilmittel eingesetzt, doch die wenigsten wurden wissenschaftlich untersucht. Vorsicht ist geboten, wenn man sich auf eigene Faust mit Kräutertees behandelt, insbesondere wenn es sich um Wildkräuter handelt, bei denen nützliche und schädliche oft schwer voneinander zu unterscheiden sind.

Brennnesseltee wird zur Behandlung von Arthritis und Gicht empfohlen, entwässert und regt bei stillenden Müttern die Milchbildung an.

Fenchelsamentee beruhigt einen gereizten Magen. In der Kräuterheilkunde wird er als Appetitzügler und als Schlankheitsmittel empfohlen, bei stillenden Müttern regt er die Milchbildung an.

Hagebuttentee liefert viel Vitamin C; er kann anstelle von Orangensaft getrunken werden.

Himbeerblättertee wird zur Linderung von Menstruationskrämpfen empfohlen. Wegen seiner adstringierenden, d. h. zusammenziehenden Wirkung eignet er sich für Mund- und Rachenspülungen. Schwangeren wird vom Genuss von Himbeerblättertee abgeraten, weil er in Verdacht steht, Fehlgeburten auszulösen.

Holunderblütentee wirkt auf milde Weise anregend und kann bei Erkältung und Grippe wohltuend sein. Blüten und Beeren des Holunderstrauchs sind unbedenklich, meiden Sie aber Wurzeln, Holz und Blätter.

Kamillentee wirkt leicht beruhigend. Der Kamille werden verdauungsfördernde und krampflösende Eigenschaften zugeschrieben. Pollenrückstände in Kamillentee können bei Personen mit einer Allergie gegen Beifuß, Chrysanthemen und Mitglieder der Gänseblümchen-Familie eine Dermatitis (Hautentzündung) oder eine andere allergische Reaktion auslösen.

Lavendelblütentee wirkt entspannend und kann beim Einschlafen helfen.

Löwenzahntee entwässert sanft. Manchen Frauen verschafft er Linderung bei einigen PMS-Symptomen.

Pfefferminztee erfrischt und wirkt verdauungsfördernd. Wer an einem Zwerchfellbruch (Hiatushernie) leidet, sollte Minze meiden, weil das Kraut den Rückfluss von Mageninhalt in die Speiseröhre begünstigt.

Rosmarintee soll Blähungen und Darmkrämpfe lindern. Der Genuss von mehr als 2–3 Tassen am Tag kann aber den Magen reizen.

Thymiantee kann bei Verdauungsbeschwerden und Atemnot helfen.

Zitronenmelissentee entspannt, ohne müde zu machen, unterstützt die Verdauung und beruhigt strapazierte Nerven. ❖

TOFU

Siehe Sojaprodukte

TOMATEN

Pluspunkte
- Enthalten viel Vitamin C, Beta-Karotin, Folsäure und Kalium
- Enthalten Lykopin, ein Antioxidanz, das vor bestimmten Krebserkrankungen schützen kann

Minuspunkte
- Können roh und gekocht Verdauungsstörungen und Sodbrennen auslösen
- Können Allergien verursachen

Tomaten schmecken roh oder gegart; sie sind kalorienarm sowie reich an Vitaminen und anderen gesundheitsfördernden Substanzen. Tomaten gehören wie Kartoffeln, Paprikaschoten und Avocados zu den Nachtschattengewächsen. Sie wurden im 16. Jh. von spanischen Eroberern aus Mittelamerika nach Europa gebracht. Zunächst wurden sie als Zierpflanzen gehalten, da man fürchtete, die Früchte seien ebenso giftig wie die Blätter. Italiener und Spanier entdecken als Erste, dass Tomaten essbar sind. Heute zählen Tomaten weltweit zu den beliebtesten Gemüsesorten (obwohl es sich in Wirklichkeit um Früchte handelt).

BESONDERE VORTEILE
Eine bekannte Harvard-Studie zeigte, dass Männer, die regelmäßig Speisen mit Tomaten essen, seltener an Prostatakrebs erkranken. Andere Studien bestätigen diese Feststellung. Man geht davon aus, dass Lykopin – ein hochwirksames Antioxidanz – der natürliche krebsbekämpfende Bestandteil der Tomaten ist. Weitere Studien zeigten, dass Lykopin vor zahlreichen weiteren Krankheiten, beispielsweise einigen anderen

EIGENTLICH SIND TOMATEN EINE BEERENART. *Sie wurden im 16. Jh. als Liebesäpfel bezeichnet. Der Geschmack einer Tomate hängt von Sorte und Reife ab, nicht vom Wachstumsort. Beliebte Sorten sind die großen Fleischtomaten, Strauchtomaten, die länglichen Eier- oder Flaschentomaten und die kleinen Kirschtomaten.*

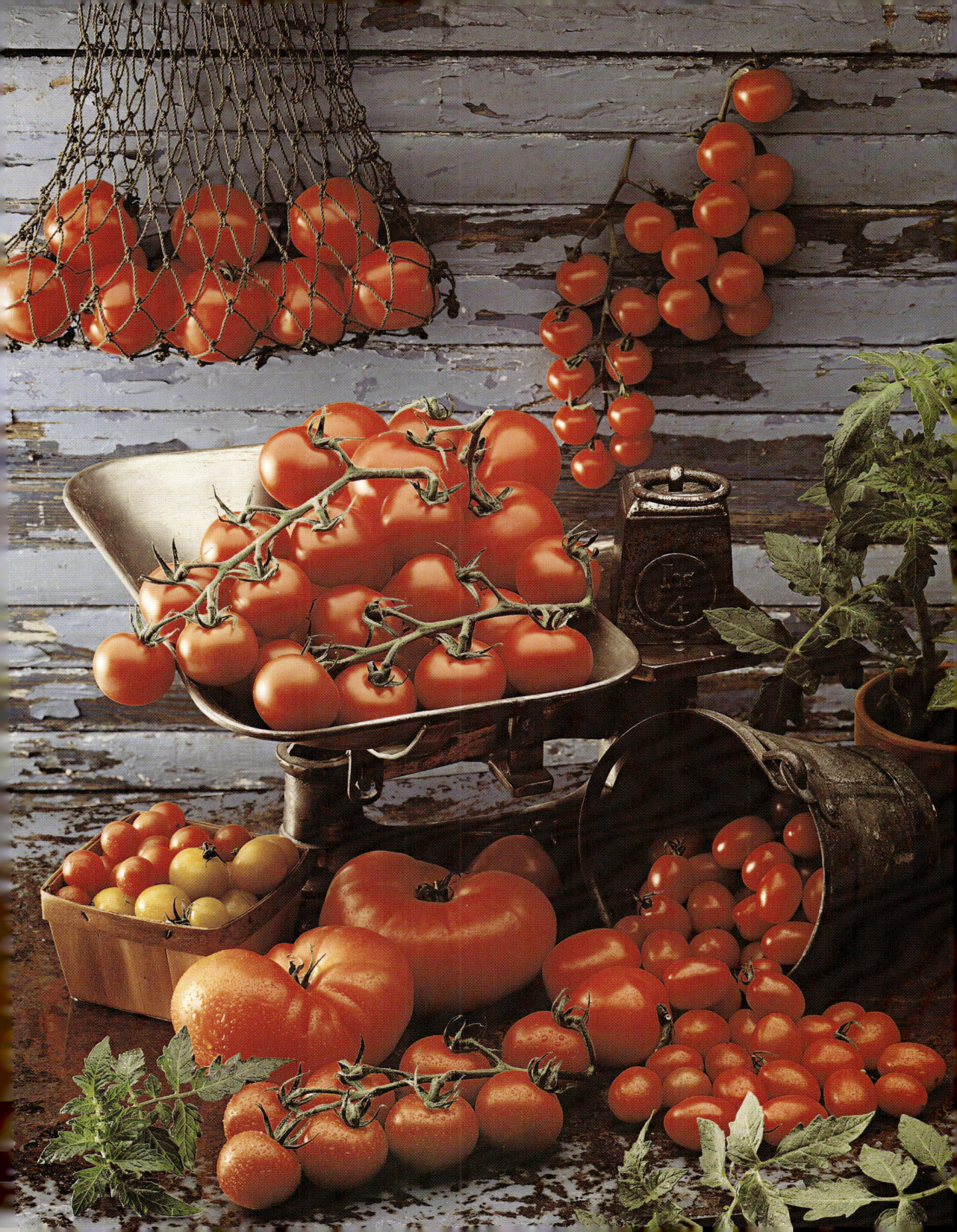

Krebsarten und Herzkrankheiten, schützt. Außerdem ist bekannt, dass es alters- und krankheitsbedingte Schäden an menschlichen Zellen entgegenwirkt. Lykopin kann der Körper aus gegarten Tomaten besser aufnehmen als aus rohen. Am einfachsten lässt sich Lykopin also mit Tomatenprodukten wie Tomatensauce, Tomatenmark, Tomatensaft und sogar Ketchup zuführen.

Zwar kann kein Nahrungsmittel allein Krebs verhindern, Ernährungsexperten empfehlen aber, viel Obst und Gemüse, wie Tomaten, zu essen, um das Immunsystem zu stärken.

NÄHRWERT

Eine mittelgroße reife Tomate (200 g) enthält nur knapp 40 kcal sowie 48 mg Vitamin C und fast 80 Mikrogramm Folsäure. Das Vitamin C befindet sich vornehmlich in dem gallertartigen Teil, in dem sich die Kerne befinden. Die gallertartige Substanz im Fruchtinneren enthält zudem viele Salizylate, die die Blutgerinnung senken können – das Blut fließt also besser. Dies trägt vermutlich zur Schutzwirkung der Tomaten vor Herzkrankheiten bei. In vielen Rezepten wird jedoch die Entfernung der Kerne empfohlen, damit sich beim Kochen kein bitterer Beigeschmack entwickelt. Will man möglichst viele Nährstoffe erhalten, kann man Eiertomaten verwenden; sie haben kleinere Kerne, die nicht so viele Bitterstoffe enthalten wie größere.

Fertig-Tomatensaucen enthalten je nach Zutaten unterschiedlich viele Kalorien. Manche sind zudem sehr salzig, daher sollte man bei salzarmer Ernährung auf Produkte ohne Salzzusatz achten. 100 g selbst gemachte Tomatensauce ethalten im Durchschnitt etwa 40 kcal, je nachdem wie viel Öl zugegeben wird. 100 g Dosentomaten liefern nur 25 kcal. Tomatenmark ist eine konzentrierte Nährstoffquelle – 100 g liefern etwa 50 kcal, etwa 10 mg Vitamin C sowie Beta-Karotin, B-Vitamine und 1150 mg Kalium.

RICHTIG LAGERN

Reife Tomaten sollten bei Raumtemperatur aufbewahrt werden. Bei Temperaturen von 4 °C und darunter wird das Fruchtfleisch mehlig, und das Aroma leidet. Lagert man Tomaten zusammen mit Äpfeln, wird die Reifung beschleunigt und die Tomaten verderben schneller. Durch Trocknen kann man die Früchte haltbar machen: Die Tomaten halbieren, mit den Schnittflächen nach oben auf ein Backblech legen, salzen und bei 80–90 °C 12 Stunden dörren.

MANCHMAL SIND TOMATEN UNBEKÖMMLICH

Grüne Tomaten sind wegen ihres Solaningehalts immer wieder ins Gerede gekommen. Solanin ist ein hochgiftiges Alkaloid, das Kopfschmerzen, Atemnot und Übelkeit verursachen kann. Doch kein Grund zur Panik: Durch und durch grüne Tomaten enthalten zwischen 9 und 32 mg Solanin je 100 g. Zwar gelten 25 mg als giftig (die tödliche Dosis liegt bei 400 mg), durch die Weiterverarbeitung sinkt der Solaningehalt jedoch um bis zu 35 %. Grüne Tomaten, die am Ende der Saison noch am Strauch hängen, können also geerntet und beispielsweise zu Konfitüre verarbeitet werden. Grüne Tomaten süßsauer einzulegen empfiehlt sich hingegen nicht: Sie enthalten noch 90 % ihres Solanins.

Außerdem lösen Tomaten oft Allergien aus. Ein noch unbekannter Bestandteil von Tomaten und Tomatenprodukten kann zu Säurereflux mit Verdauungsstörungen und Sodbrennen führen. Wer oft unter Verdauungsstörungen leidet, der sollte für 2–3 Wochen auf Tomaten verzichten und beobachten, ob eine Besserung eintritt.

TOMATEN – NATÜRLICHE WÜRZE

Tomaten verleihen vielen Fertigprodukten eine appetitliche Farbe und einen angenehm süßlich-fruchtiges Aroma.

Auch Ketchup und Chilisauce, Pastasaucen, Chutneys und Salsas tun dies, und werden aus diesem Grund gern zum Würzen von Speisen verwendet. Doch im Gegensatz zu Tomaten liefern die verwendeten Mengen dieser Würzsaucen kaum gesundheitsfördernde Nährstoffe, enthalten dagegen viel Zucker und Öl, können sehr kalorienreich sein und sind zudem oft sehr salzig. Lesen Sie also beim Einkauf sorgfältig das Etikett! Am gesündesten ist vermutlich noch immer selbst gemachte Tomatensauce aus frischen, sonnengereiften Früchten. ❖

TUBERKULOSE

Empfehlenswert

- Mageres Fleisch, Geflügel, Eier und Fisch wegen des biologisch hochwertigen Eiweißes
- Frisches Obst und Gemüse zur Versorgung mit Vitamin C und Beta-Karotin
- Milch-, Soja- oder Reisgetränke und fettreicher Fisch wegen des Vitamin-D-Gehalts
- Mageres Fleisch, Schalentiere, Milch, Bohnen und Nüsse wegen des Zinkgehalts

Zu meiden

- Alkohol, aktives und passives Rauchen
- Gemeinsames Benutzen von Geschirr und Essbestecken sowie anderen persönlichen Artikeln

Mit etwa 14 Neuerkrankungen jährlich auf 100 000 Einwohner ist die Tuberkulose eine in Deutschland eher seltene Krankheit. Weltweit erkranken jährlich 8 bis 9 Mio. Menschen neu an Tuberkulose, etwa 2 Mio. sterben daran.

Der Tuberkelbazillus wird übertragen, wenn ein Infizierter hustet oder niest und dabei den Erreger in die Luft freisetzt. Zur Infektion kommt es nach Einatmen des Erregers in die Lungen, wo er sich in aller Ruhe vermehren kann. Normalerweise beendet das Immunsystem die Infektion in diesem Stadium, bei manchen Menschen bleibt der Erreger aber abgekapselt, ruhend im Körper (geschlossene Tuberkulose). Nur etwa 3 % der Infizierten erkranken tatsächlich an Tuberkulose, obwohl sie alle einen positiven Stempeltest (Tine-Test) aufweisen, der Antikörper gegen die Krankheit nachweist.

Bei einer Immunschwäche, zum Beispiel aufgrund von Mangelernährung, Alter oder schwere Krankheiten wie Aids, kann aus der latenten eine aktive Infektion werden (offene Tuberkulose). Obwohl die Tuberkulose vorzugsweise die Lungen befällt, kann sie auch jedes andere Körperorgan angreifen (Miliartuberkulose), einschließlich Gehirn, Rückenmark, Nieren, Herz, Knochen und Haut.

Im Lauf des 20. Jh. nahm die Tuberkulosehäufigkeit in den Industrienationen und auch in Deutschland kontinuierlich ab, sodass man in den 1970er-Jahren glaubte, die Tuberkulose besiegt zu haben, zumindest in den Industrienationen. Doch seit Mitte der 1980er-Jahre steigt die Anzahl der Tuberkulosefälle wieder stark an, insbesondere bei HIV-Patienten und Einwanderern aus der Dritten Welt und Osteuropa.

TUBERKULOSE UND ERNÄHRUNG

Die Behandlung der Tuberkulose beruht auf der Langzeitgabe von meist vier Medikamenten gleichzeitig, üblicherweise Isoniazid, Rifampicin, Pyrazinamid und Ethambutol oder Streptomycin. Sowohl die Krankheit als auch die Behandlung führen zu Appetitverlust. Eine ausgewogene Ernährung ist von zentraler Bedeutung, um den Gewichtsverlust zu begrenzen, das Immunsystem zu stärken und die Gewebeschäden zu reparieren.

Speiseplan bei Tuberkulose. Die Ernährung sollte biologisch hochwertiges Eiweiß liefern, vorzugsweise aus magerem Fleisch, Geflügel, Fisch, Eiern, Milch und anderen tierischen Lebensmitteln. (Obwohl widersprüchliche Studienergebnisse vorliegen, gibt es Hinweise darauf, dass Vegetarier leichter an Tuberkulose und ihren Komplikationen erkranken als Menschen, die auch tierisches Eiweiß zu sich nehmen.) Zitrusfrüchte liefern gemeinsam mit anderem frischem Obst und Gemüse Vitamin C und Beta-Karotin, Antioxidanzien, die die Immunabwehr stärken. Für den Heilungsprozess und ein kräftiges Immunsystem ist außerdem Zink wichtig; gute Quellen sind Austern und andere Schalentiere, mageres Fleisch, Milch, Bohnen, Nüsse und Vollkornprodukte.

Viel Vitamin D. Forscher haben eine Erklärung dafür gefunden, warum der Heilungsprozess bei Tuberkulosepatienten, die sich viel an der frischen Luft in der Sonne aufhalten, schneller abläuft. Weiße Blutkörperchen, die mit Vitamin D in hohen Konzentrationen bewaffnet sind, scheinen den Erreger effektiver zerstören zu können – und der Körper bildet bei Sonnenlichteinwirkung Vitamin D in der Haut. Gute Nahrungsquellen sind angereicherte Soja- und Reisgetränke, Margarine, Eier und fettreicher Fisch.

Bedeutung von Vitamin B6. Isoniazid ist für die Nerven besonders schädlich. Um dem zu begegnen, werden oft Vitamin-B6-Präparate verordnet. Nahrungsmittel mit hohem Gehalt an diesem Vitamin sind die meisten tierischen Produkte, Getreide, Spinat und Kartoffeln.

Konstantes Körpergewicht. Wichtig ist eine Kalorienzufuhr, die über dem Bedarf liegt, um den für Tuberkulose charakteristischen Gewichtsverlust zu verhindern. Die Ernährung sollte Speisen umfassen, die kalorienreich und leicht verdaulich sind. Neben den bereits erwähnten Nahrungsmitteln sind besonders gut geeignet: Hülsenfrüchte, Getreideprodukte wie Nudeln und (Vollkorn)Brot sowie andere stärkehaltige Lebensmittel, Milchshakes oder angereicherte Milchgetränke, reichhaltige Suppen, Milchpuddinge und Speiseeis. ❖

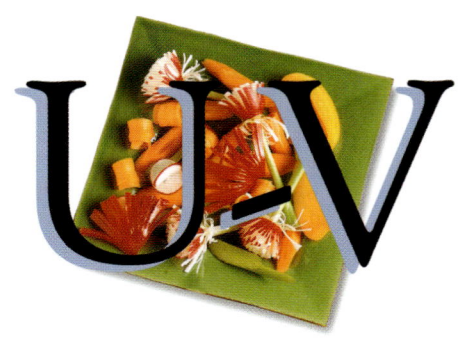

UNFRUCHTBARKEIT

Empfehlenswert

- Ausgewogene Mischkost, die Obst und Ge-müse, mageres Fleisch, Fisch und Geflügel, Vollkornprodukte sowie fettarme Milchpro-dukte enthält

Bedenklich

- Kaffee und anderes Koffeinhaltiges

Zu meiden

- Alkohol und Rauchen
- Über- und Untergewicht

FOLSÄURE VERHINDERT MISS-BILDUNGEN

Ärzte empfehlen Frauen, die schwanger werden wollen oder sind, sich folsäurereich zu ernähren und/oder Folsäurepräparate ein-zunehmen, um das Ri-siko für das Kind zu verringern, mit Neural-rohrdefekten wie einer Spina bifida zur Welt zu kommen. Gute Nah-rungsmittelquellen für Folsäure sind angerei-cherte Frühstückszere-alien, angereichertes Speisesalz, Blattge-müse, Hülsenfrüchte und Orangensaft.

Von Unfruchtbarkeit, also dem Ausbleiben einer Schwangerschaft trotz regelmäßigen Ge-schlechtsverkehrs innerhalb von einem Jahr, sind 10 – 20 % der Paare in Deutschland, Österreich und der Schweiz betroffen, Tendenz steigend. Bisher konnte der Grund für den starken An-stieg wissenschaftlich nicht geklärt werden. Drei Faktoren fallen jedoch ins Auge: der zuneh-mende Trend, Heirat und Familiengründung so lange vor sich her zu schieben, bis die Jahre mit der höchsten Fruchtbarkeit vorbei sind, der An-stieg der sexuell übertragbaren Krankheiten und die Abnahme der Spermienqualität.

Viele Paare gehen davon aus, dass Unfrucht-barkeit nur bei Frauen auftritt, tatsächlich sind Männer jedoch ebenso häufig betroffen. In 40 % der Fälle liegt das Problem beim Mann, in 40 % bei der Frau und in 20 % der Fälle bleibt die Ursache unbekannt (dann spricht man von idio-pathischer Unfruchtbarkeit), oder beide Partner tragen dazu bei. Zwar hat die Ernährung keinen entscheidenden Einfluss auf die Fruchtbarkeit, eine gesunde Ernährung erhöht jedoch in ge-wissem Maße die Wahrscheinlichkeit der Emp-fängnis und Geburt eines gesunden Kindes. Es empfiehlt sich auch, überwiegend Produkte aus kontrolliert biologischem Anbau zu verwenden, damit die Schadstoffbelastung für den Orga-nismus so gering wie möglich bleibt.

UNFRUCHTBARKEIT BEI DER FRAU

Die häufigste Ursache für die Unfruchtbarkeit bei der Frau sind fehlende Eisprünge, was durch die Ernährung, Hormonstörungen und zahlrei-che andere Faktoren begünstigt wird. Stark un-ter- oder übergewichtige Frauen haben oft keinen Eisprung, weil der Östrogenspiegel stark vom Anteil des Körperfetts abhängt. Bei Frauen mit sehr wenig Körperfett, wie Berufssportlerinnen, Tänzerinnen, Models und Frauen, die ständig Diäten machen, bleiben häufig Regelblutung und Eisprung aus, weil ihr Östrogenspiegel zu niedrig ist. Frauen mit extremem Übergewicht haben oft zu hohe Östrogenspiegel, was ebenfalls zum Aus-bleiben des Eisprungs führen kann.

Empfängnis und Gewicht. Jede Frau, die schwanger werden möchte, sollte zuvor versu-chen, ihr Normalgewicht zu erreichen. Dies sollte mittels einer ausgewogenen Mischkost ge-schehen. Bei untergewichtigen Frauen können während der Schwangerschaft Probleme, z. B. eine Anämie, auftreten. Das Kind kann zu klein zur Welt kommen und anfälliger für Gesund-heitsstörungen sein. Bei Übergewichtigen kann eine willentliche Gewichtsreduktion während

SCHON GEWUSST?

Kaffee kann die Fruchtbarkeit von Frauen vermindern

Forscher haben festgestellt, dass Frauen, die mehr als 3 Tassen Kaffee täglich trinken, die Wahrscheinlichkeit einer Empfängnis in jedem Monat um 25 % verringern.

der Schwangerschaft gefährlich für das Kind sein. Übergewichtige Frauen sollten vor Beginn einer Schwangerschaft abnehmen, dadurch sinkt auch das Risiko für schwangerschaftsbedingten Blut-hochdruck und Diabetes.

Essenzielle Nährstoffe. Bei Frauen, die die Pille nehmen, tritt nach deren Absetzen oft eine vorübergehende Unfruchtbarkeit auf, bis sich die Hormonspiegel wieder normalisiert haben und Eisprünge stattfinden. Die Langzeiteinnahme kann zu verminderten Speicherreserven von Folsäure (einem B-Vitamin, das für die fetale Entwicklung unabdingbar ist), den Vitaminen B_6, B_{12}, C und E sowie Kalzium, Zink und anderen Mineralstoffen führen. Daher sollten Frauen viele Nahrungsmittel mit hohem Gehalt an diesen Substanzen zu sich nehmen, wie Milch (Kalzium), Vollkorngetreideprodukte, mageres Fleisch, Ge-flügel und Meeresfrüchte (B-Vitamine, Eisen, Zink und andere Mineralstoffe).

Alkoholkonsum und Rauchen vermindern die Fruchtbarkeit bei Männern und Frauen, eine vor kurzem durchgeführte Studie wies einen ähnlichen Effekt für Kaffee nach.

UNFRUCHTBARKEIT BEIM MANN

Hauptursache der Unfruchtbarkeit beim Mann ist eine zu niedrige Spermienzahl. Aus unbekannten Gründen hat die Spermienproduktion weltweit bei allen Männern in den letzten Jahrzehnten abgenommen. Einige Forscher nehmen an, dass bestimmte Pestizide mit östrogenartiger Wirkung dafür verantwortlich sind. Alkohol und Rauchen verursachen ebenfalls niedrigere Spermienzahlen und sollten bei Empfängnisstörungen gemieden werden.

Auch die Beweglichkeit der Spermien spielt bei der Fruchtbarkeit eine Rolle. Eine österreichische Studie zeigte, dass bei Männern, die täglich 6 Stunden ihr Handy am Gürtel trugen und viel telefonierten, die Zahl der schnellen Spermien sank und die der langsamen deutlich zunahm.

Zink. Eine unzureichende Zinkversorgung kann die Fruchtbarkeit von Männern herabsetzen. In einer Studie wurde festgestellt, dass Männer, die 1,4 mg Zink täglich zu sich nahmen, weniger Spermien produzierten und niedrigere Testosteronspiegel aufwiesen als jene, die täglich 10,4 mg Zink zu sich nahmen – die für Männer empfohlene Tagesmenge beträgt 11 mg.

Vitamin C. Auch eine unzureichende Versorgung mit Vitamin C kann die Fruchtbarkeit von Männern beeinträchtigen. Im Rahmen einer Studie wurde ein Zusammenhang zwischen einem zu niedrigen Vitamin-C-Spiegel und einer erhöhten Verklumpungsneigung der Spermien hergestellt. Diese war nach dreiwöchiger Einnahme von Vitamin C nicht mehr nachweisbar.

Folsäure. Bei der Untersuchung einer Gruppe von Männern, die wenig Obst und Gemüse und keine Nährstoffpräparate zu sich nahmen, wurde festgestellt, dass ihre niedrigen Folsäurespiegel mit der verminderten Spermienzahl und Spermiendichte zusammenhingen. Die Rolle des Vitamins ist noch unbekannt, Forscher glauben aber, dass das Anheben des Folsäurespiegels durch eine entsprechende Ernährung die Spermienzahl wieder normalisieren kann. Die besten Nahrungsquellen für Folsäure sind dunkelgrüne Gemüsesorten (wie Brokkoli, Spinat, Romanasalat, Erbsen und Rosenkohl), Orangensaft, Leber, getrocknete Erbsen und Bohnen. Andere Belege sprechen dafür, dass Vitamin B12 (das in allen tierischen Produkten vorkommt) die Spermienzahl und -beweglichkeit auch bei Männern ohne Vitamin-B12-Mangel verbessern kann. ❖

UNTERGEWICHT

Empfehlenswert
- Größere Portionen und kalorienreiche Nahrungsmittel
- Nährstoffreiche Zwischenmahlzeiten

Zu meiden
- Alkohol und Koffein; sie können den Appetit vermindern

In einer Gesellschaft, die Schlankheit preist und Milliarden für Präparate zur Gewichtsreduktion ausgibt, fällt es den Menschen schwer zu akzeptieren, dass extreme Magerkeit (unabhängig von Magersucht) ungesund ist. Nicht nur Fettsucht ist gefährlich – Beobachtungen zeigen, dass 50-Jährige mit durchschnittlichem Gewicht eine höhere Lebenserwartung haben als deutlich Untergewichtige.

Es gibt kein exaktes Idealgewicht, allerdings gibt es einen empfohlenen Gewichtsbereich für jede Körpergröße, in dem die Krankheitswahrscheinlichkeit am geringsten und die Lebenserwartung am höchsten ist. Untergewicht besteht bei einem Gewicht von mindestens 15 % unter dem unteren Grenzwert. (Ihr Arzt kann Ihnen den für Sie gültigen Bereich mitteilen.) Leichtes Untergewicht geht nicht mit schweren Gesundheitsgefahren einher, sehr magere Menschen besitzen jedoch keine ausreichenden Energiereserven, sind anfällig für Infektionen und frieren oft, weil das isolierende Fettpolster fehlt. Menschen, die weniger als 80 % ihres Normalgewichts auf die Waage bringen, haben bei Krankenhausaufenthalten ein erhöhtes Komplikationsrisiko. Stark Untergewichtige entwickeln bei Bettruhe schnell Geschwüre an den Knochendruckpunkten.

MAGERKEIT ALS PROBLEM

Magerkeit ist besonders problematisch, wenn sie Folge einer Unterernährung (wie bei chronischen Schlankheitskuren) ist und bei Frauen zu Unfruchtbarkeit führt. Bei untergewichtigen Schwangeren können Anämien sowie Herz- und Lungenkomplikationen auftreten, außerdem besteht ein erhöhtes Risiko für eine Gestose (Schwangerschaftsvergiftung). Die Kinder sind bei der Geburt oft unreif mit niedrigem Gewicht, Wachstum und Entwicklung sind verlangsamt.

Jugendliche mit unregelmäßigem Tagesablauf rutschen leicht unter ihr Idealgewicht – insbesondere wenn sie viel Sport treiben. Zu dünne Teenager und Erwachsene nehmen sich oft nicht die Zeit zum Essen.

10 TIPPS FÜR MEHR KALORIEN

1. Essen Sie mindestens drei ausgewogene Mahlzeiten am Tag, einschließlich eines herzhaften Frühstücks, und nehmen Sie außerdem Zwischenmahlzeiten zu sich. Manche Menschen finden es leichter, viele kleine als drei große Mahlzeiten zu essen.

2. Essen Sie gehaltvolle Suppen, z. B. Linsensuppe, Minestrone, Erbsensuppe und Cremesuppen, statt Brühen. Bereiten Sie Fertigsuppen mit einem Teil Vollmilch, Sahne oder Kaffeesahne statt nur mit Wasser zu, und bestreuen Sie sie mit Parmesan und Croûtons.

3. Essen Sie Zerealien mit Obst und Nüssen. Bereiten Sie Haferbrei, Buchweizengrütze und Ähnliches mit Milch statt mit Wasser zu.

4. Reichern Sie Puddings, Backwaren, Milchshakes und Kartoffelbrei mit Milchpulver an.

5. Erhöhen Sie den Kaloriengehalt eines Glases Milch durch Zugabe von Milchpulver.

6. Trockenobst wie Rosinen, Datteln, Pflaumen oder Aprikosen ist kalorienreich und kann zwischendurch oder mit Zerealien oder Kuchen gegessen werden.

7. Salate sind kalorienarm, werden aber durch Zugabe von Käse, Kichererbsen, Sonnenblumenkernen oder Rosinen reichhaltiger.

8. Nüsse sind fett- und kalorienreich und eine gute Zwischenmahlzeit.

9. Entscheiden Sie sich für nahrhafte Nachspeisen mit hohem Kaloriengehalt, z. B. Pudding, süße Brote (Bananen- oder Karottenbrot), Muffins, Speiseeis und Butterkekse.

10. Lassen Sie sich nicht zur Einnahme von Präparaten überreden, die „garantiert zur Gewichtszunahme führen". Seien Sie geduldig, versuchen Sie, eine positive Einstellung zum Essen beizubehalten, essen Sie viele gesunde Speisen, und treiben Sie regelmäßig Sport, dann werden Sie bald Ergebnisse verzeichnen.

AUSGLEICHENDE ERNÄHRUNG

Für die Zunahme von 0,45 kg in der Woche müssen täglich 500–750 kcal mehr zugeführt werden. Für einige Menschen sind solche Ernährungsumstellungen ebenso schwierig wie ein Gewichtsreduktionsprogramm. Ziel sollte es sein, Muskelgewebe aufzubauen und die Kalorienaufnahme zu erhöhen, um die Gewichtszunahme zu halten. Sofern sie nicht zu sehr geschwächt sind, sollten sehr magere Menschen regelmäßig Sport treiben, damit sich Muskelgewebe aufbauen und Fett eingelagert werden kann.

Besonders wichtig: mehr Fett-Kalorien zuführen. Ein Gewichtszunahmeplan konzentriert sich zum einen auf eine erhöhte Nahrungszufuhr und zum anderen auf die Auswahl von Nahrungsmitteln mit vielen Kalorien in einem überschaubaren Volumen. Rohes Gemüse ist zwar gesund, sättigt aber, bevor es zu einer nennenswerten Kalorienaufnahme gekommen ist. Obwohl eine fettarme Ernährung wichtig ist, sollten Untergewichtige die Regeln lockerer anwenden, bis sie das Zielgewicht erreicht haben. Eine erhöhte Fettzufuhr macht sich schnell bemerkbar, da Fett mehr als doppelt so viele Kalorien (9 kcal pro Gramm) wie Eiweiß und Kohlenhydrate (4 pro Gramm) enthält.

Nehmen Sie mehr kalorienreiche Speisen zu sich. Ernährungsexperten raten, sich an die Empfehlungen für eine ausgewogene Ernährung zu halten, aber die Portionen allmählich zu vergrößern und kalorienreiche Nahrungsmittel aller Gruppen zu sich zu nehmen: Erdnusscreme oder Käse anstelle von magerem Fleisch, Avocados statt Gurken, Pfannkuchen statt Weißbrot und Milchshakes statt Magermilch. Da Koffein den Hunger unterdrückt, sollten Sie Tee und Kaffee durch Säfte und Milch ersetzen.

Ergänzen Sie Ihre Ernährung durch flüssige Ergänzungspräparate. Menschen mit krankheitsbedingtem Gewichtsverlust profitieren oft von konzentrierten Trinklösungen, die leicht zu schlucken sind. Es gibt sie in Apotheken.

Viele untergewichtige Menschen empfinden das Sättigungsgefühl nach größeren, häufigeren Portionen zur Gewichtszunahme als unangenehm. Dieses Gefühl verschwindet irgendwann. Fast immer wird irgendwann eine Grenze erreicht, die sich durch eine erneute Erhöhung der Kalorienzufuhr überwinden lässt.

UNTERZUCKERUNG

Empfehlenswert

- Viele kleine Mahlzeiten mit einem ausgewogenen Verhältnis der Hauptnährstoffgruppen Eiweiß, Kohlenhydrate und Fett zueinander

Bedenklich

- Kohlenhydratreiche Mahlzeiten und Lebensmittel, vor allem Zucker und mit viel Zucker Gesüßtes

Zu meiden

- Alkoholische Getränke, ohne etwas dazu zu essen

Glukose (Traubenzucker) ist die Hauptenergiequelle des Körpers und die einzige Energiequelle des Gehirns. Während der Verdauung und im Stoffwechsel wandelt die Leber alle Kohlenhydrate und die Hälfte der in einer Mahlzeit enthaltenen Eiweiße in Glukose um, die ins Blut abgegeben wird. Als Reaktion auf den steigenden Blutglukosespiegel setzt die Bauchspeicheldrüse Insulin frei, ein Hormon, das dafür sorgt, dass die Zellen die Glukose aufnehmen und in Energie umwandeln können.

Eine Unterzuckerung oder Hypoglykämie tritt auf, wenn sich mehr Insulin im Blut befindet, als nötig ist, um die vorhandene Glukose abzubauen. Das passiert beispielsweise, wenn sich ein Diabetiker zu viel Insulin spritzt. Der Zustand kann aber auch unter anderen Umständen auftreten, z. B. nach übermäßigem Alkoholgenuss, der Einnahme größerer Mengen von Acetylsalicylsäure oder Paracetamol, Betablockern und einiger antipsychotischer Medikamente oder durch insulinproduzierende Tumoren.

SCHON GEWUSST?

Hypoglykämie nach exzessivem Alkoholgenuss kann tödlich sein

Übermäßiger Alkoholkonsum kann eine Hypoglykämie verursachen, weil der Alkoholabbau die Leber daran hindert, den Blutzuckerspiegel konstant zu halten. Diese Form der Hypoglykämie kann so schwer sein, dass sie tödlich endet.

REAKTIVE HYPOGLYKÄMIE

Dieses Phänomen tritt auf, wenn der Blutzuckerspiegel 1 – 2 Stunden nach der letzten Mahlzeit abfällt. Symptome sind Benommenheit, Kopfschmerzen, Hunger, Zittrigkeit, Herzrasen und Reizbarkeit. Oft nehmen Menschen mit unerklärlichen, leichten Symptomen an, dass sie eine reaktive Hypoglykämie erleben; allerdings ist diese nicht so häufig, weil der Körper ein empfindliches Rücksteuerungssystem zur Kontrolle der Insulinausschüttung besitzt. Eine reaktive Hypoglykämie kann nur durch die Überwachung des Blutzuckerspiegels nach einer bekannten Glukosedosis erfasst werden.

Essen Sie kleine, ausgewogene Mahlzeiten, die Kohlenhydrate, Eiweiß und Fett liefern. Eine überwiegend aus Kohlenhydraten bestehende Ernährung kann leichte Symptome einer Hypoglykämie hervorrufen, obwohl sich der Blutzuckerspiegel dabei im niedrigen normalen Bereich befindet. Folgendes geschieht: Jemand lässt das Frühstück ausfallen oder nimmt nur einfache Kohlenhydrate zu sich, beispielsweise ein Glas Orangensaft oder ein Rosinenbrötchen. Daraufhin gibt die Bauchspeicheldrüse eine angemessene Insulinmenge ab. Da die Mahlzeit aber weder Fette noch Eiweiße enthielt, die langsamer verstoffwechselt werden als Kohlenhydrate, verbrennt der Körper die aufgenommene Glukose innerhalb von 2 oder 3 Stunden. Danach sendet das Gehirn starke Hungersignale aus, weil es mehr Energie benötigt. Der Hunger lässt sich durch eine kleine Süßigkeit schnell beheben, wobei die Bauchspeicheldrüse auch jetzt ausreichend Insulin freisetzt, um die zugeführte Glukose schnell zu verwerten. Wird dieser Vorgang häufiger über den Tag wiederholt, gelangt man in einen Teufelskreis.

Dieser Kreislauf kann durchbrochen werden, indem Mahlzeiten mit niedrigem Eiweiß-, Fett- und Stärkeanteil zugeführt werden. Diese werden langsamer als reine Zucker verdaut und in Glukose umgewandelt, sodass gleichmäßig Energie freigesetzt wird. Statt eines Marmeladebrötchens sollte man zum Frühstück also besser ein Käsebrötchen essen. Außerdem sollte man Nahrungsmittel mit hohem Gehalt an löslichen Ballaststoffen zu sich nehmen, wie Linsen, Hafer, Gerste, Äpfel und Zitrusfrüchte, da sie langsamer vom Körper aufgenommen werden, und Süßigkeiten meiden. Entscheiden Sie sich möglichst oft für Vollkornprodukte statt für Weißmehlprodukte, wählen Sie also Vollkornbrot statt Weißbrot und Vollkornnudeln statt normaler Nudeln. Daneben können Sie Nahrungsmittel mit niedrigem glykämischem Index zu sich nehmen (siehe S. 154).

INSULINÜBERDOSIERUNG

Eine weitaus schwerwiegendere Form der Hypoglykämie tritt auf, wenn Diabetiker mehr Insulin spritzen als zur Verstoffwechslung der vorhandenen Glukose erforderlich ist. Die Symptome einer derartigen Insulinreaktion – Hunger, Kribbelmissempfindungen, Schwitzen, Ohnmacht, Sehstörungen, Stimmungsveränderungen, Herzrasen sowie ein kaltes Beklemmungsgefühl – können sofort nach ihrem Auftreten durch die Einnahme eines Teelöffels voll Zucker oder Honig, das Lutschen eines Stücks Würfelzucker, das Trinken eines Glases Orangensaft oder einer mit Zucker gesüßten Limonade behoben werden. Beachten Sie solche Insulinreaktionen. ❖

GANZ EINFACH!

Stürzt der Blutzucker ab? Diese Nahrungsmittel lassen ihn rasch wieder ansteigen:

- 1/2 Glas Fruchtsaft
- 1/2 Glas normale Limonade (keine Diätlimonade)
- 1 Tasse Milch
- 5 – 6 Stücke Würfelzucker
- 1 – 2 TL Zucker oder Honig

URTIKARIA

Siehe Nesselfieber

VEGETARISCHE ERNÄHRUNG
■ NUTZEN UND RISIKEN ■

Früher stellte die Wissenschaft infrage, ob die Nährstoffversorgung im Rahmen einer vegetarischen Ernährung gesichert ist, insbesondere, was die Versorgung mit hochwertigem Eiweiß angeht. Da die meisten dieser Bedenken in den letzten Jahren ausgeräumt werden konnten, wird die vegetarische Kost nunmehr auf ihre Bedeutung beim Vorbeugen und Behandeln von Krankheiten untersucht. Dadurch werden die Vorteile einer vegetarischen Ernährung – die reichhaltige Versorgung mit pflanzlichen Nahrungsmitteln bei geringer Zufuhr tierischer Produkte – immer mehr gewürdigt.

Die Deutsche Gesellschaft für Ernährung (DGE) befürwortet eine ovo-lakto-vegetabile Ernährung, also vegetarische Kost, bei der pflanzliche Nahrungsmittel mit Milch und Milchprodukten sowie Eiern kombiniert werden, als Dauerernährung. Man weist aber darauf hin, dass vor allem bei Kindern besondere Sorgfalt bei der Lebensmittelauswahl geboten ist. Eine streng vegetarische (vegane) Ernährung wird aufgrund ihrer Risiken für keine Altersgruppe empfohlen. Die DGE rät besonders für Säuglinge, Kinder und Jugendliche dringend davon ab.

Vorteile für die Gesundheit

Ein Großteil des Wissens über den gesundheitlichen Nutzen einer vegetarischen Ernährung stammt von Studien mit Glaubensgemeinschaften. Viele der Siebenten-Tags-Adventisten in den USA beispielsweise ernähren sich streng vegan, andere meiden einfach nur Fleisch. Allerdings leben Vegetarier oft insgesamt gesünder, sodass nur schwer festzustellen ist, ob ihre niedrigere Erkrankungsrate auf ihrer Lebensführung insgesamt oder einem einzelnen Ernährungsfaktor beruht.

4 Regeln für eine gesunde vegetarische Ernährung

1. Ernähren Sie sich abwechslungsreich mit Vollkornprodukten, Obst, Gemüse, Hülsenfrüchten, Nüssen, Samen und möglichst auch Milchprodukten und Eiern.

2. Wählen Sie weitgehend unbe- und verarbeitete Nahrungsmittel und begrenzen sie stark gesüßte, fettreiche und den Verzehr stark verarbeiteter Lebensmittel.

3. Essen Sie viele verschiedene Obst- und Gemüsearten.

4. Achten Sie auf eine regelmäßige Zufuhr Vitamin-B$_{12}$-haltiger Lebensmittel sowie bei wenig direktem Sonnenlicht auf die Zufuhr von genügend Vitamin D.

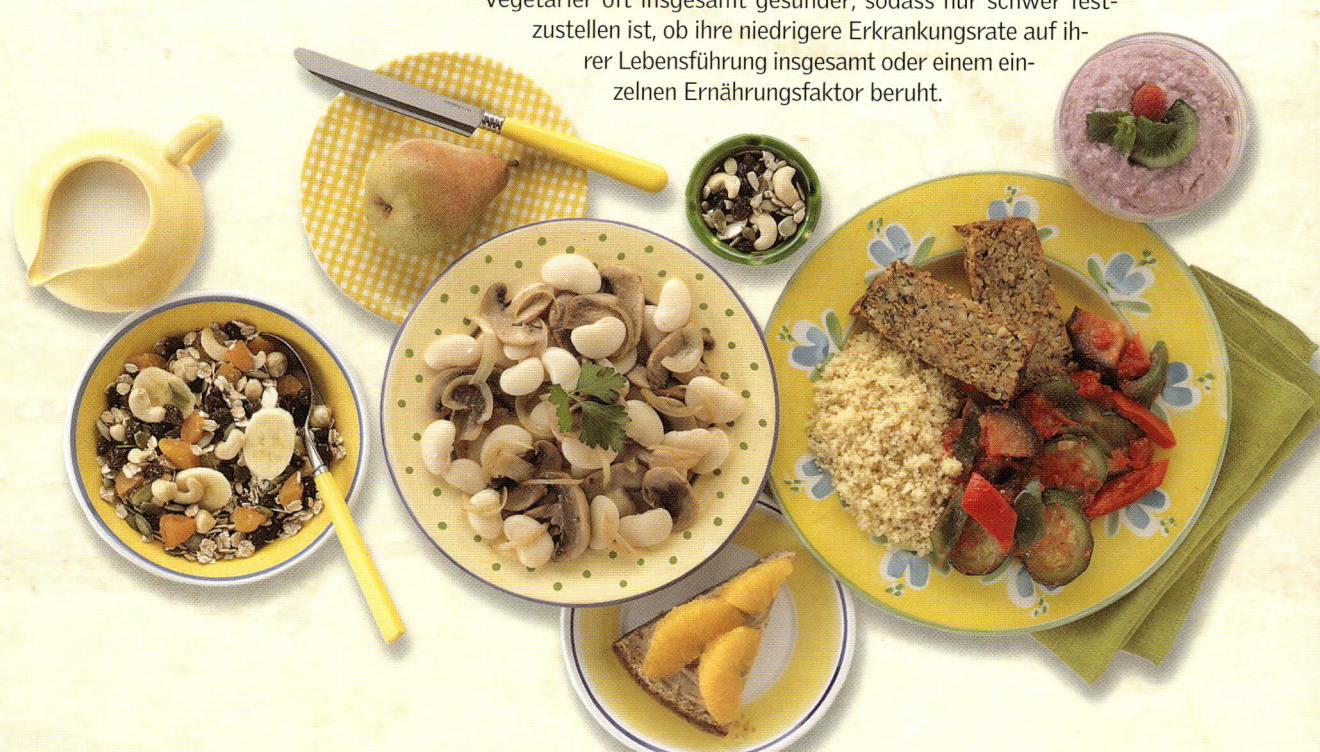

- **Übergewicht.** Schon seit langem wird eine Ernährung mit überwiegend pflanzlichen Produkten mit einem niedrigeren Risiko für starkes Übergewicht in Verbindung gebracht. Fettsucht ist ein Risikofaktor für viele Krankheiten wie Herzkrankheiten, Bluthochdruck, Diabetes und einige Krebsformen. Das niedrigere Körpergewicht von Vegetariern lässt sich durch die geringere Fettaufnahme, die höhere Ballaststoffzufuhr und den verstärkten Verzehr von Gemüse erklären.

- **Herz- und Gefäßkrankheiten.** Zahlreiche Studien haben belegt, dass Herzkrankheiten bei Vegetariern seltener auftreten als bei Nichtvegetariern. Eine Erklärung dafür könnte der niedrigere Cholesterinspiegel von Vegetariern sein. Die Cholesterinwerte von Ovo-Lakto-Vegetariern und Veganern sind um 14 % bzw. 35 % niedriger als die von Nichtvegetariern. Obwohl sich die meisten Vegetarier nicht bewusst fettarm ernähren, nehmen sie deutlich weniger gesättigte Fettsäuren zu sich als Nichtvegetarier. Außerdem nehmen sie 50–100 % mehr Ballaststoffe zu sich, und diese senken den Cholesterinspiegel. Daneben hat die vegetarische Ernährung den Vorteil, dass die vielen sekundären Pflanzenstoffe antioxidativ wirken und das Cholesterin daran hindern, an den Arterienwänden festzukleben.

- **Bluthochdruck.** Vegetarier haben iim Schnitt einen niedrigeren Blutdruck, und Bluthochdruck (Hypertonie) tritt bei ihnen seltener auf als bei Nichtvegetariern. Als Erklärungsmöglichkeiten wurden bislang das niedrigere Körpergewicht, die geringere Fettaufnahme mit der Nahrung, evtl. das Fehlen von Milch und Milcheiweiß (bei Veganern) sowie Unterschiede in der Versorgung mit Kalium, Magnesium und Kalzium in Betracht gezogen. Der Grund für diese Unterschiede ist aber weiterhin unbekannt.

- **Krebs.** Vegetarier haben ein allgemein niedrigeres Krebsrisiko als die Allgemeinbevölkerung, am ausgeprägtesten ist dies bei Prostatakrebs sowie Dickdarm- und Enddarmkrebs. Vermutlich sind zahlreiche Faktoren der vegetarischen Ernährung für das geringe Krebsrisiko verantwortlich, z. B. die Zufuhr von weniger Fett und mehr Ballaststoffen sowie von mehr Obst und Gemüse, die niedrigeren Häm-Eisen-Spiegel sowie die höhere Zufuhr von sekundären Pflanzenstoffen, wie Isoflavonen, hormonartigen Substanzen in Soja und anderen pflanzlichen Nahrungsmitteln.

- **Diabetes.** Es gibt Belege dafür, dass Vegetarier seltener an Diabetes erkranken als Nichtvegetarier. Verantwortlich dafür könnten das im Durchschnitt niedrigere Körpergewicht der Vegetarier sowie die höhere Ballaststoffzufuhr sein. Beides wirkt sich günstig auf den Blutzuckerspiegel aus.

Ausreichende Nährstoffversorgung

Der Nährstoffbedarf ist für Vegetarier und Nichtvegetarier gleich und kann durch Befolgen der allgemeinen Ernährungsempfehlungen gedeckt werden. Allerdings müssen wegen des Fehlens tierischer Quellen für einige Nährstoffe, z. B. Eiweiße, Vitamin D und B12, Kalzium, Zink und Eisen, einige Anpassungen vorgenommen werden.

Ernährungsformen mit tierischen Produkten

Lakto-Vegetarier und Ovo-Lakto-Vegetarier können ihren Nährstoffbedarf durch eine ausgewogene, bewusst zusammengestellte Ernährung decken. Dazu sollten viele verschiedene Nahrungsmittel verzehrt werden, vor allem fettarme und solche mit komplexen Kohlenhydraten, wie Getreide, Hülsenfrüchte, Obst und Gemüse, fettarme Milchprodukte sowie in Maßen Eier, Nüsse und Samen. Dadurch werden genügend Energie und Eiweiß sowie alle wichtigen Nährstoffe bereitgestellt.

Vegetarische Variationen

Es gibt verschiedene Gründe sich für eine vegetarische Ernährung zu entscheiden, wie gesundheitliche, ethische oder religiöse Motive, aber auch ökonomische und geschmackliche Aspekte können eine Rolle spielen. Man unterscheidet zwischen mehreren Formen der vegetarischen Ernährung:

- **Semi-Vegetarier** ernähren sich überwiegend vegetarisch, verzehren aber gelegentlich auch tierische Produkte.
- **Ovo-Lakto-Vegetarier** verzehren auch Milch und Milchprodukte sowie Eier, meiden jedoch Fleisch, Fisch und Geflügel.
- **Lakto-Vegetarier** nehmen auch Milch und Milchprodukte zu sich.
- **Veganer** ernähren sich ohne Fleisch, Geflügel, Fisch, Milchprodukte und Eier, oft auch ohne Honig.

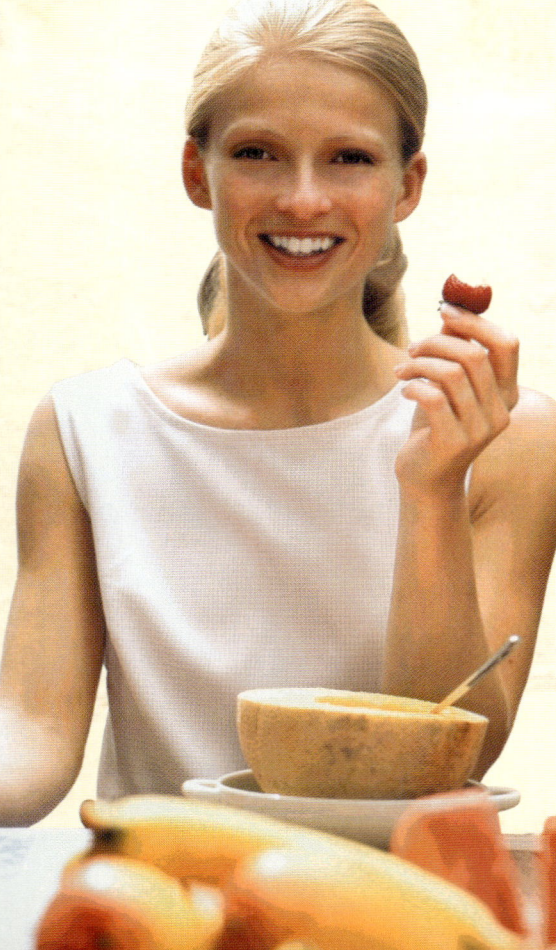

Vegane Ernährung

Wer sich trotz aller Bedenken von Expertenseite vegan ernähren möchte, muss seine Ernährung sehr sorgfältig planen, um den Bedarf an Energie und Nährstoffen zu decken.

Eiweiß. Veganer können ihren Eiweißbedarf decken, indem sie komplementäre Pflanzeneiweiße kombinieren. Erwachsene müssen nicht mit jeder Mahlzeit komplementäre Pflanzeneiweiße zu sich nehmen. Es reicht, wenn sie über den Tag verteilt zugeführt werden. Eine ausgewogene, abwechslungsreiche Kost liefert ausreichend Eiweiße. Bei Kindern im Wachstum, deren Eiweißbedarf höher ist, muss jede Mahlzeit alle Eiweißquellen umfassen, wie Brot mit Erdnusscreme oder Bohnen mit Reis.

Kalorien. Da pflanzliche Nahrungsmittel ballaststoffreich und kalorienarm sind, muss insbesondere bei Kindern auf eine ausreichende Kalorienzufuhr geachtet werden. Nahrungsmittel mit hoher Kaloriendichte, wie Nüsse und Trockenobst, sollten oft zwischendurch oder zu den Mahlzeiten verzehrt werden.

Vitamin B_{12}. Da pflanzliche Produkte kein Vitamin B_{12} enthalten, müssen Veganer eine zuverlässige Quelle dafür in ihren Speiseplan aufnehmen, z. B. angereicherte Hefe oder Vitamin-B_{12}-Präparate.

Vitamin D. Unsere besten Vitamin-D-Quellen sind Sonnenlicht sowie angereicherte Nahrungsmittel wie Margarine, Soja- und Reisgetränke. Wenn darüber nicht ausreichend Vitamin D aufgenommen werden kann, sind Ergänzungspräparate erforderlich.

Spurenelemente. Eisen, Kalzium, Zink und andere Spurenelemente kommen in pflanzlichen Produkten nur selten vor, daher müssen Veganer Strategien entwickeln, um ausreichende Mengen zu sich zu nehmen. Dazu zählt der Verzehr mit Eisen angereicherter Zerealien, die Kombination mit Vitamin-C-haltigen Nahrungsmitteln zur Verbesserung der Aufnahme von Eisen pflanzlicher Herkunft und der Verzehr von Sesamsamen für eine ausreichende Kalziumaufnahme.

Ernährung von Kindern

Kinder haben einen erhöhten Nährstoffbedarf und kleine Mägen. Deshalb kann es sein, dass eine strikt vegetarische Ernährung mit viel Obst und Gemüse, Vollkornprodukten und vielen Ballaststoffen zu wenig Nährstoffe und Kalorien liefert, um ihren Bedarf zu decken. Bei sorgfältiger Planung kann eine ausgewogene vegane Ernährung mit hochwertigem Eiweiß und konzentrierten Energiequellen das Wachstum fördern und auch ihren Nährstoffbedarf decken.

Die tägliche Ernährung sollte drei Hauptmahlzeiten plus viele gesunde Zwischenmahlzeiten (z. B. gemischte Zerealien, Muffins und Vollkornkekse), Fettquellen (wie Nüsse, Samen, Avocados und Nussbutter) und viele eiweißreiche Nahrungsmittel (z. B. Tofu, Nussbutter, Soja-Brotaufstriche und Joghurt) umfassen.

Vegetarier benötigen möglicherweise mehr Eisen

Phytate – Substanzen, die natürlicherweise vor allem in Getreide, Hülsenfrüchten und Nüssen vorkommen – binden Eisen und hindern den Körper daran, es zu verwerten. Daher müssen Vegetarier vor allem viele eisenreiche pflanzliche Produkte zu sich nehmen und evtl. mit ihrem Arzt über die Einnahme von Eisentabletten sprechen. Die empfohlene Eisenmenge, die täglich aufgenommen werden sollte, liegt für Vegetarier höher als für Nichtvegetarier.

So muss eine 30-jährige Frau bei vegetarischer Ernährung gut 30 mg (pflanzliches) Eisen täglich zu sich nehmen, im Vergleich zu 15 mg bei normaler Kost. Vitamin C vermindert den Effekt der Phytate, und durch Kochen oder Backen von Gemüse wird ein Teil des an die Phytate gebundenen Eisens freigesetzt.

VERBRENNUNGEN

Empfehlenswert

- Nahrungsmittel mit hohem Zinkgehalt, beispielsweise mageres Fleisch, Fisch und Schalentiere, Eier und Hülsenfrüchte, um den Heilungsverlauf und die Gewebereparatur zu beschleunigen
- Wasser, Brühe, Fruchtsäfte und andere alkoholfreie Getränke, um den Flüssigkeitsverlust auszugleichen
- Frisches Obst und Gemüse mit hohem Vitamin-C-Gehalt, um den Heilungsverlauf zu beschleunigen

Zur Beschleunigung der Heilung und der Gewebereparatur müssen sich Menschen mit schweren Verbrennungen ausgewogen ernähren und zusätzliche Kalorien, Eiweiße, Vitamine und Mineralstoffe zu sich nehmen. Verbrennungsopfer benötigen außerdem mehr Flüssigkeit, Salz und Kalium, um die Substanzen zu ersetzen, die durch die Hautverletzungen verloren gehen. Geschieht dies nicht, besteht die Gefahr der Entwässerung und eines Ungleichgewichts der Körperchemie. Verbrennungen zweiten und dritten Grades mit Blasenbildung und Gewebeschäden sind besonders schwer wiegend. Sie infizieren sich leicht mit Keimen, die durch die Hautverletzungen eindringen.

Patienten, die wegen ausgedehnter Verbrennungen im Krankenhaus liegen, erhalten meist Flüssigkeit und Antibiotika. Sofern sie nicht selbst essen können, werden sie intravenös ernährt. Für die Gewebeheilung ist eine Ernährung mit extra viel Kalorien, Eiweiß und Zink erforderlich. Zink kommt in Meeresfrüchten, Fleisch und Geflügel sowie in geringeren Mengen in Eiern, Milch, Bohnen, Nüssen und Vollkornprodukten vor und ist für die Wundheilung unabdingbar. Außerdem stärkt es die körpereigene Abwehr von Infektionen.

Achten Sie auf eine hohe Vitamin-C-Zufuhr, damit gesunde Haut aufgebaut wird und um Infektionen abzuwehren. Oft sind flüssige Ergänzungspräparate (gibt es in der Apotheke) erforderlich, um eine hochkalorische Ernährung zu gewährleisten.

Tee, Kaffee und andere koffeinhaltige Getränke sollten nach schweren Verbrennungen gemieden werden, da sie entwässernd wirken. Auch auf Alkohol sollte verzichtet werden, weil er dem Körper Wasser entzieht und die Immunabwehr beeinträchtigt. ❖

VERDAUUNGS-STÖRUNGEN

Empfehlenswert

- Frisches Obst und Gemüse, Vollkornprodukte und andere ballaststoffreiche Nahrungsmittel zur Förderung der Verdauung
- Flüssigkeit (mindestens 1,5–2 l Wasser, Saft oder andere alkoholfreie Getränke täglich)

Bedenklich

- Kaffee, Tee, Cola und andere Koffeinquellen
- Raffinierter Zucker
- Gebratenes und andere fettreiche Nahrungsmittel

Zu meiden

- Nahrungsmittel und Getränke, die die Symptome hervorrufen

Verdauung bedeutet, dass die Nahrung mechanisch und chemisch abgebaut und so umgewandelt wird, dass ihre Bestandteile ins Blut aufgenommen und zu den Zellen gebracht werden können. Lediglich Wasser, Salz, Einfachzucker wie Glukose und einige andere kleine Moleküle können unverändert vom Körper aufgenommen werden. Stärke, Fette und Eiweiße müssen zu kleineren Molekülen abgebaut werden, bevor sie verwendbar sind. Bestimmte Eiweiße, die Enzyme, spielen dabei eine entscheidende Rolle.

Der Verdauungsvorgang beginnt im Mund. Während die Nahrung durch den Kauvorgang zerkleinert wird, wird sie mit Speichel vermischt, der sie anfeuchtet und der ein Enzym enthält, das mit dem Abbau der Kohlenhydrate beginnt. Sobald die Nahrung ausreichend gekaut wurde, gelangt sie durch die Speiseröhre. Diese hat am unteren Ende einen ringförmigen Muskel, der sich entspannt, damit der Speisebrei in den Magen gelangt. Dieser Ringmuskel ist normalerweise verschlossen, damit kein Speisebrei und keine Magensäure in die Speiseröhre zurückfließen. Manchmal schließt der Ring nicht richtig, und der Speisebrei wird aufgestoßen, was als Reflux bezeichnet wird und beispielsweise bei einem Zwerchfellbruch auftritt. Reflux kann zu Verdauungsstörungen und Sodbrennen führen.

Sobald die Nahrung den Magen erreicht hat, wird sie durch die muskulösen Magenwände durchmischt und in kleinere Bestandteile abgebaut. Außerdem setzen die Magenwände Salzsäure frei sowie ein Enzym namens Pepsin, das

GANZ EINFACH!

Kochen Sie mit Heilpflanzen

Einige Kräuter helfen bei Verdauungsstörungen. Ingwer beispielsweise lindert Übelkeit. Viele der Kräuter und Gewürze, die traditionell zum Kochen verwendet werden, fördern die Verdauung. Verwenden Sie also viel Minze, Dill, Kümmel, Meerrettich, Lorbeer, Kerbel, Fenchel, Estragon, Majoran, Zimt, Ingwer und Kardamom. Kamillentee und Angostura, eine Tinktur der bitteren Enzianwurzel, können helfen. Eine kleine Menge Angostura fördert die Verdauung und lindert Blähungen.

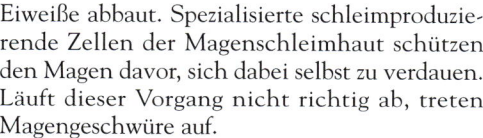

KRÄUTER UND GEWÜRZE.
Ingwer, Dill, Minze und Zimt sind einige der verdauungsfördernden Kräuter und Gewürze.

Eiweiße abbaut. Spezialisierte schleimproduzierende Zellen der Magenschleimhaut schützen den Magen davor, sich dabei selbst zu verdauen. Läuft dieser Vorgang nicht richtig ab, treten Magengeschwüre auf.

Wenn der Speisebrei den Magen verlässt, wurde er bereits in eine halbflüssige Masse, den Chymus, umgewandelt. Die Verdauung geht im Zwölffingerdarm (Duodenum), dem ersten Dünndarmabschnitt, weiter, wo die Gallenflüssigkeit von der Leber und die Enzyme aus der Bauchspeicheldrüse Fett und Eiweiß abbauen. Der Darm ist ein langer Muskelschlauch, der den Chymus durch rhythmisches Zusammenziehen vorantreibt. Der längste Darmabschnitt, der Dünndarm, ist mit Millionen feiner Ausstülpungen, den Villi, ausgestattet. Durch die Oberflächenschleimhäute dieser Ausstülpungen gelangen die verdauten Nährstoffe in die kleinen, in den Villi gelegenen Blutgefäße. Die Aminosäuren der Eiweiße und die Glukose der Zucker werden direkt ins Blut aufgenommen und zu den Körperzellen gebracht. Kleinere Fettmoleküle gelangen auch direkt ins Blut, die größeren treten in das Lymphsystem ein.

Ballaststoffe und andere nicht verdaute Abfallprodukte gelangen in den Dickdarm (Kolon), wo das meiste noch enthaltene Wasser herausgezogen wird. Deswegen muss man mindestens 1,5 l Flüssigkeit täglich zu sich nehmen. Andernfalls wird die durch den Dickdarm bewegte Masse zu wasserarm, und es kommt zu Verstopfung. Ballaststoffe nehmen viel Wasser auf und

sorgen gemeinsam mit der Stärke aus Obst und Gemüse dafür, dass sich ein Bolus, also ein Klumpen bildet, der die Muskeln der Darmwand zur Bewegung anregt.

Abhängig von der Zusammensetzung der Mahlzeiten und dem individuellen Stoffwechsel dauert es 2–6 Stunden, bis eine Mahlzeit vollständig verdaut ist und die Nährstoffe resorbiert sind. Einfachzucker werden schnell abgebaut und können schon wenige Minuten nach dem Verzehr im Blut auftauchen. Die Verdauung von Stärke dauert länger, für Eiweiße sind 2–3 Stunden erforderlich. Die Fettverdauung benötigt 4–6 Stunden. Daher sättigen Eiweiße und Fette deutlich länger als Zucker und Kohlenhydrate. Es dauert weitere 8–24 Stunden, bis die Abfallprodukte den Dickdarm passiert haben.

Der Darm besitzt bemerkenswerte Selbstheilungskräfte. Die Schleimhaut wird alle 72 Stunden erneuert und reagiert schnell auf schädigende Substanzen. Eine Ernährung mit hohem Gehalt an raffinierten und nährstoffarmen Nahrungsmitteln, wie sie für die Industrienationen typisch ist, kann zu Verdauungsstörungen führen, die von kürzeren unangenehmen Phasen mit Blähungen bis hin zu schwereren Erkrankungen wie Divertikulitis reichen.

VERDAUUNGSSTÖRUNGEN

Am Verdauungssystem treten nur relativ wenige Symptome auf, meistens Übelkeit, Erbrechen, Schmerzen (wie Sodbrennen), Blähungen, Krämpfe, Durchfall, Verstopfung und ein aufgeblähter Bauch. Die Symptome können einfach infolge einer ungewohnten Speise oder bestimmter Lebensgewohnheiten auftreten, beispielsweise einer ungeeigneten Ernährung oder von zu viel Stress. Aufregungen, Enttäuschungen, Angst, Sorgen und andere starke Emotionen können ebenfalls das Verdauungssystem durcheinander bringen. Sofern die Symptome nur vorübergehend auftreten, sind sie harmlos.

Das Verdauungssystem hat kaum Möglichkeiten, auf Störungen hinzuweisen, sodass dieselben Symptome auch einige ernst zu nehmende Krankheiten anzeigen können, wie Magenschleimhautentzündung (Gastritis), Darmbeschwerden wie Colitis ulcerosa und Crohn-Krankheit (beides entzündliche Erkrankungen), eine Infektion und Entzündung kleiner Aussackungen der Darmwand (Divertikulitis), ein Reizdarmsyndrom (funktionelle Erkrankung der

Darmbewegungen) oder Krebs im Verdauungstrakt. Außerdem können Übelkeit und Erbrechen durch Überempfindlichkeit gegen Medikamente, Aufregung, leichte Virusinfektionen, Ohrerkrankungen, Migräne und Reisekrankheit sowie durch schwerere Erkrankungen wie Herzinfarkt und Darmverschluss ausgelöst werden.

MALABSORPTIONSSYNDROME

Eine ähnliche Symptomkonstellation, insbesondere mit Durchfall und Blähungen, kann auf ein Malabsorptionssyndrom (mal = schlecht, Absorption = Aufnahme), also auf eine Resorptionsstörung von Nährstoffen, hinweisen; dabei kann der Verdauungstrakt bestimmte Nährstoffe nicht verwerten. Je nach Schwere der Erkrankung können Gewichtsverlust und Muskelschwund sowie Zeichen von Vitamin- und Mineralstoffmangel auftreten. Manche Malabsorptionssyndrome sind angeboren, andere können während bzw. nach einer Krankheit oder Behandlung auftreten. Die Störung kann vom Verdauungstrakt selbst ausgehen oder von Herz- und Gefäßkrankheiten, den endokrinen Drüsen (Drüsen, die ihr Sekret direkt an die Blutbahn oder an das Gewebe abgeben) oder dem Lymphsystem.

Die Malabsorption kann einen Nährstoff betreffen, wie bei der Zöliakie, bei der der Körper kein Gluten (ein Eiweiß in Weizen, Roggen, Gerste, Hafer, Dinkel und Grünkern) aufnehmen kann, oder bei der Laktoseintoleranz, bei der es dem Körper unmöglich ist, Milchzucker zu verdauen. Manchmal sind gleich mehrere Nährstoffe betroffen. So fehlen bei der zystischen Fibrose die Enzyme, die für die Verdauung von Eiweiß, Kohlenhydraten und Fett erforderlich sind, entweder völlig oder zum Teil.

Bei einem Malabsorptionssyndrom besteht die Gefahr einer Mangelernährung: Bestimmte Nahrungsmittel werden gemieden, um die Symptome zu umgehen, und deshalb werden dem Körper nicht ausreichend Nährstoffe zugeführt. Ein Mangel entsteht nicht nur für den Nährstoff, der gemieden werden soll, sondern auch für andere Nährstoffe, die damit zusammenhängen. Wird beispielsweise Fett nur unvollständig verdaut, scheidet der Körper ein Großteil davon als Abfallprodukt aus, daran gebunden sind auch die fettlöslichen Vitamine A, D, E und K.

Ein Ernährungsberater hilft bei der Speiseplanung bei Malabsorptionssyndromen – viele der von einer solchen Störung Betroffenen müssen lebenslang Diät halten. Außerdem sollte mit dem Arzt besprochen werden, ob die Einnahme von hochdosierten Vitamin- und Mineralstoffpräparaten erforderlich ist. ❖

VERGESSLICHKEIT

Empfehlenswert
- Frühstück
- Viel Obst und Gemüse wegen des Gehalts an Vitamin C, Beta-Karotin und Flavonoiden
- Pflanzenöle, Nüsse und Weizenkeime wegen des Vitamin-E-Gehalts

Leichtere Merkfähigkeitsstörungen werden mit zunehmendem Alter häufiger, und eine leichte Vergesslichkeit, wie das Vergessen von Namen oder das Verlegen von Gegenständen, ist absolut harmlos. Ein nachhaltiger Gedächtnisverlust ist eines der Hauptsymptome der Demenz beispielsweise im Rahmen einer Alzheimer-Krankheit. Gutartige, altersbedingte Merkfähigkeitsstörungen können Folge des Schrumpfens von Gehirnnerven sein, einer verminderten Produktion von Gehirnsubstanzen oder einer verminderten Gehirndurchblutung. Zur Entstehung einer Alzheimer-Krankheit können genetische Faktoren, Kopfverletzungen, Viruserkrankungen sowie Herz-und Gefäßerkrankungen beitragen.

Bewegung und gesunde Ernährung können die Leistungsfähigkeit des Gehirns bis ins hohe Alter gewährleisten und das Erinnerungsvermögen bewahren. Nährstoffe, die das Gehirn schützen, sind komplexe Kohlenhydrate (beispielsweise aus Äpfeln, Vollkornprodukten, Hülsenfrüchten) und B-Vitamine; sie sorgen für eine gesunde Reizweiterleitung durch die Nerven und eine ausreichende Bereitstellung von Neurotransmittern (biochemischen Stoffen, die Informationen von einer Nervenzelle zur anderen weitergeben).

Frühstücken Sie. Forschungsergebnissen der Universität von Toronto zufolge wirkt sich ein Frühstück erstaunlich positiv auf das Erinnerungsvermögen aus. Die Studie mit gesunden Männern und Frauen zwischen 61 und 79 Jahren zeigte, dass die Zufuhr von Kalorien aus Eiweiß, Fett und Kohlenhydraten die Leistungsfähigkeit in Gedächtnistests deutlich erhöhte. Ältere Studien belegen, dass Kohlenhydrate die Gehirnleistung deutlich verbessern können, vermutlich durch den erhöhten Blutzuckerspiegel aufgrund der Kohlenhydratzufuhr. Der Blutzuckeranstieg verbessert die Glukoseversorgung des Gehirns. Allerdings zeigt die Studie von Toronto, dass jedwede Form von Nahrungsmitteln hilfreich ist. Obwohl es also so aussieht, als ob jedes Frühstück besser als kein Frühstück ist, geht man davon aus, dass Kohlenhydrate einen höheren Langzeitnutzen für das Gehirn haben als andere Nährstoffe.

KAFFEE KANN DAS GEDÄCHTNIS VERBESSERN
Eine Kaffeepause am Nachmittag hilft mehr, als Sie denken, den Tag zu überstehen, insbesondere wenn Sie schon etwas älter sind. Forscher der Universität von Arizona haben festgestellt, dass das Erinnerungsvermögen von älteren Menschen oft morgens am besten ist und zum Nachmittag hin abnimmt. Die Hälfte der älteren Probanden der Studie erhielt morgens und nachmittags eine Tasse (355 ml) entkoffeinierten Kaffee, die andere Hälfte zur gleichen Zeit normalen Kaffee. In der ersten Gruppe nahm die Merkfähigkeit zum Abend hin deutlich ab, während die Probanden der zweiten Gruppe ihre Leistungsfähigkeit bis in den Abend hinein beibehielten.

Nehmen Sie viel Beta-Karotin und Vitamin C zu sich. Es gibt Hinweise darauf, dass hohe Beta-Karotin- und Vitamin-C-Spiegel bei Menschen über 65 Jahren mit einer besseren Gedächtnisleistung einhergehen. Man glaubt, dass diese Antioxidanzien den Prozess der Gehirnalterung verlangsamen und die mentale Leistungsfähigkeit und Fitness im Alter erhöhen, indem sie freie Radikale im Gehirn bekämpfen. Forschungsergebnisse deuten darauf hin, dass auch die Flavonoide aus Heidelbeeren vermutlich die altersbedingte Abnahme der geistigen Funktionen verlangsamen können.

Nehmen Sie viel Vitamin E zu sich. Andere Studien widmen sich dem Zusammenhang zwischen dem Vitamin-E-Spiegel und der Gedächtnisfunktion bei älteren Menschen. Im Rahmen einer großen Studie nahmen mehr als 4000 Menschen an Tests zur Erfassung des Erinnerungsvermögens teil. Die Personen mit schlechterer Merkfähigkeit hatten häufiger zu niedrige Vitamin-E-Spiegel als die mit gutem Erinnerungsvermögen. Eine weitere Studie stellte einen Zusammenhang zwischen der Vitamin-E-Versorgung in der Vergangenheit und der mentalen Leistungsfähigkeit im Alter her. Außerdem gibt es Untersuchungen, wonach Vitamin E das Fortschreiten der Alzheimer-Krankheit verlangsamen kann.

Auch Eisen scheint für das Erinnerungsvermögen wichtig zu sein. Einige Forscher nehmen an, dass ein zu niedriger Eisenspiegel die Merkfähigkeit beeinträchtigen kann. Studien haben gezeigt, dass Kinder mit Eisenmangel bei Tests des Erinnerungsvermögens besser abschnitten, nachdem der Mangel behoben wurde.

Versuchen Sie es mit Ginkgo biloba. Neuere Forschungsergebnisse zeigen, dass Ginkgo-biloba-Extrakte das Erinnerungsvermögen geringfügig steigern, indem sie die Durchblutung des Gehirns verbessern.

Untersuchung von Salbeiöl. Vor kurzem haben US-amerikanische Forscher die althergebrachte Empfehlung von Naturheilkundlern plazebokontrolliert an 44 Erwachsenen untersucht, wonach die Merkfähigkeit durch Salbeiöl verbessert wird. Menschen, die Salbeiöl zu sich nahmen, schnitten bei Gedächtnistests tatsächlich deutlich besser ab.

Ein weiteres Präparat. Phosphatidylserin, eine natürlicherweise im Gehirn vorhandene Substanz, die die Zellmembranstruktur aufrechterhält, ist als Ergänzungspräparat erhältlich. Es existieren begrenzte Hinweise darauf, dass es die kognitiven Funktionen verbessert; allerdings sind weitere Forschungen erforderlich. ❖

VERSTOPFUNG

Empfehlenswert
- Frisches Obst und Gemüse, Getreide und andere ballaststoffreiche Nahrungsmittel
- Flüssigkeit (mindestens 8 Gläser am Tag)

Bedenklich
- Zucker und raffinierte, stärkehaltige Nahrungsmittel

Zu meiden
- Alkohol in jeder Form
- Nahrungsmittel, die zu Verstopfung führen können

Viele Menschen gehen irrtümlicherweise davon aus, unter Verstopfung zu leiden, weil sie nicht täglich Stuhlgang haben. Tatsächlich ist es ebenso normal, wenn der Darm sich dreimal täglich entleert, wie wenn dies nur alle 3–4 Tage geschieht. Die Intervalle sind bei jedem Menschen anders.

Es gibt zwei Formen von Verstopfung: die atonische, bei der die Muskeln der Dickdarmwand geschwächt sind und nicht genügend Spannung

---

HÄMORRHOIDEN

Chronische Verstopfung, Fettsucht, Schwangerschaft und eine erbliche Veranlagung sind die häufigsten Ursachen von Hämorrhoiden (Krampfadern der Analvenen). Meistens machen Hämorrhoiden keine Beschwerden, manchmal verursachen sie jedoch Juckreiz, Schmerzen und Blutungen, insbesondere bei Beschwerden mit Verstopfung. Starkes Pressen bei hartem Stuhlgang kann eine der verlängerten Venen zum Platzen bringen und zu recht heftigen Blutungen führen. Weitaus häufiger finden sich jedoch kleinere Blutauflagerungen auf dem Stuhl. Meist sind die Blutverluste gering, wobei jede rektale Blutung medizinisch abgeklärt werden sollte, um Dickdarmkrebs und Polypen auszuschließen.

Oft lassen sich Hämorrhoiden beheben, wenn eine Verstopfung vermieden und das Normalgewicht gehalten wird. Manche Patienten geben vermehrte Beschwerden beim Stuhlgang nach Genuss von Curry, Chili und anderen scharfen Gewürzen an. Auch Zitrusfrüchte und andere säurehaltige Nahrungsmittel können Beschwerden verursachen.

In schweren Fällen können chronische Blutungen aus Hämorrhoiden zu einer Blutarmut führen, sodass Eisenpräparate und eine operative Entfernung der Hämorrhoiden erforderlich sind. Eisenhaltige Nahrungsmittel tragen zum Auffüllen der Eisenspeicher des Körpers bei.

aufbauen, und die spastische (auch als Reizdarmsyndrom bezeichnet), bei der die Darmentleerungen sehr unregelmäßig stattfinden. Die häufigere atonische Verstopfung entwickelt sich, wenn zu wenig Flüssigkeit oder Ballaststoffe zugeführt werden. Eine überwiegend sitzende Tätigkeit ist eine weitere Ursache. Die spastische Verstopfung kann durch Stress, Nervenkrankheiten, übermäßiges Rauchen, bestimmte Nahrungsmittel und eine Verlegung des Dickdarms auftreten.

VORBEUGUNG UND LINDERUNG

Trinken Sie Wasser. Erwachsene sollten täglich 1,5–2 l alkoholfreie Getränke zu sich nehmen. Bei der Kombination aus ballaststoffarmer Ernährung und geringer Flüssigkeitsaufnahme wird der Stuhl hart und trocken und bewegt sich mit immer größeren Schwierigkeiten durch den Darm.

Viel Sport, kein Alkohol Regelmäßige sportliche Betätigung regt die Darmtätigkeit an, während längere Inaktivitätsphasen zu Verstopfung führen. Auch mehrere Medikamente, wie Kodein und andere morphinartige Schmerzmittel, vermindern die Peristaltik, also die rhythmischen Muskelbewegungen, die den Nahrungsbrei durch den Darm bewegen. Alkoholgenuss hat bei manchen Menschen einen ähnlichen Effekt. Schlechte Toilettengewohnheiten, wie das Aufschieben des Toilettengangs trotz Stuhldrangs, können ebenfalls zu Verstopfung führen.

Verwenden Sie nur selten Abführmittel. Die übermäßige Anwendung von Abführmitteln vermindert die normale Darmfunktion. Sofern ein Abführmittel erforderlich ist, sollte man am besten eines aus Psyllium oder anderen ballaststoffreichen Stuhlweichmachern einnehmen. Hat Ihr Darm sich bereits an Abführmittel gewöhnt, sollten Sie diese stufenweise geringer dosieren und gleichzeitig den Ballaststoffgehalt der Nahrung Schritt für Schritt erhöhen.

Erhöhung der Ballaststoffzufuhr. Unlösliche Ballaststoffe, die zwar Wasser aufnehmen, aber ansonsten unverändert durch den Darm gelangen, sie sind für die Vorbeugung einer Verstopfung ideal, weil sie die Darmbewegung (Peristaltik) anregen. Verwenden Sie möglichst immer alle essbaren Anteile von Obst und Gemüse: Ballaststoffe befinden sich vor allem in den Schalen,

VERNÜNFTIG ERNÄHREN. *Eine vollkorn- und ballaststoffreiche Kost beugt einer Verstopfung vor.*

Strünken und äußeren Blättern – Teilen, die oft weggeworfen werden. Allerdings sollte die Ballaststoffzufuhr nur allmählich erhöht und gleichzeitig mehr getrunken werden, weil mehr Ballaststoffe auch einen höheren Flüssigkeitsbedarf bedeuten.

Auch lösliche Ballaststoffe, z. B. Pektine, können dazu beitragen, eine Verstopfung zu beheben – ein geriebener Apfel kann insbesondere bei Kindern in Sachen Verstopfung wahre Wunder wirken. Lösliche Ballaststoffe quellen im Darm auf (weshalb viel getrunken werden muss) und vergrößern so das Volumen des Darminhalts.

Essen Sie Trockenobst. Sie sollten Ihren Speisen keine Weizenkleie zufügen, da sie zu Blähungen führen kann und zudem die Aufnahme von Eisen, Kalzium und anderen Mineralstoffen behindert. Eine bessere Alternative sind Dörrpflaumen oder -feigen. Wer diese Trockenfrüchte pur nicht mag, kann sie in Wasser einweichen, anschließend pürieren und beispielsweise mit etwas Quark mischen. Man kann auch einfach auf Dörrpflaumensaft zurückgreifen. ❖

SETZEN SIE AUF HEISSE GETRÄNKE

Heiße Getränke regen den Darm an. Trinken Sie morgens eine Tasse Kräutertee, ein Glas heißes Wasser mit Zitrone oder koffeinhaltigen Kaffee, um eine Verstopfung zu beheben.

VITAMINE
■ ESSENZIELLE NÄHRSTOFFE ■

Seit mehr als 2000 Jahren ist bekannt, dass der Verzehr bestimmter Nahrungsmittel Krankheiten verhindern oder heilen kann. Bereits 400 v. Chr. fand Hippokrates heraus, dass der Verzehr von Leber gegen Nachtblindheit hilft. Ein weiteres überliefertes Beispiel: Im Jahr 1747 führte James Lind, ein britischer Marinearzt, Experimente durch und deckte den Zusammenhang zwischen Vitamin C und Skorbut auf. Er empfahl den Verzehr von Zitronen und Limetten, um diese verheerende Krankheit zu bekämpfen. Sie kam häufig bei Seefahrern vor, weil sich diese auf ihren langen Reisen nur von Zwieback und gesalzenem Schweinefleisch ernährten.

Bislang wurden 13 für die Gesundheit essenzielle Vitamine entdeckt sowie andere, vitaminähnliche, Substanzen wie die Bioflavonoide. Einige scheinen ebenfalls essenziell für die Gesundheit zu sein, empfohlene Tagesmengen wurden jedoch bislang nicht erarbeitet. Man nimmt an, dass es noch weitaus mehr Substanzen gibt, die zur Vitaminklasse gehören und der Gesundheit dienen. Deswegen wird auch eine ausgewogene, abwechslungsreiche Ernährung empfohlen.

Von den Vitaminen sind nur sehr kleine Mengen erforderlich – meistens nur einige Milligramm oder ein Bruchteil davon –, damit man gesund bleibt.

Einteilung

Vitamine werden danach eingeteilt, wie sie aufgenommen und im Körper gespeichert werden. Die Vitamine A, D, E und K sind ausschließlich fettlöslich, während die B-Vitamine und Vitamin C wasserlöslich sind. Die fettlöslichen Vitamine kann der Körper in Leber und Fettgewebe speichern. Da überschüssige wasserlösliche Vitamine mit dem Urin ausgeschieden werden, müssen sie häufiger zugeführt werden.

Provitamine sind Substanzen, die der Körper in Vitamine umwandeln kann. Beispiele sind Beta-Karotin, eine Vorstufe von Vitamin A, sowie ein Hautsteroid, das nach Einwirkung ultravioletter Strahlung vom Körper zu Vitamin D umgebaut wird.

Fettlösliche Vitamine

Diese Vitamine können nur in Anwesenheit von Fett aus dem Darm ins Blut aufgenommen werden. Daher können Menschen mit einer Fettresorptionsstörung Mangelsymptome entwickeln, obwohl sie ausreichend große Mengen der Vitamine zu sich nehmen. Andererseits kann die hoch dosierte Aufnahme von Vitaminpräparaten auch zu Vergiftungserscheinungen führen.

Vitamin A: Dieses Vitamin existiert in mehreren Formen. Die aktiven Formen sind Retinol, Retinolsäure und Retinylester. Beta-Karotin ist eine Vitamin-Vorstufe (Provitamin). Vitamin A ist für ein normales Sehvermögen und zur Vorbeugung von Nachtblindheit unabdingbar. Außerdem ist es für eine normale Zellteilung und das Zellwachstum erforderlich, für die Entwicklung von Knochen und Zähnen sowie für gesunde Haut und Schleimhäute, die Auskleidung des Verdauungstrakts, der Lungen und anderer Organe. Durch seine antioxidativen Eigenschaften verhindert es die krebsauslösenden Zellschäden durch freie Radikale, instabile Moleküle, die bei der Sauerstoffverwertung freigesetzt werden. Außerdem benötigt der Körper Vitamin A, um Aminosäuren, Thyroxin und andere Hormone herzustellen.

Woher stammt die Bezeichnung „Vitamine"?

Im Jahr 1912 stellte der polnische Biochemiker Dr. Casimir Funk eine Theorie auf, wonach Nahrungsmittel essenzielle, lebensnotwendige Chemikalien enthalten. Er erfand den Begriff Vitamine, abgeleitet von vitale Amine (Stickstoffverbindungen). Seine im Jahre 1922 erschienene Veröffentlichung trug dann auch den Titel *Vitamine*. Später stellte sich heraus, dass nicht alle so bezeichneten Substanzen Amine sind, trotzdem blieb die Bezeichnung Vitamin bis heute erhalten.

Die Einnahme von Vitamin-A-Präparaten wird allgemein nicht empfohlen, da Vitamin A in zu hoher Dosis giftig ist und in Extremfällen zum Tod führen kann. Frauen, die schwanger werden wollen, sollten niemals hoch dosiert Vitamin A einnehmen oder Isotretinoin anwenden (Accutan®), ein hochwirksames Aknepräparat, das von Vitamin A abgeleitet wurde. Da Vitamin A im Körper gespeichert werden kann, sollten derartige Präparate mindestens 3 Monate vor dem Weglassen von Verhütungsmaßnahmen abgesetzt werden. Bereits 5000 IE (Internationale Einheiten) Vitamin A führen bei Männern zu erhöhter Knochenbrüchigkeit.

Die Konzentration von Vitamin A wird in Internationalen Einheiten oder als Retinoläquivalent (RE) angegeben. Ein RE entspricht 3,3 IE der Retinolform von Vitamin A und etwa 10 IE Beta-Karotin. Außerdem entspricht ein RE einem Mikrogramm Retinol oder 6 Mikrogramm Beta-Karotin.

Vitamin D: Zahlreiche Verbindungen gehören zur Vitamin-D-Familie. Die wichtigsten sind Vitamin D_2 (Ergocalciferol) und Vitamin D_3 (Cholecalciferol). Beide werden unter Einfluss von UV-Strahlung in der Haut in Vitamin D umgewandelt. Wie hoch die Eigensynthese von Vitamin D ist, hängt von der Aufenthaltsdauer im Freien und vom Breitengrad ab. In Gegenden mit geringer Sonnenscheindauer werden den Bewohnern Vitamin-D-Präparate verabreicht.

Der Körper benötigt Vitamin D zur Kalziumaufnahme. Daneben fördert Vitamin D die Aufnahme von Phosphor und verhindert, dass die Nieren Eiweiße mit dem Urin ausscheiden. Durch seine Bedeutung bei der Mineralstoffaufnahme fördert Vitamin D die Entwicklung kräftiger Knochen und Zähne. Bei einem Mangel entsteht bei Kindern Rachitis, bei Erwachsenen Osteomalazie Andere Mangelsymptome sind Krampfanfälle und Muskelzuckungen.

Vitamin E: Die Tocopherole in Vitamin E verhindern die Oxidation, die Fette ranzig werden lässt und die Vitamine A und D zerstört. Außerdem sorgen sie für gesunde rote Blutkörperchen und intaktes Muskelgewebe, schützen die Lun-

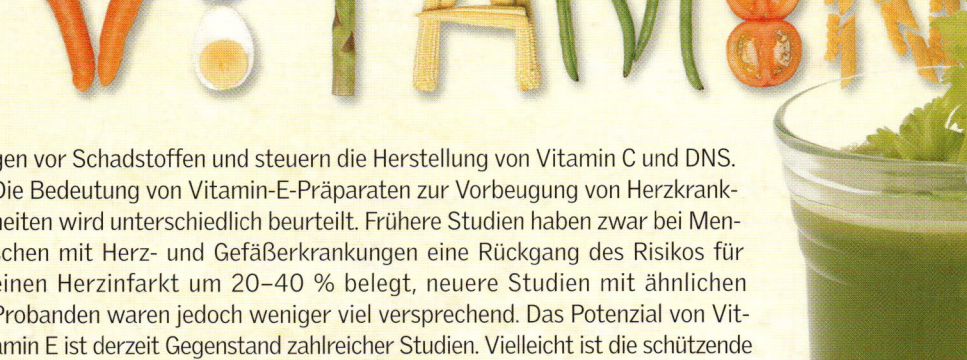

gen vor Schadstoffen und steuern die Herstellung von Vitamin C und DNS. Die Bedeutung von Vitamin-E-Präparaten zur Vorbeugung von Herzkrankheiten wird unterschiedlich beurteilt. Frühere Studien haben zwar bei Menschen mit Herz- und Gefäßerkrankungen eine Rückgang des Risikos für einen Herzinfarkt um 20–40 % belegt, neuere Studien mit ähnlichen Probanden waren jedoch weniger viel versprechend. Das Potenzial von Vitamin E ist derzeit Gegenstand zahlreicher Studien. Vielleicht ist die schützende Wirkung von Vitamin-E-Präparaten nur bei Menschen mit nachgewiesener koronarer Herzkrankheit oder bei einer anderen Untergruppe von Herzpatienten bedeutsam – aber auch das muss erst noch geklärt werden.

Im Gegensatz zu anderen fettlöslichen Vitaminen erreichen Tocopherole keine giftigen Konzentrationen im Körper, da ein Überschuss ausgeschieden wird. Menschen, die Gerinnungshemmer einnehmen (wie Marcumar®), sollten Vitamin-E-Präparate nur nach Rücksprache mit ihrem Arzt einnehmen.

Vitamin K: Die Leber benötigt Vitamin K zur Herstellung von Bluteiweißen, die für die Blutgerinnung erforderlich sind. Die Hälfte des Vitamin-K-Bedarfs wird

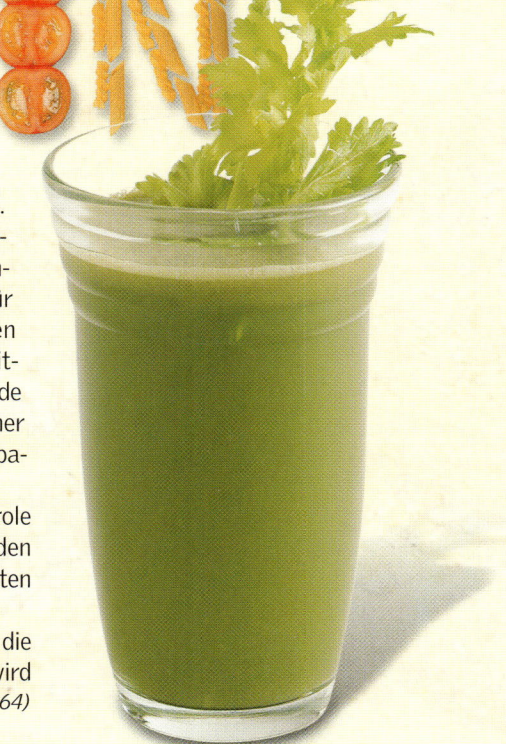

(Fortsetzung auf Seite 364)

WISSENSWERTES ÜBER VITAMINE

Vitamin	Beste Nahrungsquellen	Bedeutung für die Gesundheit
FETTLÖSLICHE VITAMINE		
Vitamin A (Retinol aus tierischen Produkten, Beta-Karotin aus pflanzlichen Nahrungsmitteln	**Retinol:** Leber; Lachs und andere Kaltwasserfische; Eigelb **Beta-Karotin:** orangefarbenes oder gelbes Obst und Gemüse, z. B. Möhren, Kürbis, Mais, Pfirsche, Aprikosen, Mango; grüne Blattgemüse	Beugt Nachtblindheit vor; wird für Zellwachstum und -entwicklung benötigt; sorgt für gesunde Haut, Haare und Nägel; schützt möglicherweise vor Lungenkrebs
Vitamin D (Kalziferol)	Eigelb; Margarine; fettreicher Fisch; Lebertran; Avocado (als Provitamin; daraus wird unter Einwirkung von UV-Strahlen vom Körper Vitamin D gebildet)	Wird für den Kalziumstoffwechsel benötigt; hilft, gesunde Knochen aufzubauen und zu erhalten
Vitamin E (Tocopherole)	Eigelb, Pflanzenöl, Margarine, Mayonnaise; Avocado, Fenchel, Kichererbsen; Nüsse und Samen	Schützt die Fettsäuren sowie Muskeln und rote Blutkörperchen; wichtiges Antioxidanz
Vitamin K	Sauerkraut, Spinat, Kohl u. a. grüne Blattgemüse; Weizenkeime; Schweinefleisch, Leber; grüner Tee	Unentbehrlich für eine normale Blutgerinnung
WASSERLÖSLICHE VITAMINE		
Biotin	Leber; Eigelb; Sojabohnen; Zerealien; Bäckerhefe	Energiestoffwechsel
Folsäure (Folat, Folacin)	Leber; Bäckerhefe; Brokkoli und andere Gemüse aus der Kreuzblütlerfamilie; Avocado; Hülsenfrüchte	Erforderlich für die Produktion von DNA, RNA und roten Blutkörperchen sowie für die Synthese bestimmter Aminosäuren
Niazin (Vitamin B_3, Nikotinsäure, Nikotinamid)	Mageres Fleisch, Geflügel, Meeresfrüchte; Milch; Eier; Hülsenfrüchte; angereicherte Zerealien.	Wird für den Energiestoffwechsel benötigt; sorgt für normales Wachstum; senkt in hoher Dosierung die Cholesterinspiegel
Pantothensäure (Vitamin B_5)	Fast alle Nahrungsmittel	Unterstützt den Energiestoffwechsel; normalisiert den Blutzucker; beteiligt an der Produktion von Antikörpern, Cholesterin, Hämoglobin und einigen Hormonen
Riboflavin (Vitamin B_2)	Angereicherte Zerealien; mageres Fleisch, Geflügel; Milch und Milchprodukte; rohe Pilze	Unentbehrlich für den Energiestoffwechsel; unterstützt die Nebennierenfunktion
Thiamin (Vitamin B_1)	Schweinefleisch; Hülsenfrüchte; Nüsse und Samen; angereicherte Zerealien, Weizenkeime	Energiestoffwechsel; sorgt für normale Verdauung, gesunden Appetit und korrekte Nervenfunktion
Vitamin B_6 (Pyridoxin, Pyridoxamin, Pyridoxal)	Fleisch, Fisch, Geflügel; Getreide, Zerealien; grüne Blattgemüse, Kartoffel, Sojabohnen	Unterstützt Eiweiß- und Kohlenhydratstoffwechsel sowie die Energiefreisetzung; korrekte Nervenfunktion; Produktion von roten Blutkörperchen
Vitamin B_{12} (Cobalamin)	Alle tierischen Nahrungsmittel	Wird für die Produktion von DNA, RNA, roten Blutkörperchen und Myelin (für Nervenzellen) benötigt
Vitamin C (Ascorbinsäure)	Zitrusfrüchte und -saft; Melonen, Beeren, anderes Obst; Paprikaschoten, Rosenkohl, Brokkoli, Kartoffeln und viele andere Gemüsesorten	Stärkt die Wände der Blutgefäße; fördert die Wundheilung; verbessert die Eisenaufnahme; kann Arteriosklerose vorbeugen

Die angegebenen Werte in dieser Tabelle basieren auf den D_A_CH Referenzwerten für die Nährstoffzufuhr der DGE aus dem Jahr 2000. Alle Angaben beziehen sich, wenn nicht anders angegeben, auf gesunde Erwachsene.

Empfohlene Tagesdosis Für Erwachsene		Mangelerscheinungen	Symptome bei Überdosierung
Männer	**Frauen**		
1,0 mg	0,8 mg 1,1/1,5 mg Schwangere (ab 4. M)/Stillende	Nachtblindheit; Wachstumsverözgerung bei Kindern; trockene Haut und Augen; erhöhte Infektionsneigung	Kopfschmerzen und Sehstörungen; Müdigkeit; Knochen- und Gelenkschmerzen; Appetitlosigkeit, Durchfall; trockene, aufgesprungene Haut, Ausschlag, Juckreiz, Haarausfall. Kann vor und während der Schwangerschaft eingenommen den Fetus schädigen
5 mcg	5 mcg	Schwache Knochen; führt bei Kindern zu Rachitis, bei Erwachsenen zu Osteomalazie	Kopfschmerzen, Appetitlosigkeit, Durchfall; möglicherweise Kalkablagerungen im Herz, in Blutgefäßen und in den Nieren
12–15 mg*) (je nach Alter)	11–12 mg*) (je nach Alter)	Bei Menschen nicht vorhanden	Blutungen, insb. in Verbindung mit Acetylsalicylsäure u. a. Blutgerinnungshemmern
70–80 mcg*) (je nach Alter)	60–65 mcg*) (je nach Alter)	Starke Blutungen; Neigung zu Blutergüssen	Hemmt die Wirkung von Blutgerinnungshemmern; möglicherweise Gelbsucht
30–60 mcg*)	30–60 mcg*)	Schuppige Haut; Haarausfall; Depression; erhöhte Cholesterinspiegel	Keine bekannt
400 mcg	400 mcg 600 mcg Schwangere und Stillende	Veränderte Rote Blutkörperchen und Zellteilung; Anämie; Gewichtsverlust, Verdauungsstörungen; Fetusschäden	Hemmt evtl. die Aufnahme von Phenytoin und kann so bei Epileptikern, die dieses Medikament nehmen, Anfälle auslösen
13–17 mg (je nach Alter)	13 mg 15/17 mg Schwangere (ab 4. M)/Stillende	Durchfall, Mundgeschwüre; Pellagra (in extremen Fällen).	Hitzewallungen; Leberschäden; erhöhter Blutzucker- und Harnsäurespiegel
6 mg*)	6 mg*)	Bei Menschen nicht vorhanden	Bei extrem hoher Dosierung möglicherweise Durchfall und Ödeme
1,2–1,5 mg (je nach Alter)	1,2 mg, 1,5/1,6 mg Schwangere (ab 4. M)/Stillende	Sehstörungen, Lichtempfindlichkeit; Mund- und Nasengeschwüre; Schluckbeschwerden	Im Allgemeinen keine; kann aber eine Chemotherapie bei Krebs stören
1,0–1,3 mg (je nach Alter)	1,0 mg 1,2/1,4 Schwangere (ab 4. M)/Stillende	Depression, Stimmungsschwankungen; Appetitlosigkeit, Übelkeit; Muskelkrämpfe; in schweren Fällen Muskelschwund, Beriberi	Mangel an anderen B-Vitaminen
1,4–1,6 mg	1,2 mg 1,9 mg Schwangere (ab 4. M) und Stillende	Depression, Verwirrtheit; juckende, schuppende Haut; rote Zunge; Gewichtsverlust	Schädigung der Sinneszellen
3,0 mcg	3,0 mcg 3,5/4,0 mcg Schwangere/Stillende	Perniziöse Anämie; Nervenprobleme und Schwäche; glatte oder wunde Zunge	Keine bekannt
100 mg	100 mg 110/150 mg Schwangere (ab 4. M)/Stillende	Zahnfleischbluten; Blutergüsse; Appetitlosigkeit; trockene Haut; schlechte Wundheilung; selten Skorbut, innere Blutungen	Durchfall; Nierensteine; Harnwegsreizung; erhöhter Eisenspiegel; Knochenerweichung

*) Schätzwerte für eine angemessene Zufuhr
mg: Milligramm; mcg: Mikrogramm

von Darmbakterien hergestellt, der Rest muss mit der Nahrung zugeführt werden. Inzwischen liegen Untersuchungen vor, wonach Vitamin K bei Erwachsenen für kräftige Knochen sorgt, da es die Knochendichte erhöhen kann. Bei Vitamin-K-Mangel bluten selbst kleinste Verletzungen ausgesprochen stark. Neugeborene sind für einen Vitamin-K-Mangel besonders anfällig, da ihnen die Darmbakterien zur Herstellung dieses Vitamins fehlen.

Wasserlösliche Vitamine

Aufgrund ihrer Wasserlöslichkeit kann der Körper die B-Vitamine und Vitamin C einfacher aufnehmen als die fettlöslichen, weil immer Flüssigkeit im Darm ist. Gleichzeitig können schneller Mangelzustände auftreten, weil der Körper wasserlösliche Vitamine nur in sehr kleinen Mengen speichern kann.

Biotin: Das mit Folsäure, Pantothensäure und Vitamin B_{12} verwandte Biotin ist für den Kohlenhydratstoffwechsel, insbesondere die Verstoffwechselung von Glukose, sowie für den Stoffwechsel von Fetten und Eiweißen unerlässlich. Ein Teil des Biotins wird von Darmbakterien hergestellt, außerdem kommt es in vielen Nahrungsmitteln vor. Mangelerscheinungen treten meist bei Kindern auf. Bei Erwachsenen können sie durch den Verzehr von zu viel rohem Eiklar ausgelöst werden; dieses enthält Avidin, eine Substanz, die Biotin bindet.

Folsäure: Dieses auch als Folat bezeichnete B-Vitamin wird zu Enzymen umgebaut, mittels derer der Körper DNS, RNS und rote Blutkörperchen herstellt und die an vielen wichtigen Stoffwechselschritten beteiligt sind. Während der Schwangerschaft verhindert Folsäure neurologische Defekte beim Fetus, insbesondere Fehlbildungen der Wirbelsäule. Neuere Forschungen weisen darauf hin, dass geringfügiger Folsäuremangel insbesondere bei Kindern, Jugendlichen und Schwangeren häufig ist. Alkohol und orale Verhütungsmittel (Antibabypille) behindern die Folsäureaufnahme und erhöhen die Gefahr eines Mangels.

Niazin: Das auch als Vitamin B_3, Nikotinsäure und Nikotinamid bezeichnete Niazin ist wichtig für den Energiestoffwechsel, ein normales Wachstum sowie die Synthese von Fettsäuren, DNS und Eiweißen. Bei leichtem Niazinmangel treten Mundgeschwüre und Durchfälle auf. Unbehandelt kann er zu Pellagra führen, einer Krankheit mit chronischen Durchfällen, Dermatitis und Demenz, die ohne Behandlung zum Tod führt.

Bei Aufnahme hoher Dosen senkt Niazin den Cholesterinspiegel. Hohe Dosen sollten jedoch nur unter sorgfältiger ärztlicher Überwachung eingenommen werden, mit häufigen Blutkontrollen, um Leberschäden und erhöhte Blutzuckerwerte vermeiden. Außerdem können hohe Dosen zur Rötung von Gesicht, Hals und Armen führen.

Pantothensäure: Wie schon der Name besagt, der vom griechischen Wort für „weit verbreitet" abgeleitet ist, kommt Pantothensäure in fast allen tierischen und pflanzlichen Nahrungsmitteln vor. Außerdem wird es von den Darmbakterien hergestellt. Pantothensäure ist für den Stoffwechsel von Kohlenhydraten, Eiweißen und Fetten erforderlich und wird zur Herstellung von Hormonen, roten Blutkörperchen und Fetten verwendet. Ein Mangel ist unbekannt; er tritt nur im Rahmen medizinischer Versuche auf.

Riboflavin: Dieses B-Vitamin wird dafür benötigt, dass der Körper aus Kohlenhydraten, Eiweißen und Fetten Energie gewinnen kann. Außerdem ist es erforderlich, um Niazin und Vitamin B_6 zu verwerten, und ist vermutlich an der Herstellung bestimmter Hormone (Kortikoidhormone) beteiligt. Ein Riboflavinmangel führt zu keinem definierten Krankheitsbild, kann aber zu anderen Vitamin-B-Mangelzuständen beitragen. Riboflavin ist für die starke Gelbfärbung des Urins bei Einnahme von Vitamin-B-Präparaten verantwortlich.

Thiamin: Das auch als Vitamin B1 bekannte Thiamin ist für die Energiegewinnung aus Kohlenhydraten, Eiweißen und Fetten unabdingbar. Außerdem ist es für die Umwandlung von Glukose zu Fettsäuren erforderlich. Weitere wichtige Funktionen sind u. a. die Förderung einer normalen Nervenfunktion, eines normalen Muskeltonus, eines normalen Appetits und einer normalen Verdauung. Ein leichter Mangel führt u. a. zu Müdigkeit, Teilnahmslosigkeit, Reizbarkeit, Taubheitsgefühl in den Beinen, Verdauungsstörungen sowie zu Wachstumsverzögerung bei Kindern. Ein schwerer Mangel verursacht Beriberi, einer inzwischen fast nur bei Alkoholikern auftretenden Krankheit.

Vitamin B6: Das aus drei austauschbaren und verwandten Komponenten (Pyridoxin, Pyridoxamin und Pyridoxal) bestehende Vitamin B6 ist ein Koenzym, das für den Eiweißstoffwechsel unabdingbar ist. Es ist für die Freisetzung von Energie in einer Form erforderlich, die von den Zellen verwendet werden kann, und ist entscheidend für die korrekte Funktion von Nerven- und Immunsystem sowie für die Herstellung von roten Blutkörperchen. Ein Mangel macht sich durch talgige, schuppende Haut, insbesondere im Bereich von Augen, Nase und Mund, bemerkbar sowie durch Gewichtsverlust, Muskelschwäche, eine glatte rote Zunge, Reizbarkeit und Depression. Hoch dosierte Ergänzungspräparate können zu Nervenschäden führen.

Vitamin B12: Wie andere B-Vitamine auch dient Vitamin B12 als Koenzym; so wird ein organisches Molekül bezeichnet, das zur Funktionsweise eines Enzyms beiträgt. Vitamin B12 ist für Zellwachstum und -teilung unabdingbar, ebenso für die Herstellung von roten Blutkörperchen, genetischem Material und von Myelin, der Fettscheide der Nervenfasern. Ein Mangel kann zur perniziösen Anämie führen, zu neurologischen Ausfällen sowie zu Schwäche. In Deutschland tritt ein Vitamin-B12-Mangel meistens nicht wegen schlechter Ernährung auf, sondern weil das Vitamin nicht aus dem Darm aufgenommen werden kann. Schuld ist ein Mangel an Intrinsic Factor; seine Produktion im Magen nimmt mit dem Alter ab. Außerdem führen viele Erkrankungen des Verdauungstrakts zu einem Mangel an Intrinsic Factor. In derartigen Fällen müssen Vitamin-B12-Präparate eingenommen werden.

Vitamin C: Das auch als Ascorbinsäure bezeichnete Vitamin C wird zur Herstellung und Aufrechterhaltung von Kollagen benötigt, dem Bindegewebe, das die Körperzellen zusammenhält. Vitamin C ist ein wichtiges Antioxidanz, fördert die Heilung von Wunden und Verbrennungen, trägt zum Aufbau von Zähnen und Knochen bei und erhöht die Eisenaufnahme.

Inzwischen wurde belegt, dass Vitamin C eine Erkältung zwar nicht verhindert, wohl aber die Schwere und Dauer positiv beeinflusst.

Mangelsymptome sind Müdigkeit, Gelenkschmerzen, wundes und blutendes Zahnfleisch, erhöhte Verletzungsneigung, dünne, brüchige Knochen und verzögerte Wundheilung. Bei ausgeprägtem Mangel verstärken sich diese Symptome bis hin zu Skorbut mit Zahnfleischgeschwüren, Zahnausfall und Blutungen.

Erwähnenswert: Cholin

Cholin ist streng genommen kein Vitamin, ist jedoch wichtig für den Fettstoffwechsel und für eine normale Nervenfunktion. Außerdem ist es ein Vorläufermolekül von Acetylcholin, einem Botenstoff des Gehirns, der am Erinnerungsvermögen beteiligt ist.
Cholin kommt in Eiern, Hülsenfrüchten, Nüssen, Fleisch und Milchprodukten vor und wird auch vom Körper selbst hergestellt.

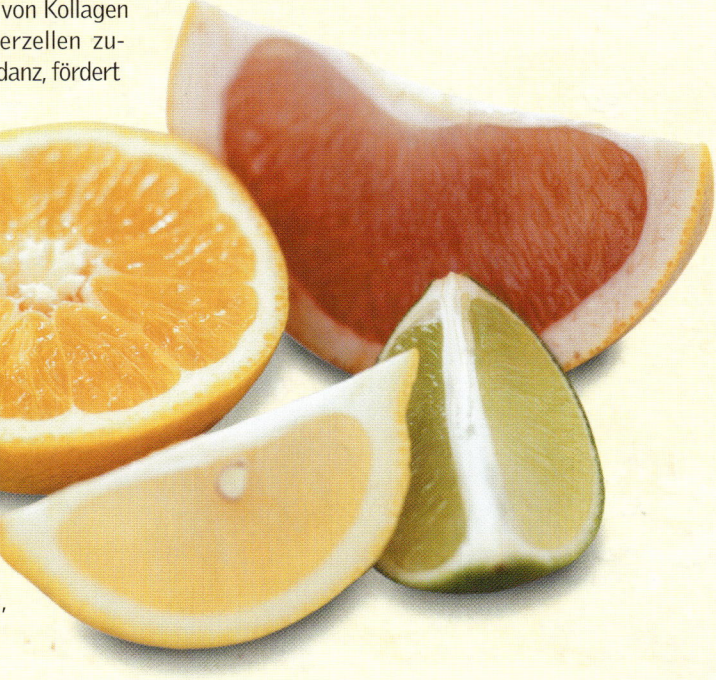

WASSER
▪ LEBENSWICHTIG ▪

Zwei Teile Wasserstoff und ein Teil Sauerstoff (H_2O) – Wasser ist die Substanz, die am meisten im menschlichen Körper vorkommt. Wasser macht mehr als 60 % des Körpergewichts aus. Obwohl es weder Kalorien noch irgendwelche Nährstoffe enthält, kann ein gesunder Mensch nur wenige Tage ohne Wasser, demgegenüber aber 6–8 Wochen ohne Nahrung überleben. Der Verlust von nur 5–10 % des Körperwassers führt bereits zu einer Dehydratation (Austrocknung), der Verlust von 15–20 % zum Tod!

Funktionen

Wasser ist für wirklich jede Körperfunktion unerlässlich. Dazu gehören die Verdauung, die Aufnahme und der Transport von Nährstoffen in den bzw. im Körper, das Entgiften (Abtransport von Stoffwechselendprodukten) des Körpers sowie das Aufrechterhalten der Körpertemperatur und viele andere Stoffwechselvorgänge. Wasser ist für die Körperzellen wie ein schützendes Kissen, und in Form von Fruchtwasser schützt es den Fetus. Wasser wird zur Bildung jeder Körperzelle benötigt, ist die Grundlage für Blut und sämtliche Körperflüssigkeiten wie Magensaft, Tränen, Schweiß und andere Drüsensekrete.

Je älter wir werden, desto weniger Wasser enthält unser Körper. Wenn wir zur Welt kommen, bestehen wir zu 75–80 % aus Wasser, 65–70 Jahre später nur noch zu 50 %. Dieses allmähliche Austrocknen erkennt man an der Faltenbildung der Haut und der verringerten Drüsensekretion, aber auch an einer zunehmenden Versteifung der Gelenke.

Wie viel Wasser braucht man?

Etwa 2,5 l Flüssigkeit scheidet ein Erwachsener unter ganz normalen Bedingungen täglich aus. Genau diese Menge an Wasser muss wieder ersetzt werden. Doch nicht nur Getränke liefern Flüssigkeit, auch feste Nahrungsmittel wie Obst oder Brot enthalten mehr oder weniger viel Flüssigkeit. Deshalb tragen alle Lebensmittel in unterschiedlich großem Umfang zur täglichen Flüssigkeitsversorgung bei. Doch der größte Teil muss getrunken werden! Als Faustregel gilt: Mindestens 1,2 l pro Tag muss ein Erwachsener unter normalen Bedingungen trinken. Viele Umstände lassen den Flüssigkeitsbedarf jedoch steigen; nicht nur Erbrechen, Durchfall oder Sport, sondern auch beispielsweise ein 10-Minuten-Sprint zum Zug oder Bus, der ins Schwitzen brachte, oder trockene Raumluft, scharf gewürztes Essen oder hoher Kaffeekonsum. In Anbetracht dessen ist es ratsam, täglich 1,5–2 l zu trinken, in einigen Fällen (z. B. bei Hitze, Krankheit, Sport) sogar noch mehr.

So viel zu trinken kann schwierig sein, vor allem für Menschen, die nicht sehr schnell Durst empfinden. Bei starker geistiger und körperlicher Anspannung oder bei Schmerz wird das Durstempfinden unterdrückt. Mit zunehmendem Alter lässt das Durstempfinden ohnehin nach, weshalb sich ältere Menschen angewöhnen sollten, häufig zu trinken, auch wenn sie keinen Durst verspüren. Hinzu kommt, dass ältere Menschen relativ wenig essen, wodurch der Flüssigkeitsanteil aus der Nahrung nur gering ist. Wenn man erst trinkt, sobald man Durst verspürt, könnte der Körper bereits erste Anzeichen von Austrocknung zeigen. Verlassen Sie sich also nicht auf Ihren Durst, sondern nehmen Sie in regelmäßigen Abständen Flüssigkeit zu sich. Wenn Sie mehr trinken, als Ihr Körper braucht, scheiden die Nieren überschüssige Flüssigkeit mit dem Urin aus. Wenn Sie mehr trinken, als die Nieren verarbeiten können, sammelt sich das Wasser in den Zellen an.

Ist Trinkwasser sicher?

Da Trinkwasser zum lebenslangen Genuss geeignet sein soll, hat der Gesetzgeber eine Reihe von Grenzwerten für Substanzen unterschiedlicher Herkunft erlassen, die den Verbraucher vor gesundheitlichen Schäden schützen sollen. Um zu erfahren, wie viel von welchen Stoffen das Trinkwasser enthält, das aus Ihrer Leitung fließt, können Sie vom jeweiligen Wasserversorgungsunternehmen eine Trinkwasseranalyse anfordern.

Zur Beeinträchtigung der Trinkwasserqualität kann es in Ausnahmefällen kommen, z. B. nach starken Regengüssen oder wenn Wasser in einem Haus durch Bleirohre fließt.

Blei: Eine Belastung des Trinkwassers mit Blei ist fast ausschließlich auf Bleirohre in der Hausinstallation zurückzuführen. Fließt Trinkwasser durch solche Rohre, kann der Bleigehalt des Wassers um das Doppelte bis Zehnfache ansteigen. Die Bleikonzentration im Wasser ist umso höher, je neuer die Bleirohre sind und je länger das Wasser in den Leitungen steht.

Kupfer: Bei nicht gestillten Säuglingen traten vereinzelt frühkindliche Leberzirrhosen auf, die auf erhöhte Kupferwerte im Trinkwasser zurückzuführen waren. Dabei stammte das Wasser allerdings nicht aus der öffentlichen Trinkwasserversorgung, sondern es handelte sich um saures Wasser aus Hausbrunnen, das durch Kupferrohre oder -boiler floss, oder es wurde Kupfergeschirr verwendet. Vermutlich lag zudem eine genetische Veranlagung der Säuglinge für die Krankheit vor.

Nitrat: Wenn mehr Nitrat über Dünger und Gülle auf die Felder gelangt, als von den Pflanzen aufgenommen werden kann, sickert das überschüssige Nitrat in das Grundwasser. Um einer möglichen Gefahr der Säuglingsblausucht zu begegnen, gilt für Trinkwasser ein Grenzwert von 50 mg/l für Nitrat (Deutschland/Österreich) bzw. 40 mg/l (Schweiz) und von 0,1 mg/l für Nitrit (alle). Nitrat an sich ist ungefährlich, kommt es jedoch mit Sauerstoff in Berührung, entsteht gefährliches Nitrit. Dieses blockiert den Sauerstofftransport im Körper. In Wassergewinnungsgebieten, in denen auf ökologischen Landbau umgestellt wurde, liegen die Nitratwerte z.T. erheblich unter dem zulässigen Grenzwert.

Mikrobielle Verunreinigungen: Trotz eines äußerst hohen Standards in der Trinkwasserversorgung bereitet die Hygiene mit Abstand die häufigsten Probleme dabei. Erhöhte Keimbelastungen können z. B. auftreten, wenn nach starken Regenfällen Keime in oberflächennahe Grundwasservorkommen eindringen und damit in flachgebohrte Brunnen gelangen können. Auch kann das Aufbringen von Gülle auf landwirtschaftliche Flächen in Wassereinzugsgebieten in zu großer Menge oder zu einem falschen Zeitpunkt zu einer mikrobiellen Verunreinigung des Grundwassers führen.

Überschreitet eine Keimbelastung die Grenzwerte der Trinkwasserverordnung, müssen sofort Abhilfemaßnahmen ergriffen und die Bevölkerung muss davon unterrichtet werden. Darüber hinaus wird die Bevölkerung aufgefordert, das Trinkwasser abzukochen, bis das Grundwasser von den gesundheitsgefährdenden Keimen gereinigt worden ist.

Qualitätsverbesserung durch Wasserfilter?

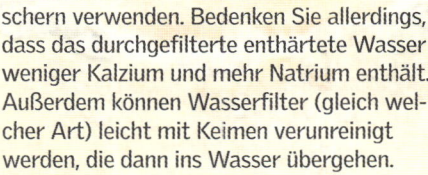

Wasserfilter wurden dafür entwickelt, Schadstoffe aus dem Wasser zu entfernen. Da Trinkwasser jedoch in aller Regel von bester Qualität ist, bedarf es dafür eigentlich keines Filters.

Will man dennoch das Wasser aus der Leitung filtern, um es beispielsweise zu enthärten, sollte man dafür Geräte mit Ionenaustauschern verwenden. Bedenken Sie allerdings, dass das durchgefilterte enthärtete Wasser weniger Kalzium und mehr Natrium enthält. Außerdem können Wasserfilter (gleich welcher Art) leicht mit Keimen verunreinigt werden, die dann ins Wasser übergehen.

Der Gehalt an Nitrat und Schwermetallen kann zwar – falls nötig – mit Ionenaustauschern vermindert werden, jedoch lässt sich nicht erkennen, wann der Filter keine Schadstoffe mehr aufnehmen kann, also voll ist. Die Folge: Im Filter befindliche, vorher herausgefilterte Schadstoffe gelangen wieder ins Wasser, und zwar in erhöhter Konzentration. Je höher der Nitratgehalt des Trinkwassers, desto schneller ist die Filterwirkung erschöpft.

Aktivkohlefilter werden zur Entfernung von Pestiziden und Chlorkohlenwasserstoffen empfohlen.

Wie viel Kochsalz steckt in Mineralwasser?

Der Natriumgehalt allein gibt keine Auskunft über den Kochsalzgehalt, es muss zudem der Gehalt an Chlorid berücksichtigt werden. Wie viel Kochsalz im Mineralwasser tatsächlich steckt, können Sie nach folgender Faustformel berechnen:

Chloridgehalt in mg/l × 1,66 = Kochsalzgehalt in mg

Beispiel: Enthält 1 l Mineralwasser 610 mg Natrium und 280 mg Chlorid, ergibt sich: 280 × 1,66 = 465 mg NaCl/l

Mineralwässer mit der Deklaration „geeignet für eine natriumarme Ernährung" dürfen höchstens 20 mg/l Natrium enthalten. Die Information über den Natriumgehalt ist u.a. wichtig für Menschen, die sich kochsalzarm ernähren müssen, weil sie beispielsweise an Bluthochdruck leiden. Man hat festgestellt, dass eine salzarme Ernährung bei vielen Bluthochdruck-Patienten den Blutdruck senkt.

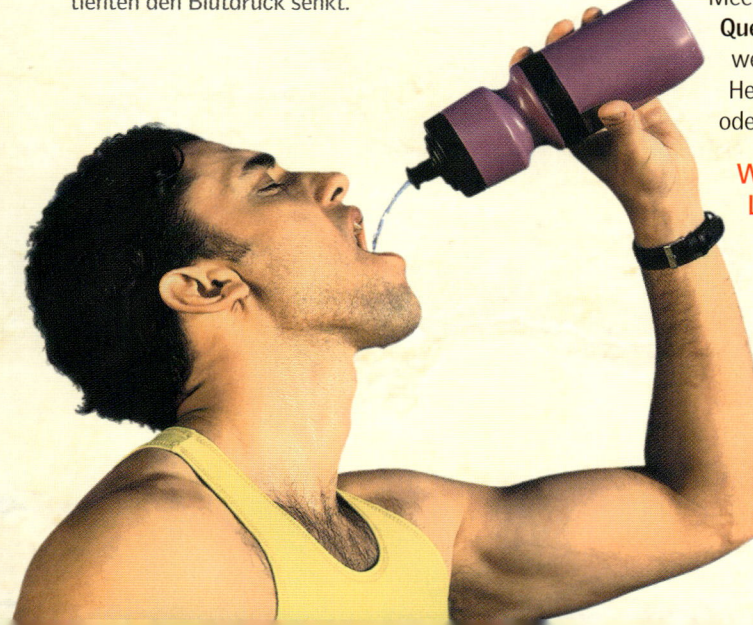

Arzneimittel: In Analysen für Abwässer, Oberflächen- und Grundwässer wurden Wirkstoffe der Blutfettsenker (Lipidsenker) Clofibrinsäure, das Antirheumamittel Ibuprofen und Betablocker (Mittel bei Herz-Kreislauf-Erkrankungen) gefunden. Im Trinkwasser wurden vereinzelt Lipidsenker entdeckt, deren Konzentration von Experten jedoch als gesundheitlich unbedenklich eingestuft wird. Dennoch muss es Ziel sein, die Belastung der Gewässer mit Arzneimitteln zu vermeiden. Dazu gehört beispielsweise, dass Medikamente nicht über die Toilette oder den Ausguss entsorgt werden.

Der Einsatz von Antibiotika bei Tieren (Landwirtschaft), aber auch beim Menschen hat in den vergangenen Jahren vermutlich zu einer Resistenzbildung bei Bakterien gegenüber wichtigen Antibiotika geführt. Antibiotika werden in der Massentierhaltung vorbeugend oder als Leistungsförderer eingesetzt. In Form von Gülle werden die Ausscheidungen der Tiere auf die Felder gebracht und können so in die Gewässer ausgewaschen werden.

Flaschenwasser

Man könnte meinen, dass Wasser, das in Flaschen zum Kauf angeboten wird, grundsätzlich keine großen Unterschiede aufweist. Doch Wässer, die in Flaschen abgefüllt verkauft werden, unterscheiden sich zum Teil erheblich in ihrer Qualität – je nachdem, ob es sich um Mineral-, Quell-, Heil- oder Tafelwasser handelt. Je nach Land haben die entsprechenden Flaschenwässer definierten Qualitätsstandards zu genügen. Hier ist ein Überblick über die verschiedenen Sorten:

Heilwasser. Wird ein Wasser als Heilwasser verkauft, unterliegt es dem Arzneimittelgesetz. Laut diesem muss nachgewiesen werden, dass es aufgrund seines Gehalts an Mineralstoffen vorbeugende oder heilende Eigenschaften besitzt. Als Arzneimittel sollte es nur in Absprache mit dem Arzt getrunken werden.

Mineralwasser. Natürliches Mineralwasser muss aus unterirdischen, vor Verunreinigungen geschützten Wasservorkommen stammen. Es ist gekennzeichnet durch seinen Gehalt an Mineralstoffen, Spurenelementen und eventuell weiteren Bestandteilen, z. B. Kohlensäure. Sein Gehalt an bestimmten, natürlicherweise enthaltenen Schadstoffen, z. B. Schwermetallen, darf festgelegte Grenzwerte nicht überschreiten.

Tafelwasser. Es handelt sich hierbei um industriell hergestellte Mischungen aus Trink-, Quell- und/oder Mineralwasser. Zusätze wie Meerwasser, Sole oder Mineralsalze sind erlaubt.

Quellwasser. Diese Wässer müssen am Quellort abgefüllt werden. Es handelt sich hierbei um Wasser unterirdischer Herkunft, das aber keine Mindestmengen an Mineralstoffen oder Spurenelementen enthalten muss.

Was ist besser: Trinkwasser aus der Leitung oder Mineralwasser?

Die Qualität von Mineralwasser wird ständig überprüft und unterliegt strengen gesetzlichen Auflagen. Mineralwasser muss in seiner Zusammensetzung „natürlich" sein. Jedes Mineralwasser ist individuell und variiert geschmacklich von Sorte zu Sorte. Trinkwasser muss hinsichtlich seiner Zusammensetzung der Trinkwasserverordnung entsprechen und ist aufgrund der vielen Grenzwerte ein standardisiertes Wasser. Ob Mineralwasser oder Trinkwasser, ist letztlich eine Frage des Geschmacks und der persönlichen Ansprüche.

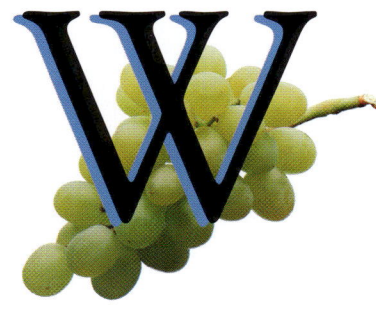

WECHSELJAHRE

Empfehlenswert

- Nahrungsmittel mit hohem Gehalt an Kalzium und Vitamin D, z. B. fettreicher Fisch
- Frisches Obst und Gemüse wegen der Vitamine, Mineralstoffe und Bioflavonoide
- Sojaprodukte, z. B. Tofu, Sojagetränke und Sojabohnen zum Knabbern

Zu meiden

- Alkohol und Koffein

Die Wechseljahre der Frau (Klimakterium) sind ein Lebensabschnitt, der durch den dauerhaften Rückgang der Hormonproduktion (Östrogen und Progesteron) geprägt ist. Sie beginnen im Alter von 45–50 Jahren und enden etwa im Alter von 55 Jahren. Die erste Phase der Wechseljahre wird als Prämenopause bezeichnet, die zweite Phase als Perimenopause und die dritte als Postmenopause.

Früher betrachtete man die Menopause als Beginn des Greisenalters. Heute haben die meisten Frauen in den Industrienationen nach der Menopause noch ein Drittel ihres Lebens vor sich.

Während der Wechseljahre können durch die schwankenden Östrogenspiegel Symptome wie Hitzewallungen, nächtliches Schwitzen, Schlaflosigkeit, Trockenheit der Scheide, Konzentrationsstörungen und Gewichtszunahme auftreten. Manche Frauen erleben wenige bis gar keine Symptome, andere haben starke Beschwerden.

Die Wechseljahre können sich außerdem auf die Lebenserwartung und die Gesundheit auswirken. Vor Beginn der Wechseljahre schützen die weiblichen Hormone vor der koronaren Herzkrankheit, dieser Schutz nimmt von Wechseljahrsphase zu Phase jedoch ab. Im Alter von etwa 55 Jahren sterben ungefähr genauso viele Frauen an einem Herzinfarkt wie Männer.

Außerdem wird der allmähliche Knochenabbau, der bei allen Frauen jenseits der dreißig auftritt, in den Wechseljahren beschleunigt. Der Knochenschwund ist Folge des Östrogenmangels und einer schlechteren Kalziumaufnahme. In dem Jahrzehnt nach der Menopause können Frauen 10–20 % ihrer Knochenmasse verlieren, danach verlangsamt sich der weiterhin deutliche Knochenabbau. Die Knochenverdünnung oder Osteoporose erhöht das Risiko für Knochenbrüche mit nachfolgender Behinderung und Schmerzen.

HORMONERSATZTHERAPIE

Bisher haben sich viele Frauen für eine Hormonersatztherapie (HET) entschieden, um die Auswirkungen des Östrogenverlusts zu bekämpfen. Eine solche Kombinationstherapie mit Östrogen und Gestagen wird vom Arzt verordnet. Die HET galt bislang nicht nur als Möglichkeit, die Symptome der Wechseljahre zu behandeln, sondern sollte auch vor chronischen Krankheiten schützen. Die Ergebnisse einer vor kurzem durchgeführten US-Studie zeigen jedoch, dass die Risiken einer HET die Vorteile überwiegen, weshalb Frauen und Ärzte die Strategie überdenken.

Die *Women's Health Initiative Study* mit mehr als 16 000 Frauen kam zu dem Ergebnis, dass die HET zwar die Symptome der Wechseljahre wirkungsvoll bekämpft, eine Langzeiteinnahme aber das Risiko erhöht, in der Postmenopause an Brustkrebs zu erkranken oder einen Herzinfarkt, Schlaganfall oder Thrombose zu erleiden. Außerdem scheint eine kombinierte Östrogen-Gestagen-Einnahme das Demenzrisiko jenseits von 65 Jahren zu erhöhen. Aufgrund dieser beunruhigenden Ergebnisse wird nunmehr empfohlen, die HET möglichst niedrig dosiert und kurzzeitig und

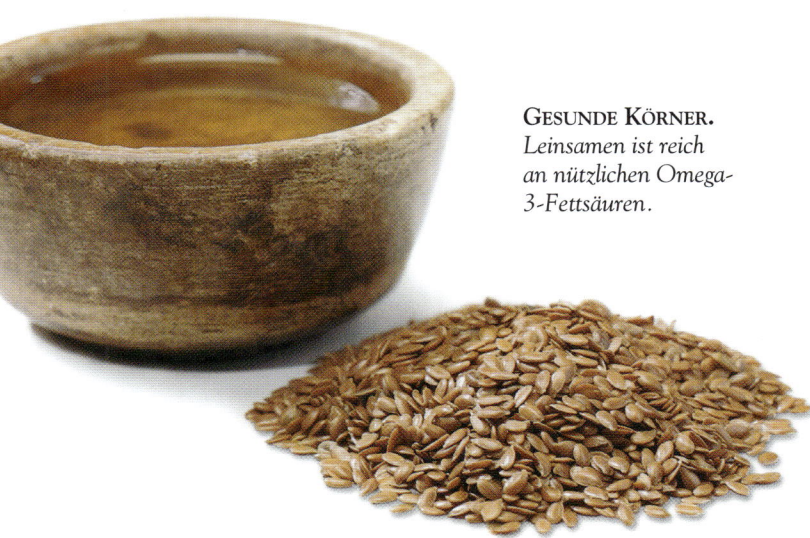

GESUNDE KÖRNER.
Leinsamen ist reich an nützlichen Omega-3-Fettsäuren.

NÄHRSTOFFE, DIE SIE IN DER MENOPAUSE BRAUCHEN

1. **Vitamin E.** Soll Hitzewallungen lindern und vor Herzkrankheiten schützen. Eine neuere Studie belegt jedoch, dass die Einnahme von zweimal täglich 400 IE Vitamin E Hitzewallungen nur geringfügig besser beeinflusste als Plazebos. Zwar gibt es Nahrungsmittel mit hohem Vitamin-E-Gehalt, z. B. Nüsse und Samen, Eigelb und Weizenkeime, trotzdem sind für eine therapeutische Dosis Vitaminpräparate erforderlich.

2. **Kalzium.** Hilft, einer Osteoporose vorzubeugen. Gute Quellen: Milch und Milchprodukte, Sardinen, Mandeln, Brokkoli und Spinat. Zur Kalziumaufnahme benötigt der Körper Vitamin D, das in der Haut unter Sonnenlichteinfluss entsteht. Nahrungsquellen: Margarine, Eier und Fischöle.

3. **Magnesium.** Bewahrt gemeinsam mit Kalzium die Knochendichte. Kommt in Vollkorn, Milch und Milchprodukten, Tofu, Nüssen und Samen sowie Hülsenfrüchten vor.

4. **Phytoöstrogene.** Können Hitzewallungen lindern und vor Herzkrankheiten und Osteoporose schützen. Reichhaltige Quellen sind Sojaprodukte, Leinsamen, Kichererbsen und andere Hülsenfrüchte.

nur dann durchzuführen, wenn die Beschwerden so stark sind, dass sie die Lebensqualität einschränken.

Zur Behandlung leichterer Symptome und um chronische Krankheiten zu verhindern, sollten Frauen gesund leben und andere Ansätze ausprobieren, z. B. eine Ernährungsumstellung, Sport und naturheilkundliche Präparate.

ERNÄHRUNG

Es ist zwar nicht so einfach wie das Schlucken einer Tablette, doch mit gesunder Ernährung kann man die Symptome der Wechseljahre lindern und das Risiko für chronische Krankheiten vermindern. Nachfolgend sind einige nützliche Ernährungsstrategien aufgezählt:

Wählen Sie Nahrungsmittel, die die Wechseljahresbeschwerden lindern können. Essen Sie viel Obst, Gemüse und Vollkornprodukte sowie Nahrungsmittel mit niedrigem Gehalt an gesättigten Fettsäuren. Damit gewährleisten Sie eine ausreichende Versorgung mit Ballaststoffen, Vitaminen und Mineralstoffen, pflanzlichen Östrogenen und Bioflavonoiden, die für eine dauerhafte Gesundheit wichtig sind und dazu beitragen, dass möglichst wenige Symptome der Wechseljahre auftreten.

Achten Sie auf Nahrungsmittel, die Beschwerden auslösen. Dazu gehören Lebensmittel, die Symptome wie Hitzewallungen, Schlaflosigkeit und Stimmungsschwankungen auslösen können, beispielsweise Kaffee, Tee, Schokolade, Colagetränke, Alkohol und scharf gewürzte Speisen.

Greifen Sie zu Sojaprodukten. Studien haben gezeigt, dass Sojaprodukte nicht nur vor Herz-

krankheiten schützen, sondern auch Hitzewallungen lindern können. Sojaprodukte enthalten Isoflavone, die eine schwach östrogenartige Wirkung im Körper haben. Es gibt eine Vielfalt von Sojaprodukten, z. B. Tofu, Sojabohnen, Sojagetränke, -puddings und -joghurts, Sojabrotaufstriche, Sojanüsse und Sojaeiweiß. Während Sojaprodukte gesund sind, konnten Sicherheit und Wirksamkeit von Isoflavonpräparaten bislang nicht nachgewiesen werden.

REGELMÄSSIGER SPORT

Regelmäßige sportliche Betätigung kann dazu beitragen, dass Stimmungsschwankungen und Hitzewallungen seltener auftreten. Empfohlen werden mindestens 30 Minuten Sport vier- bis fünfmal in der Woche.

HEILPFLANZENPRODUKTE

Lange bevor es die Hormonersatztherapie gab, linderten Frauen die Wechseljahresbeschwerden mit pflanzlichen Präparaten. Einige der bekanntesten – für deren Wirksamkeit Belege vorliegen – werden nachfolgend aufgezählt. Die Beweise sind jedoch nicht allzu überzeugend, und die Substanzmenge in den handelsüblichen Präparaten ist nicht standardisiert. Das erschwert die Beurteilung der Ergebnisse.

Traubensilberkerze (Cimicifuga racemosa). Zahlreiche Studien haben gezeigt, dass die Traubensilberkerze viele der unangenehmen Symp-

GANZ EINFACH!

Leinsamen gegen Hitzewallungen

Verzehren Sie täglich 1–2 TL geschroteten Leinsamen. Die schmackhaften, vielseitigen Körner enthalten reichlich Omega-3-Fettsäuren, die für ein gesundes Herz wichtig sind. Außerdem sind Leinsamen die beste Quelle für Lignane. Das sind pflanzliche Östrogene, die Hitzewallungen reduzieren. Reichern Sie mit den geschroteten Samen z. B. Zerealien oder Joghurt an.

tome der Wechseljahre lindern kann, wie Konzentrationsstörungen, Schlaflosigkeit und depressive Verstimmungen.

Johanniskraut (Hypericum perforatum). Johanniskraut hat sich bei leichten bis mittelschweren Fällen der Depression als wirksam erwiesen. Es wird seit langem zur Behandlung der Melancholie eingesetzt.

Rotklee (Trifolium pratense). Seit kurzem sind im Handel Rotkleepräparate gegen Wechseljahresbeschwerden erhältlich. Chemisch lassen sich tatsächlich östrogenartige Bestandteile nachweisen. Zwei Studien (beide vom Hersteller einer der wichtigen Marken unterstützt) zeigten jedoch, dass Rotkleepräparate, die von jeweils eine Gruppe 12 Wochen lang eingenommen wurden, die gleiche Wirkung hatten wie Plazebos, die die Kontrollgruppe einnahmen. ❖

WEIN

Pluspunkte
- Mäßiger Konsum senkt das Risiko für Herzinfarkte und bestimmte Krebserkrankungen
- Enthält gesundheitsfördernde Bioflavonoide, Phenole und Tannine
- Wirkt entspannend

Minuspunkte
- Kann bei manchen Menschen Allergien und Migräne auslösen und das Risiko für eine seltene Form des Schlaganfalls erhöhen
- Übermäßiger Konsum kann Leberkrankheiten und Krebs verursachen und in der Schwangerschaft zu Fehlbildungen beim Ungeborenen führen

Obwohl die Kunst der Weinherstellung etwa 8000 Jahre alt ist, konnte erst Louis Pasteur im 19. Jh. den Gärungsprozess erklären. Wein ist erst nach dem Vergären (einer Art kontrolliertem Faulen) haltbar und widerstandsfähig. Alkohol, das Abfallprodukt des Gärungsvorgangs, ist für alle Lebewesen giftig. Selbst Hefen, die ja selbst Alkohol abgeben, überleben nicht in einer Umgebung mit mehr als 15 % Alkohol. Deshalb hört die Gärung zu diesem Zeitpunkt auf. Wein kann zwischen 8,5 und 15 % Alkohol enthalten, abhängig vom Reifegrad der Beeren, vom Klima und von der Bodenbeschaffenheit. Likörweinen, beispielsweise Sherry und Portwein, wird zusätzlicher Alkohol zugesetzt.

DIE BESTANDTEILE VON WEIN
Rotwein wird aus roten Trauben hergestellt, viele Weißweine werden in vielen Ländern aber auch aus roten Trauben hergestellt, wobei die Schale entfernt wird, bevor sie den Most einfärben kann. Die Schale enthält die meisten Bioflavonoide, Phenole, Tannine und andere Substanzen, die dem Wein seinen Geschmack und seine positive Wirkung auf die Gesundheit verleihen. Je länger die Schale Kontakt mit dem Most hat, desto dunkler wird er. Einige Dessertweine werden aus bestimmten überreifen Trauben hergestellt, damit sie sehr süß und schwer werden.

Ein Glas (125 ml) leichter Rotwein enthält etwa 85 kcal im Vergleich zu etwa 100 kcal, die in einem Glas schwerem Rotwein enthalten sind. Ungefähr 90 kcal stecken in derselben Menge Weißwein und um die 100 kcal in einem Glas Sekt. In Weiß- und Rotwein sind Spuren von Mineralstoffen, insbesondere von Eisen, vorhanden.

WEIN FÜRS HERZ
Zahlreiche Studien belegen, dass mäßiger Alkoholkonsum, also ein Glas (125 ml, für Frauen) oder zwei Gläser (250 ml, für Männer) Wein am Tag – vorzugsweise zu den Mahlzeiten – mit einem geringeren Risiko für Herzkrankheiten einhergeht. Die Herzinfarktrate in Frankreich ist erstaunlich gering, und das, obwohl die Franzosen sich oft fettreich ernähren und viele Franzosen rauchen – Fachleute sprechen hier vom „französischen Paradox". Der Weinkonsum kann zumindest teilweise für dieses Phänomen verantwortlich sein, doch hängt die Gesundheit des Herzens auch von anderen Faktoren wie Lebensweise, Veranlagung/Vererbung und Umwelteinflüssen ab. Vielleicht sollten wir uns an den Bewohnern der Mittelmeerländer ein Beispiel nehmen: Mit viel frischem Obst und Gemüse, Olivenöl statt Butter und Sahne, weniger Fleisch, weniger Stress und mehr Gelassenheit lebt es sich ganz bestimmt gesünder.

Bislang wurde noch nicht festgestellt, welcher der Inhaltsstoffe des Weins Herzinfarkte verhindern kann. Vermutet wird, dass es die Polyphenole Quercetin, Resveratrol, Kämpferol, Catechin und Epicatechin sowie, insbesondere in dunklen Trauben, die Anthozyane (Farbstoffe) sind. Dass Rotweine reicher an diesen Stoffen sind, liegt daran, dass bei Rotweinen die Trau-

SCHON GEWUSST?
Rotwein verlangsamt vermutlich das Altern
Im Rahmen einer Studie wurden in Rotwein Substanzen nachgewiesen, die vermutlich entscheidend zum Schutz vor Krebs und altersbedingten Krankheiten beitragen. Entscheidend ist eine Substanz, die sowohl in Rotwein als auch in Gemüse vorkommt und das Anti-Aging-Enzym SIR.2 aktiviert; dieses stabilisiert die DNS und kann das Leben verlängern. Forscher an der *Harvard Medical School* verlängerten das Leben von Hefepilzen mit diesen Substanzen um bis zu 70 %. Menschen weisen ein Enzym auf, das dem in der Hefe ähnelt. Somit liefern diese Ergebnisse einen neuen Ansatz zur Entwicklung von Medikamenten, die uns Lebensjahre schenken könnten.

POPULÄRE IRRTÜMER

Irrtum: Rotwein mildert die negativen Auswirkungen einer fettreichen Ernährung, von Fettsucht und einer sitzenden Tätigkeit.

Tatsache: Die günstigen Wirkungen von Wein auf das Herz machen sich nur im Rahmen einer herzgesunden Lebensführung bemerkbar.

benschalen eine Weile mitvergären, während für Weißwein der Saft aus den Weinbeeren gepresst und ohne die Schale vergoren wird. Durch diese Substanzen verklumpt das Blut nicht so leicht. Man geht davon aus, dass die Angewohnheit der Franzosen, Wein zum Essen zu trinken, also die regelmäßige Zufuhr kleiner Weinmengen, die Blutgerinnung hemmt – und bekanntermaßen sind Blutgerinnsel eine häufige Ursache für Herzinfarkte. Zudem haben die im Wein enthaltenen Bioflavonoide antioxidative Eigenschaften und tragen vermutlich dazu bei, dass die Arterienwände nicht geschädigt werden und die Arterien weit gestellt bleiben. Außerdem gehen manche Forscher davon aus, dass mäßiger Weinkonsum den Spiegel des schützenden HDL-Cholesterins erhöht.

WEITERE GESUNDHEITSVORTEILE

Derzeit laufen Studien, die weitere Vorteile des im Wein vorkommenden Resveratrols erfassen sollen. Man nimmt an, dass es vor mehreren Krebsarten schützt, einschließlich Dickdarm- und Prostatakrebs. Laboruntersuchungen zeigen, dass die Anthozyanpigmente und Tannine im Wein Viren bekämpfen können, wobei dieser Effekt bislang nicht im menschlichen Körper nachgewiesen wurde. Tannine unterdrücken das Wachstum plaquebildender Bakterien auf den Zähnen und schützen so vermutlich vor Karies. Weitere Studien klären den Zusammenhang zwischen Weinkonsum und vermindertem Demenzrisiko. Zudem wird vermutet, dass Wein sowohl der Alzheimer- als auch der Parkinson-Krankheit vorbeugen kann.

Wein scheint (noch unbekannte) Substanzen zu enthalten, die die Alkoholaufnahme verlangsamen. Studien zeigen, dass geringe Weinmengen langsamer betrunken machen als dieselbe Menge destillierter Alkoholika. Allerdings wird oft behauptet, Wein mache müder als andere alkoholische Getränke; diese Wirkung beruht vermutlich auf anderen Bestandteilen als dem Alkohol.

NEGATIVE WIRKUNGEN

Der Nutzen von mäßigem Weinkonsum, der sich sogar im Schutz vor bestimmten Krebsarten niederschlägt, geht verloren, wenn mehr als 250 ml Wein täglich (für Männer; Frauen 125 ml) getrunken werden. Übermäßiger Konsum erhöht das Risiko für Fettsucht, Schlaganfall, Brustkrebs, Bluthochdruck, Alkoholismus sowie Leberzirrhose und andere Leberkrankheiten. Das Risiko für hämorrhagische Schlaganfälle (bei denen ein Blutgefäß platzt) steigt sogar bei mäßigem Weingenuss. Übermäßiger Alkoholkonsum führt außerdem in der Frühschwangerschaft zu schweren körperlichen und geistigen Fehlbildungen des Kindes. Und nicht zu vergessen sind die zahllosen Unfälle – insbesondere im Straßenverkehr –, die auf Alkoholeinfluss zurückzuführen sind.

Die meisten Weine enthalten Sulfite und Konservierungsstoffe, die bei überempfindlichen Menschen allergische Reaktionen verursachen können. Darüber hinaus ist insbesondere Rotwein ein bekannter Auslöser von Migräneattacken. Für den Kater, also die Kopfschmerzen nach (nicht unbedingt immer übermäßigem) Weingenuss werden häufig Fuselalkohole wie Propanole, Butanole, Pentanole verantwortlich gemacht; sie entstehen als Nebenprodukte bei der Gärung. ❖

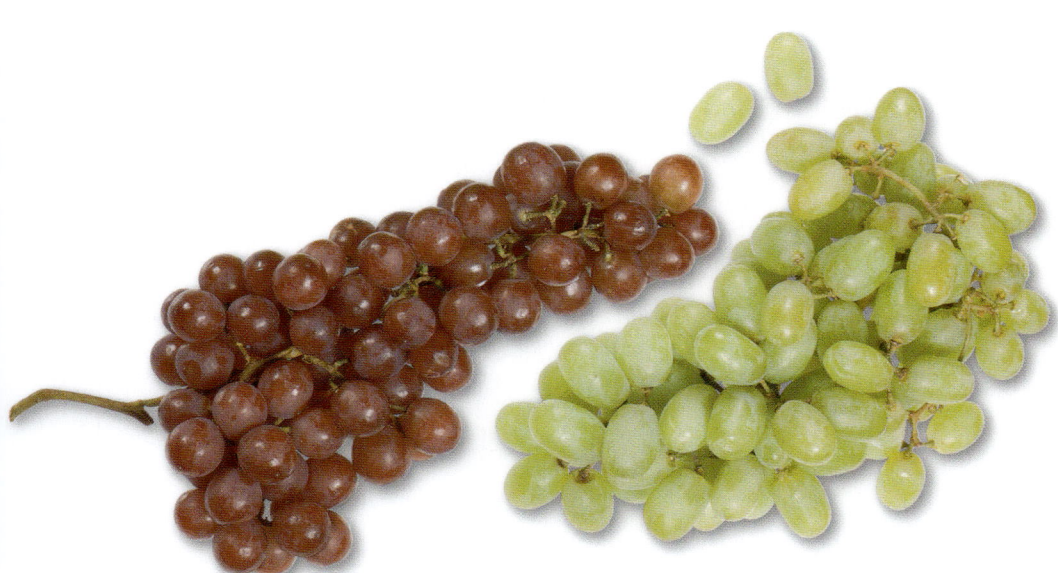

WEINTRAUBEN

Pluspunkte

- Enthalten viel Pektin und reichlich Bioflavonoide
- Enthalten sekundäre Pflanzenstoffe, die das Risiko für Herzkrankheiten, Krebs und Schlaganfälle reduzieren können
- Liefern Eisen und Kalium
- Sind eine süße Zwischenmahlzeit und Nachspeise mit relativ wenig Kalorien

Minuspunkte

- Können für Menschen mit einer Überempfindlichkeit gegen Sulfit problematisch sein, da die Früchte oft mit Schwefeldioxid behandelt werden, damit sie länger haltbar sind
- Durch die natürlichen Salizylate können allergische Reaktionen ausgelöst werden

Weintrauben zählen zu den ältesten und am weitesten verbreiteten Obstsorten der Welt; sie werden auf sechs der sieben Kontinente angebaut. Nur ein geringer Teil davon – etwa 10 % – ist für den Rohverzehr bestimm, 85 % der 60 Mio. Tonnen Trauben, die jedes Jahr weltweit geerntet werden, werden zu Wein oder Sekt vergoren, 5 % werden zu Rosinen verarbeitet.

Weintrauben enthalten etwa 70 kcal je 100 g. Für sich gesehen, sind sie also durchaus kalorienarm, verglichen mit anderen Beeren allerdings, die zwischen etwa 30 und 40 kcal je 100 g liefern, zählen sie eher zu den Schwergewichten

unter den Obstsorten. Der größte Teil der Kalorien in den Weinbeeren stammt aus Trauben- und Fruchtzucker. Die Früchte liefern also schnell verfügbare Energie, und wegen ihrer Süße werden sie auch besonders geschätzt. Ein weiterer Grund für ihre Beliebtheit lässt sich in Forschungsergebnissen finden, nach denen sie Bioflavonoide und andere sekundäre Pflanzenstoffe enthalten, die vor Krebs schützen können. Die in dunklen Weinbeeen gefundenen Anthozyane können u. a. das Risiko für Krebs und für Herzerkrankungen senken. Weintrauben enthalten Quercetin, einen Pflanzenfarbstoff, der an der Steuerung des Cholesterinspiegels beteiligt ist und die Blutgerinnung hemmen kann. Einige Forscher vermuten, dass Quercetin für die leichte Senkung des Herzinfarktrisikos bei mäßigen Weintrinkern verantwortlich ist.

Die Schale der Weintrauben enthält Resveratrol, einen sekundären Pflanzenstoff, der das Risiko für Herzkrankheiten, Krebs und Schlaganfälle herabsetzen kann. Außerdem enthalten Weintrauben Ellagsäure; sie schützt die Lungen vermutlich vor Umweltschadstoffen. Um in den Genuss aller Vorteile von Weintrauben zu gelangen, sollte man vorzugsweise dunkle Sorten verzehren, da sie die gesunden Substanzen in den höchsten Konzentrationen enthalten.

Die im Handel erhältlichen Weintrauben wurden meistens mit Pestiziden gespritzt und mit Schwefeldioxid behandelt, damit ihre Farbe unverändert bleibt und sie sich länger halten. Daher sollten sie vor dem Verzehr immer gründlich gewaschen werden – mit warmem bis heißem Wasser! Ein Großteil der Schadstoffe ist nämlich an die Wachsschicht auf den Beeren, den so genannten Dunst, gebunden, und diese lässt sich allein durch kurzes Abbrausen mit kaltem Wasser nicht lösen.

Asthmatiker sollten keine Weintrauben essen oder Sorten wählen, die nicht mit Schwefel behandelt wurden. Selbst der Griff zur Bio-Traube löst das Problem nicht unbedingt, denn auch im ökologischen Landbau ist, sofern beispielsweise Pilzbefall droht, der Gebrauch von Schwefel- und Kupferpräparaten gestattet. Bei der Zucht neuer Traubensorten wird verstärkt auf erhöhte Pilzresistenz geachtet, was den Einsatz von Pflanzenschutzmitteln erheblich reduzieren kann.

Weintrauben enthalten natürliche Salizylate, die dem Medikament Acetylsalicylsäure ähneln. Sie wirken gerinnungshemmend und sind vermutlich für die positive Wirkung von Wein auf das Herz mitverantwortlich. Menschen mit einer Allergie gegen Acetylsalicylsäure reagieren jedoch möglicherweise auch auf Weintrauben und daraus hergestellte Produkte. Für diese Personengruppe ist beim Verzehr von Obstkonserven Vorsicht geboten: Viele Früchte „ohne Zuckerzusatz" sind in Traubensaft eingelegt. ❖

WEIZENKEIME

Pluspunkte

- Enthalten viel Vitamin E, Zink und Thiamin
- Liefern Folsäure, Magnesium und Ballaststoffe

Weizenkeime bilden die Nährstoffkammern der Weizenkörner. Beim Mahlen der Körner werden Keim und weißes Feinmehl voneinander getrennt, wodurch das Mehl stark an Nährwert verliert. Obwohl der Weizenkeim der kleinste Bestandteil des Weizenkorns ist, ist er vollgepackt mir Nährstoffen wie Vitamin E, Thiamin, Folsäure, Magnesium und Zink. 1 EL (10 g) Weizenkeime enthält rund 30 kcal, etwa ein Zehntel der empfohlenen Tagesmenge an Vitamin E,

Zink und Folsäure und ein Fünftel der angeratenen täglichen Thiaminzufuhr. Die Keime liefern zudem andere B-Vitamine sowie Mineralstoffe und Spurenelemente wie Magnesium, Eisen, Kupfer, Kalium und Mangan. Außerdem enthalten Weizenkeime etwa 3 g Eiweiß und fast 2,5 g Ballaststoffe.

GESUNDHEITLICHER NUTZEN

Weizenkeime wirken in mehrfacher Weise positiv auf das Herz. Das enthaltene Vitamin E ist ein hochwirksames Antioxidanz, das für ein gesundes Herz und ein kräftiges Immunsystem sorgt. Das in Weizenkeimen enthaltene Fett (1 EL liefert etwa 1 g) besteht überwiegend aus mehrfach ungesättigten Fettsäuren, die dazu beitragen können, den LDL-Cholesterinspiegel zu senken. Außerdem liefern Weizenkeime Pflanzensterole, die ebenfalls den Cholesterinspiegel senken können.

Wegen ihres relativ hohen Folsäuregehalts wird eine Aufwertung der Nahrung durch Weizenkeime – und auch durch Sojabohnen – insbesondere Frauen mit Kinderwunsch und Schwangeren empfohlen, um Neuralrohrdefekten (z. B. Spina bifida) beim Ungeborenen vorzubeugen.

Weil Weizenkeime so vielseitig sind, lassen sie sich sehr gut in den täglichen Speiseplan einbauen: Man kann sie unter Teige für süßes und pikantes Gebäck sowie für Waffeln und Pfannkuchen mischen – wer beispielsweise bei Kokosmakronen ein Drittel der Kokosraspel durch geröstete Weizenkeime ersetzt, spart außerdem Kalorien –, sie schmecken in Joghurt und in Quarkspeisen, im Müsli und im Salat, sie reichern Frikadellen, Fleischklöße und Hackbraten an und eignen sich zum Panieren von Fleisch, Fisch und Geflügel. Experimentieren Sie nach Herzenslust, und wechseln Sie auch gelegentlich zwischen gerösteten und ungerösteten Weizenkeimen ab.

Weizenkeime müssen nach dem Anbruch der Verpackung in einem fest schließenden Gefäß im Kühlschrank gelagert werden, damit sie nicht ranzig werden.

Kalt gepresstes Weizenkeimöl weist viele der guten Eigenschaften des Weizenkeims auf. Es wird vorwiegend zur Haut- und Haarpflege verwendet. Dem darin enthaltenen Vitamin E wird eine faltenreduzierende Wirkung nachgesagt. Wird das Öl als Pflege für Gesicht und Hals eingesetzt, empfiehlt sich die Anwendung auf leicht feuchter Haut. Das Öl wirkt dann als Verdunstungsbarriere und schließt die Feuchtigkeit in den Hautzellen ein, was die Haut praller erscheinen lässt. ❖

WINTERDEPRESSION

Empfehlenswert

- Nahrungsmittel mit hohem Gehalt an Vitamin D, z. B. fettreicher Fisch
- Kohlenhydratreiche Lebensmittel wegen ihrer positiven Wirkung auf den Serotoninstoffwechsel

Sobald gegen Ende des Jahres die Tage immer kürzer werden und Dunkelheit und Nebel den Sonnenschein verdrängen, rutscht bei vielen Menschen die Stimmung in ein saisonales Tief. Verantwortlich dafür ist meist ein Serotoninmangel. Die längeren Dunkelphasen und die abnehmende Lichtintensität führen dazu, dass der Körper im Winter weniger von diesem Glückshormon bildet. Mit einer gezielten kohlenhydratreichen Ernährung kann man dazu beitragen, die Laune wieder zu heben und der Winterdepression ein Schnippchen zu schlagen.

Serotonin gehört zu einer Gruppe von Neurotransmittern, die bei der Informationsübertragung von einer Nervenzelle zur anderen eine wichtige, allerdings noch nicht ganz erforschte Rolle spielt. Serotonin kontrolliert den Appetit und ist an vielen anderen physiologischen Prozessen, am Wach-Schlaf-Rhythmus, an der Kreislaufregulation, Schmerzwahrnehmung, Befindlichkeit und Stimmung beteiligt. Ein Serotoninmangel im Gehirn verursacht u. a. Konzentrations- und Antriebsschwäche, Traurigkeit, Lustlosigkeit, Kopf- oder Rückenschmerzen.

SCHOKOLADE KANN HELFEN

Eine weitere Ursache für die gedrückte Stimmung im Winter kann auch Stress sein. Dazu kommt es für viele in der Vorweihnachtszeit mit ihren vielen Verpflichtungen, wenig Ruhezeit und der Ungewissheit, ob man die Ansprüche, die an einen gestellt werden, auch wirklich erfüllen kann. Oft hilft es da schon, sich 30 Minuten Auszeit zu nehmen, eine heiße Schokolade zu trinken (der darin enthaltene Zucker kurbelt die Serotoninproduktion an, Theobromin belebt zusätzlich) und sich zu überlegen, wie viele der Belastungen selbst gemacht sind und welche von außen herangetragen werden.

Für ein dauerhaftes Stimmungstief kann der Verzehr von zu wenig Kohlenhydraten mitverantwortlich sein. Interessanterweise ist es ja Tradition, dass in der kalten Jahreszeit gehaltvolle Süßigkeiten gerne genascht werden, die oft noch mit Gewürzen angereichert sind, die – wie etwa die Muskatnuss – in höheren Dosen auf die Psyche wirken. Weitere stimmungsaufhellende Energielieferanten sind kohlenhydratreiche Nahrungsmittel wie Nudeln, Vollkornbrot, Obst und Kartoffeln. Andere Lebensmittel, die Serotonin in größeren Mengen für unsere Nervenzellen bereithalten, sind Bananen, Walnüsse und Tomaten.

VITAMINE NICHT VERGESSEN

Auch ein Vitaminmangel kann die Serotoninversorgung des Körpers stören. Man weiß, dass Serotonin aus der essenziellen Aminosäure Tryptophan gebildet wird; dabei muss gleichzeitig Vitamin C vorhanden sein. Die Vitamin-C-Konzentration im Körper kann bei Müdigkeit, Infektionen und Stress rapide absinken. Daher ist es besonders in der trüben Jahreszeit wichtig, regelmäßig Vitamin-C-haltiges Obst und Gemüse zu sich zu nehmen.

Oft ist in der dunklen Jahreszeit der Tag-Nacht-Rhythmus der Melatonin- und Serotoninproduktion beeinträchtigt, von dem angenommen wird, dass er vom Sonnenlicht abhängt. Vermutet wird, dass die Zufuhr von Vitamin D die emotionale Befindlichkeit deutlich verbessern kann: Im Rahmen einer Studie, die im Winter durchgeführt wurde, erhielten die Probanden in einem Zeitraum von 5 Tagen 400 bzw. 800 I.E. (Internationale Einheiten) Vitamin D, die Kontrollgruppe bekam keine Vitamingaben. Die Personen, die Vitamin D zu sich genommen hatten, zeigten eine deutlich verbesserte Stimmungslage. Dabei war die 400-I.E.-Dosierung ausreichend.

ES WERDE LICHT

Einen anderen Weg aus dem winterlichen Stimmungstief bietet die Lichttherapie. Sie ersetzt das fehlende Sonnenlicht und dauert in der Regel 2–3 Wochen. Dabei wird der Patient in regelmäßigen Abständen mit Speziallampen bestrahlt, die über das gesamte Lichtspektrum der Sonne – allerdings ohne UV-Strahlen – verfügen.

Die elektromagnetischen Reize des Lichts werden über die Netzhaut in chemische umgewandelt. Diese werden in den Hypothalamus, die Hormonzentrale des Gehirns, weitergeleitet, wo es zu vermehrter Serotoninausschüttung kommt. So kann die Lichttherapie im Winter dazu beitragen, die Lebensfreude wieder herzustellen. ❖

WURSTWAREN

Siehe Geräuchertes, gepökeltes und eingelegtes Fleisch

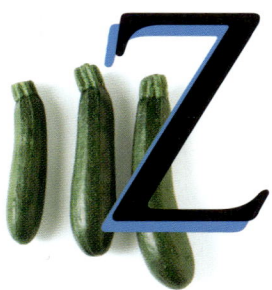

ZÄHNE UND ZAHNFLEISCH

Empfehlenswert

- Kalziumreiche Nahrungsmittel wie fettarme Milch, Joghurt und Käse
- Frisches Obst und Gemüse für die Versorgung mit Vitamin A und C und zum Kauen für gesundes Zahnfleisch

Bedenklich

- Trockenobst und andere klebrige Nahrungsmittel, die zwischen den Zähnen hängen bleiben können

Zu meiden

- Süße Getränke und süße Zwischenmahlzeiten
- Das ständige Trinken säurehaltiger Getränke über eine längere Zeit

Neben Zähneputzen und Mundspülen schützt eine gesunde Ernährung (mit natürlichem oder künstlich zugesetztem Fluor) die Zähne vor Karies und sorgt für ein gesundes Zahnfleisch. Zahnfäule und Zahnfleischerkrankungen entstehen durch die Besiedlung mit Bakterien, die den Zahnschmelz mit einem anhaftenden Film, der Plaque, überziehen. Wird Plaque nicht entfernt, bauen die Bakterien Zucker und Stärke aus der Nahrung ab und produzieren dabei Säuren, die den Zahnschmelz schädigen. Außerdem verhärtet sich der Zahnbelag zu Zahnstein, der wiederum zu einer Zahnfleischentzündung (Gingivitis) führen kann.

Eine ausgewogene Ernährung liefert die Mineralstoffe, Vitamine und anderen Nährstoffe, die für gesunde Zähne und gesundes Zahnfleisch unabdingbar sind. Fluor, das natürlicherweise in Nahrungsmitteln vorkommt und das Speisesalz, Zahnpasten und Mundwässern zugesetzt wird, schützt so wirksam vor Zahnfäule, dass es die Karieshäufigkeit um 60 % senkt.

RICHTLINIEN FÜR GESUNDE ZÄHNE

Legen Sie den Grundstein bereits in der Schwangerschaft. Sorgen Sie dafür, dass die Zähne Ihres Kindes von Anfang an gut sind, indem Sie sich während der Schwangerschaft entsprechend ernähren. Von besonderer Bedeutung sind Kalzium, das zur Bildung kräftiger Zähne und Knochen beiträgt, und Vitamin D, das der Körper zur Kalziumaufnahme benötigt.

Gesunde Zähne und Zahnfleisch brauchen viel Kalzium. Fettarme Milchprodukte, angereicherte Soja- und Reisgetränke, Lachs und Sardinen aus der Dose (Gräten mitessen!), Mandeln und dunkelgrünes Blattgemüse sind ausgezeichnete Kalziumquellen.

Ohne Vitamin D keine Kalziumaufnahme. Vitamin D erhält man aus angereicherten Soja- und Reisgetränken, Margarine, fettreichem Fisch, z. B. Lachs, sowie durch UV-Strahlen (Sonnenlicht).

Fluor ist der Schlüssel. Karies kann wirksam verhindert werden, wenn Kinder in den ersten Lebensjahren ausreichend Fluor erhalten. Um das zu gewährleisten, kann man beispielsweise D-Fluoretten verabreichen, die die Versorgung mit Fluor und Vitamin D sicherstellen. Fluor ist außerdem in einigen Fischsorten, vielen Zahnpasten und Mundwässern sowie in entsprechend versetztem Speisesalz enthalten.

Phosphor, Magnesium, Vitamin A und Beta-Karotin sind ebenfalls erforderlich. Neben Kalzium und Fluor sind noch weitere Mineralstoffe für die Zahnschmelzbildung erforderlich, beispielsweise Phosphor (vor allem in Fleisch, Fisch und Eiern enthalten) und Magnesium (in Vollkornprodukten, Spinat und Bananen). Auch Vitamin A sorgt für die Bildung kräftiger Knochen und Zähne. Gute Quellen für Beta-Karotin – der Körper wandelt es in Vitamin A um – sind orangefarbenes Obst und Gemüse sowie dunkelgrüne Blattgemüse wie Spinat oder Grünkohl.

Kinder sind besonders anfällig für Zahnfäule, daher sollten Eltern Folgendes beachten:

- In der Kindheit für eine gute Ernährung sorgen.
- Die Zähne der Kinder putzen, bis sie alt genug sind, es selbst zu tun (meist im Alter von 6–7 Jahren).
- Auf zweimal tägliches Zähneputzen und Mundspülen achten.

GANZ EINFACH!

Kaugummi mit Xylit

Kauen Sie es für mindestens 5 Minuten nach einer Mahlzeit. Mit Xylit gesüßtes Kaugummi trägt dazu bei, im Mund befindliche, Karies verursachende Bakterien zu bekämpfen. Eine Studie belegt, dass Menschen, die nach jeder Mahlzeit 5 Minuten Xylitol-Kaugummi kauen, weitaus weniger Kariesbakterien im Mund haben als jene, die andere oder gar keine Kaugummis kauen.

- Säuglinge und Kleinkinder niemals mit einer Trinkflasche voll Milch (diese enthält Zucker, nämlich Milchzucker), Saft oder anderen gesüßten Getränken ins Bett legen.
- Schnuller nie in Honig oder Sirup tauchen.

DER ZUCKERFAKTOR

Saccharose (Haushaltszucker) ist der Hauptverursacher von Karies, jedoch bei weitem nicht der einzige. Obwohl zuckerhaltige Nahrungsmittel wie Kekse, Süßigkeiten und Limonaden die wichtigsten Auslöser sind, tragen auch stärkehaltige Nahrungsmittel wie Brot und Zerealien entscheidend zur Zahnfäule bei. Sobald sich Stärke mit Amylase vermischt, einem Enzym aus dem Speichel, entsteht ein Säurebad, das den Zahnschmelz angreift und die Zähne anfälliger für Karies macht. Verbleiben stärkehaltige Nahrungsmittel im Mund, dauert das Säurebad immer länger, und Schäden werden wahrscheinlicher.

Vorsicht mit Trockenobst. Trockenobst kann den Zähnen schaden, weil es sehr zuckerhaltig ist und an den Zähnen festklebt.

Selbst ungesüßte Fruchtsäfte können zum Entstehen von Karies beitragen – sie sind säurehaltig und enthalten relativ hohe Konzentrationen von Einfachzuckern.

Frisches Obst, insbesondere Äpfel, ist die bessere Alternative. Frisches Obst ist zwar süß und säurehaltig, verursacht aber weitaus seltener Probleme, da der Kauvorgang den Speichelfluss anregt. Speichel vermindert den Säuregehalt im Mund und spült Nahrungsreste weg. So bezeichnet man den Apfel auch als natürliche Zahnbürste: Er regt die Durchblutung des Zahnfleischs an, erhöht den Speichelfluss und verhindert die Vermehrung von Kariesbakterien. Trotzdem muss man auch nach dem Verzehr eines Apfels die Zähne putzen, weil die Fruchtsäure sonst die Zähne angreift. Auch chronische Mundtrockenheit begünstigt die Kariesentstehung. Im Schlaf ist die Speichelproduktion vermindert, sodass das Weglassen des abendlichen Zähneputzens besonders schlecht ist. Bestimmte Medikamente, einschließlich solcher gegen Bluthochdruck, verringern den Speichelfluss ebenfalls.

GUTER ZAHNSCHUTZ

Sie können Ihre Zähne schützen, indem Sie zum Nachtisch Nahrungsmittel verzehren, die Karies nicht fördern, sondern verhindern. So reduziert gereifter Käse die Wahrscheinlichkeit der Kariesentstehung. Das Kauen zuckerfreier Kaugummis regt die Speichelproduktion an; dadurch werden Säure und Nahrungsreste aus dem Mund gespült. Wichtigste Maßnahme im Kampf gegen

SCHON GEWUSST?

Dauernuckeln von Wasser kann zu Karies führen

Dass Kleinkinder Karies bekommen, wenn sie den ganzen Tag lang an einer Trinkflasche mit süßem Tee nuckeln, leuchtet wohl jedem ein. Doch Kinderzahnärzte der Universitätsklinik Leipzig weisen darauf hin, dass selbst klares Wasser im Fläschchen Karies auslösen kann – weil der Speichel, der normalerweise die Zähne remineralisiert, andauernd fortgespült wird.

Das ständige Nuckeln an der Flasche – ob sie nun mit mildem Tee, Fruchtsaft oder nur mit Wasser gefüllt ist – führt zu einem stetigen Säureangriff insbesondere auf die Schneidezähne im Oberkiefer. Rund 50 solcher Attacken reichen aus, um innerhalb von wenigen Monaten den Zahnschmelz zu zerstören. Die Karies zeigt sich zunächst in braunen Flecken auf den Vorderzähnen. Schreitet der Prozess weiter fort, werden die Zähne völlig zerstört, und es erinnern nur noch einige jämmerliche Stummel an die Zähne. Dann hilft nur noch eines: Ziehen.

Karies ist das Putzen der Zähne nach den Mahlzeiten. Allerdings sollte das nicht direkt nach dem Essen geschehen, sondern etwa eine Stunde später. So haben die Zähne Zeit, sich zu remineralisieren; und die Gefahr, dass mit Speiseresten auch gleich ein Teil des (durch Säure angeweichten) Zahnschmelzes weggebürstet wird, besteht nicht mehr.

ZAHNFLEISCHERKRANKUNGEN

Durch Zahnfleischerkrankungen fallen mehr Zähne aus als durch Karies. Zahnfleischerkrankungen treten vor allem bei unzureichender Mundhygiene und schlechter Ernährung auf. Gefährdet sind Menschen, die an Alkoholismus, oder HIV-Infektion leiden sowie jene, die Kortikoide oder eine Chemotherapie bei Krebs erhalten. Regelmäßiges Zähneputzen und Mundspülen schützt vor geschwollenem, wundem und entzündetem Zahnfleisch.

Die weit verbreitete Zahnfleischentzündung (Gingivitis) mit gerötetem, geschwollenem und blutendem Zahnfleisch wird typischerweise durch Zahnsteinbildung begünstigt. Zur Behandlung gehören eine gute Zahnhygiene und die Entfernung des Zahnsteins durch den Zahnarzt oder eine Prophylaxehelferin im Rahmen der professionellen Zahnreinigung. Unbehandelt kann aus der Gingivitis eine Parodontose werden, eine fortgeschrittene Zahnfleischinfektion, bei der sich die Zähne lockern und schließlich ausfallen. Es können sogar noch schwerwiegendere Folgen auftreten. Studien haben einen Zusammenhang zwischen schlechter Zahngesundheit und Herzkrankheiten hergestellt. Offensichtlich ist blutendes Zahnfleisch die Eintrittspforte für Bakterien und Viren, die zu Herzbeschwerden führen können. Frauen mit Zahn- oder Zahnfleischproblemen haben außerdem häufiger Frühgeburten. Zahnfleischbluten kann auch ein Hinweis darauf sein, dass zu wenig Vitamin C zugeführt wird. Achten Sie auf eine ausreichende Versorgung mit frischem Obst und Gemüse. Das Kauen harter, faseriger Nahrungsmittel wie Selleriestangen oder Möhren festigt das Zahnfleisch. ❖

ZITRONEN

Pluspunkte
- Sind reich an Vitamin C
- Helfen bei Mundtrockenheit

Minuspunkte
- Die Schale enthält ein reizendes Öl
- Können mit Fungiziden besprüht sein

ZITRONEN: BELIEBTES HAUS-MITTEL

1 TL Zitronensaft in einem Glas heißem Wasser mit Honig ist ein beliebtes Hausmittel gegen Halsschmerzen. Das Lutschen von Zitronen oder das Trinken ungesüßten Zitronensafts regt die Speichelproduktion bei Mundtrockenheit an. Zitronensaft sollte aber in nicht zu großen Mengen verwendet werden, da der Säuregehalt den Zahnschmelz schädigen kann.

Zitronen gehören zu den am weitesten verbreiteten Zitrusfrüchten. Zitronensaft und/oder -schale verfeinern Fisch- und Gemüsegerichte, aber auch Tee. In vielen Koch- und Backrezepten wird abgeriebene frische Zitronenschale als Zutat angegeben.

Gesüßter, verdünnter, gekühlter Zitronensaft ist ein beliebter Durstlöscher an heißen Tagen. Außerdem ist er eine ausgezeichnete Vitamin-C-Quelle: 100 ml Zitronensaft enthalten gut 50 mg Vitamin C und damit etwas mehr als die Hälfte der für Erwachsene empfohlenen Tagesmenge. Damit die Saftausbeute der Früchte so groß wie möglich ist, sollte man Zitronen vor dem Auspressen in warmes Wasser legen oder mehrmals mit der Hand unter kräftigem Druck auf der Arbeitsfläche hin- und herrollen.

Zitronenschale enthält das Antioxidanz Rutin, das die Wände der Venen und Kapillaren stärkt. Da Zitronen zur Schimmelverhütung oft mit Fungiziden und gegen Insektenbefall mit Pestiziden besprüht werden, sollte man nur die Schalen von unbehandelten – also auch ungewachsten – Früchten verwenden.

Zitronenschale enthält Limonen, ein ätherisches Öl, das die Haut überempfindlicher Menschen reizen kann. Limonen wird derzeit auf seine Wirkung gegen Tumore untersucht und sich vielleicht als nützlich gegen Brustkrebs erweisen. Massagen mit Zitronenöl beugen möglicherweise Cellulite vor. ❖

ZÖLIAKIE

Empfehlenswert
- Produkte aus glutenfreien Mehlsorten wie Mais-, Reis-, Hirse-, Buchweizen-, Kastanien-, Soja-, Sesam- oder Kartoffelmehl
- Obst und Gemüse wegen des Gehalts an Vitaminen und Mineralstoffen
- Milch, Eier, Fleisch und Fisch zur Versorung mit lebenswichtigen Nährstoffen

Zu meiden
- Weizen, Roggen, Gerste, Dinkel, Grünkern, eventuell auch Hafer und alle daraus hergestellten Produkte, z. B. Nudeln, Brot, Gebäck, Kuchen, Paniermehl, Grieß, Vollkornbrei, Puddingpulver und Fertiggerichte, die Mehl oder Weizenstärke als Bindemittel enthalten
- Malzgetränke, Malzbonbons, Malzkaffee, Bier
- Viele handelsübliche Salatdressings außer reiner Mayonnaise

Die Häufigkeit der Zöliakie-Erkrankungen variiert weltweit erheblich. Für Europa schätzt man, dass es einen Fall auf 300–4000 Personen gibt, in Japan und in Schwarzafrika kommt diese Erkrankung nicht vor. Frauen sind etwas häufiger betroffen als Männer. Die Krankheit macht sich typischerweise bemerkbar, sobald Säuglinge mit Getreidebreien gefüttert werden, die Weizen, Roggen, Gerste, Dinkel oder Grünkern enthalten. Verantwortlich für das Auftreten von Zöliakie ist ein Eiweiß mit dem Namen Gluten. Es wird auch als Klebereiweiß bezeichnet und kommt in den o. g. Getreidesorten vor. Früher wurde angenommen, dass auch Hafer Gluten enthält. Inzwischen haben Analysen gezeigt, dass dies nicht der Fall ist.

Gluten verbindet sich im Verdauungstrakt mit Antikörpern und schädigt dabei die Dünndarmschleimhaut. Das beeinträchtigt die Aufnahme zahlreicher Nährstoffe, insbesondere von Fetten und bestimmten Stärken sowie Zuckern.

Kinder mit dieser Erkrankung zeigen oft Symptome wie einen vorgewölbten Bauch, schlaffe Muskulatur und Blässe. Zu den Symptomen gehören auch massige, glänzende und übelriechende Stühle, häufige Stuhlentleerung, dünner, aber auch fester Stuhl, Erbrechen, Missmutigkeit und Weinerlichkeit, Appetitlosigkeit und Wachstumsstörungen. Manche Kinder entwickeln Blutarmut und Hautprobleme.

Die Diagnose wird gestellt, indem der Dünndarm mithilfe eines speziellen optischen Geräts betrachtet und eine Gewebeprobe entnommen

GANZ EINFACH!

Dauerhafte glutenfreie Ernährung

Wenn ein Zöliakie-Patient mit einer glutenfreien Ernährung beginnt, dauert es meist mehrere Wochen bis Monate, bis sich der Körper erholt hat und sich die Symptome bessern. Der Grund dafür ist, dass die Darmschleimhaut nur langsam regeneriert. Weil sich das Immunsystem an das Gluten erinnert, veruracht jede erneute Gluten-Aufnahme Schäden an der Darmschleimhaut.

wird (Dünndarmbiopsie), in der die Merkmale der Zöliakie nachgewiesen werden können.

Menschen, die im späteren Leben eine Zöliakie entwickeln, litten vermutlich als Kinder an einer leichteren oder asymptomatischen Form der Erkrankung. Gelegentlich erkranken Erwachsene ohne eine bekannte Glutenüberempfindlichkeit nach Operationen am Verdauungstrakt an Zöliakie. Bei Frauen, die an Zöliakie leiden, bleibt oft die Regelblutung aus (Amenorrhö), außerdem können sie oft nur unter Schwierigkeiten schwanger werden.

Sobald die Krankheit diagnostiziert wurde, werden die Patienten aufgefordert, nach und nach alle glutenhaltigen Nahrungsmittel vom Speiseplan zu streichen. Ein Ernährungsberater kann dabei helfen, glutenfreie, ausgewogene Mahlzeiten zu planen. Daneben verschreiben die meisten Ärzte Ergänzungspräparate, um Nährstoffmangelerscheinungen auszugleichen. Bei Blutarmut sind Eisen- und/oder Folsäurepräparate erforderlich.

GLUTEN MEIDEN

Zahllose Nahrungsmittel können Gluten enthalten: Nicht nur in Brot und Brötchen, Kuchen, Gebäck, Backmischungen, Nudeln, (Braten-)Saucen, angedickten Suppen, den meisten Frühstückszerealien sowie vielen Süßigkeiten, Speiseeis und Pudding, sondern auch in vielen Teilfertig- und Fertiggerichten, sogar in Wurstwaren steckt Gluten.

Lesen Sie deshalb die Etiketten. Meiden Sie Zutaten wie Mehlschwitze und Mehlfüllstoffe sowie modifizierte Stärke. Legen Sie lieber wieder ein Produkt ins Regal zurück, bei dem Sie sich nicht sicher sind, ob es glutenfrei ist. Bier wird aus Gerste hergestellt und sollte ebenso wie Malzgetränke gemieden werden. Glutenfreie Mehle und andere Produkte erhalten Sie im Reformhaus. Sie sind mit einer durchgestrichenen Ähre im Kreis gekennzeichnet.

Bestellen Sie in Restaurants Gerichte wie unpanierten Fisch und unpaniertes Fleisch, gedüns-tetes Gemüse und Salat sowie Salz-, Pell- oder Ofenkartoffeln ohne Saucen oder Dressings. Erkundigen Sie sich beim Koch, wie die Speisen zubereitet werden. Selbst Oblaten beim Abendmahl enthalten Gluten, sprechen Sie sich mit dem Pfarrer ab – es gibt inzwischen auch glutenfreie Hostien.

Zöliakie-Patienten dürfen inzwischen Hafer und daraus hergestellte Produkte ausprobieren; sobald jedoch Symptome auftreten, muss auch auf Hafer konsequent verzichtet werden. Zu beachten ist die Unterscheidung zwischen reinem Hafer und Haferprodukten, die mit Weizen verunreinigt sind – letztere müssen unbedingt gemieden werden.

Zöliakie-Patienten können Nudeln, Brot und andere Backwaren essen, müssen dabei jedoch auf glutenfreie Produkte achten, wie Reisnudeln, Gebäck aus Mais, Reis, Kartoffeln oder Sojamehl. Inzwischen ist auch glutenfreies Mehl erhältlich. Am besten bereitet man die meisten Speisen selbst zu, um eine ausgewogene, (garantiert) glutenfreie Ernährung zu erhalten. ❖

ZOSTER

Siehe Gürtelrose

ZUCCHINI

Pluspunkte

- Kalorienarm
- Relativ hoher Gehalt an Folsäure sowie den Vitaminen A und C

Zucchini werden oft mit Gurken verwechselt – das liegt an ihrer meist hell- bis dunkelgrünen und hellgrau gesprenkelten oder gelb gestreiften Schale. Es gibt jedoch auch zahlreiche Zucchiniarten mit weißer, cremefarbener und gelber Schale, und es sind nicht nur längliche, sondern auch kugelrunde Exemplare anzutreffen. Obwohl Zucchini und Gurken zur Familie der Kürbisgewächse gehören, sind Zucchini enger mit dem Kürbis verwandt. Zucchini werden unreif geerntet. Sie haben eine weiche Schale und festes, helles Fruchtfleisch mit angenehm zurückhaltendem, knackig frischem Geschmack.

Zucchini bestehen zu 94 % aus Wasser; dadurch gehören sie zu den kalorienärmsten Gemüsesorten. 100 g rohe Zucchini enthalten weniger als 20 kcal und liefern gut 10 Mikrogramm

GANZ EINFACH!

Genuss ohne Reue

Süßes und Gemüse gleichzeitig genießen können Sie mit Zucchinikuchen. Dafür 80 g Butter mit 125 g Zucker, 1 Prise Salz, 2 Eiern, 1 EL Zimt, 1 TL gemahlener. Vanille und 1 TL abgeriebener Zitronenschale schaumig rühren. 250 g Mehl und 2 TL Backpulver unterrühren. 100 g gemahlene Haselnüsse und 250 g Zucchiniraspel unter den Teig ziehen. Falls nötig, etwas Milch zugeben. Teig in eine gefettete Kastenform (25 cm lang) geben, im 200 °C heißen Ofen etwa 1 Stunde backen.

Folsäure sowie etwa 15 mg Vitamin C und 200 mg Kalium. Obwohl Zucchini nicht genauso viel Beta-Karotin enthalten wie die verwandten Kürbisse, liefern sie trotzdem größere Mengen dieses wichtigen Antioxidanz. Sobald die Früchte geschält werden, geht das Beta-Karotin allerdings verloren.

VIELSEITIGES GEMÜSE

Der dezente Zucchinigeschmack harmoniert gut mit vielen Speisen, insbesondere mit Tomatengerichten, Gemüselasagne und Ratatouille. Auch als geraspelte Zutat von Kuchen und anderen Backwaren sind sie köstlich. Größere Exemplare sind besonders gut zum Füllen mit Hackfleisch, Gemüse und/oder Reis geeignet.

Rohe Zucchini passen ausgezeichnet zu Gemüseplatten und -salaten. Viele Menschen, die abnehmen wollen, haben im Kühlschrank eine kleine Notration Zucchinischeiben für den Fall, dass der Hunger gar zu groß wird.

Die orangefarbenen Zucchiniblüten sind ebenfalls zum Verzehr geeignet: Die weiblichen Blüten (sie sind größer als die männlichen) lassen sich gut füllen und schmoren, die männlichen Blüten kann man in Teig tauchen und ausbacken. Achten Sie dabei darauf, dass das Fett heiß genug ist, sonst saugt der Teig sich damit voll, und statt mit einem leichten Snack haben Sie es mit einer schwer verdaulichen Kalorienbombe zu tun.

Zucchini können sehr groß werden und erreichen bei Hobbygärtnern oft erhebliche Dimensionen. Am besten schmecken jedoch kleine Zucchini – ideal ist eine Länge von 15–23 cm. Mit zunehmender Länge lässt der Geschmack nach, sodass sie eher zur Verzierung dienen. Beim Kauf achtet man auf pralle Früchte mit intakter Schale und ohne weiche Stellen oder dunkle Verfärbungen. Zucchini verderben nach wenigen Tagen, selbst wenn Sie im Gemüsefach des Kühlschranks gelagert werden. ❖

ZUCKER UND ANDERE SÜSSUNGSMITTEL

Pluspunkte
- Zucker befriedigt das angeborene Verlangen nach Süßem

Minuspunkte
- Zu viel kann Übergewicht verursachen
- Zucker begünstigt das Wachstum von Kariesbakterien

Zucker ist ein relativ neues Nahrungsmittel. Bis in das 17. Jh. hinein wurde er ausschließlich in Brasilien und auf den karibischen Inseln aus Zuckerrohr gewonnen. Mit Handelsschiffen wurde das wertvolle Gut nach Europa transportiert und für viel Geld in kleinen Mengen verkauft. Erst gegen Ende des 18. Jh. wurde in Europa die Zuckerrübe als wichtiger Rohstofflieferant entdeckt und ein industrielles Verfahren entwickelt, mit dem es gelang, Zucker aus Zuckerrüben herzustellen. In der Folge kultivierte man Zuckerrüben in großem Umfang in Frankreich, Österreich, Ungarn und Russland. Der Zuckerrübenanbau wurde nicht zuletzt auch dadurch gefördert, dass aufgrund politischer Verwicklungen die Engländer eine Blockade gegen Zuckerlieferungen aus der Karibik errichteten. Dies führte auf Anordnung Napoleons umgehend zu einem vermehrten Zuckerrübenanbau in Frankreich und den französischen Kolonien. Im Jahr 1811 entstand die erste funktionstüchtige Zuckerraffinerie, und in den folgenden zwei Jahren kamen etwa 300 neue Raffinerien hinzu. Die Folge war, dass Zucker in mehr oder weniger großen Mengen erschwinglich wurde.

Im Verlauf des 20. Jh. erreichte der Zuckerkonsum ein noch nie dagewesenes Ausmaß. Während der Pro-Kopf-Verbrauch mehrere Jahrhunderte lange Zeit bei 2 kg Zucker jährlich lag, stieg er in einigen Industrieländern nach dem Zweiten Weltkrieg sogar auf 50 kg oder mehr an. Seit den frühen 1980er-Jahren ist der Zuckerverbrauch allerdings etwas zurückgegangen. Ein Grund für den immer noch hohen Zuckerverbrauch besteht darin, dass schätzungsweise 75–80 % des gesamten Zuckers, der verbraucht wird, unsichtbar in Lebensmitteln stecken (sogenannter versteckter Zucker), oft auch in sol-

FARBUNTERSCHIED. *Der Nährwert gelber und grüner Zucchiniarten ist gleich. Auch die Blüten sind essbar.*

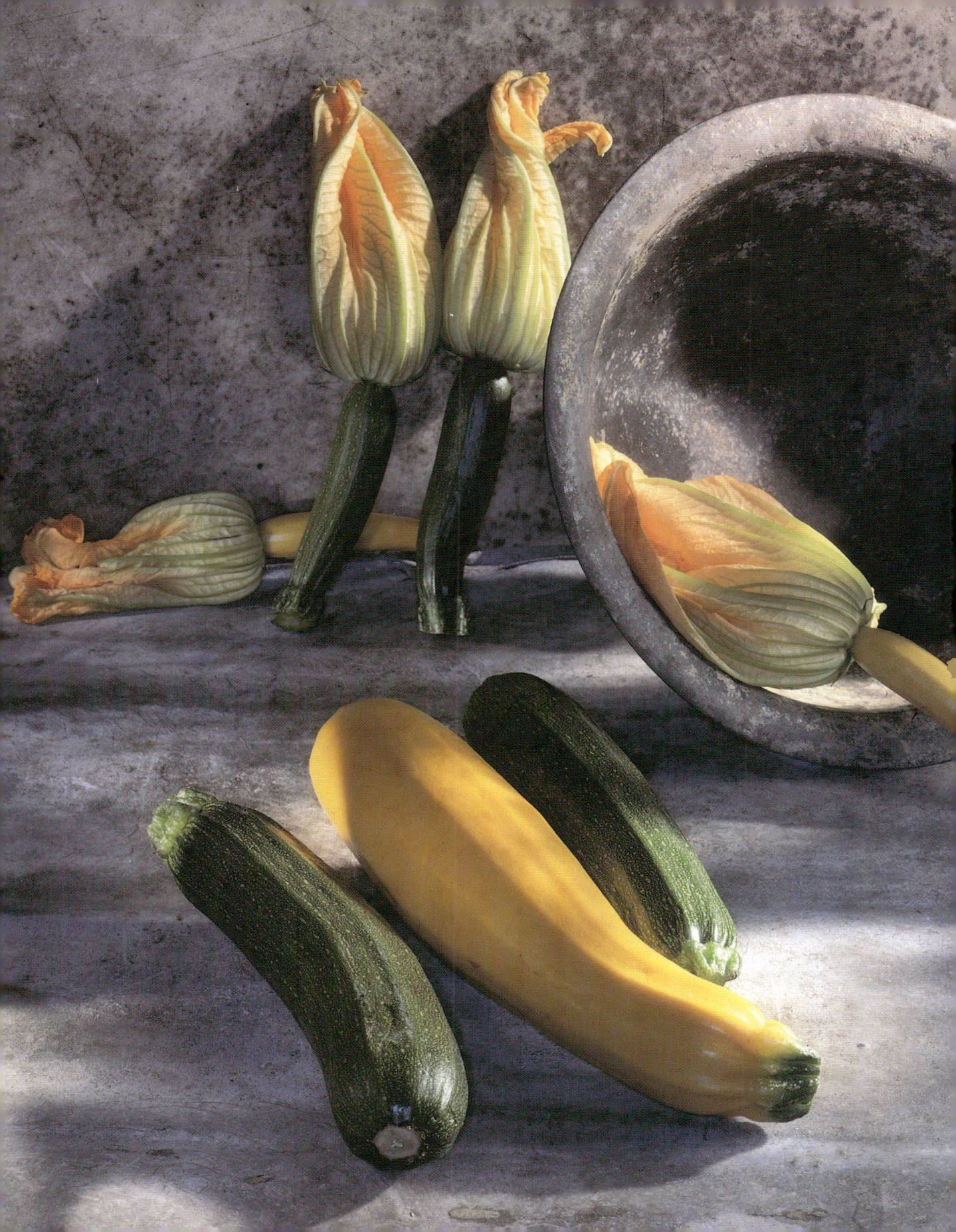

WIE VIEL IST ZU VIEL?

Ein Bericht des US-amerikanischen *Food and Nutrition Board* und des *Institute of Medicine of the National Academies*, der im Jahr 2002 veröffentlicht wurde, gibt Empfehlungen zur Zuckerzufuhr. Anhand der derzeitigen Forschungsergebnisse gibt es demnach keine basale oder zusätzliche Zuckerzufuhr, die das Risiko für schädliche Wirkungen wie Karies, Verhaltensstörungen, Krebs, Fettsucht und hohe Cholesterinwerte erhöht. Obwohl keine Obergrenze für den Zuckerkonsum festgelegt wurde, schlugen die Forscher vor, dass maximal 25 % der täglichen Kalorien bei Erwachsenen und Kindern aus Zuckern stammen sollten, weitaus mehr, als es derzeit der Fall ist.

Eine unabhängige Untersuchung der Weltgesundheitsorganisation (WHO) und der *Food and Agriculture Organization* (FAO) der Vereinten Nationen kommt jedoch zu anderen Ergebnissen. Demnach führt Zucker zu Fettsucht, wenn er statt anderer Nahrungsmittel zugeführt wird. Die WHO stellte fest, dass Menschen, die ihren Konsum von extrinsischen Zuckern, wie sie z. B. in Limonaden stecken, nicht auf unter 10 % der täglichen Kalorien absenken, früher oder später an Fettsucht und Karies leiden werden. Oft ist diese Zuckermenge schon in einem einzigen Glas Limonade.

chen, in denen ihn niemand vermutet, wie Fertiggerichte, Fertigsaucen, Brühwürfel, Tomatenketchup oder Mayonnaise.

WAS IST ZUCKER?

Chemisch betrachtet besteht Zucker aus Kohlenstoff (C), Wasserstoff (H) und Sauerstoff (O). Er gehört zur großen Gruppe der Kohlenhydrate, die neben Eiweiß und Fett zu den Hauptnährstoffen zählen und im Rahmen einer gesunden Ernährung unerlässlich sind. Kohlenhydrate sind jedoch nicht nur in süßen Produkten enthalten – Honig, Zucker, Sirup und Melasse bestehen fast ausschließlich aus Kohlenhydraten –, sondern auch in vielen anderen Nahrungsmitteln, insbesondere in Getreide und Getreideerzeugnissen, Gemüse und Obst.

Einige Wissenschaftler unterteilen Zucker in intrinsische und extrinsische Zucker. Intrinsisch sind Zucker, die natürlich und (in den Zellen) gebunden in Lebensmitteln vorkommen, wie in Obst und Gemüse. Extrinsische Zucker befinden sich frei in Lebensmitteln oder wurden hinzugefügt. Sie werden weiter unterteilt in Milchzucker (Laktose) und Nicht-Milch-intrinsische Zucker, also Honig und zugesetzte Zucker.

NÄHRWERT

Weißer Zucker besteht zu 99,9 % aus Saccharose. Saccharose ist ein Zweifachzucker (Disaccharid), der aus Glukose (Traubenzucker) und Fruktose (Fruchtzucker) aufgebaut ist. Isst man weißen Zucker, nimmt man nur Kalorien zu sich – und sonst keinerlei Nährstoffe.

Isst man hingegen Obst, Gemüse und stärkehaltige Gemüse- und Getreidesorten, nimmt man nicht nur die intrinsischen (natürlichen) Zucker auf, sondern auch zahlreiche Vitamine und Mineralstoffe sowie Ballaststoffe und wertvolle (ungesättigte) Fettsäuren.

Extrinsische Zucker enthalten hingegen nur energieliefernde Kalorien und keine wertvollen Nährstoffe. Sie befriedigen aber unser Bedürfnis nach Süßem und können den Geschmack vieler Speisen verbessern. Viele der auf Zucker zurückgeführten

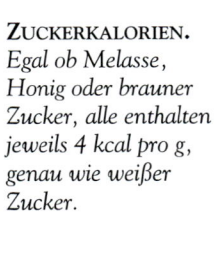

ZUCKERKALORIEN.
Egal ob Melasse, Honig oder brauner Zucker, alle enthalten jeweils 4 kcal pro g, genau wie weißer Zucker.

EINZIGARTIGER SÜSSSTOFF

Artischocken enthalten Zynarin, eine einzigartige natürliche Substanz, die die Süßrezeptoren in den Geschmacksknospen der Zunge anregt. Nach dem Verzehr von Artischocken schmeckt für manche Menschen kurzzeitig alles süß – einschließlich klarem Wasser. Bislang waren jedoch alle Versuche, diese Substanz zu einem Fertigsüßungsmittel zu verarbeiten, erfolglos.

Übel – Hyperaktivität, Akne, Bluthochdruck, Fettsucht – hängen zwar nicht oder nicht direkt mit einem übermäßigen Zuckerkonsum zusammen, aber Zucker ist die Hauptursache für Karies. Zudem vernachlässigen Menschen, die als Zwischenmahlzeit zuckerhaltige Snacks bevorzugen, nährstoffreichere Speisen. Alle Formen von Zucker liefern etwa die gleiche Energie: 4 kcal pro g. Das heißt: 100 g weißer Zucker enthalten 400 kcal, genauso wie 100 g dicht gepackter brauner Zucker.

IST BRAUNER ZUCKER GESÜNDER ALS WEISSER?

Weder brauner Zucker noch Honig sind nennenswert nährstoffreicher als weißer Zucker. Wer jedoch den etwas würzigeren Geschmack dieser Süßungsmittel bevorzugt, kann in Rezepten weißen gegen braunen Zucker einfach austauschen.

Brauner Zucker entsteht, indem weiße Zuckerkristalle mit Melasse überzogen werden. Diese enthält zwar Eisen und andere Mineralstoffe, der Gehalt in braunem Zucker ist aber zu gering, als dass ein gesundheitlicher Nutzen zum Tragen käme.

ALTERNATIVE SÜSSUNGSMITTEL

Wer auf Süßes nicht verzichten, aber weißen Zucker möglichst meiden will, kann auf eine breite Palette an so genannten alternativen Süßungsmitteln zurückgreifen. Allerdings gilt auch hier die Devise: weniger ist mehr; am besten ist es, allmählich das Bedürfnis nach Süßem zu reduzieren.

Agavendicksaft. Mit dem eingedickten Saft aus dem süßen Herz der wilden Agave lassen sich Süßspeisen, Gebäck und Konfitüren süßen. Agavendicksaft besteht zu 90 % aus Fruchtzucker und hat ein mildes Aroma. 100 g liefern nur 308 kcal, und die Süßkraft ist verhältnismäßig höher als die von Zucker.

Ahornsirup. Der hellbraune Sirup aus dem Saft des Zuckerahorns verleiht süßen Speisen und Gebäck ein karamelliges Aroma. Dank seines kräftigen Eigengeschmacks reicht eine geringe Menge, um die gewünschte Süße zu erreichen.

Melasse. Sie ist ein Nebenprodukt der Zuckergewinnung; doch nur die Melasse aus der Verarbeitung von Zuckerrohr wird für Ernährungszwecke angeboten. Rübenmelasse dient nur Futterzwecken. Farbe und Zuckergehalt der Melasse sind abhängig von der jeweiligen Extraktionsstufe des Zuckerrohrs: Ungeschwefelte, während des ersten Kristallisationsprozesses gewonnene Melasse ist hell und sehr süß; geschwefelte Melasse, die im zweiten Arbeitsgang gewonnen wird, ist dunkler und mittelsüß; die so genannte dunkle Melasse, das Ergebnis der dritten und letzten Extraktion, ist eine nur leicht süße Masse mit starkem Eigengeschmack, die mehr Nährstoffe als die beiden anderen Sorten aufweist. Melasse enthält durchschnittlich 35 % Saccharose sowie 20 % Glukose und Fruktose.

Rübensirup. Dieser Sirup wird auch Rübenkraut, Rübensaft oder Zuckerkraut genannt. Zur Herstellung von Rübensirup werden die Zuckerrüben gereinigt, geschnitzelt und gekocht. Der entstandene Brei wird gepresst und der abfließende Saft gereinigt und eingedampft. Durchschnittlich enthält Rübensirup 62 % Zucker. Sein Mineralstoffgehalt ist relativ hoch, wobei besonders der Eisengehalt hervorzuheben ist. Rübensirup ist ein beliebter Brotaufstrich und eignet sich darüber hinaus auch sehr gut zum Backen.

Zuckersirupe oder Stärkesirupe. Dies sind klare Flüssigkeiten aus stark raffinierten Zuckern, die v. a. in der Süßwarenindustrie eingesetzt werden, aber auch zum Süßen von Speiseeis, alkoholischen Getränken, Erfrischungsgetränken und Obstprodukten verwendet sowie in der Backwarenherstellung genutzt werden. Stärkesirupe wie Glukose- und Maltosesirup verhindern z. B. das Weichwerden von Hartkaramellen und dienen andererseits als Weichhaltemittel bei Weichkaramellbonbons, Fondant und Kaugummi.

ZAHNERKRANKUNGEN

Alle Zucker begünstigen das Wachstum von Kariesbakterien im Mund. Sobald stärkehaltige Nahrungsmittel vom Enzym Amylase im Speichel abgebaut werden, setzen sie ebenfalls Karies verursachende Zucker frei. Noch gefährlicher als die Zuckerkonzentration ist die Verweildauer des Zuckers an den Zähnen. Daher lässt sich die Gefahr eindämmen, wenn bald nach dem Verzehr von Süßem die Zähne geputzt werden. ❖

ZUCKERKRANKHEIT

....

Siehe Diabetes

SCHLÜSSEL-ERGEBNIS

Ergebnisse einer großen Studie legen nahe, dass Zucker kein wichtiger Faktor bei der Entstehung von Diabetes ist. Im Rahmen dieser Studie untersuchten Forscher der Harvard-Universität mehr als 38 000 Frauen mittleren Alters, die an der *Women's Health Study,* einer Studie mit weiblichen Mitarbeitern des Gesundheitswesens, teilnahmen. Die Frauen füllten vier Fragebögen aus, und die Forscher errechneten die Gesamtzuckerzufuhr aus Haushaltszucker (Saccharose), Fruchtzucker (Fruktose) und Milchzucker (Laktose). Die Analyse zeigte, dass die Frauen mit dem höchsten Zuckerkonsum das gleiche Risiko hatten, an Diabetes zu erkranken, wie jene, die kaum Zucker zu sich nahmen.

ZUSATZSTOFFE
■ NÜTZLICH ODER SCHÄDLICH? ■

Seit Jahrhunderten reichern Menschen ihr Essen mit den unterschiedlichsten Aromen, Konservierungs- und Farbstoffen an. Doch was man heute auf Zutatenlisten zu lesen bekommt, kann ziemlich verunsichern.

Nur wenige im Handel erhältliche Nahrungsmittel sind frei von Zusatzstoffen – Substanzen, die in einem Lebensmittel natürlicherweise nicht vorkommen, aber aus den unterschiedlichsten Gründen zugegeben werden. Dazu gehören Konservierungsmittel zur Verlängerung der Haltbarkeit, Emulgatoren, die verhindern, dass Wasser und Fett sich trennen, Verdickungsmittel, Vitamine und Mineralstoffe, die wegen des Nährwerts zugegeben werden, aber auch als Farb- oder Konservierungsstoffe dienen können; natürliche und künstliche Süßstoffe, Aromen, um den Geschmack zu verbessern, und Farben – sie machen alles, vom Gummibärchen bis zur Limonade, ansehnlicher.

Jeder Lebensmittelzusatzstoff trägt eine dreistellige so genannte E-Nummer. Der Emulgator Lecithin beispielsweise hat die Nummer E 322. Das E steht für Europa, aber auch für essbar bzw. Eignung für Lebensmittel. Die Nummerierung, die zunehmend auch von Ländern außerhalb der EU verwendet wird, ermöglicht internationale Eindeutigkeit – die Namen der Stoffe sind in jeder Sprache anders. Ein Zusatzstoff, der nicht auf der Liste der zugelassenen Stoffe aufgeführt ist, ist verboten, nicht jeder Zusatzstoff darf für jeden Zweck eingesetzt werden, und nicht jeder Zusatzstoff ist in jedem Land zugelassen. Das gilt beispielsweise für den Farbstoff Allurarot (E 129), dessen Verwendung beispielsweise in den USA, in Kanada und der Schweiz erlaubt, in der EU aber nicht zugelassen ist – so unterschiedlich kann die Auffassung von Unbedenklichkeit sein!

Doch keine Substanz wird leichtfertig für den Einsatz in Lebensmitteln vom Gesetzgeber freigegeben. Eine Zulassung zur Verwendung wird – nach gründlicher Untersuchung und Überprüfung – nur erteilt, wenn …

■ … die gesundheitliche Unbedenklichkeit bestätigt ist. In sehr seltenen Fällen kommt es zu Reaktionen auf Zusatzstoffe. Fast immer aber handelt es sich dabei nicht um eine echte Allergie, sondern um eine Unverträglichkeit oder Pseudoallergie, es kommt also nicht zu einer Antigen-Antikörper-Reaktion. Umstritten ist der gelbe Farbstoff Tartrazin (E 102), der nach neuem EU-Recht Limonaden, Gebäck, Süßigkeiten und einigen Milchprodukten zugesetzt werden darf. Er steht im Verdacht, allergische Reaktionen auszulösen, besonders bei Personen, die empfindlich auf Aspirin oder Benzoesäure

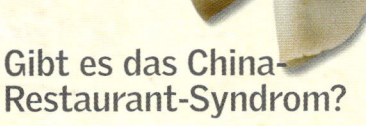

Gibt es das China-Restaurant-Syndrom?

Der Geschmacksverstärker (Mono)Natriumglutamat (E 621) wird vielfach in der asiatischen Küche verwendet, vor allem aber auch zahlreichen Fertigprodukten zugesetzt. Es verändert nicht den Geschmack der Lebensmittel, sondern macht die Geschmacksknospen auf der Zunge empfindlicher; auf diese Weise werden positive Aromen einer Speise intensiver wahrgenommen, andere, vielleicht nicht so angenehme Geschmacksnoten treten in den Hintergrund. Bei empfindlichen Personen kann Natriumglutamat u. a. Glutamate z. B. Kopfschmerzen oder Atemnot auslösen, bei Asthmatikern kann es nach dem Verzehr von glutamathaltigen Speisen zu einem Asthmaanfall kommen. Dies kommt allerdings sehr viel seltener vor als gemeinhin angenommen.

Zahlreiche Studien zu diesem Thema konnten jedoch keinen direkten Zusammenhang zwischen Glutamaten und den anschließenden Reaktionen feststellen. Die Vermutung liegt nahe, dass die Reaktionen von anderen Substanzen, die ebenfalls typisch für die asiatische Küche sind, ausgelöst werden. Dazu gehören Histamine, Tyramin und Phenylethylamin. Sie sind beispielsweise in Schwarzen Bohnen, Garnelen und Sojasauce enthalten.

DIE GEBRÄUCHLICHSTEN ZUSATZSTOFFE

Angesichts von Bezeichnungen wie Saccharose-Acetat-Isobutyrat (E 444, ein Stabilisator) sind manche Verbraucher Lebensmittelzusatzstoffen gegenüber eher skeptisch. Doch keine Sorge: Ein solcher Stoff wird erst nach langen, amtlichen Untersuchungen zugelassen.

Zusatzstoffe	Zulässig für	Wirkung
Konservierungstoffe		
Benzoesäure und Benzoate (E 210–219)	Limonaden, Bier, Salatdressings, Feinkostsalate, Fischkonserven	Verlängern die Haltbarkeit und schützen vor Pilz- und Bakterienbefall
Nitrite und Nitrate (E 249–252)	Gepökelte Fleisch- und Wurstwaren; teilweise in Hartkäse, Schnittkäse oder eingelegten Heringen/Sprotten	Verlängern die Haltbarkeit, schützen vor Pilz- und Bakterienbefall; verleihen Fleischprodukten die rote Farbe
Schwefeldioxid und Sulfite (E 220–228)	Trockenobst, Kokosraspel, Fruchtzubereitungen, Würzsaucen	Verlängern die Haltbarkeit, schützen vor Pilz- und Bakterienbefall
Antioxidanzien		
Ascorbinsäure (Vitamin C)/Ascorbate (E 300–304)	Fruchtsäfte, Konfitüren, Obstkonserven, säurehaltige Lebensmittel, fettreiche Nahrungsmittel, die ranzig werden könnten	Verhindern, dass sich Fruchtsäfte und -fleisch dunkel verfärben und Fette ranzig werden. Verbessern außerdem die Backeigenschaften von Weizen
Butylhydroxyanisol (BHA) Butylhydroxytoluol (BHT) (E 320–321)	Fettreiche Lebensmittel, die ranzig werden könnten, z. B. Backwaren, Zerealien, Kartoffelchips, Margarine, Speiseöl	Verlängern die Haltbarkeit und schützen vor Pilz- und Bakterienbefall
Tocopherole (Vitamin E) (E 306–309)	Öle, Margarine, Bratfette	Verhindern, dass Fette ranzig oder anderweitig durch Kontakt mit Sauerstoff geschädigt werden
Farbstoffe		
Tartrazin (E 102) Chinolingelb (104) Gelborange (E 110) Betenrot (E 162) Zuckercouleur (E 150)	Viele verarbeitete Lebensmittel, vor allem Süßigkeiten, Konfekt, Fruchtkonzentrate und Limonaden, Konfitüren, Gebäck	Lassen Lebensmittel appetitlicher aussehen, so dass sie den Verbrauchererwartungen mehr entsprechen – Waldmeister-Götterspeise beispielsweise wäre ohne Farbstoff nicht grün, sondern farblos
Geschmacksverstärker		
Natriumglutamat (E 621) Kaliumglutamat (E 622) Natriuminosinat (E 631)	Asiatische (chinesische) Gerichte, Saucenpulver, Brühwürfel, Tütensuppen, Fleischkonserven und -produkte	Verbessern den Geschmack vieler Konserven und verarbeiteter Lebensmittel. Unverträglichkeitsreaktionen auf Natriumglutamat konnten bisher nicht nachgewiesen werden
Emulgatoren, Stabilisatoren und Verdickungsmittel		
Guarkernmehl (E 412) Gummi arabicum (E 414) Pektine (E 440) Lecithin (E 422)	Saucen, Suppen, Brot, Kekse und Kuchen, TK-Desserts, Speiseeis, Margarine und andere Brotaufstriche, Konfitüren/Marmeladen, Schokolade, Instant-Desserts und Milchshakes	Verbessern Struktur und Konsistenz, sorgen für mehr Glätte und Cremigkeit; verhindern, dass sich Wasser und Öl voneinander absetzen; lassen Lebensmittel eventuell nahrhafter wirken, als sie sind. Gummistoffe können allergische Reaktionen auslösen

(E 210) reagieren. Keiner der Langzeitversuche hat jedoch die vermutete Schädlichkeit eindeutig und endgültig belegen können: Bei keiner der betroffenen Personen sind bisher Antikörper festgestellt worden.

■ … der Einsatz technisch notwendig ist. Das ist u. a. der Fall, wenn das Antioxidanz Tocopherol (Vitamin E; E 306) Fette vor dem Ranzigwerden oder Obst vor dem Braunwerden schützen oder wenn das Süßungsmittel Sorbit einem Gebäck für Diabetiker Geschmack verleihen soll.

■ … keine Täuschung des Verbrauchers erfolgt. Zusatzstoffe zu verwenden, die mangelhafte Verarbeitung oder mindere Qualität der Rohstoffe verbergen sollen, ist gesetzlich verboten. Ebenfalls nicht erlaubt ist es, eine bessere Qualität oder einen höheren Gehalt an wertgebenden Bestandteilen vorzutäuschen, z. B. einen höheren Fruchtgehalt in Limonade oder einen höheren Anteil von Eiern in Nudeln.

Zusatzstoffe machen sich nützlich

Zusatzstoffe können selbst dann unbedenklich sein, wenn ihre Herkunft eher weniger appetitanregend ist. Schellack (E 904) beispielsweise ist das harzige Sekret der weiblichen indischen Schildlaus. Mit dieser Substanz erhalten z. B. Schokolade, Süßigkeiten und feines Gebäck einen attraktiven glänzenden Überzug. Außerdem ist Schellack wasserfest und kann deshalb – auf die Schale aufgetragen – Früchte wie Orangen, Zitronen, Äpfel und Birnen vor dem Austrocknen bewahren. Schellack wird schon sehr lange als Zusatzstoff für Lebensmittel verwendet, und bisher hat es damit nie Probleme gegeben. Auch Tierversuche gaben keinen Anlass für Bedenken.

Gefahren durch unerwünschte Substanzen

Tausende von Substanzen finden bei der Aufzucht von Pflanzen und Tieren, bei der Verarbeitung und beim Verpacken von Lebensmitteln den Weg in unsere Nahrung. Viele dieser ungewollt hinzugekommenen Stoffe stellen eine größere Bedrohung für die Gesundheit dar als Zusatzstoffe, die gezielt hinzugefügt wurden. So können sich in manchen Lebensmitteln Spuren von Pestiziden finden, mit denen heranreifendes Gemüse besprüht wurde oder die der Erde zugeführt wurden. Werden mit der Nahrung große Mengen an PCK (**p**oly**c**hlorierte **K**ohlenwasserstoffen), Quecksilber und Blei aufgenommen, können diese Stoffe der Gesundheit schaden.

Manche allergische Reaktion, die Lebensmittelzusatzstoffen zugeschrieben wird, ist in Wahrheit auf einen in Lebensmitteln unerwünschten Stoff zurückzuführen. So kann beispielsweise jemand, der noch nie eine Nahrungsmittelallergie hatte, nach dem Genuss von einem Glas Milch einen heftigen Hautausschlag bekommen. Urheber kann Penicillin sein, mit dem die Kuh, von der die Milch stammt, wegen einer Milchdrüsenentzündung behandelt wurde. Für die meisten Menschen sind die geringen in der Milch vorhandenen Spuren des Antibiotikums harmlos, nicht aber für Menschen mit einer Penicillinallergie.

Klarheit für Allergiker

Bei den Zusatzstoffen überwiegen die Vorteile die Nachteile bei weitem. Doch die Zahl der Allergiker nimmt Jahr für Jahr zu; daher gilt gemäß einer aktuellen EU-Richtlinie eine ausgedehnte Kennzeichnungspflicht. Jede Substanz mit hohem Allergiepotenzial, ungeachtet dessen, welchen prozentualen Anteil sie am Endprodukt hat, muss auf der Verpackung angegeben werden. Ausnahme: Für zusammengesetzte Zutaten unter 2 % wie Gewürz- und Kräutermischungen ist eine Aufzählung der einzelnen Zutaten nicht zwingend erforderlich. Bei loser Ware gilt das alte Gesetz, nach dem Zutaten von Bestandteilen, die weniger als 25 % des Endprodukts ausmachen, nicht aufgeführt werden müssen.

VORSICHT!

Wer seinen Zuckerkonsum einschränken muss oder möchte, sollte auf der Zutatenliste auf das Wort Laktose und andere Wörter mit der Endung -ose achten. Dahinter verbirgt sich immer eine Zuckerart. Die Position auf der Liste zeigt, wie hoch der Anteil der Substanz im Verhältnis zum Gesamtgewicht des Produkts ist: je weiter unten, desto geringer. Für Personen mit einer Allergie oder z. B. einer Laktoseunverträglichkeit bedeutet das allerdings keine Entwarnung: Bereits geringste Mengen des betreffenden Stoffs können eine Unverträglichkeitsreaktion auslösen.

ZWERCHFELLBRUCH

Empfehlenswert
- Häufige kleine Mahlzeiten
- Ballaststoffreiche Nahrungsmittel wie Vollkornzerealien und -brot, frisches Obst, Salate sowie rohes oder kurz gegartes Gemüse

Bedenklich
- Kaffee und alkoholische Getränke, einschließlich Wein, insbesondere abends

Zu meiden
- Übergewicht
- Üppige Mahlzeiten und kohlensäurehaltige Getränke
- Fettreiche Gerichte, Schokolade und Pfefferminze
- Rauchen
- Alle Nahrungsmittel, die Symptome auslösen

Im Zwerchfellmuskel befindet sich der Hiatus. Das ist eine kleine Öffnung, durch die die Speiseröhre in den Magen gelangt. Ein Zwerchfellbruch (Hiatushernie) entsteht, wenn sich diese Öffnung so weitet, dass der unmittelbar dem Zwerchfell anliegende obere Teil des Magens nach oben durch den Hiatus treten kann. Manche Hiatushernien sind angeboren. Die meisten entwickeln sich jedoch im Lauf des Lebens, als Folge einer Dehnung des Hiatus. Eine Schwangerschaft oder starkes Übergewicht sind häufige Ursachen dafür, da der Magen während solcher Zustände einem starken Aufwärtsdruck ausgesetzt wird. Starkes Husten, Erbrechen, Pressen zur Stuhlentleerung oder plötzliche körperliche Anstrengungen können den Hiatus jedoch ebenfalls dehnen.

Obwohl Hiatushernien eher häufig sind – betroffen sind etwa 60 % der über 60-Jährigen –, wissen die meisten Menschen nichts davon, weil keine Symptome auftreten. Hiatushernien werden meist nach wiederkehrenden Krankheitsverläufen mit Verdauungsstörungen und Sodbrennen diagnostiziert, die typischerweise infolge des Säurerückflusses in die Speiseröhre auftreten. Das Krankheitsbild gilt allgemein als ungefährlich. Allerdings gibt es Ausnahmen, bei denen es durch den häufigen Säurekontakt zu (zum Teil erheblichen) Schäden an der Speiseröhrenschleimhaut kommt. In diesen Fällen ist eine Operation erforderlich, um weitere Beeinträchtigungen zu vermeiden.

ERNÄHRUNGSTIPPS

Vermeiden Sie das Essen großer, üppiger Mahlzeiten, die den Magen überdehnen würden. Essen Sie besser vier oder fünf über den Tag verteilte kleinere Mahlzeiten. Versuchen Sie darüber hinaus, möglichst auf kohlensäurehaltige Getränke zu verzichten, da diese die Beschwerden verstärken können. Nach dem Essen sollten Sie mindestens eine Stunde warten, bis Sie sich hinlegen oder nach vorn beugen, da dies den Reflux begünstigen würde. Essen und trinken Sie spätestens 2 Stunden vor dem Zubettgehen das letzte Mal, da Reflux nachts am ehesten auftritt.

Verzichten Sie auf Substanzen, die zur Entspannung des Zwerchfellmuskels führen können. Alkohol, einschließlich Wein und Bier, wirkt so muskelentspannend, dass insbesondere abends kein Alkohol getrunken werden sollte. Auch Schokolade und Pfefferminze wirken entspannend.

Meiden Sie stark gewürzte und säurehaltige Speisen. Essen Sie nichts, was Ihren Magen reizen oder zu Verdauungsstörungen führen könnte. Die Auslöser sind bei jedem Menschen unterschiedlich. Häufig sind es allerdings Gewürze, Zitrusfrüchte, Tomaten, Zwiebeln, Knoblauch, sauer Eingelegtes und Essig. Kaffee in jeder Form erhöht die Magensäurekonzentration, ebenso die Inhaltsstoffe von Tabak. Fettreiche Speisen verweilen länger im Magen als andere und können deshalb zu Verdauungsstörungen führen.

Schon ein kleiner Schluck Wasser oder warmer Kräutertee kann helfen, wenn Sie merken, dass Sie aufstoßen müssen. Meiden Sie Antazida (Säurehemmer) in Kombination mit Minze.

Essen Sie ballaststoffreich, und trinken Sie ausreichend. Verstopfung kann eine Hiatushernie verschlimmern, da durch das Pressen beim Stuhlgang der Druck im Bauchraum steigt. Gewöhnen Sie sich deshalb an eine ballaststoffreiche Ernährung, indem Sie regelmäßig Vollkornprodukte, Obst und Gemüse essen. Tägliche Bewegung und eine ausreichende Flüssigkeitszufuhr sind ebenfalls wichtig, um Verstopfung vorzubeugen.

Menschen, die vor allem nachts oft unter Symptomen leiden, können das Kopfteil des Bettes 8–15 cm höher stellen.

Sofern eine Umstellung der Lebensgewohnheiten und eine konservative medizinische Behandlung erfolglos bleiben, können Medikamente oder eine Operation erforderlich sein, wobei der Magen unter das Zwerchfell zurückgeschoben und der Hiatus verengt wird. ❖

DAS HILFT BEI ZWERCHFELLBRUCH
- Treiben Sie nach dem Essen keinen Sport, sondern warten Sie mit anstrengenden körperlichen Betätigungen 2–3 Stunden.
- Tragen Sie keine zu enge Kleidung, da sie zusätzlichen Druck auf den Magen ausübt.
- Entspannen sie sich. Stress verlangsamt die Verdauung und verschlimmert den Säurereflux. Versuchen Sie es mit Atemtraining, Yoga oder Meditation, um den täglichen Stress zu bewältigen.

ZWIEBELN

Pluspunkte

- Die grünen Teile von Frühlingszwiebeln sind eine gute Quelle für Vitamin C und Beta-Karotin
- Können erhöhte Cholesterinwerte senken
- Vermindern die Gerinnungsfähigkeit des Bluts
- Können zur Blutdrucksenkung beitragen
- Die leichte antibakterielle Wirkung trägt dazu bei, oberflächliche Infektionen zu verhindern
- Die Schwefelbestandteile hemmen krebserregende Substanzen

Minuspunkte

- Enthalten relativ wenig Nährstoffe
- Können Blähungen verursachen
- Rohe Zwiebeln verursachen Mund- und Körpergeruch

BESSER ROH ALS GEKOCHT

Das Garen von Zwiebeln bei hoher Temperatur reduziert die Wirksamkeit von Diallylsulfid, einer vor Krebs schützenden Substanz. Am gesündesten sind frische, rohe Zwiebeln. Durch Zerkleinern (oder Kauen) der Zwiebel werden ihre hochwirksamen sekundären Pflanzenstoffe freigesetzt.

Über Zwiebeln sind zahlreiche faszinierende Fakten überliefert – u. a. dass Alexander der Große seinen Truppen reichlich Zwiebeln zu essen gab, um die Soldaten für den Kampf zu stärken. Die am häufigsten auf ägyptischen Grabmalereien dargestellten Pflanzen sind Zwiebeln. Und frühe hebräische Schriften belegen, dass Zwiebeln zu den Nahrungsmitteln gehörten, die Juden nach ihrer Flucht aus Ägypten am meisten vermissten. In der gesamten Geschichtsschreibung werden Zwiebeln geradezu magische Kräfte zur Heilung fast aller Beschwerden, von der Glatze bis hin zu Infektionen, zugeschrieben.

Zwiebeln gehören botanisch zur Familie der Zwiebelpflanzen, zu der auch Knoblauch, Frühlings- oder Lauchzwiebeln und Schalotten gehören. Es gibt zahlreiche unterschiedliche Zwiebelarten, und ständig kommen neue hinzu. Allgemein werden Zwiebeln in zwei Gruppen eingeteilt:

Frühlingszwiebeln. Sie haben ein mildes Aroma; verzehrt werden ihre grünen Blätter und weißen Knollen.

Knollenzwiebeln. Ihr Geschmack ist schärfer als der Frühlingszwiebeln, und sie sind stets von einer trockenen Außenhaut umhüllt. Die kleinen Schalotten besitzen die Eigenschaften von Knollenzwiebeln und Knoblauch, schmecken aber insgesamt milder.

Im Hinblick auf die Vielfalt von Zwiebeln fällt die Auswahl oft schwer. Zwiebeln unterscheiden

sich innerhalb ihrer zwei Hauptgruppen in Größe, Form und Geschmacksrichtung zum Teil erheblich. Frühlings- und Knollenzwiebeln sind das ganze Jahr über erhältlich.

Frische Frühlingszwiebeln sollten feste dunkelgrüne Blätter und weiße Knollen haben. Sie können im Gemüsefach des Kühlschranks einige Tage aufbewahrt werden, sollten jedoch verbraucht werden, bevor sie weich sind.

Knollenzwiebeln sollten fest sein und eine pergamentartige, trockene äußere Schale aufweisen. Weiche Zwiebeln mit schwarzen Flecken (die auf Fäulnis hinweisen) oder solche, die an der Spitze einen grünen Keim erkennen lassen (also überreif sind), sollten nicht gekauft werden. Zwiebeln sollten leicht duften – starker Zwiebelgeruch ist ein Zeichen dafür, dass sie verdorben sind.

Knollenzwiebeln müssen unbedingt kühl und dunkel gelagert werden, da sie durch Licht bitter werden. Sie sollten nicht in der Nähe von Kartoffeln liegen, da diese Feuchtigkeit und ein Gas abgeben, durch das Zwiebeln noch schneller verderben.

Rote (Knollen-)Zwiebeln sind etwas milder und süßer im Geschmack, weshalb sie bevorzugt für Rohkost und Blattsalate verwendet werden. Die kräftigeren weißen und gelben Sorten (die so genannten Küchenzwiebeln) sind ideal zum Kochen und Braten. Durch Garen oder Braten werden sie milder und süßer, darüber hinaus verleihen sie anderen Zutaten einen angenehmen Geschmack.

VERWENDUNG VON ZWIEBELN

Die Vielseitigkeit von Zwiebeln zeigt sich darin, wie sie verwendet werden können: roh und klein geschnitten in Salaten und als Brotbelag, gekocht in Eintöpfen, Suppen und Omeletts, gebacken, gekocht, gebraten oder gedämpft als Beilage. Frühlingszwiebeln können roh Bestandteil einer Gemüseplatte sein, oder gewürfelt in Salate oder Dressings gegeben werden. Man kann sie auch dämpfen und mit Hackfleisch-, Gemüse- oder Getreidefüllungen versehen. Aber auch eine leichte Mahlzeit wie französische Zwiebel-

SCHARF ODER SÜSS. *Zwiebeln gibt es in vielen verschiedenen Größen, Farben und Geschmacksrichtungen. Weit verbreitete Sorten sind (hängend von links nach rechts) kleine Haushalts- oder Küchenzwiebeln, runde Schalotten, gelbe Speisezwiebeln und (auf dem Bord von links nach rechts) längliche Schalotten, rote Zwiebeln, weiße Zwiebeln, große Süßzwiebeln und Frühlingszwiebeln.*

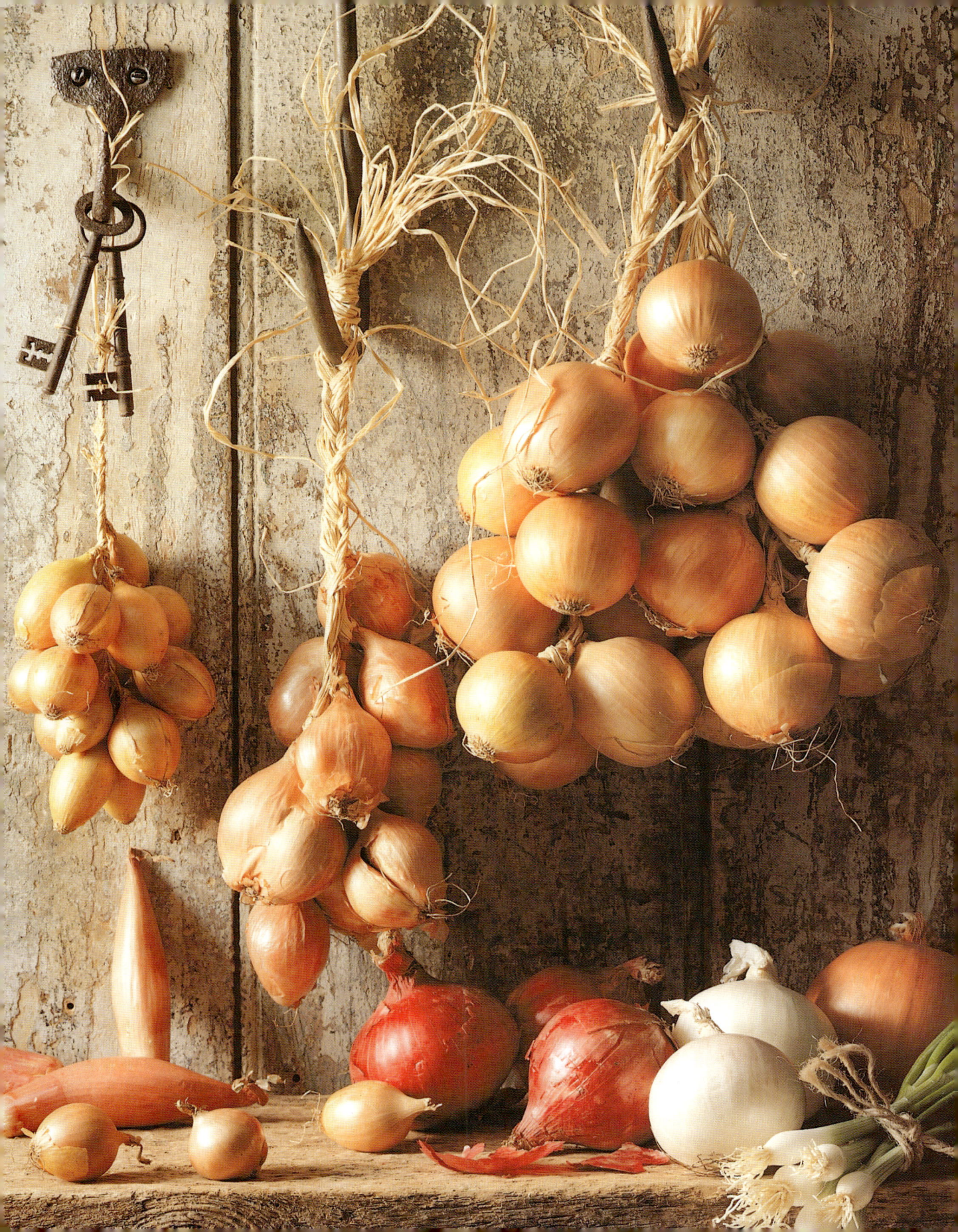

suppe zeigt die Vielseitigkeit von Zwiebeln. Der Kaloriengehalt der Suppe lässt sich senken, wenn Sie fettarme Brühe verwenden und die Suppe nur mit etwas fettarmem Käse bestreuen.

GESUNDHEITLICHER NUTZEN

Zwiebeln sind nicht allein aufgrund ihres Geschmacks beliebt, sondern werden von Kennern auch wegen ihres Gehalts an wertvollen Inhaltsstoffen geschätzt. So liefern die grünen Blätter von Frühlingszwiebeln relativ viel Vitamin C und Beta-Karotin, und 100 g Küchenzwiebeln enthalten 175 mg Kalium.

Neuere Forschungen bestätigen zudem einige der jahrhundertealten Überlieferungen. So galten Zwiebeln in der Volksheilkunde lange als Herztonikum. Inzwischen wurde belegt, dass Adenosin, ein Bestandteil der Zwiebeln, die Gerinnselbildung des Bluts verhindern und so das Risiko eines Herzinfarkts senken kann. Außerdem konnte gezeigt werden, dass Zwiebeln vor der arterienverstopfenden Wirkung von Cholesterin schützen können, da sie den Spiegel des schützenden HDL-Cholesterins im Blut erhöhen. Wieder andere Studien lassen vermuten, dass eine ausreichend hohe Zufuhr von Zwiebeln Bluthochdruck verhindern kann.

Die schwefelhaltigen Substanzen von Zwiebeln verursachen den berüchtigten Mund- und Körpergeruch, der häufig nach dem Genuss von Zwiebeln auftritt. Diese Substanzen hemmen aber auch die krebsauslösende Wirkung einiger Kanzerogene. Außerdem enthalten Zwiebeln Substanzen mit leicht antibakterieller Wirkung, was möglicherweise ihre traditionelle Verwendung als Hausmittel erklärt: Kleine Wunden werden mit rohen Zwiebeln eingerieben, damit sie sich nicht entzünden.

Beim Zerkleinern von Zwiebeln werden Enzyme der Zwiebel freigesetzt, die sich mit den Schwefelbestandteilen zu flüchtigen Molekülen verbinden. Diese reagieren mit dem Feuchtigkeitsfilm der Augen zu Schwefelsäure. Tränen ist die natürliche Reaktion der Augen, um den Reizstoff zu entfernen. Die Wirkung kann bei einer wegen einer Erkältung verstopften Nase hilfreich sein. Ein Sirup aus klein geschnittenen Zwiebeln und Honig oder Zucker ist ein altes Hausmittel dagegen. Bei einigen Menschen verursacht der Verzehr roher Zwiebeln allerdings Blähungen. ❖

SCHUTZ VOR LUNGENKREBS

Eine im US-amerikanischen *Journal of the National Cancer Institute* veröffentlichte Studie weist auf einen deutlichen Zusammenhang zwischen einer hohen Zufuhr von Flavonoiden aus der Nahrung und einem verminderten Lungenkrebsrisiko hin. Besonders schützende Flavonoide sind vor allem in Zwiebeln, Äpfeln und Grapefruits mit hellem Fruchtfleisch enthalten.

GANZ EINFACH!

Versuchen Sie, Trans-Fettsäuren in Snacks zu meiden

In Sachen Gesundheitsgefährdung fallen Trans-Fettsäuren in die gleiche Kategorie wie gesättigte Fettsäuren. Versuchen Sie, den Verbrauch von Margarinen und Bratfetten zu verringern, auf deren Zutatenliste gehärtete Fette aufgeführt sind. Durch das Härten (es soll die Haltbarkeit der Produkte verlängern) kommt es zur Entstehung von Trans-Fettsäuren.

ZWISCHEN-MAHLZEITEN

Pluspunkte

- Können zu einer ausgewogenen Ernährungsweise beitragen
- Obst und Gemüse liefern reichlich Vitamine, Mineralstoffe und sekundäre Pflanzenstoffe
- Zum richtigen Zeitpunkt genossen, stillen Zwischenmahlzeiten den Hunger und verhindern, dass bei den Hauptmahlzeiten zu viel gegessen wird

Minuspunkte

- Schokoriegel und Snacks mit hohem Fettgehalt liefern zu viele leere Kalorien
- Viele Fertiggerichte und -dips enthalten unverhältnismäßig viel Natrium

Die Natur hat es so vorgesehen, dass der menschliche Körper Hungersignale aussendet, sobald er einen Energienachschub braucht – üblicherweise passiert das auch zwischen den Hauptmahlzeiten. Die Kohlenhydratspeicher in der Leber und den Muskeln sind nach 4–6 Stunden geleert. Nahrungsaufnahme füllt sie wieder auf, und Zwischenmahlzeiten sind dazu besonders gut geeignet.

Mit Verstand eingesetzt, können Snacks den Blutzucker auf einem normal-stabilen Niveau halten und großen Aufs und Abs vorbeugen – das kann sich sogar positiv auf der Waage niederschlagen. Das Problem ist nur, dass viele Menschen auch dann etwas essen, wenn sie überhaupt nicht hungrig sind: vor dem Fernsehgerät, im Fußballstadion oder einfach aus Langeweile. Die Auswahl ist dann oft bedenklich – Kartoffelchips, Bonbons, Schokolade, Pommes frites, alles Dinge, die vom Nährwert her weitgehend wertlos sind, aber Kalorien im Überfluss liefern. Ganze Regalfluchten, beispielsweise in Supermärkten, Kaufhäusern oder Bahnhofspassagen, halten nichts anderes feil als diese zucker- und fettlastigen Extras, und es bedarf großer Widerstandskraft, der Verführung nicht regelmäßig zu erliegen. Doch wer hier häufig nachgibt, der muss mit mindestens einer Konsequenz rechnen: Übergewicht.

Dabei müssen Snacks gar keine Dickmacher sein. Wer zwischen zwei Mahlzeiten eine kalorienarme Kleinigkeit zu sich nimmt, kann das stärkste Hungergefühl ausbremsen und verhindern, dass er bei der nächsten Mahlzeit zu viel isst. Zur rechten Zeit verzehrt, können Snacks – insbesondere bei Kindern – ein Energietief überbrücken, ohne den Appetit zu verderben. Manche Leute dämpfen allerdings bewusst den Appetit, indem sie etwas Leichtes essen, bevor Sie sich beispielsweise auf ein Fest begeben, in dessen Rahmen reichlich üppige Speisen angeboten werden.

Für viele Menschen ist die Einnahme von Zwischenmahlzeiten oder der Verzehr mehrerer kleiner Mahlzeiten täglich eine gute Alternative zu den üblichen drei großen Mahlzeiten. Dies gilt besonders für kleine Kinder: Das Fassungsvermögen ihrer Mägen reicht noch nicht aus, mit einer Mahlzeit den Energiebedarf für viele Stunden zu decken. Auch ältere Menschen können oft nur kleine Mengen auf einmal essen. Mit Zwischenmahlzeiten kann es ihnen trotzdem gelingen, sich ausgewogen zu ernähren. Gleiches gilt für Personen, die sich gerade von einer Krankheit erholen.

Jugendliche, die sich in einer Wachstumsphase befinden, gleichen mit Zwischenmahlzeiten ihren erhöhten Energiebedarf aus und können alterstübliche Ernährungsfehler wettmachen. Sportler jeden Alters haben üblicherweise einen erhöhten Energiebedarf; sie benötigen vor allem Kohlenhydrate – aus ihnen stellt der Körper Glukose, seinen wichtigsten Treibstoff, her.

Nicht wenige werdende Mütter leiden in den ersten Schwangerschaftsmonaten unter Übelkeit, und viele klagen gegen Ende der Schwangerschaft über Sodbrennen und Völlegefühl. In beiden Fällen kann es besser sein, anstelle von drei großen Mahlzeiten mehrmals am Tag eine Kleinigkeit zu essen.

SMART SNACKING

Ein belegtes Brot, eine Tasse Suppe, ein paar Käsewürfel mit Obst oder Fruchtjoghurt mit Müsli – all das sind vernünftige Zwischenmahlzeiten. Wem der Sinn mehr nach Knusprig-Salzigem steht, der kann zu Salzstangen oder -brezeln, einem Mehrkornbrötchen, Backofen-Pommes-frites oder gesalzenem Popcorn ohne Butter greifen. Ein Dip auf (Mager-)Joghurt-Basis oder aus pürierten Hülsenfrüchten wäre dazu eine gute Ergänzung. Alle, die sich zum Ziel gesetzt haben, täglich mindestens fünf Portionen Obst und/oder Gemüse zu sich zu nehmen, können als Zwischenmahlzeit etwas Obst oder Rohkost verzehren.

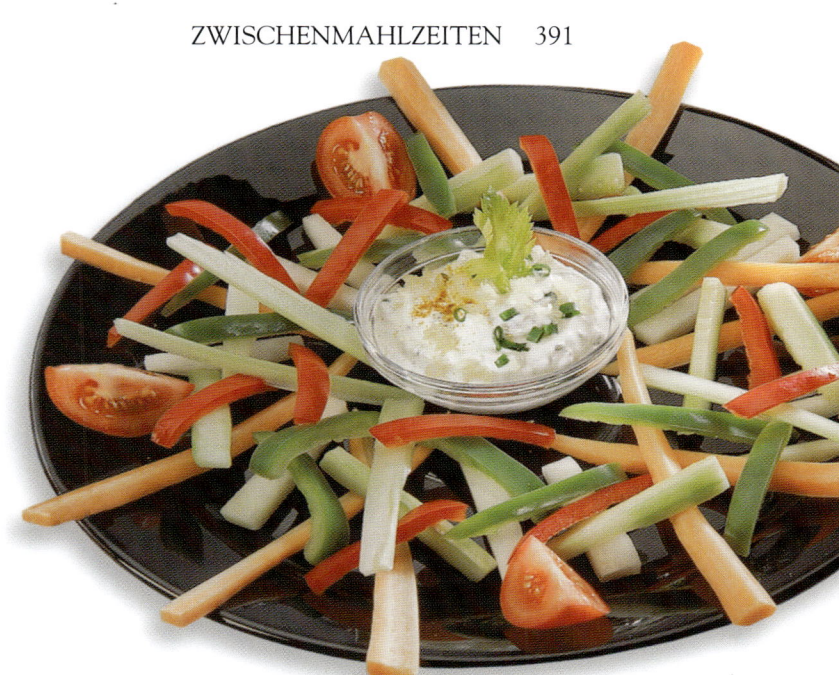

FETT- UND ANDERE FALLEN

Dass eine Möhre besser für die Gesundheit ist als ein Stück Sahnetorte, darüber besteht kein Zweifel. Doch es gibt auch Snacks, die den Eindruck vermitteln, gesund zu sein, obwohl sie es überhaupt nicht sind:

• Müsliriegel können große Mengen Fett und Zucker enthalten.
• Fruchtsaftgetränke oder Fruchtnektare bestehen aus wenig Fruchtsaft, aber reichlich Zucker und Wasser.
• Popcorn kann beachtliche Fett- und Zuckermengen liefern.
• Erd-, Cashew- und gemischte Nüsse enthalten oft viel zu viel Fett – greifen Sie besser zu Packungen mit der Aufschrift „Fettfrei geröstet".
• Dörrobst und Studentenfutter sind im Prinzip keine schlechte Wahl – wenn sie nicht so an den Zähnen kleben würden … ❖

LECKER UND GESUND. *Knackige Rohkost, ein fettarmer Dip – so ist der kleine Hunger schnell gestillt.*

100 KALORIEN FÜR ZWISCHENDURCH

Snack	Menge
Apfel	1 mittelgroßer
Banane	1 kleine
Ei, hart gekocht	1 großes
Fruchtjoghurt (Diät) mit Vollkorn	1 Becher
Mandelkerne	16–20 Stück
Rosinen	3 EL

GLOSSAR

ARENALIN Ein Hormon, das in Stresssituationen in den Nebennieren gebildet und ausgeschüttet wird. Es beschleunigt den Herzschlag und die Atmung, lässt den Blutzuckerspiegel ansteigen und verzögert die Ermüdung der Muskeln.

AFLATOXIN Ein Gift, das von dem Schimmelpilz *Aspergillus flavus* produziert wird. Der Giftstoff kann das Immunsystem schädigen und steht im Verdacht, Krebs auszulösen.

AJOEN Sekundärer Pflanzenstoff, der in Knoblauch steckt. Senkt den LDL-Cholesterinspiegel, wirkt der Gerinnselbildung entgegen sowie antibakteriell und antikanzerogen.

ALBUMIN Eiweiß, dass in den meisten Geweben vorkommt. Gerinnt durch Hitze.

ALLERGEN Jede Substanz, die eine allergische Reaktion auslöst, z. B. Pollen (sie rufen Heuschnupfen hervor) oder Erdnüsse, die schwere Asthmaanfälle verursachen können.

ALLICIN Entsteht in Knoblauch, nachdem er zerkleinert wurde. Allicin verursacht den typischen Knoblauchgeruch. Aus Allicin entstehen zahlreiche schweflige Verbindungen, die vermutlich Bakterien und Pilze unwirksam machen.

ALLYLVERBINDUNGEN Schweflige Verbindungen, die in Knoblauch, Zwiebeln, Lauch u. a. Mitgliedern der Zwiebelfamilie stecken. Die Substanzen tragen dazu bei, das Risiko für Herzkrankheiten zu senken und die Immunabwehr zu stärken, und stehen im Verdacht das Krebsrisiko zu senken.

ALPHA-KAROTIN Genau wie Beta-Karotin ist Alpha-Karotin ein Antioxidanz und eine Vorstufe von Vitamin A. Es steckt in Aprikosen, Möhren, Kürbissen und Süßkartoffeln.

ALPHA-LINOLENSÄURE Eine essenzielle Fettsäure, die mit einer Fülle von gesundheitlichen Wirkungen in Verbindung gebracht wird. Alpha-Linolensäure kann nicht im Körper gebildet werden, weshalb sie mit der Nahrung aufgenommen werden muss. Sie ist Bestandteil der Zellmembranen und an der Bildung von entzündungsschützenden Substanzen beteiligt. Die Fettsäure wird im Körper in zwei

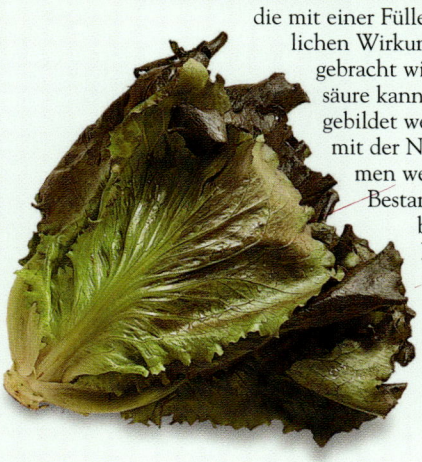

Omega-3-Fettsäuren umgewandelt: in Eicosapentaensäure und in Docosahexaensäure. Sie kommt u. a. in Rapsöl, Sojaöl, Leinsamen und Walnusskernen vor.

AMINOSÄUREN Die Bausteine aller Eiweiße. Es gibt 20 verschiedene Aminosäuren, 12 Aminosäuren entstehen im Körper durch den Ab- und Umbau von Eiweiß, 8 müssen mit der Nahrung zugeführt werden – sie sind essenziell. Aus Aminosäuren entstehen im Körper Eiweiße, die überall gebraucht werden, z.B. zum Aufbau von Körperzellen (Wachstum), Verdauungsenzymen oder zur Bildung von Hormonen.

ANAPHYLAKTISCHER SCHOCK Eine überschießende, unter Umständen lebensbedrohliche Reaktion, bei der große Mengen an Histaminen im Körper freigesetzt werden. Dadurch kommt es zu einem raschen Anschwellen der Schleimhäute und in der Folge zu Atemnot. Erhält der Betroffene nicht umgehend ärztliche Hilfe, kann Herz- und Kreislaufversagen die Folge sein. Ein solcher Anfall kann durch Nahrungsmittel wie Erdnüsse, durch Insektenstiche oder bestimmte Arzneimittel ausgelöst werden.

ANTHOZYANE Pflanzenfarbstoffe, die Früchten und Gemüse ihre blaue und rote Farbe verleihen. Anthozyane sind sekundäre Pflanzenstoffe und werden zur Gruppe der Flavonoide gezählt. Diese können vermutlich das Wachstum von Tumorzellen hemmen, den LDL-Cholesterinspiegel senken und das Blut vor Gerinnselbildung schützen.

ANTIKANZEROGENE Substanzen, die Karzinogenen (krebserzeugenden Stoffen) entgegenwirken sollen und daher der Entstehung bestimmter Krebsformen vorbeugen können. Kreuzblütler (z. B. Brokkoli, Blumenkohl, Grünkohl, Rosenkohl und Weißkohl) enthalten diese Stoffe besonders reichlich.

ANTIKÖRPER Sie sind wichtiger Bestandteil der körpereigenen Abwehr, weil sie Bakterien und möglicherweise schädliche Stoffe vernichten können. Jeder Antikörper kann jedoch nur eine bestimmte Infektion bekämpfen. Hat der Körper gegen eine bestimmte Krankheit Antikörper gebildet, ist er zukünftig dagegen immun. Auf diesem Prinzip basieren Schutzimpfungen.

ARTERIOSKLEROSE Wird auch Atherosklerose genannt; Verkalkung der Gefäßwände.

BAKTERIEN Einfache Mikroorganismen, die aus einer einzigen Zelle bestehen und nur tausendstel Millimeter groß sind. Sie gedeihen überall, in der Luft, in Nahrung, im Wasser, im Boden und im Inneren von Lebewesen. Man unterscheidet zwischen nützlichen und schädlichen Bakterien. Viele Bakterien (probiotische Bakterien) schützen beispielsweise die Darmflora vor schädlichen Keimen, andere verursachen Krankheiten. Manche Bakterein sind an sich harmlos, sie scheiden jedoch Gifte (Toxine) aus, die u.a. Lebensmittelvergiftungen verursachen können.

BALLASTSTOFFE, LÖSLICHE Können im Darm von Bakterien zerkleinert werden. Helfen bei Durchfall Wasser zu binden und tragen möglicherweise dazu bei, den Blutzuckerspiegel zu regulieren. Pektin und Beta-Glukan sind lösliche Ballaststoffe, die den Cholesterinspiegel senken können.

BALLASTSTOFFE, UNLÖSLICHE Unverdauliche pflanzliche Rohfasern, die unverändert den Darm passieren. Regen die Darmtätigkeit an und fördern das Sättigungsgefühl. Reich an unlöslichen Ballaststoffen sind Obst, Gemüse und Getreide.

BETA-GLUKAN Ein löslicher Ballaststoff, der dazu beiträgt, den Cholesterinspiegel zu senken. Steckt z.B. in Haferflocken, Haferkleie, Gerste und Shiitakepilzen.

BETA-KAROTIN Verleiht Möhren, Aprikosen, Mangos u.a. Früchten ihre Farbe. Vorstufe von Vitamin A, aber vor allem auch ein Antioxidanz, das die Körperzellen vor schädigenden Angriffen durch freie Radikale schützt.

BETA-SITOSTEROL Ein Pflanzensterol, das eine ähnliche chemische Struktur wie Cholesterin hat. Beta-Sitosterol kann Prostataprobleme lindern, hilft Cholesterin im Blut zu senken und trägt vermutlich zum Schutz vor Krebs bei. Enthalten u.a. in Avocados, Maiskeimöl, Reiskleie, Samen, Sojaprodukten.

BROMELAIN Enzym der Ananas, dem antientzündliche und schmerzlindernde Eigenschaften nachgesagt werden.

B-VITAMINE Chemisch sind sie nicht miteinander verwandt, sie kommen jedoch oft gemeinsam in denselben Nahrungsmitteln vor und haben eng miteinander verbundene Aufgaben im Körper. Gute Quellen sind u.a. Getreide, Milch und Innereien. B-Vitamine sind meistens beziffert und/oder tragen Namen: B_1, Thiamin; B_2, Riboflavin; B_3, Niazin; B_5, Pantothensäure; B_6, Pyridoxin; B_{12}, Cobalamin; Biotin; Folsäure.

CHLOROPHYLL Das grüne Pigment von Pflanzen und Blättern sorgt nicht nur für frische Luft (Photosynthese!), sondern hilft möglicherweise auch vor Zellschäden. Steckt u.a. reichlich in dunkelgrünem Gemüse, Kiwis, Petersilie, Erbsen.

COENZYME Organische Moleküle, die mit Enzymen zusammmen biologische Prozesse beschleunigen, z.B. die Verdauung. Ein Coenzym kann ein Vitamin sein oder eines enthalten, es kann auch im Körper aus einem Vitamin gebildet werden. Coenzym A enthält z.B. Pantothensäure.

DESOXYRIBONUKLEINSÄURE (DNS ODER DNA) Befindet sich im Kern jeder lebenden Zelle. Die DNS oder DNA enthält das Erbgut (Informationen bzw. bestimmte Merkmale), das auf Nachkommen übertragen wird.

DOCOHEXAENSÄURE (DHA) Eine Omega-3-Fettsäure, die in allen Lebensphasen unerlässlich ist – für ein leistungsfähiges Gehirn und die Sehkraft genauso wie vermutlich für gesunde Herzgefäße und Nerven. Fettreiche Fische wie Hering, Makrele und Lachs enthalten besonders viel DHAs.

EICOSAPENTAENSÄURE (EPA) Eine Omega-3-Fettsäure, der schützende Eigenschaften in Bezug auf Arterien, Herz und Krebsentstehung zugeschrieben werden. Möglicherweise trägt EPA auch dazu bei, Entzündungen zu lindern, z.B. bei rheumatischer Arthritis. Fettreiche Fischsorten sind die besten Quellen.

EINFACH UNGESÄTTIGTE FETTSÄUREN Sie tragen zum Schutz vor koronaren Herzerkrankungen und Arterienverkalkung bei. Olivenöl und Avocados sind gute Quellen.

EIWEISSQUALITÄT Wird bestimmt von seiner Zusammensetzung: Je mehr verschiedene essenzielle Aminosäuren in einem Eiweiß sind, desto wertvoller ist es. Das Gute: weniger wertvolle Eiweiße können sich gegenseitig zu wertvollem Eiweiß ergänzen, sie sind komplementär.

ELEKTROLYTE Elektrisch geladene Teilchen, die dazu beitragen, den Flüssigkeitshaushalt des Körpers zu regulieren. Zu den Elektrolyten zählen Natrium, Kalium, Kalzium, Magnesium, Chlorid und Bicarbonat.

EMPFOHLENE TAGESMENGEN Offizielle Empfehlungen, in welcher durchschnittlichen Menge man bestimmte Nährstoffe pro Tag zu sich nehmen sollte. Die Werte sind grobe Anhaltspunkte für eine gesunde Ernährung. Wie viel man tatsächlich benötigt, hängt vom individuellen Lebensstil, Geschlecht, von der Körpergröße etc. ab.

ENDORPHINE Natürliche schmerzstillende Stoffe, die im Gehirn gebildet werden. Ihre Wirkung ähnelt opiumartigen Stoffen. Endorphine werden bei starkem Stress freigesetzt.

ENZYME Eiweißstoffe, die als Katalysatoren in tierischen und pflanzlichen Zellen gebildet werden und biologische Prozesse beschleunigen, ohne selbst dabei verbraucht zu werden. Enzyme sind für die Gesundheit lebenswichtig. Versagt nur ein einziges Enzym, kann dies eine schwerwiegende Störung zur Folge haben.

ESSENZIELLE FETTSÄUREN Mehrfach ungesättigte Fettsäuren, die der Körper nicht selbst bilden kann, aber für den Aufbau von Zellmembranen und einige Stoffwechselabläufe benötigt.

FLAVONOIDE Diese wirkungsvollen Antioxidanzien umfassen eine große Gruppe der sekundären Pflanzenstoffen. Vermutlich helfen sie, das Risiko für koronare Herzerkrankungen und die Entstehung von Krebs zu senken. Die Aufgaben der einzelnen Flavonoide sind wahrscheinlich unterschiedlich. Einige tragen zum Schutz vor Arterienverkalkung bei, andere wirken antibiotisch, verlangsamen natürliche Alterungsprozesse oder stärken das Immunsystem. Einige wichtige Flavonoide sind Anthozyane, Hesperidin, Isoflavone, Quercetin und Resveratrol. Diese Substanzen kommen in Obst, Getreide, Tee, Gemüse und Wein vor.

FREIE RADIKALE So werden instabile, äußerst reaktionsfreudige Sauerstoffmoleküle bezeichnet. Sie entstehen natürlicherweise bei sämtlichen Stoffwechselabläufen im Körper, aber auch durch Schadstoffe (z. B. Tabakrauch, Abgase). Einerseits sind freie Radikale überlebenswichtig, um Krebszellen, Viren oder Bakterien zu vernichten, andererseits richten sie sich aber auch gegen gesunde Körperzellen: Sie verursachen Arteriosklerose – den häufigsten Grund für Herzinfarkt und Schlaganfall –, sie zerstören Bindegewebe (weshalb z. B. die Haut schneller altert), sie schädigen Erbmaterial (erhöhen dadurch das Krebsrisiko) und vieles andere mehr.

FRUKTOOLIGOSACCHARIDE (FOS) Unverdauliche Kohlenhydrate, die vermutlich dazu beitragen, die Darmflora zu verbessern, indem sie nützlichen Darmbakterien (überwiegend Bifidobakterien) als Nahrung dienen. Dadurch erhalten die nützlichen Bakterien einen Wachstumsvorteil gegenüber schädlichen. Fruktooligosaccharide werden auch als Präbiotika bezeichnet. Sie stecken z. B. in Zichorienwurzeln, Spargel, Bananen, Knoblauch, Schwarzwurzeln und Topinambur. In Form von Inulin oder Oligofruktose werden FOS Lebensmitteln (Milchprodukten) zugesetzt, diese zählen dann zu den funktionellen Lebensmitteln.

GENISTEIN Ein Isoflavonoid, das zur großen Gruppe der so genannten Phytoöstrogene gehört und ähnlich wie Östrogen wirkt. Genistein trägt möglicherweise zur Aufrechterhaltung eines ausgeglichenen Hormonhaushalts bei und hilft dadurch eventuell, das Risiko für hormonbezogene Krebserkrankungen zu reduzieren, wie Prostata- und Brustkrebs. Genistein vermag eventuell aber auch Wechseljahresbeschwerden zu lindern und das Risiko, nach den Wechseljahren z. B. an Osteoporose zu erkranken, zu senken.

GESÄTTIGTE FETTSÄUREN Die häufigste Form von Fett in Fleisch und Milchprodukten sowie in Kokosfett. Gesättigte Fettsäuren stehen im Verdacht, das Risiko für koronare Herzerkrankungen zu erhöhen.

GLUKOSE Als Dextrose oder Traubenzucker bezeichneter Einfachzucker, der im Blut frei zirkuliert und vom Körper direkt als Energielieferant genutzt wird. Nur wenige Nahrungsmittel, z. B. Weintrauben, enthalten reine Glukose. Den größten Teil an Glukose, den der Körper benötigt, bezieht er aus so genannten Mehrfachzuckern wie Stärke und Saccharose. Diese Zucker werden im Verdauungstrakt in Glukose aufgespalten und gelangen dann durch die Darmwand ins Blut. Die Glukosekonzentration im Blut – der Blutzuckerspiegel – wird durch die beiden Hormone Glukagon und Insulin reguliert.

GLUTEN Ein Eiweiß in Weizen, Gerste, Roggen, Hafer, Dinkel und Grünkern, das bei manchen Menschen eine immunologische Erkrankung des Darms auslöst: die Zöliakie. Wer an dieser Krankheit leidet, muss sein Leben lang auf glutenhaltige Lebensmittel verzichten.

GLYKOGEN Wenn der Körper mehr Glukose aufnimmt, als er braucht, um seinen unmittelbaren Energiebedarf zu decken, wird der Glukoseüberschuss in Leber und Muskeln als Glykogen gespeichert, indem viele Glukosemoleküle zusammengesetzt werden. Bei plötzlichem Energiebedarf des Körpers können die Glykogenketten rasch aufgebrochen und Glukose ins Blut abgegeben werden.

GOITROGENE Natürliche Substanzen, die in Gemüse wie Kohl und Radieschen in relativ geringen Konzentrationen vorkommen. Bei Menschen, die sehr viel von diesen Gemüsesorten essen, können Goitrogene eventuell eine Schilddrüsenunterfunktion verursachen, da sie den Jodstoffwechsel in der Schilddrüse stören.

HÄM-EISEN Die chemische Form von Eisen, wie sie in tierischen Produkten vorliegt. Häm-Eisen wird viermal leichter vom Körper aufgenommen als das Nicht-Häm-Eisen, das in pflanzlichen Produkten steckt. Nicht-Häm-Eisen kann z. B. durch Vitamin C in Häm-Eisen umgewandelt werden.

HÄMOGLOBIN Ein eisenhaltiges Pigment, das den roten Blutkörperchen ihre Farbe verleiht. Hämoglobin ist in der Lage Sauerstoff an sich zu binden, um ihn in alle Teile des Körpers zu transportieren.

Je mehr Sauerstoff Hämoglobin transportiert, umso heller ist es.

HARNSÄURE Stickstoffhaltiger, für den Körper giftiger Stoff, der bei der Aufspaltung von Eiweiß anfällt. Normalerweise wird Harnsäure mit dem Urin über die Nieren ausgeschieden. Manche Menschen sind dazu jedoch nicht in der Lage, so dass sich Harnsäure ansammelt, zu Salzen auskristallisiert und Gicht verursachen kann. Die gleichen Folgen können entstehen, wenn zu viel Fleisch und Innereien gegessen werden. Ein erhöhter Harnsäurespiegel des Bluts kann langfristig auch durch zu wenig Flüssigkeitsaufnahme entstehen.

HDL-CHOLESTERIN Die als *High-Density Lipoprotein* bezeichneten Moleküle sind die kleinsten und schwersten Lipoproteine. Sie ziehen Cholesterin aus den Zellen und transportieren es zur Leber, damit es dort abgebaut und aus dem Körper geschleust werden kann. Es wird als gutes Cholesterin bezeichnet – hohe HDL-Blutwerte werden als wünschenswert betrachtet, weil sie das Risiko für Herzkrankheiten senken.

HESPERIDIN Ein Flavonoid, das in Zitrusfrüchten und daraus gepressten Säften steckt. Hesperidin verbessert möglicherweise die Funktion und Unversehrtheit der Kapillaren. Es kann eventuell auch dazu beitragen, einen zu hohen Blutdruck zu senken. Darüber hinaus trägt Hesperidin dazu bei, den HDL-Cholesterinspiegel zu erhöhen und den LDL-Spiegel zu senken. Weitere mögliche gesundheitsfördernde Fähigkeiten dieses Flavonoids werden erforscht.

HISTAMIN Ein chemischer Stoff, der in den meisten Geweben vorhanden ist und zu den Abwehrmechanismen des Körpers gehört. Histamin ist außerdem an der Ausschüttung von Magensäure und an den Kontraktionen der glatten Muskulatur beteiligt. Bei allergischen Reaktionen wird es in großen Mengen freigesetzt und verursacht Jucken und Hautausschlag, Niesen, tränende Augen, Schwellungen und Atemnot.

HOMOCYSTEIN Eine chemische Verbindung, die im Methioninstoffwechsel entsteht – Methionin ist eine essenzielle Aminosäure. Hohe Homocystein-Blutwerte erhöhen vermutlich das Risiko für Arteriosklerose und möglicherweise andere Krankheiten. Schätzungsweise weisen 20–40% der Menschen, die verkalkte Gefäße haben, und diejenigen, die einen Schlaganfall oder Herzinfarkt erlitten haben, krankhaft erhöhte Homocysteinwerte auf. Die gute Nachricht ist: Wissenschaftler haben herausgefunden, dass einige B-Vitamine (Folsäure, Vitamin B_6 und B_{12}) hohe Homocysteinwerte senken können.

HORMONE Chemische Botenstoffe, die über den Blutkreislauf die Funktionen der Organe steuern. Die meisten werden von den Drüsen des endokrinen Systems gebildet, das durch die an der Schädelbasis gelegene Hypophyse (Hirnanhangsdrüse) gesteuert wird.

INDOLE Stickstoffhaltige sekundäre Pflanzenstoffe, die zur Gruppe der Glukosinolate gehören. Indole kommen in Kreuzblütlern (Kruziferen) wie Brokkoli, Blumenkohl, Rosenkohl, Grünkohl u. a. Kohlsorten vor. Sie regen möglicherweise die Produktion von krebsbekämpfenden Enzymen an. Besonders gut ist die Verbindung Indol-3-Carbinol erforscht. Sie schützt vermutlich vor der Entstehung hormonabhängiger Krebserkrankungen wie Brustkrebs.

INSULIN Ein Hormon, das von der Bauchspeicheldrüse produziert wird und den Blutglukosespiegel reguliert – es sorgt dafür, dass die Zellen Glukose aufnehmen und diese nutzen können. Ist der Mechanismus gestört, sammelt sich zu viel Glukose im Blut an. Die Folge ist, dass der Blutzuckerspiegel ansteigt. Bei Diabetes mellitus, der häufigsten Form der Zuckerkrankheit, ist der Körper nicht in der Lage, Insulin in ausreichender Menge zu produzieren, sodass der Blutzuckerspiegel ungebremst steigen kann. Ohne Gegenmaßnahmen, zieht dies schwere Krankheiten nach sich.

ISOFLAVONOIDE Kommen überwiegend in Soja und Sojaprodukten vor. Isoflavonoide sind Phytoöstrogene, das sind sekundäre Pflanzenstoffe mit einer schwachen östrogenähnlichen Wirkung. Genistein und Daidzein sind die bekanntesten Phytoöstrogene. Soja-Isoflavonoide werden derzeit auf ihre mögliche Wirkung in Bezug auf Linderung von Wechseljahresbeschwerden und einen möglichen Schutz vor Osteoporose sowie anderen Krankheiten, auch Alzheimer-Krankheit, erforscht.

KAROTINOIDE Pflanzenfarbstoffe (Pigmente), die bestimmten Früchten und Gemüsearten ihre typische orangefarbene, gelbe und rote Farbe verleihen. Möglicherweise können Karotinoide antioxidativ wirken und dadurch Herzkrankheiten, bestimmte Krebserkrankungen und degenerative Augenerkrankungen (z. B. Makuladegeneration) bekämpfen. Bislang konnten Wissenschaftler mehr als 600 verschiedene Karotinoide identifizieren, einschließlich Alpha- und Beta-Karotin sowie Beta-Kryptoxanthin, Lutein, Lykopin und Zeaxanthin.

KARZINOGEN Jede Substanz, die in lebendem Gewebe Krebs auslösen kann. Als Karzinogene bekannt oder verdächtig sind viele chemische

Stoffe, die beispielsweise in der Industrie verwendet werden, aber auch in Autoabgasen und Zigarettenrauch enthalten sind. Auch die ultravioletten Strahlen des Sonnenlichts können als Karzinogene wirken und Hautkrebs hervorrufen.

KETONE Organische Verbindungen, die bei der Umwandlung von Fett in Energie entstehen, wenn dem Körper zu wenig Kohlenhydrate zur Verfügung stehen. Längeres Fasten sowie Erkrankungen, bei denen der Kohlenhydratstoffwechsel gestört ist (z.B. bei Diabetes mellitus), lassen die Zahl der Ketonkörper im Blut unverhältnismäßig hoch ansteigen und verursachen eine Störung, die man als Ketose bezeichnet.

KILOKALORIE Ist die Grundeinheit, mit der man den Brennwert von Nahrungsmitteln und den Energiebedarf des Körpers errechnet. Eine Kilokalorie (kcal) entspricht 4,2 Kilojoule (kJ).

KOLLAGEN Ein Eiweiß, das die einzelnen Zellen zu Geweben zusammenschließt. Es ist in der Haut, in Sehnen, Bändern, Knochen und Knorpeln enthalten. Zum Aufbau von Kollagen benötigt der Körper Vitamin C.

KOMPLEXE KOHLENHYDRATE (POLYSACCHARIDE) Unter diesem Begriff werden Stärke und Ballaststoffe zusammengefasst. Die Struktur dieser Kohlenhydrate ist komplizierter als die von Zuckern (Mono- und Disacchariden).

KORONARE HERZERKRANKUNGEN (KHK) Darunter versteht man Herzerkrankungen, die aufgrund von Arteriosklerose entstehen. Durch eine Unterversorgung des Herzmuskels mit Blut kann es zu Angina Pectoris, akutem Herzinfarkt und Sekundenherztod kommen. Häufigste Ursachen für Arteriosklerose (und damit für koronare Herzerkrankungen) sind falsche Ernährung und Übergewicht, Rauchen, Bewegungsmangel, übermäßiger Alkoholkonsum, Bluthochdruck sowie belastende Lebensumstände (z.B. Stress am Arbeitsplatz oder Stress in der Familie).

LAKTASE Ein Enzym des Dünndarms, das den in der Milch enthaltenen Zucker (Laktose) aufspaltet. Manche Menschen leiden unter einem angeborenen Laktasemangel, weshalb sie Laktose nicht verdauen können – sie haben eine Laktoseintoleranz.

LAKTOSE Ein Zucker, der ausschließlich in Milch vorkommt. Er besteht aus den beiden Einfachzuckern Glukose und Galaktose und wird im Dünndarm durch das Enzym Laktase aufgespalten.

LAXANZIEN Mittel, die den Stuhl schnell abführen. Sie beschleunigen die Darmpassage des Speisebreis, weshalb der Darm nicht genügend Zeit hat, um Elektrolyte zu resorbieren. Durch den Missbrauch von Laxanzien kann es zu schweren Störungen im Elektrolythaushalt kommen.

LDL-CHOLESTERIN Die als *Low-Density-Lipoprotein* bezeichneten Moleküle, also Lipoproteine geringer Dichte, werden auch schlechtes Cholesterin genannt. Diese Lipoproteine transportieren das meiste Cholesterin im Blut. Hohe LDL-Blutwerte werden mit Arteriosklerose und Herzerkrankungen in Verbindung gebracht, weil sich diese Cholesterinform an Arterienwänden ablagert und sie dadurch verengt.

LENTINAN Ein Polysaccharid (Kohlenhydrat), das in Shiitakepilzen entdeckt wurde. Lentinan vermag eventuell die Immunabwehr zu stärken, aber auch vor Krebserkrankungen sowie vor Bluthochdruck und einem zu hohem Cholesterinspiegel zu schützen.

LEZITHIN Ein Phospholipid, der Bestandteil von Zellmembranen und Lipoproteinen ist. Lezithin ist ein natürlicher Emulgator, weil es aufgrund seiner chemischen Struktur Wasser und Fett miteinander verbinden kann. Für den Transport von Fett in die Zellen ist Lezithin deshalb unerlässlich. Man vermutet, dass es darüber hinaus den Körper im Kampf gegen so unterschiedliche Erkrankungen wie Arterienverkalkung, Virusinfektionen und Gallensteine unterstützt. Natürliche Quellen sind Eigelb, Leber, Vollkornweizenprodukte und Nüsse. In der Lebensmittelindustrie wird Lezithin als Emulgator z.B. Mayonnaise und Salatsaucen zugesetzt.

LIGNANE Phytoöstrogene mit einer schwachen östrogenähnlichen Aktivität. Möglicherweise haben diese Stoffe eine Anti-Tumor- und eine antibiotische Wirkung. Darüber hinaus nimmt man an, dass Lignane PMS-Symptome lindern und das Osteoporose-Risiko senken können. Die Pflanzenstoffe stecken in Leinsamen, Leinsamenöl, Sojaprodukten und Getreide.

LIMONEN Ein sekundärer Pflanzenstoff, der in Zitronen, Limetten und Orangen entdeckt wurde. Zur Zeit wird seine Fähigkeit, die Entstehung von Krebserkrankungen zu hemmen und vor Lungenkrankheiten zu schützen, erforscht.

LINOLENSÄURE Eine essenzielle Fettsäure, die zur Gruppe der Omega-3-Fettsäuren gehört. Sie ist in fettreichen Fischen, Walnusskernen und in Leinöl enthalten.

LINOLSÄURE Essenzielle Fettsäure, die zur Gruppe der Omega-6-Fettsäuren gehört. Natürliche Quellen sind die meisten Pflanzenöle wie Sonnenblumen- oder Distelöl. Ebenso wie Linolensäure wird

Linolsäure der Fertignahrung für Säuglige zugesetzt, da Babys und Kleinkinder am ehesten durch einen Mangel gefährdet sind.

LIPOPROTEINE Aus Eiweiß und Lipiden bestehende Moleküle, die dafür sorgen, dass wasserunlösliche Fette mit dem Blutstrom transportiert werden können.

LUTEIN UND ZEAXANTHIN Karotinoide, die in pflanzlichen Lebensmitteln mit kräftig gelber, orangefarbener und grüner Farbe entdeckt wurden. Die beiden Substanzen senken vermutlich das Risiko, an einer Makuladegeneration und Grauem Star (Katarakt) zu erkranken. Lutein kommt überwiegend in grünen Blattgemüsen vor wie Grünkohl, Spinat und Brunnenkresse, aber auch in Mais und Eigelb. Zeaxanthin wurde in grünem Gemüse, roten Paprikaschoten und Mais nachgewiesen.

LYKOPIN Ein Antioxidanz, das unzähligen Pflanzen ihre rote Farbe verleiht. Lykopin in Tomaten und Tomatenprodukten ist besonders wirksam. Studien haben gezeigt, dass Lykopin vor der Entstehung von Prostatakrebs, Lungenkrebs und Herzkrankheiten schützen kann.

MAKRONÄHRSTOFFE Allgemeiner Begriff für jene Nährstoffe, die der Körper in verhältnismäßig großen Mengen benötigt, um daraus Energie zu gewinnen. Es handelt sich dabei im Wesentlichen um Kohlenhydrate, Eiweiß und Fette.

MEHRFACH UNGESÄTTIGTE FETTSÄUREN Fettsäuren, die in hoher Konzentration in Pflanzenölen wie Distel- und Sonnenblumenöl, ferner in Nüssen und fettreichen Fischen wie Lachs und Makrele enthalten sind. Zu den mehrfach ungesättigten Fettsäuren gehören auch die essenziellen Fettsäuren, die man mit der Nahrung aufnehmen muss, um gesund zu bleiben. Eine Ernährung, die reichlich mehrfach ungesättigte Fettsäuren, aber nur wenig gesättigte und Trans-Fettsäuren enthält, senkt den Cholesterinspiegel und kann dazu beitragen das Risiko einer koronaren Herzkrankheit zu verringern.

METABOLIT Jede Substanz, die im Rahmen des Stoffwechsels eine Rolle spielt, sei es als Stoffwechselprodukt oder als Ausgangsmaterial in Form von Nährstoffen, die der Körper aus der Nahrung gewinnt.

MIKROGRAMM (μG ODER MCG) Gewichtseinheit, die einem millionstel Gramm oder ein tausendstel Milligramm entspricht.

MIKRONÄHRSTOFFE Allgemeine Bezeichnung für Nährstoffe wie Vitamine und Mineralstoffe, die für die Gesundheit und Funktionstüchtigkeit des Körpers zwar unabdingbar sind, die dieser aber nur in sehr kleinen Mengen benötigt.

MIKROORGANISMEN Kleinste Lebewesen, die nur unter dem Mikroskop zu erkennen sind. Zu ihnen gehören Bakterien, Viren, Pilze u. a.

MILLIGRAMM (MG) Gewichtseinheit, die einem tausendstel Gramm entspricht.

MILLILITER (ML) Maßeinheit, die einem tausendstel Liter entspricht.

MONOTERPENE Eine Gruppe der sekundären Pflanzenstoffe, zu denen u. a. Limonen gehört. Monoterpene sind vermutlich in der Lage, krebserregende Substanzen zu entgiften, das Wachstum von Krebszellen zu verhindern und den Cholesterinspiegel zu normalisieren. Gute Nahrungsquellen sind Kirschen, Zitrusfrüchte, Kümmel, Dill und Pfefferminze.

NEUROTRANSMITTER Chemische Botenstoffe, die von den Enden der Nervenzellen freigesetzt werden und den Nervenimpuls an die nächste Nervenzelle weiterleiten. Auf diese Weise laufen die Signale durch den ganzen Körper.

NITRATE Die stickstoffhaltigen Verbindungen sind in manchen Nahrungsmitteln von Natur aus enthalten und an sich ungefährlich. Nitrate werden als Konservierungsstoffe vielen Fleischprodukten zugesetzt. Sie dienen auch als Düngemittel in der Landwirtschaft, was zur Folge hat, dass Nitrate aus dem Erdboden ins Grundwasser und darüber ins Trinkwasser gelangen können. Der Nitratgehalt des Trinkwassers ist gesetzlich festgelegt.

NITRITE Auch diese Verbindungen werden Lebensmitteln zugesetzt, um sie haltbar zu machen. Bakterien können Nitrat aus der Nahrung oder dem Trinkwasser zu Nitrit umwandeln. Die Bakterien können in Nahrungsmitteln, aber auch im Magen sein. Nitrit kann von einer bestimmten Konzentration an gesundheitsgefährdend wirken.

NITROSAMINE Substanzen, die entstehen, wenn Nitrite und Amine zusammen reagieren. Nitrosamine haben sich in Tierveruchen als krebserregend erwiesen. Ob auch beim Menschen eine Verbindung zwischen Nitrosaminen und Krebserkrankungen besteht, konnte bislang nicht festgestellt werden.

ÖLSÄURE Wenn Ölsäure anstelle von gesättigten Fettsäuren aufgenommen wird, hat diese Fettsäure vermutlich einen positiven Effekt auf den Cholesterinspiegel. Ölsäure ist in Avocados, Rapsöl und Olivenöl enthalten.

OXALSÄURE Substanz, die – in größeren Mengen aufgenommen – eventuell gesundheitsschädigend sein kann. Darum sollte man keine Rhabarberblätter essen, denn sie enthalten Oxalsäure in so hoher Konzentration, dass sie giftig sind. In geringen Mengen ist Oxalsäure auch in Rhabarberstielen, Spinat, Sauerampfer, Mandeln und Schokolade enthalten. Oxalsäure hemmt die Kalzium- und Eisenaufnahme.

OXIDATION Ein chemischer Prozess, bei dem sich ein Stoff mit Sauerstoff verbindet, wobei eine Vielzahl von Reaktionen abläuft. Sichtbar wird dieser Vorgang z. B., wenn sich ein aufgeschnittener oder geschälter Apfel an der Luft braun verfärbt. So genannte Reduktionsmittel wie Ascorbinsäure (in Zitronensaft) können unerwünschte Oxidationsprozesse verhindern.

PERISTALTIK Kontraktionen der Darmmuskulatur, durch die der Nahrungsbrei schubweise und wellenförmig durch den Verdauungstrakt transportiert wird. Die Peristaltik kann nicht willentlich gesteuert werden.

PHYTINSÄURE Die Salze der Phytinsäure, die Phytate, kommen in Getreide und Hülsenfrüchten vor. Sie verbinden sich mit Mineralstoffen wie Kalzium, Eisen und Zink, weshalb der Körper diese schlechter dann aufnehmen kann.

POLYPHENOLE Eine Gruppe organischer Verbindungen, z. B. Tannine, die in zahlreichen Lebensmitteln wie Tee, Kaffee und Rotwein enthalten sind. Sie verbinden sich mit Eisen, das der Körper dann nur schwer aufnehmen kann.

PROSTAGLANDINE Hormonähnliche chemische Stoffe, die an vielen biochemischen Prozessen beteiligt sind, einschließlich allergischer Reaktionen, Gerinnselbildung, Entzündungen und Schmerzempfindlichkeit sowie Muskelkontraktionen (z. B. der Gebärmutter).

PURINE Eine Gruppe organischer Substanzen, zu denen u. a. auch Koffein und Harnsäure zählen. Patienten, die an Nieren- oder Blasensteinen oder an Gicht leiden – Erkrankungen, die durch das Auskristallisieren von Harnsäure enstehen –, sollten auf purinreiche Lebensmittel verzichten.

QUERCETIN Rote Zwiebeln, Äpfel, Weintrauben, Rotwein und Beeren enthalten reichlich Quercetin. Das ist ein wirkungsvolles Flavonoid, das vermutlich das Risiko für Krebserkrankungen, Herz-Kreislauf-Erkrankungen und Grauen Star reduziert.

RESVERATROL Ein sekundärer Pflanzenstoff, der sich vor allem in der Schale von roten Weintrauben befindet. Resveratrol wird auf seine Wirkung im Hinblick auf zu hohe Cholesterinspiegel sowie die Senkung des Risikos für Arteriosklerose, Schlaganfall und Krebs untersucht.

RIBONUKLEINSÄURE (RNS) Diese Substanz ist in jeder lebenden Zelle vorhanden. Sie ermöglicht es dem Körper, sich entsprechend dem Erbgut, also der genetischen Information der DNS, zu entwickeln. Es gibt verschiedene Formen der RNS: Die Messenger- oder Boten-RNS trägt Informationen von der im Zellkern enthaltenen DNS zu den Ribosomen, zu Zellpartikeln, in denen Eiweiß hergestellt wird. Die Transfer-RNS wiederum stellt sicher, dass die Aminosäuren, also die Bausteine der Eiweißkörper (Proteine), dem Code entsprechend richtig zusammengesetzt werden.

SALIZYLATE Substanzen, die mit der Salizylsäure eng verwandt sind, die als Wirkstoff in vielen Schmerzmitteln enthalten ist. Bei manchen Menschen können die in Nahrungsmitteln (vor allem in Früchten) und Medikamenten enthaltenen Salizylate allergische Reaktionen wie Asthmaanfälle und Heuschnupfen auslösen.

SEKUNDÄRE PFLANZENSTOFFE Umfasst eine Gruppe von zahlreichen, chemisch sehr unterschiedlichen Stoffen, die ausschließlich in Pflanzen vorkommen. Sie werden im Gegensatz zu Nährstoffen wie Kohlenhydraten, Eiweiß und Fett, die im primären Stoffwechsel der Pflanze gebildet werden, im Zuge des sekundären Stoffwechsels hergestellt. Sie erfüllen eine Vielzahl unterschiedlichster Funktionen in der Pflanze. Sie dienen z. B. als Abwehrstoffe gegen Schädlinge und Krankheiten, als Wachstumsregulatoren und Farbstoffe. Sekundäre Pflanzenstoffe – auch Phytochemikalien oder Bioaktive Substanzen genannt – haben unterschiedlichste gesundheitsfördernde, aber auch -schädigende Effekte. Vermutlich gibt es 60 000–100 000 verschiedene Substanzen, die zu den sekundären Pflanzenstoffen gerechnet werden. Bislang konnte jedoch nur ein Bruchteil davon identifiziert werden.

SEROTONIN Ein Neurotransmitter, der schlaffördernd wirkt und viele Körperfunktionen reguliert, wie Schmerzwahrnehmung, und die Produktion der Hypophysenhormone stimuliert.

SPURENELEMENTE Mineralstoffe, die der Körper nur in äußerst geringen Mengen benötigt, um gesund und funktionstüchtig zu bleiben. Zu den Spurenelementen gehören u. a. Jod, Eisen, Selen, Zink und Mangan.

STEROIDE Eine bestimmte Art der Lipide. In der Natur kommen Steroide sowohl in Form der männlichen und weiblichen Sexualhormone als auch als Gallensalze vor. Eine Reihe synthetischer

Steroide (z. B. Cortison) wird als entzündungshemmende Arzneimittel eingesetzt. Anabolika ähneln den männlichen Sexualhormonen. Sie lassen bei Sportlern rasch Muskelmassen anschwellen und verhelfen überdies zu mehr Ausdauer. Gelegentlich werden Anabolika von Sportlern illegal eingesetzt, um ihre Leistung zu steigern.

STÄRKE Ein komplexes Kohlenhydrat. Stärke besteht aus Glukosebausteinen und ist die wichtigste Energie- und Kohlenhydratquelle für die menschliche Ernährung. Besonders stärkehaltig sind Getreideprodukte wie Brot, Nudeln und Reis sowie Kartoffeln.

STIMULANZIEN Alle Arzneimittel, Nahrungsmittel und Getränke, die in der Lage sind, die Abläufe im Körper vorübergehend zu beschleunigen, können als Stimulanzien bezeichnet werden. Im engeren Sinn allerdings meint man damit Stoffe, die die natürliche Wirkung von Adrenalin imitieren, also Körper und Gehirn in erhöhte Reaktionsbereitschaft versetzen. Alltägliche Stimulanzien sind Koffein, das in Tee, Kaffee, Colagetränken und Schokolade enthalten ist, sowie Nikotin.

STOFFWECHSEL (METABOLISMUS) Der Begriff umfasst alle chemischen und physikalischen Abläufe, die im Körper stattfinden, um ihn am Leben und funktionstüchtig zu erhalten. Man unterscheidet grob zwei Arten von Stoffwechselprozessen: zum einen Vorgänge, mit deren Hilfe komplexe chemische Stoffe in einfache Bestandteile aufgespalten werden, um Energie zu liefern (Katabolismus); zum anderen Prozesse, bei denen komplexe Stoffe in den Organen und Geweben aufgebaur werden, um Energie zu speichern oder um im Körper für Wachstum und Reparaturen zu sorgen (Anabolismus).

SULFITE Schwefelverbindungen, die eingesetzt werden, um Nahrungsmittel haltbar zu machen. Werden Sulfite mit einer Säure gemischt, setzen sie gasförmiges Schwefeldioxid frei, das Hefezellen abtötet und überdies bleichend wirkt. Bei empfindlichen Menschen kann Schwefeldioxid Asthmaanfälle auslösen.

SYNTHESE Ein Prozess, bei dem aus einzelnen Bestandteilen komplexe Stoffe zusammengesetzt werden. Bei der Eiweißsynthese werden z. B. aus den einzelnen Aminosäuren, die aus dem aufgespaltenen Eiweiß stammen und die über den Blutkreislauf in die Leber oder zu anderen Körperzellen gelangen, neue Proteine gebildet.

THROMBOZYTEN Wenn ein Blutgefäß beschädigt wird, eilen Thrombozyten (Blutplättchen), die im Knochenmark produziert und in großer Zahl mit dem Blutstrom transportiert werden, zu Hilfe. Sie verklumpen an den Wundrändern und reparieren so kleinere Schäden. Ist die Wunde zu groß, als dass die Thrombozyten sie allein verschließen könnten, lösen sie chemische Reaktionen aus, die rote Blutkörperchen an die beschädigte Stelle rufen, die dort verklumpen.

TOXINE Gifte, die von lebenden Organismen produziert werden, meist von Bakterien. Toxische Substanzen können aber auch anorganische Stoffe wie Blei und Quecksilber sein.

TRANS-FETTSÄUREN Fette, die von Natur aus in Fleisch und Milchprodukten vorkommen, aber auch bei der Herstellung gehärteter Pflanzenfette entstehen, die bei Raumtemperatur fest bleiben sollen. In dieser künstlichen Form sind Trans-Fettsäuren vor allem in gehärteter Margarine enthalten. Untersuchungen deuten darauf hin, dass der Verzehr großer Mengen künstlicher Trans-Fettsäuren möglicherweise das Risiko einer koronaren Herzerkrankung erhöht, da das LDL-Cholesterin erhöht und das HDL-Cholesterin gesenkt wird. Allerdings sind die Ergebnisse von dieser Untersuchung umstritten, da eindeutige Beweise dafür bislang nicht vorliegen.

TRIGLYCERIDE In dieser Form werden Fette im Körper gespeichert. Bei der Verdauung werden die mit der Nahrung aufgenommenen Triglyceride zunächst aufgespalten und dann in den Zellen der Darmwand wieder zusammengesetzt und an den Blutstrom abgegeben. Untersuchungen haben ergeben, dass ein Zusammenhang zwischen einem erhöhten Triglyceridspiegel und Herzerkrankungen besteht. Dazu tragen jedoch möglicherweise auch noch andere Faktoren bei. So wurde nachgewiesen, dass bei körperlicher Bewegung die Triglyceride im Blut abgebaut werden, während starker Alkoholkonsum sie meist ansteigen lässt.

VIREN Infektiöse Mikroorganismen, die zahlreiche Krankheiten verursachen können, vom Schnupfen über Grippe und Windpocken bis hin zu Herpes, Aids und Kinderlähmung. Viren vermehren sich, indem sie in eine Zelle eindringen und sich dort immer wieder reproduzieren. Bei gesunden Menschen bildet die befallene Zelle den Eiweißstoff Interferon, der das Virus an seiner Ausbreitung hindert. Bei Menschen mit einem geschwächten Immunsystem funktioniert dieser Abwehrmechanismus nicht immer wirksam. Antibiotika können Viren nicht abtöten.

VIRUSTATIKA Arzneimittel, die gegen Viren wirksam sind. Ein Beispiel ist Acyclovir, das zur Behandlung von Gürtelrose u. a. Herpeserkrankungen eingesetzt wird. Bestimmte Nahrungsmittel wie Knoblauch enthalten natürliche Stoffe, die ebenfalls antivirale Eigenschaften haben.

REGISTER

Beachten Sie: Die in *fetter Schrift* angegebenen Seitenzahlen verweisen immer auf einen
Haupteintrag zu dem betreffenden Thema. Die in *kursiv* gedruckten Seitenzahlen veweisen auf Bilder.

BILDNACHWEIS

Einband Getty Images/Still Images. **26** E. Gebhardt/Mauritius. **29** Leland Bobbé/Corbis. **43** Alan Richardson. **46** Charles Gold/Corbis. **50** Stockbyte. **52** Creatas. **61** Reader's Digest. **62** picture-alliance/dpa/ZB-Special. **81** Reader's Digest. **92** Frank P. Wartenberg/Picture Press. **129** Peter Widmann. **144** Todd Gipstein/Corbis. **189** Douglas Kirkland/Corbis. **198** Jay Hostetler/Still Life Stock. **211** Nicolas Eveleigh. **241** Julia Bigg. **286/287** Annie Griffiths Belt/Corbis. **313** The Copyright Group/Mauritius. **318** H. Amiard. **329** Matthias Tunger. **331** Selma/IFA-Bilderteam. **354** Corbis. **368** Corbis. **Restliche Fotos:** Digital Vision, Digital Stock, Index Stock, PhotoAlto, Photodisc, PictureQuest und The Reader's Digest Association, Inc./GID.